U0267122

时振声 中医肾脏病学

李平　王国柱　余仁欢　主编

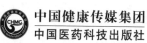

中国健康传媒集团

中国医药科技出版社

内 容 提 要

时振声教授是我国中医肾脏病奠基者之一,在我国较早建立了中医肾病学科,其学术思想及临床经验仍指导着今天肾脏病的临床研究与诊疗实践。本书是其学生在传承和发展时氏肾脏病中医诊治经验的基础上,完善了中医肾脏病常见症状的诊断及辨证要点,并更新了各类肾脏病的病因病理、诊断与鉴别诊断及治疗等中西医内容凝炼而成。全书内容丰富,具有较高的学术价值和临床应用价值,适合中医院校师生及中医临床工作者阅读参考。

图书在版编目（CIP）数据

时振声中医肾脏病学 / 李平，王国柱，余仁欢主编 . — 北京：中国医药科技出版社，2023.3
ISBN 978-7-5214-3704-1

Ⅰ . ①时… Ⅱ . ①李… ②王… ③余… Ⅲ . ①肾病（中医）—中医临床—经验—中国—现代
Ⅳ . ① R256.5

中国版本图书馆 CIP 数据核字（2022）第 242701 号

美术编辑 陈君杞
版式设计 也 在

出版 **中国健康传媒集团** | 中国医药科技出版社
地址 北京市海淀区文慧园北路甲 22 号
邮编 100082
电话 发行：010-62227427 邮购：010-62236938
网址 www.cmstp.com
规格 787×1092mm $\frac{1}{16}$
印张 38 $\frac{1}{2}$
字数 1032 千字
版次 2023 年 3 月第 1 版
印次 2023 年 3 月第 1 次印刷
印刷 三河市万龙印装有限公司
经销 全国各地新华书店
书号 ISBN 978-7-5214-3704-1
定价 **198.00 元**

获取新书信息、投稿、为图书纠错，请扫码联系我们。

编委会

陈 序

我国当代著名医学家时振声教授出身于中医世家，幼承庭训，家学渊源，得到其父——我国著名中医学家时逸人教授的口传心授，耳提面命，在中医理论和临床方面奠定了坚实的基础。其后，他考入山东大学医学院，系统地学习了西医学。我和时振声教授在原中国中医研究院西苑医院相识多年，他坚持以中医为主导的中西医结合，在医疗实践中，发挥两医之长，其治愈率既优于中医治疗，又高于西医疗效。他博通众流百家，在中医教学、临床、科研等方面多有建树，尤以对伤寒、温病学说和肾病的研究、治疗颇具独到之处。对疑难重症，屡起沉疴，扶危救死，活人甚众，深为世人所推崇。

慢性肾脏病患病率逐年升高，且发病隐匿、病情持续进展，致死率、致残率高，预后差，已成为严重危害人类健康的全球性公共卫生问题。中医学在防治慢性肾脏病方面积累了丰富的理论与实践经验，以其独特的优势弥补了西医学在治疗肾脏疑难病上的不足。《时氏中医肾脏病学》是20世纪90年代时振声教授主编的一部较早论述中西医结合诊治肾脏病经验的学术专著，堪称中医肾病理论的经典之作。

随着西医学的日新月异，对肾脏疾病的认识和研究手段不断完善，时氏后人坚持继承与创新相结合，在系统继承时氏学术思想的基础上，不断吸取西医学的研究成果，在肾脏病的诊断、治疗、临床与基础研究上都取得了可喜的成绩。时氏后人的"益气活血法治疗糖尿病肾病显性蛋白尿的临床与基础研究"2016年获国家科技进步奖二等奖。在时振声教授逝世二十五周年之际，时氏后人整理出版了新版的《时振声中医肾脏病学》一书。团队在充分继承《时氏中医肾脏病学》的基础上，进行了大量的完善和发挥，补充了时氏团队在现代研究和临床实践中积累的丰富经验和成果，并融入西医学的最新研究进展和成果，使本书既完整保留了中医肾病学的精华，又反映了中西医结合的临床特色。

本书是一部中西医各取所长的优秀作品，书中突出了时振声教授对中医肾病理论和临床研究的学术贡献，描述了时氏运用传统中医方法治疗疑难肾病的经验，吸取了西医学新的诊疗技术与方法，记载了时氏后人承前启后的研究成果。我相信这本书将会成为肾内科中西医从业者的良师益友，也将对推动中西医结合治疗肾脏病的发展起到积极的助力作用。

中国科学院院士　国医大师

陈可冀

2022年8月

吕 序

时振声教授是我的老朋友，系当代著名中医学家、中医肾病泰斗。他生前曾任原中国中医研究院研究生部副主任、中医内科博士研究生导师、原中国中医研究院西苑医院主任医师、国务院学位委员会第二届学科评议组成员、原中国中医研究院专家委员会及学位评定委员会委员、中国中医药学会内科肾病专业委员会副主任委员及老年病肾虚证专业委员会副主任委员、国家教委老干部保健顾问等，享受国务院政府特殊津贴。

时振声教授出身于中医世家，自 1949 年起即跟随其父侍诊，并就读于前中央国医馆附设中国医学专修科，后改为南京市中医进修学校，于 1951 年毕业。1952 年他在南京考试合格后取得中医师资格，遂正式在南京开始行医。1953 年遵从父命，又奔赴山东大学医学院医疗系，系统学习西医五年，毕业后留该院附属医院内科工作。后于 1959 年由中央卫生部调至中医研究院从事中医临床医疗、科研、教学工作。他先后在西苑医院传染病组、消化组、肾病组从事临床与科研工作，并师从岳美中等中医大师。

时振声教授从医四十余年，著述颇丰，1996 年由中国医药科技出版社出版的《时氏中医肾脏病学》是其代表著作之一，该书集中反映了时振声教授在中医肾病方面的学术思想和学术成就。在时振声教授逝世二十五周年之际，重新编著《时氏中医肾脏病学》具有非常重要的学术价值和时代意义。虽然时振声教授已经去世多年，但其在中西医治疗肾脏病方面的学术思想和经验，现在用起来仍然不过时，这是时振声教授的贡献，更是中医的魅力。本书继承了《时氏中医肾脏病学》的核心学术思想和临床经验，但不拘于当时的写作内容和风格，增加了时氏团队多年来积累的丰富的临床经验和成果，使本书读起来更有指导性和实用性。本书的出版既传承了时振声教授的学术思想和宝贵经验，更体现了时氏团队对中医药治疗慢性肾脏病的学术发扬和贡献，无疑将会是一部关于中医药治疗慢性肾脏病临床研究与基础研究的重要参考书。

国医大师

2022 年 8 月

翁　序

　　时振声教授是我在原中国中医研究院西苑医院的老同事，他临床擅长治疗中医内科、妇科、儿科等疾病，尤其是对肾病、热病及脾胃病更见专长。他领导组建的原中国中医研究院研究生部临床研究室以西苑医院肾内科为临床科研基地，是国内最早开展中西医结合治疗肾脏病研究的单位之一。该研究室为全国中医肾脏病研究最有影响的单位之一，也是当时卫生部有关肾脏病研究的基地。他在学术方面颇多建树，在临床医疗方面精益求精。特别是对肾脏病进行了全面系统的研究，提出了许多富有创造性的学术观点，对于提高临床疗效具有十分重要的指导意义。他根据自己的临床经验提出以"正虚为主，邪实作为兼夹"处理的辨证分型方案，被采纳为全国统一的辨证方案和疗效判断标准，经实践证实比较符合临床实际。他还首先提出在辨证中要重视气阴两虚证，有助于提高临床疗效。这些观点在现今中医药治疗慢性肾脏病的临床研究中仍被广泛应用。

　　时振声教授是我国率先从事中医药治疗慢性肾脏病的专家之一，他主持的国家"七五"攻关项目"慢性肾炎肾虚证的临床与实验研究"发现气阴双补方有保护和恢复肾功能的作用，能够促使蛋白尿减轻或消失；滋肾化瘀方有治疗和消除肾炎血尿的作用。其研制的"保肾冲剂""滋肾止血片""肾炎Ⅱ号冲剂""肾衰胶囊""益肾祛浊口服液"等系列中药复方对于慢性肾炎、慢性肾功能衰竭均有显著的临床疗效。他主编的《时氏中医肾脏病学》完整地记录了他在肾脏病领域的学术成就。时振声教授的学生遍布全国各地，桃李满天下。二十多年来，时氏后人在继承老师学术思想、传承和发展中医药治疗肾脏病上取得了长足进步。因此，在悼念时振声教授逝世二十五周年之际，出版这样一本全面继承发扬时振声中医肾脏病学的学术专著是一件非常有意义的工作。

国医大师

翁维良

2022 年 8 月

前　言

　　随着我国人口老龄化及疾病谱的改变，慢性肾脏病（chronic kidney disease，CKD）的患病率逐年升高，且具有发病隐匿、致死致残率高、预后差等特点，已成为严重危害人类健康的全球性公共卫生问题。据2012年全国CKD流行病学调查报道，我国CKD总患病率高达10.8%，推算有1.195亿患者。尽管西医学对于CKD的诊治研究取得了长足进步，但由于CKD发病机制复杂，临床缺乏有效治疗策略，患者一旦进展至终末期肾病，只能靠透析维持生命。

　　中医学在慢性肾脏病防治上积累了丰富的理论与实践经验，以其独特的优势弥补了西医学的不足。时振声教授是我国中医肾脏病奠基者之一，在我国较早建立了中医肾病学科，承担了中医肾病重大科研项目。1996年中国医药科技出版社出版了由时振声教授主编的《时氏中医肾脏病学》，全书分基础篇、临床篇、进展篇三个部分。书中详述了中医对肾脏的认识，介绍了时振声教授治疗各种肾脏病的临床经验，以及时振声教授指导学生从事肾脏病临床研究中如何继承中医学并加以发扬的真知灼见。该书是我国较早的一部中西医结合诊治肾脏病的学术专著，其涵盖内容之广泛、中医学术底蕴之深厚令后人为之感叹。时隔二十六年，书中对中医肾及肾脏病基础理论的认识仍堪称经典，每次阅读都倍感亲切，许多肾脏疾病的诊疗方案仍在临床广泛运用，其学术思想与临床经验仍指导着今天肾脏病的中医临床研究与诊治实践。《时氏中医肾脏病学》是时振声教授为我们中西医结合肾脏病后学留下的极其宝贵的学术财富。

　　我们尊敬的恩师时振声教授（1930~1998）系当代著名中医学家、中医肾病学泰斗，江苏镇江人。他出身于中医世家，幼承庭训，家学渊源，继承了其父即我国著名中医学家时逸人教授的学术思想与诊疗经验。其后他考入原山东大学医学院，系统地学习了西医学。他博采中西医精髓，对肾病进行了全面系统的研究，提出了许多富有创造性的学术观点，对于提高慢性肾脏病的临床疗效具有十分重要的指导意义。

随着西医学的日新月异，肾脏疾病的认识和研究手段不断完善。时振声教授的学生在继承老师学术思想，传承和发展中医药治疗肾脏病上取得了长足的进展。因此，在悼念时振声教授逝世二十五周年之际，我们对《时氏中医肾脏病学》进行重新编著，并将书名定为《时振声中医肾脏病学》，以此纪念恩师。本书分为基础篇、临床篇、传承篇和时氏弟子主要学术简介四个部分。在基础篇中，完善了中医肾脏病常见症状的诊断及辨证要点，以便更好地使时振声教授的学术思想发扬光大、垂范后学。在临床篇中，增加了微小病变肾病、系膜增生性肾小球肾炎、肾脏与高血压、Alport 综合征、原发性小血管炎肾损伤、心肾综合征、药物相关性肾损害、肿瘤相关性肾损害、血液净化常见问题的中医治疗、肾移植常见问题的中医治疗等病种，并更新了各类肾脏病的病因病理、诊断与鉴别诊断及治疗等西医内容。在传承篇中，完整保留了时振声教授的学术思想、常用方药和临床验案。在时氏弟子主要学术简介中，纳入时振声教授的学生们对时老学术思想的继承、发展与创新，在肾脏病中医临床诊疗与基础研究领域取得的系列成就。本书力求更好地继承发扬时振声教授学术思想的精髓，发掘中医学治疗慢性肾脏病的优势与特色，更好地造福于广大慢性肾脏病患者。

最后，感谢中国医药科技出版社对本书出版工作的支持与帮助，感谢全体编写人员的努力和付出。

李平　王国柱　余仁欢
2022 年 8 月

目 录

基础篇

第一章 肾的中医生理 ·· 2

第一节 肾为先天之本 ··· 2

第二节 肾主水液 ··· 6

第三节 肾的其他生理功能 ····································· 8

第四节 命门学说 ·· 11

第五节 肾与机体内外的关系 ·································· 14

第二章 肾脏病的中医病因病机 ································ 22

第一节 病因 ··· 22

第二节 传变 ··· 26

第三节 病机 ··· 29

第三章 肾脏病的中医辨证 ···································· 37

第一节 四诊检查 ··· 37

第二节 辨证方法 ··· 46

第四章 肾脏病的中医治疗 ···································· 49

第一节 治则 ··· 49

第二节 治法 ··· 51

临床篇

第五章 原发性肾小球疾病 ···································· 58

第一节 急性肾小球肾炎 ····································· 58

第二节 急进性肾小球肾炎 ··································· 65

第三节　慢性肾小球肾炎 ……………………………………………75

第四节　隐匿性肾小球疾病 …………………………………………81

第五节　肾病综合征 …………………………………………………87

第六节　IgA 肾病 ……………………………………………………95

第七节　膜性肾病 ……………………………………………………104

第八节　局灶性节段性肾小球硬化症 ………………………………111

第九节　膜增生性肾小球肾炎 ………………………………………118

第十节　微小病变肾病 ………………………………………………123

第十一节　系膜增生性肾小球肾炎 …………………………………128

第六章　肾小管疾病 …………………………………………………135

第一节　肾小管性酸中毒 ……………………………………………135

第二节　肾性糖尿 ……………………………………………………140

第三节　肾性尿崩症 …………………………………………………143

第七章　肾间质疾病 …………………………………………………149

第一节　急性间质性肾炎 ……………………………………………149

第二节　慢性间质性肾炎 ……………………………………………154

第八章　感染性肾脏疾病 ……………………………………………162

第一节　尿路感染 ……………………………………………………162

急性膀胱炎 ………………………………………………………162

急性肾盂肾炎 ……………………………………………………166

慢性肾盂肾炎 ……………………………………………………171

第二节　肾结核 ………………………………………………………175

第九章　肾脏与高血压 ………………………………………………180

第一节　高血压肾损害 ………………………………………………180

第二节　肾血管性高血压 ……………………………………………185

第十章　梗阻性肾脏疾病 ……………………………………………192

第一节　梗阻性肾病 …………………………………………………192

第二节　尿路结石 ……………………………………………………196

第十一章　肾脏先天性异常 …………………………………………202

第一节　多囊肾 ………………………………………………………202

第二节　Alport 综合征 ………………………………………………208

第十二章　肾功能衰竭 ·· 215

　　第一节　急性肾功能衰竭 ··· 215

　　第二节　慢性肾功能衰竭 ··· 223

第十三章　继发于全身疾病的肾损害 ·························· 232

　　第一节　自身免疫性疾病及结缔组织疾病肾损害 ········· 232

　　　　系统性红斑狼疮性肾炎 ·· 232

　　　　原发性小血管炎肾损害 ·· 240

　　　　过敏性紫癜性肾炎 ·· 247

　　　　原发性干燥综合征肾损害 ····································· 254

　　　　系统性硬皮病肾病 ·· 259

　　第二节　肝脏病及心脏疾病肾损害 ····························· 265

　　　　肝肾综合征 ··· 265

　　　　心肾综合征 ··· 270

　　第三节　代谢疾病继发肾病 ······································· 277

　　　　糖尿病肾病 ··· 277

　　　　尿酸性肾病 ··· 288

第十四章　感染性疾病肾损害 ·································· 296

　　第一节　乙型肝炎病毒相关性肾炎 ····························· 296

　　第二节　肾综合征出血热 ··· 302

第十五章　药物相关性肾损害预防与治疗 ·················· 310

　　第一节　药物相关性肾损害 ······································· 310

　　第二节　中药肾毒性预防与治疗 ································· 314

第十六章　妊娠与肾脏病 ·· 320

　　第一节　妊娠期间肾功能的生理变化 ·························· 320

　　第二节　妊娠期肾脏病 ·· 324

　　　　妊娠期高血压疾病 ·· 324

　　　　妊娠期急性肾衰竭 ·· 329

　　第三节　慢性肾脏病与妊娠 ······································· 331

　　第四节　妊娠期常见肾脏病的中医治疗 ······················ 336

　　第五节　妊娠期中药的生殖毒性研究 ·························· 348

　　第六节　妊娠期慢性肾脏病的安全用药 ······················ 349

第十七章　老年肾脏病 ··· 353

第一节　老年肾脏的特点 ·· 353

第二节　老年人肾脏病特点及中医治疗 ······················· 357

第十八章　肿瘤相关性肾损害 ··· 373

第十九章　血液净化常见问题的中医治疗 ····························· 382

第一节　透析高血压 ·· 382

第二节　肾性贫血 ·· 388

第三节　慢性肾脏病矿物质和骨异常 ··························· 392

第二十章　肾移植常见问题的中医治疗 ································· 397

第一节　肾移植排斥反应 ·· 397

第二节　肾移植术后肺部感染 ····································· 402

传承篇

第二十一章　肾脏病研究思路 ··· 410

第一节　中医学"肾"的现代研究 ································ 410

第二节　中医研究肾脏病的历史、现状与展望 ·················· 418

第三节　肾脏病的中医研究思路 ································· 433

第四节　肾小球疾病的中西医结合思路与方法 ·················· 444

第二十二章　时振声肾脏病中医诊治规律 ····························· 450

第一节　肾脏病常见症状的中医认识 ··························· 450

第二节　肾脏病常用方剂 ·· 457

第三节　肾脏病常用中药 ·· 484

第四节　肾脏病的饮食疗法 ······································ 533

第五节　时振声治疗肾脏病医案选 ······························ 550

附录　时氏弟子主要学术简介

王国柱教授 ··· 572

冯建春教授 ··· 575

刘宏伟教授 ··· 578

杨卫彬教授 ··· 581

余仁欢教授 ··· 583

李平教授 ··· 584

张国强教授 ··· 587

肖相如教授 ··· 589

都占陶教授 ··· 591

徐丽梅教授 ··· 592

倪青教授 ··· 595

童安荣教授 ··· 598

基础篇

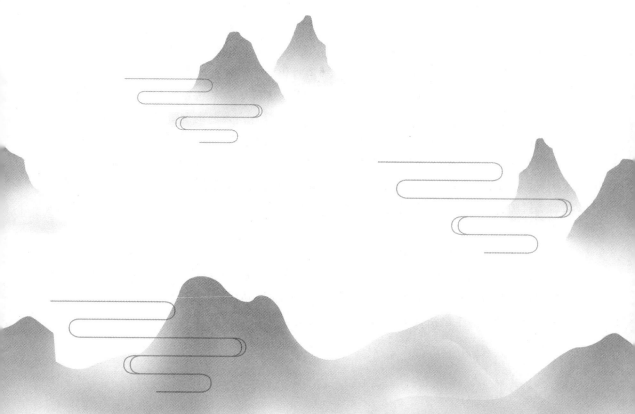

第一章　肾的中医生理

第一节　肾为先天之本

一、肾主先天之精

中医学认为人体内部的一切精微物质诸如气、血、精、津、液均可以"精"或"精气"概括，并认为此"精"乃为五脏化生，并为五脏所藏。如《素问·五脏别论》所说："五脏者，藏精气而不泻。"《素问·上古天真论》则指出："肾者主水，受五脏六腑之精而藏之。"可见五脏化生之精，皆可输注于肾。但是，精又有先天、后天之分，除肾而外，其他脏腑所生之精，皆属后天之精。如《素问·经脉别论》曰："食气入胃，散精于肝，淫气于筋；食气入胃，浊气归心，淫精于脉。脉气流经，经气归于肺，肺朝百脉，输精于皮毛。毛脉合精，行气于腑。腑精神明，留于四脏，气归于权衡。""饮入于胃，游溢精气，上输于脾，脾气散精，上归于肺……水精四布，五经并行。"可见后天之精，来源于水谷之气，在其他脏腑的参与下，主要经脾胃运化而成。并可输注于五脏，布散全身，主要起营养作用。

先天之精则与此不同。《灵枢·决气》云："两神相搏，合而成形，常先身生，是谓精。"《灵枢·经脉》则云："人始生，先成精……骨为干，脉为营，筋为刚，肉为墙，皮肤坚而毛发长。"是皆先天之精。可见先天之精禀受于父母的生殖之精，但又不等于父母的生殖之精，而是自身内部固有的决定个体遗传、生长发育特性和能力的精微物质。先天之精与后天之精的区别不仅在于形成的时间，还在于其各自不同的特性和功能。后天之精五脏皆可化生，主要起营养作用；先天之精则单独由肾化生，决定人体生长发育的基本特征。

由于肾有化生和藏蓄先天之精的能力，故此《素问·六节藏象论》言其为"精之处"；《中藏经》则认为"肾者，精神之舍，性命之根""肾者，人之本也"。《备急千金要方》则言："肾主精。肾者，生来精灵之本也。……故生来谓之精，精者肾之藏。"后世医家为了区别肾与脾的不同功能，称肾为先天之本，如李中梓曰："先天之本在肾，肾应北方之水，水为天一之源。……肾何以为先天之本？盖婴儿未成，先结胞胎……未有此身，先有两肾，故肾为脏腑之本，十二脉之根，呼吸之本，三焦之源，而人资之以为始者也。故曰：先天之本在肾。"

先天之精虽有决定人体生长发育的特性，但又必得后天之精的充养才能行使职能。诚如张景岳所言："人始生，本乎精血之源；人之既生，由乎水谷之养……精血之司在命门，水谷之司在脾胃，本赖先天为之主，而精血之海又必赖后天为之资。"李东垣亦云："真气又名元气，乃先身生之精气也，非胃气不能滋之。"

二、肾藏元阴元阳

五脏皆有阴阳，而肾之阴阳，又名元阴元阳，或真阴真阳，真水真火。其与他脏不同者，肾之元阴，乃一身阴液之源；肾之元阳，乃一身阳气之根。张介宾在《类经附翼·求正录》中曰："五脏之阴气非此不能滋，五脏之阳气非此不能发。"又在《质疑录》中曰："生发吾身者，即真阳之气也；成立吾身者，即真阴之精也。"冯楚瞻在《冯氏锦囊》中亦曰："维持一身，长养百骸者，脏腑之精气注之；充足脏腑，周流元气者，两肾主之。其为两肾之用，生生不尽，上奉无余者，唯此真阴真阳二气而已。二气充足，其人多寿；二气衰弱，其人多夭；二气和平，其人无病；二气偏胜，其人多病；二气绝灭，其人则死。可见真阴真阳者，所以为先天之本，后天之命，两肾之根，疾病安危，皆在乎此。"

《素问·生气通天论》曰："凡阴阳之要，阳密乃固。"又云："阳气者，若天与日。失其所则折寿而不彰。"说明在阴阳这对矛盾的对立统一体中，阳气居主导地位。因此，在元阴、元阳两者之间，前人特别重视元阳。张景岳在《类经附翼·大宝论》中云："天之大宝，只此一丸红日；人之大宝，只此一息真阳。"舒诏在《伤寒集注》中云："肾中真阳，禀于先天乃奉化生身之主。内则赖以腐化水谷，鼓舞神机；外则用之温肌壮表，流通营卫。所以为人身之至宝也。"肾阳既为一身阳气之根，故五脏之阳，皆得肾阳以煦之，其中尤以脾阳赖之最切。如冯楚瞻云："人之腹中和暖，万物食入则化，清升浊降，气血冲和，百体调畅，可以长生者，皆此一点元阳运化为之也。若无一点元阳，则腹中冷矣，人不能以有生矣。"以上诸家所论，皆说明在人的生命活动中，肾之元阳起着举足轻重的作用。

元阳固然重要，但又必以元阴为基础。此又如《黄帝内经》所言："阳在外，阴之使也；阴在内，阳之守也。"也就是说，阳气须得到阴精不断地涵养，才能发挥其正常职能。故柯韵伯言"水为肾之体，火为肾之用……盖天一生水，一者阳气也；气为水母，阳为阴根，必火有所归，斯水有所主"（转引自罗东逸《古今名医方论》）。而张介宾亦在强调阳为人之大宝的同时，又在《类经附翼·真阴论》中云："凡水火之功，缺一不可，命门之火，谓之元气；命门之水，谓之元精。五液充，则形体赖而强壮；五气治，则营卫赖以和调。此命门之水火，即十二脏之化源，故心赖之，则君主以明；肺赖之，则治节以行；脾胃赖之，济仓廪之富；肝胆赖之，资谋虑之本；膀胱赖之，则三焦气化；大小肠赖之，则传导自分。此虽云肾脏之伎巧，而实皆真阴之用。"既重元阳，又强调元阴，可谓持平之论。

由上所述，肾中阴阳犹如水火一样内寄于肾，既相互依存，又相互制约，以维持人体生理的动态平衡，故前人又有"肾为水火之宅"之说。

五脏之阴阳，以水谷之精为物质基础；而肾中之阴阳，则以先天之精与后天之精共同作为物质基础。因此，元阴、元阳与他脏之阴阳既有相通互化的一面，又有为根为源的一面。如肾之阴阳充沛，他脏之阴阳虽衰而易复，如肾之阴阳枯竭，一身之阴阳亦无自盛之理，必相继而衰，此又肾与他脏同中之异也。

三、肾为元气之根，主强弱寿夭

精能化气，肾精所化之气，称为肾气。上述先天之精的特殊功能即是通过肾气实现的。以肾气为先天之精所化，所以肾气又称元气、真气、原气等。

"原气"一词，最早见于《难经》。《难经·三十六难》云："命门者，诸精神之所舍，原气之所系也。"元气虽由肾精所化，然又是肾阳、肾阴相互作用的结果，乃由肾阳蒸化肾阴而成。故张景岳在《景岳全书》中云："元阴元阳，所谓先天之元气也。"唐宗海则在《血证论》中曰："肾者水脏，水中含阳，化生元气。"元气生长以后，又必须依赖后天之精气的不断滋养，才能充分发挥其作用。所以《灵枢·刺节真邪》云："真气者，所受于天，与谷气并而充身者也。"这里所谓"所受于天"，即发源于肾之先天之意。

元气发生以后，藏于丹田，借三焦之道布达全身，推动五脏六腑等一切组织器官的生理活动，为生命动力的源泉。举凡人体的脏腑气化、新陈代谢、思维活动等一切内在和外在的生命活动，均须得到元气的维持和发动。所以元气充沛，则人的生命力旺盛，体格强壮，思维敏捷，运动灵活；反之，如元气衰弱，则生命力低下，体弱多病，思维迟钝，运动笨拙。

同自然界一切生命现象一样，人的生命过程亦不会永远停留在一个水平、状态之上，而是经历了生、长、壮、老、已的不同阶段。而这些不同阶段的迟早更替，也是在肾气的作用下实现的。正如《素问·上古天真论》中所言："女子七岁，肾气盛，齿更发长；二七而天癸至，任脉通，太冲脉盛，月事以时下，故有子；三七肾气平均，故真牙生而长极；四七筋骨坚，发长极，身体盛壮；五七阳明脉衰，面始焦，发始堕；六七三阳脉衰于上，面皆焦，发始白；七七任脉虚，太冲脉衰少，天癸竭，地道不通，故形坏而无子也。丈夫八岁，肾气实，发长齿更；二八肾气盛，天癸至，精气溢泻，阴阳和，故能有子；三八肾气平均，筋骨劲强，故真牙生而长极；四八筋骨隆盛，肌肉满壮；五八肾气衰，发堕齿槁；六八阳气衰竭于上，面焦，发鬓颁白；七八肝气衰，筋不能动，天癸竭，精少，肾脏衰，形体皆极；八八则齿发去。"这一大段描述，不仅概括了整个生命过程的阶段特征，而且揭示了这些阶段之间的更替和演变是在先天肾气的推动下进行的；而从宏观角度来看，这一生长壮老的生命运动是规律性的、不可逆的，人的死亡就是这一运动的终结。但是，由死亡时间所决定的人之寿命，在个体之间却存在着较大的差异。虞抟在《医学正传·医学或问》中云："人之寿夭不齐何欤？曰：元气盛衰不同耳。夫人有生之初，先有二肾，号曰命门，元气之所系焉。是故肾气盛则寿延，肾气衰则寿夭。"徐灵胎亦在《医学源流论·元气存亡论》中云："终身无病者，待元气之自尽而死，此所谓终其天年者也。至于疾病之人，若元气不伤，虽病甚不死。元气或伤，虽病轻亦死，……先伤元气而病者，此不可治者也。"精辟地论述了元气的盛衰存亡对疾病、健康长寿的影响。

另一方面，元气虽然发源于先天肾气，但又受到后天精气的滋养。因此，人的自然寿命是由先天和后天两方面的因素决定的。先天因素是指由父母的生殖之精所决定的先天禀赋。王充在《论衡·气寿篇》中云："强寿弱夭，谓禀气渥薄也。……夫禀气渥则体强，体强则寿长；气薄则体弱，体弱则命短，命短则多病寿短。"后天因素则包括营养、防病、摄生等多方面的内容。如《素问·上古天真论》中云："上古之人，其知道者，法于阴阳，合于术数，饮食有节，起居有常，不妄作劳，故能形与神具，而尽终其天年，度百岁乃去。"即主要说明了后天摄养与寿命的关系。人的自然寿命可以达到的最高年龄，中医学称为"天年"。《黄帝内经》以百岁为天年；亦有以一百二十岁为天年的。如《尚书·洪范篇》"以百二十为寿"；《养身论》中曰："上寿百二十，古今所同。"1953 年我国曾对长寿老人进行了普查，结果是百岁以上老人有 3384 人。目前，我国人口的平均寿命已达 70 岁左右，较之中华人民共和国成立前有了大幅度的上升，但与人类真正的"天年"还相差甚远。要进一步提高人类的平均寿命，需要做大量工作。但概括起来，基本有两条：一是大力提倡优生优育，提高人类的先天禀赋；二是正确养生防病，推迟衰老的到来。此又如张景岳在《景岳全书·先天后天论》中所云："先天强厚者多寿，先天薄弱者多夭；后天培养者寿者更寿，后天斫削者夭者更夭""两天俱得者，耆艾无疑也"。

四、肾为天癸之源，主生殖繁衍

人的生育能力，既不是与生俱来，亦非与生同在，而是存在于一定的生命阶段——育龄期。这一阶段，在女子大体为二七至七七；男子则为二八至七八。根据《素问·上古天真论》所载，人的生育能力，是在"天癸"的作用下产生的。女子二七，男子二八则"天癸至""故能有子"；而至女子七七，男子七八则"天癸竭""故形坏而无子也"。

对于天癸究为何物，后世医家纷纭其说，争论颇大。约而言之，有言天癸即月事者，如王冰云："肾气全盛，冲任流通。经血渐盈，应时而下，天真之气降，与之从事，故云天癸也。"有言天癸即精血者，如万密斋在《保命歌括》中认为"在男子即为精，在女子则为血，皆曰天癸。"有言天癸为真阴者，如张景岳在《质疑录》中曰："天癸者，天一所生之真水，在人身是谓元阴。"诸说虽殊，然异中有同：一是均承认天癸的物质属性；二是都认为天癸与肾气密切相关。但谓天癸即月事、即精血、即真阴，却又俱失之偏颇。其言月事之非，则如萧赓六在《女科经纶》中引马元台所云："王冰以月事为天癸者，非也。男女之精，皆可以天癸称，若以女子之血为天癸，则男子之天癸亦为血耶……男女交媾时各有精，而行经之际方有其血。"其言精血之非，又如张景岳在《质疑录》中所云："天癸之义，诸家俱以精血为解，是不译内经之旨也。本经云：'女子二七天癸至，月事以时下；男子二八天癸至，精气溢泻。'则是天癸在先，而后精血继之，天癸非即精血之谓明矣。"然张景岳以天癸为元阴，其说尤为可商。盖天癸二七、二八方至；七七、七八而竭。时限性既强，功能亦局于生殖。而真阴之质，却与生俱在，竭则命倾。故天癸之于真阴，实难等而观之。

那么，天癸究为何物呢？我们基本同意下列看法：其一为《医宗金鉴·妇科心法要诀·胎孕之源》所言："天癸乃父母所赋，先天生身之真气也；精血水谷所化，后天成形之本也。男子二八，先天肾气盛，天癸至，与后天所生之精会合而盛，……女子二七，先天肾气实，天癸至，与后天所生之血会合而盛。"其一则为罗东逸在《内经博议》中所论："地道之能通，必由天气之下降。"二者均朦胧意识到，天癸为先天肾气发展到一定年龄段，衍化而成的一种精微物质。此种物质的作用主要有二：一是激发人的体格发育，使具有明显的性别特征；二是催化冲、任二脉发育，二脉在先天肾气与天癸的作用下，激发后天精血，使之转化为生殖之精，从而使人具有了生育能力。如肾气盛，则天癸应时而至，可以正常生育；如先天不足，元气匮虚，则天癸至而不至，或至而不盛，生育功能均可能发生障碍。在这一思想指导下，后世治疗不孕或不育，多从补肾助元，培养先天入手，并辅以调理冲任，每能获效。

第二节　肾主水液

一、肾主蒸精化气

水液的代谢是一个极其复杂的生理过程。《素问·经脉别论》曰："饮入于胃，游溢精气，上输于脾；脾气散精，上归于肺，通调水道，下输膀胱；水精四布，五经并行。"说明体外水液摄入以后，先要经过脾胃的吸收和转输，才能成为内在体液。但是这些内在的体液要不断地周流循环，敷布全身，才能成为正常的津液，为"我"所用。否则，就会停聚为饮，或泛滥为肿，成为病邪。

根据上述经文，体液在体内的循环周流，是在脾、肺的参与下进行的。即由胃游溢、吸收的水液，首先要经脾的运化、转输，达于肺脏；然后经肺的宣发、肃降作用，一部分敷布皮毛、腠理，一部分则循三焦下行，达于膀胱。然下行之液，有浊亦有清。其浊者由膀胱排出体外；其清者仍须经三焦上腾于肺，进而敷布全身。如此有升有降，周流不已。后面这种升清降浊的作用，则由肾的蒸精化气的作用来完成。

《素问·水热穴论》曰："肾何以主水？肾者至阴也，至阴者盛水也。……地气上者属于肾而生水液也。"一方面说明肾在脏腑最下，为至阴之脏，水液至此已成盛水，形质重浊，靠自身无力上达；一方面则说明肾有蒸精化气的作用，可以使有形之盛水蒸腾布化，如地气上为云一般。肾的这一作用，主要靠肾阳完成。所以何梦瑶说："肾水为坎中之阳所蒸，则成气上腾至肺，所谓精化为气，地气上为云也。气归于肺，复化为水，肺布水精，下输膀胱，五经并行，所谓水出高源，天气下为雨也。"肾与肺的这种关系，犹如水塔与水泵一般。以水塔之高，水方能因其势能，四通八达；而水居深井，如无水泵抽送，又何能上达塔顶？所以其势之源，仍在水泵也。所以在水液代谢过程中肺、脾、肾的关系，恰如张景岳所云："其标在肺，其制在脾，其本在肾。"

二、肾主三焦水道，司膀胱开阖

水液的代谢，主要由肺、脾、肾三脏完成，已如上述。而水液在体内的上升下达，循环周流，又皆以三焦为道路。故《素问·灵兰秘典论》曰："三焦者，决渎之官，水道出焉。"如三焦决渎正常，则水道通畅，津液得以循环敷布；如三焦气化不利，则决渎无权，水道壅阻，水停为患。而三焦的决渎功能，又受肾脏气化的制约；不仅如此，而且肾通过三焦，还间接控制肺脏的宣降职能。肾的这一作用，主要是通过经脉的连属实现的。比如《灵枢·本输》所言："少阴属肾，肾上连肺。"由于肾在经脉连属上对肺与三焦的统摄关系，使其在水液代谢中的作用更趋重要。

体液在循环过程中，不仅要将水中之清——有用的津液敷布全身，似营养四肢百骸，五脏六腑；还要将水中之浊——体内的代谢废物不断排出体外。否则，这些代谢废物在体内逐渐蓄积，酿为溺毒，会对机体产生严重的损害。此浊者如何外排？《素问·灵兰秘典论》云："膀胱者，州都之官。津液藏焉，气化则能出矣。"说明外排之机，主要在膀胱的启闭活动。然膀胱之启闭，又直接为肾所主。张景岳云："所谓气化者，即肾中之气也。"盖肾与膀胱为表里，司膀胱之开阖。膀胱的气化功能，取决于肾气的盛衰。肾气充足，固摄有权，则膀胱开阖有度。开，则水中之浊得以外排；阖，则正常体液得以存留，进而布散全身。反之，如肾气虚损，气化不利，固摄无权，则膀胱开阖失常，就可以出现小便不利或失禁，进而导致水液代谢的障碍。

《黄帝内经》以水液始入于胃，终出于肾，故称："肾者，胃之关也。关门不利，故聚水而从其类也。"从一个较大的空间层次，论述了在水液代谢过程中，肾与胃的关系。说明胃对外来水液的摄纳和游溢，也要间接受肾的制约。如肾气失调，水液代谢障碍，最终可导致胃的纳化功能的损伤，水停胃中，不能纳化吸收，甚至水入则吐，产生格拒。这是水肿患者常见的病理现象。它从一个侧面，突出了肾在水液代谢中的重要地位。

三、肾主五液

五液之义，《黄帝内经》中有二：一指五脏所化生的体液。如《素问·宣明五气》云："五脏化液：心为汗，肺为涕，肝为泪，脾为涎，肾为唾，是为五液。"一则指水谷所化生的津液，包括汗、溺、唾、泪、髓等五种（《灵枢·五癃津液别》），二者大同小异，实皆泛指正常体液而言。这种正常体液为生命活动所必需，而又有阴阳清浊之分。其清者属阳，称为津；浊者属阴，称为液。二者统称津液。津气轻清，布达于外，温分肉、充皮肤、达孔窍；液质重浊，常聚在里，濡脏腑，利关节，益脑髓。

津液虽由水谷而化，由五脏所生，但又由肾所主。《素问·逆调论》曰："水者，循津液而流也。肾为水脏，主津液。"《难经·四十九难》则曰："肾主液，入肝为泣，入心为汗，入脾为涎，入肺为涕，自入为唾。"

然肾何能主五液？盖五液之成，固源自水谷，由乎五脏，而作为全身体液的一部分，其周流敷布，互生互化，实唯肾气的蒸化推动是赖。如肾阳一亏，则水不得化，聚而为痰、为饮；五液皆由之而亏，此其一也。其二者，五脏之液，虽各有化源，又必需肾中之真阴不断上济，始濂濂不竭。此即如张景岳所言："五脏之阴气，非此不能生"。如肾阴一竭，则五脏之液均随之而竭。故何梦瑶曰："精、髓、血、乳、汗、液、津、泪、溺，皆水也，并属于肾。"

水液以其存在状态及性质，又有"真水""客水"之分。一身津液皆为机体所需，称为真水；而代谢后的浊水及因代谢障碍产生的水湿痰饮，称为客水，亦称邪水。真水必不可少，客水则势不可存。但"藏真水而行客水"，关键仍在于肾。罗东逸在《名医汇粹》中曰："水有真水，有客水。肾气温则客水亦摄而归真水；肾气寒则真水亦从而为客水。"说明在真水与客水的对立统一中，如肾气充沛，气化正常，则不但真水有源，而且水浊得排，邪水得化，所谓"邪水退一分，则真水增一分"；而如肾气不足，气化无权，则真水不生，客水不化，为痰为饮，即"邪水旺一分，真水则亏一分"。

第三节 肾的其他生理功能

一、司封藏

《灵枢·本神》指出："五脏主藏精者也，不可伤；伤则失守而阴虚。"说明五脏皆有藏蓄精气的职能，而且精气宜藏不宜泄。藏，则体充而用灵；泄，则体虚而用衰。故《素问·金匮真言论》曰："夫精者，身之本也。故藏于精者，春不病温。"但是人的生命活动，存在着不平衡倾向：一是五脏之中，有盛有衰，其生精化气的能力或强或弱，在某一段时间内各不相同；二是人的整体活力，在不同的时间，有不同的水平。例如人在疾病时，其生命活力即弱，精气的化生亦相对不足。如果没有一定的调节机制，这种不平衡倾向就会造成脏腑的失调和机体的衰弱。但在一定限度内，人体并不发生精气的失调，而是保持着相对的动态平衡。其原因，即在于肾脏对五脏之精，存在着藏蓄调节能力。《素问·上古天真论》曰："肾者主水，受五脏六腑之精而藏之。故五脏盛乃能泻。"王冰对此解释说："五脏六腑，精气淫溢，而渗灌于肾，肾脏乃受而藏之。……由是则五脏各有精，随用而灌注于肾，此乃肾为都会关司之所。"肾脏不仅藏蓄五脏之精，而且调节脏腑的不平衡倾向，随时补充脏腑的不足。故肾精充足之人，他脏之精虽虚亦易复。另一方面，肾精内蓄，还可应时而动，以调节不同时间的失衡。如春天阳气升发，精气易耗，若冬日精足，则可补充春天的匮乏。故有"冬藏于精，春不病温"之说。

肾脏不仅以藏精为事，而且以封固为职。五脏之精，皆赖之以守。如肾气充沛，则封固有权，精气得以内藏；肾气被损，封藏失固，则精微下泄，五脏皆失所藏。所以《素问·六节藏象论》曰："肾者主蛰，封藏之本，精之处也。"

二、主纳气

《黄帝内经》曰："气纳为宝。"说明不仅五脏之精须藏而勿泄；而五脏之气，亦须藏纳而不宜妄泄。但气属阳，动而不居，升降出入，无处不至。故其藏纳形式，并非固守一脏，而是"气归权衡"。使气的运行，动中有制，升而不越，出而不散。这种"气归于权衡"的职能，主要由肺肾配合完成。盖肺司呼吸，主一身之气。举凡宗气的形成、卫气的敷布、营气的运行、元气的周流都离不开肺气的推动。但是上述诸气的运动，只有在肾的制约下，才有节有制，出入有序，升降有根。尤其是呼吸活动，体内外气体的交换虽在肺中进行，但由肺吸入之气，必须下达于肾，与肾中精气交接，方深沉舒缓，充足有力，这就是肾的纳气功能。如肾气不足，根本不固，吸入之气不能归纳于肾，就会出现动则气急、呼吸困难的病变。所以罗东逸在《内经博议》中云："所谓权衡者，肺肾是也。肺主上焦，肾主下焦；肺主降，肾主升；肺主呼，肾主吸；肾主纳气，肺主出气。凡一身之气，其经纬本末出纳之序，皆二脏为之，一散气而持其平，若衡然，轻重缓急，出入差累黍；一镇气而归其根，若权然，上下升降不使断续间歇。是二脏权衡之用也。"

但就呼气与吸气二者而言，吸气的动作是主动的，是矛盾的主要方面；而呼气动作多是被动的，是矛盾的次要方面。因此在肺、肾二脏中，许多医家尤其强调肾主纳气的重要性。如周慎斋在《慎斋遗书》中云："人之生死关乎气，气纳则为宝，气纳则归肾；气不纳则不归肾。气不归肾者，谓脾胃之气不到肾也。"

此外，有的医家还认为气动则外达，静则归肾。如赵养葵在《医贯》中谓："凡人肺金之气，夜卧则归纳于肾气之中。"沈金鳌则在《杂病源流犀烛》中云："肺气恒下行，静时下澄于肾宫。"

三、主骨生髓，出伎巧

骨为全身支架，其性坚刚强硬，其主要功能是支撑形体，保护内脏，承担重力。筋骨并用，可以完成各种机械运动。人的一切实践活动以及趋利避害的生存本能，均离不开筋骨的作用。

骨为"奇恒之腑"，内藏骨髓。骨则赖髓以充养。而骨髓又为肾精所化。故《素问·宣明五气》曰："肾主骨，"《素问·阴阳应象大论》则云"肾生骨髓"，等等。要之，凡肾精充足，则骨髓的生化有源，骨骼得到髓气的充分滋养而坚固有力；如肾精虚少，骨髓的化源不足，不能营养骨骼，便会导致骨骼脆弱无力，甚至发育不良。《素问·痿论》所云"骨枯而髓减，发为骨痿"，其理即为此。

肾既主骨生髓，而"齿为骨余"，所以牙齿也有赖于肾精的充养。肾精充足则牙齿发育良好，齿体坚固，咀嚼有力；肾精不足则牙齿发育障碍，齿体脆弱动摇，甚至脱落。髓又有骨髓和脊髓之分，二者皆由肾精所化。脊髓上通于脑，脑则为髓聚而成。所以脑又有"髓海"之称。王清任曰："精汁之清者，化而为髓，由脊骨上行入脑，名曰脑髓。盛脑髓者，名曰髓海。"《灵枢·海论》云："髓海有余，则轻劲多力，自过其度；髓海不足，则脑转耳鸣，胫酸眩冒，目无所见，懈怠安卧。"此外，脑又为"元神之府"，主灵机记性。如王清任说："小儿无记性者，脑髓未满；高年无记性者，脑髓渐空。"但脑髓充与不充，根源在于肾精足或不足，故人的思维活动，与肾的关系亦至为密切。

由于一切复杂的活动，既离不开骨骼的支撑和运动，又须得到元神之府的思维支配，而二者均与肾脏密切相关，故《素问·灵兰秘典论》曰："肾者，作强之官，伎巧出焉。"所谓作强者，乃指筋骨强劲，运动有力；而伎巧者，则谓动作灵活精巧。合而言之，是说人体体格的强壮敏捷，各种复杂、精细运动的发动与完成，皆与肾相关。唐宗海于此解释道："盖髓者，肾精所生，精足则髓作，髓在骨内，髓作则骨强。所以能作强，而才力过人也。精以生神，精足神强，自多伎功。髓不足者力不强，精不足者力不多。"李梴则从肾藏志为释，在《医学入门》中曰："肾藏精与志，精完则志壮……则强于作用。"

四、开窍于耳及二阴

耳为五官之一，主司听觉。但其所司，与肾又密切相关。盖肾主藏精，肾的精气能上达于耳，肾精充足，听觉才聪敏。故《灵枢·脉度》曰："肾气通于耳，肾和则耳能闻五音矣。"《素问·阴阳应象大论》曰："肾主耳……在窍为耳。"

然根据《灵枢·经脉》所载，肾之经脉并不及耳，如何能主耳之听？对此各家解释不一。有的医家引《灵枢·口问》"耳者，宗脉之所聚"、《灵枢·邪气脏腑病形》"十二经脉，三百六十五络，其气血皆上面而走空窍……其别气走于耳为听"等为释。但其论皆不笃重于肾，故嫌牵强。我们认为唐宗海记载于《中西汇通医经精义》中的解释较为合理："肾主脑髓,耳通于脑,其路甚捷。"王清任亦在《医林改错》中云:"两耳归脑,所听之声归于脑,……脑气与耳窍之气不接,故耳虚聋。"而其认为脑髓为精汁所化,精又为肾之所藏,故脑之于耳,实肾之于耳也。

肾除了开窍于耳,尚有开窍于二阴之说。《素问·金匮真言论》云:"北方黑色,入通于肾,开窍于二阴。"二阴,指前阴溺窍及外生殖器和后阴魄门(肛门)。前阴有排尿和生殖的作用,故又有精窍和溺窍之分。李东垣在《兰室秘藏》中云:"前阴者,精气之户。"乃指精窍而言。唐宗海在《中西汇通医经精义》中曰:"前阴有精窍,与溺窍相附,而名不同,溺窍内通于膀胱,精窍则内通于胞室。"膀胱的气化和人体的生殖功能均为肾气所主,已如前述。而后阴为魄门,内接大肠,大肠与肺相表里,皆不及肾,肾何以主其之职?《素问·五脏别论》指出:"魄门亦为五脏使,水谷不得久藏。"说明大肠的传化活动,与五脏皆相关,而肾尤为持重。盖肾居下焦,主司下焦气化。饮食入胃,经过脾胃的纳化和转输,其精华部分布散全身,而糟粕部分则下达小肠。在小肠还要经过肾的进一步泌化,其清者向前渗入膀胱;浊者向下进入大肠,由魄门排出。肾为"封藏之官",膀胱的开阖和魄门的启闭,皆受肾气制约。肾脏气化正常,则魄门与膀胱皆启闭有度,二便及时排出,中气得以内守;肾气受损,气化无权,则前后二窍启闭失常,不但二便失常,中气及肾精亦不能内守。由此看来,前后二阴皆与肾相关。故《素问·五常政大论》有"其藏肾……其主二阴"之说。张景岳在《类经》中的解释是:"肾主下焦,故开窍于二阴。水谷入胃,清者由前阴而出;浊者由后阴而出。肾气虚则二阴不禁。"

五、其华在发

发泛指毛发,主要指头发。头发的润养,直接来源于血,故有"血余"之称。但精血同源而互化,精足则血旺,血旺则发荣。所以《素问·上古天真论》云:"女子七岁,肾气盛,齿更发长""丈夫八岁,肾气实,发长齿更""五八,肾气衰,发堕齿槁。"《素问·六节脏象》云:"肾……其华在发。"《素问·五脏生成》又云:"肾……其荣发也。"

肾之其华在发,除了精血互化以外,与发生于头,得脑髓之滋养,亦不无关系。王冰在《黄帝内经素问注》中谓:"发者,脑之所养。"刘完素在《素问病机气宜保命集》中曰:"发者,脑之华。"此皆从生理而言,李时珍则从病理立论,谓"脑减则发素"(《本草纲目》)。

由于发既滋养于血,又得助于精,精血皆为其益,故张景岳认为发"为精血之余"。此外,唐宗海认为督脉与太阳经皆上交于头,发则为二经之气所养。而足太阳膀胱为肾之府;督脉又隶属于肾,二经之气,实出于肾(《中西汇通医经精义》)。是从经脉络属关系着眼阐释,于理亦通。

六、肾藏志

志有两种解释,一为遇事不忘,一为守信以恒。前者从记忆言,后者从志向言,又皆属神志范畴。《灵枢·本神》谓"意之所存谓之志",实包括了这两种含义。神本由心所主,然又分属五脏。《素问·宣明五气》曰:"肾藏精,精舍志。"说明志与肾关系密切。

肾何以藏志?唐宗海在《中西汇通医经精义》中曰:"事物之所以不忘,赖此记性。

记在何处？则在肾经。盖肾生精，化为髓，而藏于脑中。"概言肾生精，精生髓，髓通于脑。此论与王清任之灵机记性在脑略同。可见肾精充足之人，其记忆力就强，而肾精匮乏之人，记忆力则弱。此又如《灵枢·本神》所言："肾盛怒不止则伤志，志伤则喜忘前言。"

此外，《黄帝内经》尚有肾"在志为恐""恐伤肾"之说。是言肾与七情的关系，一方面，作为正常的情志活动，恐惧是由肾脏所制约；另一方面，如过度恐惧，则会耗散肾精，损伤肾气，导致肾气不固，气陷于下，即所谓"恐则气下""恐惧而不解则伤精……精时自下"。

从临床角度看来，记忆力衰退的患者，多由肾气不足，肾精匮乏所致；用益肾填精之法，每能取效。而大惊卒恐，也确能损伤肾气，引起如二便失禁、精微下泄等肾系疾患。因此，关于肾藏志、肾在志为恐等理论，均是有征可据的。

但是，肾与神志的关系又不局限于恐与志；同时，也不像上述过程那样刻板。精神意识活动是一个极其复杂的生理过程。按照中医理论，"心藏神"，为"五脏六腑之大主"，因此，神志活动主要有心所主导，同时要有其他脏腑的协调，其中最主要的是肝的疏泄和肾的涵守。如肾精充沛，则心阴有源，心神乃守其舍；如肾精亏损，心阴乏源，心神失其维系，则易失守而妄动。另外，情志的异常，也首先影响心脏的功能，然后分别影响其他脏腑。而具体途径，并非某志固定影响某脏，而要看脏腑的实际状态。例如，《素问·阴阳应象大论》言"怒伤肝"；《灵枢·本神》则言"肾盛怒不止则伤志，志伤则喜忘前言，腰脊不可以俛仰屈伸"，一为伤肝，一为伤肾。要之，脏腑的阴阳虚实不同，其受情志的制约变化亦异。故《灵枢·本神》又曰："心气虚则悲，实则笑不休""肝气虚则恐，实则怒"等。

第四节 命门学说

"命门"一词，首见于《黄帝内经》。《素问·阴阳离合论》云："太阳根于至阴，结于命门。"《灵枢·根结》云："命门者，目也。"可见《黄帝内经》之于命门，是指目或睛明穴。

但自《难经》起，命门的概念发生了变化。《难经·三十六难》云："肾两者，非皆肾也，其左者为肾；右者为命门。"遂将命门与肾的功能联系起来。后世医家又在《难经》的基础上不断发挥、争鸣，从而使命门学说愈衍愈繁。要而言之，皆从不同角度强调了肾与命门的关系，从而使肾在五脏中的地位更为突出、持重。

一、命门的部位

《黄帝内经》以目为命门，与肾无涉，姑置不论。其与肾有关系者，大致可归为四类。

（一）左肾右命门说

此种看法始于《难经》，已如上述。嗣后多数医家皆宗其说。如陈无择在《三因极一病证方论》中曰："左肾为肾脏，其腑膀胱；右肾为命门，其腑三焦。"李梴在《医学入门·脏腑赋》中则不但以右肾为命门，而且详述其位置、结构："命门即右肾，……有系屈曲下行，接两肾之系，下尾闾，附广肠之右，通二阴之间。"此外，少数医家尚有认为"男子以右肾为命门，女子以左肾为命门"者，如皇甫谧、朱肱等即持此论。

（二）两肾总号命门说

此说以虞抟为代表，他在《医学正传》中说："夫两肾固为真元之根本，性命之所关，虽为水脏，而实为相火寓于其中，愚意当以两肾总号命门。"徐春甫等亦极赞其说，认为虞氏"深得命门相火之旨。"

（三）命门在两肾之间说

赵献可首倡其说。他以《素问·刺禁论》言"七节之傍，中有小心"为依据，认为"此处两肾所寄，左边一肾属阴水；右边一肾属阳水，各开一寸五分，中间是命门所居之宫"（《医贯·内经十二官》）。汪昂则一如其说，并在《素问灵枢类纂约注·卷上》中作了进一步阐释："傍者，两肾也；中者，命门也。按：心者性之郛，肾者命之根。两肾中间一点真阳，乃生身之根蒂。义取命门，盖以此也。中有相火，能代心君行事，故曰小心。"

持肾间命门说者，尚有从肾的卦象立论者。如张景岳肯定命门在两肾之中（《质疑录》），又在《类经附翼·求正录》中云："坎卦内奇而外偶，肾两者，坎外之偶也；命门一者，坎中之奇也。一以统两，两以包一。是命门总乎两肾，而两肾皆属于命门。"李士材亦从其说，认为"两肾中间，穴名命门，相火所属也；一阳生于二阴之间，所以成乎坎也"（《医方集解》）。

此外，尚有从《难经》肾间动气之论，以命门为肾间动气者。如孙一奎在《医旨绪余》中云："命门乃两肾中间动气，人之生命所司。"

（四）肾外命门说

如程知以心包络为命门，他在《医经理解·手心主包络命门辨》中说："以心包络为裹心外膜，千古愦愦，不可不以经文考正也……然所称命门者果何脏也？曰：命门即心包络也。"李时珍等则以命门在丹田，言："胎出母腹，脐带玩勇，一点真元属之命门丹田"（《本草纲目·初生脐带》）。

实际上，不少医家，对命门之所，并无定论，而是随文衍义，亦此亦彼。姑称之为"命门不定"说。如张景岳既承认命门在两肾之中，又提出命门在丹田、命门即子宫等观点；周学霆亦谓"论命门者不一其处"（《三指禅》），等等。

二、命门的功能

《难经·三十六难》指出："命门者，诸神精之所舍，原气之所系也；男子以藏精，女子以系胞。"《难经·三十九难》又云："命门者，……其气与肾通。"《难经·八难》则认为："诸十二经脉，皆系于生气之原。所谓生气之原者，谓十二经之根本也，谓肾间动气也。此五脏六腑之本，十二经脉之根，呼吸之门，三焦之原。"上述三段经文，概括了命门的生理功能。略加分析即可得知，这一功能，与人的先天之本——肾的生理功能是一致的。

后世医家，尽管对命门的位置争论不休，但就其功能而言，却大都以上说为据，少有歧义。有之亦仅内容错互，或立论偏重不同而已。概之可分为二说。

（一）水火并重说

此说认为命门包括阴阳两个方面，实即概括了肾脏的全部功能。持此说者，可以张景岳为代表。他在《类经附翼·求正录》中说："命门者，为水火之府，为阴阳之宅，为精气之海，为生死之窦，……此为性命之大本。"并在《景岳全书·命门余义》中指出："五脏之阴气，非此不能滋，五脏之阳气，非此不能发。"近代医家秦伯未亦指出："命门是生命之根，包括真阴和真阳，产生动气，通过脏腑经络，达脑，通骨髓，走四末，温皮肤腠理等，在维持人体的正常生理活动上起着主导作用。"

（二）偏重命火说

持此说者，虽亦承认命门可有阴阳之分，但多突出命门之火的重要性。如陈士铎在《石室秘录》中曰："命门者，先天之火也。此火无形，而居于水之中。……人先生命门，而后生心，其可专重夫心乎？心得命门而神明有主，始可以应物；肝得命门而谋虑；胃得命门而能受纳；脾得命门而能转输；肺得命门而能治节；大肠得命门而能传导；小肠得命门而布化；肾得命门而作强；三焦得命门而能决渎；膀胱得命门而收藏：无不借命门之火以温养也。"吴鹤皋亦云："命门真火，所以温百骸、养脏腑，充九窍。"

三、命门学说评价

综上所述，命门学说是在《难经》之后发展起来的一门中医理论分支。其中心是人体有无命门之脏，及其部位、功能如何。《难经》以他脏皆一、独肾有二为依据，提出左肾右命之说，而对命门生理功能的阐述，乃基于《黄帝内经》肾脏之职。后世医家在此基础上，展开了命门部位之争。各引《黄帝内经》《难经》，间附己会，诸说纷纭，莫衷一是。现代尚有以实体肾上腺为依据论定者，亦嫌牵强。我们认为，中医的藏象学说虽有其原始解剖依据，但随着藏象学说的日趋成熟和完善，其功能与实体结构之间的分离愈来愈明显。因此，纠缠于命门的部位和结构之争对藏象学说的发展并无多大益处。但是，由于命门学说的发展始终与肾紧密相联，所以随着各家对命门功能的争鸣和发挥，使肾在藏象学说中的地位日益突出，大大超出了《黄帝内经》对肾的认识。使"肾为先天之本"有了更丰富的内容和理论依据。而且随着后世各家对命火的重视，使肾具有了水火两种属性。这就为补火生土不从心治而从肾治提供了理论依据。后世所谓"火不生土"之机，皆指命门火衰而致脾阳亦虚而言，治疗则补命火以生脾土。这亦是对中医理论的一大发展。

但从概念的内涵而言，命火与肾阳并无二致；临床上补命火与温肾阳亦无区别。此点前人已有认识。如周省吾在《吴阳汇讲》中曰："命门者，人身之真阳，肾中之元阳是已，非另是一物也。后世立论，有谓在两肾中间者；有误引'七节之旁，中有小心'为命门者。至谓其形如胡核，尤为荒诞。夫越人倡右肾命门之说……其意以阳气为重。……肾为一身之根柢，元阳为人身所尤重，故特揭之也。自古命门治法，亦唯温补肾阳而已，别无他法也。"此一评述，颇为中肯。从中医理论规范化的角度着眼，我们认为作为肾中元阳的代称，可保留命门之火这一名词，但对命门的部位及功能，则似无与肾同时并存的必要。

第五节　肾与机体内外的关系

根据中医藏象学说，人体是一个以五脏为中心的多层次、多系统的有机整体。在机体内部，各系统、层次之间既相互依赖，又互相制约，在生理条件下保持着动态平衡。同时，有机整体又非自我封闭，孤立存在，而是与外部环境不断地进行着物质与信息的交换。正常情况下，也保持动态的平衡。这种机体内部和内外之间的永恒的矛盾运动，构成了人体复杂的生命活动。因此，我们研究肾脏的生理及病理，即不能孤立地、静止地只看到肾脏本身，而应将其置于上述复杂的内外的运动之中，有分有合地进行研究。既探索肾脏本身的生理、病理特征及规律，又看到它与机体内外广泛地、复杂地有机联系。由于肾为先天之本、生命之根，其在这种内外联系中的地位就尤其显得重要。

一、肾与自然环境的关系

《灵枢·邪客》云："人与天地相应也。"《素问·阴阳应象大论》云："天地之间，六合之内，其气九州、九窍、五脏、十二节皆通于天气。"说明五脏与外部自然环境是息息相通的。肾作为五脏之一，亦与自然环境密切相关。

（一）肾与时间

时间是物质运动过程的持续性和顺序性的标志。就整个宇宙而言，时间是无限的、永恒的。但就某一事物而言，时间又是有限的，有始有终的。另一方面，由于地球的自转和公转，日月星辰的自身和相对运动均有一定的规律和节律，这就使时间的进程中亦蕴含着周期性和节律性的变化。此如《素问·天元纪大论》所言："所以欲知天地之阴阳者，应天之气，动而不息，故五岁而右迁；应地之气，静而守位，故六期而环会……周天气者，六期为一备；终地纪者五岁为一周……五六相合而七百二十气，为一纪，凡三十岁；千四百四十气，凡六十岁，而为一周，不及太过，斯皆见矣。"《素问·六节藏象论》则指出："五日谓之候，三候谓之气，六气谓之时，四时谓之岁……终朞之日，周而复始，时立气布，如环无端。"时间运行的这种节律性和周期性，对五脏的生理和病理均有一定影响。

五脏的时间节律性，以与四时的关系最为明显。《素问·金匮真言论》曰："五脏应四时，各有收受。"《素问·六节藏象论》则具体指出："肾者，为阴中之少阴，通于冬气。"《素问·诊要经终论》亦说："十一月、十二月，水复地之气合，人气在肾。"《素问·脏气法时论》曰："肾主冬。"上述各说，均指肾与冬季有相应收受的关系。然肾何以主冬？对此各家解释不一，但多从五行的阴阳归类立旨。如罗东逸认为："肾在人身为阴中之少阴，应天时而主冬令""寒水为冬之正令，在人唯足少阴得以应之"（《内经博议》）。吴崑云："肾属水而王于冬，又居阴分，故为阴中之少阴，通于冬气。"我们认为，肾之所以主冬，乃以冬之物化特征与肾之职能有同气相求的关系。盖冬令阳气凝降，万物闭藏，人的气化亦然。而"肾者主蛰，为封藏之本"，故阳气的凝降，要赖肾为之涵守；而精气尤宜闭藏，更靠肾为之蛰存。故冬季肾的封藏职能尤其显得重要。

肾旺于冬在临床上的意义，如《素问·金匮真言论》所言："夫精者，身之本也。故藏于精者，春不病温。"说明冬季如果注意肾精的涵养和闭藏，无使妄泄，则一身精气充沛，春日腠理开泄，元气亦随之外达敷布肌表，风、温之邪难以客袭，故无病温之虞。否则，"逆冬气，则少阴不藏，肾气独沉"（《素问·四气调神论》），"冬伤于寒，春必病温"（《素问·阴阳应象大论》），在治疗上，应注意"秋冬养阴，以从其根"；在养生防病上，则如《素问·四气调神论》所说："冬三月，此谓闭藏，水冰地坼，无扰乎阳……使志若伏若匿……去寒就温，无泄皮肤，使气亟夺……逆之则伤肾，春为痿厥，奉生者少。"

《素问·脏气法时论》还告诉我们："病在肾，愈在春；春不愈，甚于长夏；长夏不死，持于秋，起于冬。"提示肾脏发生病变以后，在一年四季之中，其轻重缓急，皆有规律可循。当然，这些规律从形式上看，主要是从五行生克推衍而来，其准确性如何，尚待临床验证。

肾的生理病理活动，在一年之中随四时的变化而表现出节律性，已如上述。而在一月之中，甚至一天之中，亦有其节律性可循。《素问·八正神明论》曰："月始生，则血气始精，卫气始行；月廓满，则血气实，肌肉坚；月廓空，则肌肉减，经络虚，卫气去，形独居，是以因天时而调血气也。"说明人身之血气、经络、肌肉，可随月廓的盈亏而有周期性变化。然血气之盛衰、经络之虚实、肌肉之损益，实皆由乎元气。元气盛，则血气、经络、肌肉皆盛；元气衰，众亦随之皆亏。而元气则根之于肾，说明肾气在一月之中，亦有周期性变化的倾向。至于一天之中，则如《素问·生气通天论》所云："阳气者，一日而主外。平旦人气生，日中而阳气隆，日西而阳气已虚，气门乃闭。"而人体之阳气，皆由肾中元阳所发，故一身阳气之消长，实即肾中元阳之消长。阳气白昼运行于外，夜间则潜藏于里，凝聚于肾。肾中阴阳相交，肾气以生，为第二天阳气的敷布奠定了基础。故《素问·脏气法时论》云："肾病者，夜半慧，四季甚，下晡静。"是从病理学的角度，说明了肾脏疾病在一天之中转化的规律性。

人类生命活动的时律现象，已被现代科学所证实。现代的生物钟学说，认为每一种生物，从微小的单细胞草履虫以至于人，其生命活动，如有一生命之钟在控制和调节，从而呈现出一种复杂的时间节律性。西医学则已证明，人体内部细胞的分裂、激素的分泌，以至血液成分、直肠温度、尿量及尿的成分，等等，都有着日节律、月节律甚至年节律的不同变化。从中医学的角度来看，这种生命之钟，既然是先天所成，其与肾的关系必最为密切。

（二）肾与气候

肾与气候的关系，以寒与水最为密切。《素问·阴阳应象大论》曰："北方生寒，寒生水。"又曰："肾……其在天为寒，在地为水""雨气通于肾"。

肾与寒的对应关系，又与肾主冬的生理特点密切相关。盖寒为冬之主气，其性肃刹凝敛，万物皆因其而藏，而肾为封藏之本，阳气敛降，必归于肾。故在正常情况下，当寒冷的气候来临时，肾的气化功能相对显得格外重要。另一方面，冬令之寒，有助于肾阳的收敛与凝降，故寒之常气，于肾有利。相反，如冬季该寒不寒，则肾易受伤。《素问·五常政大论》云："涸流之纪，是谓反阳……其病癃闭，邪伤肾也。"《素问·气交变大论》曰：

"岁水不及……肾气不衡。"

水与寒在五行中所属相同，而性质相类。张琦曰："寒者水之气，水者寒之质。"故水与肾的关系和寒与肾的关系是一致的。而雨为寒水之气，故亦与肾相通。吴崑曰："雨，水也。肾为水，雨其类也，故雨气通于肾。"

古人还从水在五行中的重要性来解释肾水相应的关系。如程云来在《医暇卮言》中所云："故水者五行之首，万物之宗。"又云："天地之水以海为宗，人身之水以肾为源。"石寿棠在《医原》中曰："水位于中，人之形质，皆为水类，内外百体，皆赖水养。"可见，天地万物皆赖水以滋生，人之形质，亦以水为基原，肾之于水，实密不可分。

（三）肾与地域、五色、五味的关系

在地域中肾与北方、高山等地理环境有相应关系。《素问·阴阳应象大论》曰："北方生寒，寒生水。"说明肾与北方相应，乃以北方气冷之故。我国地处北半球，位置愈偏北，气候愈冷。故李士材曰："北方者，天地之冬也。"而地势愈高，气候亦愈寒冷，与肾因而相关。故《素问·异法方宜论》曰："北方者，天地所闭藏之域也。其地高陵居，风寒冰冽……"由此看来，中医学关于肾与地域的关系，是通过"高／北→寒→闭→藏→肾"的途径，连类而及的。

五色、五味中，以黑与咸在五行中均属水，故与肾同性相通。如《素问·阴阳应象大论》所云："咸生肾……在色为黑。"这一理论的临床意义是：古人认为凡味咸、色黑的药物，皆可入肾。故肾经有病，可以此类药主治或作引经之药。

除了咸入肾外，《素问·脏气法时论》还云："肾色黑，宜食辛""肾苦燥，急食辛以润之，开腠理，致津液，通气也"。又云："肾欲坚，急食苦以坚之，用苦补之。"说明肾与辛、苦二味的关系也较密切，我们将在"治肾药法"中进一步论述。

二、肾与其他脏腑的关系

（一）肾与肺

肾与肺存在经脉上的联系。《灵枢·经脉》载："肾足少阴之脉……其直者，从肾上贯膈，入肺中。"

肺肾两脏在生理上可以互相滋生。一方面，肺属金，肾属水，肺乃肾之母，肾乃肺之子，肺可生肾。如《素问·阴阳应象大论》所云："肺主皮毛，皮毛生肾。"《难经·十八难》则云："手太阴阳明金也，足少阴太阳水也，金生水，水流下行两不能上，故在下部也。"说明肺金清肃下行以助肾水。肺气充盛，宣降正常，才能输精于肾，使肾的精气有源。故何梦瑶在《医碥》中曰："肺受脾之益则气愈旺，化水下降，泽及百体，是为肺金生肾水。"

另一方面，肾又可以生肺。如赵献可在《医贯》中曰："人皆曰金生水，予独曰水生金者，盖肺气夜卧则归藏于肾水之中。肾中火炎则金为火刑而不能归；无火则水冷金寒亦不能归……或壮水之主，或益火之源，金自水中生矣。"从临床上来看，肾对肺的滋养和温煦作用似更为重要。

肺肾两脏在一身气化活动中相辅相成的关系，主要表现在水液的代谢和呼吸的进行两

个方面。在水液代谢方面，肾为主水之脏，而肺为水之上源，如果肺肾任何一脏受损，均可造成水液代谢障碍，而发生水肿、痰饮等疾患。所以《素问·水热穴论》云："故水病，下为胕肿大腹，上为喘呼不得卧者，标本俱病""其本在肾，其末在肺，皆积水也"。在呼吸方面，肺主气而司呼吸，是呼吸活动的主要器官。但由肺吸入之气，须下达于肾，方饱满深沉，有节有力。故有"肺司呼吸，肾主纳气"之说。如肾的精气不足，摄纳无权，或肺气久损，伤及肾气，均可出现气喘、气短，动则尤甚等肾不纳气、气浮于上的病证。

肺与肾在一身气机方面的相互作用，不仅表现在呼吸方面，而且还表现在全身气机的升降出入上。此已在"肾主纳气"一节中说明，兹不赘述。

（二）肾与心

心肾两脏亦有经脉相连。《灵枢·经脉》云："肾足少阴之脉……其支者，从肺出络心。"孙一奎在描述人身内景时载："心有二系，一则上与肺相通；一则自肺叶曲折而后，并脊膂细络相连，贯脊通髓，而与肾相通。"

心与肾在生理上的关系，主要是水火既济、阴阳互根的关系。心居上焦，其性属火，为阳；肾居下焦，其性属水，为阴。生理状态下，心火必须下降于肾，使肾水不寒；肾水亦须上济于心，使心阳不亢。此一关系称为"水火既济"或"心肾相交"。冯楚瞻在《冯氏锦囊秘录》中曰："水火宜平不宜偏，宜交不宜分。火性炎上，故宜使之下；水性就下，故宜使之上。水火上下，名之曰交。交则为既济，不交为未济。"然既水性就下，如何而升？火性炎上又如何而降？周慎斋在《慎斋遗书》中对此解释："盖因水中有真阳，故水亦随阳而升至心，则生心中之火……火中有真阴，故亦随阴降至肾，则生肾中之水。升降者水火，其所以使之升降者，水火中之真阴真阳也。真阴真阳者，心肾中之真气也。"说明心肾二脏的升降既济，其动力来自各自内部的生理特性，是以本脏阴阳的动态平衡为前提条件。因此在病理上，不论心或肾自身的阴阳失调，均可导致心肾间这种既济关系的破坏，出现"心肾不交"的各种病证。

就心肾二脏而言，心为君主之官，为五脏六腑之大主，而肾乃作强之官，主水之脏，故二脏之间的矛盾运动，似以心火占主导地位。但从实际临床来看，肾中元阴、元阳的充沛和协调是心肾相交的基础。即是说，心火得以涵守而不亢，必须以肾水充足为基础；而肾水能够温运而不凝，虽由心火下达为助，实以命门之火为之源。至于心主神明，固须心血涵养，但精血同源，又须肾精上承以接济。故叶霖在《难经正义》中说："神为何物？乃肾中之精气，而归于心，合为离卦，中含坎水之象。唯其阴精内含，阳精外护，心藏之火，所以光明朗润，而能烛物。盖神即火也，得肾阴济之，而心湛然，神明出矣。"

心肾的另一关系，为君相二火的关系。《素问·天元纪大论》曰："君火以明，相火以位。"是从五行运气学说立论。因人与天地以类相通，故后人用来解释人体之火。君火即指心火，而相火隶属何脏，诸说不一。一般认为相火发自命门，而寄于肝、胆、三焦等部，正常情况下，君火须得相火的赞助，始能温养脏腑，主持神明。此如张景岳所云："盖君道唯神，其用在虚；相道唯力，其用在实。故君之能神者，以其明也；相之能力者，以其位也。明者明于上，为化育之元主；位者位于下，为神明之洪基。此君相相成之大道。"又云："君火之变化于无穷，总赖此相火之栽根于有地，虽分之则一而二，而总之则二而一者也。"说明君火之用，仍以肾中元阴、元阳为基础。这对命门学说的发展有一定贡献。

（三）肾与脾

肾为先天之本，脾为后天之本，脾肾二脏的关系，主要是先天与后天相互资助的关系。肾藏先天之精，但肾中精气须得后天气血的不断濡养和补充；脾能运化水谷，而其运化之力，须借元气的激发和推动。故张志聪在《侣山堂类辨》中曰："夫有生之后，皆属后天。故借中焦水谷之精，以养先天之精，复借先天之元气，以化水谷精微。中下二焦，互相资益。"

另一方面，脾土健运，离不开命门之火的温煦。如严用和在《济生方》中云："肾气若壮，丹田火盛，上蒸脾土，脾土温和，中焦自治。"柯韵伯在《伤寒论翼》中曰："少阴之火，所以生太阴之土，脾为五脏之母。少阴则为太阴之母。"此脾气得助于命火。但命门之火，虽系于先天，而有生之后则须脾气的不断充养，以气生阳。这在临床上最为明显。如汪绮石有"阳虚之证统于脾"之辨，其曰："凡阳虚为本者，其治之有统，统于脾也……专补命火者，不如补脾以建其中，脾为百骸之母，孰有大于地者哉！"又说："回衰甚之火者，有相激之危；续清纯之气者，有冲和之美，此益气之所以妙于补火也。夫气之重于精与火也。如是而脾气又为诸火之原，安得不以脾为统哉！"

脾肾二脏除了相互资生的一面，以脾属土，肾属水，二者尚有克与被克的一面，主要表现于土能制水。盖脾居中焦，肾居下焦，如中焦健运，则水安其位而不得妄行；如脾虚不运，中焦失职，则下焦水邪易泛而上凌。此如《圣济总录》所言："肾，水也，脾土制之，水乃下行。"

"土能制水"的另一含义是脾气有摄纳、涵育肾中阳气的功能。肾阳贵乎凝降内敛，忌于散越；肾气虽布达全身，但须有根有制。否则，失根则易脱；无制则易散。而肾阳之凝降内敛，肾气之有根有制，元阴固为其守，而又离不开脾气摄纳、涵育之功。冯楚瞻在《冯氏锦囊秘录》中曰："人之丹田元阳封固，则火不浮越于上；中宫元阳充足，则火不散越于表，火之藏纳，不外乎水土之功。唐宗海在《中西汇通医经精义》中曰："脾土能制肾水，所以封藏肾气也。"

（四）肾与肝

《灵枢·经脉》云："足少阴肾之脉……其直者，从肾上贯肝膈……"说明肝肾二脏由经脉相连。

肝肾同居下焦，肝藏血，肾藏精，而精血又可互生互化，所以有"精血同源""肝肾同源"之说。由于肝肾位置相近，所藏精血又可互相转化，故二脏之阴可以相互输注，同盛同衰。临床上滋补肝肾之药多无明显区别，其因盖出以此。

以肝应东方甲乙，肾应北方壬癸，故肝肾同源，又称"乙癸同源"。李中梓在《内经知要》中对此释曰："肾应北方壬癸，于卦为坎，于象为龙，龙潜海底，龙起而火随之；肝应东方甲乙，于卦为震，于象为雷，雷藏泽中，雷起而火随之。泽也，海也，莫非水也，莫非下也。故曰'乙癸同源'。"后世医家根据肝肾的这一属性，发展了龙雷相火的理论，认为肝肾之火，乃龙雷之火。正常情况下，水包火外，火藏水中；如果寒水之气太盛，迫阳上越，或肾水虚亏，阳不恋阴，虚阳浮越，这两种情况前人多称为"龙雷之火上游"。但其治法则迥然有别。后者当用"壮水之主，以制阳光"，滋阴以涵阳；前者则须用引火归原之法，加用桂、附等温热之药。

肝于五行属木，肾于五行属水，水能生木，又可涵木。此为肝与肾的又一重要关系。就水木相生而言，主要表现在肾中真阴上腾，以济肝阴。何梦瑶在《医碥》中云："肾水为命门之火所蒸，化气上升，肝气受益。"因此，凡肝阴不足之病，便可滋肾以养肝。至于水能涵木，主要指肝为刚脏，其阳易动易升，甚至亢而化风。须得肾水充足，以涵养肝木，则肝体得柔顺其性，肝阳亦静而守位。华岫云说："肝为风木之脏，因有相火内寄，体阴用阳，其性刚，主动主升，全赖肾水以涵之，血液以濡之……则刚劲之质，得为柔和之体，遂其条达畅茂之性，何病之有？倘清液有亏，肝阴不足，血燥生热，热则风阳上升，窍络阻塞，头目不清，眩晕跌仆，甚则痿疭痉厥矣。"十分精辟地阐述了生理状态下木水相生、相涵和病理状态下水不涵木的机制和临床表现。

（五）肾与膀胱

肾与膀胱在经脉上互相络属，构成表里关系。《灵枢·本输》曰："肾合膀胱。"《难经·三十五难》曰："膀胱者，肾之府。"说明肾与膀胱的联系最为密切。

《素问·灵兰秘典论》曰："膀胱者，州都之官，津液藏焉，气化则能出矣。"后人解释此段经文，认为膀胱之所藏所出，不能仅作尿论，而是包括了溺、汗等多种津液的代谢产物。如《读医随笔》认为："汗与溺，皆可以津液名之。"《灵枢·五癃津液别》曰："天暑衣厚则腠理开，故汗出；天寒衣薄则腠理闭，气湿不行，水下流于膀胱，则为溺。"这些水液代谢的不同形式，均是在肾的主持下，膀胱气化的结果。故唐宗海在《中西汇通医经精义》中曰："肾中之阳蒸动膀胱之水，于是水中之气上，升则为津液，气著于物，仍化为水，气出皮毛为汗，气出于口鼻为涕为唾，游溢脏腑内外则统名津液；实由肾阳蒸于下，膀胱之水，化而上行。"

（六）肾与三焦

《素问·灵兰秘典论》曰："三焦者，决渎之官，水道出焉。"《难经·六十六难》则曰："三焦者，原气之别使也。"说明三焦为水液代谢和元气通行的道路。而二者又均统之于肾，故肾与三焦的关系亦非常密切。故《灵枢·本脏》曰："肾合三焦、膀胱。"

但从脏腑相合的角度来看，肺、脾、肝、心皆与一腑相为表里，传统上亦多认为肾只与膀胱相合。而此何谓除膀胱外，肾还与三焦相合？《灵枢·本输》的解释是："肾合膀胱。膀胱者，津液之府也。少阳属肾，肾上连肺，故将两脏。"张景岳据此进一步阐释曰："少阳，三焦也……三焦为中渎之府，膀胱为津液之府，肾以水脏而领水府，理之当然。故肾得兼领两脏……两脏，府亦可以言脏也。"

以三焦之大，囊括五脏六腑，故又有上、中、下各焦之分。而各焦因所居脏腑不同，其功能亦有别。《灵枢·营卫生会》曰："上焦如雾，中焦如沤，下焦如渎。"可见肾与三焦相合，基本上是指下焦而言。中焦的功能与脾胃更为密切；上焦则与心肺关系密切。

（七）肾与胞宫

胞宫又名女子胞、子宫，属奇恒之腑，位于小腹，有主持月经和孕育胎儿的作用。它与肾及冲、任二脉的关系最为密切。从功能上说，"冲为血海，任主胞胎"，但二脉均隶属于肾。故《素问·奇病论》曰："胞络者，系于肾。"《难经·三十六难》则进一步指出："命门者……男子以藏精，女子以系胞。"所以胞宫的生理职能，实由肾气的盛衰所左右。当肾中精气旺盛，冲任二脉气血充足时，月经才能正常来潮，胞宫才能具有孕育胎儿的作用。

后世医家根据《难经》"男子以藏精，女子以系胞"之说，认为胞宫在女子为血室，在男子为精室。如唐宗海在《中西汇通医经精义》中所云："女子之胞，名子宫，名血海，以其行经孕子也；男子之胞，名丹田，名气海，名精室，以其为呼吸之根，藏精之所也。"但不论男子之精，女子之血皆为肾精所化，故胞室的功能，实发源于肾。

（八）肾与脑

脑为奇恒之腑，位于颅内，由髓汇集而成。故《灵枢·海论》说："脑为髓之海。"《素问·五脏生成》曰："诸髓者，皆属于脑。"关于脑的功能，《黄帝内经》认为"头者，精明之府"；李时珍进一步指出"脑为元神之府"，说明脑与人的精神活动密切相关。但脑之功能在髓；而髓之所出在肾，故肾与脑的关系是非常密切的。此如《灵枢·经脉》所说："人始生，先成精，精成而脑髓生。"张景岳在《类经》中对此解释："精藏于肾，肾通于脑……故精成而后脑髓生。"张锡纯曰："脑为髓海，乃聚髓之处，非生髓之处。究其本源，实由肾中真阴真阳之气，酝酿化合而成，缘督脉上升而贯注于脑。"

三、肾与冲、任、督、带诸脉的关系

（一）肾与冲、任脉

《灵枢·五音五味》曰："冲脉、任脉，皆起于胞中……为经络之海。"《素问·上古天真论》则曰："女子……二七而天癸至，任脉通，太冲脉盛，月事以时下，故有子……七七任脉虚，太冲脉衰少，天癸竭，地道不通，故形坏而无子也。"由上两段经文可以看出，冲、任二脉的主要功能是主持月经、妊养胞胎。然二脉的功能，又统受肾脏的制约。故王冰注曰："肾气全盛，冲任流通，经血渐盈，应时而下……然冲为血海，任主胞胎，二者相资，故能有子。"

肾与冲、任的紧密联系，还体现在经络的相互沟通上。《灵枢·动输》曰："冲脉者，十二经之海也，与少阴之大络，起于肾下，出于气街……并少阴之经，下入内踝之后，入足下。"可见冲脉的循行，始络与肾及足少阴之脉紧密相连。冲脉之经气随时可得到肾气的灌注与补充。故王冰注曰："太冲者，肾脉与冲脉合而盛大，故曰太冲。"

任脉与冲脉同起于胞中，循腹、胸而行身之前。足少阴肾脉与其相并而行，左右各抵五分。其络脉相互沟通，故任脉之气亦得肾气为之助。任脉之所以能总任一身阴经，号称"阴脉之海"，实唯肾中精血是赖。而肾气化生天癸，输注于任脉，任脉则盛而充盈，始能行施妊养胞胎之职。

（二）肾与督、带脉

督脉起于胞中，下出会阴，行于腰背正中，能总督一身之阳经，故又称"阳脉之海"。督脉与肾的关系亦相当密切。在经脉循行上，足少阴肾脉"贯脊属肾"，督脉则"循膂络肾"。二者"犹脏脉之属脏络腑，腑脉之属腑络脏，督脉之从下而上，从上而下，皆从命门而入络于两肾也。（张志聪《侣山堂类辨》）"在功能上，督脉之统阳，是与肾阳的作用一致的。后世总结入督之药如鹿角之类，皆为温肾之品。病理上腰脊酸楚、伛偻，多归之督脉空虚；而其本则由肾虚所致。另外，有的医家指出督脉还与生殖发育有关。如唐宗海在《中西汇通医经精义》中曰："督脉起于肾下至胞室，肾中天一所生之癸水入于胞中，全在督脉导之使下也。"

带脉起于季胁，回身一周，环腰绕脐，居身上下之中，行如腰带，故名之带脉。因其他经脉皆上下直行，故有"诸脉皆属于带"的说法。肾与带脉的联系有如《灵枢·经别》所载："足少阴之正，至腘中，别走太阳而合，上至肾，当十四椎出属带脉。"故带脉经气亦受肾气的灌注和制约。此又如叶霖在《难经正义》中所云："带脉之所从出，则贯肾系，是当属肾，女子系胞，赖其主持，盖其根结于命门也。"

（江海身）

第二章 肾脏病的中医病因病机

第一节 病 因

一、外邪伤肾

外邪主要指风、寒、暑、湿、燥、火六淫及疫疠之气。外邪伤肾，可分直中和递传两种形式。

（一）外邪直中

1. 风邪

《素问·风论》指出："风者，百病之长也。"说明风邪是六淫致病的主要因素。风邪侵袭人体，多首先客犯肌表。但如禀赋内亏，腠理不固，亦可长驱直入，内犯脏腑。《素问·金匮真言论》曰："天有八风，经有五风……八风发邪，以为经风，触五脏，邪气发病。"即阐述了外风在特定条件下可通过经脉，直接客犯内脏。至于外风侵犯何脏，则受内外条件的制约。《素问·金匮真言论》云："北风生于冬，病在肾。"提出了地域（北方）和时令（冬）的外部致病条件。但外邪致病，只有在内脏空虚、所藏亏乏的情况下，才能深入体内，客犯内脏。故《素问·水热穴论》云："勇而劳甚则肾汗出，肾汗出逢于风……传为胕肿，本之于肾，名曰风水。"此之所谓"勇而劳甚"及"肾汗出"，实际指出肾脏空虚是外风客肾的内在病理基础。

风邪犯肾，《黄帝内经》称为肾风。风水是肾风的一种临床表现。汉·张仲景发展了这一理论，并提出了其临床见证及治法。如桂林古本《伤寒杂病论》载："风为百病之长……中于项，则下太阳。甚则入肾""风病，面浮肿，脊痛不能正立，隐曲不利，甚则骨痿，脉沉而弦，此风邪乘肾也，柴胡桂枝汤主之"。

2. 寒邪

寒性凝敛，肾主闭藏，二者同气相求。生理情况下，寒气与肾的气化功能息息相应。病理状态下，寒邪亦易客伤肾脏。故陈无择在《三因极一病证方论》中曰："寒喜中肾。"

寒为阴邪，易伤阳气，而肾中元阳主一身之阳，故寒邪伤肾，主要通过其对阳气的遏制而致。在内犯途径上，一般有寒邪直中和表里两感两种形式。

《素问·气交变大论》云"岁水太过，寒气流行……甚则腹大胫肿，喘咳，寝汗出憎风……病反腹满肠鸣，溏泄食不化"是寒邪直中伤肾。《素问·六元正纪大论》曰："五之气，惨令已行……寒气及体，君子周密，民病皮腠。"可见如元阳内盛，肌腠固密，寒邪只能伤及太阳之表，而不能深入少阴，伤及肾脏。这亦从反面论证了寒邪伤肾的内在病理基础。但如寒气太盛，或反复内袭，则肾阳不克抵御，而成太少表里两感之势。故《素问·六元正纪大论》又云："凡此少阴司天之政……终之气……寒气数举，则霜雾翳，病生皮腠，内舍于胁，下连少腹而作寒中。"

3. 水湿

水湿之邪俱属有形阴邪，亦以遏伤阳气为致病特征。《素问·水热穴论》云："水病，下为胕肿大腹，上为喘呼不得卧者，标本俱病，故肺为喘呼，肾为水肿。"《素问·逆调论》云："人有身寒，汤火不能热，厚衣不能温……是人者……以水为事，太阳气衰，肾脂枯不长，一水不能胜两火。肾者水也，而生于骨。肾不生则髓不能满，故寒甚至骨也。"皆为水邪伤肾。《素问·气交变大论》曰："岁土太过，雨湿流行，肾水受邪，民病腹痛，清厥意不乐，体重烦冤。"又曰："岁土不及，湿乃大行……民病腹满身重，濡泄寒疡流水，腰股痛发，腘腨股膝不便，烦冤，足痿清厥，脚下痛，甚则跗肿，脏气不政，肾气不衡。"则皆为湿邪伤肾。《金匮要略》有肾着一证，言"其人身体重，腰中冷，如坐水中，形如水状……病属下焦，身劳汗出，衣里冷湿，久久得之"。一般认为肾着一证，为寒湿浸渍，阳气为寒邪所伤，足少阴肾脉经气凝滞不畅而成。故治疗以温肾走少阴的甘姜苓术汤，以温运肾阳，化湿散寒。

4. 湿热

湿热是天地间一种致病邪气。以其重浊黏腻类湿，又易比火酿毒似热。本邪因其黏腻善附于物，故既可随食物从口而入，结于胃肠，又可从下窍上达，侵犯膀胱肾系。前者致病为痢；后者致病为淋。《诸病源候论·淋病诸候》云："诸淋者，由肾虚而膀胱热故也……肾虚则小便数，膀胱热则水下涩，数而且涩，则淋沥不宣，故谓之为淋。"但古人对本病的病因，多以内在脏腑不和，气血失调，以致生湿酿热立论。此固为其重要内因。但其直接诱因，却是由于外阴不洁，感染了湿热之邪。邪由溺窍上达膀胱，进而侵犯肾系，以致肾与膀胱气化失常，为淋为癃，甚而成闭。明确这一病因学理论，对指导临床辨证和防治有重要意义。

5. 燥、火诸邪

燥、火皆属六淫范畴，其致病亦可直接伤肾。如桂林古本《伤寒杂病论》记载："热病，咽中干，腰痛，足热，脉沉而数，此热邪移肾也。地黄黄柏黄连半夏汤主之""燥病，咽干喉痛，少腹急痛，小便黄赤，脉沉而急，此燥邪移肾也，地黄黄柏茯苓瓜蒌汤主之"，等等即是。但燥、火伤肾，其与寒、湿所异者，乃后者伤肾之阳，而前者伤肾之阴。故致病以后其临床表现各不相同。

（二）传变及肾

因肾居下焦，位于人体较深层次，由六淫客体，多首先乘袭肺卫肌腠等浅表层次，由表入里、由上而下。因此，外邪直接侵及肾脏者甚少，而多经标本倾移，脏腑传变，逐渐波及肾脏。

寒邪属阴，易伤阳气，故伤寒及肾，多表现为肾阳虚亏；温热属阳，易耗阴液，其伤其肾，多表现为肾阴不足。但因体质有别，阴阳互根，故伤寒及肾，可有热化之证；温热及肾，亦有寒化之途。且病延及肾，正气重损，肾中阴阳均已溃败，临床上极易出现阳损及阴、阴虚及阳的阴阳俱虚状态。

二、内伤及肾

内伤致病是指排除近期外邪干扰的情况下，由于机体的内在原因而导致的疾病。同外伤致病相比，内伤致病有两大特征：一为复杂性，即其发病并非由单一因素造成，而是由若干因素相互作用，交结而成。其发病以后，病理机制也较为复杂，病位多为数脏同病，病性多为虚实错杂。一为潜发性，即内伤致病，多难指出明确的发病时间。实际上，患者觉察病情，其病理机制早已暗成，只是由于人体内在的自稳调节作用，在一个相当长的时间内，并不出现明显的临床症状。了解这两大特征，有助于全面考察病情，正确辨证论治。

内伤致病的原因很多，其主要者有七情内伤、饮食失宜、久病过劳等。而体质因素则多为内伤致病的病理基础。现就引起肾脏疾病的主要内在因素进行分析如下。

（一）人体禀赋

禀赋不足，阴阳偏颇是肾病形成的重要因素。禀赋亦即体质，是人体在先天基础上形成的相对稳定的后天总体生理特性。人的禀赋有较强的个体差异性。《灵枢·寿夭刚柔》曰："人之生也，有刚有柔，有弱有强，有短有长，有阴有阳……"禀赋这种个性特征对疾病发生以后证候类型的趋向又有较强的制约作用。程芝田在《医法心传》中曰："凡人阴脏、阳脏、平脏，本性使然……阳脏所感之病，阳者居多；阴脏所感之病，阴者居多。不独杂病，伤寒亦然。"

禀赋既然由乎先天，其与肾气的强弱和肾中阴阳的偏盛偏衰必然密切相关。此一关系又构成肾脏致病的病理基础。如有的人禀赋阴盛阳弱，其致病多形成肾阳不足，虚寒内盛的病理证型；反之则易形成阴虚内热之证。有的人禀赋肾气虚亏，致病后极易发生肾虚证候。此如《齐有堂医案》所言："少阴真阳素旺者，外邪传入，则必协火而动，心烦不眠，肌肤燥燥，神气衰减，小便短而咽中干……真阳素虚者，外邪传入，则必协水而动，阳热变为阴寒，目瞑倦卧，声低息短，少气懒言，身重恶寒，四肢逆冷，腹痛作泄。"

禀赋虽然始成于先天，但又有后天可塑性。张景岳说："其有以一人之禀，而先后之不同者。如以素禀阳刚，而恃强无畏，纵嗜寒凉，及其久也，而阳气受伤，则阳变为阴矣；或以阴柔，而素耽辛热，久之则阴日乏涸，而阴变为阳矣。"禀赋的先天特异性是我们诊病辨证的重要依据；而其后天可塑性又是指导治疗和调养的临床理论基础。

（二）七情

七情是指喜、怒、悲、恐、忧、思、惊等七种情志活动，是人类的精神意识对外界事物或自身的各种活动的情感反应。一般情况下，七情属正常生理活动范畴，并不致病。但如这些情志活动过于强烈、持久或失调，即可引起脏腑失调、气血紊乱而致病。此如《素问·举痛论》所说："怒则气上、喜则气缓，悲则气消，恐则气下……惊则气乱……思则气结。"

七情所伤，与脏腑有下列对应关系：喜伤心，悲伤肺，忧思伤脾，惊恐伤肾，怒伤肝。因此，恐惧是引起肾脏损伤的主要情志因素。因恐为肾志，过恐则内耗肾精，久必导致肾精匮乏，肾气不足。此又如《素问·举痛论》所云："恐则精却，却则上焦闭，闭则气还，还则下焦胀，故气不（下）行矣。"《灵枢·本神》曰："恐惧不解则伤精，精伤则骨酸痿厥，精时自下。"

七情致病，虽有上述对应关系，但又不是绝对的。除了惊恐伤肾，喜、怒、忧、思、悲等也皆可引起肾的损伤。如《素问·玉机真脏论》曰："因而喜大虚，则肾气乘矣。"是说喜可伤肾；《灵枢·本神》则曰："肾盛怒不止则伤志，志伤则喜忘前言，腰脊不可以俛仰屈伸，毛悴色夭，死于季夏。"是说怒可伤肾，实际上，人类的各种情志活动，均以肾精为物质基础。七情过用，必引致肾精的过耗，从而导致肾病，另外，七情还可通过其他脏腑，间接导致肾的损伤：如悲可伤肺，金不生水；怒可伤肝，肝肾同源；喜可伤心，火虚水乘；思可伤脾，土虚水侮等。

（三）劳倦

劳倦包括房劳和形劳。前者指色欲过度，同房过密；后者指运动过极，过分消耗体力。有节有度的房事生活和脑、体力劳动，是人类健康长寿的必要条件，不但无害，抑且有利。只有在二者过极失制的情况下，才会形成致病原因而伤肾。《素问·生气通天论》曰："阳气者，烦劳则张，精绝……"又云："因而强力，肾气乃伤，高骨乃坏。"此之强力，王冰注谓"强力入房"，但亦当包括过度用力。人的一切运动能力皆以元气为动力，而元气又由肾精所化生。所以《素问·生气通天论》又云："阳气者，精则养神，柔则养筋。"如体力过用，扰伤筋骨，则必耗精伤气，内损及肾。而房事过度，不但耗精，而且伤神，而神亦以精为之守。故《灵枢·邪气脏腑病形》曰："有所用力举重，若入房过度……则伤肾。"《素问·痿论》亦云："入房太甚，宗筋弛纵，发为筋痿，及为白淫。"又说："有所远行劳倦，逢大热而渴，渴则阳气内伐，内伐则热舍于肾……骨枯而髓虚，故足不任身，发为骨痿。"

在临床上，劳倦伤肾，多以虚证为主。一般常可见到神疲乏力，腰酸膝软，眩晕遗精等肾之精气亏虚之证。但由于人的体质不同，又有阴虚、阳虚之分。阴虚者可兼见潮热、盗汗、梦遗、口干、舌红等虚热之象；阳虚者可兼见畏寒、肢冷、滑精、自汗、舌淡等虚寒之征。女人劳倦，还可损及冲任，引起月经不调、经闭、带下、不孕等症。

（四）饮食失宜

饮食失宜包括过饥、过饱及五味偏嗜等情况。过饥指摄食不足，经常处于饥饿状态。由于摄食不足，体内所需营养得不到充分供应，气血生化之源则匮乏，后天之精无以濡养先天之精，久必先天之精亦不足，从而导致肾精的虚亏。过饱指饮食过量，超过了体内正常的需要，发生营养过剩。这种过剩的营养，常化为脂肪，存积体内，久之则形盛气虚，痰湿内生，阻滞气血，遏伤阳气，从而导致肾阳不布，百脉不畅，产生诸多肾虚之证。另一方面，如摄食无度，暴饮暴食，还可损伤脾胃，进而及肾。

至于五味偏嗜，可使某些脏气偏盛偏衰。此如《素问·生气通天论》所云："阴之所生，本在五味，阴之五宫，伤在五味。是故味过于酸，肝气以津，脾气乃绝；味过于咸，大骨气劳，短肌，心气抑；味过于甘，心气喘满，色黑，肾气不衡；味过于苦，脾气不濡，胃气乃厚；味过于辛，筋脉沮弛，精神乃央。"龚廷贤亦曰："恣口腹之欲，极滋味之美，穷饮食之乐，虽机体充腴，容色悦泽，而酷烈之气，内蚀脏腑，精神虚矣，安能保令太和，以臻遐龄。"

（五）误治伤肾

在疾病的治疗过程中，如用药不当，亦可引起肾的损伤。在内伤杂病中，如火热为病，当治以苦寒之药，所谓热者寒之，本为正治。但苦能化燥，过用苦药则能戕伐其阴，日久即可导致肾阴不足。寒能伤阳，过用寒药，在驱除热邪的同时又可引起肾阳亏损。又如寒邪为病，当以热药治之，所谓寒者热之。但如过用、久用辛热之品，在寒邪被逐的同时，则易消灼阴液，从而出现肾阴虚的证候。至于虚热、虚寒之病，本应以壮水制火、益火散寒之法，补虚以祛邪；如误用大寒、大热以直折其邪，则伤阴、伤阳之弊，更易迅速发生。又如水肿之病，当根据阴、阳、寒、热之不同，分别施治。如不顾虚实，一味攻逐其水，则易伐气消阳。不唯水不易去，且重伤肾脏。此如张景岳所言："水肿证以精血皆化为水，多属虚败，治宜温脾补肾，此正法也。……尝见有专用消伐而退肿定喘者，于肿消之后，必尪羸骨立，略似人形，多则半年，少则旬日，终无免者。"

另外，肾病综合征常用激素类药物治疗。根据临床观察，此类药物最易克伐真阴，助湿生热，而致阴虚内热之证形成。又能取代真阳，使真阳退位。故撤之不慎，每易出现阳气不续、肾水泛滥等证。

不仅药治不当，可以伤肾，其他治疗失误，也可引致肾病。如《素问·刺要论》指出："刺筋无伤骨，骨伤则内动肾，肾动则冬病胀腰痛；刺骨无伤髓，髓伤则销铄胻酸，体解㑊然不去矣。"

（六）久病及肾

"久病及肾"，是指不论内伤外感，虚实寒热，如久病不愈，随着病情的迁延加重，最后都可导致肾脏的损伤。换言之，即肾脏疾病，多是任何疾病的终极表现。此如《景岳全书》所云："虚邪之至，害少归阴；五脏所伤，穷必及肾。"这是因为生命的终结，在于元气的耗竭，而元气又以肾精为化源，故病伤元气，必耗肾精，进而伤肾。另一方面，火热为病，当消阴液，而肾中元阴为一身阴液之源，故不论病发何脏，皆可罹致肾阴亦亏；而阴寒为病，必伤阳气，而肾中之阳又为一身阳气之根，故不论病起何源，久必致肾阳亦损。而阴阳之间，又互根互化，故阴虚可以及阳，阳虚可以及阴，终致肾中阴阳同衰，甚至阴竭阳脱，元气衰亡，则生命即告终结。

第二节　传　变

本节讨论肾病发生以后，病位的扩散和转移规律。病位发生传变的内在根据主要有两点：一是肾与各脏腑之间的动态协调受到破坏，病位由肾波及失调的另一方；一是在肾病过程中产生的各类贼邪，在内部空间的扩散和转移。

一、本系自传

肾系指以肾为中心，连同与之紧密联系、表里相关的膀胱及其经脉所组成的生理、病理系统。肾病在本系统内的传变，包括经脉互传、经脏（腑）互传和脏腑互传三种情况。

（一）经脉互传

经脉互传指足太阳膀胱经与足少阴肾经之间的传变。二经首尾相续，表里相合，故彼此之间颇易发生传变。

（二）经脏（腑）互传

经脉行外，脏腑居里，经脉有病，可内传脏腑；脏腑有病，亦可外达经脉。

《素问·皮部论》所云："邪客于皮则腠理开，开则邪入客于络脉，络脉满则注于经脉，经脉满则入舍腑脏也。"是指邪气由经入于脏腑而言。

另外，脏腑之病，可通过经脉外达所属组织器官，经脏（腑）同病。如足少阴肾经，从足入腹，外连腰背，故肾脏有病，可反映于腰、脚等部。故肾虚精亏，每见腰膝酸软、足后跟疼痛。肾阳虚可出现腰脚浮肿，肾阴虚可有足心发热。膀胱淋证，亦可见寒热体痛等太阳经脉失和的证候等。

（三）脏腑互传

脏腑互传指肾与膀胱之间的相互影响和传变。因膀胱的气化功能，取决于肾气的盛衰，故肾脏有病，多影响膀胱的气化而出现排尿的异常。如肾虚可出现小便不利或失禁；而肾经湿热可出现小便淋涩热痛等症，均是肾病传于膀胱。《伤寒论》293 条："少阴病，八九日，一身手足尽热者，以热在膀胱，必便血也。"是指少阴病热化的一种表现。张璐释云："少阴病，难于得热，热则阴尽阳复……当是脏邪转腑，肾移热于膀胱之候，以膀胱主表，故一身及手足尽热也。"但在实际临床中，肾脏病出现膀胱溺血，其病势之转重、转轻，当结合具体脉证，才能判定。

膀胱病变，日久亦必影响及肾。如风水初起，邪在太阳膀胱，证属阳水。若迁延不愈阳气内耗，渐成阴水之证，病位则由膀胱移肾。再如湿热内犯膀胱，可见小便淋秘，病在膀胱，证多属实。若久病不愈，必遏伤肾气，克伐肾阴，渐致肾之气阴两亏，而成虚淋之证，病位则由膀胱移肾。疾病由膀胱及肾，多标志着病情由轻变重，病性则由实转虚。

二、肾病外及

（一）肾病及心

肾病及心，主要有两种情况：一为肾阳不足，肾水凌心；一为肾阴不足，水亏火旺。

肾阳不足，不能温化肾水，水动于下，进而可循冲脉上逆，凌犯心脏。《金匮要略·奔豚气病》有"发汗后，脐下悸者，欲作奔豚，茯苓桂枝甘草大枣汤主之"。此证乃发汗后阳气外亡，水动于下。如水气过盛，或心阳亦虚，则"必发奔豚，气从少腹上至心……与桂枝加桂汤主之。"

若肾水不足，不能上济心火，可致心火偏亢。临床可见口干少津，口舌生疮，五心烦热等阴虚火旺的病证。如心神被扰，又可见到心悸怔忡、烦躁失眠等心肾不交的证候。

心肾不交，亦有因肾阳不足而致者。《素问·气交变大论》有"岁水太过，寒气流行，邪害心火，民病身热烦躁心悸"的记载。陈士铎在《辨证录》中亦曰："人有昼夜不能寐，心甚躁烦，此心肾不交也……夫心肾之所以不交者，心过于热，而肾过于寒也……肾原属水，过于寒则水沉于下而不能上交于心矣。"

肾病及心，还有一个重要形式，即随着肾中精气的不断亏损，元气衰退，心气由之亦虚，不能推动心血，而渐致心血瘀阻，或痰湿交阻，遏闭心阳，形成胸痹等证。这种肾病及心的形式多发生在老年病中，是在人体衰老的缓慢过程中逐渐形成的。

（二）肾病及脾

肾病及脾的途径甚多，临床常见以下几种形式。

1. 命火不足而致脾阳虚亏

脾胃为仓廪之本，主水谷之纳化。但脾气运化之职，又须得肾中元阳的不断温煦和激发。如命火衰微，不能温煦脾阳，则脾阳温运无源，继之亦虚，遂致脾肾阳气同亏。临床可见一身清冷，腹部冷痛，下利清谷，五更泄泻等症。

2. 肾水泛滥，水湿困脾

肾为主水之脏，肾虚则水不化气，易致水湿内停，甚至泛滥四溢。脾居中州，喜燥而恶湿。水湿内生，最易困遏脾土，而致脾胃运化无权，升降失常。临床可见肢体沉滞浮肿，神疲乏力，面色无华，恶心呕吐，厌食腹胀等症。

3. 元气衰惫，脾气失助

脾为气血生化之源，一身气血之运行，精微之转输敷布，无不靠脾气的推动和统摄作用。但脾气的推动，又须借助于肾中元气的激发。如肾气不足，元气久惫，则脾气无以为助，逐渐亦趋虚亏，而成脾肾气虚之证。

4. 肾阴虚亏，脾阴失养

肾藏元阴，为一身阴液之源。如肾阴不足，肾水枯竭，则脾阴无源，可成脾肾阴亏之证。

（三）肾病及肺

根据肾与肺的关系，肾病传肺，主要有下列途径。

1. 肾水犯肺

肾阳不足，肾水泛滥，可上干于肺，影响肺的肃降功能，而发生喘咳、痰饮等症。张景岳在《景岳全书》中说："水病为喘者，以肾邪干肺也。然水不能化，而子病及母，使非精气之败，何以至此？"

2. 肾不纳气，肺气上逆

肾气不足，摄纳无权，气浮于上，可致肺气上逆，出现气短喘促、呼多吸少、动则尤甚等症。

3. 肺肾阴虚

正常情况下，金水相生，肺肾阴液相互滋养，而肾阴又为人体一身津液之根。因此，肾阴虚不能上滋肺阴，则肺阴亦虚，最后导致肾阴虚，而见腰膝酸软、潮热盗汗、咽干颧红、干咳音哑等症。

（四）肾病及肝

肝肾同居下焦，肝藏血，肾藏精，精血同源互养，故肾脏有病，容易传肝。主要有以下形式。

1. 水不涵木，肝阳上亢

肾阴亏耗，导致肝阴亦虚，肝阳上亢，称为水不涵木。临床可见腰膝酸软、头目眩晕、胁痛易怒等症。如肝阳暴张，亢而化风，亦可见肝风之证。《临证指南医案》指出："肝为风脏，因精血衰耗，水不涵木，木少滋荣，故肝阳偏亢，内风时起。"

2. 肾阴虚亏，肝木失养

因肝主筋，上通于目，故肝肾不足，可致筋目失养，可出现视力下降、筋骨痿软，甚则痿疾等症。《圣济总录》云："肾水既亏，肝木无以滋养，故见于目者，始则眊眊不能瞩远，久则昏暗，时见黑花飞蝇。"《景岳全书》转引寇宗奭曰："肾水绝则木气不荣，而四肢干痿，故多怒，鬓发焦，筋骨痿。"

第三节　病　机

一、经脉病变

包括足太阳膀胱经和足少阴肾经的病理变化。

（一）太阳中风

（1）主症：发热、汗出，恶风，头项强痛，鼻鸣干呕，脉浮缓，舌苔薄白。

（2）病机分析：太阳主表，统摄营卫，营行脉中，卫行脉外。营主调和于五脏，洒陈于六腑；卫则温分肉，肥腠理，司开阖。营卫调和则无病。若太阳经气不足，腠理疏松，复为风邪所中，则卫气浮盛于外与邪气抗争，故发热；营阴不能内守，故汗出；汗出毛孔开泄，不胜风袭，故恶风。太阳经行于头项，太阳为风邪所羁，经气失和，故头项强痛。肺主气，外合皮毛，风寒凑于肌表，肺气因而不利，故鼻鸣；肺胃同司肃降，肺气上逆，胃气亦有碍于下降，故干呕。更因汗液外出，营阴失充，故脉象松弛而呈浮缓之象。徐灵胎曰："风为阳邪，最易发热；内鼓于营则邪汗自出。风性散漫，故令脉缓。此太阳中风之脉证，非杂病经络脏腑伤残之中风耳。"

（3）治法：解肌祛风，调和营卫。

（4）方剂：桂枝汤。

（二）太阳伤寒

（1）主症：发热，或不发热，恶寒，无汗而喘，体痛，呕逆，脉浮紧。

（2）病机分析：太阳为寒邪所中，卫阳被束，故恶寒；卫气起而与寒邪交争，故发热；若寒邪较重，卫阳闭郁，不能及时达表抗邪，则发热较迟。皮毛闭塞，肺气不宣，故无汗而喘。营阴为寒邪郁滞，太阳经气流行不畅，故见身体疼痛、脉浮紧等。呕逆乃阳郁不宣，胃失和降所致。柯韵伯曰："太阳受病，当一二日发，故有即发热者，或有至二日发热者。盖寒邪凝敛，热不遽发，非若风邪易于发热耳。然既发热之迟速，则其人所禀阳气之多寡，所伤寒邪之浅深，固可知矣。虽然有已未发热之不齐，而恶寒体痛呕逆之证，阴阳俱紧之脉先见，即可断为太阳伤寒。"

（3）治法：发汗解表，宣肺平喘。

（4）方剂：麻黄汤。

（三）太阳温病

（1）主症：发热，自汗，口渴，咽痛，微恶风寒，脉浮数。

（2）病机分析：太阳为温热之邪乘袭，卫气被激，故亢而发热；腠理疏松，故自汗而微恶风寒；温热耗津，故口渴；热邪上烁肺系，故咽痛；鼓动血脉，则脉浮数。

（3）治法：辛凉解表，泄热透卫。

（4）方剂：银翘散。

（四）太少两感

（1）主症：恶寒，发热，体痛，脉沉。

（2）病机分析：太少两感的病理基础是太阳受邪，肾经空虚，寒邪由太阳直入少阴，表里两经俱为寒邪所伤。尤在泾曰："此寒中少阴之经，而复外连太阳之证。以少阴与太阳为表里，其气相通故也。少阴始得本无热，而外连太阳则反发热。阳病脉当浮而紧，少阴则脉不浮而沉……阳证有在经不在腑者，阴病亦有在经不在脏者。太阳篇云脉浮者桂枝汤；少阴篇云始得之反发热脉沉者，麻黄附子细辛汤；及得之二三日麻黄附子甘草汤……此皆阴病之在经而未入于脏者。"

（3）治法：温经解表，太少同治。

（4）方剂：麻黄附子细辛汤。

（五）寒滞少阴（肾着证）

（1）主症：体重而痛，腰以下尤重，腰冷，腹中冷，脉沉细，舌苔白腻。

（2）病机分析：寒湿之邪侵袭足少阴肾脉，少阴经气不利，故体重而痛。腰为肾之外府，寒湿痹阻于腰部，故腰以下尤重并腰冷。肾主小腹，故腹中冷。脉沉细、苔白腻均为寒湿内袭，少阴经气不利之象。尤在泾说："肾受冷湿，着而不去，则为肾着。身重，腰中冷，如坐水中，腰以下冷痛，腹中如带五千钱，皆冷湿着骨，而阳气不化之证也……然其病不在肾之中脏，而在肾之外府。故其治法，不在温肾以散寒，而在燠土以胜水。"

（3）治法：温经散寒祛湿。

（4）方剂：甘姜苓术汤，附子汤。

二、膀胱病变

（一）膀胱蓄水

（1）主症：恶寒，发热，烦躁，口渴，饮不解渴。甚或水入则吐，心下痞，小便不利，脉浮数。

（2）病机分析：此太阳表邪未解，随经入腑，影响膀胱气化功能，水道失调，邪与水结，而成蓄水之证。外邪不解，故恶寒、发热而脉浮；膀胱气化不利，津液无以输布，故小便不利而渴欲饮水。内有水停，上干胃腑，胃失和降，故所饮之水，必拒而不受，以致水入则吐、心下痞等。《医宗金鉴》曰："膀胱者，津液之府，气化则能出矣。邪热入之，与水合化为病。若水盛于热，则水壅不化，水蓄于上，故水入则吐，乃膀胱之气化不行，致小便不行也。若热盛于水，则水为热灼，水耗于上，故水入则消，乃膀胱之津液可竭，致小便无出也。"

（3）治法：化气行水，兼以解表。

（4）方剂：五苓散。

（二）膀胱湿热

（1）主症：小便淋沥不畅，茎中灼痛，尿黄赤浑浊，或尿血，或尿有砂石，小腹拘急，尿意频频，可伴有发热腰痛，苔黄腻，脉弦数。

（2）病机分析：湿热蕴结膀胱，下焦决渎不利，故小便热涩疼痛，淋沥不畅。热灼膀胱血络，则尿血；湿热煎熬尿浊，可结成砂石。湿热循膀胱经外越，可见发热。膀胱位居小腹，与肾相表里，腑病及脏，故小腹拘急而腰痛隐隐。《诸病源候论·淋病诸候》云："诸淋者，由肾虚而膀胱热故也……肾虚则小便数，膀胱热则水下涩，数而且涩，则淋沥不宣，故谓之淋。"

（3）治法：清化湿热，利尿通淋。

（4）方剂：八正散，小蓟饮子。

三、肾脏病变

（一）肾脏自病

1. 肾精匮乏

（1）主症：眩晕耳鸣，腰脊软弱，男子精少不育，女子经闭不孕。成人多见早衰，发脱齿摇，健忘恍惚，足痿无力，精神呆钝，动作迟缓；小儿则发育障碍，生长迟缓，智力低下，五迟五软等。

（2）病机分析：肾精不足，脊髓空虚，督脉失养，脑海失荣，故腰脊软弱，眩晕耳鸣。《灵枢·海论》曰："髓海有余，则轻劲有力，自过其度；髓海不足，则脑转耳鸣，胫酸眩冒，目无所见，懈怠安卧。"先天之精不足，则发育迟缓，早衰不孕；后天之精失继，则健忘神疲，发脱齿摇。此如《素问·上古天真论》所云："精少，肾脏衰，形体皆极……

齿发去。"

（3）治法：填精益髓。

（4）方剂：河车大造丸。

2. 肾气不固

（1）主症：神疲乏力，腰酸脚弱，自汗盗汗，夜尿频仍，或遗尿失禁。男子滑精早泄，女子白带清稀、胎动易滑等。

（2）病机分析：肾气不足，元气衰败，功能活动低下，故神疲乏力，腰酸脚弱；肾虚不固，封藏失职，故自汗盗汗，尿频失禁。精关不固则滑精早泄；阳气衰少不能固护冲任，故带下清稀易于滑胎。

（3）治法：补肾固摄。

（4）方剂：秘精丸，参芪五子衍宗丸。

3. 肾阴不足

（1）主症：眩晕耳鸣，视力减退，健忘少寐，腰膝酸软，形体消瘦，咽干口燥，入夜为甚，五心烦热，或午后潮热，盗汗颧赤，男子梦遗失精，女子经少、经闭，或见崩漏，或有血尿。舌红苔少而干，脉细数。

（2）病机分析：肾阴不足，脑失所养，故眩晕耳鸣，视力减退，健忘神疲；形体、口舌无以滋荣，故咽干口燥，形体消瘦；阴虚不能制阳，虚火内动，则五心烦热，或午后潮热，盗汗颧红；火扰心神，故少寐；火扰精室，故梦遗失精；精亏血少，冲任不充，故经行量少甚或经闭。若虚火内扰，血热妄行，亦可致崩漏、血尿。

（3）治法：滋补肾阴。

（4）方剂：六味地黄合二至丸，左归丸。

4. 肾阳衰微

（1）主症：面色㿠白，形寒肢冷，精神萎靡，腰膝酸冷，男子阳痿早泄，女子宫寒不孕，舌淡苔白，脉沉细无力，两尺尤甚。

（2）病机分析：肾阳不足，则一身阳气皆弱，无力温煦肢体，振奋精神，故形寒肢冷、面色㿠白、精神萎靡；腰为肾之府，肾阳虚衰，下元疲惫，故腰膝酸冷。肾主生殖，阳虚失煦，生殖功能衰退，故男子阳痿早泄、女子宫冷不孕。脉沉细迟甚，舌淡而苔白，皆为阳虚寒盛之征。

（3）治法：温补肾阳。

（4）方剂：金匮肾气丸，右归丸。

5. 肾虚水泛

（1）主症：畏寒肢冷，尿少身肿，腰以下肿甚，按之没指，腹胀满，腰膝冷痛，或见心悸气短，喘咳痰鸣，舌淡嫩体胖有齿痕，苔薄白滑，脉沉弦。

（2）病机分析：肾阳虚衰，温化无权，水液代谢障碍，邪水内停，泛滥肌肤，故畏寒肢冷、尿少身肿。肾主下，水液趋下，故腰以下肿甚。阳虚水停，气机阻滞，致腹胀满。水气上凌于心，则心悸气短；上干于肺，则喘咳痰鸣。证中舌脉俱为阳虚水泛之象。

（3）治法：温阳利水。

（4）方剂：真武汤。

6. 肾热

（1）主症：口渴，身烦热，舌燥咽肿，胸胁时痛，小腹胀急，小便黄赤，多怒好妄，足下热疼，舌红苔黄，脉沉数。

（2）病机分析：肾阳偏盛，亢而化热，循经上灼，故口渴、舌燥、咽痛、一身烦热。热扰于下，则足下热疼；热结下焦膀胱，则小腹胀急、小便黄赤。肾阳鼓动肝阳，故多怒好妄、胸胁时痛。下焦火盛，故脉沉数有力、舌红苔黄。《素问·刺热论》云："肾热病者，先腰痛骺酸，苦渴数饮，身热。"《圣济总录》云："足少阴之经，其气实为有余，则舌燥咽肿，上气咽干，咳喘汗出，腰背强急，体重内热，小便黄赤，腰脊引痛，足胫肿满。"

（3）治法：伐肾泻火。

（4）方剂：《备急千金要方》泻肾汤。

7. 肾寒

（1）主症：一身尽寒，皮色青苍，腹大胫肿，喘咳身重，小便不利，阴下湿冷，脉沉迟。

（2）病机分析：肾中寒水之气太盛，肾阳被遏，不得外达，故一身尽寒，皮色青苍。寒水泛滥，气机郁滞，则腹大胫肿，小便不利，阴下湿冷。寒水干肺，则喘咳痰多。身肿，脉沉迟均为肾寒阳遏之象。《圣济总录》说："肾寒者足胫微弱，腰重少腹胀满，气上抢心，痛引胁下。"《金匮要略》云："肾水者，其腹大，脐肿腰痛，不得溺，阴下湿如牛鼻上汗。其足逆冷，面反瘦。"

（3）治法：破阴伐水。

（4）方剂：附子汤。

8. 肾风

（1）主症：汗出恶风，颜面肢体浮肿，腰膝酸痛，恶心厌食，小便不利，脉紧。

（2）病机分析：肾风是风邪外袭，客犯肾脏，肾脏气化不利而致，为外内合邪之病。卫出下焦，卫气不足，不能固表，风邪拂郁于外，故汗出恶风；肾气不化于内，故颜面肢体浮肿；肾虚故腰脊酸痛；水液决渎不行，故小便不利。水气干胃，中焦失和，故恶心厌食。《素问·奇病论》云："有病疮然如有水状，切其脉大紧，身无痛者，形不瘦，不能食，食少……病生在肾，名为肾风。肾风而不能食善惊，惊已心气痿者死。"说明肾风后期，病理变化可涉及心、肝等脏，病情十分危重。

（3）治法：益肾祛风。

（4）方剂：防己黄芪汤合五苓散。

9. 肾痹

（1）主症：肢体痹痛，腰脊偻屈变形，关节肿大，屈伸不利。

（2）病机分析：肾痹是久痹不已，病及于肾而成。风、寒、湿三气痹阻经络关节，故见肢体痹痛、关节肿大；肾主骨，为作强之官，肾为邪痹，不能主骨作强，故腰脊偻屈变形，屈伸不利。《素问·痹论》云："骨痹不已，复感于邪，内舍于肾……肾痹者，善胀，尻以代踵，脊以代头。"

（3）治法：益肾开痹。

（4）方剂：三痹汤。

（二）心肾同病

1. 心肾不交

（1）主症：咽干口燥，虚烦不眠，头晕耳鸣，心悸健忘，腰膝酸软，梦遗失精，或潮热盗汗，舌红少苔，脉细数。

（2）病机分析：肾阴亏于下，心火动于上，水火失济，故曰心肾不交。心火妄动，心神被扰，故虚烦不眠、心悸不宁。阴精亏虚，头目失养，骨髓不充，故健忘、头晕耳鸣、口咽干燥、腰膝酸软；阴火浮越，故潮热盗汗；扰动精室，则梦遗失精。

（3）治法：滋阴降火，交通心肾。

（4）方剂：天王补心丹。

2. 心肾阳虚

（1）主症：形寒肢冷，心悸怔忡，尿少身肿，唇甲青紫，舌质暗淡，脉沉微。

（2）病机分析：阳虚温煦失职，故形寒肢冷；水化不行，故尿少身肿；上凌于心，故心悸怔忡；阳虚无力运血，则唇甲青紫、舌质暗淡、脉沉微。

（3）治法：温补心肾，理气活血。

（4）方剂：保元汤合丹参饮。

（三）脾肾同病

1. 脾肾阳虚

（1）主症：形寒畏冷，神疲乏力，腹中冷痛，下利清谷，或五更泄泻或面浮身肿，小便不利，舌质淡胖，边有齿痕，苔白滑，脉沉弱。

（2）病机分析：脾肾阳虚，命火式微，故形寒畏冷，神疲乏力；脾失温运化谷之职，故腹中冷痛、下利清谷；肾失助火摄纳之权，故五更泄泻。脾肾俱虚，水无以化，故面浮身肿、小便不利。阳虚水泛，故舌质淡胖、边有齿痕，苔白滑，脉沉微。

（3）治法：温运脾肾。

（4）方剂：实脾饮。

2. 脾肾气阴两虚

（1）主症：神疲乏力，头晕耳鸣，腰膝酸软，口干不欲饮，纳少腹胀，大便干结或稀溏，或手足心热，或潮热盗汗，舌质淡红，舌苔薄白，脉沉细或细数。

（2）病机分析：肾阴亏虚，阴精不继，故腰膝酸软，头晕耳鸣；脾气不足，克化无力，故纳少腹胀、大便干结或稀溏。阴虚生内热，故见口干、手足心热或潮热盗汗。气阴俱不足，元气必虚，故有神疲乏力、舌质淡红、脉沉细等症；如阴虚为重，则舌质偏红少苔，脉象细数。

（3）治法：益气滋肾。

（4）方剂：大补元煎。

（四）肺肾同病

1. 肺肾气虚（肾不纳气）

（1）主症：呼多吸少，喘促短气，动则尤甚，声低气怯，自汗遗溺，肢冷面青，舌淡，脉虚大空豁。

（2）病机分析：肺肾气虚，肾失摄纳，气不归元，故呼多吸少，喘促短气，动则益甚。肺主气，肺虚则一身之气皆虚，故声低气怯、自汗遗溺。气虚及阳，温煦不及，故肢冷、面青、舌淡。气失摄纳，浮越于外，故脉象空豁无根。

（3）治法：补肾纳气。

（4）方剂：人参胡桃汤。

2. 肺肾阴虚

（1）主症：咳嗽痰少，或痰中带血，咽干口燥，或声音嘶哑，腰膝酸软，自汗盗汗，潮热颧赤。男子可见梦遗失精，女子多有经少经闭。舌红少苔，脉细数。

（2）病机分析：肺肾阴虚，肺失清肃，故上逆而咳；虚火烁津而成痰，但津液不足，故干咳痰少、咽干口燥；如灼伤肺络，则痰中带血；金破不鸣，故声音嘶哑。肾亏于下，故腰膝酸软。阴虚生内热，故潮热、盗汗、颧赤。阴虚及气，则自汗气短，动则益甚。虚火扰动精室，可见梦遗失精；阴亏血枯，故女子多有经少、经闭。

（3）治法：滋养肺肾。

（4）方剂：百合固金汤。

（五）肝肾同病

1. 水不涵木

（1）主症：头痛眩晕，耳鸣耳聋，面时潮红，少寐多梦，胁肋胀痛，烦躁易怒，腰膝酸软，遗精口干，肢体时麻，甚或突然跌仆，半身不遂。舌红苔少，脉弦细而数。

（2）病机分析：肾水不足，木失滋荣，阴不涵阳，肝阳上亢，故头痛眩晕、耳鸣耳聋、面时潮红、少寐多梦。肝失疏泄，气机郁滞，故胁肋胀痛、烦躁易怒。肾精亏损，则腰膝酸软、遗精、口干；肝阳化风，则肢体时麻；如肝阳暴张，气血冲逆于上，清阳被蒙，则突然跌仆、不省人事。经络瘀塞，则有半身不遂。

（3）治法：滋水涵木，平肝息风。

（4）方剂：镇肝熄风汤。

2. 肾虚肝郁

（1）主症：精神恍惚，忧思善怒，心烦口苦，夜寐多梦，胸胁窒闷，腰痛隐隐。女子多有月经不调。舌淡苔白，脉弦细尺弱。

（2）病机分析：肝肾同源，二脏同寄相火。肾虚肝郁，则相火失位，扰动心火，故见精神恍惚、忧思多怒、心烦口苦。肝郁，则胸胁窒闷；肾虚，则腰膝酸痛。肝主宗筋，肾主冲任，肝肾亏损则冲任乏源，故女子月事不调。

（3）治法：滋肾疏肝。

（4）方剂：二至丸合丹栀逍遥散。

（江海身）

第三章　肾脏病的中医辨证

第一节　四诊检查

一、望诊

（一）整体观察

1. 望神

神以内在精气为物质基础，与肾的关系至为密切。石芾南在《医原》中云："人之神气，栖于两目，而历乎百体，尤必统百体察之。"故望神除了观察神志状况外，重点在于观察人的目睛及全身状况。

肾气充沛则神旺，表现为目光明亮，目珠灵活，炯炯有神，意识清楚，反应敏锐，动作矫健协调，语言清晰利落等。

肾气不足则神衰，表现为精神萎靡，反应迟钝，表情淡漠，目光晦滞，转动呆钝，全身疲惫，动作无力等。

肾阴不足，可有烦躁不安、夜寐不宁等虚性亢奋之神态；肾阳不足，则多表现为蜷缩喜静、精神困顿、欲寐等功能低下之神态。但阴寒内盛，格阳于外，也可出现烦躁不宁，应仔细加以鉴别。

2. 望色

肾阳不足，多见面色㿠白；如阳虚寒盛，血脉凝滞，又可面呈青暗。肾阴不足，可见颧部潮红。面色晦滞，多为肾虚水停；形体枯槁，面色黧黑，为肾中精气亏竭之象。目眶青黑，多为久病肾虚；如久病、重病面色苍白无华而突然面赤如妆，是肾阳上越的戴阳之证。

此外，面部颜色尚有分部之说。如额上色黑，李世材认为是肾绝之象；周学海则认为乃"肾虚燥而脾经热之所致"。两颊（颐）紫黑，乃肾病实热之候，《素问·刺热论》有"肾热病者，颐先赤"之说。环唇黧黑，张三锡认为是"肾绝"；鼻头发黑，为肾虚水泛，等等。

3. 望形态

主要观察形体的强弱肥瘦和动作的灵、钝、勇、怯。

凡形体肥胖，面色㿠白，身倦喜卧者，多为肾阳不足，痰湿内盛；若形体瘦削，皮肤枯皱多为肾中阴精亏损；如大肉脱失，形瘦骨立，为精气濒临衰竭，乃极危之证。

若患者精神萎靡，困顿思睡，数欠伸，多为肾中精气匮乏；畏寒战栗，四肢逆冷，下利清谷，乃阳虚寒盛；心烦不寐，口渴不多饮，则为肾阴不足，或心肾不交；如气短不足以息，坐而俯首，多为肾不纳气。

（二）局部观察

1. 望头与发

头为诸阳之会，元神之府，中藏脑髓；发为肾之华，血之荣。所以头与发的发育情况与肾脏密切相关。

头发稀疏易落，或干枯不荣，多为精血不足，或为血热。鬓毛早白，可为肾虚，或血虚有热。

2. 望目

目为肝之窍，但五脏六腑之精气皆上注于目，故目的异常变化，不仅关系到肝，也可反映其他脏腑的病变。其与肾脏有关者，可分形、色两类。形如直视、戴眼、瞳孔缩小或散大等。直视即目睛不转，目光呆滞，多为肝肾俱败；戴眼为目睛上吊，可见于太阳风痉，也可见于肝肾阴竭；瞳孔散大，多为精气衰败；瞳孔缩小，可见于肾水枯竭。

肾病目色，包括目睛、眼眶和眉宇等部位。如白睛色黑，或昏蒙晦滞，多为肾虚干血内积；黑珠色黄，多为脾肾俱败。如目眶色黑，眶下浮肿，多为阳虚寒饮。若病中而见环眼黑晕，往往是肾阳极度衰败的危象。老年黑睛内发白浑浊，视力下降，乃至失明，乃老年性白内障，多为老年精气渐衰，肝肾两亏，精气不能上承所致。

3. 望耳

耳为肾之孔窍，又为宗脉会聚之处。望耳应注意耳轮的形体及色泽。如耳壳丰厚，柔软而红润，多属先天肾气充足；耳轮薄而黑，或薄而白，皆为肾气不足；如耳轮干枯焦黑，多是肾精欠耗，精气败竭之象，其证多危。如耳形不变，耳前后黄色，主惊邪入肾；耳畔青黑，为脐下吊痛。

4. 望齿

齿为骨之余，肾主骨。故察骨可以诊知肾的情况。望齿主要注意齿的形态和枯润。牙齿干燥无津，多为阴津被劫；牙齿干燥晦暗如枯骨，则为肾精枯竭，肾水不能上承所致；牙齿松动稀疏，齿根外露者，多属肾虚或虚火上炎；如牙齿腐烂，变黑变臭，甚为落齿穿腮，是为肾疳，乃心肾气绝之象。

5. 望腰脊

腰为肾之府，脊为督脉所过，亦为肾所主，故腰脊与肾也相关甚密。如腰脊偻废，转摇不能，多为肾虚；如腰脊强直疼痛，俯仰不利，多为肾虚久痹；老年脊背伛偻，俯不能仰，多为肾精亏损，脊髓不充。

6. 望前阴

肾主二阴，其中前阴为外生殖器之所在，与肾关系尤重。如前阴溃疡，或红肿湿痒，多为湿热秽毒；如水肿波于阴囊，阴茎亦肿，甚至"茎肿如螺旋"，色透明者为"水疝"，多为脾肾阳虚，水邪泛滥。阳痿不举，或举而不坚，可见于肾阳不足，也可见于湿热蕴阻宗筋，肝气郁结；阳强易举，多为虚火上炎而肺金之气不能下行。妇人子宫脱垂，由阴户突出者，称为"阴挺"，多为肾脏虚冷，元气衰惫所致。在儿科，如男孩阴囊紧实而颜色沉着者，为肾气充盛；如在病中，则为正气未衰，疾病有向愈之机；反之，如阴囊弛纵不收，或下坠，颜色淡白者，为肾气不足，或是病势深化之象。

7. 望足

水肿病中，如水从脚起，或小腿肿甚者，多为脾肾阳虚；如"脚下"平满为肾阳虚衰的重证。两脚痿废，步履维艰者，多为肾中精气大亏；如足胫皮肤红肿坠痛，甚或肿烂疼痛臭秽，为肾亏于里，湿热浊毒侵袭于外；又有"脱疽"者，多起于脚，初见足趾肿暗疼痛，继则延及全脚，可有溃疡渗水，甚则溃烂发臭，痛发锥刺火燎，此为肾经虚滞，经络不通，复受热毒外袭所致。

8. 望皮色

皮厚色苍者，多属于气；皮薄色泽者，多属于水。

（三）望舌

望舌亦称舌诊，是中医诊断学的重要组成部分。舌与五脏六腑的关系均十分密切，脏腑的精气通过经脉等各种渠道上营于舌，其中足少阴肾经挟舌本，故肾脏病变，主要通过舌体，特别是舌根部反映出来。《形色外诊简摩》云："舌苔无论何色皆属易治；舌质既变，即当察其色之死活。活者，细察底里，隐隐犹见红活，此不过血气之有阻滞，非脏气之败坏也；死者，底里全变，干晦枯萎，毫无生气，是脏气不至矣，所谓真脏之色也。故治病必察舌苔，而察病之吉凶，则关乎舌质也。"此之所谓"死活"，主要是反映了肾气的盛衰。临床上查舌体，可分舌色、形态两种内容，兹就与肾病有关者略述如下。

1. 望舌色

舌色淡白，主肾阳虚衰，或气血不足；舌色鲜红，可见于内热充盛，也可见于肾阴不足，虚火上炎；舌色绛红，多显示热邪深入营血，如是内伤杂病，则常见于久病、重病之人，多属肾阴被劫，或阴虚火旺。舌色暗紫，其病有寒热之分。绛紫色深，干枯少津，多为热病过程中肾精枯竭，血热内滞之象；淡紫或青紫湿润，则为肾阳虚衰，阴寒内盛，血脉凝滞之象。而不论属寒属热，紫舌皆与肾相关。故吴锡璜在《中西温热串解》中云："紫舌肾经"；曹炳章在《辨舌指南》中亦强调"紫色应肾"。舌有瘀斑、瘀点或紫暗为有瘀血。

此外，尚有一种黑舌，其舌体灰滞乌暗，其临床意义有虚、实两端。如杨云峰在《临症验舌法》中所云："凡是黑舌而坚敛苍老者，肾与膀胱邪气盛也。凡是黑舌而浮胖娇嫩者，肾与膀胱精气虚也。"这类黑舌，临床上出现较少；一旦出现，多表示病情深重，应充分注意。

2. 望形态

舌的形态指舌体的荣枯老嫩和伸缩灵钝。一般说来，舌体短缩、强硬或痿软，多属肾精枯竭，不能上荣舌体。此时尚须结合舌色，以定其阴阳。如舌色深绛，舌体干枯，多为热病伤阴，肾阴干涸；如舌淡或青，舌体胖润，则为寒凝筋脉，或痰浊内阻，肾阳被伤。舌体胖嫩，色淡，多属脾肾阳虚，津液不化，水饮痰湿阻滞所致；如舌体瘦小，色红而干，多是阴精亏耗，津液乏竭之象。

在肾病临床中，望舌形首先应观察舌体的荣枯老嫩。舌体明润红活者为荣，说明肾精充足，阴津未伤；舌体干瘪晦滞者为枯，说明阴精不足，津液已伤。舌质纹理粗糙，形色坚敛苍老者为老，多属实证、热证；纹理细腻，形色浮胖娇嫩者为嫩，多属虚证、寒证。

3. 望舌苔

肾病观察舌苔主要帮助判断肾经病邪的性质和深浅程度。如舌苔黄腻，根部较厚，多为下焦湿热，或肾经相火偏旺；如舌苔白润滑腻，多为寒湿之邪客体，肾阳被伤。若苔黑而燥裂，甚则生芒刺，多为热极津枯，肾阴被戕；若苔黑而滑润，则多属寒邪偏盛，肾阳受损。老年舌体光红无苔，是肾精枯竭之象。

二、闻诊

包括听声音和嗅气味两个方面。

1. 听声音

凡语声低弱，或先重后轻，或时断时续，多为肾气虚损；久病声嘶，或声不出者，多为肺肾俱败。

患者呼吸微弱，或气短不足以息，乃肺肾气虚，出纳无力；如患者神疲困倦，喜欠伸太息，乃肾元虚怯之象。

2. 嗅气味

汗及口中有溺味，为肾阳虚衰，浊毒内泛。消渴病中小便不臭不臊，反作甜味，乃肾阴亏损，真元枯竭之候。妇人带下黏稠臭秽，为下焦湿热；清澈腥臊为肾经有寒，肾阳虚衰。

三、问诊

（一）问一般情况

一般情况包括年龄、性别、职业、婚姻、籍贯、住址等。年龄是人体生长发育及衰老程度的重要标志，也是肾气盛衰的参考指标。男子二八、女子二七以前，肾气未充，精血未盛，多为稚阴稚阳之体；而男子五八、女子五七以后，人到中年，肾气渐衰；男子七八、女子七七之后，肾气大衰，天癸初竭，较易发生肾虚诸证。

有些疾病的发生与职业有关。如强体力劳动，容易外损筋骨，内伤肾气；以水为事者可致肾痹腰痛；接触某些有毒物质可引起肾脏损害，浊毒内泛等。

已婚患者，应注意房劳伤肾。女子可发生崩中漏下，男子可发生阳痿腰痛。

生活地域对肾病亦有影响。如久住高寒地区，可戕伤肾阳，而致阴寒内盛；居处低洼潮湿，湿气下入可致肾着等证。

（二）问生活习惯

生活习惯能影响病情，故饮食嗜欲、生活起居等往往与疾病有关。如嗜食寒凉，可以损伤肾阳；嗜食辛热，可以戕伐肾阴。喜腐、喜咸者，多为肾经有热，一般责之肾虚。阳脏之人，平素喜冷畏热，此其阳有余；阴脏之人，喜暖畏冷，一犯寒凉，则脾肾必伤，此其阳不足。

长期酗酒之人，可致湿热内生，痰浊中阻，肾阴被戕，肝胆疏泄不利，引起诸多病患。吸烟过多，首先伤肺，金不生水，渐及于肾，引起肺肾失调。

（三）问家族病史

家庭史包括父母禀赋及家庭疾病情况。父母禀赋不足，子女禀赋多弱；父母体质偏阴偏阳，子女亦可偏阴偏阳。有些疾病有遗传倾向，有些疾病则可通过胎毒传染给子女。

（四）问过去病史

过去病史指既往得过何病。过去的疾病与当前的病证往往有因果联系。如旧病病位在肾，肾中阴阳失调或精气不足，复感风邪外袭，可致肾风水肿；消渴日久，阴阳俱衰，可引发阳痿早泄。有些疾病经过治疗，症状虽已消失，但病根未除，每因新病而诱发痼疾，如肾虚哮喘、肾虚水肿，每遇感冒或饮食失调而复发。另外，旧病也可成为新病的病因，如长期遗精患者可引起肾虚腰痛、健忘等病。

（五）问现在病史

现病病史包括发病时间（季节）、发病诱因、发病时典型症状、诊断及治疗情况、病程长短、疾病转归等。了解这些情况，对疾病的定位、定性以及辨证论治，均有重要参考意义。

（六）问目前症状

目前症状是指就诊时患者的自觉症状。又有主症和次症之分。所谓主症，是指患者在诸多症状中感觉最重，对健康的危害最深，且在一定发病阶段中稳定存在的症状。主症的加重、减轻、消失及转移，往往是判定疾病进退转归的重要依据。在一个疾病中，主症可以有一个，也可以有数个。所谓次症，是与主症同时出现，或先后出现的伴随症状，它在疾病过程中占从属地位，是诊断、辨证的参考指标。主症与次症有时不好区分，有时相互转化，并受医、患双方主观认识的制约，必须认真区别，正确判定。

在问诊过程中，必须紧紧围绕主症，兼及次症，抓住重点。但为介绍方便，仍以"十问"的内容为据分别加以介绍。

1. 问寒热

在肾病过程中，如恶寒、发热同时出现，多表明有外邪存在，如风水表证、淋证初起、太少同病等。如患者畏寒肢冷，倦怠蜷缩，为阳虚阴盛，多见于肾阳亏损；如五心烦热，或暮夜潮热，兼见盗汗、颧赤、口咽干燥等症，多为肾阴虚亏，阴不恋阳，阴虚内热之征。此外，尚有一种真寒假热证，其表现为身热、面赤、口渴、脉大，貌似热证，但身热反欲盖衣被，口渴而喜热饮，脉大而无力，并且还可见到四肢厥冷、尿清、便溏、舌淡苔白等一派寒象，此为阳衰阴盛，虚阳被阴寒格拒于外，而出现的假热之象。

2. 问汗

醒时汗出，活动后加重，称为自汗，多属阳虚气弱；寐中汗出，醒后即止，称为盗汗，多属阴虚火旺。若大汗淋漓，伴有呼吸喘促、神疲气弱、四肢厥冷、脉微欲绝等症，是为阳气将绝，元气欲脱，津随气泄的危候，故称"绝汗"或"脱汗"。脱汗尚可见于头汗出，多见于重病末期，阴虚不能恋阳，虚阳上越，津随气脱的重证。

3. 问痛

（1）腰痛：腰为肾之府，因此，腰痛与肾的关系比较密切，各种肾病均可出现不同程度、不同性质的腰痛。如腰背酸痛，悠悠不已，或时痛时止，甚至牵及足跟亦痛，为肾中精气亏损，督脉失养；如腰痛如折如裂，屈伸不能，并牵及一侧腿痛或麻木，为肾与督脉受损，气滞血瘀之象；腰痛如掣，局部有灼热感，足膝痿软无力，为肾经阴虚湿热；腰部冷痛沉重，如坐水中，得热则缓，为寒湿伤阳，肾经痹阻。

（2）头痛：头中绵绵作痛，并觉昏晕空虚，耳鸣眼花，腰膝酸软，记忆力下降，多为肾精不足，精不上承，脑失所养；头胀且痛，耳鸣目眩，面色红赤，腰腿无力，多为肾阴亏于下，肝阳亢于上，水不涵木之象。此外，尚有少阴寒厥头痛，其表现为头痛而兼足寒气逆；少阴中寒头痛，表现为头痛如劈，重不可举；肾水上泛头痛，表现为头痛如破，昏重不举，等等。

（3）其他部位疼痛：牙齿酸痛缠绵，遇劳即发，齿根宣露，为肾虚；牙痛及头，遇寒加重，为肾经风寒；脐腹冷痛，下利清谷，为脾肾阳虚，火不生土；脐下冷痛胀硬，自觉有气上冲，为肾积奔豚。

4. 问二便

肾司二便，故肾脏病变每导致二便异常。

（1）小便：小便清长量多，甚则失禁，为肾气虚，膀胱失约；溺后余沥，夜尿频多，为肾元不固，多见于老年患者；小便短少，伴身肿肢冷者多为肾阳不足，膀胱气化不利；小便量多，伴口渴、消瘦、皮枯，多为肾阴阳两亏，关门失固；小便淋沥涩痛，甚则点滴不出，多见于肾经湿热，决渎不畅；小便短少，甚或点滴皆无，而伴全身浮肿，恶心呕吐，多见于肾阳衰败，浊毒上泛的关格重证。

（2）大便：大便秘结者有属肾阳虚者，有属肾阴虚者。肾阴虚则津液不足而水不行舟，其证腹不满而舌干口燥；肾阳虚则火不生土而脾气不运，其证腹胀满而舌润不渴。大便溏泻，下利清谷，或五更泄泻，为肾阳虚寒，火不生土。

5. 问窍道

（1）耳：肾司听觉，开窍于耳，故肾病可导致听觉异常。又有耳鸣、耳聋、重听之分。耳鸣乃自觉耳中有如蝉鸣或风雨声，或左或右，可时发时止，或时重时轻。耳鸣有虚实之辨，凡暴起声重，以手按耳而鸣声愈强者属实，多为少阳火盛，或肝阳上亢；渐起声微，以手按耳其声减轻者属虚，多为下元疲惫，肾精亏损。重听为耳闻其声，但难辨其真，声如从洞中出，多是风邪所致；也有因肾精不足，下虚上实而致者，必有腰膝酸软、头晕困顿等肾虚征象。重听程度增加，即为耳聋。耳聋亦有虚、实之辨，其义略同耳鸣，兹不赘述。

（2）目：两目干涩昏花，视力下降，或夜间视物不明，白昼如常，多为肝肾阴亏，精不上承；眼前阴影，瞻视有色，可为肾虚不能制水，水气上泛；冷泪常流，遇风加重，多为肝肾阳虚，不能摄纳之故。

（3）口咽：口苦属热，口淡属虚，口咸属寒，口甜多脾湿，口酸多肝热。咽干口燥喜饮者，为肾阴不足，阴虚内热；咽干口燥而不喜饮水，伴有舌红少苔，也为肾阴不足，乃津不上承所致。咽喉干涩痛痒，迁延不愈，多为肾虚喉痹。但有阴虚、阳虚之别。凡咽部干燥，发痒微痛，晨起轻，午后重，入夜更重，甚则手足心热，舌红少苔，脉细数者，为真阴不足或肺肾阴亏，虚火循经上炎所致；凡咽喉微痛，讲话声低，面色㿠白，手足逆冷，小溲清长者，多为肾阳亏损，无根之火上熏咽喉而致。

6. 问经带胎产

（1）月经：月经超龄未至，或初潮较迟，量少，渐至经闭，多为先天肾气不足，冲任空虚或胞脉闭阻；月经先期，量多色红，伴腰膝酸软，手足心热，脉细数，为肾阴亏损，虚热扰动血海；经期延后，量少质稀，色暗黑，腹痛绵绵，喜暖喜按，伴畏寒肢冷，神疲乏力，为肾阳不足，冲任虚寒，血海不盈；经行先后无定期，量少色淡，质清稀，面色晦暗，头晕耳鸣，腰酸如折，多为肝肾不足，冲任不调，血海蓄溢失常；妇女四十九岁左右，月经失调，伴心烦不寐、烘热汗出等，多为肾阴亏于下，心火亢于上，心肾不交。妇人年老血崩，腰酸目暗，多为肝肾亏损，冲任不摄。

（2）带下：妇人带下清冷，量多质稀色淡，伴面色晦暗、腰痛如折、两膝酸软、小腹冷坠，多为肾阳虚，带脉失约；带下色黄，或赤白相兼量多，阴中灼痛，头晕目眩，口干耳鸣，五心烦热，腰膝酸软，多为肾阴虚，湿热下注。

（3）妊娠：妊娠后无明显诱因而阴道流血，量少色鲜红，腰酸腹坠，面色晦暗，夜尿频，耳鸣头晕，神倦肢冷者，为肾虚不能系胎，胎动不安，又名"漏胎"。胎元不固，屡妊屡下，常有腰酸腹坠，或阴道流血，并伴有头晕耳鸣，或面黄虚浮，神疲乏力，名为"滑胎"（习惯性流产），多因脾肾亏损，冲任失养所致。妊娠三四月后发生足面浮肿，渐及下肢，甚则遍身皆肿，称为"子肿"，多属脾肾阳虚，水湿不运，血水交结。

（4）产后：产后小便不通，小腹胀急，或小便频数，淋沥不止，面色晦暗，腰膝酸软，为肾虚膀胱气化不利。产后五心烦热，自汗盗汗，头晕耳鸣，神疲腰酸，为肾气亏损，阴精不充。产后四肢浮肿，气喘咳嗽，胸膈不利，为肺肾两虚，阴阳失调。

四、切诊

（一）脉诊

1. 肾病定位

（1）尺部候肾：《素问·脉要精微论》提到"尺外以候肾"；《脉经》进一步发挥为"肾与命门，俱出尺部。"后世医家多崇此说，认为两尺候肾，或左肾右命门。

（2）沉以候肾：《素问·宣明五气论》提到"肾脉石"，石即沉之意。《素问·经脉别论》则指出"肾沉不浮"，故后世医家不仅以尺脉候肾，同时认为浮、中、沉三候中沉脉亦主肾，故《医学实在易》云"肾病六脉必沉。"

（3）太溪候肾：太溪脉在足后跟内侧，为足少阴肾经之动输，李士材提出"病势危笃，当诊太溪，以察肾气之有无"。现代临床已少应用此种脉法。

2. 肾病定性

（1）肾脏平脉：即肾脏生理常脉，其脉象为尺部脉沉而柔和，来去从容，应指有力。《素问·平人气象论》谓"平肾脉来，喘喘累累如钩，按之而坚，曰肾平"，是其脉也。

（2）肾虚脉：脉沉细而涩，尺部尤甚，多为肾精亏损，下元虚惫；脉沉细而迟，尺脉微，多为肾阳不足，下焦虚寒；脉沉细而数，尺脉无力，为肾阴不足，虚火内扰。故尺部微细之脉，为少阴肾虚之主脉，多反映了肾脏阴精阳气的不足。但微与细又有分别，如周学海云："微脉模糊而难见，细脉则显而易见。"在主病上，微脉多见于阳虚，细脉则多见于阴虚，若细而兼微，则阴阳俱虚，有阴竭阳脱之虞。微细脉又有左右之别：左尺微细，偏重于肾阴虚亏，髓竭精伤；右尺微细，则偏重于肾阳衰惫，命门火衰。

除微、细、涩外，尺部脉如出现濡、弱、芤、散等应指无力的脉象，亦皆为肾虚之象。其中以尺脉涣散无根，乍来乍止，为肾败之脉，最为危候。其所主证候，应结合其他症状，进行判定。

（3）肾实脉：证实者其脉亦实，多见尺部脉沉实有力。其中脉沉紧有力，多为下焦寒实，阴寒较盛；脉沉弦有力，多见于水饮内盛，或浊毒内泛。尺脉沉滑或数，可见于下焦湿热，或相火偏旺。妇人寸脉、尺脉俱滑利搏指，其势冲和，为怀妊之象。此外，尚有一种关格之脉，为寸、尺皆盛大搏指，或弦硬如石，为上下格拒，阴阳离决之候，多见于正败邪实的危重之证。

3. 肾脉顺逆

（1）根与神：脉象和缓，从容不迫，为"有神"之脉。尺脉沉取分明，不绝如缕，为"有根"之脉。不论何病，其脉有神有根，于证多顺，预后较好；其脉神、根不显，或有此无彼，于证多逆，预后较差。

（2）脉证符悖：一般情况下，脉证相符为顺，即实证见实脉，虚证见虚脉，说明正气尚能抗邪，或邪有出路，疾病尚有向愈之机。脉证相悖为逆，即实证见虚脉，或虚证见实脉。前者说明邪盛正衰，正气不足以抗邪；后者说明正衰而邪不退，均为病势沉重之征。但脉证不符者，除了上述逆证表现外，还可能有假象存在。此时当结合全身情况，详细诊察，判断真假，舍其假而从其真。此如《医碥》所述："凡脉证不相合，必有一真一假，须细辨之。如外虽烦热，而脉见微弱者，必虚火也；腹虽胀满，倘脉见微弱者，必胃虚也。虚火、虚胀，其堪攻乎？此宜从脉之真虚，不从证之假实也。其有本无烦热，而脉见洪数者，非火邪也；本无胀滞，而脉见弦强者，非内实也。无热无胀，其堪泻乎？此宜从证之真虚，不从脉之假实也。如寒邪内伤，或食停气滞，而心腹急痛，以致脉道沉伏，或促或结，此以邪闭经络而然。既有痛胀等实证可据，则脉之虚乃假虚，当从证而不从脉。又若伤寒四肢厥逆，寒战，而脉见数滑，此由内热格阴。何以知之？以病由传经渐致，并非直中阴经，从无热证转寒之理。既有数滑之脉可据，则外证之虚为假象，亦从脉不从证也。"

（3）脉象转化：随着病情的进退，脉象也会逐渐发生转化。一般情况下，虚证无力之脉，如渐趋冲和有力，为病退；如脉势无力加重，或根、神皆去，为病进。实证有力之脉，如渐趋柔和，于病为退；如脉实有加，或突然变虚，皆为病进。

4. 水肿脉象

水肿阶段，如是肺失宣降可见脉象浮数，如是脾气虚损则脉见沉弱或弦软。如是脾肾阳虚则脉见沉迟、细弱无力，如是三焦气滞则脉象沉弦。水肿消退阶段，一般脉象沉弱者，多见于气虚、阳虚；脉象沉细或细数者，可见于气阴两虚、阴阳两虚或阴虚；脉象弦细或弦数，多见于阴虚阳亢，脉象沉弦多见于气滞血瘀，脉象濡数多见于湿热，脉象洪大而数则多属实热。

（二）按诊

按诊是医生以手指对患者的体表某些部位施行触摸按压，根据肌肤的冷热、滑涩和内在的痞块等特征，以推断病位、病性的一种切诊方法。其中对肾病有诊断意义的内容大体如下。

1. 辨滑涩

凡肌肤柔韧，有弹性，指下觉滑润丰满者，为阴精充沛，津液未伤；如肌肤干涩或甲错，抚之枯燥碍手，多属肾阴亏损，或内有干血。皮肤枯皱甚或塌陷，缺乏弹性，多为老年精亏，或伤阴脱液。

2. 辨冷热

通体皆热，扪之炙手，多为外感热病；如单手、足心热，或午后潮热，则为肾阴不足，虚火内扰；如两足心热伴足胫发热，多为肾虚湿热下注。如手足俱冷，多是阳虚寒盛；如一侧肢体发凉，且伴肿胀紫绀，多为气血被阻，气血不通。

3. 辨肿胀

重手扪按肌表，审察肿胀，可以辨别水肿和气肿。重手按之不能即起，凹陷成坑的是水肿，多为阳虚水泛；按之凹陷，随手而起的是气肿，多为肝郁气结。

4. 辨痞块

心下按之硬痛，且有腹满便秘，口渴尿赤，是为结胸，为水热互结，属阳属实；如心下硬痛，但无烦热口渴，反见形寒肢冷，时时下利，是为脏结，乃阳气大衰，阴寒内结，属阴属虚。心下坚硬但不痛，大如盘，边如旋杯，多为阳不化水，水饮内结。腹内有肿块，按之坚硬，推之不移，且痛有定处者，为癥为积，多属血瘀；肿块时聚时散，或按之无形，痛无定处的，为瘕为聚，多属气滞。而不论为积为聚，属气属血，如影响肾脏气化，皆可出现小便不利、腹满水肿等症。

第二节　辨证方法

一、八纲辨证

主要从阴阳、表里、寒热、虚实八个方面对疾病进行定位、定性判断。

（一）辨表里

一般认为肾居下焦，五脏之中其位最深，因此肾病以里证为主。柯琴也说："少阴主里，应无表证。"但肾虽居里，其经脉则走行于外；且足太阳膀胱之经腑，与之表里相合，而太阳之经，则主一身之表。故许多肾病的发生，其病机与外邪有关。如肾病水肿，有恶寒发热，头面肿甚，且有咳嗽胸闷等症，即为风水之证。此时肾脏虽已受累，但其病势则乃居于表，当以解表利水之法治之。又如淋证初起，少阴伤寒，亦多由外邪而致，临床每见寒热表证。故肾系疾病，定位并非专属于里，临床当仔细诊察，判断有无表证存在。大凡肾病过程中如出现恶寒发热，或咳嗽咽痛，或头面红肿，或痈肿疮疖，或肢体酸痛，或经脉循行部位病变等，其病机多有外邪袭表或病势向外的趋向。如果排除了以上证候，肾病的定位方始完全属里。

肾病之辨表里，不仅要辨表里之有无，尚须辨别表里之先后、轻重、主次、缓急、分合等。

（二）辨寒热

《素问·至真要大论》云："诸病水液，澄澈清冷，皆属于寒。"又云："诸寒收引，皆属于肾。"所以肾病以寒证居多。肾之寒证，又有寒从外来、寒自内生之不同。寒从内生者，多为肾阳久虚，温煦乏源，阴寒内盛所致。症见面黑足冷、四肢厥逆、腹中冷痛、下利清谷、水肿尿少等；寒从外来者，多首先侵犯经脉，可见身寒肢冷、筋脉拘急、腰部冷痛等症。也有寒邪直中肾脏者，陈士铎谓"其症状必畏寒，腹痛作呕，手足厥逆，有手足俱青，甚则筋青囊缩，若不急以温热之药治之，有立时而死者。"

肾病虽以寒证居多，但热证亦复不少。肾之热证，亦有外感内生之不同。外感之热，比较容易辨认。内生之热，其病机多由肾阴亏损，水不济火，其热以虚热居多。临床表现为形瘦神疲，腰膝软弱，口干咽燥，渴不多饮，手足心热，或暮夜潮热等。阴虚之热，尚有涉及骨髓者，如热起骨间烦痛，手足时冷，早起体凉，日晚即热，两颧胭红，气短不续，背脊挛急，足胫酸弱等。此为骨蒸劳热，病机为肾阴不足，骨髓干枯，阳陷阴中，热自内发，可见于某些虚劳病的末期。另外，肾虚热证中，尚有一种因阳虚而致者，症见头面烘热，但四末发凉，且有腰酸胫弱、步履无力、脉浮大无根等。病机为阳虚阴盛，相火不安其位，浮越于上，前人称为"龙雷离泽"，也称"龙雷之火"，其机制与阴虚火旺迥异，治法也大相径庭，医者须认真辨别，勿令有误。

除了虚热之证，肾热亦有因实而致者。主要有两种情况：一为相火偏盛，表现为口渴喜饮，烦躁不寐，阳事易兴或频频梦遗，脉多沉弦而数。一为下焦湿热，症见口苦咽干，小便黄赤，腰部酸胀，小腹拘急，舌红苔黄腻。相火偏旺者，治应苦寒坚阴，直折其火；

湿热下注者，则应清利湿热。

（三）辨虚实

《素问·通评虚实论》指出："邪气盛则实，精气夺则虚。"说明虚实辨证是分析邪正对比关系的两个纲领。由于肾主藏精，为先天之本，而肾精宜藏不宜泄，有虚而无实，故前人多认为肾病多虚，而无实证。如钱乙说："肾主虚，无实也。"王海藏也说："肾本无实，不可泻。"但以邪正对比关系而论，邪居下焦，其势盛实者亦复不少，故"肾无实证"之说应活看。

肾虚之证，有阴虚、阳虚、气虚、精虚之别，其临床表现已于病机部分阐明，需要指出的是，肾之阴阳均以肾中精气为物质基础，而肾阴、肾阳互根互化，因此，肾虚之证，有两点需加以注意：一是无论阴虚、阳虚，多皆存在肾中精气的亏损；二是阴虚可以致阳，阳虚可以致阴，终致阴阳双亏。

肾之实证，以邪气亢盛为基础，其临床表现以邪气种类的不同而异。概言之，邪有内外之分。外邪者，以风邪、湿邪、热邪较为多见，因寒邪至肾多已化热（寒邪直中例外）。内邪者，以水浊、湿热、瘀血多见。其临床表现多为虚中夹实型，随证而异。唯须注意，临证分析时要把虚实之间的主次缓急辨别清楚。另外。肾病中（如关格）还有主病、客病之说。所谓主病，是指肾之本病；所谓客病，是指能促使主病激化的客邪新病，主病多虚，客病多实，二者虽非一病，但关系甚重，是制定治疗大法的重要依据，临证亦须辨明。

（四）辨阴阳

阴阳是八纲辨证的总纲。《素问·阴阳应象大论》云："善诊者，察色按脉，先别阴阳。"这里的阴阳，是对疾病属性总的归类，即表、热、实证属阳，里、寒、虚证属阴。这种整体归类，有助于从宏观上把握疾病的类型和转归，进而对辨证施治进行方向性指导。

一般来说，临床上辨别阴证、阳证，是以正气的盛衰和邪气的转归为主要依据。大凡正气严重亏损，邪气有转深、转重的趋势，是为阴证；反之，如正气尚能抗邪，邪气有由深去浅，由重转轻的趋势，则为阳证。但在传统上，阴证多指虚寒证，阳证多指实热证。另外，根据阴阳的相对性和广泛性归类，气病、腑病皆可属阳，血病、脏病皆可属阴。

此外，由于阴阳的多重内涵，有人将阴阳辨证与脏腑的阴阳盛衰等同起来，我们认为有悖于概念的统一性，故略而不述。

二、脏腑辨证

在肾系疾病中，病位主要在肾与膀胱，但由于五脏六腑的广泛联系和相互制约，肾脏疾病很容易波及他脏，他脏之病也可以传变及肾。因此，在具体临床辨证时，不能只把着眼点局限于肾，而要根据发病情况及临床表现，认真分析，除了肾与膀胱外还有哪些脏腑发生了变化？何脏发病在先，何脏在后？其传变途径和相互关系如何？等等。实际上，脏腑辨证是对疾病具体定位的判断过程，具体内容可看肾病病机和肾病传变的有关内容，此不赘述。

　　总之，中医辨证论治主要根据四诊所见，对疾病进行定位、定性，以便立法、处方、用药治疗，但在辨证过程中，随着疾病的发展，各脏腑之间的证候往往互相影响，寒热虚实往往错杂互见，因此必须动态地观察病情，才能准确地去辨证论治。

（江海身）

第四章 肾脏病的中医治疗

第一节 治 则

一、扶正与祛邪

肾脏病以其病位较深，病程绵长，故虚证相对较多。或肾阴不足，或肾阳虚亏，而肾精必已匮乏。因此临床上肾脏病补法用得较多，故前人有"肾病多虚，有补无泻"之说。

但肾脏病由于久病居多，缠绵反复，病机复杂，肾与他脏的关系多失协调；复因病程中外邪冲击，内邪壅滞，故邪实因素亦复不少。此时如用纯补之法，不仅正虚不易迅复，反会助火滞气，使邪实更加壅滞。故肾病之虚固当填补，而内外之邪，亦不可不顾。扶正与祛邪，必须权衡邪正各方的缓急轻重，恰当配合，或寓泻于补，或寓补于泻，或先补后泻，或先泻后补，总以切中病机为要。周学海于此曾有精辟论述，他说："有虚实相兼者焉：病本邪实，……又见虚候者，此实中兼虚也。治之之法，宜泻中兼补。倘虚甚者，或不得已，姑从于补，虚复而后宜议泻矣。其人素虚，阴衰阳盛，一旦感邪，两阳相搏，遂变为实者，此虚中兼实也。治之之法，不清凉无由解热，不转刷无由逐结。然，从前之虚不得不顾，故或从缓下，或一吐止服。……大抵邪不解则不受补，有邪而补，徒增壅住；且积日之虚，岂暂补所能挽回乎！"此论，颇为中肯，于肾病之治，足资借鉴。

二、治阴与治阳

肾虚之证，不外阴虚与阳虚。阴虚者宜滋其阴，阳虚者宜温其阳，此常法也。但肾脏病日久，阴病多损及阳，阳病多损及阴，阴阳俱有不足。此时用药，补阳常可耗阴，滋阴又可碍阳。调理之法，当循阴阳相生互化之义。补阴，当于柔剂中适加阳刚之品；补阳，则于刚剂中佐以阴柔之药。使阳生阴化，相互助长。此如张景岳云："善补阳者，必于阴中求阳，则阳得阴助而生化无穷；善补阴者，必于阳中求阴，则阴得阳助而泉源不竭。"

另外，肾病久延，必消耗肾精，而至肾精亏损，元气不足，当用培元益精之法。此时又须注意精、气之间的互生互化关系。亦如张景岳所云："其有气因精而虚者，自当补精以化气；精因气而虚者，自当补气以生精。"

总之，肾脏病多虚证，而阴阳精气治法各不同；其相生互化，又互为因果。临证时当仔细辨析，求其有无多寡，辨其先后主次，而用药又当顺其化生之理，合其动静之性，方保药到病减，效如桴鼓。

三、分治与合治

肾脏之病，其因有别：有肾病而及他脏者，有他脏病而及肾者。肾病之邪，其类有别：有一邪独具始终者，有一邪衍生他邪者，又有数邪交结同病者。肾病之外，又有身兼他病者：或发于前，或发于后，或同时并病。治疗之法，即有分治、合治之异。分治者，为数脏之中，先治其一脏；数邪之中，先祛其一邪；或数病之中，先治其一病。然后依据病情转化，再治他脏、他邪、他病。合治者，乃于一方之中，兼治各脏、各邪、各病。

一般说来，合治之法，适用于各脏所病同重，或诸邪交结缠绵，或诸病相关皆急。此时如单顾一方，非但病必不减，反致弊端丛生。唯诸病兼治，始保万全。而分治之法，则与此相反：诸脏之中，有一脏为重；或诸邪之中，有一邪为主；或诸病之中一病为急。此时病机虽繁，但主次分明，必先择其要害而治之，一病既除，再顾他病，此如罗浩所云："一病而在一经者。宜知缓急。若一病而见二经，一经而见两病，或虚实并著，或新旧相杂，表里兼困，上下俱伤，其中寒、热、虚、实错综其间，当分当合，权衡不易操也。分治之法，审其轻重；合治之法，辨其宾主。如有表证而兼有里证，表证重先解表，里证重先清里，此分治之法也。如本证属虚，外邪复甚，补正则助邪，祛邪则伤正，两全之法，在于合治。虚证甚则以治虚为主，佐以祛邪；邪方甚则以祛邪为主，佐以扶正。……仍有见证虽杂，其源则起于一。治其致病之由，则诸证自已。有二证并起，治此即所以治彼，此愈而彼自解者，治彼而反与此相乖者。其辨证用药，必有真识，方可无误也。"

四、饮食宜忌

肾脏病以虚证居多，治疗时除了以药培补，尚须注意食补。但肾病日久，胃气易伤，胃纳不开，滋补之品，每不欲食；且脾肾有病，水液代谢失权，每有水浊内阻，或痰瘀交结，如妄进滋腻之食，不但不能补精益气，反而生痰助邪，不唯无益，抑且有害。故肾病的饮食宜忌特别重要，要之有三：一是补之有据，二是勿伤胃气，三是勿滞邪气。

所谓补之有据，是指要根据阴阳气血失衡的具体病机，有针对性地选择食补之品。如阴津不足，当选清淡甘润之品为食，如芹菜、菠菜、莴笋、茭白、山药、西瓜、梨汁、橙汁、香蕉、荔枝、荸荠之类。如精血偏虚，则应适当选用血肉有情之品为食，如肉类、蛋类、奶类，等等。如阳气亏损较重，则应适当增加甘温助阳食品为助，如羊肉、牛肉、狗肉、雀肉、枸杞子、肉桂、辣椒、葱、韭、蒜，等等。食补与药补一样，也要注意阴阳气血之间的互生互化关系，做到阴阳相配，勿造其偏。

所谓勿伤胃气，是指饮食调养，要以开胃醒脾为先，使食物有纳化之地，气血有化生之源，方能正随食复，邪随食除。脾胃同居中焦，共操升降之机，其气以通为顺。故所进饮食，当有理气之品为佐，如砂仁、茴香、萝卜、神曲、陈皮之类。然脾为阴土，胃为阳土，二者同主胃气，故开胃醒脾，又当视具体情况，分别对待。脾气不足者，当进健脾化湿之品，如莲子肉、薏苡仁、扁豆、山药之类；胃阴不足者，当进甘凉益阴之品，如绿豆、小麦、粟米、黄瓜、竹笋、藕、西瓜、荸荠等。

另外，人之胃气强弱不同，调制饮食时亦应区别对待。凡胃气强盛者，食入易消易饥，此时可针对病情，放胆补泻；而胃气素弱之人，食欲原本不旺，如过分忌口，则更难进食，此时应适当放宽食谱，随其所欲，有节而进。

第二节　治　法

一、发散法

发散法是通过疏通腠理，开张毛孔，促进汗液分泌而驱邪外出的一种治疗方法。本法又称汗法，《黄帝内经》则谓之"开鬼门"。发散法是根据"因其轻而扬之""其在皮者，汗而发之"的原则而立，而用于驱除表邪，解除表证的常规治法。肾病用汗法主要有以下类型。

1. 宣肺利水法

水病初起，面目及一身尽肿，但以头面浮肿为著。或伴有恶寒发热，咳嗽咽痛，胸闷气促，小便短少，脉弦或浮，舌苔白腻等症。或在水肿过程中，由于感染外邪，水肿突然加重，并有寒热头痛、咳嗽喘促等症。此为肺肾同病，但病势在表，以肺气壅塞，宣降失调，水道不利为主要矛盾。通过宣肺发汗，调整肺的宣降功能，可起到开上窍，通下窍，畅利三焦，驱除外邪，利水消肿的目的。

常用方剂：如属风水表实，脉浮而渴者，可用越婢汤合五皮饮；如脉浮不渴者，可用麻黄汤合五皮饮；风水表虚，汗出恶风者，可用防己黄芪汤；外邪不著，水泛肌表者，可用防己茯苓汤；如肺热较重，咳嗽咯痰者，可用麻黄连翘赤小豆汤。

2. 疏导宣散法

六淫之邪，侵袭肾脉，而致经气不畅，症状随外邪的不同而异。一般可见身重，腰痛，脊痛不能正立，足热，小溲不利，脉沉等。通过宣散之法，可以疏导肾经气血，驱邪外出。常用方剂：麻黄附子细辛汤、柴胡桂枝汤等。

3. 扶正解表法

肾病过程中内伤不已，复感外邪，发生外内合邪，表里同病。此时可用发表法及时解除表邪，以防内邪的激化和肆虐。肾病因虚证较多，应用汗法时当根据具体情况，适当配合扶正，谨防"虚虚"之弊。如里虚较重，正不胜邪，此时虽有汗法的指征，亦宜审慎而行，先救其里，后解其表。

常用方剂：益气解表用人参败毒散；养阴解表用加味银翘汤等。

二、泻火法

泻火法是以清热之品，解除机体内在邪热的一种治法。然热有虚实之分，实火宜清宜泻，虚火宜敛宜降，不可一见有热，便滥用泻火之法。另外，火无形质，不能孤生，必有所附丽，或酿生于脏腑，或蕴伏于气血，治疗则应循其所在部位区别而治。就肾病而言，其内在邪热多表现为相火、湿热、血热等形式。故其治疗分别采用泻火坚阴、清利湿热和凉血泻热等法。兹分别介绍如下。

1. 泻火坚阴法

正常情况下，相火为生理之火，是推动脏腑功能活动的内在动力。相火又以元精为物质基础，相火过盛，必燔灼肾火，耗伤元精。且五脏皆主情志，如情志过极，则易煽动相火，煎熬真阴，变为贼邪。所以李东垣云："相火者，下焦包络之火，元气之贼也。"临床上相火过亢，多表现为口苦咽干，烦躁不寐，腰膝酸痛，或梦遗早泄，舌红苔少，脉细数等。治此可用知母、黄柏、泽泻、丹皮、鳖甲、龟甲、玄参等，直入下焦，泻火坚阴。即《黄帝内经》所谓"肾欲坚，急食苦以坚之"。常用方如大补阴丸等。

2. 清利湿热法

湿热亦为下焦常见热邪，以湿郁热蒸，交结纠缠，最易阻滞气机，损伤气化。故下焦湿热多阻碍肾与膀胱的决渎之机，表现为小便不畅，淋沥涩痛，甚或癃闭不通，舌红苔黄腻，脉濡数或弦数。治宜清利下焦湿热，方如八正散、黄芩滑石汤、石韦散等。

3. 凉血泻热法

热邪久羁，可深入血分，而致血分蕴热。这在外感热病中较为多见。而在内伤杂病中，由于体质因素或脏腑火盛，也可产生血分蕴热。可见口干不欲饮、舌面生疮、烦躁不寐、溺血便血等，并可伴有皮肤游风、关节肿痛等症。治疗当用清热凉血之剂，以泻其血分热邪。常用药物有犀角（水牛角代）、生地、丹皮、赤芍、紫草、玄参、旱莲草、侧柏叶、白茅根等。方如犀角地黄汤、滋肾化瘀清利汤等。

4. 泻南补北法

火有君、相之分。相火烁阴，治在肝肾，当用知母、黄柏之类泻火坚阴，已如上述。然若君火因肾水不能上济而独亢，出现烦躁、口渴、口舌生疮、小便短赤、舌红苔黄等症，乃真阴欲竭，壮火复炽之候，治疗应在滋补肾水的同时，直折上焦心火，即所谓泻南补北法。方如黄连阿胶汤，以黄连、黄芩清肃上焦心火，阿胶、鸡子黄养血宁神，并滋补下焦肾水，补泻并用，双管齐下。由此可以看出，泻南补北法实际上是泻与补的结合运用，但以泻为主，以补为辅。临床用此，当遵吴鞠通所戒"邪少虚多者，不得用黄连阿胶汤"。

三、解毒法

肾病中，毒邪表现为热毒和溺毒两种形式。热毒多由外邪所化，外邪化热入里，与血热相搏，即可酿生热毒。热毒蕴于血络，可随气血流行，内外相传；亦可壅于局部，腐蚀血肉，发生痈肿疮疖等病变。治疗热毒，多用清热解毒之品，如金银花、连翘、蒲公英、紫花地丁、大青叶、板蓝根等。此外尚须根据热毒侵袭的部位不同，适加不同的引经药。方如五味消毒饮等。

溺毒乃由水浊所化。肾脏受损，气化无权，下焦决渎不利，水浊不能外排，蓄积体内，日久可酿生溺毒。溺毒既可随水浊充斥体内，流溢四肢肌肤，亦可深入血分，随血分相传，毒害五脏六腑。因此，浊毒是一个严重的病理指征。其治疗的关键在于恢复肾脏的气化功能。但溺毒的产生，多发生于肾络痹阻，肾脏的气化功能严重损伤之后，在此情况下，溺毒可通过以下途径消解。

1. 通腑泄浊法

通腑泄浊法即用通便攻下法，使浊毒随大便排出体外。常用大黄、芒硝等药，方如承气汤类。使用通腑泄浊法应注意保护正气，顾护津液，一般不单独使用，而与益气补肾之剂联合使用。

2. 利水解毒法

利水解毒法即通过疏利水道，使浊毒随小便外排。具体治法可参考利水法。

3. 和中解毒法

浊毒与水邪交结，最易蕴结中焦，妨碍中焦的升降之机。因此，通过调理中焦的升降功能，多可使浊毒得到不同程度的减轻。临床上常用温胆汤、半夏泻心汤之类加减，喻嘉言的进退黄连汤，也可参用。

四、利水法

利水法是用利湿、逐水之剂，促使体内的水湿积液从水道排出的治疗方法。肾主一身之水，肾病则水液代谢失常，积水为患。一般上焦水湿，可用发散法解除；下焦水湿，则多用利水法，使水邪通过水道而出。水为实邪，但肾病之水多因虚而致。故行利水法时当照顾内脏之虚。阳虚者须兼以温阳，阴虚者须兼以滋阴。另外，水邪积蓄的程度不同，利水的药力亦应有别，水湿较轻者一般只用淡渗利湿法，水邪较重者则用攻下利水法。兹分别介绍如下。

1. 温阳利水法

温阳利水法适用于脾肾阳虚，阳不化水而致的水肿、痰饮等证。临床特点为一身尽肿，腰以下为重；或短气而咳，痰声辘辘，眩晕心悸；或脚膝困重肿胀，麻木不仁；而每有畏寒、肢冷、泄泻、腰膝酸懒等脾肾阳虚之症。脉沉细或沉弦，舌体淡胖，舌苔白滑。常用附子、桂枝、干姜、白术等温阳药配合利水药为主组成方剂。代表方如真武汤、实脾饮、附子五苓散等。

2. 滋阴利水法

邪水内停，郁而化热，可戕伐肾阴，劫夺肾精，即所谓"邪水旺一分，正水则亏一分"。因此，临床上阴虚水肿亦非少见。其临床特点为水肿身重，口干咽痛，五心烦热，头晕目眩，腰膝酸软，舌红苔薄腻，脉细数。治疗宜用滋阴利水法。常用地黄、木瓜、麦冬、玄参、五味子等滋润肾阴之品配合利水药为主组成方剂。代表方如六味地黄汤加牛膝、车前子、冬葵子、防己之类。

临床上用滋阴利水之法，选用滋肾药物应注意甘润清淡，慎用厚味滋腻，以免壅阻水邪。

3. 淡渗利水法

淡渗利水法适用于水气浸渍肢体，但蕴结程度不重，表现为肢体及面目微肿，身重尿少，口黏不渴或渴不多饮，脉濡细，苔白腻等。常用淡味渗湿药如茯苓、猪苓、泽泻、车前子、通草、滑石等为主组成方剂。代表方如猪苓汤、五皮饮等。

因本证的水湿多在脾虚的基础上发生，久病又多致肾虚，故久用时多伍以健脾益肾之药。

4. 攻逐利水法

攻逐利水法是峻烈的利水方法，它使二便俱下，体内积液迅速排出，以达消肿除胀的目的。适用于水肿较重，胸腹积水较多，而形气俱实的患者。常用峻烈逐水药如甘遂、大戟、芫花、牵牛子、商陆等为主组成方剂。代表方如十枣汤、疏凿饮子等。

逐水药物多有毒性，且攻杀克伐，利水迅速，易致伤阴脱水，耗气伤正，故若非形气均实，不可轻用。且宜从小剂量开始，根据机体反应情况，逐渐增量。积水一旦排出，应即时停药，以免虚虚之弊。

五、固涩法

凡以敛纳、固涩之剂，制止体内气血精津耗散滑脱的方法，称为固涩法。由于肾主封藏纳气，职司二便，肾虚失摄，可出现肾不纳气、遗精滑泄、二便失禁等情况，故肾病中固涩法常用补肾纳气、涩精止遗、涩肠固脱等方法，亦称固肾法。

1. 固肾纳气法

固肾纳气法适用于肾不纳气，症见呼吸浅促，或呼多吸少，语声低微，气短不续，腰膝酸楚，尿频清长，脉沉细无力等。纳气法一般不单独使用，常用沉香、蛤蚧、胡桃肉、五味子、肉桂等参入益肾补肾药中组成方剂。代表方如都气丸、人参胡桃汤、黑锡丹等。

2. 涩精止遗法

涩精止遗法适用于肾失封藏，精关不固，或肾气不摄，膀胱失约等证。症见神疲腰酸，头晕耳鸣，遗精滑泄，或尿频遗尿等症。常用固肾涩精类药物如沙苑蒺藜、莲须、芡实、金樱子、益智仁、桑螵蛸、龙骨、牡蛎等为主组成方剂。代表方如金锁固精丸、桑螵蛸散等。

临床上许多遗精滑泄之证，并非由精关不固引起，而是因相火、湿热、郁瘀等所致。因此，临证时当认真辨析，不可一见滑泄，即妄投固涩之剂，反生闭邪助火之弊端。

3. 涩肠固脱法

涩肠固脱法适用于脾肾虚亏，肠道失约，症见久泻久痢，滑脱不禁，甚则脱肛，或五更泄泻，腰酸肢冷，倦怠乏力，腹痛喜按等。常用诃子、石榴皮、肉豆蔻、赤石脂、罂粟壳等为主组成方剂。代表方如真人养脏汤、桃花汤等。

六、镇潜法

镇潜法是平息内风，制止肝阳上亢的一种治疗方法。以肝肾同源，水能涵木，故二脏的关系极为密切。如肾水不足，不能上济肝阴，导致肝阳上亢，甚则亢而化风，称为水不涵木，症见头痛，眩晕，目胀耳鸣，面色如醉，或肢体渐觉麻木不仁，活动不利，脉弦长有力等。治疗当滋肾之水，息肝之风，镇肝之阳。其药物主要有两种作用趋向：一为滋补肝肾之阴虚，滋阴以潜阳；一为平逆肝阳之上亢，镇肝以息风。二者根据阴虚与阳亢的轻重缓急，合理配伍组方。其中重镇息风主要用质重势沉的矿物、介壳类药，如代赭石、磁石、珍珠母、石决明、生龙骨、生牡蛎等；滋阴潜阳主要用血肉有情和厚味滋阴药如鳖甲、龟甲、阿胶、鸡子黄、地黄、天冬、麦冬等。代表方如镇肝熄风汤、羚羊钩藤汤等。

七、理血法

理血法是调整血液运行的治疗方法。主要包括活血和止血两个方面。

1. 活血法

活血法适用于肾病过程中瘀血内停的证候。瘀血的指征有局部包块，固定不移；刺痛，拒按；出血；唇舌紫暗，脉象细涩等。常用活血化瘀类药物如桃仁、红花、赤芍、川芎、泽兰、丹参、土鳖虫、虻虫、水蛭、三棱、莪术等为主组成方剂。方如桃红四物汤、大黄䗪虫丸、复元活血汤、血府逐瘀汤等。

肾病瘀血，多是诸多病理因素中的一个中间环节，一般不成为独立的证候。因此在临证用药时，不仅要活血化瘀，而且要针对导致瘀血的病因进行辨证用药。肾虚者须结合补肾，水阻者须结合利水，气滞者兼以理气。同时应根据瘀阻的不同部位，辅以适当的引经药，以直达病所，祛除病邪。

另外，肾病瘀血，病程多久，正气已虚，不耐杀伐，因此使用活血之法，应以轻、缓之剂为宜，而慎用攻破之品，以免伤正。

2. 止血法

止血法适用于肾病兼有出血的证候。肾病出血，可见于吐血、咯血、衄血、尿血、便血或崩漏诸证。导致出血的直接原因，主要有血热妄行和阳虚失摄两大类型。血热妄行，多表现为出血鲜红，口干咽燥，舌红苔黄，脉弦数有力。治宜凉血止血，常用生地、侧柏叶、槐花、大蓟、小蓟、茜草等为主组成方剂，代表方如犀角地黄汤、滋肾化瘀清利汤、小蓟饮子等。阳虚失摄，多表现为出血色淡，或晦暗，面色㿠白，畏寒肢冷，舌淡，脉沉细无力。治宜温阳摄血，常用阿胶、艾叶、灶心黄土、藕节等配合温阳药组成方剂，代表方如黄土汤。

出血之证，多有瘀血存在，而旧血不去，新血则难以归经。故止血之剂，应视瘀血之轻重，适加化瘀之品；或将化瘀止血药如蒲黄、三七、琥珀、大黄等参入方剂。

八、补肾法

凡以培补肾脏虚损为主要方向的治疗方法称为补肾法。肾病多虚，虚则补之，故补肾法的运用在肾病中最为广泛。由于肾为水火之宅，中藏元阴、元阳，所以补肾法又可分为滋阴、温阳两大法门。二者之中，根据肾虚的轻重缓急以及与他脏的不同关系，又各有不同的补法。兹分别介绍如下。

（一）温阳法

1. 急救回阳法

急救回阳法适用于阳气欲脱，阴寒内盛之证。症见四肢厥逆，汗出气促，恶寒蜷卧，下利清谷，舌淡苔白，脉沉微等。宜用附子、肉桂、干姜、人参等大剂温肾祛寒药与益气固脱药组成方剂以回阳救逆。代表方如四逆汤、参附汤、回阳救急汤等。

2. 温经散寒法

温经散寒法适用于阳气不足，经脉受寒，血液运行不畅之证。症见手足厥冷，或肢体痹痛，或虚寒阴疽等，舌淡苔白，脉沉细。常以温阳散寒、养血通脉之桂枝、附子、当归、赤芍之类组成方剂。代表方如当归四逆汤、黄芪桂枝五物汤、阳和汤等。

3. 温阳益肾法

温阳益肾法适用于肾阳亏虚，气化无权所致的腰酸脚软，肢冷畏寒，小便不利或反多，脉沉细，舌淡苔白，以及痰饮、消渴等证。治法当以温阳益肾。然元阳、元阴互根互化，故温补肾阳，每兼以补阴。常用附子、肉桂、杜仲、肉苁蓉等温阳药，参以熟地、山萸肉、泽泻等滋阴药同用组成方剂。代表方如肾气丸、右归丸等。

（二）滋阴法

1. 滋阴壮水法

滋阴壮水法适用于肾阴不足，真水乏竭之证。症见口咽干燥，暮夜尤甚，形瘦皮枯，腰酸神疲，潮热盗汗，或手足心热，舌红苔少，脉细数。常用地黄、天冬、玄参、麦冬、龟甲等甘寒、咸寒之品，壮水之主，以增阴液。代表方如增液汤、六味地黄汤等。

2. 填精补髓法

填精补髓法适用于肾精不足，髓海空虚。症见脑转耳鸣，胫酸眩晕，目无所见，懈怠安卧，舌质淡瘦，脉象沉细。常用厚味养阴及血肉有情之品为主组成方剂。代表方如左归丸、三甲复脉汤等。

（三）兼补法

兼补法是数虚并补的方法。适用于多脏同虚或诸气（气、血、阴、阳）同虚之证。多脏同虚者，如肺肾同虚，当用肺肾兼补法，方如月华丸、百合固金汤；心肾同虚，当用心肾兼补法，方如柏子养心丸、天王补心丹；肝肾同虚者，当用肝肾兼补法，方如一贯煎、镇肝熄风汤；脾肾双亏者，又当脾肾双补，方如参芪地黄汤。

诸气同虚，在肾病中以气阴（精）双补和阴阳双补最为多见。阴阳双补，方如金匮肾气丸；气阴双补，方如大补元煎等。

（江海身）

临床篇

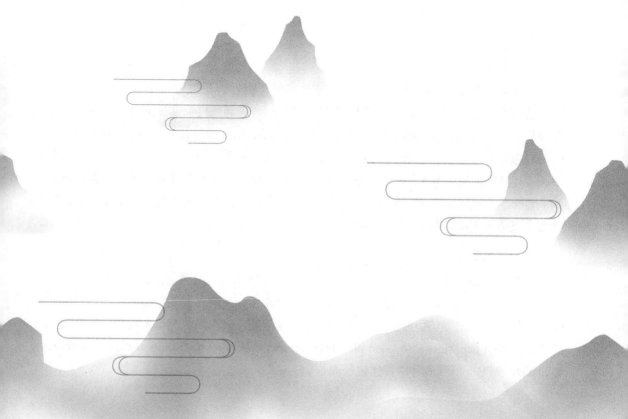

第五章　原发性肾小球疾病

第一节　急性肾小球肾炎

急性肾小球肾炎（acute glomerulonephritis，AGN）简称急性肾炎，是以急性肾炎综合征为主要临床表现的一组疾病，主要表现为血尿、蛋白尿、水肿、高血压，伴或不伴一过性肾小球滤过率下降。该病好发于 4~12 岁儿童，常于感染（主要是链球菌感染）之后 1~3 周出现急性肾炎综合征的表现。该病全球发病率约为 47.2 万 / 年，其中 45.6 万例患者来自欠发达地区，40.4 万患者为儿童。我国的发病率约为 13.2/10 万。近年来，成年人葡萄球菌感染相关 AGN 发病率逐年增多。虽然大多数急性肾炎患者预后良好，但仍有 15% 患者存在持续尿检异常，约 1% 患者进展为尿毒症，因此，仍需临床进一步关注和研究。

本病属中医学"肾风""风水""阳水"病证范畴。

一、病因病理

（一）西医病因病机

本病多由 β- 溶血性链球菌（常为 A 组 12 型）感染所致，占 80%，常见于上呼吸道感染、猩红热、皮肤感染后。肺炎球菌、葡萄球菌、病毒等也可导致急性肾炎。

关于本病的发病机制，体液免疫和细胞免疫均可参与肾脏损伤，此外，补体激活、宿主因素、细菌表面抗原等均参与发病。

1. 体液免疫机制

带正电荷的链球菌抗原种植于肾小球基底膜，引发原位复合物形成，或者循环免疫复合物沉积于肾小球，导致上皮下电子致密物沉积、局部免疫炎症反应和补体激活、足细胞损伤、系膜增殖及蛋白尿。免疫球蛋白 IgA、IgG、IgM 及补体 C3 等沉积部位与上皮下驼峰样电子致密物沉积相关。不同的免疫荧光类型对应不同的免疫机制。如满天星样沉积［IgG、IgM 和（或）IgA、C3］多提示毛细血管内或系膜增殖性肾炎，并且多在病程的第 1 周出现。系膜区团块状沉积多为 C3 沉积，与系膜增生性病变相关，而花环样免疫复合物与上皮下的驼峰以及大量蛋白尿相关。

2. 补体激活

经典途径和替代途径均与急性肾炎有关。疾病早期，链球菌蛋白 H 与 IgG 的 Fc 受体结合可诱导补体经典途径激活。替代途径主要为含有 IgA 的免疫复合物，细菌内毒素、脂多糖、细菌细胞壁等均可激活替代途径。与急性肾炎发病相关的链球菌抗原——肾炎相关纤溶酶受体（nephritis-associated plasmin receptor，NAPLr）和红细胞毒素 B（erythrocyte toxicn B，ETB）可激活补体替代途径而致病。

3. 细胞免疫机制

急性肾炎早期即可见中性粒细胞、单核/巨噬细胞、T 细胞浸润。在急性肾炎早期以 $CD4^+T$ 细胞浸润为主，而晚期则以 $CD8^+T$ 细胞浸润为主。$CD4^+T$ 细胞在肾炎的发病中起关键作用，Th1 和 Th17 细胞可诱导细胞损伤，而调节性 T 细胞则具有保护作用。

4. 致病性抗原

（1）细菌细胞壁上的 M 蛋白主要用于对链球菌进行分类，但与急性肾炎发病密切相关，目前研究致病性 A 组 β 型溶血性链球菌的 M 蛋白主要有（1，2，4，12，18，25，49，55，57 和 60）。

（2）链球菌蛋白酶或链球菌致热原外毒素 B（streptococcal pyrogenic exotoxin B，Spe-B）：Spe-B 是一种阳离子蛋白，通过选择性补体途径激活，容易在肾小球基底膜（glomerular basement membrane，GBM）种植并参与发病。

（3）NAPLr：此蛋白被鉴定为链球菌胞浆抗原，可强烈激活补体 C3，具有容易与系膜基质及 GBM 结合的特性。

（4）红细胞毒素 B（ETB）及其前体——胶素原：是纯化的肾炎性抗原，与肾小球基底膜有共同抗原。

（二）病理改变

在急性期，急性肾炎典型的病理表现为毛细血管内增生性肾炎。

1. 光镜检查

毛细血管内皮细胞增生肿胀和系膜细胞增生，伴有中性粒细胞浸润。

2. 免疫荧光

IgG 和（或）C3 在肾小球系膜和毛细血管壁粗颗粒状沉积。

3. 电镜检查

系膜细胞和内皮细胞增生肿胀，毛细血管腔狭窄，肾小球上皮细胞下驼峰状电子致密物沉积，上皮细胞足突融合、扁平。

（三）中医病因病机

1. 中医病因

急性肾炎可认为属《黄帝内经》中的肾风。如《素问·风论》曰："肾风之状，多汗恶风，面庞然浮肿，脊痛不能正立，其色炲，隐曲不利，诊在肌上，其色黑。"《素问·评热病论》云："有病肾风者，面胕庞然壅，害于言……不当刺而刺，后五日其气必至……至必少气时热，时热从胸背上至头，汗出手热，口干苦渴，小便黄，目下肿，腹中鸣，身重难以行，月事不来，烦而不能食，不能正偃，正偃则咳甚，病名曰风水，论在〈刺法〉中。"《素问·奇病论》云："有病庞然如有水状，切其脉大紧，身无痛者，形不瘦，不能食，食少，名为何病？岐伯曰：病生在肾，名为肾风。肾风而不能食，善惊，惊已，心气痿者死。"指出本病主要的临床表现是面部及足跗浮肿，目下壅起如卧蚕，疾病初起常表现为外感的症状，如气短、发热、多汗恶风、口渴、尿黄、眼睑水肿等，或兼夹肠鸣、身体沉重、月经不至、烦闷、不能进食等症状，病情严重则出现烦躁、不能平卧，甚至惊恐气绝。《金匮要略》则名之为风水，肿势严重者则称为皮水，如"寸口脉沉滑者，中有水气，面目肿大，有热，名曰风水，视人之目窠上微拥，如蚕新卧起状，其颈脉动，时时咳，按其手足上，陷而不起者，风水""太阳病脉浮而紧，法当骨节疼痛，反不痛，身体反重而酸，其人不渴，汗出即愈，此为风水""风水其脉自浮，外证骨节疼痛，恶风；皮水其脉亦浮，外证胕肿，按之没指，不恶风，其腹如鼓，不渴"等。

关于急性肾炎的病因，有本虚和标实两个方面。"邪之所凑，其气必虚，阴虚者阳必凑之"，说明本虚为本病发生的先决条件，毒邪外侵为本病发生的必要条件。

（1）脏腑亏虚：正常的水液代谢平衡有赖于肺之通调，脾之转输，肾之开阖，三焦之决渎，膀胱之气化。如果因外邪侵袭，内有肺、脾、肾等脏器功能失调，可使水湿不得泄，泛于皮肤而形成水肿。《素问·水热穴论》云："勇而劳甚则肾汗出，肾汗出逢于风，内不得入于脏腑，外不得越于皮肤，客于玄府，行于皮里，传为胕肿，本之于肾，名曰风水。"说明过劳导致肾气外泄，精气暗耗，外邪乘虚而入是发生风水的主要原因，故曰"本之于肾"。此外，卫出下焦，肾虚则卫气亦虚，卫外不固，内外合邪，亦可导致急性肾炎发生。同时肺为五脏之华盖，外邪袭人，首先犯肺，肺失宣降，导致水失治节，外溢肌肤同样发生水肿。因此，本病的内因主要是肺肾亏虚。病程日久，则出现肾络痹阻。一方面，导致浊阴内阻，精微下泄；另一方面，使病程较难逆转，肾气难复。本病恢复期则主要是脾肾两虚，精微不固，或气阴两虚，阴虚内热，迫血妄行，出现持续血尿、蛋白尿，或阴虚内热、迫血妄行，患者常血尿持续不解，或肝风内动，此时宜益气健脾、养阴清热凉血，不可温补。

（2）风湿热毒浸淫：急性肾炎发作期主要是风热之邪外袭犯肺，或表皮之疮毒不解湿毒浸淫，邪毒内陷，导致肺的宣发肃降功能失常，治节无权，不能通调水道，下输膀胱，加之肾的气化功能失调，致关门不利，聚水以从其类，因此出现尿少而水肿。

风热之邪，从口鼻而入，首先犯肺，肺气为之郁闭，不能宣发肃降，不能通调水道、下输膀胱，以致风遏水阻，风水相搏，流于肌肤，发为水肿。风热客于咽喉则身热、咽痛。肺外合皮毛，疮疡湿毒浸于皮肤，内舍于其所合，则肺失宣降，水失通调，则出现水肿；湿热浸渍，弥漫三焦，气化失司，水湿内停；或水湿、湿毒内侵，郁而化热，湿热蕴结，脾为湿困，湿热壅塞于肌肤经隧之间，则表现为遍身水肿、纳差、尿少、色赤、腰酸腿软、头晕、乏力等症。

2. 中医病机

时振声教授认为急性肾炎的中医病机可归纳为以下几个方面。

（1）风邪外袭，肺失通调：由于肺主皮毛，风邪外袭，内舍于肺，肺失宣降，通调失司，以致风遏水阻，风水相搏，流溢肌肤，发为水肿。偏于风寒者，因风寒束表，经气不利，可见恶寒腰痛、肢节酸楚，膀胱气化不利，小便不利；偏于风热者，风热循经，客于咽喉，可见发热咽痛；湿热循经下注腰府，则腰痛乏力；热伤津液，则小便黄少，舌苔薄白或薄黄、脉象浮紧或浮数。

（2）湿毒浸淫，内归肺脾：肺主皮毛，疡疮湿毒浸于皮肤，内归于肺，肺失宣发肃降，则水道不通，可见全身或四肢水肿，小便不利；脾主肌肉，疮疡痈毒客于肌肉，身发疮毒，甚则溃烂；脾主肌肉四肢，湿热疮毒内侵于脾，则运化失司，胃失受纳，可见恶心呕吐，舌苔薄黄，舌质较红，脉象滑数。

（3）水湿浸渍，脾气受阻：冒雨涉水、居住潮湿，水湿之气内侵，脾为湿困，失其健运，水湿不运，泛于肌肤，可见全身水肿、身体困重；水湿中阻，脾失健运，可见胸闷纳呆，痞满不饥，舌苔白腻、舌质较淡、舌体胖大，脉象沉缓。

（4）湿热内壅，三焦阻滞：湿热侵袭，或湿郁化热，或热久湿生，中焦脾胃不能升清降浊，三焦气机阻滞，水道不利，而为全身水肿；湿遏热阻，膀胱气化不利，则尿少色黄；湿热中阻，胆气上逆，则口干、口苦、口黏，痞满不饥；湿热黏滞，大肠传导失司，则大便干结，或大便黏滞不爽，舌苔黄腻，脉象滑数。

（5）风热内侵，下焦热盛：风热内侵，亦可风去热存，留于下焦，脉络受损，血热妄行，以致出现血尿，可见尿血鲜红或洗肉汤状。热扰心神，则心烦口渴，舌红少苔，脉象沉数。

3. 中医病因病机特点

时振声教授认为，本病病起急骤，属于中医学"阳水"范畴，病性与肺、肾的关系最为密切，为素有脏腑亏虚基础上风邪外侵引起，病性虚实夹杂，以实证为主。发作期主要是风邪外袭或疮毒内陷，湿毒浸淫，肺失宣肃，治节无权，不能通调水道，下输膀胱，致关门不利，聚水以从其类，以阳水实证为主。恢复期主要是脾肾两虚、精微不固或阴虚内热、迫血妄行，此时宜益气健脾、养阴清热凉血，不可温补。

二、诊断

（一）西医辨病

1. 临床诊断

链球菌感染后 1~3 周出现急性肾炎综合征，伴血清 C3 一过性下降，即可临床诊断为急性肾炎。

2. 鉴别诊断

本病需要与其他表现为急性肾炎综合征的肾小球疾病相鉴别。

（1）IgA 肾病：该病部分患者也可表现为感染后数小时或数日内出现肉眼血尿，但该病从前驱感染致肉眼血尿发作一般需 12~36 小时，通常不超过 7 天，而急性肾炎多表现为感染后 1~2 周发病；IgA 肾病多伴有血清 sIgA1 水平升高，而血清补体 C3 正常，区别于急性肾炎血清 C3 水平的动态变化；其次，IgA 肾病无自愈倾向，而急性肾炎部分患者可临床自愈。

（2）急性肾盂肾炎：该病有全身及局部感染的表现，如发热、尿路刺激征、单侧或双侧腰痛、尿中出现大量白细胞甚至白细胞管型、尿细菌学培养阳性、超声等影像学检查常发现肾盂肾盏瘢痕形成、肾脏表面凹凸不平等，且抗感染治疗有效。

（3）膜增生性肾小球肾炎：该病也常有前驱呼吸道感染史及低补体血症，起病与急性肾小球肾炎极其相似。若病程无自愈倾向，大量蛋白尿、低补体血症持续超过8周不恢复，应考虑该病并及时行肾活检明确诊断。

（4）急进性肾小球肾炎：发病过程与急性肾炎相似，但其进行性少尿至无尿，进行性肾功能减退并于短期内进展至尿毒症。常伴有血清免疫学异常，包括 ANCA 抗体谱、抗 GBM 抗体阳性等。若急性肾炎综合征病程超过1个月不缓解，应及时行肾活检排除本病。

（5）急性间质性肾炎：常有用药史（以抗生素、止痛剂常见），肾功能短期内急剧下降并伴过敏表现，如皮疹、外周血嗜酸性粒细胞增多，确诊需肾活检。

（二）中医辨病辨证

1. 辨证思路

时振声教授认为，急性肾炎属于中医学"阳水"范畴，基本病机为外邪袭表，肺失宣畅，津液既不能宣发于肌表而为汗，又不能下输于膀胱而为尿，风遏水阻，风水相搏，溢于肌肤。病性与肺肾的关系最为密切，病性虚实夹杂，以实证为主。而慢性期则表现为气阴两虚、湿热未尽之证。因此治疗应根据急性期和恢复期不同而分证论治。

2. 本病常见证候及其临床表现

（1）风水泛滥：由于风邪外袭，肺失通调，故眼睑浮肿。如果仍有表证，偏于风寒者，可见恶寒腰痛，肢节酸楚，小便不利；偏于风热者，可见发热咽痛，腰痛乏力，小便黄少，舌苔薄白或薄黄，脉象浮紧或浮数。

（2）湿毒浸淫：由于湿毒内归肺脾，故除面部水肿外，尚可见全身或四肢水肿，小便不利，身发疮毒，甚则溃烂，舌苔薄黄，舌质较红，脉象滑数。

（3）水湿浸渍：多由风水进一步发展为皮水，或是受水湿之邪，内舍于脾，脾为湿困。可见全身水肿，身体困重，胸闷纳呆，痞满不饥，舌苔白腻、舌质较淡、舌体胖大，脉象沉缓。

（4）湿热内壅：因湿热侵袭，或湿郁化热，或热而湿生，全身水肿，尿少色黄，口苦口黏，痞满不饥，或大便干结，或大便黏滞不爽，舌苔黄腻，脉象滑数。

（5）下焦热盛：由于风热内侵，风去热存，热留下焦，以致心烦口渴，尿血鲜红或洗肉汤状，舌红少苔，脉象沉数。

3. 辨证要点

根据患者有眼睑浮肿或全身水肿、肉眼血尿，以及前驱证候有外感或皮肤疮疖等病史，不难诊断。发作期多伴有外感症状，如发热恶寒，周身不适，甚则肢体浮肿，咳嗽脉浮等表证。但是中医证型并非固定不变，要注意证型的转化，如水湿浸渍过用温燥药物，也可转化为湿热内壅等。另外，急性肾炎的水肿，总体来说属阳水范畴，如果迁延不愈，则阳水亦可转化为阴水，由邪实为主转化为正虚为主或虚实夹杂。

三、治疗

（一）西医治疗

本病以支持治疗和对症治疗为主，卧床休息，等待血尿、蛋白尿恢复，同时可通过限盐、利尿消肿等措施以降低血压，防止心血管并发症。

1. 休息

急性肾炎发病后，须基本卧床休息，直至利尿消肿或肉眼血尿消失，血压、血肌酐恢复正常，可逐步增加活动。

2. 饮食

予低盐饮食，蛋白质摄入量保持在 40~70g/d，控制蛋白质摄入不利于肾单位的修复，过高摄入蛋白质也会使肾小球硬化，对病情恢复不利。

3. 感染灶治疗

本病急性肾炎发作时，感染灶已经基本得到控制，如无感染证据，不需要使用抗生素。有感染证据，可根据血清病原学检测选择合适的抗生素，存在病毒感染者可选择抗病毒治疗。扁桃体切除术对急性肾炎的病程无肯定的效果。如要做扁桃体切除术，以肾炎病情稳定、扁桃体无急性炎症时为宜。

4. 对症治疗

伴水肿、少尿、高血压的患者可给予利尿剂治疗。如果单独应用利尿剂不能有效控制血压，首选 ACEI 或 ARB 类降压药。大部分病例 2 种药物合用能够控制血压，若治疗效果不佳时可联用钙离子拮抗剂、α_1 受体阻断剂和中枢性交感神经抑制剂等。出现药物治疗不能纠正的心力衰竭、氮质血症等需要紧急透析治疗。

（二）中医治疗

时振声教授强调，急性肾炎的基本病机为外邪袭表，肺失宣畅，津液既不能宣发于肌表而为汗，又不能下输于膀胱而为尿，风遏水阻，风水相搏，溢于肌肤。而慢性期则表现为气阴两虚、湿热未尽之证。因此治疗分为急性期和恢复期，分期论治。

时振声教授认为，急性肾炎的治疗要关注阴阳的偏盛偏衰，"阴平阳秘，精神乃治"。要有整体观念，早期治疗未病之脏腑，以防传变。"肾气受于肝"，精血同源、乙癸同源，水能涵木，则肝阳不亢，在急性肾炎的中、后期，血压升高常常与肝阳上亢、水不涵木有关；"传之于心"，指肾脏受损，失于气化，水饮内停，上凌于心，导致心脏功能失调的症状，如急性肾炎水肿的患者多伴有心悸、胸闷、气短，舌苔水滑的体征多与此有关；"气舍于肺"，是指金水相生，肺主通调水道，下输膀胱，助肾行水。肺主皮毛，肺脏有固护肌表、防御外邪的作用，所以急性肾炎的发病与感受外邪关系密切，并且急性期多采用宣肺利水的治法以达到治疗水肿的目的。急性肾炎的治疗心法在于，恢复五脏正常的气化功能，使升者升，降者降，"上焦得通，津液得下，胃气因和"，从而达到"五脏元真通畅，人即安和"的目的。要谨查邪正盛衰的情况，根据正邪消长情况施以治疗，以达到祛邪不伤正、扶正不恋邪的目的，"虚虚实实，补不足，损有余，是其义也"。此外，许多急性肾炎患者在发作期都有外感的症状，如发热恶寒，周身不适，甚则肢体浮肿，咳嗽脉浮等表证。在解表的过程中要中病即止，正如张仲景所云："微似有汗者益佳，不可令如水流漓，病必不除""若一服汗出病瘥，停后服，不必尽剂"。《素问·六元正纪大论》提出"大积大聚，其可犯也，衰其大半而止，过者死"，亦是同理。在《素问·五常政大论》提到："大毒治病，十去其六；常毒治病，十去其七；小毒治病，十去其八；无毒治病，十去其九；谷肉果菜，食养尽之，无使过之，伤其正也"。时振声教授在治疗急、慢性肾脏病时非常关注药物的毒性和性味的偏颇。气味偏胜者，如大热大寒及燥湿偏胜等较大者，服药时间宜短，"中病即止，不必尽剂"；毒性一般者，服药时间可以稍长；毒性小者，服药时间可以再长些；无毒者，服药时间可以更长些，但也只能十去其九，不能无限期的长期服药，不能用药太过，过则伤正，宜配合饮食、起居调养，"必养必和，待其来复"。

1. 急性期

（1）风水泛滥：治宜疏风，宣肺，利水。偏于风寒可用麻桂五皮饮，偏于风热可用越婢五皮饮，均可再加入怀牛膝、车前子。药用生麻黄、桂枝、生石膏、生姜皮、大枣、白术、陈皮、茯苓皮、桑白皮、大腹皮等。风寒偏盛者，去石膏；风热偏盛、口燥咽干、咽痛者加玄参、麦冬、桔梗、甘草等；兼口干口苦者，加用柴胡、黄芩、清半夏等以清少阳肝胆之热；如汗出恶风，卫阳已虚者，可用防己黄芪汤以益气行水。

（2）湿毒浸淫：治宜宣肺解毒，利湿消肿。可用麻黄连翘赤小豆汤加怀牛膝、车前子、冬瓜皮之类。如湿毒甚者，皮肤疮疡者，可用五味消毒饮以清热解毒、利湿消肿。药用生麻黄、连翘、赤小豆、桑白皮、牛膝、车前子、冬瓜皮、野菊花、蒲公英、紫背天葵、紫花地丁、金银花等。

（3）水湿浸渍：治宜健脾化湿，通阳利水。可用胃苓汤（即平胃散合五苓散）加怀牛膝、车前子。药用厚朴、陈皮、白术、茯苓、泽泻、桂枝、猪苓等。若水肿明显，可加用五皮饮以理气化湿利水。

（4）湿热壅盛：治宜分利湿热。可用己椒苈黄丸，使湿热从前后分消。如肿势较轻，亦可清热利湿，用萆薢分清饮。药用防己、椒目、葶苈子、大黄、猪苓、茯苓、泽泻、通草、萆薢、石菖蒲、黄柏、知母等。

（5）下焦热盛：治宜清热泻火，凉血止血。可用小蓟饮子去木通，加女贞子、旱莲草。药用大蓟、小蓟、藕节（藕节炭）、生地（炭）、当归、栀子、淡竹叶、女贞子、旱莲草等。血尿明显者，加白茅根、蒲黄炭。

2. 恢复期

若水肿消退，肉眼血尿消失，则转入恢复期治疗。

（1）余热未清或湿热未尽：临床表现为乏力，尿血，下肢水肿，口干，心烦，失眠，口苦，或兼见排尿不畅，舌红、苔白，脉滑。治宜清利为主，可用程氏萆薢分清饮加减。药用萆薢、茯苓、莲子心、车前草、丹参、白术、知母、黄柏等。

（2）脾虚湿盛：临床表现为倦怠，乏力，下肢水肿，大便溏，面色㿠白，腹胀，舌体胖大，边有齿痕，舌淡苔白，脉沉弱。治宜健脾利湿，可用参苓白术散加减。药用党参、白术、茯苓、泽泻、陈皮、山药、甘草、莲子等。

（3）肾阴虚：临床表现为口干，颧红，盗汗，腰膝酸软，乏力，舌体瘦小，舌红少苔，脉细数。治宜补益肾阴，可用六味地黄汤加减。药用生地黄、山萸肉、山药、茯苓、泽泻、丹皮，可加用女贞子、旱莲草、麦冬、五味子等。

（4）气阴两虚：临床表现为口干，倦怠，乏力，腰膝酸软，心烦失眠，自汗盗汗，舌体瘦小、舌红少苔，脉细数。治宜益气养阴，可用大补元煎加减，均可使蛋白尿逐渐消退，镜下血尿消失。药用生黄芪、党参、生地、山萸肉、杜仲、枸杞子、甘草。血尿明显者，加白茅根；失眠者，加远志、酸枣仁。

另一方面时振声教授认为急性肾炎尿血多为热伤血络所致，如《证治准绳》中云"五脏之热，皆得如膀胱之移热者，传于下焦""是溺血未有不本于热者"。中医辨证分为外感风热证，治宜清上治下，方选银蒲玄麦甘桔汤；肾阴亏虚证，治宜滋肾凉血、清热止血，方用小蓟饮子加减。

时振声教授认为急性肾炎的转归有三种：一是经宣肺利水后，肺的治节与肃降功能得以恢复，肾的气化功能正常，水肿消退，血压亦随之正常，蛋白尿逐渐消失。二是水肿加重，高血压难以控制，甚者肝风内动发生高血压脑病；或水气凌心，脉络痹阻，心气不足而出现心力衰竭；或湿浊上逆，尿少、尿闭而导致急性肾功能衰竭。三是虽未发生合并症，但水肿反复出现，并伴有尿蛋白长期不消，或高血压不能控制，必迁延下去而为慢性肾炎。急性肾炎经过正确治疗后多在 1 个月内进入恢复期，可见轻微水肿，时有时无，血压基本正常，尿中有轻微变化或有几个红细胞，患者多有腰酸、乏力之症，此期属湿热未尽、气阴两虚之证。湿热未尽，余邪未清，邪热迫血妄行则镜下血尿和轻微水肿时隐时现。湿气伤阳，久病伤阴，加之利尿，表现为神疲乏力、脉细、舌质红等气阴两虚之证。

四、预防与护理

中医对急性肾炎急性期应尽量卧床、休息、保暖，保持皮肤清洁干燥，避免感染，饮食宜清淡、易消化，主要忌盐，元代危亦林在《世医得效方》中指出："凡水肿唯忌盐，虽毫末许不得入口，若无以为味，即水病去后，宜以醋少许，调和饮食……果欲去病，切须忌盐。"西医学强调低盐，每日食盐以 1~2g 为宜，如果严格限制，可使食欲丧失，故适当限盐有利于水肿及高血压的控制。同时，要保持良好的心态和生活习惯，树立战胜疾病的信心和勇气，积极配合治疗，平素要加强锻炼，增强体质，避免感染。

预防链球菌感染，可使本病的发病率明显下降，如注意呼吸道隔离，防止猩红热、扁桃体炎发生，保持皮肤清洁，均有助于减少本病的发生。

（时振声　杨丽平　李平）

第二节　急进性肾小球肾炎

急进性肾小球肾炎（rapidly progressive glomerulonephritis，RPGN）是指在肾炎综合征（血尿、蛋白尿、水肿、高血压）基础上，短期内出现少尿、无尿、肾功能急剧进展，病理表现为新月体肾炎的一组临床综合征。新月体肾炎的诊断标准为肾穿组织标本中50%以上的肾小球有大新月体（新月体占肾小囊面积的50%以上）形成。本病病情危重，预后差，但如果能早期明确诊断并根据不同的病因采用正确的治疗方法，可明显改善患者预后。

根据急进性肾小球肾炎的临床表现，可将其归纳为中医学"水肿""关格""癃闭"等病证范畴。

一、病因病理

（一）西医病因病机

1. 西医病因

Ⅰ型RPGN为抗基底膜（GBM）型，约半数以上患者有上呼吸道感染的前驱病史，多为病毒感染。另外，某些化学溶剂如强氧化剂或碳氢化合物可能损伤肺泡毛细血管并暴露抗原，导致抗GBM抗体产生，遗传因素同样参与Ⅰ型RPGN的发生，Ⅰ型RPGN患者HLA-DR2的阳性率较正常人显著高（88%比32%），且与 *HLA-DRB1* 基因密切相关。Ⅱ型RPGN为免疫复合物型，主要是循环免疫复合物沉积或肾小球内原位免疫复合物形成。Ⅲ型RPGN为寡免疫复合物型，主要与ANCA抗体相关。此外，已发现多种药物可能诱导RPGN的发生，包括丙基硫氧嘧啶（PTU）、肼苯嗪、异烟肼、青霉胺、含左旋咪唑的可卡因和米诺环素等，其中以PTU最为常见。某些药物如肼屈嗪、PTU可诱发部分Ⅲ型RPGN。

2. 发病机制

新月体形成过程和机制大致如下。

（1）肾小球基底膜损伤进而断裂：抗体的直接作用，巨噬细胞释放蛋白水解酶，多种炎性介质（如补体膜攻击复合体C5b-9、白介素、生长因子、肿瘤坏死因子、细胞黏附分子等）激活及系膜细胞增生等均可导致基膜损伤和断裂。

（2）炎症细胞和血浆蛋白进入Bowman囊。

（3）新月体形成：纤维蛋白刺激肾小球壁层上皮细胞增生，巨噬细胞浸润进而形成新月体。新月体最初表现为细胞性新月体，之后发展为细胞纤维性新月体，最终变为纤维性新月体。

（二）病理改变

1. 光镜

新月体形成（新月体占肾小球囊面积的50%以上，且新月体数占肾小球数的50%以上）是RPGN的特征性改变。其中Ⅰ型RPGN主要是GBM皱缩、断裂，部分可见包曼囊断裂，伴肾小球周围大量炎细胞浸润。而无新月体形成的肾小球内系膜细胞和内皮细胞增生多不明显。多数新月体类型基本一致。肾间质病变与肾小球病变密切相关，可见小管上皮细胞变性、坏死甚至小管萎缩，单核/巨噬细胞浸润。抗GBM病多数无小血管的纤维素样坏死。Ⅱ型 RPGN 光镜检查可见不同阶段的新月体,同时可见基础肾小球病的特点,如系膜细胞和内皮细胞增生,嗜复红蛋白沉积等。Ⅲ型 RPGN 的光镜表现与抗 GBM 病基本一致。多数患者可见肾小球毛细血管袢节段性或全球性纤维素样坏死,严重者可见包曼囊断裂,肾小球周围大量炎症细胞浸润,类似肉芽肿样改变。肾间质则可见以小动脉为中心的坏死性肉芽肿性血管炎,提示为肉芽肿性血管炎(GPA)和嗜酸性肉芽肿性血管炎(EGPA)。Ⅲ型 RPGN 的一个突出特点是肾小球常分期、分批受累,表现为新月体新旧不等,同时有细胞性、细胞纤维性和纤维性新月体,甚至新鲜的毛细血管袢纤维素样坏死,提示 ANCA 相关小血管炎常反复发作。肾间质可见小血管纤维素样坏死。

2. 电镜

Ⅰ型 RPGN 和Ⅲ型 RPGN 肾小球基本无电子致密物沉积,可见 GBM 呈卷曲压缩状,或断裂。纤维素样坏死部位可见白细胞浸润。Ⅱ型 RPGN 在肾小球内电子致密物沉积,沉积部位可为系膜区、内皮下、基底膜内、上皮下或者多种形式的组合。电子致密物沉积的部位和分布形态提示不同类型的免疫复合物性肾小球肾炎。

3. 免疫荧光

Ⅰ型 RPGN 可见 IgG 和 C3 沿肾小球毛细血管壁呈线状或细颗粒状沉积;Ⅱ型 RPGN 可见免疫球蛋白和补体成分在肾小球的沉积,其沉积形态与肾小球基础病变形态相关。多种免疫球蛋白和补体在肾小球沉积呈"满堂亮",多见于狼疮性肾炎,IgA 呈颗粒样或团块样沿肾小球系膜区沉积多见于新月体 IgA 肾病;若以 C3 沉积为主,且呈分叶状则提示新月体膜增殖性肾炎等;Ⅲ型 RPGN 则多为阴性或微量免疫球蛋白和补体成分。

4. 病理分型

RPGN 病因多样,根据肾脏免疫病理将其分为三种类型:抗 GBM 抗体型(Ⅰ型 RPGN)、免疫复合物型(Ⅱ型 RPGN)和寡免疫复合物型(Ⅲ型 RPGN)(表 5-1)。

表 5-1　新月体肾炎的分型和免疫病理特点

分类	免疫病理特点	血清抗体检测
Ⅰ型(抗 GBM 抗体型)	IgG、C3 沿肾小球毛细血管袢呈线条状沉积	抗 GBM 抗体阳性,ANCA 阴性
Ⅱ型(免疫复合物型)	免疫球蛋白和补体团块状或颗粒样沿毛细血管袢和系膜区沉积	无特异性
Ⅲ型(寡免疫复合物型)	无明显免疫球蛋白成分沉积	ANCA 阳性

(三)中医病因病机

本病病因复杂,但归纳起来不外乎肾元亏虚和感受外邪两大因素。多因先天禀赋不足,或饮食不节,劳倦过度等引起正气不足,肾气亏损,风热毒邪或湿热毒邪乘虚而入,引动内伏之邪,日久生风动血。急进性肾炎发病早期,其中医病名可属"肾风",如《素问·评热病论》云"有病肾风者,面胕痝然壅"。随着本病迅速发展,肾功能损伤,又属中医学"水肿""关格""癃闭"病证范畴。

1. 中医病因

（1）先天禀赋不足、阳明气盛是 RPGN 的内在基础：中医学认为，"正气存内，邪不可干""邪之所凑，其气必虚"，说明先天不足、正气本虚是 RPGN 的主要病因。本病患者多先天禀赋不足，或后天失养，水谷精微不充，致自身体质虚弱，劳伤过度，耗伤正气，脏腑阴阳气血失调，正不胜邪，外邪乘虚而入致病。

另外 Ⅰ 型 RPGN 和 Ⅲ 型 RPGN 多有皮肤紫癜、肺出血等临床表现，中医学归于"血痹""脉痹""湿毒流注"等病范畴。血证乃阳明气盛有余所致，气盛则热，与外感毒邪相合，迫血妄行，变证丛生，下及于肾，而为关格。《素问·四时刺逆从论》明确提出："阳明有余，病脉痹，身时热。"临床所见脉痹的发生多在阳明经脉，其所过部位发热、肿胀、出血点即为明证。正如《诸病源候论》所云："此由血气虚弱，受风寒湿毒气，与血并行于肤腠，邪气盛，正气少，故血气涩，涩则痹，虚则弱，故令痹弱也。"由于药物损害也可引起 RPGN，故还有"药邪致病说"（《儒门事亲》）。综上所述，RPGN 患者多是先天禀赋不足，或血气虚，或阳明气盛，致外感毒邪，迫血妄行，下及于肾，开阖不利是导致 RPGN 各种临床表现，变证丛生的根本原因。

（2）毒邪伤肾是 RPGN 发生、发展的关键：RPGN 患者多体质异常，加之气候、环境恶劣，嗜食辛辣肥甘之品，或嗜酒太过，或生活饥馑、饮食失调，保健品滥用等多种因素导致脏腑功能失常，损伤脾气。一方面，脾失健运，水谷精微乏源，先天失于濡养；另一方面，脾失转输，水液输布不利，水湿内聚，水湿与外感热毒相合，致湿热毒邪壅塞三焦而发病。如《金匮翼》曰："脏腑经络，先有蓄热，而复遇风寒湿气客之，热为寒郁，气不得通，久之寒亦化热，则痛痹。"火热内盛，煎熬熏蒸，与血相搏，蕴结经络而为瘀；热伤津液，阴伤血滞，肾络受损，迫血妄行而为血尿、蛋白尿、皮肤紫癜等。同时，火热之邪也可炼液为痰，痰、瘀、热三者胶结，阻碍气机，致气的升降出入失常。气行则血行，气运则津布，气机郁滞则津血停聚，产生痰浊、瘀血，如此形成恶性循环。火热、痰浊、瘀血久伏体内，蕴积不解，即成为毒，构成了毒邪伤肾的病理基础。同时，肾为先天之本，主水液、主气化，毒邪不解，加之痰浊壅盛、瘀血阻络，致开关不利，水液代谢障碍而引起尿少，甚至无尿。毒邪久羁，乘风热之邪迅速深入，故病情瞬息万变，肾功能急剧恶化。RPGN 患者多见舌质暗红、苔黄厚腻，脉弦滑，符合火热、痰浊、瘀血所致毒邪内盛的表现。毒邪伤肾是急进性肾炎发生、发展的重要因素。

（3）湿热瘀血互阻贯穿病情始终：RPGN 早期以实证为主，外感风热，毒邪内侵，肺失宣降，水失通调，同时热毒炽盛，炼液成痰，痰热由生。湿与热结，弥漫三焦，在上影响肺之宣降，则出现息高喘粗，胸闷不能平卧，咳嗽咯黄痰，甚至热伤血络，出现咯血；在中干扰脾胃运化，则出现口干口苦，纳呆食少，恶心呕吐，体重下降；在下则影响肾之开阖，出现少尿无尿、便血尿血。湿热内盛，一方面化生浊毒，津伤血滞，脉道为之凝涩；另一方面迫血妄行，血液不循常道，离经之血便是瘀。因此，湿热常常兼夹瘀血为患，致变证丛生，危及生命。到疾病后期，逐渐出现肺间质纤维化、肾脏纤维化，络脉瘀阻是疾病慢性化的主要原因。因此，该病湿热瘀血互阻，贯穿疾病始终。

2. 中医病机

本病病机为本虚标实，虚实夹杂之证。早期以实证为主，多因正气不足，风热毒邪乘虚而入，导致肺失宣降，水道通调失职，以致水液内停，风水相搏，泛溢肌表，发为水肿。同时，热毒壅盛，气滞痰浊血瘀胶结不解，氤氲蒸腾，弥漫三焦，困阻脾胃，损伤肾脏，导致肺、脾、肾、三焦功能失常，水液代谢紊乱加剧，迅速累及五脏、气血、阴阳，出现三焦水道壅塞，脾胃升降逆乱，肾关开阖失常等一系列虚实夹杂的证候表现，临床表现为浮肿、呕恶、尿少甚至尿闭等关格、癃闭的危重证候。后期邪毒内蕴，肾络瘀阻，三焦壅滞，或化热生火，耗气伤阴，正气衰败，阴阳俱损；或上犯心肺，升降失司，气机逆乱；或阴虚阳亢，肝风内动，阴阳俱损，肾元衰竭而危及生命。本病病位在肾，与肺、脾、肝、膀胱、三焦等脏腑密切相关。

此外，多数学者认为参与新月体性肾炎病理变化过程中毛细血管壁破裂、微血栓形成，继而（细胞性、细胞纤维性或纤维性）新月体形成，最后球性硬化、肾间质纤维化等与中医“血瘀证”致病机制类似。毒热壅结、气机阻滞、气滞血瘀或邪热伤正，以致阴伤血灼或气虚不运均导致瘀血的形成，故大多数医家认为瘀血病机贯穿本病的始终。

3. 中医病因病机特点

根据本病的发病及证候特点可归纳为如下几点。

（1）脾肾气虚为本，风湿热毒邪为标。

（2）病情危重，传变迅速。早期以风热毒邪犯肺为主要表现，之后迅速弥漫三焦，并引动内风，出现各类变证，后期则脾肾阳虚，湿浊内蕴，阳虚水泛，预后不良。

（3）湿热瘀血贯穿疾病始终。

二、诊断

（一）西医辨病

1. 临床诊断

起病急骤，有急进性肾炎综合征的临床表现：少尿突出，血尿明显，肾功能进行性恶化，如未能及时有效控制，多在数周至数月内进展至肾衰竭。肾活检为新月体性肾炎。

2. 鉴别诊断

（1）引起急性肾损伤的非肾小球疾病

①急性肾小管坏死：常有明确的病因，如中毒因素（药物、鱼胆中毒等），肾脏缺血（休克、脱水、挤压伤），异型输血等，病变主要在肾小管，故见尿少、低比重尿及低渗透压尿，尿中有特征性的大量肾小管上皮细胞，无急性肾炎综合征表现。

②梗阻性肾病：常见于肾盂或双侧输尿管结石，或一侧无功能肾伴另侧结石梗阻，膀胱或前列腺肿瘤压迫或血块梗阻等。患者常突发无尿，有肾绞痛或明显腰痛史，无急性肾炎综合征表现，超声、膀胱镜等影像学检查可证实存在尿路梗阻。

③急性间质性肾炎：可以急性肾衰竭起病，但常伴发热、皮疹、嗜酸性粒细胞增高等过敏表现，尿中嗜酸性粒细胞增高，常可查出药物过敏的原因。

④急性肾静脉血栓或肾动脉血栓：多有引起血液浓缩、血小板黏附性增高、动脉硬化或肾动脉损伤病史，血管造影可以确诊。

（2）其他原发性肾小球肾炎伴新月体形成：系膜毛细血管性肾炎、IgA 肾炎、局灶节段性肾小球硬化症、链球菌感染后肾炎等的重症患者可伴有新月体形成，甚至表现为新月体性肾炎，但这些疾病在光镜、电镜及免疫荧光下有相应特征性改变。

（3）继发性急进性肾小球肾炎：主要依靠临床表现和血清学检查，如狼疮性肾炎患者多伴有多脏器损害，抗核抗体及 dsDNA 抗体阳性；过敏性紫癜性肾炎伴有皮肤紫癜；恶性肿瘤及某些药物引起的新月体性肾炎应有相应临床表现和用药史。

（二）中医辨病辨证

1. 辨证思路

时振声教授认为，急进性肾小球肾炎临床表现复杂，病情传变迅速，病情危重，往往涉及多脏多腑，治疗困难，强调辨病与辨证相结合，重视证的动态变化。根据急进性肾炎的临床表现，采取分期论治的思路。本病开始以实证为主，风热毒邪犯肺为其主要表现，之后迅速弥漫三焦，累及五脏、气、血、阴、阳，并引动内风，出现各类变证，同时水湿潴留，瘀血内阻，湿热瘀血胶结不解，形成虚实夹杂之证。后期则脾肾阳虚，湿浊内蕴，阳虚水泛，预后不良。该病以肺、脾、肾三脏虚损为本，风热毒邪外袭，湿热夹瘀内阻，肾络受损，水气不利为标。此外，结合该病传变迅速、预后凶险的特点，因此不可固守一方一法，要密切关注患者病情变化，"观其脉证，知犯何逆，随证治之"。

2. 本病常见证候及其临床表现

（1）风热毒邪外袭，肺失通调：主要见于疾病早期，或前驱期，该类患者本身存在肺、脾、肾三脏虚损，卫外不固，风热毒邪外袭，首先伤肺，肺失宣降，水道通调失司，以致风遏水阻，风水相搏，泛溢肌表，发为水肿；风热毒邪蕴肺，炼液成痰，则出现咳嗽、咯黄痰；肺主皮毛，开窍于鼻，毒邪外袭，肺窍不利则出现鼻塞、鼻炎、嗅觉下降等表现；肺主全身之气，肺主治节，肺气郁闭，水道不通，则出现四肢水肿、少尿或无尿等关格的表现。

（2）湿热内壅，三焦阻滞：素体湿盛，外感热邪，或湿热侵袭，或湿郁化热，以致湿热中阻，脾不升清降浊，三焦气机阻滞，水道不利。湿热阻滞，脾胃运化失司，水液停聚则全身浮肿、身体困重；脾失运化、胃不受纳、大肠传导失司，则胸闷纳呆，胃脘痞满，恶心呕吐，大便秘结，或大便黏滞不爽；湿热下扰于肾，开阖失司，则少尿或无尿；湿热流注关节，经脉闭阻不通，不通则痛，则关节痛；湿热熏蒸，胆热上乘，则口干、口苦、口黏，舌苔黄腻；热伤津液，阴伤血滞，肾络受损，迫血妄行而为血尿、蛋白尿、皮肤紫癜等。

（3）肝肾阴虚，肝风内动：《素问·至真要大论》云："诸风掉眩，皆属于肝。"《临证指南医案·肝风》华岫云按："倘精液有亏，肝阴不足，血燥生热，热则风阳上升，窍络阻塞，头目不清，眩晕跌仆，甚则瘈疭痉厥矣。"该类患者多素体阴虚，加之风热内侵，煎灼津液，水不涵木，肝阳化风，从而变证丛生。阴虚内热、肾络受损，血热妄行，以致尿黄赤或尿血、皮肤紫癜。肝阳化风，亢逆无制，则出现头晕头痛，急躁易怒，肢麻项强，步履不稳，头摇肢颤，舌红，或苔腻，脉弦细有力。阴虚为本，肾阴亏耗，津不上乘，则腰酸痛，口干饮水不多，或口中尿味，少尿或无尿，大便干，舌暗红少津，苔薄黄或黄腻，脉沉细数。

（4）脾肾阳虚，湿浊内蕴：多出现在疾病后期，或病邪久羁，阴阳两伤，病情危重期；或素体脾肾阳虚，感邪后脾肾更伤，脾虚不运化水液，肾虚不能气化，则水湿内停，湿浊内阻。脾肾阳虚，温煦无权，则面色苍白无华，倦怠乏力，腰膝酸软，畏寒肢冷；脾肾阳虚，蒸腾气化失职，肾关不利，湿浊内蕴，则尿少或无尿，全身浮肿，口中尿味；脾主运化，胃主受纳、腐熟，脾阳虚则胃腐熟不足，出现纳食不香，恶心，苔薄白，脉虚无力；阳虚水泛，凌心射肺，则出现动则喘促，息高短气，胸闷喘憋，不能平卧。该阶段多病情凶险，变证丛生，预后不良。

三、治疗

（一）西医治疗

1. Ⅰ型 RPGN（抗 GBM 抗体型）

本病较为少见，且发病急、病情重、进展快、预后差，如不及时治疗，患者多数进展为终末期肾衰竭，无自发缓解的可能。在疾病的早期（出现少尿或肾功能进展为透析依赖之前），给予强化血浆置换（或免疫吸附），并联合应用糖皮质激素（包括大剂量甲泼尼龙冲击及醋酸泼尼松口服）及免疫抑制（首选环磷酰胺）治疗，以迅速清除体内致病抗体和炎性介质，并阻止致病抗体再合成。

（1）急性进展期强化治疗

①血浆置换或免疫吸附治疗：每次应用新鲜血浆或 5% 白蛋白置换患者血浆 2~4L，每日或隔日一次，直到抗 GBM 抗体转阴。对有肺出血或近期手术（包括肾活检）的患者，可在置换结束时给予 150~300ml 新鲜冰冻血浆。有条件者，还可以应用免疫吸附治疗。血浆置换联合激素及免疫抑制治疗能提高患者存活率。

②冲击治疗：采用糖皮质激素和（或）环磷酰胺（cyclophosphamide，CTX）冲击治疗。如甲泼尼龙 7~15mg/（kg·d）（多为 0.2~0.5g/d）连续静脉滴注 3~5 天，此后口服醋酸泼尼松 1mg/（kg·d），最大剂量不超过 80mg/d，维持 1 个月后继续减量治疗。CTX 冲击使用为每月冲击 0.5~1.0g/m²，连续 6 个月，累计达 6~8g；口服 CTX 为 1~2mg/（kg·d）口服，共 3~6 个月。

（2）支持和替代治疗：对进入肾衰竭阶段或治疗无效、肾功能急速恶化的患者，应尽早行透析治疗以维持生命。肾移植治疗主张在抗 GBM 抗体转阴半年以上进行，以防再次因自身免疫作用产生抗 GBM 肾炎。

2. Ⅲ型 RPGN（寡免疫复合物型）

Ⅲ型 RPGN 新月体肾炎的治疗方案分为诱导期和缓解期。

（1）诱导期治疗：诱导期治疗的目标是尽快控制病情，尽量达到完全缓解。

①糖皮质激素联合 CTX：作为本病的初始治疗，糖皮质激素一般先给予甲泼尼龙冲

击疗法，之后常规口服 4~6 周，待病情控制后逐渐减量。CTX 口服或冲击治疗均可，累积量 6~8g。CTX 冲击治疗的感染等不良反应发生率明显偏低。

②糖皮质激素联合利妥昔单抗：利妥昔单抗的 B 细胞耗竭疗法是近年来血管炎治疗的一大进步，并有逐步取代 CTX 用于常规诱导缓解的趋势。新近研究表明，利妥昔单抗是环磷酰胺的有效替代疗法；并且在维持缓解期，与环磷酰胺相比有更低的复发率。但是加用血浆置换并未对血管炎患者近期和远期生存带来额外的益处。利妥昔单抗的疗效与 PR3-ANCA 相关，PR3-ANCA 的患者对利妥昔单抗的反应性优于环磷酰胺和硫唑嘌呤，而 MPO-ANCA 的患者未见该相关性。

③血浆置换：对于同时合并抗 GBM 抗体阳性、急性肾衰竭需要透析以及弥漫性肺泡出血的患者，推荐血浆置换治疗。血浆置换同时必须给予患者糖皮质激素及细胞毒药物治疗。

（2）维持期治疗：对诱导治疗后病情缓解的患者，建议进行维持治疗，至少 18 个月；对已依赖透析的患者或无肾外疾病表现的患者，不做维持治疗。维持缓解治疗推荐使用低毒的硫唑嘌呤、吗替麦考酚酯、甲氨蝶呤、来氟米特等。

①硫唑嘌呤：为维持缓解治疗期能够替代 CTX 证据最强的药物。口服剂量为 1~2mg/（kg·d），维持 1~2 年。

②吗替麦考酚酯：具有副作用小的优势，可替代环磷酰胺用于轻、中度血管炎诱导及维持治疗，剂量为 0.5~1g，每日 2 次，以后逐渐减至 0.5g/d 维持。

③甲氨蝶呤：可用于Ⅲ型 RPGN 维持缓解治疗。口服剂量每周 0.3mg/kg，最大剂量每周 25mg。对前两种药均不耐受且肾小球滤过率 ≥ 60ml/（min·1.73m^2）患者建议使用，治疗期间应注意补充叶酸。当血清肌酐 > 178μmol/L 时，因对肝脏和骨髓毒性增加，不应使用。

④来氟米特：20~30mg/d 可用于维持缓解治疗，与甲氨蝶呤相比，复发少，但副作用较多，包括高血压、白细胞减少等。

3. Ⅱ型 RPGN（免疫复合物型）

对此类型的治疗可参照Ⅲ型 RPGN（寡免疫复合物型）治疗方案进行，即用甲泼尼龙冲击做强化治疗，并以口服醋酸泼尼松及 CTX 作为基础治疗。

（二）中医治疗

时振声教授强调，急进性肾小球肾炎的中医病机为本虚标实，虚实夹杂，传变迅速，预后凶险。治疗时必须抓住疾病所在的不同阶段，进行分期辨证论治。早期以实证为主，风热毒邪侵袭，肺失宣降，风水相搏，同时，热毒壅盛，痰热血瘀胶结不解，因此早期重在祛邪为主，重视疏风清热解毒。之后湿热弥漫三焦，水道壅塞，脾胃升降逆乱，肾关开阖失常，则以清利湿热为主。后期或阴虚阳亢，肝风内动，则主要以滋阴清热、平肝潜阳为主，该期常常出现各类血症，故需同时兼顾活血凉血、止血散血等治疗方法；或脾肾阳虚，肾元衰惫，水饮上泛，凌心射肺，则以温阳利水为主。在治本的基础上，重视治标祛邪以提高疗效，尤其强调清热利湿活血法的应用。此外，治疗过程中时时不忘顾护正气，尤其是后天脾胃之本，留得一分胃气，便得一分生机。

1. 风热毒邪外袭，肺失通调

治宜清热解毒，疏风利水。方用五味消毒饮、越婢汤、犀角地黄汤或五皮饮等加减。药用金银花、菊花、蒲公英、紫花地丁、紫背天葵子、生麻黄、白术、生石膏、知母、生地、赤芍、丹皮、茯苓（茯苓皮）、桑白皮、生姜（生姜皮）、大腹皮、陈皮、水牛角等。兼口干口苦者，加用柴胡、黄芩以清少阳肝胆之热；口燥咽干、咽痛者，加玄参、麦冬、桔梗、甘草等；咯血者则重用犀角地黄汤，重用水牛角、丹皮、赤芍、石膏、知母等药；血尿明显者，加白茅根、牛膝、车前子；鼻塞、嗅觉下降者，加辛夷、苍耳子。

2. 湿热内壅，三焦阻滞

治宜分利湿热。方用己椒苈黄丸、五皮饮等。药用防己、椒目、葶苈子、茯苓（茯苓皮）、桑白皮、生姜（生姜皮）、大腹皮、陈皮、白花蛇舌草。血尿明显者，加石韦、生侧柏叶、茜草、白茅根；大便秘结或大便黏滞不爽者，加枳实、大黄；痰湿内盛者，加茵陈、薏苡仁、竹茹、石菖蒲、郁金等药；风湿内盛、关节疼痛明显者，加用金银花、菊花子、青风藤、白花蛇舌草等。

3. 肝肾阴虚，肝风内动

治宜益气养阴，平肝息风。方用参芪地黄汤、滋肾化瘀清利汤等。药用太子参、生黄芪、生地、山药、山萸肉、茯苓、泽泻、丹皮、麦冬、五味子、石菖蒲等。头晕、头痛明显者，可合用天麻钩藤饮或镇肝熄风汤，药用天麻、钩藤、石决明、杜仲、牛膝、玄参、牡蛎等；头痛、失眠者，加黄连、阿胶、白芍、生牡蛎、生龙骨等；大便干者，加用火麻仁等润肠通便之品。

4. 脾肾阳虚，湿浊内蕴

治宜温补脾肾，活血利湿泻浊。方用真武汤合防己黄芪汤、实脾饮等。药用茯苓、泽泻、白术、大腹皮、厚朴、防己、黄芪、熟地、菟丝子、枸杞子、杜仲、山萸肉、肉桂等。水肿明显者，加牛膝、车前子；血瘀证明显者，加三七、鸡血藤、穿山龙、三棱、莪术、丹参等；胸闷喘憋、不能平卧，水饮凌心射肺者，加葶苈子、郁金、丹参等。

同时，该病早期以激素联合免疫抑制剂为主治疗。激素多属阳热之品，长期大量应用易导致津液损耗，因此，临床多用滋阴清热法治疗，方用知柏地黄汤，药用知母、黄柏、丹皮、生地、山萸肉、茯苓、山药等，若阴虚火旺、盗汗等，可酌情加用女贞子、墨旱莲、鳖甲、地骨皮等。

急进性肾炎病情凶险，发展迅速，西医的血浆置换和激素冲击疗法是治疗本病的主要途径。中医对本病的治疗尚需不断摸索、探讨。本病主要由于肺、脾、肾三脏虚损为本，复外感风热毒邪而为病。开始以实证为主，风热毒邪犯肺为其主要表现，之后迅速弥漫三焦，累及五脏、气、血、阴、阳，并引动内风，出现各类变证，同时水湿潴留，瘀血内阻，湿热瘀血胶结不解，形成虚实夹杂之证。后期则脾肾阳虚，湿浊内蕴，阳虚水泛，预后不良。该病以肺、脾、肾三脏虚损为本，风热毒邪外袭，湿热夹瘀内阻，肾络受损，水气不利为标。治疗上强调祛邪为先，兼顾健脾益肾，同时湿热瘀血贯穿疾病的始终，治疗切不可忽视清热活血利湿，其他则需灵活应变。

四、预防与护理

本病病情危重，进展迅速，需及时行肾活检穿刺明确诊断并根据各种不同的病因及时采取积极的治疗。中医药治疗本病的优势在于改善患者临床症状、减轻西药毒副作用、增强西药治疗效果等方面。在治疗期间应防止合并感染，并注意药物的毒副作用，同时宜忌盐及辛辣肥甘食品。

附：李平教授治疗 ANCA 血管炎的经验

李平教授认为，本病病机是本虚标实，即虚、瘀、痰、热（毒）、湿。病位主要在肺、脾、肾，可累及全身。肺肾气阴不足，外邪乘虚而入，潜伏于内，也可因素体禀赋不足或年老，导致内生伏邪（如痰、热、瘀等），痹阻脉络，成为发病的潜在"宿根"。伏邪遇新发外邪（如风热、药毒等）引触，内外合邪，滋生痰、热、瘀。因 ANCA 血管炎病情复杂、凶险，变证丛生，因此分为急性期及缓解期论治。

急性期由于肺、脾、肾三脏受损，在病程的演变中又可变生水湿、湿浊、浊毒等病理产物，病情进展十分迅速，证候多较严重，特别是在肾脏病变的活动期，分清泌浊功能减退，秽浊溺污不得外泄，蓄积体内，酿为"浊毒"，终致阴阳错乱，险象环生。因此，急性期治以清热解毒、活血散瘀，可予犀角地黄汤合五味消毒饮加减 [犀角（水牛角代）、生地、丹皮、野菊花、蒲公英、紫花地丁、赤芍、白芍、生甘草等] 治疗，可配合白英、白花蛇舌草、半枝莲等药物以期免疫抑制；而缓解期的主要病机为本虚标实，本虚中以气虚及阴虚多见，标实证中以血瘀及湿热最多见。《临证指南医案》中有"血流之中，必有瘀滞，故致病情缠绵不去"之说。鉴于对该病缓解期气虚血脉痹阻、邪伏血络这一病机的认识，建立了益气和营、解毒活血的基本治则，以益气养阴、活血通络法为主，方用参芪地黄汤合鸡血藤、穿山龙等（太子参、黄芪、地黄、山萸肉、山药、泽兰、茯苓、牡丹皮、鬼箭羽、穿山龙、鸡血藤、三棱、莪术、生甘草），根据《黄帝内经》"损者益之"的治疗原则，李平教授在此期多重用党参、黄芪等具有提高免疫功能的药物。同时，李平教授强调对于 ANCA 血管炎的治疗要以祛邪为先，祛邪以扶正，祛邪贯穿整个治疗过程，同时重视活血化瘀法在缓解期的应用，喜用三七、鸡血藤、穿山龙、三棱、莪术等药。

针对 ANCA 血管炎患者常用的激素、免疫抑制剂等治疗，李平教授认为，激素具有"阳、刚、温（热）、燥"四性，长期大量使用必然导致机体阴液耗伤，阴血亏虚，虚火内盛。故提倡予以滋肾阴、清虚热为法，可用参芪地黄汤或知柏地黄丸为基础方，加用鳖甲、龟甲、丹参等，增强滋阴清热之功效。同时配合应用雷公藤制剂，一起能顺利撤除激素，也避免长期大剂量应用激素的副作用。李平教授注意到，雷公藤制剂有抑制肝脏蛋白合成的作用，应用时不仅要注意监测肝功能，还要加上黄芪、当归、黄精等中药益气养阴，有助于血浆蛋白合成。

（杨丽平　余仁欢　李平）

第三节 慢性肾小球肾炎

慢性肾小球肾炎（chronic glomerulonephritis，CGN）是各种原因引起的慢性肾小球炎症性病变的统称，临床以血尿、蛋白尿、水肿、高血压为主要临床表现。慢性肾小球肾炎起病隐匿，病程长，病情持续进展，是我国慢性肾衰竭的首要病因。慢性肾小球肾炎可于任何年龄段发病，主要以青壮年为主，男性多于女性。慢性肾小球肾炎可由多种病因引起，其病理改变、临床表现各异，预后也不尽相同，仅少数轻症患者可以治愈或肾功能长期稳定，大多数患者病情迁延不愈，并缓慢进展为终末期肾衰竭。

根据慢性肾小球肾炎的临床表现，可将其归纳为中医学"水肿""肾风""腰痛""血尿"等病证范畴。

一、病因病理

（一）西医病因病机

1. 西医病因

大多数慢性肾小球肾炎的病因不明，可能与遗传，黏膜免疫异常，细菌、病毒或原虫感染，过敏等因素有关。新近研究表明慢性肾炎与自身免疫功能紊乱、肠道菌群失调等相关。仅有极少数慢性肾炎是由急性链球菌感染后肾炎病情迁延不愈，转化而来。

2. 发病机制

慢性肾小球肾炎属免疫性疾病，可由循环免疫复合物沉积于肾小球，或由肾小球原位的抗原（内源或外源）与抗体形成原位免疫复合物，并激活补体，引起组织损伤。沉积于肾小球的细菌毒素、代谢产物等通过旁路系统激活补体，而导致肾炎。

继局部免疫反应之后，非免疫介导的肾脏损害在慢性肾炎的发生与发展中亦可能起很重要的作用。根据目前研究结果提示：①肾小球病变能引起肾内动脉硬化，加重肾实质缺血性损害。②肾血流动力学代偿性改变引起肾小球损害。③肾性高血压可引起肾小球结构和功能的改变。④肾小球系膜的超负荷状态可引起系膜区（基质及细胞）增殖，终至硬化。

（二）病理改变

慢性肾炎患者如无禁忌证，或治疗效果欠佳、病情进展、蛋白尿持续 1g 以上者应做肾脏穿刺病理检查。根据病理类型，可有助于指导治疗方案，判断预后。

慢性肾炎常见的类型有系膜增生性肾小球肾炎（包括 IgA 肾病和非 IgA 系膜增生性肾小球肾炎）、局灶节段性肾小球硬化、膜增殖性肾小球肾炎、膜性肾病及毛细血管内增生性肾小球肾炎等。病变后期均可转化为硬化性肾小球肾炎。病变长期持续进展及反复发作，可继发不同程度的小管间质及小动脉病变。

（三）中医病因病机

随着人们对慢性肾炎认识的日趋深化，许多中医学者认为慢性肾炎属于中医学"水肿""虚劳""腰痛""肾风""肾劳""血尿"等范畴。本病发病隐匿，临床表现各异。现普遍认为本病属本虚标实之证，本虚是指肺、脾、肾三脏的亏虚，而以肾虚最为重要，标实是指外感、水湿、湿热、湿浊、瘀血等。

1. 中医病因

慢性肾炎的主要临床特点是水肿、蛋白尿、血尿或有高血压，病程绵长，迁延不愈。一般认为慢性肾炎的主因与寒湿侵袭有关。《素问·气交变大论》云："岁土太过，雨湿流行，肾水受邪……体重烦冤""岁水太过，寒气流行，邪害心火……甚则腹大胫肿。"指出寒湿可致身体沉重，腹大胫肿。

慢性肾炎的水肿多属阴水范畴，但是慢性肾炎急性发作则属阳水实证范畴，多与外感风邪有关，如《素问·水热穴论》中提到的肾汗出逢于风，客于玄府，行于皮里，传为胕肿，以及《素问·平人气象论》云："面肿曰风"即是。肾炎的素因与脾肾虚损有关。如《诸病源候论》云："水病无不由脾肾虚所为，脾肾虚则水妄行，盈溢皮肤而令周身肿满。"但是在慢性肾炎急性发作时，与肺也有关系，由于风邪外袭，肺的治节肃降失司，则可加重面部及全身浮肿。另外，肝气失于条达，致使三焦气机壅滞，决渎无权而致水湿内停，因而与肝亦不无关系。同时在临床上还应注意气、血、水三者的关系。

关于蛋白尿的病机：蛋白质是人体的精微物质，精微物质由脾生化，又由肾封藏，因此蛋白尿的形成，实与脾肾两脏的虚损密切相关，章虚谷在《医门棒喝》中云："脾胃之能生化者，实由肾中元阳之鼓舞，而元阳以固密为贵，其所以能固密者，又赖脾胃生化阴精以涵育耳。"唐容川在《中西汇通医经精义》中也云："脾土能制肾水，所以封藏肾气也。"说明脾能协助肾之封藏。脾能升清，脾虚则不能升清，谷气下流，精微下注；肾主闭藏，肾虚则封藏失固，肾气不固，精微下泄。因此，蛋白尿发生的机制，可以从脾肾气虚，即脾气下陷，肾气不固来理解。另外，他脏功能失调或外邪扰肾，亦可影响肾之封藏而致蛋白尿。

临床所见肾性高血压以肝肾阴虚，肝阳上亢者居多，亦有气阴两虚、肝阳上亢者，这是因为肝肾阴虚，迁延不愈阴损及气，必然同时出现脾肾气虚现象，故见气阴两虚，同时又见肝阳上亢，以致眩晕耳鸣。也有一部分肾性高血压是在脾肾阳虚、水湿泛滥的基础上产生的，这是因为水湿上扰清窍以致眩晕。有的肾性高血压患者加入活血化瘀药的治疗，可使血压稳定或下降，这是由于肝气郁滞、疏泄失畅的缘故。

慢性肾炎血尿的病因病机可以概括为热、虚、瘀三个方面，其中以阴虚内热为最常见，如属肝肾阴虚，多因阴虚生内热，以致血热妄行而出血，随精微下泄而有血尿；如属脾肾气虚者，则是脾不统血，气不摄血，以致血不归经而出血，随精微下流而出现血尿。既然已经发生出血则必有瘀滞，处理好止血与活血的关系，可有助于血尿的治疗。

营血来源于中焦，当慢性肾炎经久不愈，脾气进一步虚损时，由于运化失职，生化无权，必然逐渐发生贫血；肾藏精，精血同源，由于肾气失固，精微不断下泄，故亦必然逐渐产生贫血，因此慢性肾炎经久不愈出现贫血者，在一定程度上反映了脾肾亏损的情况。

2. 中医病机

（1）肺肾气虚：肺主气，司呼吸，通调水道。肾主水，肺与肾金水相生。肺气虚卫外不固，则容易招致外邪，临床表现为疲倦乏力，少气懒言，易感冒；肾气虚则易容邪内侵，肾为水脏，肾气虚，气化无力，临床表现为颜面浮肿或肢体肿胀，腰脊酸痛，面色萎黄，舌淡，苔白润、有齿痕，脉细弱。

（2）脾肾阳虚：素体阳虚，外感寒邪，或久病阳气衰微，以致脾肾阳虚，气化失司，水道不利。临床表现为全身浮肿，面色㿠白，畏寒肢冷，腰脊冷痛（腰膝酸痛），纳少或便溏（泄泻、五更泄泻），精神萎靡，性功能失常（遗精、阳痿、早泄），或月经失调，苔白，舌嫩淡胖，有齿痕，脉沉细或沉迟无力。

（3）肝肾阴虚：肝藏血，肾藏精，素体肝肾阴虚，虚火内盛，虚火内生，以致尿血。肾不化水，水湿潴留，发为水肿。临床表现为：目睛干涩或视物模糊，头晕耳鸣，五心烦热或手足心热或口干咽燥，腰脊酸痛，遗精、滑精，或月经失调，舌红少苔，脉弦细或细数。

（4）气阴两虚：素体脾肾气阴两虚，脾虚不运化水液，肾虚不能气化，则水湿内停，湿浊内阻。临床表现为：面色无华，少气乏力，或易感冒，午后低热，或手足心热，腰痛或浮肿，口干咽燥或咽部暗红、咽痛，舌质红或偏红，少苔，脉细或弱。

3. 中医病因病机特点

时振声教授认为该病主要是脾肾两虚，复因七情、酒色、饮食、劳倦，加之外邪侵袭，导致肺失宣降，脾失运化，肾失开阖，三焦水道不通，水谷精微外泄。

二、诊断

（一）西医辨病

1. 临床诊断

凡是尿检存在血尿、蛋白尿者均可临床诊断为慢性肾炎。本病发病隐匿，病情迁延，病程中可出现下肢水肿、高血压、肾功能减退。部分患者可出现肉眼血尿。

2. 鉴别诊断

慢性肾炎需注意与以下疾病相鉴别。

（1）急性链球菌感染后肾小球肾炎与慢性肾小球肾炎急性发作鉴别：二者感染后发病的时间不同。急性链球菌感染后肾小球肾炎多在感染后 10~14 天发病，慢性肾炎急性发作多在上呼吸道感染或泌尿道、肠道等感染后 1~3 天出现肉眼血尿；前者可有补体 C3 的动态变化，而慢性肾炎无补体的变化；急性链球菌感染后肾小球肾炎多在 1~2 个月可自愈，而慢性肾炎病情迁延不愈，反复发作。

（2）慢性肾盂肾炎：慢性肾盂肾炎晚期可有大量蛋白尿或高血压，较难与慢性肾小球肾炎鉴别，慢性肾盂肾炎以女性患者较多，有反复尿路感染病史、尿细菌培养阳性、尿沉渣、超声或静脉肾盂造影检查有助于诊断。

（3）继发性肾小球肾炎：如狼疮肾炎、过敏性紫癜肾炎、痛风性肾病等，可从相应疾病的全身性系统症状及特异性实验室检查（自身抗体阳性及其他免疫学异常）鉴别。

（4）遗传性肾炎（Alport 综合征）：常见于青少年，多在 10 岁之前起病，有阳性家族史（多为性连锁显性遗传），患者同时有眼（球型晶状体等）、耳（神经性耳聋）、肾（血尿，轻、中度蛋白尿及进行性肾功能损害）异常。

（二）中医辨病辨证

慢性肾小球肾炎起病缓慢、隐匿，临床表现复杂，往往涉及多脏多腑。本病开始以实证为主，之后迅速累及五脏、气、血、阴、阳，同时水湿潴留，瘀血内阻，形成虚实夹杂之证。其中肺、脾、肾虚为本；风寒湿热浊毒侵袭，瘀血交阻为标。脏腑虚损与外邪侵袭为本病的中心环节，故慢性肾小球肾炎的治疗，以治本和治标相兼为原则。脏腑虚损以脾肾两脏气虚为主，故以培补脾肾、温阳化气为基础，兼以活血化瘀、清热利水祛湿为法。

时振声教授认为本病主要病机为本虚夹实。脾肾虚损为本病发生的内在基础和关键病机。根据慢性肾炎的主要临床表现，如水肿、血尿、蛋白尿、高血压等不同的病机特点，给予不同的治疗方法。

三、治疗

（一）西医治疗

慢性肾炎早期应该尽可能行肾活检明确病理诊断，并针对其病理类型给予相应的治疗，以尽可能降低蛋白尿、抑制肾脏免疫炎症，延缓肾脏病进展。

1. 饮食管理

限制饮食钠的摄入，伴高血压患者应限钠（Na < 2g/d，或 NaCl < 5g/d）；调整饮食，减少蛋白质与含钾食物的摄入；低蛋白与低磷饮食可以减轻肾小球高压力、高灌注与高滤过状态，延缓肾小球硬化，根据肾功能的状况给予优质低蛋白饮食，保证进食优质蛋白质（动物蛋白为主）。在进食低蛋白饮食时，应适当增加碳水化合物的摄入以满足机体生理代谢所需要的热量，防止负氮平衡。限制蛋白质摄入量后同样可以达到低磷饮食的作用。同时还应戒烟、限制饮酒、减肥、适当锻炼等。

2. 积极控制高血压

积极控制血压可延缓肾功能进展，防止心血管合并症，并改善慢性肾炎患者远期预后。对于慢性肾脏病合并高血压的患者，初始降压首选肾素 – 血管紧张素系统抑制剂：ACEI 或 ARB 类药物。建议收缩压控制到 120mmHg 以下。降压不能过快，建议从小剂量开始，逐渐加量至最大耐受剂量，必要时联合用药，直至血压达标。部分患者应用 ACEI 与 ARB 类药物 2 周左右出现血清肌酐升高，如果未超过基础水平的 20%，仍然可以继续应用。应用 ACEI 或 ARB 类药物要防止高钾血症或急性肾损伤，有双侧肾动脉狭窄者禁用。

3. 降低蛋白尿

蛋白尿是慢性肾炎的主要标志，也是肾脏功能减退的主要危险因素。降低蛋白尿首选

ACEI 或 ARB 类药物。蛋白尿的控制目标因不同的病理类型而不同，一般认为慢性肾炎的蛋白尿控制目标首先要控制在安全范围以下（24 小时尿蛋白定量小于 1g）。

4. 避免加重肾损害的因素

感染，低血容量，脱水，劳累，水电解质和酸碱平衡紊乱，妊娠及应用肾毒性药物（如氨基糖苷类抗生素、含有马兜铃酸中药、非甾体抗炎药、造影剂等），均可能损伤肾，应避免使用或者慎用。

5. 糖皮质激素和细胞毒药物

由于慢性肾炎是包括多种疾病在内的临床综合征，其病因、病理类型及其程度、临床表现和肾功能等差异较大，故是否应用应根据病因及病理类型确定。

6. 其他药物治疗

可运用抗血小板聚集药、抗凝药、他汀类降脂药等。

（二）中医治疗

1. 肺肾气虚

治宜益气固表，补肺益肾。方用玉屏风散、补中益气汤等加味治之。药用生黄芪、炒白术、防风、陈皮、柴胡、党参、当归、升麻等。慢性肾炎兼有邪实者，可在以上辨证的基础上加减用药，如夹外感风寒，可根据患者体质情况加减；若见外感风寒表实证，则加用麻黄汤，药用生麻黄、桂枝、杏仁、甘草；若见四肢逆冷、发热恶寒、脉沉细，则可加用麻黄附子细辛汤，药用麻黄、附子、细辛等；若兼气虚咳嗽、无汗，可选用人参败毒散以益气解表、疏风散寒，药用荆芥、防风、茯苓、川芎、羌活、党参、独活、前胡；如属外感风热，水肿较明显、自汗出，可用越婢汤或麻杏石甘汤，药用生麻黄、生石膏、生甘草、杏仁等；若兼见口渴、咽痛，或咳嗽，可用桑菊饮、银翘散等，药用桑叶、菊花、金银花、连翘、玄参、芦根、牛蒡子等以疏风清热，咽痛明显者可用银蒲玄麦甘桔汤（金银花、玄参、麦冬、蒲公英、生甘草、桔梗）；兼外感湿热，症见胸脘满闷、恶心、汗出尿短、舌苔白腻，可清热利湿，方用三仁汤、杏仁滑石汤、黄芩滑石汤等，药用杏仁、蔻仁、生薏苡仁、厚朴、半夏、滑石、通草、黄芩、橘红等；湿热下注、膀胱气化不利者，可合用程氏萆薢分清饮，药用萆薢、车前子、茯苓、莲子心、石菖蒲、黄柏、丹参、白术等。

2. 脾肾阳虚

治宜温补脾肾。可根据脾肾阳虚的轻重，或以温脾为主，或以温肾为主。脾阳虚为主者，尿少浮肿、下半身肿甚、便溏溲清、身重纳呆，可选用实脾饮、附子理中汤、保元汤，药用茯苓、白术、大腹皮、附子、干姜、党参、生黄芪、甘草、木香、防风等；偏肾阳虚者，选用右归丸、金匮肾气丸等，药用附子、熟地、山药、山萸肉、菟丝子、杜仲、当归、枸杞子、鹿角胶等。

3. 肝肾阴虚

治宜滋养肝肾为法。方用六味地黄汤、归芍地黄汤、杞菊地黄汤、知柏地黄汤等，药用生地、山萸肉、山药、丹皮、茯苓、泽泻、当归、白芍、枸杞子、菊花、知母、黄柏等。若血压升高、头痛、眩晕、耳鸣、目胀等肝风内动之象者，可用建瓴汤或镇肝熄风汤，药用牛膝、代赭石、龙骨、牡蛎、白芍、天冬、玄参、龟甲等。

4. 气阴两虚

治宜健脾益气与滋养肾阴合用。方用参芪地黄汤、大补元煎等。药用太子参、生黄芪、生地、山萸肉、山药、丹皮、茯苓、泽泻、杜仲、当归、枸杞子等。阴虚内热明显者加女贞子、旱莲草。

慢性肾炎兼有邪实者，可在以上辨证基础上加减用药，如夹外感风寒，可根据患者体质情况选用人参败毒散、荆防败毒散、麻黄汤、麻黄附子细辛汤等以疏风散寒；如属外感风热，可用桑菊饮、银翘散、越婢汤、麻杏石甘汤等以疏风清热；如有湿热，可清热利湿，方用程氏萆薢分清饮、三仁汤、杏仁滑石汤、黄芩滑石汤等；如有瘀血，宜活血化瘀，阴虚患者可用血府逐瘀汤，气虚患者可用补中益气汤合桂枝茯苓丸；如属湿浊，可清热化浊，方用黄连温胆汤等。

四、预防与护理

本病病情迁延，容易反复，尤其是外感风热或下焦湿热后容易导致病情加重或反复，因此，平素要增强体质，适度运动，饮食清淡，避免各类感染。在平时饮食管理方面，尤其注意低盐饮食，每日食盐的摄入量低于 5g，避免因高钠饮食引起蛋白尿加重或肾功能进一步损害。避免过度劳累、情绪剧烈的波动，以免加重病情。树立信心，避免悲观情绪。避免使用肾毒性药物。

时振声教授采用食疗方配合治疗慢性肾小球肾炎，常常取得良好的治疗效果，常用食疗方如下。

1. 鲤鱼汤

鲜鲤鱼 1 条（重 0.5kg 左右，去肠杂），赤小豆 30g，冬瓜皮 30g，紫苏叶 10g，生姜 15g，葱 15~30g，米醋 30~50ml，共炖，不放盐，喝汤吃鱼，适用于水肿久久不消者。

2. 绿豆附子汤

绿豆 30g，制附子 30g。水煎，煮熟吃豆，次日仍可再加绿豆 30g 煮熟食豆，第 3 天则另用制附子与绿豆煎煮如前。适用于水肿患者，忌生冷、盐、酒 60 日。

3. 玉米须煎剂

玉米须（干）60g，洗净煎水服，连服 6 个月。用于儿童慢性肾炎轻度水肿或蛋白尿不消者。

（时振声　杨丽平　李平）

第四节　隐匿性肾小球疾病

隐匿性肾小球疾病，过去又称隐匿性肾炎，现在也称无症状性血尿和（或）蛋白尿（asymptomatic hematuria and/or proteinuria），系指仅表现为肾小球源性血尿和（或）蛋白尿，而不伴水肿、高血压及肾功能损害的一组肾小球疾病，通常通过实验室检查发现并诊断。多见于青少年，发病年龄多在 30 岁以下，男性多于女性，比例为 2∶1~5∶3。本病病情轻、病程长、反复缠绵不愈，但多数并非进展性，20%~30% 的患者可因感染、过劳、受凉或药物损害，甚至无明显诱因病情突然加重，而迁延不愈，甚至进入肾功能不全期。

根据其主要表现为血尿和（或）蛋白尿，尚伴有腰酸腰痛，疲乏无力，小便短赤或夜尿增多，舌红少苔或苔薄白有齿痕，脉细弱或沉细等主要症状，可归属于中医学"尿血""溲血""溺血""尿浊""虚劳""腰痛"等病证范畴。迄今尚无有效药物和方法控制本病的发作、发展，国内资料多主张采用中医药疗法遏制病情。

一、病因病机

（一）西医病因病机

本病大多数患者病因尚不清楚。目前认为多与慢性病毒感染（上呼吸道和肠道）及免疫反应有关，因病因不同，故发病机制不同。

（二）病理改变

本病病理变化均较轻，47% 的病例肾脏病理学检查光镜下为正常肾小球，45% 为轻度、中度非特异性改变，8% 为原发性肾小球疾病。镜下改变主要可见轻微病变性肾小球肾炎（肾小球中仅有节段性系膜细胞及基质增生），轻度系膜增生性肾小球肾炎，局灶节段性肾小球肾炎（局灶性肾小球病、病变肾小球内节段性内皮及系膜细胞增生）等三种病理类型。

常见病理形态有以下几种类型。

1. 单纯性血尿

可系 IgA 肾病早期、系膜增生性肾炎、局灶性肾炎、紫癜性肾炎、薄基底膜肾病等。

2. 单纯性蛋白尿

可见微小病变性肾病、系膜增生性肾炎、膜性肾病、局灶节段性肾小球硬化及 IgA 肾病的早期。如果持续性蛋白尿，应排除轻链蛋白尿、α 微球蛋白尿等系统性疾病引起的微量蛋白尿。

3. 无症状性血尿伴蛋白尿

可为肾小球轻微病变、轻度系膜增生性肾炎、局灶增生性肾炎、IgA 肾病或膜性肾病早期。

（三）中医病因病机

1. 中医病因

中医很早就对"尿血""尿浊"有了初步的认识。如《素问·气厥论》认为："胞热移于膀胱，则癃，溺血。"《素问·至真要大论》则云："……水液浑浊，皆属于热。"至隋代《诸病源候论·小便血候》则明确提出了心及小肠有热与尿血密切相关，云："心主于血，与小肠合，若心象有热，结于小肠，故小便血也。"明代李梴在《医学入门·血类·溺血》中认为："溺血纯血全不痛，暴热实热利之宜，虚损房劳兼日久，滋阴补肾更无疑。"指出了尿血有虚实不同，治法亦异。

蛋白尿中的蛋白质是人体的精微物质，属中医学精气、阴精、清气、精微的一部分。肾藏精，主封藏，《素问·上古天真论》谓："肾者主水，受五脏六腑之精而藏之。"精气赖脾之升清以转输，肾之固摄以封藏，肺之宣发以布散，正如《素问·经脉别论》所云："饮入于胃，游溢精气，上输于脾，脾气散精，上归于肺，通调水道，下输膀胱，水精四布，五经并行。"可见精微物质由脾生化，由肾封藏，其吸收与输布与肺、肝等脏腑密切相关。脾失健运，肾不封藏，人体精微物质丢失泄漏而为蛋白尿；"主闭藏者肾也，主疏泄者肝也"（《格致余论》），肝失疏泄，肝气乘脾，致脾不升清，精微下泄亦为蛋白尿；肺气膹郁，宣降不利，脾气上输之清气不得归于肺而布散全身，径走膀胱亦发为蛋白尿。再者，体内外脏腑功能失调所致的病理产物如湿热、湿毒、风寒、瘀血等也可迫精外泄而形成蛋白尿。可见，蛋白尿的形成与肾、肺、脾、肝等脏皆密切相关。

综上所述，隐匿性肾小球疾病的中医病因有虚、实两个方面，其涉及脏腑主要与心、脾、肾、肝、小肠、膀胱有关。

2. 中医病机

根据时振声教授经验，本病分为血尿型和蛋白尿型两方面认识。

（1）血尿型隐匿性肾小球疾病

①外感风热（毒）论：肺主治节，肾主水，肾与膀胱相表里。表虚卫弱，腠理疏松，外感风热时毒之邪，乘袭壅塞于肺，则可致肺失宣降，水道不利，热毒循经伤及肾络（膀胱）而发为血尿。如《素问·气厥论》所云："胞移热于膀胱，则癃溺血。"王肯堂亦云："肺金者，肾水之母，谓之连脏，肺有损伤妄行之血，若气逆上者则为呕血矣，气不逆者，此之何不从水道下降入胞中耶，其热亦直抵肾与膀胱可知也。"故本病常在上呼吸道感染（如感冒、咽炎、扁桃体炎等）后出现肉眼血尿，或镜下血尿加重，且多无尿频、尿急、尿痛等尿路刺激征。

②内伤气阴论：先天禀赋不足，或病久正虚，或房室不节，或思虑伤脾，或情志不遂，劳心伤血等致肾阴亏耗，下元空虚，相火妄动；脾气虚弱，统摄无权；心血不足或心阴亏虚，气火内郁，暗耗阴血；肝肾阴虚，滋生内热；脾肾气虚，气不摄血，气阴内耗，阴虚生热，虚火灼络而发为血尿。正如《景岳全书》中言："相火妄动，遂而不退者……甚则见血。"《素问·痿论》谓："悲哀太甚则胞络绝……发为心下崩，数溲血也。"《诸病源候论》谓："心主血，与小肠合，若心家有热，结于小肠，故小便血也。"隐匿性肾小球

疾病患者每因外感风热（毒）出现肉眼血尿时，未经有效治疗而迁延日久，损伤肺、脾、肝、肾等脏腑，造成气阴两虚之证，湿热（毒）、瘀血等病邪每使病程反复缠绵，逐渐加重。

（2）蛋白尿型隐匿性肾小球疾病

①脾肾气虚论：《灵枢·口问》云："中气不足，溲便为之变。"饮食不节，或后天失养，或营养不良等致脾胃虚弱，脾失健运，固摄无权，清阳不升则谷气不能上升而反下流，精微下注，随湿浊而出为蛋白尿。肾主闭藏，为"封藏之本""受五脏六腑之精而藏之"。肾元先天不足，或脾病及肾致肾气虚弱，封藏失司，肾气不固，精微外泄则形成蛋白尿。脾虚而后天之本不充，日久及肾；肾虚则温煦滋养失职，脾气匮乏，二者常相兼为患。脾肾气虚是隐匿性肾小球疾病蛋白尿产生的主要病机。

②气阴两虚论：隐匿性肾小球疾病脾气虚损或脾肾气虚，或肾阴不足日久均可转化为气阴两虚。蛋白质是人体精微物质，长期丢失必损阴精导致气阴两虚。可见气阴两虚是隐匿性肾小球疾病蛋白尿缠绵难消的主要原因之一。时振声教授认为，气阴两虚介于气虚和阴虚之间，临床表现既有脾气虚损之征，又有肾阴不足的症状，但病机是一个动态演变过程，蛋白尿的发生也并非一种病机单纯为患。临床上如何及时抓住病机动态演变规律，针对病机交叉错杂现象正确辨证论治，是提高本病疗效的关键所在。

③肾阴不足论：隐匿性肾小球疾病的主要病位在肾，肾阴不足贯穿于隐匿性肾小球疾病整个病程的始终。肾阴不足最终导致肾气亦亏，肾气亏虚则封藏失职，精关不固，蛋白质精微失守而下泄尿中。精微遗泄日久则肾阴更耗。脾病及肾，肾病及脾，肝肾阴虚等每致肾气阴两虚或脾肾气阴两虚，使病情更加缠绵。肾阴不足是隐匿性肾小球疾病病机演变的中心环节，是发病的病理基础。

3. 中医病因病机特点

隐匿性肾小球疾病的病因病机以正虚（肾、脾、肝虚）为本，诸邪（风、寒、湿、热、毒等）引发为标，有以下两个基本特征。

（1）积损正虚：诸邪引发肺、脾、肝、肾等脏腑不同程度的虚损是发病的素因；肾阴不足，脾肾虚损等致脾肾固摄封藏失职是发病的主因；风、寒、湿、热、毒、瘀等病邪，以及饮食、劳倦、酒色是其诱因。根据素因、主因及诱因，采取相应措施加以防护，或可减少隐匿性肾小球疾病的发病率。

（2）湿热瘀血缠绵反复：脏腑虚损失调的病理产物湿热、痰浊、瘀血等常相互交阻，停于体内，逗留不去，常贯穿于隐匿性肾小球疾病整个病程的始终。临床治疗本病，正确适时扶正祛邪或祛邪扶正，才能收到满意的效果。

二、诊断

（一）西医临床诊断与鉴别诊断

对单纯性血尿患者，首先应排除由于尿路系统疾病（如尿路结石、肿瘤或炎症）所致的血尿，通常尿红细胞位相和泌尿系统超声可协助鉴别。如确定为肾小球源性血尿，又无水肿、高血压及肾功能减退时，即应考虑诊断此病。反复发作的单纯性血尿，尤其是和上呼吸道感染密切相关者应注意 IgA 肾病的可能。诊断本病前还必须小心除外其他肾小球疾病的可能，如全身性疾病（ANCA 相关性血管炎、狼疮肾炎、过敏性紫癜肾炎等），Alport综合征，薄基底膜肾病及非典型的急性肾炎恢复期等。依据临床表现、家族史和实验室检查予以鉴别，必要时需依赖肾活检帮助确诊。

对无症状单纯蛋白尿者，需做尿蛋白定量和尿蛋白成分分析、尿蛋白电泳以区分蛋白尿性质，必要时应做尿本周蛋白检查及血清蛋白免疫电泳。在作出诊断前还必须排除假性蛋白尿（如肿瘤引起大量血尿时），溢出性蛋白尿，功能性蛋白尿（仅发生于剧烈运动、发热或寒冷时），体位性蛋白尿（见于青少年，直立时脊柱前凸所致，卧床后蛋白尿消失）等性质蛋白尿，需注意排除左肾静脉压迫综合征，以及其他继发性肾小球疾病（如糖尿病肾病、肾淀粉样变、多发性骨髓瘤等），必要时行肾活检确诊。

同时伴有肾小球源性血尿和蛋白尿者，多属本病，排除继发性因素后可诊断。

（二）中医辨病辨证

1. 辨证思路

肾性血尿的形成多由心火下移小肠，热扰血分，伤及脉络而成；或阴虚火旺，迫血妄行；或脾肾气虚，脾不统血，血溢脉外；或久病气阴两虚，瘀血阻络，血不循经。蛋白尿的产生与脾不摄精，精气下陷，和肾不藏精，精气下泄有直接关系。脾肾气阴两虚是蛋白尿发生、缠绵难愈的直接病机。根据本病脾肾虚损的病机本质，补虚是其重要的治疗法则。

2. 本病常见证候及其临床表现

（1）血尿型隐匿性肾小球疾病

①外感风热（毒）：肉眼血尿或镜下血尿加重，咽干咽痛，口渴喜饮，或有发热、无畏寒，多数无尿频、尿急、尿痛等尿路刺激征，舌红苔薄黄，脉多浮数。

②气阴不足：镜下血尿反复发作，因感冒、劳累等诱因加重，腰酸乏力，腰痛腿软，手足心热，口干喜饮，大便干结，小便黄赤，舌红，脉弦细或细弱。

③湿热内蕴：小便短赤或尿血，尿有热感，心烦口渴，舌偏红，脉数。

④阴虚内热：尿血鲜红，或显著的镜下血尿，五心烦热，口干咽燥，腰酸腰痛，舌红少苔，脉细数。

（2）蛋白尿型隐匿性肾小球疾病

①脾肾气虚：面色淡黄，气短乏力，纳差腹胀，肢沉便溏，夜尿频多，小便色清，舌淡边有齿痕，脉沉弱。根据时振声教授经验，有偏脾虚、偏肾虚之分。

②气阴两虚：面色淡黄，全身乏力，腰膝酸软，手足心热，口干喜饮，舌略红苔薄有齿痕，脉沉细。

③脾气虚损：面色淡黄，纳差乏力，腹胀痞满，大便稀散，舌淡苔薄，脉沉弱。

④肾阴不足：面色潮红，手足心热，口咽干燥，腰酸腰痛，口渴喜饮，大便干结，小便黄赤，舌红无苔，脉沉细。

3. 辨证要点

（1）辨虚实：疾病初始或因于湿者多偏于实证；因恣情纵欲、思虑劳倦过度或病疾日久多偏于虚证。只有明辨虚实，方能治之不殆。

（2）重舌脉：本病患者症状体征一般较少，病情变化常在舌脉上有所反映，阴虚者舌质嫩红少苔，脉细数；湿热者脉象滑数而苔黄腻；脾肾气虚者舌淡脉弱。仔细辨审，方中肯綮。

三、治疗

（一）西医治疗

本病一般无需特殊药物治疗。多数患者长期处于稳定状态，预后较好。但须经常随访，注意预防感染及避免使用对肾脏有损害的药物。

1. 无症状血尿

对明确的肾小球源性血尿应采取以下措施：①对患者定期（至少每 3~6 个月 1 次）检查，检测尿沉渣、尿蛋白、肾功能和血压的变化。②保护肾功能，避免肾损伤的因素。对明确为非肾小球源性血尿，需进行病因的进一步筛查，根据病因的不同采取相应的内科或外科治疗。

2. 无症状蛋白尿

（1）一般治疗

①饮食控制：无症状蛋白尿患者食物中蛋白质摄入量不宜过高，同一般正常人相似即可。在无高血压和（或）水肿时可正常摄入盐。

②避免诱因：包括驱除潜在感染病灶、避免感染；从事较轻工作、生活有规律；避免使用肾毒性药物等。

③控制伴发疾病：如糖尿病、高血压、高脂血症、高尿酸血症、冠心病等。

（2）持续性单纯性蛋白尿的治疗：长期严密随访，根据蛋白尿情况可使用 ACEI 或 ARB 药物。

（3）伴有肾病的蛋白尿的治疗：此类患者一般需使用 ACEI 或 ARB、抗凝药物等。肾脏病理改变以系膜增生性肾炎（IgA 或非 IgA）、局灶节段性肾小球肾炎、轻微病变肾病、膜性肾病等为主，根据肾脏病理类型和肾组织具体病变情况，决定是否使用肾上腺皮质激素和（或）免疫抑制剂。

（二）中医治疗

1. 治疗原则

时振声教授对隐匿性肾小球疾病的治疗经验独到，病机上强调外感风热、内伤气阴两端，治疗上立疏风散热、清上治下、益气滋肾、清利化瘀诸法则，辨证论治，疗效卓著。

2. 辨证分型治疗

（1）血尿型隐匿性肾小球疾病

①外感风热（毒）：治宜疏风散热，清上治下。方用银蒲玄麦甘桔汤（时振声教授经

验方：金银花、蒲公英、玄参、麦冬、桔梗、甘草）或用加味银翘汤或银翘散合小蓟饮子。热盛而心烦口渴者，加黄芩、天花粉清热生津；尿血较甚者，加白茅根、槐花凉血止血；尿中夹有血块者，加桃仁、红花、川牛膝活血化瘀；大便秘结者，加大黄通腑泻热。

②气阴不足：治宜益气滋肾，清热利尿。方用益气滋肾化瘀清利汤（时振声教授经验方：太子参、生黄芪、女贞子、旱莲草、生侧柏叶、生地榆、益母草、白花蛇舌草、白茅根、马鞭草、石韦）或大补元煎合小蓟饮子等。

③湿热内蕴：治宜清热利湿。方用程氏萆薢分清饮合八正散加减。药用萆薢、莲子心、车前子、通草、萹蓄、滑石、茯苓、白术、黄柏、栀子、石菖蒲、丹参、生甘草梢等。尿血明显者，可加益母草、白茅根、仙鹤草等；尿浑浊者，可加薏苡仁、滑石、通草等；如尿中夹有砂石者，可加入金钱草、海金沙、鸡内金等。

④阴虚内热：治宜滋阴清热，凉血止血。方用二至丸合小蓟饮子加减。药用女贞子、旱莲草、知母、生地、小蓟、藕节、蒲黄、通草、滑石等。腰酸痛明显者，可加川续断、牛膝、杜仲、桑寄生等；颧红潮热者，加地骨皮、白薇清退虚热。

（2）蛋白尿型隐匿性肾小球疾病

①脾肾气虚：时振声教授根据偏脾虚、偏肾虚灵活选方。偏脾虚以加减参苓白术散治之，偏肾虚治以五子衍宗丸加味治之。尿血或蛋白尿严重者，可加牡蛎、金樱子、补骨脂固涩止血。

②气阴两虚：时振声教授认为，气阴两虚在临床上比较多见，也是"蛋白尿肾炎"病情缠绵难愈的主要原因。治疗上宜用气阴双补的大补元煎或参芪地黄汤加减治之。药用党参、熟地、生地、生黄芪、山茱萸、山药、丹皮、茯苓、泽泻等。

③脾气虚损：治宜健脾益气。方选香砂六君子汤、参苓白术散加减。时振声教授认为，若中气下陷，乏力气短，便意频频，腹胀下坠者，用补中益气汤健脾升提；易感冒者，宜用玉屏风散益气固表。

④肾阴不足：时振声教授认为，兼有眼目干涩为肝肾阴虚，治宜归芍地黄汤、杞菊地黄汤加减；兼有咽干咽痛者属肺肾阴虚，宜用麦味地黄汤加减。一般情况下，治以滋养肾阴之六味地黄汤合入益母草、白茅根。

此外，时振声教授根据多年实践经验指出，治疗血尿为主的隐匿性肾小球疾病宜适当应用活血化瘀法，但切忌用炭类药物固涩止血；蛋白尿为主者可适当选用覆盆子、金樱子、山楂肉等固涩、消蛋白；易感冒者可用玉屏风散治疗。

四、预防与护理

隐匿性肾小球疾病虽然症状体征不明显，但亦不容忽视。需定期检测尿液常规及相关生化指标，注意监测血压、水肿等病情变化。预防外感，避免使用对肾脏有损害的药物，避免劳累，避免高蛋白饮食，少进肥甘辛辣食物，以免助湿生热。

（倪青　丁昕宇　李平）

第五节 肾病综合征

肾病综合征是以大量蛋白尿（≥ 3.5g/24h）、低白蛋白血症（≤ 30g/L）、水肿和高脂血症为主要指征的肾小球疾病，是肾小球疾病的常见表现。一些国家和地区文献报道的肾活检病理数据库中肾病综合征比例不尽相同，平均为 40.35%（22.3%~70.0%）。国内一组 10 年（1994~2014 年）的 4931 例肾活检病例分析发现，肾病综合征占全部患者的 20.36%（1004 例），其中特发性膜性肾病占 36.9%、IgA 肾病占 26.7%、微小病变占 19.6%、狼疮性肾炎占 14.6%。

本节着重介绍原发性肾病综合征。根据本病的临床表现，多将本病归属于中医学"水肿"病证范畴。

一、病因病理

（一）西医病因病机

肾病综合征首先根据病因分为原发性和继发性，前者诊断主要依靠排除继发性肾病综合征。继发性肾病综合征的原因很多，常见的为糖尿病肾病、系统性红斑狼疮肾炎、乙肝病毒相关肾炎、肾淀粉样变、肿瘤、药物以及感染等引起的肾病综合征。临床以大量蛋白尿、低白蛋白血症、高脂血症、水肿表现为主。

1. 大量蛋白尿

大量蛋白尿是肾病综合征最主要的临床特征。其主要成分为白蛋白，亦可包括其他血浆蛋白成分，与尿蛋白的选择性有关，肾小球基底膜通透性的变化是肾病综合征时蛋白尿的基本原因。由于肾小球损伤，不能有效阻止大部分血浆蛋白从肾小球滤过，当滤过膜对大分子量蛋白质和中分子量清蛋白滤过基底膜增多，远远超过近曲小管重吸收量时，形成大量蛋白尿。

2. 低白蛋白血症

主要原因是自尿中丢失白蛋白。①肾病综合征时肝脏对白蛋白的合成轻度增加，但增加的程度常不足以代偿尿中的丢失。②严重水肿时，胃肠道吸收能力下降，消肿后吸收功能恢复正常。患者呈负氮平衡状态，但在高蛋白负荷时，可转为正氮平衡。肾病综合征时，机体多呈蛋白质营养不良状态。

3. 高脂血症

血浆胆固醇、甘油三酯明显增加。血浆白蛋白下降引起脂蛋白代谢紊乱的机制尚不清楚，可能与刺激肝脏合成脂蛋白增多，但是分解和外周利用减少有关。

4. 水肿

肾病综合征时水肿发生的机制主要与血浆白蛋白下降所致胶体渗透压下降，水分自血管内溢出，肾脏对水、电解质调解紊乱而继发钠、水潴留有关。

（二）常见病理类型

引起原发性肾病综合征的病理类型也有多种，其中以微小病变、膜性肾病、IgA 肾病、肾小球局灶节段性硬化症以及系膜毛细血管性肾炎最为常见。儿童及少年以微小病变多见，中年人以膜性肾病多见，国内系膜增生性病变及 IgA 肾病患病率较高。

（三）中医病因病机

肾病综合征一般以水肿为主要临床表现，因此一般多按中医学的"水肿"所记载的理论和实践来进行研究。

1. 中医病因

关于肾病综合征的病因，根据中医文献中的有关论述，可以归纳为素因、主因、诱因三类。

（1）素因：本病的发生，多由于外邪侵袭，内伤脾肾，但外因必须通过内因而起作用，因此脾肾虚损实为本病的素因。如《诸病源候论·水病诸候》云："水病无不由脾肾虚所为，脾肾虚则水妄行，盈溢皮肤而令身体肿满。"

（2）主因：《素问·气交变大论》云："岁土太过，雨湿流行，肾水受邪……体重烦冤……""岁土太过，寒气流行，邪害心火……甚则腹大胫肿"。《素问·水热穴论》提出："勇而劳甚则肾汗出，逢于风，内不得入于脏腑，外不得越于皮肤，客于玄府，行于皮里，传为胕肿。"可见肾病综合征水肿的主因与风、寒、湿等有关。

（3）诱因：《医学入门·杂病湿类》云："阳水多外因，涉水冒雨，或兼风寒暑气而见阳证；阴水多内因，饮水及茶酒过多，或饥饱劳役房欲而见阴证。"可见其诱因与酒色、饮食、劳累以及外感客邪诱发有关。

2. 中医病机

关于肾病综合征水肿的病机，主要与肺、脾、肾三脏及三焦对水液代谢功能的失调有关。由于外邪侵袭，肺之治节，肃降失司，可以出现面部水肿，或加重原来脾、肾两虚所引起的水肿；脾虚不能运化则水湿潴留也可以致水肿；肾虚不能化气，亦可水湿潴留而致水肿，故《景岳全书·肿胀》云："凡水肿等证，乃肺脾肾相干之病，盖水为至阴，故其本在肾；水化于气，故其标在肺；水唯畏土，故其制在脾。"三焦为水液运行之道路，三焦气化的正常与否，直接与肺、脾、肾三脏的功能有关，另外肝主疏泄，肝气失于条达，亦可使三焦气机壅塞，决渎无权，而致水湿内停，因此间接地也与肝的功能有关。在水肿发生的过程中，临床上还要注意水、气、血三者的关系，气行则水行，气滞则水停；《金匮要略》有"血不利则为水"，《脉经·卷九》有"经水前断后病水，名曰血分""先病水后经水断，名曰水分"。说明血能病水，水能病血，实际上水与气血的关系，是反映了肝与水液代谢的关系，肝气条达，则无气滞，亦不会产生瘀血；肝失疏泄，气机不畅，气滞血瘀，则可产生水肿。

二、诊断

（一）西医辨病

1. 临床诊断

临床上凡具有大量蛋白尿（24 小时尿蛋白定量 ≥ 3.5g）、低白蛋白血症（血浆白蛋白 ≤ 30g/L）、水肿、高脂血症者即可诊断为肾病综合征。其中，大量蛋白尿和低白蛋白血症为本病诊断的必备条件。

2. 鉴别诊断

（1）糖尿病肾病：多合并视网膜病变，常伴有高血压和肾功能不全，病程多大于 10 年。

（2）肾淀粉样变性：淀粉样变性是一种全身性代谢性疾病，分为原发性和继发性。多见于中老年人，有舌、心脏、消化道改变，肝、脾、骨髓也常受累。最终诊断需肾穿刺活检。

（3）狼疮性肾炎：多见于年轻女性，伴有多系统病变，特别是发热、关节炎、皮疹、血沉显著增快，贫血、血小板减少及球蛋白明显增高，血抗核抗体阳性率可达 95%，补体测定可见 C4、C1q 与 C3 一致显著下降。

（4）过敏性紫癜肾炎：多发生在 6 岁以上儿童。可有上呼吸道感染或食物、药物过敏因素。特征性过敏性紫癜、关节及胃肠症状都可帮助诊断。

3. 并发症

（1）感染：主要表现为肺炎双球菌性肺炎或腹膜炎，或败血症。与患本征时蛋白质营养不良、IgG 低下、补体蛋白质成分水平低下有关。

（2）肾损伤

①有效循环血容量降低所致循环衰竭或急性肾功能衰竭：胶体渗透压下降所致有效循环血容量下降，以及由此引起反射性神经 – 内分泌性血管收缩反应，进一步减少有效循环血容量，降低肾小球滤过率，以致急性肾功能衰竭。

②肾小管功能异常：大量蛋白尿的患者可出现近端肾曲管功能紊，葡萄糖尿、高磷尿症、氨基酸尿及近端肾小管性酸中毒。

（3）血栓及栓塞性并发症

①血栓形成：本征患者血栓、栓塞性合并症的发生率高于正常人，常见并发症有肾静脉血栓、肺动脉或静脉血栓、肺栓塞、周围静脉的血栓性静脉炎等。

②加速发展的心血管系统疾病：长时期的高脂血症，特别是低密度脂蛋白血浆浓度升高，可促进冠状动脉硬化、心脏合并症的发生。

（4）营养不良：除蛋白质营养不良之外，尚有由此而引起的维生素 D 缺乏，钙、磷代谢障碍，继发性甲状旁腺功能亢进；小细胞性贫血等多方面的营养不良表现。

（二）中医辨病辨证

1. 本病常见证候及其临床表现

依据中医望、闻、问、切四诊诊断手段及八纲、病因、脏腑等辨证方法，常归纳为以下几种证型。

（1）脾肾阳虚型：症见一身皆肿，小便不利，身𣊫动，恶寒无汗，四肢清冷，甚则沉重疼痛，舌质淡，舌体胖大，苔薄白，脉沉紧。

（2）肝肾阴虚型：素禀阳盛的患者，症见面部及下肢皆肿，伴见口渴欲饮，口苦纳呆，大便干结，手足心热，舌质偏红，苔薄白，脉见细数或弦细。

（3）气阴两虚型：症见全身浮肿，下肢尤甚，伴神疲短气，腹胀纳差，手足心热，口咽干燥，腰酸腰痛，头晕头痛，口渴喜饮，舌质淡红有齿痕，苔薄，脉沉细或弦细。

（4）风热犯肺型：症见一身悉肿，面目尤甚，或伴有恶寒发热，头痛身痛，脉浮苔薄，或多见反复感染性病灶。

（5）气滞水停型：症见全身浮肿较重，反复发作，腹胀明显，胸闷短气，恶心呕吐，尿少，尿黄，舌质红苔薄黄，脉弦滑等。

（6）湿热壅滞型：症见全身浮肿，面红气粗，口苦口黏，口干不欲饮水，或痤疮感染，或继发疮疖，小便短涩，大便不畅，舌尖边红，苔薄黄腻，或苔黄，脉滑数或弦数。

2. 辨证要点

对于肾病综合征大都认为以脾肾阳虚为多见，通过临床观察认为肾病综合征属脾肾阳虚，并不完全符合实际情况。肾病综合征有实证、虚证或虚实夹杂之不同。在肾病综合征的证候要素中，风热、湿热、气滞、瘀血为常见实性病机；肾虚、气虚、阴虚、阳虚、阴阳两虚为常见虚性病机。由于肾病综合征每因外感风热而急性发作，故于急性发作，水肿明显时以疏风散热、宣肺利水治之，每可使尿量增多而水肿消退。再者，湿热较多者，因本病用激素后每多见湿热见证，如面红痤疮、舌苔黄腻等，因此清热利湿的应用亦较见。至于气滞水停之证，部分患者曾用激素而水肿不消，或水肿反复发生以致气滞水停，而高度水肿故亦多见。在虚证中则又有脾肾阳虚、肝肾阴虚及气阴两虚之分。

临床上对于本证既要抓住证候特点，也不可忽视证候与证候之间的转化或夹杂，对于病程较长，虚实夹杂的情况，要正确处理虚实的辨证关系，我们的初步体会是：①虚则补之，补虚之中略佐祛邪之品；②实则泻之，泻实之中毋忘补虚；③重视气化，注意气虚和气滞的辨证；④久病血瘀，宜活血利水兼顾；⑤水肿消退后，如何巩固疗效，也应给予重视。可参阅慢性肾炎的有关治疗。

三、治疗

（一）西医治疗

临床症状明显时，应着重改善一般情况，采用对症支持疗法，积极预防和治疗感染。一般情况好转后，再加用激素及其他免疫抑制剂消除蛋白尿，巩固疗效，避免复发。

1. 一般治疗

尿少而水肿明显的患者应卧床休息。对于有严重水肿、低白蛋白血症的患者需卧床休息，注意保暖，防止和控制感染。进低盐饮食，每天摄取食盐饮食中钠含量应 < 2.0g/d，适当控制饮水量。并给予 0.8~1.0g/（kg·d）的优质蛋白饮食。为减轻高脂血症，应少进食富含饱和脂肪酸的饮食，多吃富含多聚不饱和脂肪酸及可溶性纤维的饮食。

2. 利尿消肿

通过休息和低盐饮食，水肿可能稍轻。对严重水肿者，需用利尿药。①提高血浆胶体渗透压：可输入新鲜血浆、低分子右旋糖酐等。因大量输入白蛋白可增加肾小管的重吸收功能，而加重肾小管的损害，故不宜长期大量使用白蛋白。②抑制水和电解质的重吸收，主要是钠、氯、钾离子在肾小管的重吸收，可使用袢利尿剂，如呋塞米、托拉塞米、布美他尼等口服、肌内注射或静脉注射。或噻嗪类利尿药，常用的有氢氯噻嗪 25~50mg/ 次，每日 2~3 次。③抗醛固酮类药物：如螺内酯、氨苯蝶啶等，多与噻嗪类合用，可以加强利尿效果。

3. 血管紧张素转换酶抑制剂或血管紧张素 II 受体拮抗剂

可选用血管紧张素转换酶抑制剂（ACEI）或血管紧张素 II 受体拮抗剂（ARB）减少蛋白尿。

4. 免疫抑制治疗

需要针对肾病综合征的不同病理类型制定有区别的免疫制剂治疗方案。临床上常用的药物主要包括以下几类。

（1）糖皮质激素：临床上多选泼尼松 30~60mg/d，晨起顿服，持续用药 8~12 周，然后减量，但撤减宜慢，每 1~2 周撤减原剂量的 10%。关键是在撤减至 15~20mg/d 时要十分慎重，撤减至 5~20mg/d 时需维持半年左右。

（2）环磷酰胺：糖皮质激素 + 环磷酰胺的治疗方案为治疗肾病综合征的常用方案。临床上多采用环磷酰胺冲击治疗，每次 800~1000mg，静脉滴注，每月 1 次，或采用 100mg/d 口服的方式，总量为 8~12g。注意 CTX 骨髓抑制、出血性膀胱炎、性腺抑制、肝功能损伤等不良反应及肿瘤风险。

（3）钙调神经磷酸酶抑制剂：环孢素 A 常用剂量为 3.5~5.0mg/（kg·d），分 2 次口服。他克莫司常用剂量为 0.05~0.075mg/（kg·d），分 2 次口服。但需注意肝肾毒性、高血压以及血糖升高等不良反应。

（4）其他：包括吗替麦考酚酯、来氟米特、雷公藤多苷等具有免疫抑制作用的药物，也可根据具体情况应用。此外，利妥昔单抗作为一种嵌合单克隆抗体，能够通过靶向 CD20+ 淋巴细胞而导致 B 细胞衰竭，近年来也逐渐应用于部分病理类型的肾病综合征治疗中。

（二）中医治疗

1. 脾肾阳虚型

治宜温阳利水。方用真武汤合五皮饮、济生肾气汤等。药用炮附子、茯苓、芍药、生姜、白术、陈皮、桑白皮、大腹皮、牛膝、车前子、肉桂、熟地黄、山萸肉、丹皮、泽泻、山药等。

2. 肝肾阴虚型

治宜育阴利水。方用知柏地黄汤加车前子、牛膝等。药用知母、黄柏、生地、山萸肉、茯苓、泽泻、丹皮、山药、车前子、牛膝等。夹瘀者合当归芍药散，药用当归、川芎、白术等。

3. 气阴两虚型

治宜益气养阴，兼以利水。方用参芪麦味地黄汤。药用生黄芪、人参、麦冬、五味子、生地黄、山萸肉、茯苓、泽泻、丹皮等。以气虚为主者，可用补中益气汤合增液汤，药用生黄芪、人参、陈皮、升麻、柴胡、白术、当归、甘草、生地黄、玄参、麦冬等；阳虚甚者加桂、附，再合用五苓散，药用炮附子、肉桂、桂枝、茯苓、猪苓、白术、泽泻等。

4. 风热犯肺型

治宜辛凉宣肺利水。方用越婢汤、越婢加术汤合五皮饮。药用麻黄、生石膏、生姜、大枣、甘草、苍术、陈皮、茯苓皮、姜皮、桑白皮、大腹皮等。

5. 气滞水停型

治宜宣气利水。方用大橘皮汤、导水茯苓汤、木香流气饮等。药用陈皮、茯苓、滑石、槟榔、苍术、猪苓、泽泻、肉桂、麦冬、白术、桑白皮、大腹皮、木香、木瓜、砂仁、紫苏叶等。

6. 湿热壅滞型

治宜清热利水。方用草薢分清饮、八正散、五味消毒饮等。药用草薢、黄柏、石菖蒲、茯苓、白术、莲子心、丹参、车前子、通草、萹蓄、大黄、滑石、甘草、栀子、灯心草、蒲公英、金银花、连翘、野菊花、紫花地丁等。阴虚夹湿热者选用滋肾汤，药用熟地黄、茯苓、山药、丹皮、山萸肉、泽泻、蛤蚧、龟甲胶、煅磁石、炒杜仲、陈皮等。

四、预防与护理

有浮肿及高血压者应忌盐，其他可低盐饮食，中医对水肿者忌盐要求比较严格，如《世医得效方》中云："凡水肿唯忌盐，虽毫末许不得入口，若无以为味，候水病去后，宜以醋少许调和饮食，不能忌盐勿服药，果欲去病，切须忌盐。"

其他在护理上尚须注意：在水肿时忌甘温助湿中满之药，戒针刺，绝酒色，戒仇怒等，以免使病情加重。因为慢性肾炎者尿中排出大量蛋白质，水肿不消退，古人亦重视补充高蛋白饮食，促使水肿消退，如《沈氏尊生书》有用青蛙、海蛤、白螺、鲤鱼、鲫鱼、白鱼、鲈鱼、绿头鸭等，以治疗水肿。

另外，由于本病病程长，经久不愈使患者及医护人员经常丧失治疗信心，应当注意克服悲观情绪，树立与疾病作长期斗争的信心。

本病的预防要注意以下几点：①避免受冷、受湿、过度疲劳，以免诱发本病；②要预防感染，以减少病情恶化的诱因；③除非病情严重，一般可以适当活动，以免体力减弱，抵抗力减退；④避免使用对肾脏有害的药物；⑤恢复期要预防反复，防止外感。

附：时振声教授治水八法

一般认为水肿的病机，主要是肺、脾、肾三脏以及三焦对水液代谢功能的失调所致。如感受外邪以后，由于肺失宣降，不能通调水道，下输膀胱，可以发生水湿潴留，溢于面部及四肢而水肿；脾能运化水谷，散布精微，脾虚则不转输水湿，不能制水，以致水湿泛滥，亦可导致水肿；肾主水化气，如气化失常，气不化水，水液停留，亦聚水而引起水肿。三焦是水液通行的道路，三焦气机通畅，小便得以渗利，如三焦不泻，经脉闭塞，水气则溢于皮肤也发生水肿。另外，水能病血，血也能病水，因此在治疗水肿中要考虑肺、脾、肾以及气、血、水的关系。

1. 攻下逐水

攻下逐水法作为一种治疗手段，在必要时仍有应用之价值，但在选择适应证时应当慎重，邪实而正不虚时，大腹水肿明显者，可以应用。如果邪实而正虚，则应攻补兼施。但是慢性肾炎肾病型的高度水肿，多伴有脾肾阳虚，攻逐水法不宜常规应用，用后更易伤及脾肾阳气，虽以攻补兼施法合用，亦不能阻止水肿的不再发生，如果肿胀再度复发，再用攻泻逐水治疗，效果亦差，终至无效。一般攻泻逐水的方剂如十枣汤、禹功散、舟车丸、浚川散、神芎丸、三白散、肿半截验方等。

2. 宣肺利水

宣肺利水即是开鬼门法，所谓"鬼门"是指汗孔而言，通过宣肺发汗而达到利水的目的。一般用于风水、皮水、头面肿胀较著者，或水肿兼有表证，如恶寒发热、头痛身痛、脉浮苔薄者，因肺主皮毛，并能通调水道，下输膀胱，肺气得开，三焦水道亦得通利，除能发汗以祛表邪外，水液亦下输膀胱而利尿，一般宣肺利水的方剂，可根据表证的寒热，辨证应用。如属风寒者，用麻黄汤、麻黄附子甘草汤、麻黄附子细辛汤；如属风热者，可用越婢汤、越婢加术汤、麻黄连翘赤小豆汤。有时辛温、辛凉之剂还可与益气固表法合用。

3. 健脾利水

脾虚气弱，水湿不能运化，滞留于肌腠皮下而为水肿，病情进一步加重，脾阳亦虚，更使运化无力，因而水肿加剧。一般脾虚水肿多有全身疲乏，纳差腹胀，大便偏稀或大便无力，面部及四肢水肿，身重肢沉。如脾阳不足可见手足发凉，舌苔白或腻，质淡有齿痕，治疗当以健脾利水，方如防己黄芪汤、防己茯苓汤、外台茯苓饮、五苓散合五皮饮等；如是脾阳不足，则可温脾利水，方如实脾饮。

4. 温肾利水

肾阳不足，命门火衰，水不能化，水湿泛滥而致全身水肿。由于命门火衰又不能生土，脾阳不足又不能制水，亦可使水肿加重。如果原来是脾虚水肿，久则及肾，也可形成脾肾阳虚的病机，因此温肾亦即是温补脾肾。一般温肾利水用于全身水肿，面色㿠白，畏寒肢冷，腰酸腰痛，倦怠肢软，腹胀纳差，舌体胖大而润，有齿痕，苔白或腻，脉象沉迟无力等，常用的方剂如附子五苓散、真武汤合五苓散、金匮肾气汤、济生肾气汤等。

5. 行气利水

水肿兼有腹胀者，古人称为肿胀，有虚实之分，虚证则当健脾利水或温肾利水为治，实证则是气滞而水停，水停则又阻滞气机，更致小便不利，因而腹胀肢肿、水湿泛滥。气滞水停的临床表现，除了全身水肿以外，必腹胀较著，最初尚属气胀，以后逐渐生水，而且愈聚愈多，终致患者胀闷难忍，呼吸急促，不能平卧，四肢肿胀紧迫发光，治疗宜行气利水，方如大橘皮汤、导水茯苓汤、大腹水肿散，甚则可先用木香流气饮以疏通气滞，然后再用行气利水之剂。

6. 活血利水

由于"血不利则病水"，血涩不通，三焦气化通路受阻，因而水湿潴留发生水肿，故在治疗上宜活血化瘀配合渗利之剂，方如当归芍药散、桂枝茯苓丸合五皮饮等。临床实践中经常看到有水肿患者夹有瘀血者，因血瘀是病水之因，也是水肿之果，长期水肿不消，合用活血化瘀及行气疏滞之剂，可使气血通畅，水湿得以运行。

7. 清热利水

一般湿热引起水肿，可见于急性肾炎面部浮肿。经宣肺利水治疗后，面部浮肿消退，但仍残留下肢轻度水肿或仍见咽红肿痛，或仍有皮肤疮疡，湿疹未清，可以用清热解毒配合渗利之剂治之。慢性肾炎脾虚水肿，经治疗以后（如过用温热之药或肾上腺皮质激素类药物）亦可使病情转化，发生湿热水肿。其他如慢性肾盂肾炎或慢性肾炎合并泌尿感染，同时具备下肢水肿及下焦湿热症状者，都可用清热利水法治疗。清热利水的方剂有五味消毒饮合五皮饮、桂枝甘露饮、八正散、萆薢分清饮等。

8. 养阴利水

阴虚水肿见于急性肾炎恢复期，下肢残留轻度水肿，治疗比较容易。慢性肾炎肾病型的患者水肿较著，而又属肝肾阴虚者，治疗比较困难，水肿顽固，很难消退。肝硬化腹水属阴虚者，治疗上亦殊感困难。某些高血压性心脏病，属于肝肾阴虚夹有水湿者，治疗效果较好，水肿消失较快，常用方剂：如阴虚夹湿热者，可用猪苓汤、知柏地黄汤；如阴虚夹水湿者可用六味地黄汤加车前子、牛膝、防己等。

（郎睿　余仁欢　刘宏伟）

第六节 IgA 肾病

IgA 肾病（IgA nephropathy，IgAN）是指一组不伴有系统性疾病，肾组织免疫病理检查在肾小球系膜区以 IgA 颗粒样沉积为主的临床 – 病理综合征。临床特点以肉眼或镜下血尿为主，可伴不同程度的蛋白尿，甚至出现肾病综合征。IgA 肾病有明显的地区差异性，在原发性肾小球疾病中 IgA 肾病所占比例，在美、英仅为 5% 左右，在欧洲为 20%，而在亚洲和太平洋地区发病率最高，为 30%~40%。在我国，IgA 肾病约占原发性肾小球疾病的 45%~50%。IgA 肾病可发生于任何年龄，但 80% 的患者在 16~35 岁之间发病，10 岁以前和 50 岁以后不常见。多数患者病情呈慢性进展，其中约 1/3 的患者在发病 10 年后进展到终末期肾脏疾病（ESRD），是导致我国尿毒症患者的主要病因。IgA 肾病的临床和病理表现呈多样性，其治疗和预后也存在着较大的差异。

IgA 肾病中医病名存在较大的争议，本病的临床表现以肉眼或镜下血尿为主，其中医学病名应属"尿血"范畴。亦有部分专家建议用"肾风"为之病名。

一、病因病理

（一）西医病因病机

IgA 肾病的病因目前尚不十分清楚，IgA 肾病的发生、进展与遗传、感染、饮食等多种因素有关。IgA 肾病发病机制与免疫介导有关，IgA 在系膜区沉积是一系列免疫调节功能紊乱的结果。系膜区 IgA 沉积物以 IgA1 为主、多聚 IgA1 在系膜区沉积，触发系膜细胞的增殖、炎症反应和促纤维化反应，可导致 IgA 肾病的发生与进展。其发病机制主要归纳为以下几个方面。

1. 遗传因素在 IgA 肾病发病中的作用

目前认为 IgA 肾病是一个多基因、多因素复杂性疾病，遗传因素在 IgA 肾病的疾病易感性与病变进展过程的各个环节中都起着重要的作用。

2. IgA1 糖基化异常

IgA 肾病患者血清 IgA1 存在铰链区 O– 糖基化的缺陷。IgA 肾病患者血清异常糖基化 IgA1 水平较健康对照和其他肾脏病人群显著升高。而异常糖基化 IgA1 分子可通过自我聚集或形成免疫复合物沉积于系膜区，进而刺激系膜细胞增殖、分泌系膜基质、细胞因子、趋化因子、生长因子等，导致肾小球炎性反应，进而促进 IgA 肾病的发生。

3. 食物抗原的影响

食物抗原是 IgA 肾病发病机制中的一部分，这些食物抗原包括卵蛋白、酪蛋白、谷蛋白、牛血清白蛋白等。因此，合理的饮食不仅可以预防 IgA 肾病的发生，还会减少其复发的概率。

4. 黏膜免疫异常

IgA 肾病与免疫异常密切相关。在 IgA 肾病的发病中起主要作用的是 IgA1 分子，致病性 IgA1 产生过多或 IgA1 清除减少都会导致 IgA1 在肾小球系膜区的沉积。临床上 IgA 肾病患者常伴有甲状腺疾病、皮肤、消化道、尿道黏膜异常等。从临床表现来看，肉眼血尿往往发生于黏膜感染，如上呼吸道、胃肠道或泌尿系统感染后，故 IgA 肾病之血尿又被称为"咽炎同步性血尿"。因此，可以认为 IgA 肾病的发病是由于全身或局部黏膜的自身免疫反应，导致免疫复合物在肾小球系膜区的沉积。

（二）病理改变

1. 光镜检查

IgA 肾病主要累及肾小球，主要为肾小球系膜细胞增生和系膜基质增多。IgA 肾病病理变化的程度和病变范围存在较大的差异，可以是局灶性病变，也可以是弥漫性病变；可以是系膜增生性病变、肾小球轻微病变、局灶节段性病变，还可以伴有毛细血管内增生性病变、系膜毛细血管性病变，毛细血管塌陷和球囊粘连，毛细血管袢坏死、新月体形成，以及全球硬化性病变。在 IgA 肾病患者病理组织可见多种病变同时存在。肾间质病变包括间质纤维化、肾小管萎缩以及单核细胞浸润。一般情况下，肾间质病变与肾小球病变平行。肾小动脉可见内膜增生、透明样变、硬化性病变、动脉管腔狭窄。

2. 免疫病理检查

免疫球蛋白沉积物以 IgA 为主，大多数还可见 IgG 和（或）IgM 沉积，部分可见补体 C3 在系膜区伴 IgA 沉积。伴有明显补体 C3 的 IgA 肾病患者病情相对较重，预后差。

3. 电镜检查

呈现轻重不等的系膜细胞和系膜基质增生，并在系膜区可见电子致密物沉积，有时呈巨大结节团块状；部分患者可伴见内皮细胞下的电子致密物。电子致密物是免疫沉积物。

4. IgA 肾病病理分级

1982 年 IgA 肾病 Lee 分级，目前仍为临床常用的病理分型之一。将 IgA 肾病分为 5 级。Ⅰ级：肾小球基本正常；Ⅱ级：病变肾小球 < 50%，主要为系膜细胞及基质增生；Ⅲ级：50% 以上肾小球呈增生性病变，系膜细胞 > 3~5 个，硬化肾小球 < 20%，间质少量炎细胞浸润；Ⅳ级：在Ⅲ级病变基础上并有 20%~50% 的肾小球硬化及局灶间质纤维化和小管萎缩；Ⅴ级：50% 以上的肾小球节段或球性硬化、伴相应的间质纤维化和小管萎缩。

2009 年提出 IgA 肾病牛津分型，并于 2016 年进行了重新修订。肾脏病理报告的主要内容为系膜细胞增生（M0/1），局灶节段性肾小球硬化（S0/1），毛细血管内细胞增生（E0/1），小管萎缩 / 间质纤维化（T0/1/2），新月体（C0/1）。

（三）中医病因病机

1. 中医病因

IgA 肾病以血尿及蛋白尿为主要临床表现，因此在古代文献中主要见于尿血病的相关论述，亦可参考水肿、腰痛、肾风、虚劳等疾病。IgA 肾病的病因与素体禀赋不足、饮食失节、六淫侵袭、情志郁结等密切相关。时振声教授认为 IgA 肾病的病因可从外因、内因两方面认识。

（1）外因：IgA 肾病发病的外因多为感受风热、湿热、疮毒等外邪，邪热入内迫血妄行，或由饮食不节、七情内伤而致脏腑功能失调，从而湿热内蕴或内生虚火，灼伤脉络，或由劳倦久病，久病致瘀而血不循经导致血尿。亦或因脏腑功能失调后导致三焦气滞，水道不通，以致周身水肿。《素问·奇病论》云："有病痝然如有水状，切其脉大紧，身无痛者，形不瘦，不能食，食少，名为何病……病生在肾，名为肾风。"当风邪侵袭于肾，肾络痹阻，脏腑虚损，可致肾精不固而产生蛋白尿。

（2）内因：IgA 肾病的内因则由正气亏虚、先天禀赋不足而致，多责之脾肾亏虚。脾失统摄则血溢脉外形成血尿；脾主升清，如脾不能升清，则可导致精气下泄、清气下陷，形成蛋白尿。肾气不足，肾失封藏则血随精泻；肾阳虚衰，气不行水，还可导致水湿泛滥发为水肿。

2. 中医病机

时振声教授认为 IgA 肾病的中医病机可归纳为以下几个方面。

（1）外感风热，热伤血络：血属阴宜静，最畏阳热鼓动，热伤血络，则下注膀胱而出现血尿。临床上常见有因外感风热者，有因心经热盛者，有因肝经火旺者，皆可导致热伤血络，血热妄行，下注膀胱，出现血尿。

（2）肝肾不足，阴虚内热：肝气郁结，郁而化火，竭伤肝阴；或肝阴不足，肝不藏血，疏泄失调；或湿热毒邪内侵肝胆，湿热中阻，肝失疏泄，枢机不利。由于上述原因致肝不藏血，而致尿血。

（3）久病入络，气滞血瘀：叶天士根据《黄帝内经》"病久入深，营卫之行涩，经络时疏，故不通"并考仲景于劳伤血痹诸法，提出初为气结在经，久则血伤入络，以经脉主气，络脉主血的久病入络之说。久病之所以入络多瘀，是因为久病造成了机体的正虚邪恋，而瘀血正是邪实的重要组成部分。瘀血阻络，血不归经，精微外泄，出现血尿和蛋白尿。血病及水，水液内停，以致水肿。

（4）脾不升清，精气下泄：蛋白尿可归于"精气下泄"范畴。西医学认为蛋白质是构成人体和维持生命活动的基本物质，与中医学所谓的"精气""清气""精微"的概念类似。脾主升清，主统摄，如脾不能升清，不能统摄，则可导致精气下泄、清气下陷，形成蛋白尿。

（5）肾不藏精，精气不固：肾为"封藏之本"，主藏精，精气宜藏不宜泄。肾又为水火之脏，内藏元阴元阳，举凡肾阳（包括肾气）不足或肾阴亏损，皆可影响肾的藏精功能，使精气不固而下泄。肾阳虚衰，关门不利，气不行水，还可导致水湿泛滥；命门火衰，火不生土，进一步也影响脾的功能，导致脾肾两虚，更可加重精气下泄。

（6）三焦气滞，水湿内停：《素问·灵兰秘典论》云："三焦者，决渎之官，水道出焉。"三焦气滞，水道不通，小便不利，以致全身水肿。焦安钦认为，本病主因为正虚和邪实导致的上、中、下三焦通调失司，其本在肾，病在上焦多由肺邪受袭；病在中焦，与心肝脾有关；病在下焦者，湿热邪毒蕴结是主因，湿热和瘀血是进一步加重本病的主因，治以清热利湿、凉血止血，分析病因，辨证论治。

（7）湿热互结，病程缠绵：水为阴邪，非温不化，温阳过久则可化热，热与湿相合，而成湿热水肿之证；大量使用激素，亦可导致湿热水肿。即使是脾虚水肿，日久亦可湿郁化热。湿热亦可没有明显水肿，由于肾为水脏，阴虚内热或各种化热因素，均可导致热与水湿互结，即成湿热之证，则氤氲黏腻，病难速已，而使病程缠绵。

3. 中医病因病机特点

近年来，关于 IgA 肾病的病因病机的论述，大多与"虚""热""瘀"有关。该病的病因病机特点属虚实夹杂之本虚标实证，急性发作期以标实为主，慢性迁延阶段以本虚为主。

（1）正虚：所谓正虚主要指的是气虚统摄无力。可由先天禀赋不足，素体脾胃虚弱或素体肾虚；也可因饮食不节，后天损伤脾胃，或者肝阴不足，肝不藏血，疏泄失调引起。《灵枢》曰："肺者，五脏六腑之华盖也。"肺为娇脏，抵御外邪，阻挡邪气入内。《素问》有云："饮食于胃，游溢精气，上输于脾，脾气散精，上归于肺。"脾为后天之本，生化气血，运输精微。《素问》曰："肺为气之主，肾为气之根。肺主出气，肾主纳气。"肾为后天之本，摄纳气血，藏精。中医学认为人体正气不足或者邪气偏盛，邪入于内，可导致肺气亏虚，脾失健运，《血证论》曰："人身之生，总之以气统血""血之运行上下，全赖乎脾"，肺脾气虚，统摄无力，血不循经，溢出脉外，随小便而出，则为血尿；脾不升清，精气下泄可见蛋白尿。久病及肾，肾气虚衰，摄纳无权，肾失封藏，不但增加其他脏器的受累程度，而且导致出血及精微下泄的加重。

（2）邪实

①热伤血络：《素问》有记载"胞热移于膀胱，则癃、溺血"，《金匮要略》又有记载"热在下焦，则尿血"。《太平圣惠方·治尿血诸方》所言："夫尿血者，是膀胱有客热，血渗于胞故也。血得热而妄行，故因热流散，渗于胞内而尿血也。"湿热之邪蕴结膀胱，湿性黏滞，火热妄行，上可侵袭于肾，损伤肾络，导致出血，排出体外，则为血尿；湿热之邪阻塞气机，阻碍三焦的气化，侵犯上、中、下三焦，导致不同程度的出血。风热之邪侵袭上焦，首犯咽喉，进而损伤肾气，肾气不固，肾失封藏，则导致血尿及蛋白尿的发生，因此有医家认为 IgA 肾病血尿的发生与咽喉之间关系密切，主张从咽论治。若热邪侵犯中、下焦，正如《诸病源候论·小便血候》认为："心主于血，与小肠合，若心家有热，结于小肠，故小便血也。"这与西医学认为的肠道菌群与 IgA 肾病的发生、发展有密切关系的观点不谋而合。

②瘀血阻络：中医学认为血瘀既是致病因素，又是病理产物。血不循经，外溢而出，形成离经之血，离经之血停留局部，形成瘀血，随着时间及病情的推移，瘀血又可阻碍脏腑功能的活动，进一步导致病情的加重，形成新的瘀滞，导致出血。肝藏血，脾统血；肝主疏泄，脾主升清，脾气散布精气，上输于肺，脾肾亏虚，则脉涩滞形成瘀血，瘀血或阻滞于脉外，或化热迫血妄行，或阻滞气机失于调摄均可加重出血，导致精气下泄，甚至血瘀水停致周身水肿。因此血瘀是导致 IgA 肾病产生的重要因素之一。

二、诊断

（一）西医辨病

1. 临床诊断

IgA 肾病是一临床免疫病理诊断，临床主要以血尿和（或）蛋白尿为主要表现，以 IgA 为主的免疫复合物在肾小球的系膜区沉积肾小球疾病。肾组织病理及免疫病理检查是本病确诊的必备诊断手段。

2. 鉴别诊断

（1）链球菌感染后急性肾小球肾炎：典型表现为上呼吸道感染或急性扁桃体炎，感染潜伏期为 1~2 周，可有蛋白尿、血尿、水肿、高血压，甚至出现一过性氮质血症等急性肾炎综合征表现。发病前 8 周可见血清 C3 下降，随着病情的好转，血清 C3 水平逐渐恢复正常。部分患者有血清 ASO 水平的升高。链球菌感染后急性肾小球肾炎病程多为良性过程，经休息和支持治疗，多数在数周或数月可获痊愈。

（2）非 IgA 系膜增生性肾小球肾炎：约有 1/3 患者出现肉眼血尿，临床上与 IgA 肾病难以鉴别。肾组织免疫荧光检查有无 IgA 沉积是唯一的鉴别依据。

（3）过敏性紫癜肾炎：过敏性紫癜肾炎与 IgA 肾病的病理改变及组织免疫特征完全相同。除肾脏表现外，过敏性紫癜肾炎尚有皮肤紫癜、关节肿痛、腹痛、全身性血管炎表现等。

（4）遗传性肾小球疾病：以血尿为主要表现的遗传学肾小球疾病主要有薄基底膜肾病和 Alport 综合征。薄基底膜肾病的主要临床表现为持续性镜下血尿，几乎没有其他症状和体征，长期预后良好。Alport 综合征以血尿、进行性肾功能减退、神经性耳聋和眼部病变为临床特点。肾穿活检是鉴别三种疾病的主要手段，尤其是电镜检查不可缺少。

（5）肾小球系膜区继发性 IgA 沉积的疾病：主要有慢性酒精性肝病、强直性脊柱炎、银屑病性关节炎等。这些疾病主要是肾组织免疫病理显示肾小球系膜区有 IgA 沉积，但一般没有肾脏疾病的临床表现。

（6）狼疮性肾炎：肾组织免疫荧光检查多呈满堂亮（IgG、IgA、IgM、C3、C1q、纤维蛋白相关抗原均阳性）。此外，该病表现为多系统受累的临床特征。

（7）乙型肝炎病毒相关性肾炎：肾组织免疫荧光检查有 HBV 抗原阳性，血清 HBV 抗原阳性。

（二）中医辨病辨证

1. 辨证思路

IgA 肾病常因外感、饮食不节、劳累等因素导致血尿反复发作。IgA 肾病有血尿、蛋白尿、水肿等多种表现，我们认为血尿、蛋白尿、水肿只是 IgA 肾病的表象。《景岳全书》云："病有标本者，本为病之源，标为病之变。病本唯一，隐而难明；病变甚多，显而易见。"在 IgA 肾病辨证过程中还需观察和分析引起 IgA 肾病的病因，即原发病因素。在疾病的治疗过程中，要把先病、原发病的治疗放在首位，当然也可根据标本缓急，采取标本兼治的方法。患者表现为反复咽痛、感冒等肺卫症状时治宜疏风清热、清上治下。当患者表现为脾胃虚弱、中气不足，或肠胃湿热、气机不利时宜重点调理脾胃。若患者病位在肝，出现肝气郁结，或肝胆湿热等症状时宜从肝论治。临床上通常将 IgA 肾病分为急性发作期和慢性迁延期。急性发作期重在祛除外邪，控制导致病情反复或加重的诱发因素；慢性迁延期则重在扶助正气，兼以祛邪，促进病情恢复，使血尿及蛋白尿逐渐消失。

2. 本病常见证候及其临床表现

（1）外感风热，热伤血络：因外感风热者，症见恶寒轻发热重、咽干咽痛，或有咳嗽、痰黏不易咯出，或有鼻塞不通，口渴喜饮，肉眼血尿可见，舌红苔薄，脉象浮数；心经热盛者，症见心胸烦热，口舌生疮，口渴喜饮，肉眼血尿或镜下血尿，排尿稍有灼热感，舌红苔薄，脉象细数；肝经火旺者，症见头痛目赤，胁痛口苦，烦躁易怒，肉眼血尿或镜下血尿，尿赤便秘，舌红苔薄黄、脉象弦大；肠道湿热者，症见大便黏滞不爽，口干口黏，肉眼血尿或镜下血尿，舌红苔薄黄、脉弦细或细滑。

（2）肝肾不足，阴虚内热：肝肾亏虚，阴虚内热以致肉眼血尿或镜下血尿，症见腰酸腰痛，手足心热，咽干口干，渴喜凉饮，便秘尿赤，舌红苔少，脉象细数。

（3）脾不升清，精气下泄：症见面色少华、气短乏力、纳差腹胀、口淡不渴、四肢酸懒、舌淡润或舌体胖大有齿痕、脉象沉弱；如不能运化水湿，导致水湿停留者，还可见面浮肢胀，或仅下肢水肿，或全身水肿。

（4）久病入络，气滞血瘀：一般血尿（包括镜下血尿）均有瘀血，有的患者瘀血症状非常突出，如面色晦暗，腰部刺痛，月经不畅色黑有血块，舌淡暗或暗红或青紫，舌有大量瘀斑瘀点，脉象沉涩，均为瘀血内阻征象。

（5）肾不藏精，精气不固：除以上脾气虚损的临床表现外，还可见腰膝酸软，夜尿较多，小便清长，舌胖润嫩有齿痕，脉象沉小。脾肾气虚进一步加重则为脾肾阳虚，除可见脾肾气虚的临床表现外，尚有畏寒肢冷、腰脊发凉等症状。如果阳虚不能温化水液，以致水湿泛滥，可见面色㿠白、周身浮肿，下肢尤甚，按之如泥，腰腹胀满，尿少便溏，口黏不渴，舌体胖大质润，舌苔白腻，脉象沉迟。如脾气虚与肾阴虚并见，临床表现有面色淡黄，全身乏力，腰膝酸软，纳差腹胀，手足心热，口干喜饮，大便干结，舌质略红，舌体稍大有齿痕，脉象沉细。亦有少数患者可见畏寒而手足心热，上半身热下半身凉，手心热脚冰凉，口干而饮水不多，大便先干后稀等气阴两虚所特有的症状。

（6）三焦气滞，水湿内停：凡高度水肿必有腹胀，肿之兼胀者有虚实之分。三焦气滞而肿则是虚实夹杂，肺气不足不能宣发，脾气虚损不能运化，肾阳不足不能化气，是肺、脾、肾三脏的气虚；宣发、运化、蒸化作用的滞塞，以致气滞水停，是三焦气滞的实证。症见全身水肿、腹胀而痛、下肢肿胀而硬，并可有胸闷胀满，腹胀纳差，腰胀不适等症状。

（7）湿热互结：凡湿热明显者，可见面部痤疮感染，胸闷不饥，上腹痞满，口苦口黏，口渴而不欲饮，尿黄而赤，大便黏滞不爽，舌苔黄腻质红，脉象滑数。如果下焦湿热明显，亦可见尿频、尿急、尿热、尿痛等症状。

二、治疗

（一）西医治疗

目前 IgA 肾病尚缺乏特异性治疗手段。西医主要以降压控制 RAS 系统，激素及免疫抑制剂的应用为主要治疗手段。

1. 降压及减少蛋白的基础治疗

以血管紧张素转换酶抑制剂（ACEI）及血管紧张素 Ⅱ 受体拮抗剂（ARB）类药物为主。应用 ACEI 和 ARB 类药物治疗是目前减少蛋白尿的主要措施。2012 年改善全球肾脏病预后组织（KDIGO）临床实践指南推荐当 24h 尿蛋白定量 > 1g/d 时，使用长效 ACEI 或者 ARB 类药物治疗；如果患者可以耐受，建议 ACEI 或 ARB 类药物逐渐加量以控制 24h 尿蛋白定量 < 1g；若 24h 尿蛋白定量为 0.5~1.0g/d，建议使用 ACEI 或者 ARB 类药物治疗。

2. 糖皮质激素及免疫抑制剂治疗

根据目前已有的循证医学证据，糖皮质激素的应用只有在以下情况下考虑使用。

（1）对于经过 3~6 个月最佳的支持治疗（包括使用 ACEI 或者 ARB 类药物和控制至目标血压的治疗）后，24h 尿蛋白定量仍然持续 ≥ 1g，而且 GFR > 50ml/min 的患者，建议可以接受 6 个月的糖皮质激素治疗。

（2）对于临床上呈肾病综合征，病理表现为微小病变肾病（MCD）和 IgA 肾病并存的患者，可以按照 MCD 的治疗原则应用糖皮质激素。

（3）新月体性 IgA 肾病或伴有肾功能快速下降的患者，可以考虑应用糖皮质激素联合环磷酰胺或者硫唑嘌呤治疗。

3. 其他免疫抑制剂的应用

除非新月体性 IgA 肾病伴有肾功能快速下降，否则不建议应用糖皮质激素联合环磷酰胺或者硫唑嘌呤；除新月体性 IgA 肾病伴肾功能迅速恶化外，GFR < 30ml/min 的患者不建议应用免疫抑制剂治疗。中国的临床研究证实激素联合霉酚酸酯（MMF）对进展型 IgA 肾病治疗有效，但由于可能会引起重症感染（包括卡氏肺囊虫肺炎），应当小心监测。

4. 鱼油

鱼油含有丰富的多聚不饱和脂肪酸，可以通过减少炎性细胞因子及类十二烷酸而减轻肾内炎症反应，延缓 IgA 肾病肾功能不全的进展。2012 年 KDIGO 指南建议对 24h 尿蛋白定量 > 1g/d 的 IgA 肾病患者，可以服用鱼油治疗。

5. 扁桃体切除术

扁桃体组织 B 细胞产生的异常 IgA 与 IgA 肾病的发生有关。小样本量的回顾性临床研究证明，反复发生扁桃体炎的 IgA 肾病患者进行扁桃体切除术有利于减轻血尿及保护肾功能。但扁桃体切除对 IgA 肾病的远期影响尚有一定的争议。

（二）中医治疗

时振声教授强调，IgA 肾病中医病机为本虚标实，治疗时必须在治本的基础上，重视治标祛邪以提高疗效。IgA 肾病虽然有血尿、蛋白尿、水肿等多种临床表现，但在治疗时仍可按照证候特点一同论治。

1. 热伤血络

治宜清热凉血，包含三种具体治法。

（1）风热内扰，迫血妄行：治宜疏风宣散，清热凉血。方用银蒲玄麦甘桔汤，药用金银花、蒲公英、玄参、麦冬、生甘草、桔梗等；或加味银翘汤，药用金银花、连翘、淡竹叶、生甘草、桔梗、生地、天冬、麦冬、丹皮、薄荷、益母草、白茅根。以上两方均可再加入茜草、生侧柏叶、马鞭草之品。

（2）心经热盛，迫血妄行：治宜清心养阴，清热凉血。方用导赤散加味，药用生地、淡竹叶、滑石、生草梢、通草、茜草、黄芩、益母草、白茅根。

（3）肝经火旺：宜清肝泻火，清热凉血。方用加减龙胆泻肝汤，药用龙胆草、黄芩、栀子、生地、泽泻、车前子、滑石、生甘草、茜草、益母草、白茅根。

2. 阴虚内热

治宜滋肾清利。方用知柏地黄汤加味，药用知母、黄柏、生地、山萸肉、山药、丹皮、茯苓、泽泻、茜草、大蓟、小蓟、石韦、益母草、白茅根；或滋肾化瘀清利汤，药用女贞子、旱莲草、白花蛇舌草、石韦、生侧柏叶、马鞭草、益母草、白茅根等。

3. 脾虚气弱，精气下泄

治宜健脾益气。方用参苓白术散加减，药用党参、茯苓、白术、扁豆、陈皮、山药、薏苡仁、莲子肉、莲须、砂仁等。

（1）易感冒者：可用玉屏风散加味，药用生黄芪、白术、防风、莲子肉、莲须、玉米须、陈皮。

（2）水肿较为显著者：方用防己茯苓汤加味，药用生黄芪、党参、白术、防己、桂枝、茯苓、甘草、生姜、大枣、牛膝、车前子、猪苓、泽泻。

（3）血尿日久者：方用补中益气汤加减，药用黄芪、人参、白术、茯苓、陈皮、炙甘草、柴胡、升麻、仙鹤草、刘寄奴、阿胶珠等。

4. 瘀血内阻

治宜活血化瘀。如果瘀血征象不是突出显著者，一般在清热凉血、滋肾清利方中加凉血活血之药物，不必使用炭类止血药，以免留瘀为患。瘀血征象明显突出者，则可活血化瘀治之。偏阴虚者，用血府逐瘀汤加减，药用柴胡、枳实、赤芍、甘草、当归、川芎、生地、桃仁、红花、牛膝、生侧柏叶、马鞭草、益母草、白茅根；偏气虚者，可用桂枝茯苓丸加味，药用桂枝、茯苓、赤芍、丹皮、桃仁、炮姜、阿胶珠、刘寄奴、党参、白术。如是气虚、阳虚，也可在益气温阳中加活血药。伴水肿者合用加味当归芍药散，药用当归、赤芍、川芎、白术、茯苓、泽泻、牛膝、车前子、防己。

5. 脾肾两虚

治宜健脾固肾。方用参苓白术散加补骨脂、覆盆子、金樱子等。

（1）脾肾阳虚者：治宜温补脾肾。方用参芪右归丸加减，药用人参、黄芪、熟地黄、制附片、肉桂、山药、山茱萸、菟丝子、鹿角胶、枸杞子、当归、生杜仲。或用理中汤加味，药用党参、白术、炮姜、甘草、仙茅、淫羊藿、巴戟天、补骨脂、鹿角霜等。

（2）偏脾阳虚者：治宜温阳利水。方用实脾饮加味，药用制附片、干姜、白术、茯苓、甘草、木瓜、草果、木香、厚朴、大腹皮、牛膝、车前子、防己。

（3）偏肾阳虚者：治宜温补肾阳。方用真武汤加味，药用附片、茯苓、白术、白芍、生姜、牛膝、车前子、防己、大腹皮。

（4）气阴两虚者：治宜补气养阴。方用参芪地黄汤，药用太子参、黄芪、生地、山萸肉、山药、茯苓、丹皮、枸杞子、当归、杜仲、甘草。如气阴两虚兼瘀血、湿热者，亦可用益气滋肾化瘀汤，药用党参、黄芪、女贞子、旱莲草、生地、当归、白芍、川芎、白花蛇舌草、石韦、萆薢、益母草、白茅根。

6. 三焦气滞

治宜宣畅三焦。方用加减导水茯苓汤，药用杏仁、白术、紫苏叶、陈皮、大腹皮、桑白皮、木香、槟榔、厚朴、麦冬、木瓜、肉桂、生姜、茯苓、猪苓、泽泻、车前子、防己、滑石、甘草。湿热壅盛者，去肉桂，加己椒苈黄丸。阳虚者，去滑石、甘草，加制附片。

7. 湿热互结

治宜清利湿热。方用程氏萆薢分清饮，药用萆薢、苍术、黄柏、石菖蒲、莲子心、丹参、车前子、茯苓。如痤疮感染者，加白花蛇舌草、野菊花、忍冬藤；上腹痞满者，去苍术、黄柏，加黄连、法半夏；尿黄而赤者，可加滑石、通草、石韦；兼气虚者，加太子参；兼阴虚者，加麦冬、生地。

通过以上诸法治疗，一般可使病情好转向愈，病情严重者也可使症状减轻或稳定，有助于病情的恢复。必须注意的是，临床上多表现为虚实夹杂，故治疗时扶正祛邪并用比较常见，因此以上诸法有时常合并使用。以上是对 IgA 肾病的各种类型，包括单纯血尿，单纯蛋白尿，既有血尿又有蛋白尿，或有肾病综合征的中医辨证论治。

（三）治疗 IgA 肾病的经验方

1. 滋肾化瘀清利汤（时振声教授经验方）

药物组成：女贞子、旱莲草、生侧柏叶、马鞭草、白花蛇舌草、石韦、白茅根、小蓟。

用法：水煎服，每日 1 剂，分 2 次服用。

功效：养阴清热，凉血活血止血。

适应证：IgA 肾病阴虚内热证。

2. 益气滋肾汤（聂莉芳教授经验方）

药物组成：生黄芪、生地、白芍、旱莲草、小蓟、丹参、芡实等。

用法：水煎服，每日 1 剂，分 2 次服用。

功效：益气滋肾，柔肝凉血止血。

适应证：IgA 肾病气阴两虚证。

3.黄芪双叶汤（余仁欢教授经验方）

药物组成：生黄芪、紫苏叶、荷叶、生薏苡仁。

用法：水煎服，每日 1 剂，分 2 次服用。

功效：健脾益气，祛风除湿。

适应证：IgA 肾病脾虚兼湿热证。

四、预防与护理

虽然 IgA 肾病发生与发展受一定的遗传因素影响，但生活方式、细菌或病毒感染、肠道黏膜异常等因素起着更重要的作用。

首先，要养成良好的生活方式，包括合理饮食、适度运动、规律起居。避免不健康的生活方式，如吸烟、酗酒、肥甘厚味；饮食清淡，以主食为主，注意增加蔬菜、瓜果等食物。避免高蛋白饮食，避免容易导致过敏的食物等。

其次，积极预防各类细菌或病毒感染。感染是 IgA 肾病始动因素，也是病情进展的重要因素，临床发现 IgA 肾病血尿和蛋白尿常因咽喉部或肠道等部位的感染而发生，亦因感染导致病情加重。尤其要注意手卫生和饮食卫生，不吃不洁食物。注意居室通风，到人多公共场所要加强自身防护。

劳逸结合，既要避免过劳，也要保证适度的有氧运动，除非肉眼血尿、大量蛋白尿、高度浮肿、肾功能进展迅速，大部分患者可以选择适合自己的运动方式，如慢走、快走、慢跑、太极、瑜伽等，但要避免剧烈的运动。

（梁莹　余仁欢　时振声）

第七节　膜性肾病

膜性肾病（membranous nephropathy，MN）是一种病理学诊断，肾小球基底膜上皮细胞下免疫复合物的沉积为其病理学特征。依据病因不同，可将其分为继发性膜性肾病（secondary membranous nephropathy，SMN）与特发性膜性肾病（idiopathic membranous nephropathy，IMN），继发因素包括乙肝、狼疮、肿瘤等，除外继发因素后方能诊断为 IMN。近些年来，MN 发病率逐年升高，据有关资料显示，在原发性肾小球疾病中的比例，从 2009 年的 10.77% 增加到 2018 年的 32.98%，已然成为中老年肾病综合征最常见的病理类型。本病发病高峰年龄为 40~60 岁，男女之比为 2∶1。特发性膜性肾病通常起病隐匿，水肿逐渐加重，临床表现主要以蛋白尿为主，其中无症状蛋白尿占 20%，肾病综合征占 80%，20%~55% 的患者有镜下血尿，肉眼血尿罕见。20%~40% 伴有高血压。大多数患者起病时肾功能正常，部分患者可于多年后发展为终末期肾脏病。

MN 根据临床表现属于中医学的"水气病""水肿""虚劳"等病证范畴。

一、病因病理

（一）西医病因病机

1. 病因

（1）特发性膜性肾病：目前多认为 IMN 是由自身抗体与肾脏足细胞抗原结合形成原位免疫复合物致病。近年来发现了 M 型磷脂酶 A_2 受体（PLA2R），1 型血小板反应蛋白 7A 域（THSD7A），Nel 样蛋白 –1（NELL–1）等多种抗原，其中 PLA2R 占 70%~80%。

（2）继发性膜性肾病：

①感染：乙型肝炎病毒、丙型肝炎病毒、梅毒、人类免疫缺陷病毒、幽门螺杆菌、结核杆菌等。

②自身免疫病：系统性红斑狼疮、类风湿关节炎、桥本病、Graves 病、结节病、干燥综合征等。

③恶性肿瘤，各种实体瘤及淋巴瘤等。

④药物及重金属。

2. 发病机制

本病确切的发病机制尚未阐明。目前的经典理论认为肾小球足细胞上的抗原与其特异性抗体结合形成原位免疫复合物，然后激活补体系统，引起肾脏损伤，是膜性肾病发病的基本机制。IMN 患者肾脏沉积的抗体以免疫球蛋白 G4（IgG4）为主，而抗体的亚型转换有一个动态过程，IgG1 亚型的产生早于 IgG4，早在患者出现肾脏表现之前，就可能已有自身抗体的存在。在人类的膜性肾病患者以及大鼠 Heymann 肾炎的肾组织及尿液中可以发现 C5b–9，且与病变的活动程度呈平行关系，研究表明在 Heymann 肾炎大鼠中，减少 C5b–9 的生成能够明显减少蛋白尿。

（二）病理改变

1. 光镜

早期肾小球大致正常，毛细血管袢可略显扩张，可见 GBM 空泡样改变，上皮细胞下可见细小嗜复红蛋白沉积。病变明显时可表现为 GBM 弥漫增厚，钉突形成，上皮细胞下，钉突之间颗粒状嗜复红蛋白沉积。晚期则表现为 GBM 明显增厚，可呈链环状，毛细血管袢受到挤压闭塞，系膜基质增多，肾小球硬化伴发的不同程度的肾小管及肾间质病变有肾小管上皮细胞变性、肾小管灶状萎缩、肾间质灶状炎性细胞浸润及纤维化。

2. 免疫荧光

免疫荧光的特点是以 IgG、C3 为主的沿毛细血管袢颗粒样沉积，可伴有其他免疫球蛋白沉积，但强度较弱。

3. 电镜

根据电镜表现可将 IMN 进行分期。Ⅰ期膜性肾病基底膜无明显增厚，足突广泛融合

GBM 外侧上皮细胞下有小块儿的电子致密物沉积。Ⅱ期 GBM 弥漫增厚上皮下有较大的电子致密物沉积，它们之间钉突形成。Ⅲ期电子致密物增生的 GBM 包饶部分开始被吸收，而呈现出大小、形状、密度各不一致的电子致密物和透亮区。Ⅳ期 GBM 明显增厚。大部分电子致密物被吸收而表现为与 GBM 密度接近。但需要注意的是，病理分期与病情轻重并无显著相关性。

（三）中医病因病机

1. 中医病因

（1）素体虚弱：感受外邪而后患病。《外台秘要·水肿方一十三首》云："病源肾者主水，脾胃俱主土，土性克水，脾与胃合，相为表里，胃为水谷之海。今胃虚不能传化水气，使水气渗溢经络，浸渍腑脏，脾得水湿之气加之则病，脾病则不能制水。"水肿之病，多由脾肾不足所致，本病的素因乃为脾肾两虚。

（2）饮食劳倦所伤：饮食不节，或暴饮暴食，或肥甘厚腻，或饮食生冷，损伤脾胃，导致脾胃损伤，脾不升清，胃不降浊，运化失常，水湿痰浊内生，外泛肌表，发为水肿，内阻肾络，精微外泄，出现蛋白尿。

（3）外感风湿热毒之邪侵袭：外束肌表，内伤脏腑，以致气机宣降失常，气化不利，水湿泛滥，痰浊瘀血内生，而成此病。正如《素问·水热穴论》所言："勇而劳甚则肾汗出，肾汗出逢于风，内不得入于脏腑，外不得越于皮肤，客于玄府，行于皮里，传为胕肿。"由外所得的水肿病因于过劳汗出，且腠理开阖失常，导致外邪内入而发病。

2. 中医病机

本病的基本病机为阳气不足，甚则阳气虚衰，或兼感外邪，以致机体气化不利，水湿内停。水湿之邪阻遏经隧，络脉不利，形成痰湿血瘀。膜性肾病多发于中老年人，隐袭起病，以水肿为首发症状，常有高凝血症，易发血栓栓塞事件。《伤寒论》云："病有发热恶寒者，发于阳也；无热恶寒者，发于阴也。"本病的起病方式隐匿，与其他发病急骤的水肿不同，说明膜性肾病常"发于阴"。"脾气散精，上归于肺""肺朝百脉，输精于皮毛"(《素问·经脉别论》)，患者中焦不能化水谷为精血津液，反生水湿之邪，导致水湿之邪留滞肌腠，水湿之邪长期停滞于体内，郁而化热，常现湿热内蕴。因此，MN 患者的病理产物以水、湿、痰、瘀为主。而痰湿瘀血痹阻肾络，以致肾失封藏，而出现水肿及蛋白尿，此为本病发生的重要环节。

3. 中医病因病机特点

IMN 的病因病机特点可以概括为本虚标实，虚实夹杂。本虚以脾肾两虚为主，标实包含外邪、水湿、湿热、瘀血等扰肾。先天禀赋不足，加之后天饮食不节，均可损伤脾肾，导致脾运化水湿功能、肾之气化功能失司，引起水湿内停，发为水肿；脾之升清功能、肾之藏精功能失司，精微物质下泄，发为蛋白尿。若在此基础上感受外邪，外邪袭肺，肺主通调水道失司，则可致水肿加重；若外感湿热之邪，或体内水湿之邪蕴久化热，湿热下注，影响肾主封藏的功能，亦可使蛋白尿加重；同时若脾气虚，肾阳虚，温煦失司，气帅血无力，加之久病入络，可导致血瘀，使得本病缠绵难愈。

二、诊断

（一）西医辨病

1. 临床及病理诊断

符合 MN 的病理改变，除外 SMN，即可诊断为 IMN。临床表现为肾病综合征，并且血清学表现为 PLA2R、THSD7A 等抗体阳性，可以不行肾穿刺而诊断为 IMN，但是仍要注意全面排除继发因素。

2. 鉴别诊断

鉴别诊断重点是排除 SMN。

（1）膜型狼疮性肾炎：常见于年轻女性，有系统性红斑狼疮的多系统损害，病理表现具有增殖性病变的非典型膜性肾病的特点。免疫荧光多为各种免疫球蛋白补体成分均阳性的满堂亮现象，一般 C1q 阳性比较突出，但也有个别患者起病时无系统性表现，病理改变接近典型的膜性肾病，在此后数年逐步符合系统性红斑狼疮的诊断标准，积极的、严密的随访具有重要意义。

（2）乙型肝炎病毒相关性肾炎：多有乙型肝炎的临床表现或乙型肝炎病毒的血清血异常，病理表现为具有增殖性病变的非典型膜性肾病，免疫荧光多为满堂亮在肾组织，能够检测出乙型肝炎病毒抗原。

（3）肿瘤相关性 MN：见于各种恶性实体瘤、淋巴瘤。在病理上可以与 IMN 没有区别，特别是少数患者可以在确诊 MN 后 3~4 年才发现肿瘤，应特别予以关注。

（4）药物或毒物导致的膜性肾病：有明确的接触史，停药后多数患者可自发缓解，在病理上可以与 IMN 没有区别。

（5）微小病变性肾病：微小病变性肾病好发于少年儿童，老年人亦有发病。临床表现以肾病综合征为主。病理表现：光镜下肾小球没有明显病变，免疫荧光检查各种免疫球蛋白及补体均为阴性，电镜下可见肾小球足细胞广泛足突消失。早期 MN 基底膜无明显增厚，足突广泛融合，与微小病变有相似，但 MN 肾小球 GBM 外侧上皮细胞下有小块儿的电子致密物沉积，有助于鉴别。

（二）中医辨病辨证

1. 辨证思路

膜性肾病按病性可分为阴证和阳证。《丹溪心法》对于阴水、阳水的解析："若遍身肿，烦渴，小便赤涩，大便闭，此属阳水……若遍身肿，不烦渴，大便溏，小便少，不涩赤，此属阴水。"膜性肾病的阴证，患者阳气不足，为寒湿所致；阳证，是因水湿阻遏，郁而生热，甚则湿热伤阴所致。中医证候学研究显示 IMN 最常见虚证为脾肾气虚证、脾肾阳虚证、气阴两虚证，常见兼夹证为水湿证、湿热证和血瘀证。

2. 本病常见证候及其临床表现

（1）正虚主证

①脾肾气虚证：症见纳少腹胀，饭后尤甚，大便溏薄，肢体倦怠，伴双下肢及眼睑水肿，少气懒言，面色萎黄或㿠白，神疲耳鸣，腰膝酸软，小便不利，或见泡沫尿，或夜尿频多，舌淡苔白，脉沉缓弱。

②脾肾阳虚证：症见周身水肿，面色㿠白，畏寒肢冷，腰膝或下腹畏寒尤甚，甚至冷痛，五更泄泻，或下利清谷，或小便不利，泡沫尿，舌淡胖，苔白滑，脉沉迟弱。

③气阴两虚证：症见水肿迁延，或反复发作，经治疗难以缓解，少气懒言，神疲乏力，头晕目眩，口渴咽干，唇燥而裂，皮肤龟裂，或见五心烦热，腰膝酸痛，耳鸣耳聋，失眠多梦，或见自汗盗汗，小便短少，尿中泡沫，大便干结，舌暗红胖苔白或薄黄，脉细数无力。

④肝肾阴虚证：症见头晕目眩，口渴咽干，五心烦热，腰膝酸痛，眩晕耳鸣，失眠多梦，潮热盗汗，大便干燥，舌暗红苔薄黄，脉细数或弦细。

（2）邪实兼证

①水湿证：症见水肿，脘闷腹胀，纳呆食少，大便稀溏，面色㿠白，神疲乏力，小便短少，舌质淡，苔白滑，脉沉缓；或水肿日益加剧，小便不利，腰膝冷痛，四肢不温，畏寒神疲，面色白，舌淡胖，苔白滑，脉沉迟无力。

②湿热证：症见口苦，呕恶，或见口渴，腹胀，脘腹痞闷，肢体困重，纳少，腰酸胀痛，大便黏滞，尿中泡沫，舌红苔黄腻，脉弦滑。

③血瘀证：症见面色晦暗，肌肤甲错，或皮下紫斑，或下肢筋青、胀痛等，妇女常见经闭，舌质紫暗，或见瘀斑、瘀点，脉细涩。

④痰瘀互结证：症见脘闷腹胀，肢体困重，面色晦暗，肌肤甲错，口唇、爪甲紫暗，舌质紫暗，或见瘀斑、瘀点，苔黄腻或白腻，脉细涩。

3. 辨证要点

首辨阳水、阴水。在水肿的基础上，出现肢节酸楚、口渴口黏、小便赤涩等湿热相关症状，辨为阳水；出现畏寒肢冷、纳少便溏、小便清长等寒湿相关症状，辨为阴水。在明确患者病情的阴阳属性之后，应当明确患者本虚标实的病证。若患者怠惰嗜卧、纳差腹胀、饮食无味明显，则以脾虚为主；若患者腰膝酸软、头晕耳鸣、倦怠乏力明显，则以肾虚为主。若患者虽有水肿，但同时伴见口渴咽干、皮肤龟裂、小便短少，则以阴虚为主。若患者面色㿠白、四肢不温，则以水湿为主。若患者口苦呕恶、舌苔黄腻，则以湿热为主。若患者面色晦暗、肌肤甲错、舌质紫暗，脉涩，则以血瘀为主。

此外，本病病程较长，中医证型又可以互相转化。脾肾气虚可因病情迁延，耗伤阴津而转化为气阴两虚；水湿可因日久郁而化热，转化为湿热。

膜性肾病易发生各种并发症，尤其以血瘀证最为常见。

三、治疗

（一）西医治疗

IMN 的治疗，一般建议根据患者蛋白尿的多少和肾功能进展的情况，进行分层管理和治疗。如 2020 年 KDIGO 临床实践指南中将患者分为低、中、高及很高风险，低风险人群表现为非肾病水平的蛋白尿，肾功能稳定，可使用血管紧张素转化酶抑制剂（ACEI）或血管紧张素 Ⅱ 受体阻滞剂（ARB）治疗和观察。而中风险及中风险以上人群则可以进行免疫抑制治疗，风险评估中强调了 PLA2R 抗体滴度的指导作用。比如中风险人群要满足 PLA2R 抗体滴度＜ 50RU/ml，如果 PLA2R 抗体滴度＞ 150RU/ml 则直接进入高风险。对于高风险人群应进行免疫抑制治疗，包括激素加环磷酰胺，激素加钙调磷酸酶抑制剂等。其中肾功能、尿蛋白及白蛋白定量、是否存在低分子量蛋白尿等是评估风险的其他条件。对于高危患者可使用利妥昔单抗治疗。对于难治性及复发性 MN 亦可用利妥昔单抗联合免疫抑制剂治疗。

并发症处理：①伴有高血压患者，血压应控制在 125/75mmHg 以内，首选 ACEIs 或 ARB 治疗。② IMN 患者发生血栓栓塞的风险较高，特别是应用类固醇治疗的患者则更应受到关注。当血清白蛋白＜ 30g/L 时，就应开始评估血栓栓塞风险；若血清白蛋白＜ 20g/L，静脉血栓事件高风险明显增加，要注意抗凝治疗。③ IMN 患者由于大量蛋白质流失，免疫功能受损，容易发生感染，对此要积极进行预防。

（二）中医治疗

1. 治疗原则

膜性肾病的治疗，除了驱逐邪气以外，更要注重补虚以固护正气，以促进缓解及预防缓解后复发。本病按本虚证分为脾肾气虚、脾肾阳虚、气阴两虚、肝肾阴虚四种证型；邪实可分为水湿、湿热、血瘀、痰瘀互结四类。

2. 辨证分型治疗

（1）正虚证

①脾气虚弱证：治宜健脾益气，利水渗湿。方用参苓白术散或防己黄芪汤加减。药用党参或人参、白术、茯苓、炒薏苡仁、炒扁豆、山药、砂仁、生黄芪、粉防己、生姜等。

②脾肾阳虚证：治宜温肾健脾，通阳利水。方用真武汤合防己茯苓汤加减。药用制附片、桂枝、茯苓、苍术、白术、白芍、防己、生黄芪、泽泻、生姜、甘草等。

③气阴两虚证：治宜益气养阴，活血清利。方用参芪地黄汤或当归芍药散加减。药用太子参、生黄芪、生地、山萸肉、白术、丹皮、茯苓、泽泻、丹参、石韦、当归、白芍、川芎、益母草、薏苡仁。

④肝肾阴虚证：治宜滋补肝肾，清利湿热。方用知柏地黄汤加减。药用知母、黄柏、生地、山药、丹皮、茯苓、泽泻、女贞子、旱莲草、石韦、萆薢、益母草等。

（2）邪实证

①水湿证：可在正方中酌加茯苓、猪苓、泽泻、车前子、车前草、萆薢、赤小豆等。

水肿明显者，可用导水茯苓汤加减。

②湿热证：可在正方中加用黄芩、黄柏、白茅根、生薏苡仁、玉米须、防己、穿山龙、石韦等。

③血瘀证：可在正方中加益母草、泽兰、牛膝、当归、王不留行、川牛膝、地龙、水蛭等。亦可用当归芍药散或血府逐瘀汤加减。

④痰瘀互结证：可在正方中加生薏苡仁、郁金、虎杖、石韦、桃仁、地龙、水蛭等。

四、预防与护理

1. 饮食调整

肾小球疾病患者应首先控制食盐的摄入，这有利于减轻水肿、控制血压和蛋白尿，建议每天从食物中摄取的钠应 < 2g。还应根据蛋白尿和肾功能水平限制食物中的蛋白质摄入，对于肾病范围蛋白尿（3.5g/d）患者，建议蛋白质摄入量为 0.8~1.0g/（kg·d）。对于 eGFR < 60mL/（min·1.73m^2）伴非肾病范围蛋白尿的患者，建议蛋白质摄入量为 0.8g/（kg·d），考虑到安全和营养不良风险，应避免摄入量 < 0.6g/（kg·d）。低蛋白饮食对于慢性肾脏病具有诸多益处。应限制热量摄入以达到正常的体质指数，对于肾病范围蛋白尿患者，建议摄入能量 35kcal/（kg·d）；对于 eGFR < 60ml/（min·1.73m^2）者，建议能量摄入 30~35kcal/（kg·d）。此外，对于血清胆固醇升高患者应限制饮食中脂肪含量，以预防心血管并发症。

2. 生活起居

要顺应自然界季节和气候的变化，生活有规律、有节制，法于阴阳、和于术数，饮食有节、起居有常。MN 患者时有胃肠道水肿，食欲差，甚至食入即吐，因此注意食用营养丰富、易消化的食物，服用中药时尽量选择饭后服用，少量频服，避免食物刺激。

3. 调畅情志

情志异常可导致气血失调，使得正气不足，有研究表明 IMN 患者存在不同程度的焦虑、抑郁状态，进行适当心理干预有利于治疗与康复。

4. 适当运动

动静结合，对于 IMN 患者来说可以调畅气血，但不宜过量，以太极拳等舒缓运动为佳，避免剧烈运动。

5. 虚邪贼风，避之有时

MN 患者由于经常使用免疫抑制剂，同时血浆蛋白低，免疫功能差，容易感染，应主动躲避外邪侵害。还要戒烟戒酒等。有研究表明长期暴露于高水平的颗粒物（PM2.5）将会增加 IMN 的发病风险，因此尽可能处于空气新鲜的环境中。

6. 饮食同源

中药养生保健，可通过辨证基础上采用食疗的方法扶正祛邪和改善胃肠功能，改善体质，避免发病或复发。

7. 艾灸

IMN 患者常伴有水肿、四肢发凉、乏力腰酸等症状，中医属阳虚或气虚证候，平素当注意保暖，还可以隔姜或盐艾灸温补肾阳，增强体质。

（余仁欢　刘宝利　戴浩然）

第八节　局灶性节段性肾小球硬化症

局灶性节段性肾小球硬化症（focal segmental glomerulosclerosis，FSGS）是一类仅累及部分肾小球的（局灶，< 50% 肾小球），节段性（< 50% 毛细血管袢受累）的肾小球硬化；免疫荧光通常没有或仅有非特异性 IgM 或 C3 沉积。临床主要表现为肾病综合征、不同程度的蛋白尿。本病在全球范围内发病率不尽相同。我国 FSGS 占所有肾活检的 3%~6%，而在美国，为 20%~30%。本病预后较差，未经治疗或对治疗抵抗的患者可进展为终末期肾衰竭。

原发性 FSGS 常表现为肾病综合征。根据临床表现可将其归属于中医学"水肿""尿浊""虚劳"等病证范畴。

一、病因病理

（一）西医病因病机

1. 西医病因

本病根据不同的病因，可分为原发性 FSGS，遗传性 FSGS 和继发性 FSGS（包括适应性或代偿性、药物相关、病毒感染相关）。

原发性 FSGS 多表现为肾病范围蛋白尿或肾病综合征，一般认为是一种免疫源性疾病，也可能与循环致病因子相关，因肾移植后复发。但是其致病因子还不清楚，可能包括可溶性尿激酶性纤溶酶原激活物受体（suPAR）、心肌营养素样细胞因子（CLC-1）等。

FSGS 发病有种族差异和家族聚集性，目前发现与 FSGS 相关的基因位点有 40 个。在遗传因素参与的 FSGS 中已经鉴定了多种相关基因。包括 *ACTN4* 基因、*NPHS1* 基因、*NPHS2* 基因、*TRPC6* 基因、*CD2AP* 基因、*APOL1* 基因、*WT1* 基因等。

继发性 FSGS 包括病毒感染相关，如 HIV、EB 病毒、细小病毒 B19 等；药物相关，包括干扰素、双磷酸盐、雄激素、锂剂；适应性或代偿性因素主要是指肾小球负荷过重，导致毛细血管内压力增加，足细胞代偿性肥大、退变，并最终从 GBM 剥离（如孤立肾、部分肾切除术后、一侧肾组织发育不良、寡巨肾小球病、反流性肾病等）或肾脏血流动力学异常，包括功能肾单位减少、高血压肾损害、缺血性肾病（肾动脉狭窄）、胆固醇栓塞、发绀型先天性心脏病、镰状红细胞性贫血等。

表5-2　继发性FSGS筛查表

	继发于肾小球上皮细胞病变		继发于肾小球内高压的病变
病毒感染	HIV、巨细胞病毒、细小病毒B19、疱疹病毒、丙肝病毒、COVID-19	肾单位减少	反流性肾病、肾脏发育不良、镰状细胞病、年龄有关的FSGS、寡巨肾小球病
药物	抗病毒药物、哺乳动物类雷帕霉素靶蛋白抑制剂、非甾体抗炎药、锂剂、海洛因等	正常肾单位数	肥胖相关性肾小球疾病、原发性肾小球肾病、糖尿病肾病、高血压肾病

2. 西医发病机制

足细胞及其裂孔膜是阻止血浆蛋白漏出的关键。足细胞损伤是导致蛋白尿和FSGS的主要机制。研究表明，原发性FSGS的足细胞可见在不同程度的足突融合，随着损伤的加重，足细胞从肾小球脱落，形成肾小球硬化。脱落足细胞达肾小球足细胞总数＞40%则表现为严重的蛋白尿和进行性肾小球硬化。关于肾小球硬化的机制目前尚不明确，肾脏三种固有细胞（内皮细胞、系膜细胞、足细胞）均参与了肾小球硬化的发生。TGF-β_1为肾小球硬化的关键介质。TGF-β_1可以促进肾小球固有细胞大量合成FN，Ⅳ、Ⅰ型胶原。ECM积聚是导致肾小球硬化的重要因素，而ECM的生成增多和（或）降解减少是ECM积聚的主要原因。

此外，导致FSGS的另外一个可能因素是血浆中存在循环因子，导致足细胞脱落，破坏肾小球滤过膜屏障。suPAR被认为是导致FSGS的循环因子，suPAR可激活足细胞β3整合素，导致足突融合，破坏肾小球滤过膜屏障，引起大量蛋白尿。另外，循环因子包括CLC-1、血管生成素样-4（APL-4）、血管内皮生长因子（VEGF）、血红素结合蛋白等。

（二）病理改变

FSGS的病理分型目前仍采用哥伦比亚分型，分为门周型、细胞型、顶端型、塌陷型和非特异型。

1. 门周型FSGS

至少一个肾小球呈现门部周围（肾小球血管极）玻璃样变，或者＞50%的节段性硬化的肾小球具有门部周围的硬化和（或）玻璃样变。要先除外细胞型、塌陷型、尖端型。有研究表明门周型可能与血流动力学因素关系密切。

2. 细胞型FSGS

至少一个肾小球呈节段性毛细血管内增生堵塞管腔。要先除外塌陷型、顶端型。该型较少见，仅占成人特发FSGS的3%，预后不太清楚。

3. 顶端型FSGS

至少一个肾小球呈现位于尿极的节段性病变（靠近尿极的25%的外围毛细血管袢），表现为球囊粘连或足细胞与壁层上皮细胞、肾小管上皮细胞的汇合。要先除外塌陷型、门周型。对激素治疗反应最好，较少进展为终末期肾衰竭。

4. 塌陷型 FSGS

至少一个肾小球呈节段性或球性毛细血管壁塌陷，伴足细胞增生和肥大。病情进展快，难以临床缓解，进展为肾衰竭的风险高，移植后复发率高。

5. 非特异型 FSGS

不能归为其他 4 类的 FSGS 病变。要先除外门周型、细胞型、塌陷型、顶端型。

（三）中医病因病机

1. 中医病因

原发性 FSGS 临床表现为肾病综合征，并且病情反复发作，迁延难愈，累及多个脏腑。时振声教授认为，肾病综合征之水肿主要责之肺、脾、肾三脏之虚损，疾病不同阶段而主次不同。《景岳全书·肿胀》说："凡水肿等证，乃肺脾肾相干之病，盖水为至阴，故其本在肾；水化于气，故其标在肺；水唯畏土，故其制在脾。"FSGS 以肾虚贯穿病程之始终，FSGS 患者多先天禀赋不足，肾失封藏，精微外泄，而为蛋白尿；肾为水脏，主开阖，肾虚失于气化，则水湿潴留而为水肿；脾为后天之本，主运化水湿，脾虚后天失养，水谷精微不充，脾失摄纳，水液代谢失常，则进一步加重水肿；外邪所加，肺失通调，宣降失司，津液不通，水湿泛滥，与热毒相合，致三焦气机升降逆乱致病。此外，部分患者或饮食不节，肥甘厚腻，湿热由生，脾胃内伤；或作强劳倦，精气暗耗；情志不遂，气机不畅，气行则水行，气滞则水停；或风寒、热毒等外邪侵袭，引动内在病理因素，可导致水肿加重，这些为本病之诱因；水、湿、痰、瘀等既是本病在发展过程中的病理产物，同样可以作为致病因素，进一步损伤正气、加重病情，并最终出现湿热浊邪弥漫三焦，气血精液亏损虚耗，心悸咳喘，寒水上逆，风木变动等变证，这些为肾病综合征的辅因。

2. 中医病机

"局灶性节段性肾小球硬化症"是一病理名称，中医无本病的相关记录。根据其临床表现可归属于"水肿""尿浊""尿血""虚劳"等病证范畴。时振声教授认为本病病机主要可归纳为以下几个方面。

（1）脾肾两虚，精微下注：该型多见于以蛋白尿为主要临床表现的患者，肾失封藏，精微外泄，而为蛋白尿，出现小便浑浊、尿中泡沫；肾为水脏，主开阖，肾虚失于气化，则水湿潴留而为水肿；腰为肾之府，肾气虚则腰酸痛；脾为后天之本，主运化水湿，脾虚后天失养，水谷精微不充，脾失摄纳，水液代谢失常，则进一步加重水肿；脾主四肢百骸，脾气虚则四肢百骸失养，出现倦怠乏力、面色萎黄少华；脾虚运化功能失调，清浊不分，则大便稀溏，舌质淡、苔薄白或腻，脉虚弱或沉细均为脾肾两虚之象。

（2）脾肾阳虚，水湿泛滥：该型多见于以肾病综合征为主要临床表现的患者，脾肾阳虚，温煦失职，症见畏寒肢冷；脾肾阳虚，气化无权，水液潴留，则见全身浮肿，甚则胸腹水并见；肾阳不足，腰府失养，腰膝酸软；脾阳虚衰，气血生化乏源，不能上荣于面，则出现面色淡白或虚浮；脾主运化，胃主收纳，胃的腐熟功能有赖于脾阳的温煦，脾阳虚衰，温煦不足，运化失常，则腹胀纳呆；同时患者可出现舌体胖大、苔白腻，脉沉细无力。

（3）气阴两虚，湿瘀互阻：多见于肾病综合征水肿稍减或使用激素等治疗不当而致气阴两伤者。激素为阳热之品，过用或久用则耗伤津液，出现气阴两虚之证。脾主运化水湿，肾为水脏，脾肾气虚，水液代谢失常，则见双下肢轻度浮肿，腰膝酸软、倦怠乏力；阴虚生内热，而手足心热、口干而不欲饮水、尿少色黄；脾虚运化失职，加之胃中津液亏虚，则大便时干时稀；该类患者多病情日久，久病入络，瘀血内生，与水湿相合，进一步加重蛋白尿、血尿，致病情难愈。舌质暗红、舌体胖大而有齿痕、苔薄黄、脉弦细或细数均为气阴两虚之象。

（4）肝肾阴虚，湿热留恋：多见于以血尿、高血压以及采用激素治疗的患者，肝肾阴虚，肝风内动，上扰清阳，则症见头晕耳鸣；肝开窍于目，肝阴不足，目精失养，则两目干涩；肾虚则腰膝酸软，肾经上连于咽喉，肾阴不足则口燥咽干；湿热下注，迫血妄行，则见小便短赤、灼热，甚者肉眼血尿，或见肢体浮肿；津液不足则大便偏干；舌质暗红、苔薄黄或腻、脉弦细略数均为肝肾阴虚，湿热留恋之象。

3. 中医病因病机特点

本病病因复杂，可概括为本虚和标实两方面。脾肾亏虚为本，瘀血湿热内扰为标。本虚标实，虚实夹杂，互为因果。正虚为脾肾气虚、脾肾阳虚、肝肾阴虚、气阴两虚；邪实为水湿、湿热（湿浊）、瘀血。此外，FSGS临床治疗以激素免疫抑制剂为主，激素为阳热之品，过用或久用则出现心烦、失眠、五心烦热、面部痤疮、血压升高等阴津耗伤、热毒内蕴、肝肾阴虚、肝风内动等证候。

二、诊断

（一）西医辨病

1. 临床诊断

慢性病程，临床表现为肾病综合征，半数患者伴不同程度的血尿，随着病情进展可出现高血压和肾功能不全。

根据其病因不同，将FSGS分为原发性FSGS、基因遗传性FSGS、继发性FSGS和不明原因的FSGS。其中原发性FSGS主要表现为肾病综合征伴弥漫性足突消失；而不明原因的FSGS则是节段性足突消失、有蛋白尿而无肾病综合征和无继发性FSGS的证据。

2. 鉴别诊断

（1）与肾小球微小病变（MCD）及轻度系膜增生性肾小球肾炎相鉴别：由于FSGS的局灶节段性特点，在肾活检或病理切片时未取到节段性硬化的肾小球而造成误诊。因此需要注意以下几点：①肾活检标本肾小球数需10个以上。②肾小球体积大小不一，或存在球囊粘连、灶状肾小管萎缩、肾间质纤维化显著，FSGS可能性较大。③初步诊断为MCD或轻度系膜增生性肾小球肾炎的肾病综合征患者，经相应正规的糖皮质激素治疗无效。在出现上述情况时，对这类患者的肾组织标本应增加连续切片，必要时重复肾活检。

（2）肥胖相关性肾小球疾病：该类患者多为腹型肥胖，初期仅为微量白蛋白尿，随着病程进展，蛋白尿逐渐增多，而后肌酐增高，并直至肾衰竭。与原发性 FSGS 相比，其肾功能下降速度较慢，镜下血尿发生率低，不出现肉眼血尿，大量蛋白尿时很少发生低蛋白血症或肾病综合征表现。病理表现方面，肥胖相关性肾小球疾病主要表现为肾小球肥大，肾小球直径大于 192μmol/L，有时可表现为轻度系膜增生和系膜基质增加，FSGS 样改变主要表现为门周型 FSGS，免疫荧光阴性，光镜肾小球足细胞足突融合程度较轻。

（二）中医辨病辨证

1. 辨证思路

本病大多本虚标实，虚实夹杂者多见。"虚"与"瘀"是 FSGS 两大病理基础，"久病入肾""久病必瘀"。FSGS 初期会有湿热、痰浊、瘀血等实邪，干预脾肾，脏腑功能失调，出现蛋白尿、水肿等表现。病程日久，正气渐虚，逐渐出现纳差、乏力、腰酸等脾肾亏虚表现，湿热、瘀浊、邪毒都可阻滞气机，气血不畅，加重瘀血，并且可出现痰瘀互结、湿瘀互结等，表现为虚实夹杂，病难向愈。所以，在临床中发现肾虚血瘀证在 FSGS 中最为常见。

2. 本病常见的证候及其表现特点

（1）脾肾两虚，精微下注：多见于以蛋白尿为主要临床表现的患者，症见小便浑浊，尿有泡沫，腰酸痛，倦怠乏力，面色萎黄少华，或有肢体浮肿，大便不调，舌质淡、苔薄白或腻，脉虚弱或沉细。

（2）脾肾阳虚，水湿泛滥：多见于以肾病综合征为主要临床表现的患者，症见全身浮肿，甚则胸腹水并见，面色淡白或虚浮，畏寒肢冷，腰膝酸软，倦怠嗜卧，腹胀纳呆，舌体胖大、苔白腻，脉沉细无力。

（3）气阴两虚，湿瘀互阻：多见于肾病综合征水肿稍减或使用激素等治疗不当而致气阴两伤者。症见双下肢轻度浮肿，腰膝酸软，倦怠乏力，畏寒或肢冷而手足心热，口干而不欲饮水，尿少色黄，大便时干时稀，舌质暗红、舌体胖大而有齿痕、苔薄黄，脉弦细或细数。

（4）肝肾阴虚，湿热留恋：多见于以血尿、高血压以及采用激素治疗的患者，症见头晕耳鸣，两目干涩，腰膝酸软，口燥咽干，或见肢体浮肿，小便短赤、灼热，甚者肉眼血尿，大便偏干，舌质暗红、苔薄黄或腻、脉弦细略数。

3. 辨证要点

FSGS 慢性病程，临床表现多为肾病综合征，预后不良。本病的辨证要分清脏腑虚实，其根本原因为脾肾亏虚，功能失调，同时病情日久，正气渐虚，逐渐出现瘀血、痰浊、风湿、湿热等标实因素，标实不仅是本虚的产物也是进一步加重病情的关键，最终疾病可由实转虚，虚实夹杂，病难向愈。所以临床中肾虚血瘀证 FSGS 最为常见，虚主要为肾虚或脾肾两虚，邪实主要为湿热、血瘀。

三、治疗

（一）西医治疗

FSGS 的治疗首先要区别原发性、继发性还是遗传性 FSGS。原发性 FSGS 的治疗目标是降低蛋白尿，减少病情复发，延缓肾衰竭进展。继发性 FSGS 应积极寻找病因，以治疗原发病为主。其他需要考虑的因素有年龄、肾小球滤过率和并发症。若对治疗无反应的幼儿起病的 FSGS 则考虑基因筛查以除外遗传性 FSGS。

1. 对症支持治疗

对症治疗首先要限制钠盐摄入，每日钠盐摄入 < 2g（NaCl 量为 5g）。对症治疗的重要药物是 ACEI 或 ARB 类。该类药物可扩张出球小动脉，降低肾小球内静水压，并降低蛋白尿，ACEI 或 ARB 类药物的治疗对于原发性或继发性 FSGS 的蛋白尿均为不可缺少的基础治疗。

2. 糖皮质激素

对于临床表现为肾病综合征的原发性 FSGS，足量糖皮质激素是初始治疗的一线药物。目前理想的治疗剂量和疗程仍然不清楚。标准的疗法为在 1mg/（kg·d）或 60~80mg/d，之后逐渐减量，持续 6 个月。原发性 FSGS 对糖皮质激素治疗反应差，其完全缓解率低于 30%。治疗激素抵抗是治疗 FSGS 的难题，KDIGO 将激素抵抗定义为儿童足量激素治疗 8 周或成人足量激素治疗 16 周后无效。2016 年中华医学会儿科学分会肾脏学组发表的激素耐药型肾病综合征诊治循证指南（简称指南）定义激素耐药为足量醋酸泼尼松治疗 > 4 周尿蛋白仍阳性者，并除外感染、遗传等因素所致者。蛋白尿水平对激素初始治疗的反应是肾脏预后最强有力的预测因子。激素治疗达到完全或部分缓解的患者其肾脏预后相对较好。而激素抵抗的患者预后最差。部分 FSGS 的发生与多种基因突变有关，临床上表现为激素抵抗的患者要注意排除遗传性 FSGS，而激素依赖的患者其预后介于两者之间。开展 FSGS 相关遗传学检查能够帮助明确诊断，使患者免受不必要免疫抑制剂治疗带来的不良反应。

3. 钙调神经磷酸酶抑制剂

对于激素抵抗或激素不能耐受的患者，可考虑小剂量激素联合环孢菌素（cyclosporine A，CsA）的治疗方案，通常 CsA 剂量应为 3~5mg/（kg·d），维持血浓度（谷值）125~175ng/ml，用药至少 6 个月（一般小于 12 个月），减药或停药后复发者，再用 CsA 仍可能有效。他克莫司对部分难治性 FSGS 有一定疗效，剂量为 0.05~0.1mg/（kg·d），分 2 次服用，维持血清谷浓度为 5~10ng/ml。钙调神经磷酸酶抑制剂对于肾活检有明显的血管病变或间质病变，以及肾小球率过滤 < 40ml/（min·1.73m^2）的患者，有较高的风险发生肾毒性、高血压和高钾血症，因此使用须小心。

4. 其他免疫抑制剂

吗替麦考酚酯（MMF）免疫抑制作用强，不良反应小，是较为安全的免疫抑制药。KDIGO 指南建议不能耐受激素、环磷酰胺和钙调神经磷酸酶抑制剂的儿童可以使用 MMF

20~30mg/（kg·d）。MMF还可联合小剂量醋酸泼尼松治疗，使激素抵抗性FSGS患者蛋白尿得到缓解。MMF虽有一定临床疗效，但目前尚缺乏较好的临床证据。

利妥昔单抗是一种针对CD20阳性的B细胞单克隆抗体，有学者认为，利妥昔单抗对激素依赖性FSGS患者治疗有效。但也有研究发现利妥昔单抗并不能明显减少蛋白尿。

5. 血浆置换和免疫吸附

血浆置换已经报道成功用于移植后复发的FSGS，推荐采用血浆置换（约10次）配合激素治疗。在影响患者预后的临床因素中，最主要的是尿蛋白程度。非肾病综合征患者若起病时无高血压或肾衰竭，则预后较好，自然病程中其10年肾存活率约为90%，而肾病综合征患者仅为50%；肾病综合征经激素治疗缓解者的10年肾存活率可高达90%，与非肾病综合征患者相同，而无效者则低于40%，说明积极治疗肾病综合征使其缓解是干预预后的最重要手段。

影响FSGS预后的主要因素包括：①肾穿时的临床特征：蛋白尿严重程度，血肌酐升高（> 1.3ml/（min·1.73m²），黑色人种；②病程过程中的因素：难以控制的高血压，未能实现部分或完全缓解；③病理因素：塌陷型FSGS、肾小管间质纤维化和免疫荧光IgM和C3阳性。

（二）中医治疗

1. 脾肾两虚，精微下注

治宜补益脾肾，固摄精微。方用参苓白术散合五子衍宗丸加减。药用党参、苍术、白术、茯苓、泽泻、薏苡仁、陈皮、生黄芪、车前子、覆盆子、五味子、砂仁、蔻仁等。若尿少、水肿明显者，加冬瓜皮、汉防己、大腹皮等；若脾虚较突出者，可用补中益气汤加减，药用生黄芪、白术、陈皮、升麻、柴胡、党参、炙甘草、当归、甘草等。

2. 脾肾阳虚，水湿泛滥

治宜温补脾肾，化气行水。方用实脾饮或济生肾气汤、真武汤加减。药用制附片、泽泻、苍术、白术、桂枝、牛膝、车前子、茯苓、厚朴、大腹皮、白芍、干姜等。若心阳虚而有心力衰竭者，可用真武汤合苓桂术甘汤加减；腰以下肿甚者，可用真武汤合五苓散加减；以脾阳虚为主者，可用实脾饮加减；以肾阳虚为主者，加仙茅、淫羊藿、菟丝子等；若有瘀血指征者，可合用桂枝茯苓丸；属气滞水停者，可改用导水茯苓汤加减。对疗效不好，以水肿为主或兼有肺部及皮肤症状者，拟祛风胜湿法或在辨证基础上加宣肺祛风胜湿药，如蝉蜕、僵蚕、紫苏叶、桔梗、苦杏仁、麻黄、地龙、羌活、防风等。

3. 气阴两虚，湿瘀互阻

治宜益气养阴，活血清利。方用参芪地黄汤或大补元煎加减。药用太子参、生黄芪、生地、丹皮、茯苓、泽泻、丹参、石韦、滑石、益母草、白茅根。若气虚明显者，则改太子参为党参，加白术以健脾益气；若瘀血明显者，可合用当归芍药散加减以活血利水；若湿热较重者，加知母、黄柏、萆薢等。长期使用激素，见库欣综合征者，可按照湿热、热毒辨治，加用四妙散或萆薢分清饮。

4. 肝肾阴虚，湿热留恋

治宜滋补肝肾，清利湿热。方用知柏地黄汤加减。药用生地、山萸肉、山药、丹皮、知母、女贞子、黄柏、旱莲草、茯苓、泽泻、石韦、益母草、白茅根等。若肝肾阴虚、肝阳偏亢者，可用杞菊地黄汤、建瓴汤加减；肝胆湿热者，可用龙胆泻肝汤加减；若夹有瘀血者，可合用当归芍药散、防己黄芪汤、血府逐瘀汤加减。

此外，对于激素依赖型肾病综合征，中药治疗当以补益脾肾为基本大法，在激素撤至半量时注重温补肾阳可以提高复发性肾病综合征的缓解率，对激素依赖或复发者常合用温补肾阳药，如党参、黄芪、仙茅、淫羊藿、补骨脂、巴戟天等。成人多为脾肾阳虚，小儿多属脾肾气虚，也可用小柴胡合五苓散加减升发阳气，并据激素使用、撤减及停用的不同阶段导致体内产生的阴阳失调现象予以中药调节其阴阳平衡。FSGS 病程较长，且多用激素、细胞毒药物易致抵抗力降低，体内不论是显性还是隐性感染病灶，均是疾病复发或加重的关键所在，时振声教授强调必须积极控制感染病灶，采用清热解毒或活血解毒药能提高机体的免疫功能，对炎症及病损组织有修复作用，从而阻断抗原，稳定病情。时振声教授根据慢性感染病灶及部位不同分别进行辨证论治，对急性病灶属热毒者用五味消毒饮，湿热者用四妙散或龙胆泻肝汤，火热者用连翘败毒散，急性扁桃体炎发热肿痛者用银蒲玄麦甘桔汤（时振声教授经验方，由金银花、蒲公英、玄参、麦冬、甘草、桔梗等组成）合五味消毒饮等。对慢性炎性病灶、潜在病灶，据阴虚、气虚、夹湿、夹痰等不同，以相应治疗，每每获得佳效。

四、预防与护理

FSGS 临床症状重，病情持续进展，预后不良。需及时行肾活检穿刺明确诊断并根据各种不同的病因及时采取积极的治疗。中医药的优势在于改善患者临床症状、减轻西药毒副作用、预防或降低复发等方面。

（杨丽平　李平　刘宏伟）

第九节　膜增生性肾小球肾炎

膜增生性肾小球肾炎（membrano-proliferative glomerulonephritis，MPGN）又名系膜毛细血管性肾小球肾炎，其特点是肾小球基底膜增厚、系膜细胞增生和系膜基质扩张。典型的病理改变为肾小球系膜细胞增生和系膜基质增多，系膜组织插入肾小球基底膜和内皮细胞之间，导致基底膜增厚和双轨征形成。其临床表现多样，常表现为蛋白尿、血尿、肾病综合征以及进行性肾功能损伤等，可伴或不伴高血压，部分患者持续性低补体血症。按病因可分为原发性和继发性，继发性 MPGN 多与感染、自身免疫病、冷球蛋白血症、单克隆病相关，原发性 MPGN 多见于儿童和青少年，男女比例相近。MPGN 现在临床比较少见，北京大学第一医院肾内科对 1993~2007 年肾活检诊断为原发性肾小球病的 3331 例患者资料分析，显示 MPGN 仅占 1.4%。一般来说，MPGN 临床表现重，病程长，治疗难度大，预后较差，最终进展为慢性肾功能衰竭。

MPGN 是一种病理诊断，根据 MPGN 的临床特征，可归属于中医学"水肿""尿血""虚劳""水气病"等病证范畴。

一、病因病理

（一）西医病因病理

1. 病因

膜增生性肾小球肾炎的病因目前尚不十分清楚，考虑该病的发生、进展与感染、免疫、肿瘤等多种因素有关。

2. 发病机制

（1）免疫复合物介导型：此类患者往往由于体内持续存在不同来源的抗原，如病毒、自身凋亡物质及单克隆球蛋白等，产生相应的免疫复合物。免疫复合物沉积在肾脏，促进补体经典途径的激活，引起系膜细胞和内皮细胞的增生、中性粒细胞和单核细胞的浸润，细胞因子、趋化因子等进一步的活化促进炎症反应。

（2）补体介导型：此类患者的肾损害主要源于补体旁路途径的异常激活。

（二）病理特点及分类

MPGN 按病因可分为原发性 MPGN 和继发性 MPGN，继发性 MPGN 常见病因有感染、自身免疫病、异常蛋白血症、慢性肝炎、血栓性微血管。近些年对 MPGN 的发病机制不断研究，越来越多的"原发性"MPGN 的原因被阐明，故现在不再强调原发性及继发性，应用更多的分类方法是根据其免疫复合物介导及补体介导情况分型。

MPGN 病理为免疫球蛋白和（或）补体沉积于肾小球，导致系膜、毛细血管增生和毛细血管壁重塑，形成双轨和肾小球分叶状改变的肾小球肾炎。传统的 MPGN 的分类是根据免疫病理及电镜超微结构，以及电子致密物沉积部位，分为 I 型（电子致密物沉积在系膜区及内皮下）、II 型（仅有 C3 高强度沉积于毛细血管壁及系膜区，电镜下见电子致密物沉积于 GBM 的致密层内，又称"致密物沉积病，DDD"）、III 型（ I 型表现同时有上皮下沉积）。

I 型：光镜下表现为广泛的肾小球毛细血管壁增厚及内皮细胞增生，系膜细胞及基质可插入基底膜及内皮细胞间而形成"双轨征"。少部分患者会出现新月体，可见单核细胞及中性粒细胞浸润。免疫荧光下可见颗粒状及条带状 C3 及免疫球蛋白沿基底膜呈周边性的沉积，也可见于系膜区。电镜下突出表现为系膜区及内皮下有电子致密物沉积及系膜插入现象。

II 型：光镜下肾小球的改变与 I 型相似，但系膜细胞和内皮细胞的增生不如 I 型明显，中性粒细胞浸润和新月体形成比 I 型突出。免疫荧光下可见到较强的 C3 呈线样或条带状沉积在毛细血管壁，而免疫球蛋白的沉积较少见。电镜下可见沿肾小球基底膜断续的电子致密物条带样沉积，故也称为"致密物沉积病"（DDD）。

III 型：光镜与免疫荧光表现与 I 型基本一致，只是在电镜下还表现为上皮下大量的电子致密物的沉积，并可见到与膜性肾病中相近的基底膜"钉突"样表现。

2020 年 KDIGO 指南草案根据病因将 MPGN 分为四类。

第一类为免疫球蛋白 / 免疫复合物介导：感染导致抗原 – 抗体免疫复合物沉积，自身免疫性疾病导致免疫复合物沉积，由于浆细胞或 B 细胞异常引起的单克隆丙种球蛋白病而导致单克隆 Ig 沉积，纤维性肾小球肾炎。

第二类为补体介导：C3 肾小球肾炎和 C3 致密物沉积病（DDD），C4 肾小球肾炎和 C4 致密物沉积病。

第三类为无免疫复合物或补体的 MPGN，由多种疾病引起。

第四类为特发性 MPGN，以上情况均不存在。

（三）中医病因病机

膜增生性肾小球肾炎是西医学的病理概念，根据其临床表现可归属于中医学"尿血""水肿"等病证范畴。

1. 中医病因

（1）外因：多为感受风、湿、热、毒等外邪，外邪入里，或由饮食不节、七情内伤而致脏腑功能失调，从而湿热内蕴或内生虚火，灼伤脉络而导致血尿。外邪导致脏腑功能失调后，三焦不畅，水道不通，发为水肿。

（2）内因：因正气亏虚，尤其是脾肾气虚，无以摄血，血溢脉外形成血尿；脾主升清，脾脏功能失司则精气下泄，出现蛋白尿；肾气不足，气不行水，水湿泛滥发为水肿。

2. 中医病机

（1）热伤血络：尿血属阴宜静，最畏阳热鼓动，热伤血络，则下注膀胱而出现血尿。《景岳全书》曰："血本阴精，不宜动也，而动则为病。血亦主营气，不宜损也，而损者为病。盖动者多由于火，火盛则逼血妄行；损者多由于气，气伤则血无以存。"尿血为热蓄下焦，损伤肾与膀胱脉络所致。《素问·气厥论》曰："胞移热于膀胱，则癃，溺血。"除外感邪热之外，心、小肠、肝等脏腑皆可成为此等火热之源。《诸病源候论·小便血候》曰："心主于血，与小肠合。若心家有热，结于小肠，故小便血也。下部脉急而弦者，风邪入于少阴，则尿血，尺脉微而芤，亦尿血。"

（2）气滞血瘀：仲景于劳伤血痹诸法，提出初为气结在经，久则血伤入络，以经脉主气，络脉主血的久病入络之说。瘀血阻络，血不归经，精微外泄，出现血尿和蛋白尿。血病及水，水液内停，以致水肿。

（3）脾肾两虚：《素问·至真要大论》指出"诸湿肿满，皆属于脾"。脾气受困，或感受湿邪，或平素饮食不节，多食生冷，均可使脾为湿困，脾居中焦，为后天之本，是人体气机升降的重要枢纽，也是调节水液代谢的关键环节，脾气亏虚或湿滞于脾，致气机升降失司，水湿内生而发水肿。肾为"封藏之本"，内藏元阴、元阳，肾阳不足或肾阴亏损时，影响肾的藏精功能，使精气不固而下泄。肾阳虚衰，气不行水，水湿泛溢；命门火衰，火不生土，进一步也影响脾的功能，导致脾肾两虚，更可加重精气下泄。

（4）湿热互结：疾病缠绵，素体阴虚，阴虚内热，当水湿形成之后内热相合，即成湿热之证；或病久不愈，湿郁日久，湿从热化，湿热内结；或病变过程中，热毒侵袭，与湿邪相搏，而成湿热之候；湿热扰动，肾关不固，致大量蛋白从尿中排出。

（5）三焦气滞，水湿内停：《素问·灵兰秘典论》云："三焦者，决渎之官，水道出焉。"三焦气滞，水道不通，小便不利，以致全身水肿。

3. 中医病因病机特点

本病的病因病机特点为虚实夹杂，本虚标实为主。本虚以脾肾两虚为主，或因先天禀赋不足引起，或因后天因素损伤脾肾；标实包含外邪、水湿、湿热、瘀血等。先天禀赋不足，加之后天饮食不节，均可损伤脾肾，导致脾运化水湿功能、肾之气化功能失司，引起水湿内停，发为水肿；脾之升清功能、肾之藏精功能失司，精微物质下泄，发为蛋白尿；脾虚无力摄血，血不循经，溢出脉外，随小便而出，则为血尿。若在此基础上感受外邪，外邪袭肺，肺主通调水道失司，则可致水肿加重；若外感湿热之邪，或体内水湿之邪蕴久化热，湿热下注，影响肾主封藏的功能，亦可使蛋白尿加重；湿热之邪蕴结膀胱，湿性黏滞、火热妄行，上可侵袭于肾，损伤肾络，导致出血，排出体外，则为血尿；风热之邪侵袭，损伤肾气，肾气不固，肾失封藏，则导致血尿及蛋白尿的发生。血不循经，外溢而出，形成离经之血，阻滞气机，久而形成瘀血，随着时间及病情的推移，瘀血又可阻碍脏腑功能活动，进一步导致病情加重，形成新的瘀滞，导致出血。

二、诊断

（一）西医辨病

1. 临床诊断

临床上有以下情况应怀疑MPGN：①持续非选择性蛋白尿（或肾病综合征）伴有肾小球源性血尿；②血清补体持续降低；③血肌酐进展较快；④合并乙肝、丙肝等感染，或自身免疫抗体、冷球蛋白等阳性。当患者出现如上提示MPGN的临床表现及实验室检查特点时，建议条件允许情况下行肾穿刺活检来确诊该病，因为肾脏病理诊断为该病诊断的"金标准"。肾脏病理诊断为MPGN的患者，临床上应仔细寻找继发因素，对制定诊疗方案及判断预后至关重要。

2. 鉴别诊断

（1）急性链球菌感染后肾小球肾炎：急性起病应与急性链球菌感染后肾小球肾炎相鉴别，后者血清补体在起病后6~8周恢复，故持续性低补体血症应怀疑本病。病理检查有助于鉴别。

（2）中、重度系膜增生性肾小球肾炎：在肾脏病理检查中应注意与中、重度系膜增生性肾小球肾炎相鉴别，后者可以表现为灶状的系膜插入现象，而MPGN为弥散性的系膜插入。

（二）中医辨病辨证

1. 本病常见证候及其临床表现

根据膜增生性肾小球肾炎的临床病理特征，结合我们近年来开展肾穿刺活检病理与中医辨证分型的相关性研究，本病临床辨证常分为以下几型。

（1）阴虚湿热型：多见于膜增生性肾小球肾炎的早期。临床症见腰膝酸软，口燥咽干，手足心热，头晕耳鸣，两目干涩，口苦口黏，或见颜面、肢体轻度浮肿，小便黄赤，大便偏干，舌苔薄黄或黄腻，脉弦细或弦数。

（2）气阴两虚、湿瘀互结型：多见于膜增生性肾小球肾炎的早、中期患者。临床症见腰膝酸软，倦怠乏力，畏寒或肢冷而手足心热，口干而不欲饮水，尿少色黄，大便时干时稀，肢体浮肿，舌质暗红，舌体胖大而有齿痕，苔薄白或薄黄或黄腻，脉弦细或沉细。

（3）脾肾亏虚、瘀水互阻型：多见于膜增生性肾小球肾炎晚期患者。临床症见腰膝酸痛，倦怠乏力，全身浮肿，甚或伴有胸、腹水，畏寒肢冷，腹胀纳差，小便量少，舌质淡暗或暗红，舌体胖大而润，苔白或腻，脉沉细或细弱。

2. 辨证要点

本病中医辨证属本虚标实，虚实夹杂之证。本虚主要表现为阴虚和气阴两虚，标实主要为湿热、瘀血、水湿等。因此，本病的中医治疗应在辨证论治的基础上，突出滋阴、益气、活血化瘀、清利湿热诸法。

三、治疗

（一）西医治疗

对膜增生性肾小球肾炎的治疗目前仍缺乏特殊有效的措施。首选针对病因治疗，支持治疗。KDIGO 指南推荐特发性 MPGN 且蛋白尿小于 3.5g/d，无肾病综合征，eGFR 正常的患者，建议采用 RAS 阻滞剂支持治疗；呈肾病综合征表现且血肌酐正常或接近正常的患者，可尝试类固醇治疗方案；肾功能异常（无新月体病变），活动性尿沉渣，伴或不伴肾病范围蛋白尿的患者，在支持治疗基础上加用糖皮质激素和免疫抑制剂治疗；表现为快速进展性新月体肾炎的特发性 MPGN 患者，应使用大剂量激素和环磷酰胺治疗，近年也有应用利妥昔单抗治疗 MPGN 后部分缓解的报道。

（二）中医治疗

本病总属本虚标实，虚实错杂之证。在整个病变过程中，以脾肾气阴两虚为本，以水湿、湿热、瘀血为病变之标，治疗以"治实勿忘其虚""补虚当顾其实"为原则。

1. 阴虚湿热

治宜滋阴补肾，清利湿热。方用知柏地黄汤加减。药用生地、丹皮、女贞子、旱莲草、山萸肉、山药、石韦、萆薢、滑石、益母草、白茅根等。阴虚火旺者加黄柏、地骨皮；水肿重者加猪苓、冬瓜皮、茯苓皮、车前子等；湿热重者加生薏苡仁、茯苓；血尿多者加仙鹤草、小蓟、藕节炭等。

2. 气阴两虚，湿瘀互阻

治宜益气养阴，活血清利。方用益气滋肾化瘀清利汤、参芪地黄汤加减。药用太子参、生黄芪、生地、丹皮、茯苓、泽泻、丹参、石韦、滑石、益母草、白茅根、白花蛇舌草等。腰膝酸软者加生杜仲、桑寄生、川续断等；湿浊重者加竹茹、萆薢、陈皮、紫苏叶等；合并血瘀者加桃仁、红花、丹参等。

3.脾肾亏虚，瘀水互阻

治宜补益脾肾，活血利水。方用当归芍药散或桂枝茯苓丸加减。偏气虚者，药用全当归、川芎、赤芍、白术、泽泻、茯苓、生黄芪、防己、车前子、牛膝、丹参等；偏阳虚者，药用桂枝、茯苓、丹皮、桃仁、赤芍、泽泻、车前子、大腹皮、牛膝、菟丝子等。

四、预防与护理

首先，要养成良好的生活方式，包括合理饮食，适度运动，规律起居，节制房事。避免不健康的生活方式，如熬夜、吸烟、酗酒、嗜食肥甘厚味；建议饮食清淡，避免过多添加剂，低盐饮食，多食用富含维生素及纤维素的蔬菜、瓜果等食物。避免高蛋白饮食；避免易导致过敏食物等。

其次，积极预防各类细菌或病毒感染。感染是肾病加重因素之一，在生活中要注意手卫生和饮食卫生，不吃不洁食物。注意居室通风，到人多公共场所要加强自身防护。

大量蛋白尿及血尿患者，应适当休息，勿使身心过劳；如病情稳定，可适当锻炼身体，增强体质，改善身体的防御功能，减少外邪侵入。

在食疗方面，可适当食用山药健脾益肾，薏苡仁健脾利水，南瓜补气健脾，但需注意每日摄入热量及蛋白质量。此外，黄芪补气、利水消肿，芡实健脾固涩，平素炖鸡烧汤时可适当加入黄芪、芡实等品。

（时振声　王耀巍　余仁欢）

第十节　微小病变肾病

微小病变肾病（minimal change disease，MCD）是一组以肾组织光镜下肾小球基本正常，电镜观察肾小球上皮细胞足突融合为特点，临床以肾病综合征为主要表现的疾病。微小病变肾病的发病高峰在儿童和青少年，占儿童肾病综合征的 70%~90%，中年人为低谷，在老年人中有所上升。据南京金陵医院 40759 例肾穿刺的资料显示，微小病变肾病在原发性肾小球疾病中约占 14.8%，是导致肾病综合征的常见原因之一。本病起病急，一般无高血压、血尿及肾功能损害，蛋白尿具有高度选择性，在治疗上多数患者对激素敏感，但容易复发。

本病通常以肾病综合征为主要表现，归属于中医学"水气""水肿"等病证范畴。

一、病因病理

（一）西医病因病机

1.病因

微小病变肾病的病因目前尚不十分清楚，IgA 肾病的发生、进展与遗传、感染、饮食等多种因素有关。

2. 发病机制

微小病变肾病的发病机制尚未明确，可能与免疫系统异常、循环通透因子以及肾小球基底膜电荷屏障改变和广泛足突消失有关。

免疫系统异常，包括 T 细胞免疫和体液免疫异常。微小病变肾病患者 Th1/Th2 比值降低，Th17/Treg 比值升高，这种比例失衡可能进一步导致 T 细胞免疫异常。T 细胞在接受抗原刺激产生免疫反应的过程中，核因子 NF-κB 被激活，启动 T 细胞的多种淋巴细胞因子基因进行转录，产生免疫反应。在体液免疫方面，患者血液中 IgG 常降至非常低的水平，而尿中丢失的主要是白蛋白，有研究认为可能是体内致病因素与 IgG 发生特异性免疫反应，导致 IgG 大量消耗。部分患者还有 IgM、IgE 升高。

有学者提出"二次打击"学说，即首次打击是由于 T 细胞产生的细胞因子直接与足细胞作用或病原微生物产物通过与足细胞上的 TLR 联系导致 CD80 的表达上调，足细胞形态改变以及肌动蛋白重排导致肾小球渗透性增加及尿蛋白的产生。第二次打击是指调节性 T 细胞功能缺陷或足细胞自我调节功能受损导致 CTLA-4、IL-10、TGF-β 等分泌减少，从而无法下调 CD80 的表达，导致持续的肾病综合征。

（二）病理表现

1. 大体表现

双肾肿胀，苍白，切面皮质增厚，称大白肾。

2. 光镜检查

肾小球未见病变，或仅见 PASM 染色下的基底膜空泡变性，或局灶节段性的轻微的系膜细胞和基质增生，毛细血管腔不受影响。肾小管上皮细胞可见轻重不等的颗粒变性、滴状变性、空泡变性和脂肪变性，与尿蛋白的含量和重吸收的程度有关。有时肾小管上皮细胞，特别是近端小管上皮细胞，刷状缘脱落，导致肾小管上皮细胞扁平，管腔扩大，常见于特发性急性肾衰竭。肾间质常见水肿。肾血管无明显病变。老年患者偶见血管壁年龄性增厚并导致肾小球缺血性皱缩和缺血性硬化。

3. 免疫病理学检查

肾小球既无免疫球蛋白沉积，补体也阴性。有时系膜区可见低强度的 IgM 沉积。有报告认为 IgM 阳性的微小病变性肾小球病的预后较差。

4. 电镜检查

肾小球上皮细胞足突弥漫性融合消失或微绒毛样变，胞质的基底膜侧微丝增多。毛细血管基底膜无明显病变，由于大量蛋白的滤过，致密层与疏松层的界线模糊。肾小球内无电子致密物沉积。肾小管上皮细胞内质网扩张，溶酶体和吸收空泡增多，并可见脂肪滴。肾间质可见水肿。当肾病综合征治愈后，足突消失的足细胞可逐渐恢复正常。

（三）中医病因病机

1. 中医病因

中医学对微小病变肾病病因的认识主要基于"水气"和"水肿"病，可概括为外因和内因两个方面。

（1）外因：一般认为主要与六淫之邪有关。微小病变肾病早期，一般最早出现颜面浮肿，多为"风水""阳水"。《医学入门》云"阳水多因涉水冒雨，或兼风寒暑气而见阳证""或疮痍所致"。外感风寒、风湿、湿邪以及皮肤疮毒等因素是导致水肿的常见原因。

（2）内因：与正气亏虚有关，多由饮食劳倦、房室过度或素体虚弱所致。如《素问·生气通天论》云："因于气为肿，四维相代，阳气乃竭。"《诸病源候论·水肿诸候》云："水病者，由肾脾俱虚故也""风水病者，由脾胃气弱所为也"。《医学入门·水肿论阴阳》云："阴水多内因，饮水及茶酒过多，或饥饱、劳役、房欲而见阴证"。

2. 中医病机

微小病变肾病的病机主要与肺、脾、肾及三焦对水液代谢功能的失调有关。由于外邪侵袭，肺之治节、肃降失司，不能通调水道，出现颜面水肿。肾虚则封藏失职，精微外泄，或脾气亏虚，统摄无权，精气不升，均出现大量蛋白尿；脾虚运化无权，精微物质生化无源，故而出现低蛋白血症。脾虚水湿运化失司，肾虚气化不利，水湿内停，泛溢于肌肤则为水肿。微小病变肾病通常表现为虚实夹杂的复杂病理过程，以气、血、阴、阳不足为本，以风湿、水湿、湿热、瘀血为标，而肺、脾、肾功能失调为本病的重心。

二、诊断

（一）西医辨病

1. 临床诊断

本病常突然起病，大部分患者无明显诱因，少部分患者起病于上呼吸道感染或过敏之后。水肿为发病后最主要表现，先出现颜面水肿及体位性水肿，严重者呈体腔积液。临床表现多为单纯性的肾病综合征，发展过程中可出现肾前性少尿、氮质血症、急性肾衰竭和肾小管功能损害。

2. 鉴别诊断

微小病变肾病临床表现多为单纯性的肾病综合征，应与相关疾病鉴别。

（1）IgA 肾病：典型微小病变肾病与 IgA 肾病容易鉴别。但少部分 IgA 肾病患者病理改变为轻度系膜增生性肾炎，临床表现为肾病综合征，临床鉴别诊断有困难，需要肾穿刺活检病理诊断。

（2）局灶节段性肾小球硬化：由于本病肾小球病变部位有局灶节段性特点，病理穿刺或病理切片时取材有可能未取到病变部位，而被误诊为微小病变肾病。需要结合局灶节段性肾小球硬化的临床特点及激素的治疗反应进行鉴别，必要时可重复肾活检。

（二）中医辨病辨证

1. 辨证思路

中医治疗在辨证上首先要分清标本虚实。虚证主要为肺、脾、肾三脏亏虚，但仍需进一步明确虚损的病位。注重健脾益气，培补肾元法。本病主要病机为脾肾两虚。脾虚清气不升，精微不能摄藏而下泄成尿蛋白；不能受纳及运化水谷，输布精微，生化乏源致血浆蛋白低下。健脾益气，可提高血浆白蛋白，减少尿蛋白，提高免疫力，改善患者的全身状况。微小病变肾病多见于小儿，在治疗上需要培元益肾固本，以求增一分元阳，复一分元阴。一方面可增强肾的封藏功能，减少蛋白尿，另一方面增强肾气化功能，利水消肿。

"水病及血"是微小病变肾病的又一临床特点，因此，在临床治疗上需重视活血化瘀。活血化瘀有助于改善患者肾脏局部的微循环，修复肾脏病理损伤，减少蛋白尿；也可纠正或改善患者血液的高凝状况。常用方有当归芍药散或桃红四物汤等；血瘀证明显者，可用活血破瘀药，如三棱、莪术，亦可用虫类药如水蛭、地龙等。在使用活血药的同时，可适当加理气药及温阳药，以增强活血化瘀功效。

2. 本病常见证候及其临床表现

（1）正虚主证

①肺气虚：见乏力，气短，少气懒言，咽干口渴。

②脾气虚：见纳差，腹胀，大便溏，舌体淡胖边有齿痕。

③肾气虚：见腰酸腿软，神疲乏力。

（2）邪实兼证

①风热：见发热恶风，咽喉肿痛，颜面浮肿，脉数。

②风寒：见恶寒发热，头痛，身痛，眼睑浮肿，脉紧。

③风湿：见肢体关节疼痛，身体困重，苔白腻。

④湿热：见咽喉肿痛，小便短赤，大便秘结，舌红苔黄腻，脉滑数。

⑤热毒：见发热，疮疡，小便短赤，舌质红，苔黄干，脉数。

⑥瘀血：见面色晦暗，口唇紫暗，可伴腰痛，舌质暗红，或有瘀斑瘀点。

3. 辨证要点

辨证上首先要分清标本虚实。虚证主要为肺、脾、肾三脏亏虚，但仍需进一步明确虚损的病位。常见标实有风热、风寒、风湿、湿热、热毒、血瘀等。故辨证时应分清标本，治疗时方可标本兼顾。

三、治疗

（一）西医治疗

微小病变肾病首选激素治疗。儿童和青少年与成年人微小病变肾病的治法、预后有较大差异。本节参照 2020 KDIGO 肾小球肾炎临床实践指南重点介绍成人微小病变肾病的治疗。

（1）初始激素治疗：一般遵循足量、缓减和长期维持的原则。①足量：泼尼松或泼尼松龙用量为 1mg/kg（最大剂量 80mg），每日 1 次。如果达到完全缓解，初始大剂量激素治疗至少持续 4 周；不能完全缓解，最长持续 16 周。②缓减：完全缓解之后，激素缓慢减量。③长期维持：减量过程至少 6 个月。

（2）对大剂量激素治疗存在相对禁忌证或不能耐受的患者，建议口服环磷酰胺或钙调磷酸酶抑制剂治疗。

（3）对于初次复发的微小病变肾病，激素剂量和疗程同初始治疗。

（4）对于经常复发、激素依赖的微小病变肾病，可口服环磷酰胺 2~2.5mg/（kg·d），持续 8 周。对使用环磷酰胺仍经常复发或激素依赖的微小病变肾病患者，或者希望保留生育能力的患者，建议改用钙调磷酸酶抑制剂：环孢素 3~5mg/（kg·d）或者他克莫司 0.05~0.1mg/（kg·d），分次服用，持续治疗 1~2 年。

（5）对于不能耐受激素、环磷酰胺和钙调磷酸酶抑制剂的患者，建议用吗替麦考酚酯治疗，每次 500~1000mg，1 日 2 次，持续 1~2 年。

（6）对于皮质激素抵抗的患者重新评估以寻找引起肾病综合征的其他原因。

（7）支持治疗：出现急性肾衰竭的微小病变肾病患者采用肾脏替代治疗，并联合激素治疗，激素用量同 MCD 的初始治疗。

（8）在微小病变型的肾病综合征的初始治疗中，不建议用他汀类药物治疗高脂血症，对血压正常的患者无需应用 ACEI 或者 ARBs 类药物减少尿蛋白。

（二）中医治疗

1. 风水泛滥

治宜疏风宣肺，利水消肿。方用越婢五皮饮或防己黄芪汤合柴苓汤。药用：①越婢五皮饮：麻黄、生石膏、茯苓皮、陈皮、大腹皮、桑白皮、生姜、甘草、大枣、紫苏叶、银花、连翘、川牛膝、车前子。②防己黄芪汤合柴苓汤：生黄芪、党参、防己、茯苓、白术、柴胡、黄芩、姜半夏、生姜、桂枝、泽泻、猪苓。风水实证者，多用越婢汤加减；风水气虚证者，用防己黄芪汤合柴苓汤加减。

2. 脾肾气虚

治宜益气健脾，补肾固涩。方用参苓白术散合防己茯苓汤加减。药用生黄芪、党参、白术、山药、茯苓、莲子肉、炒扁豆、芡实、砂仁、防己、桂枝、紫苏叶、菟丝子、生姜。伴脘腹胀满者，加陈皮、木香、大腹皮以行气宽中。

3. 阳虚水泛

治宜温肾利水。方用真武汤加减。药用制附子、茯苓、白芍、炒白术、泽泻、桂枝、徐长卿、防己、淫羊藿、生黄芪、生姜。兼血瘀者，加桃仁、红花、川芎、泽兰活血利水；纳差呕恶者，加陈皮、砂仁、生姜以理气和胃止呕。

4. 阴虚火旺

治宜养阴清热，滋阴降火。方用知柏地黄汤加减。药用知母、黄柏、生地黄、山萸肉、茯苓、山药、丹参、白术、龟甲、生薏苡仁、石韦、玉米须、益母草、猪苓、地骨皮。兼痤疮者，加金银花、连翘、蒲公英、紫花地丁、玄参等清热解毒；兼大便秘结者，加生大黄通腑泄热。

5. 阴阳两虚

治宜益气健脾，补肾固涩。方用大补元煎合二仙汤加减。药用人参、炙黄芪、熟地黄、山茱萸、山药、枸杞子、炙甘草、防己、淫羊藿、仙茅、巴戟天、鹿角胶、当归、黄柏、知母。伴有浮肿者，加茯苓、猪苓、车前子等利水渗湿；纳差腹胀者，加木香、陈皮、砂仁等理气和胃。

四、预防与护理

（一）饮食调理

1. 低盐饮食

本病起病急，大量蛋白尿、高度水肿、尿量减少，患者需要严格限盐。

2. 黄芪鲤鱼汤

生黄芪30g，莲子肉30g，赤小豆30g，生姜30g，葱白30g，鲤鱼1条，煎汤，喝汤食肉，有助于提高患者的血浆白蛋白，利水消肿，改善患者的症状。

（二）预防感冒和感染

本病常有大量蛋白尿、高度水肿、血浆白蛋白显著下降，体质差，使用激素后更会增加感染机会。一定要做好手卫生，积极预防口、鼻、咽喉、皮肤、尿道等部位的感染。

（禹田　余仁欢）

第十一节　系膜增生性肾小球肾炎

系膜增生性肾小球肾炎（mesangial proliferative glomerulonephritis，MsPGN）是我国原发性肾小球疾病中最常见的病理类型，可分为 IgA 肾病型和非 IgA 肾病型两大类，其主要的病理变化是肾小球系膜细胞（GMC）增生、细胞外基（ECM）增多。据国内大量肾活检资料，MsPGN 占原发性肾小球疾病 29.7%~59.5%，其中 20%~40% 患者的病情呈慢性进行性，部分最终可进展至终末期肾病。

MsPGN 包括特发性和继发性两大临床类型。所谓特发性 MsPGN，是指病因不明，系膜增生是其唯一的肾脏改变，临床表现为血尿和（或）蛋白尿，甚至肾病综合征者。本文着重介绍特发性非 IgA 系膜增生性肾小球肾炎。根据 MsPGN 的临床表现，该病属于中医学"尿血""虚劳""水肿"等病证范畴。

一、病因病理

（一）西医病因病机

本病的病因目前尚不十分清楚，多数学者认为与遗传、黏膜免疫异常、免疫调节功能紊乱、细胞因子及免疫复合物（IC）清除障碍等有关。

1. 黏膜免疫异常

临床上也常见 MsPGN 诱发和复发与皮肤、上呼吸道、肠道、尿道感染有关，显示了黏膜免疫异常在 MsPGN 发病中的作用。

2. 免疫调节功能紊乱

大多数 MsPGN 为免疫复合物性疾病，肾内均有不同的免疫球蛋白及补体的沉积，提示体液免疫亢进。

3. 细胞因子

IL-1、IL-6、IL-8、肿瘤坏死因子（TNF）、血小板活化因子（PDGF）等细胞因子可促进 GMC 增生。转移生长因子 -β（TGF-β）对 GMC 的作用具有双重性，低浓度时促进增殖，高浓度时抑制增殖。多种细胞因子如 IL-1、IL-6、TGF-β 等还参与调节 ECM 的合成、分泌和降解，影响基质受体的表达，从而在 GMC 增生和肾小球硬化中起重要作用。

4. 清除障碍

单核巨噬细胞系统功能低下或受抑制易导致免疫复合物在肾内沉积。同时，血清补体溶解免疫复合物和抑制免疫复合物沉积的能力下降。

5. 细胞凋亡

细胞凋亡可使过度增生的系膜细胞及渗出的炎症细胞得以清除，使多种类型的肾小球损伤具有自限过程，维持自身细胞数的稳定。若炎性细胞凋亡减少，则肾小球处于持续增殖状态，病程迁延呈慢性经过，最终导致肾小球硬化。

（二）病理改变

1. 光镜

弥漫性肾小球系膜细胞增生伴基质增多为本病特征性改变。早期以系膜细胞增生为主，后期系膜基质增多，全部肾小球的受累程度一致。Masson 染色有时可于系膜区及副系膜区见到稀疏的嗜复红沉积物。当系膜高度增生时，可见节段性系膜插入现象。

2. 电镜

可见系膜细胞增生及基质增多，重症病例可见节段性系膜插入。1/4~1/2 病例可在系膜区乃至皮下见到少量稀疏电子致密物，一般与免疫荧光检查见到的免疫沉积物分布一致。在大量蛋白尿病例中，可发现脏层上皮细胞肿胀及轻度不等的足突融合。

3. 免疫荧光

非 IgA MsPGN 的免疫表现可分为以下 5 类：①以 IgM 为主的免疫球蛋白及 C3 沉积；②以 IgG 为主的免疫球蛋白及 C3 沉积；③以补体 C1q 沉积为主，常伴较弱的 C3 及免疫球蛋白（IgG、IgM、IgA），即 C1q 肾病；④仅 C3 沉积；⑤免疫荧光阴性。④、⑤两种情况少见。

（三）中医病因病机

1. 中医病因

（1）脾肾虚损：本病的发生，多因外邪侵袭，内伤脾肾，脾肾虚损为本病主因。《诸病源候论》云："水肿无不由脾肾虚所为，脾肾虚则水妄行，盈溢皮肤而令身体肿满。"《丹溪心法》云："夫人之所以得全其性命者，水与谷而已，水则肾主之，谷则脾主之，唯肾虚不能行水，唯脾虚不能制水，胃与脾合气，胃为水谷之海，又因虚而不能传化焉，故肾水泛滥，反得以浸渍脾土，于是三焦停滞，经络壅塞，水溢于皮肤，注于肌肉而发肿矣。"

（2）风、寒、湿、热邪：《素问·气交变大论》云："岁土太过，雨湿流行，肾水受邪……体重烦冤""岁水太过，寒气流行，邪害心火……甚则腹大胫肿"，说明外界气候寒冷、潮湿，可以引起身体沉重、腹大胫肿。湿属土，寒属水，因此外湿侵袭多能伤脾，寒水外受多致伤肾。《素问·水热穴论》云："勇而劳甚则肾汗出，肾汗出，逢于风，内不得入于脏腑，外不得越于皮肤，客于玄府，行于皮里，传为胕肿，本之于肾，名曰风水。"说明外受风寒，与汗出水湿相合，可以伤及脾肾。桂林古本《伤寒杂病论》记载："热病，咽中干，腰痛，足热，脉沉而数，此热邪移肾也。"说明感受热邪亦可以下移伤肾。因此，本病可与风、寒、湿、热有关。

（3）七情、酒色、饮食、劳累：《医宗必读·肿胀》云："凡诸实证，或六淫外客，或饮食内伤，阳邪急促，其至必暴，每成于数日之间；若是虚证，或情志多劳，或酒色过度，日积月累，其来由渐，每成于经月之后。"《医学入门》云："阴水多内因，饮水及茶酒过多，或饥饱劳役房欲而见阴水。"七情、酒色、饮食、劳累可诱发本病。

2. 中医病机

（1）血尿：肝肾阴虚者，多因阴虚生内热，以致血热妄行而出血，随精微下泄而有血尿；脾肾气虚者，为脾不统血，气不摄血，以致血不归经而出血，随精微下流出现血尿。同时，有出血，常伴有瘀滞。

（2）蛋白尿：蛋白质是人体的精微物质，精微物质由脾生化，由肾封藏。脾能升清，脾虚则不能升清，谷气下流，精微下注；肾主封藏，肾虚则封藏失司，肾气不固，精微下泄。蛋白尿的机制以脾肾气虚为主，即脾气下陷，肾气不固。

（3）水肿：水肿与肺、脾、肾三脏及三焦对水液代谢的功能失调有关。由于外邪侵袭，肺的治节、肃降失司，可以出现面部水肿，或加重原来脾肾两虚引起的水肿；脾虚不能运化，则水湿潴留发生水肿，肾虚不能化气，亦可水湿潴留而肿；三焦为水液运行的通路，三焦气化功能的正常与否，直接与肺、脾、肾三脏的功能有关，另外，肝主疏泄，肝气失于条达，亦可使三焦气机壅塞，决渎无权，而致水湿内停，因此，间接也与肝脏功能有关。此外，还需注意气、血、水三者的关系，气行则水行，气滞则水停，血不利即为水。

二、诊断

（一）西医辨病

1. 临床诊断

本病常见于青少年，隐袭起病或急性发作（后者常有前驱感染）。临床可呈无症状血尿或（和）蛋白尿、肾炎综合征及肾病综合征表现，血尿发生率高。血清 IgA 及 C3 正常。确诊需行肾穿刺活检，弥漫性肾小球系膜细胞增生伴不同程度系膜基质增多为本病特点，并需免疫荧光检查除外 IgA 肾病才能诊断。

2. 鉴别诊断

（1）膜性肾病：好发于中老年人，男性多见。通常表现为肾病综合征，约 30% 患者伴有镜下血尿，一般无肉眼血尿。病变特征是肾小球毛细血管壁弥漫性增厚，肾小球基膜上皮细胞侧出现含免疫球蛋白的电子致密沉积物。

（2）膜增生性肾小球肾炎：好发于青少年。1/4~1/3 患者常在上呼吸道感染后表现为急性肾炎综合征，50%~60% 患者表现为肾病综合征，几乎所有患者均伴有血尿，其中少数为发作性肉眼血尿。肾功能损害、高血压及贫血出现早，病情多持续进展。50%~70% 病例的血清 C3 持续降低。组织病理学特点为肾小球基膜增厚、肾小球细胞增生和系膜基质增多。

（3）IgA 肾病：IgA 肾病系以 IgA 为主的免疫球蛋白伴 C3 于系膜区或系膜及毛细血管壁沉积，与非 IgA MsPGN 明显不同。肾病综合征的发生率比非 IgA MsPGN 低，肉眼血尿发生率却高。上呼吸道感染后 3 天内出现肉眼血尿或（和）血清 IgA 增高是临床上提示 IgA 肾病的重要线索。

（二）中医辨病辨证

1. 血尿

阴虚内热以致肉眼血尿或镜下血尿，症见腰酸腰痛、手足心热、咽干口干、渴喜冷饮、便秘尿赤、舌红苔少、脉象细数。气不摄血以致肉眼血尿或镜下血尿，症见气短乏力、纳差腹胀、四肢不温、大便稀溏、尿少色黄、舌淡苔白、脉象濡弱。

2. 蛋白尿

脾气虚不能升清统摄，以致精气下泄，症见面色少华、气短乏力、纳差腹胀、口淡不渴、四肢酸懒、舌淡润或舌体胖大有齿痕、脉象沉弱；如不能运化水湿，导致水湿停留者，还可见面浮肢胀，或仅下肢水肿，或全身水肿并见。脾肾气虚，除以上脾气虚损的临床表现外，还可见腰膝酸软、夜尿较多、小便清长、舌胖润嫩有齿痕、脉象沉小。脾肾气虚进一步加重则为脾肾阳虚，除可见脾肾气虚的临床表现外，尚有畏寒肢冷、腰脊发凉等症状。如果阳虚不能温化水液，以致水湿泛滥，可见面色㿠白，周身浮肿，下肢尤甚，按之如泥，腰腹胀满，尿少便溏，口黏不渴，舌体胖大质润，舌苔白腻，脉象沉迟。

3. 水肿

凡高度水肿必有腹胀，肿之兼胀者有虚实之分，三焦气滞而肿则是虚实夹杂，肺气不足不能宣发，脾气虚损不能运化，肾阳不足不能化气，是肺、脾、肾三脏的气虚；宣发、运化、蒸化作用的窒塞，以致气滞水停，是三焦气滞的实。症见全身水肿、腹胀而痛、下肢肿胀而硬，并可有胸闷胀满、腹胀纳差、腰胀不适等症状。

三、治疗

（一）西医治疗

（1）去除诱因：如感染、食物或药物等。

（2）控制血压和减少蛋白：主要选用血管紧张素转换酶抑制剂（ACEI）或血管紧张素Ⅱ受体拮抗剂（ARB）。

（3）糖皮质激素及免疫抑制剂治疗：MsPGN 临床表现为肾病综合征者，初次治疗可单用糖皮质激素，临床上多选用泼尼松 30~60mg/d，晨起顿服，持续用药 8~12 周，然后缓慢减量，每 1~2 周撤减原剂量的 10%，撤减至 5~20mg/d 时维持半年左右。

反复发作或表现为中度或重度 MsPGN 者，可采用激素联合免疫抑制剂治疗，如环磷酰胺，多采用环磷酰胺冲击治疗，每次 800~1000mg，静脉滴注，每月 1 次，或采用 100mg/d 口服的方式，总量为 8~12g。亦可选用钙调神经磷酸酶抑制剂等。

（二）中医治疗

1. 脾虚湿滞

治宜益气健脾，行气祛湿。方用香砂六君子汤加减。药用人参、白术、茯苓、甘草、陈皮、半夏、砂仁、木香等。

2. 脾肾两虚

治宜益气健脾，补肾固涩。方用归脾汤或补中益气汤、无比山药丸。药用白术、当归、茯苓、黄芪、远志、龙眼肉、酸枣仁、人参、木香、炙甘草、熟地黄、山茱萸、山药、菟丝子、肉苁蓉、杜仲、巴戟天、五味子、牛膝等。

3. 脾肾阳虚

治宜补中益气，温阳利水。方用补中益气汤合真武汤。药用黄芪、炙甘草、人参、当归、陈皮、升麻、柴胡、白术、茯苓、芍药、生姜、附子等。水肿甚者，偏脾阳虚可用实脾饮，偏肾阳虚可用济生肾气汤。

4. 脾肾气阴两虚

治宜健脾补肾，益气养阴。方用参芪地黄汤或大补元煎。药用党参、黄芪、生地、山茱肉、山药、枸杞子、杜仲、当归、炙甘草等。

5. 阴虚火旺

治宜滋阴清热，利湿降火。方用知柏地黄汤、猪苓汤。药用熟地黄、山茱萸、山药、泽泻、茯苓、丹皮、知母、黄柏、猪苓、阿胶、滑石等。

6. 外感风热

治宜疏散风热，宣肺利水。方用银蒲玄麦甘桔汤、越婢五皮饮。药用金银花、蒲公英、玄参、麦冬、甘草、桔梗、麻黄、石膏、陈皮、茯苓皮、姜皮、桑白皮、大腹皮等。

7. 热毒内盛

因激素使用，湿热化火，则治宜清热解毒。方用银翘败毒散、五味消毒饮。药用连翘、金银花、苦地丁、天花粉、黄芩、黄连、大黄、苦参、荆芥穗、防风、白芷、羌活、麻黄、薄荷、柴胡、当归、赤芍、甘草、野菊花、蒲公英、紫背天葵子等。

四、预防与护理

虽然 MsPGN 的发生与发展受一定的遗传因素影响，但生活方式、细菌或病毒感染、肠道黏膜异常等因素起着更重要的作用。

首先，要养成良好的生活方式，包括合理饮食，适度运动，规律起居。避免不健康的生活方式，如吸烟、酗酒、嗜食肥甘厚味。饮食宜清淡，以主食为主，注意增加蔬菜、瓜果等食物。避免高蛋白饮食及易导致过敏食物等。

其次，积极预防各类细菌或病毒感染。感染是 MsPGN 的始动因素，也是病情进展的重要因素，临床发现 MsPGN 血尿和蛋白尿常因咽喉部或肠道等部位的感染而发生，亦因感染导致病情加重。尤其要注意手卫生和饮食卫生，不吃不洁食物。注意居室通风，到人多公共场所要加强自身防护。

劳逸结合，既要避免过劳，也要适度有氧运动，除非肉眼血尿、大量蛋白尿、高度浮肿、肾功能进展迅速，大部分患者可以选择适合自己的运动方式，如慢走、快走、慢跑、太极、瑜伽等，但要避免剧烈的运动。

（郎睿　余仁欢）

参考文献

［1］中国成人肾病综合征免疫抑制治疗专家组. 中国成人肾病综合征免疫抑制治疗专家共识［J］. 中华肾脏病杂志，2014，030（006）：467-474.

［2］Eva Knigshausen, Lorenz Sellin.Recent Treatment Advances and New Trials in Adult Nephrotic Syndrome［J］. BioMed research international, 2017：7689254.

［3］Trimarchi H, Barratt J, Cattran DC, et al. Oxford Classification of IgA nephropathy 2016: an update from the IgA Nephropathy Classification Working Group［J］. Kidney Int, 2017, 91：1014-21.

［4］Kidney Disease：Improving Global Outcome(KDIGO)Glomerulonephritis Work Group.

KDIGO Clinical Practice Guideline for Glomerulonephritis［J］. Kidney Int, 2012，2：209–217.

［5］中国中医科学院组织编写. 中医循证临床实践指南（中医内科）［M］. 北京：中国中医药出版社，2011.

［6］Thomas Rauen, Frank Eitner, Christina Fitzner, et al.Intensive Supportive Care plus Immunosuppression in IgA Nephropathy［J］. N Engl J Med, 2015，373（23）：2225–36.

［7］Hu R, Quan S, Wang Y, et al. Spectrum of biopsy proven renal diseases in Central China: a 10–year retrospective study based on 34,630 cases［J］. Scientific reports, 2020，10（1）：10994.

［8］LIU W, GAO C, DAI H, et al. Immunological pathogenesis of membranous nephropathy: focus on PLA2R1 and Its Role［J］. Front Immunol, 2019，10：1809.

［9］VAN DE LOGT A E, FRESQUET M, WETZELS J F, et al. The anti–PLA2R antibody in membranous nephropathy: what we know and what remains a decade after its discovery［J］. Kidney Int, 2019，96（6）：1292–1302.

［10］Kidney Disease: Improving Global Outcomes (KDIGO) Diabetes Work Group. KDIGO 2020 clinical practice guideline for diabetes management in chronic kidney disease［J］. Kidney Int, 2020，98（4）：1–115.

［11］闫蕾，曾勤，王新慧，等. 特发性膜性肾病中医证候文献分析［J］. 中国中西医结合肾病杂志，2021，22（3）：234–236.

［12］王海燕，赵明辉. 肾脏病学［M］. 第四版，北京：人民卫生出版社. 2021.

［13］朱慧娴，周敏林，侯金花，等. 肾脏疾病谱的变迁：基于 2003~2014 年中国单中心 40759 例肾活检病理诊断分析［J］. 肾脏病与透析肾移植杂志，2017，02：101–107.

［14］Management and treatment of glomerular diseases (part 1): conclusions from a Kidney Disease: Improving Global Outcomes (KDIGO) Controversies Conference［J］. Kidney Int, 2019，95（2）：268–280.

［15］卜先辉，王兴春，张娓娓. 原发性系膜增生性肾小球肾炎补体及免疫球蛋白水平分析［J］. 临床误诊误治，2017，30（10）：90–93.

第六章　肾小管疾病

第一节　肾小管性酸中毒

肾小管性酸中毒（renal tubular acidosis，RTA）是由于各种病因导致的肾小管碳酸氢根重吸收障碍或氢离子分泌障碍或二者同时存在的一组转运缺陷综合征。临床表现为多尿、多饮、肾性骨软化症或佝偻病、肾结石、低钾血症或高钾血症、低钠血症、低钙血症和血浆阴离子间隙正常的高氯性代谢性酸中毒。按照病变部位和机制分为 4 型：其中 Ⅰ 型 RTA（distal renal tubular acidosis，dRTA）为远端肾小管分泌氢离子障碍所致；Ⅱ 型 RTA（proximal renal tubular acidosis，pRTA）为近端肾小管碳酸氢根重吸收障碍导致；Ⅲ 型 RTA 兼具 Ⅰ 型和 Ⅱ 型的特点，常见于常染色体隐性遗传性碳酸酐酶缺陷；Ⅳ 型 RTA 为远端肾小管功能异常引起肾脏排泄氢离子和钾离子降低所致。国外报道Ⅳ型 RTA 最为常见，而国内报告中以 Ⅰ 型 RTA 所占比例最多。

根据 RTA 的临床表现，可归属于中医学"消渴""虚劳""石淋"等病证范畴。

一、病因病机

（一）西医病因病机

1. Ⅰ 型 RTA

病因包括原发性和继发性两大类。原发性者为远端肾小管功能有先天性缺陷，大多呈常染色体显性遗传，遗传的 dRTA 基因是由至少三个不同的基因突变引起的：SLC4A1、ATP6V1B1、ATP6V0A4。继发性者可见于多种疾病，其中以干燥综合征、系统性红斑狼疮等自身免疫性疾病、肝炎病毒感染和肾盂肾炎较为多见，此外以马兜铃酸为代表的肾毒性药物也是引起继发性 dRTA 的重要原因。

此型的发病机制包括：①远端小管 H^+ 泵功能受损或衰竭，不能分泌 H^+；②远端小管电位差降低或保持 pH 梯度的能力降低；③远端小管 Cl^- 回漏；④原发性者为编码相关转运通道蛋白基因突变所致，有常染色体显性遗传、常染色体隐性遗传伴或不伴耳聋 3 种遗传方式。

2. Ⅱ 型 RTA

原发性者为遗传性近端肾小管功能障碍，多数有家族史，多为常染色体隐性遗传，与基底侧的 $Na-HCO_3^-$ 协同转运离子通道基因（SLC4A4）的突变相关。继发性者最常见的病因为药物因素（过期四环素、磺胺嘧啶、庆大霉素、乙酰唑胺、阿德福韦酯等），其他病因有重金属中毒（铅、铝、汞等），系统性遗传性疾病（Lowe 综合征、Wilson 病、Dent 病、糖原累积症等），维生素 D 缺乏或耐受症，多发性骨髓瘤，肾淀粉样变等。但继发性

pRTA多合并Fanconi综合征，单纯表现为继发性pRTA的少见，常为碳酸酐酶抑制剂所致。

pRTA的发病机制包括：①近端小管Na^+–$3HCO_3^-$联合转运障碍；②近端小管Na^+–H^+反向转运障碍；③近端小管Na^+，K^+–ATP酶活性降低；④其他：近端小管ATP产生减少或上皮细胞数减少，远端小管Na^+通透性变化。

3. Ⅲ型RTA

混合性肾小管酸中毒的常见病因有自身免疫性疾病（系统性红斑狼疮、干燥综合征、类风湿关节炎等），肾小管间质病变（感染性间质性肾炎、非感染性间质性肾炎、慢性尿酸性肾病等），原发性肾小球肾炎，肾病综合征，移植肾慢性肾脏病。此型可兼有Ⅰ型RTA或Ⅱ型RTA的发病机制，也可以由碳酸酐酶Ⅱ相关基因突变导致，为常染色体隐性遗传。

4. Ⅳ型RTA

Ⅳ型RTA是由于醛固酮分泌绝对不足或相对减少，导致集合管排出H^+及K^+同时减少从而发生高血钾和高氯性阴离子间隙正常的代谢性酸中毒。临床上以下列五类原因多见：①原发性盐皮质激素缺乏：Addison病、双侧肾上腺切除、各种合成肾上腺盐皮质激素的酶缺乏等；②低肾素低醛固酮血症：多为老年人，伴轻–中度肾功能不全，但血钾升高、代谢性酸中毒与GFR下降不成比例，常见于糖尿病肾病、肾小管间质疾病；③醛固酮耐受：又称为假性低醛固酮血症，Ⅰ型见于婴儿，为常染色体显性或隐性遗传，Ⅱ型见于成人，表现为高血钾、高氯性代酸、钠潴留及高血压，GFR正常，血肾素及醛固酮水平不低，酸中毒为轻度，予盐皮质激素无反应；④危重患者中的选择性低醛固酮血症：见于严重感染性或心源性休克患者；⑤继发性肾脏疾病伴肾小管分泌障碍和（或）高血钾：为皮质集合管的电压障碍，血醛固酮水平可降低、正常或升高，尿呈碱性。由多种继发性肾疾病（如干燥综合征、类风湿关节炎、镰刀细胞病、系统性红斑狼疮、梗阻性肾病等），或药物（如螺内酯、环孢素A、氨苯蝶啶、ACEI、ARB、肝素等）所致。

（二）中医病因病机

1. 中医病因

肾小管性酸中毒的形成与多种因素有关，先天不足，后天失养，感受药邪，他病迁延，久病致虚，是其最常见的因素。

（1）先天不足：肾为先天之本，胎儿在母体孕育过程中濡养不足，或母体受邪，母病及子，以致肾气不足，先天亏损，可致肾失封藏，出现尿中葡萄糖、氨基酸、电解质、碳酸氢根的流失增多。

（2）后天失养：脾胃为后天之本，胃弱不能正常受纳腐熟水谷，脾虚无力将胃上输的精微物质输布、运行周身，蛋白质及氨基酸转而下行，故尿中泡沫增多，久则身材消瘦甚或矮小。

（3）感受药邪：药邪为患，最易伤及肝肾，导致肾失封藏精微不固而糖尿、氨基酸尿，或肾失温煦膀胱气化不利而多尿、烦渴，或肝阴耗伤肢体搐搦，或目窍失养而病变丛生。

（4）他病迁延：其他疾病失治误治迁延不愈，久病及肾，耗伤肾脏阴阳，可出现肾中结石、遗精盗汗、畏寒肢冷、夜尿清长、腰酸腰痛等症状。

（5）久病致虚：久病及肾，肾主骨，骨生髓，肾精不足，髓海空虚，元神失养，可见智力低下。

2. 中医病机

（1）禀赋不足，体质薄弱：儿童患者多与先天不足，体质薄弱，脏气未充有关，生长发育迟缓，见"五软""五迟"之表现。若禀赋不足，更兼后天失调，致肾精亏损，肾主骨，主生长发育，可见骨弱无力。肾开窍于耳，肾气不充，耳窍失聪，故有些患者见耳聋。

（2）肾失开阖，浊邪内停：肾精亏损，阴虚则无气，气化无力，开阖失司，清者不升而下泄，浊者不降而内留，清浊相乱，蓄而为患。浊邪上干脾胃，胃失和降，受纳无权，出现恶心呕吐。若开阖无度，关门大开，小便过多，可致阴津亏乏，甚则亡阴失水，见口渴引饮，虚弱无力。

（3）肾气虚惫，五脏俱败：肾为五脏之根本，久病肾气虚惫，阴阳两虚，浊毒充斥，病及五脏，五脏俱败，见关格危候。

3. 中医病因病机特点

本病病机为本虚标实，本虚包括禀赋不足、肾气不足和脾胃虚弱、后天失养两方面。标实多为脾虚生湿，渐成湿浊内蕴，或久而湿酿生热；脾胃虚弱，气血生化乏源，久则气虚血少，气机不调，遂为气虚血瘀或气滞血瘀。

二、诊断

（一）西医临床诊断

1. Ⅰ型 RTA

又称典型的肾小管性酸中毒，多发生于20~40岁女性，诊断依据有：①酸中毒：典型的正常阴离子间隙的高血氯性代谢性酸中毒；②碱性尿：尿可滴定酸和（或）铵离子减少，始终尿 pH > 6.0；③血、尿电解质紊乱：低钾血症、高尿钾、低钙血症、低磷血症等；④不完全性远端肾小管性酸中毒，可予氯化铵负荷试验、呋塞米试验进一步检查；⑤其他异常：出现尿路结石、肾钙化及骨病则进一步支持诊断。

2. Ⅱ型 RTA

本型男性儿童多见，诊断依据有：①酸中毒：阴离子间隙正常的高血氯性代谢性酸中毒；②血电解质紊乱：低钾血症，可伴有低尿酸血症、低磷血症，可表现为骨软化症；③尿中碳酸氢根排泄分数大于15%；④尿液可呈碱性（轻度酸中毒），或酸性（严重酸中毒）；⑤近端小管功能受损：出现葡萄糖尿、氨基酸尿等；⑥一般症状较轻。

3. Ⅲ型 RTA

此型兼有Ⅰ型 RTA 和Ⅱ型 RTA 的特点，诊断可参照前两者。患者临床症状较重，除

Ⅲ型 RTA 外还表现为脑钙化、智力发育障碍和骨质疏松，常伴有低钾血症。

4. Ⅳ型 RTA

本型多见于老年人，诊断要点如下：①高血氯性代谢性酸中毒；②持续性高钾血症，而无糖尿、氨基酸尿等近曲小管其他功能异常表现；③尿液酸化功能障碍：尿 HCO_3^- 排出量增加，但尿液碳酸氢根排出量 < 10% 滤过量，常为 2%~3%，尿液呈酸性，pH < 5.5；④常伴有低肾素、低醛固酮血症；⑤多可找到原发疾病，如慢性肾小管 - 间质肾病、肾盂肾炎、糖尿病肾病等；⑥常有程度不同的肾小球滤过功能下降，但酸中毒及高钾血症程度与 GFR 下降程度不相称。

（二）中医辨病辨证

1. 辨证思路

本病早期常因禀赋不足抑或肾精亏损而发病，施治重点是补肾。随着病变发展而虚损及脾时，则应健脾和胃。中期阴津亏损，当滋阴补肾。后期阴损及阳，阴阳俱虚，则应温补肾阳。

2. 本病常见证候及其临床表现

（1）肾精不足：小儿发育迟缓，身材矮小，智力和动作迟钝，囟门难闭，骨骼痿软。成人见腰膝酸软，骨痛骨痿，不能持重，耳聋齿摇，精神萎靡。舌淡红苔薄白，脉沉细。

（2）脾气虚损：四肢疲乏无力，食欲不振，纳少，食后腹胀，甚则恶心呕吐，二便不调，舌淡胖，边有齿痕，苔薄白或白腻，脉细。

（3）胃阴亏损：口干咽燥，烦渴引饮，形体消瘦，肌肤失泽，多尿，大便干，舌体瘦小，舌质偏红，苔薄白而干，脉细稍数。

（4）阴阳两虚：面色㿠白，畏寒肢冷，腰酸腿软，头晕耳鸣，口干喜饮，舌质红舌体胖，苔薄白，脉象沉细或兼数。

3. 辨证要点

本病是以肾精不足为特征的病证，初始多表现出肾系症状，以生长发育、腰膝、骨骼和耳的表现最具辨证价值。随着脏腑病传，虚损及于他脏，脾胃受病，运化受纳失常，后天化源不足，四肢百骸失于濡养。阴津亏损者，见内燥证。阴损及阳，阴阳两虚者，有偏阴虚与偏阳虚之异，应予注意。

三、治疗

（一）西医治疗

RTA 的治疗原则主要是针对原发病的治疗、对症治疗、针对并发症的治疗等。不同的分型，治疗也有所不同，各有侧重。

1. Ⅰ型 RTA

（1）病因治疗：寻找及治疗原发病是治疗的基础环节。随着原发病的好转，本病可缓解或减轻。

（2）纠正酸中毒：常用碳酸氢钠或枸橼酸钠钾合剂，严重者可静脉滴注碳酸氢钠溶液。

（3）纠正水电解质紊乱：伴低钾血症时可补充钾盐，一般选用 10% 枸橼酸钾，严重低钾的患者应静脉补充钾盐。注意避免使用氯化钾，以免加重高氯血症。

（4）预防和治疗尿路结石：较小的结石可给予中医药治疗；结石大于 10mm，或复杂性结石，可联系泌尿外科协同处理或手术治疗。

（5）积极治疗尿路感染：若并发尿路感染，可根据中段尿培养及药敏结果，及时抗感染治疗。注意避免使用氨基糖苷类等肾毒性抗生素，防止肾小管损害进一步加重。

（6）预防和治疗骨病：根据病情适当补充维生素 D_3 和磷酸盐制剂，以维持钙磷代谢的平衡。

2. Ⅱ型 RTA

（1）本型 RTA 酸中毒治疗困难，应用大剂量 HCO_3^- 也不能较快纠正，因为补充的碱可迅速地从尿液丢失。

（2）减少细胞外液容量：应用利尿剂，并注意低钠饮食。

（3）其余治疗同Ⅰ型 RTA。

3. Ⅲ型 RTA

治疗参照Ⅰ型 RTA 和Ⅱ型 RTA 治疗方法。

4. Ⅳ型 RTA

（1）病因治疗：绝大多数本型患者不需要治疗，除非合并可加重高钾血症和酸中毒的疾病。寻找原发病、治疗原发病即是本型 RTA 治疗的基础。

（2）纠正高血钾和酸中毒。

（3）盐皮质激素：适用于低肾素低醛固酮血症以及肾小管对肾素和醛固酮反应性低下者。

（4）糖皮质激素：对于低醛固酮血症者，可试用糖皮质激素。

（5）多巴胺拮抗剂：醛固酮缺乏的患者可给予多巴胺拮抗剂，可促进醛固酮释放，改善酸中毒。

（二）中医治疗

1. 治疗原则

总的治则不外乎补虚泻实，以填精益髓、健脾补肾、调和阴阳治其本，以化湿利浊、清利湿热、活血化瘀疗其标。

2. 辨证分型治疗

（1）肾精不足：治宜补肾填精。方用补天大造丸、六味地黄丸、左归丸或左归饮等加减。药用紫河车、生地、熟地、麦冬、山茱萸、牛膝、杜仲、山药、菟丝子、枸杞子、当归、五味子、白术、茯苓、丹皮、陈皮等。元阳不足多寒者，加附子、肉桂、干姜；恶心欲呕者加竹茹、半夏、生姜汁；肢体疼痛，骨骼畸形者，加苏木、续断、骨碎补；手足搐搦者，加钩藤、龙骨、蝉蜕；伴有结石者，加金钱草、海金沙、鸡内金、虎杖；智力低下者，加鹿角胶、熟地黄、紫河车填精益髓。

（2）脾气虚损：治宜健脾化湿，理气和中。方用香砂六君子汤加味。药用人参、白术、茯苓、山药、白扁豆、炙甘草、陈皮、半夏、木香、砂仁等。虚寒泄泻者，加附子、干姜；呕吐甚者，加竹茹、旋覆花、代赭石；不思饮食者，加山楂、炒谷芽、炒麦芽；口干口苦，舌苔黄腻者，加炒苍术、黄柏、薏苡仁。

（3）胃阴亏损：治宜滋阴益胃。方用益胃汤、玉女煎或沙参麦冬汤合生脉散加减。药用沙参、麦冬、生地、熟地、玉竹、知母、牛膝、五味子、太子参、白扁豆、生甘草等。潮热盗汗者，加龟甲、鳖甲、煅牡蛎以滋阴敛汗；失眠多梦者，加酸枣仁、柏子仁、生龙骨以宁心安神；大便黏滞者，加黄连、槟榔、木香以行气利湿。

（4）阴阳两虚：治宜培补脾肾。方用金匮肾气丸或地黄饮子加减。药用附子、肉桂、肉苁蓉、巴戟天、熟地、生地、山茱萸、麦冬、石斛、五味子、山药、茯苓、泽泻、丹皮等。肢体肿甚者，加胡芦巴、生姜皮、车前子以温阳行气利水；腰膝冷痛者，加杜仲、续断、怀牛膝以壮腰健肾；夜尿清长者，加益智仁、乌药、菟丝子以温肾缩尿；大便溏薄者，加肉豆蔻、吴茱萸、补骨脂以暖脾温肾。

四、预防与护理

本病临床并非少见，临床症状轻重不一。因此应做到：早发现、早治疗；祛除诱发和加重因素；及早治疗结石、尿路梗阻并发症；积极纠正酸碱电解质紊乱，低钾血症者应补充钾盐，多食用含钾高的食物；对于高钾血症的患者，要注意降钾治疗。

（丁昕宇　李平　王国栋）

第二节　肾性糖尿

凡血糖正常，持续或间歇出现尿糖者称为肾性糖尿。本病可继发于多种病因，也可以是原发的。原发性的又称为家族性肾性糖尿或良性糖尿，是由于近端肾小管对葡萄糖重吸收功能减低所引起；继发性的因素包括感染性、药物性及免疫介导的肾损伤等。本病原发性的较为少见，而继发于多种原因的肾性糖尿在临床中并不少见。本病早期大多症状不明显，患者仅有尿糖，而继发性者，往往被原发性疾病所掩盖，少数患者可伴有轻度多尿、多饮、多食，甚则有低血糖症状。

根据临床症状，本病可归属于中医学"虚劳""消渴""眩晕"等病证范畴。

一、病因病机

（一）西医病因病机

如果血浆葡萄糖浓度正常或低于正常，正常肾脏将重吸收滤过的所有葡萄糖。但在疾病或血糖浓度增加的情况下，尿中即开始出现葡萄糖。在最高的葡萄糖滤过负荷下，如无更多的葡萄糖被肾小管上皮细胞重吸收，可得到肾小管葡萄糖最大重吸收率（TmG）。正常人 TmG 为 250~375mg/（min·1.73m²），即当肾小球滤液中糖量超过 TmG 时，就出现糖尿。肾糖阈指尿液中刚刚出现糖分时的血糖水平，一般为 8.9~10.0mmol/L。

1. 原发性肾性糖尿

其特征是在血葡萄糖正常的情况下，尿葡萄糖排出增加。患者肾小球滤过率和小肠吸收葡萄糖能力均正常。目前认为至少存在三型原发性肾性糖尿。A 型表现为肾糖阈下降，TmG 也下降，有些 Fanconi 综合征的患者属于这一型；B 型表现为肾糖阈下降，但 TmG 正常，通常是孤立性的肾性糖尿，但也可能发生在葡萄糖甘氨酸尿症和肾性磷酸尿；O 型表现为在任何情况下都不能重吸收葡萄糖，其遗传机制不清。

早期的研究表明，肾性糖尿是常染色体隐性遗传疾病，但某些家系为常染色体显性遗传。还有其他一些遗传病也可以伴发糖尿，如葡萄糖-半乳糖肠-肾小管吸收不良综合征、特发性戊糖尿症、特发性果糖尿症，均为常染色体隐性遗传病。

2. 后天获得性肾性糖尿

后天获得性因素引起的肾性糖尿并不少见，这些因素包括感染性（如肾盂肾炎）、药物性（如马兜铃酸肾病）及免疫介导的肾损伤等。这种后天获得性肾性糖尿，既可孤立存在，也可与其他物质转运障碍同时存在，或作为范可尼综合征的表现之一。

（二）中医病因病机

1. 中医病因

原发性肾性糖尿主要为先天禀赋不足，而先天不健又致后天脾胃功能衰弱。继发性肾性糖尿，多为多种肾病病久伤及脾肾，或大病、久病之后虚损之机体伤及脾肾。

2. 中医病机

（1）先天不足：中医认为后天必本先天为主宰，先天必赖后天为滋养，正如章虚谷云："脾胃之能生化者，实肾中元阳之鼓舞，而元阳以固密为贵。其所以能固密者，又赖脾胃生化阴精以涵育耳。"由于先天亏于之前，则脾胃虚弱必临床多见，脾胃气虚，中气不足，脾主升清，脾虚则升清无权，精微物质（葡萄糖）不能上承化生气血以滋养周身，故患者多见消瘦、软弱、气短、乏力、眩晕，动则耗气，清气不升则眩晕更甚，重则晕厥。

（2）久病虚损：久病后脾肾同病，《素问·上古天真论》曰："肾者主水，受五脏六腑之精而藏之。"由于肾精虚损，下焦摄纳不固，导致精微物质（葡萄糖）下注，小便频数。肾阴不足，阴虚火旺，虚火上炎，导致胃火亢盛，饮食入胃后，迅速被腐化，故多饮、多食。

3. 中医病机特点

本病早期虽源于先天不足，但后天脾胃虚弱则表现突出，脾胃虚弱，中气不足，升清无权则精微下注。随着病情的进展，终致脾肾亏损，肾虚则阴精不能固摄而从下流出，因而形成脾肾同病之气阴两亏证，终可演化为阴阳两虚证。

二、诊断

（一）西医辨病

1. 临床诊断

本病以尿糖检查阳性而血糖正常为特征。分为原发性和继发性两种，原发性的多无显著的临床症状及肾功能损伤，常有家族史；而继发性的多有肾脏疾病或肾外疾病，常伴有尿检异常和（或）肾功能改变。

2. 鉴别诊断

原发性肾性糖尿有时需与下列情况鉴别。

（1）糖尿病：可通过血糖或糖耐量试验来鉴别。

（2）其他糖尿：如戊糖尿，为常染色体隐性遗传疾病，Bial 反应阳性；果糖尿，见于特发性或遗传性不能耐受性果糖症，Selivanoff 反应阳性；乳糖尿、半乳糖尿及甘露庚糖尿等可用纸上层析法来鉴别。继发性肾性糖尿，如慢性肾炎、肾盂肾炎、多发性骨髓瘤、中毒、Fanconi 综合征以及妊娠，均可有糖尿，但原发病明确，不难鉴别。

（二）中医辨病辨证

1. 辨证思路

本病早期多无特征性临床症状。原发性与继发性不同，但二者均有不同程度的脾胃虚弱证。随着病情的不断进展，脾肾虚损表现突出。脾虚多以脾气虚表现为主，而肾亏则多以肾阴亏损为主，甚则脾肾气阴双亏。

2. 本病常见证候及其临床表现

（1）脾胃气虚：气短懒言，形态消瘦，食少乏力，时有眩晕，动则尤甚，或排尿后易头目眩晕，舌淡，苔薄，脉虚弱。

（2）气阴两虚：多饮多食，口干舌燥，小便频数量较多，疲乏无力，气短懒言，五心烦热，腰膝酸软，舌质红，脉沉细而数。

3. 辨证要点

早期重点多在脾虚，后期多以脾肾气阴虚损为辨证要点。继发性肾性糖尿者，多在原发证候基础上，出现或加重了原有的脾肾亏虚证候。

三、治疗

（一）西医治疗

本病无需特殊治疗。为防止发生低血糖，可给足够的碳水化合物，避免长期饥饿。若有低血糖症状者，可对症处理。继发性肾性糖尿者，应积极治疗其原发疾病，或终止其诱发因素。妊娠期或女性患病时，易致下尿路感染，应及时应用抗生素治疗。

（二）中医治疗

1. 治疗原则

本病的重点在于脾肾，因此以补益脾肾为总的治疗原则。早期侧重于健脾养胃、益气补中，后期则以益气养阴、脾肾双补为主。

2. 辨证分型治疗

（1）脾胃气虚：治宜益气补中，健脾养胃。方用补中益气汤、归脾汤、四君子汤加味。药用生黄芪、党参、白术、茯苓、炙甘草、陈皮、当归、升麻、柴胡等。

（2）气阴两虚：治宜益气养阴，健脾补肾。方用参芪地黄汤、生脉散合六味地黄汤加水陆二仙丹、补中益气汤合五子衍宗丸。药用生黄芪、党参、熟地、山茱萸、山药、泽泻、丹皮、茯苓、白术、陈皮、五味子、芡实、金樱子、升麻、柴胡、炙甘草等。

四、预防与护理

本病原发性的为遗传性疾病，有阳性家族史，孕妇于孕初期可服用六味地黄丸 2~3 个月，有一定作用。孩子出生后，应定期检查，发现问题早期治疗。继发性肾性糖尿者，多与原发性疾病控制不完全或诱发因素有关，故应积极有效地治疗其原发性疾病，或去除其诱因，则可防止本病的发生。

由于本病与糖尿病有着根本的区别，不仅不需要限制饮食，并要多食蔬菜水果，同时饮食中要增加蛋白质，补偿糖的丢失，以维持营养，防止低糖血症的发生。女性患者易致尿路感染或合并阴道炎，应注意会阴部卫生，或经常用苦参煎液进行坐浴。

（丁昕宇　李平　傅文录）

第三节　肾性尿崩症

肾性尿崩症（nephrogenic diabetes insipidus，NDI）是指在血浆抗利尿激素（Anti Diuretic Hormone，ADH）正常甚或增高的情况下，由于 ADH 作用障碍导致肾脏不能浓缩尿液而排出大量稀释尿的病理状态。患者的尿比重常持续 < 1.005，或尿渗透压 < 200mOsm/（kg·H_2O）。本病分为原发性与继发性两大类。前者即先天性或遗传性抗加压素尿崩症，后者即获得性肾性尿崩症。

中医学无尿崩症之病名，根据其多尿、烦渴、多饮的临床表现，可归属于中医学"消渴""五迟五软""虚劳"等病证范畴。

一、病因病机

（一）西医病因病机

肾脏对 ADH 抵抗是造成低渗尿大量排出的最根本原因。溶质的负荷量和渗透压调定点的个体差异、对于口渴和渗透压控制器的敏感度、肾脏对 ADH 失敏或抵抗的程度等因素，都与多尿、烦渴及其程度相关。

1. ADH 的作用机制

抗利尿激素为一种九肽化合物，由下丘脑视上核和室旁核合成，储存于垂体后叶，其分泌受血浆渗透压和细胞外液容量调节，是调节水平衡的重要激素。ADH 受体（AVPR2）分布于集合管上皮细胞基底膜上，ADH 与 AVPR2 结合后，活化腺苷酸环化酶之后，进一步激活蛋白激酶 A（PKA）。PKA 与特异性水通道蛋白 8AQP2 结合，并使后者表达于细胞膜表面。在肾髓质内高渗环境下，管腔膜对水的通透性增加，水被动重吸收，从而发挥 ADH 的抗利尿作用。

2. 原发性肾性尿崩症

为遗传性肾小管疾病，分为家族性 X- 连锁隐性遗传、常染色体隐性遗传和常染色体显性遗传。为 AVPR2 和水通道蛋白 *AQP2* 基因突变所导致。

3. 继发性肾性尿崩症

主要病因有代谢性疾病（低钾血症、高钙血症、高钙尿症等），肾脏疾病（范可尼综合征、髓质囊性病、多囊肾、慢性肾盂肾炎、梗阻性肾病、急性肾损伤多尿期等），系统性疾病（Addison 病、淀粉样变性病、轻链沉积病、镰状细胞性贫血、干燥综合征、多发性骨髓瘤等），药物毒性作用（长春新碱、氨基糖苷类、秋水仙碱、两性霉素 B 等）。由于肾脏或肾外疾病的抗 ADH 作用破坏了肾脏髓质间液的高渗状态，使尿液的浓缩受到一定的影响，但对 ADH 仍有一定反应，甚至尿液渗透压可以高于血浆渗透压。

（二）中医病因病机

1. 中医病因

本病的发生，与先天禀赋不足，五脏虚弱，尤其是肾脏素虚有密切的关系。后天因多种肾病，久致肾中自伤，或有毒药物损伤水脏，肾虚则约束无权。因肾主五脏六腑之精而藏之，且肾精为本，若五脏虚羸，则精气不足，气血虚弱，肾亦无精可藏，复因调摄失宜，或肾病自伤，或药毒伤肾，终致肾关不固而发为本病。

2. 中医病机

肺主宣发肃降、通调水道，肺阴不足，肺燥失润，则气机升降失司，水精不能四布，直趋膀胱，则尿频量多；阴虚则生内热，热盛伤津则烦渴多饮；肺气虚则水津涸竭，常口渴引饮，少气乏力。肾为主水之脏，肺为水之上源，肺失肃降，肾失气化，膀胱失约则尿频量多。肺肾阴虚则虚火内生，故而五心烦热、腰膝酸软；津液亏少而引水自救，则口干舌燥、饮水量多。阴亏日久，阴损及阳，肾阳虚损而无以化气，津液不布，则口渴多饮，畏寒怕冷；下焦不摄，膀胱失约，则尿多而频，色清如水。阴阳俱虚，肾之开阖失司，固摄失权，水津不化，直趋膀胱，则尿频量多，小便清冷。

3. 中医病因病机特点

本病以肺肾两脏功能失调为基本病机，多虚少实，且阴损耗气，多致气阴两伤，久之则阴阳两虚。

二、诊断

（一）西医辨病

1. 临床诊断

（1）临床诊断依据

①有不同程度的多尿、烦渴、多饮临床症状。

②可有家族史，出生后即可有多尿，哺乳或饮水增多，男童症状较重。

③继发性者，可有原发病的临床表现，或特殊用药史。

（2）实验室诊断依据

①尿检查：尿比重 < 1.005，尿渗透压常 < 200mOsm/（kg·H_2O）。

②禁水 – 加压素联合试验：禁水试验时尿渗透压不会超过血浆渗透压。注射 ADH 后，完全性肾性尿崩症尿渗透压升高 ≤ 50%。

③高渗盐水试验：无反应。

④基因分析方法：可对伴性遗传的患儿进行产前和症状前诊断。

2. 鉴别诊断

本病主要与垂体性尿崩症、精神性多饮多尿症和糖尿病鉴别。垂体性尿崩症多见于青年人，起病突然，多尿多饮症状较重，可有下丘脑 – 神经垂体损害征象，对加压素试验反应良好，在血浆渗透压高的情况下，血加压素水平无增加。精神性多饮多尿症多见于成年女性，多有精神神经功能异常征象，先有烦渴多饮后出现多尿，且尿量波动大，血钠正常或偏低，对加压素试验有反应，对高渗盐水反应迅速。糖尿病患者有高血糖、尿糖阳性、葡萄糖耐量试验异常等易与本病鉴别。

（二）中医辨病辨证

1. 辨证思路

本病以肾精亏虚为根本，或因先天禀赋不足，或因后天久病伤肾所致。肾失固藏，下元虚惫，约束无权，则多尿。水蓄下焦，气不化津，肺燥失润，故烦渴多饮。肺肾两脏功能失调是本病发生的关键。阴津亏损，燥热内生，气阴两伤，终致肾中元阴、元阳受损。

2. 本病常见的证候及其表现特点

（1）气阴两虚：多尿，烦渴多饮，饮一溲一，皮肤干燥，口干少津，气短乏力，或口苦咽干，大便干燥，舌红少津，苔少，或苔微黄而燥，脉细弱或细数。

（2）阴阳两虚：渴而多饮，尿频量多，腰膝酸软，面色无华，头晕目眩，畏寒肢冷，舌淡苔白，脉细沉。

3. 辨证要点

本病先天性病例，多因禀赋不足，五脏虚弱，常有智力和发育迟缓等肾精亏虚之表现，且自幼多尿、多饮。后天性病例多有久病伤肾，或肾病自伤，或药毒伤肾之诱因。肾元已伤，精气不足，气阴两伤，虚火内盛，久之则阴阳两虚。本病以肺肾功能失调为主，肾精亏虚为本，多虚而少实。

三、治疗

（一）西医治疗

本病的基本治疗原则是及时适量补充液体，防止脱水。最有效的治疗是噻嗪类利尿剂以及轻度的失盐。

1. 病因治疗

去除病因是基本的治疗措施。若及时控制结缔组织病、药物中毒、低钾、高钙等，症状多能有效缓解。

2. 支持治疗

（1）维持水代谢平衡：口渴时主动饮水。存在胃肠道水分丢失、高热等导致严重脱水者，需要静脉补充水分，应注意避免输注速度过快导致的低钠血症。另外，应低盐饮食以减少溶质性利尿。

（2）ADH 类似物：服用本类药物应注意逐渐增加剂量，以减少夜尿次数及夜尿量。

（3）噻嗪类利尿剂：氢氯噻嗪可以减少 NDI 患者尿量，短期内增加排钠量。注意本药可能导致低钾血症。

（4）前列腺素合成酶抑制剂：吲哚美辛可以促进近端肾小管对水再吸收，使 NDI 患者尿量明显减少，尤其在起始应用时效果明显。与氢氯噻嗪联合使用，可进一步增加疗效。

（5）促进垂体加压素作用的药物：包括氯磺丙脲、卡马西平。

（6）钠离子通道阻断剂：阿米洛利可以阻断连接管和集合管起始段的阿米洛利敏感性钠离子通道，抑制 Na^+ 的重吸收，减少血容量从而达到控制尿量的效果。

（7）纠正电解质紊乱和酸碱平衡失调。

（8）防治高尿酸血症：近端肾小管钠和尿酸为同一途径重吸收，在应用利尿剂促进近端肾小管重吸收水和钠的同时，可促进尿酸重吸收，引起高尿酸血症。可予苯溴马隆治疗。

（9）继发性肾性尿崩症：以治疗原发病为主，多尿严重者可给予对症处理。

（二）中医治疗

1. 治疗原则

中医治疗以"虚则补之"为原则。气阴两虚者给予益气养阴、缩尿生津，肾阴不足者给予滋阴益肾、缩尿止遗，肾阳衰微者给予温肾助阳、固精缩尿等。

2. 辨证分型治疗

（1）气阴两虚：治宜补肾填精，益气滋阴。方用生脉散合六味地黄汤。药用人参、麦冬、五味子、熟地、山茱萸、山药、泽泻、丹皮、茯苓等。阴虚燥热明显者，可用白虎人参汤加味或麦门冬汤加减；精气亏损明显者，可用六味地黄汤合五子衍宗丸。

（2）阴阳两虚：治宜固本培元，调补阴阳。方用金匮肾气合缩泉丸（改汤剂），药用熟地、山茱萸、山药、附子、肉桂、益智仁、五味子、乌药、泽泻、丹皮、茯苓等。小儿发育迟缓，身体孱弱者，合用河车大造丸以填精益髓；腰以下浮肿者，加牛膝、车前子、葫芦壳以补肾活血，利水消肿；尿中泡沫增多者，加黄芪、升麻、柴胡以益气升清；腰部冷痛，喜揉喜按者，加续断、桑寄生、鹿角以补肾填精，温肾助阳；盗汗者，加鳖甲、龟甲、知母滋阴敛汗；自汗者，加白术、山药、糯稻根须补气敛汗；尿多者，加山茱萸、鸡内金、益智仁以缩尿止遗。

四、预防与护理

积极治疗原发病，对症处理并发症，对症状严重者争取早诊断早治疗，以防急性脱水引起电解质紊乱。本病重点在继发性 NDI 的预防，因其中相当部分属医源性，临床应须警惕。避免长期精神刺激，如恐吓、忧伤、焦虑或清神紧张等，可引起大脑皮层功能紊乱，进而引起内分泌失调，使抗利尿激素分泌更加不足，尿量更多，加重病情。避免食用高蛋白、高脂肪、辛辣和含盐过高的食品及吸烟、饮酒，上述原因均可使血浆渗透压升高，从而兴奋大脑口渴中枢；并且易助火生热，化燥伤阴，加重本病烦渴等症状。忌饮茶叶与咖啡，茶叶和咖啡中含有茶碱和咖啡因，能兴奋中枢神经，增强心肌收缩力，扩张肾及周围血管，而起利尿作用，使尿量增加。

（丁昕宇　李平　傅文录）

参考文献

［1］邵怡，王安平，王先令. 肾小管酸中毒的诊疗进展［J］. 国际内分泌代谢杂志，2017，37（1）：56-58.

［2］黄霖，王筱雯，栾江威，等. 远端肾小管酸中毒患儿基因型及临床表型的相关性分析［J］. 中华实用儿科临床杂志，2020，35（5）：344-349.

［3］申丛榕，于澈，张璐，等. 266 例成人及儿童肾小管酸中毒临床特征分析［J］. 中华肾脏病杂志，2018，34（9）：667-672.

［4］冯春月，毛建华. 遗传性肾小管酸中毒的病因及发病机制［J］. 中华实用儿科临床杂志，2018，33（17）：1292-1295.

［5］余自华，陈丽珠. 肾性糖尿的诊疗现状［J］. 中华实用儿科临床杂志，2018，33（17）：1286-1289.

［6］望赛，刘雪梅，赵向忠，等. 中国家族性肾性糖尿 SGLT2 基因突变分析及肾葡萄糖阈值的测定［J］. 中华肾脏病杂志，2018，34（11）：816-821.

［7］刘竹枫，张碧丽. 先天性肾性尿崩症的研究进展［J］. 天津医药，2019，47（8）：891-896.

［8］李芊，段炼，顾锋. 肾性尿崩症治疗研究进展［J］. 中国实用内科杂志，2016，

36（10）：906-909.

[9]郭伟红，李强，朱梅. 遗传性肾性尿崩症的药物治疗［J］. 国际内分泌代谢杂志，2016，36（3）：184-186.

第七章　肾间质疾病

第一节　急性间质性肾炎

间质性肾炎（interstitial nephritis）指肾脏间质有炎症细胞浸润和水肿或纤维化，因常伴有不同程度的肾小管损伤，故又有肾小管间质性肾炎（tubulointerstitial nephritis，TIN）之称。临床上通常可根据发病的急、慢程度不同和病理改变不同将 TIN 分为急性或慢性，常称为急性肾小管间质肾炎（acute interstitial nephritis，AIN）或慢性肾小管间质肾炎（chronic tubulointerstitial nephritis，CTIN）。AIN 可由多种病因引起，临床常表现为急性肾衰竭。目前文献所报告的 AIN 发病率的差异很大，与各单位的临床诊断水平、对 ARF 患者肾活检指征的判定与实施情况差异有关。根据国外资料显示，尸检患者中 AIN 的检出率为 1.7%，在因肾脏病行肾活检患者中的检出率为 1%~22%，而在不明原因的急性肾衰竭肾活检患者中，AIN 的检出率为 15%~20%。国内大样本的因肾脏病肾活检患者的资料分析显示，AIN 检出率为 0.6%~3.4%，北京大学第一医院的资料显示在因急性肾衰竭肾活检患者中 AIN 的检出率为 12.5%~17.4%。

根据其症状及演变规律，可归属于中医学"水肿""尿浊""尿血""虚劳""腰痛"等病证范畴。

一、病因病理

（一）西医病因病机

急性间质性肾炎常见病因为感染、药物以及免疫相关因素。

1. 感染

广义的感染相关性急性间质性肾炎包括肾实质感染和全身感染所致的急性间质性肾炎两大类。前者是由微生物直接侵犯肾盂及肾实质引起的化脓性炎症，又称肾盂肾炎。后者是由各种病原体导致的全身感染（常为肾外感染）引起免疫反应导致的肾间质非化脓性炎症。许多病原体均可导致全身感染相关的 AIN，包括：①细菌：如金黄色葡萄球菌、链球菌、肺炎球菌、大肠埃希菌等；②病毒：如腺病毒、EB 病毒、巨细胞病毒、单纯疱疹病毒、甲型或乙型肝炎病毒、人类免疫缺陷病毒（HIV）等；③螺旋体：如钩端螺旋体、梅毒螺旋体等；④寄生虫：如弓形虫、血吸虫、疟原虫、利什曼原虫等；⑤其他：包括肺炎支原体、衣原体、立克次体、白色念珠菌等。尽管已有一些研究发现在全身感染相关的 AIN 患者肾组织中可检出病原体的抗原或 DNA，但至今尚缺乏病原体直接致病的证据。

2. 药物

药物相关急性间质性肾炎（drug associated AIN，DAIN）是药物相关肾损害中最常见的类型之一，其确切发病率尚不清楚。因其临床表现不特异，且轻型或亚临型易漏诊，诊断常需肾活检证实。与急性间质性肾炎强相关的药物有抗生素、非甾体抗炎药、抗惊厥药、利尿剂、治疗溃疡病药物以及其他一些常用药物。绝大多数致病药物是通过免疫机制导致 AIN，通常以细胞免疫反应为主，但Ⅰ、Ⅱ、Ⅲ型免疫反应均可能参与其发病，部分药物因具有直接或间接肾毒性，还可同时导致 AIN 和小管坏死。

3. 特发性急性间质性肾炎

肾小管间质性肾炎 – 眼色素膜炎综合征或称肾小管间质性肾炎 – 眼葡萄膜炎综合征，简称 TINU 综合征，是于 1975 年由 Dobrin 等人首先描述并定义的一类伴有眼色素膜炎的特发性 AIN。由于其同时累及肾脏和眼，临床及病理特征研究较为深入，故常作为特发性 AIN 中的特殊类型进行阐述。TINU 综合征的病因至今尚未明确。近年来有少数病例报告认为可能与衣原体、EB 病毒或带状疱疹病毒等感染有关。

（二）病理改变

1. 感染相关 AIN

光镜下以皮髓交界部病变及血管周围病变最为突出，主要特点为肾间质弥漫或多灶状单核和淋巴细胞浸润、肾间质弥漫性水肿、肾小管扩张、上皮细胞变性或灶状坏死。通常情况下肾小球及血管基本正常，免疫荧光常规检查为阴性。

2. 药物相关 AIN

病变通常呈双侧弥漫性分布。光镜检查的典型病变为肾间质水肿，间质内弥漫性或多灶状淋巴细胞和单核细胞浸润，可伴有数量不等的嗜酸性白细胞或浆细胞浸润。肾小管上皮细胞通常呈退行性病变，出现"肾小管肾炎"的征象。通常肾小球及肾血管正常。免疫荧光检查一般为阴性，但有时可见 IgG 及 C3 沿肾小球基底膜呈线样或颗粒样沉积。

3. 特发性 AIN

光镜下通常可见肾间质水肿，伴有大量单核细胞、淋巴细胞（主要是 CD_4^+ 细胞）浸润，偶见嗜酸性白细胞。肾间质可有非干酪样肉芽肿形成。肾小管有不同程度的退行性病变。肾小球可正常或有轻度系膜增生，血管正常。大多数患者的免疫荧光检查阴性，少数病例可见 IgG、C3 沿肾小管基底膜呈线样或颗粒样沉积。

（三）中医病因病机

1. 中医病因

（1）药邪：即药毒。隋代巢元方在《诸病源候论》中指出："凡药物云有毒及有大毒者，皆能变乱，于人为害，亦能杀人。"国内外的许多报道指出，有毒、有大毒、甚或无毒的中药，在炮制、用法、配伍不当，过量应用或含超标重金属的情况下，均可危害机体。常见的易导致药邪为患的中药有：关木通、木防己、青木香、寻骨风、马兜铃、天仙藤、汉防己、泽泻、商陆、雷公藤、川楝子、白果、山慈菇、苍耳子、马钱子、鸦胆子、朱砂、斑蝥等。某些种类的西药也可产生药邪而致病，详见西医病因认识。

（2）诸虫：常见的如血吸虫等寄生虫。另外，某些细菌、病毒、支原体、衣原体、螺旋体等，虽皆微不可见，也可归属于诸虫之邪。

（3）癌毒：淋巴瘤、白血病及多发性骨髓瘤等肿瘤，久病蔓延及肾，亦可发而为病。

2. 中医病机

急性间质性肾炎的中医病机主要包括以下几个方面。

（1）热毒内陷：外感热病，由于感邪性质及体质方面的差异，感邪后容易发生热邪内陷，影响肾的气化功能。病势按卫气营血的规律传变，但多数发病急，传变快，多见卫营同病或气营同病，甚则伤阴动血。《温热论》云："外热一陷，里络就闭。"其"里络"虽指心包络而言，但有时痰湿蒙闭心包与肾络闭阻不无关系，若外热内陷，闭塞肾络，湿浊上泛，也可出现邪入心包证，见神昏、谵语等。

（2）湿热弥漫：感受湿热毒邪，邪气鸱张，弥漫三焦，阻遏气机，上焦失于宣发，中焦不能转输，下焦不得开阖，湿热充斥。

（3）毒物伤肾：发病前有用某种药物史。正邪交争见发热，内伤血络则尿血，外达肌肤见斑疹瘙痒，甚则闭阻里窍，水湿不化，出现尿少、水肿。

（4）肾络痹阻：肾被湿热和湿热毒邪及药物所伤，轻者正气尚能抗邪，气机逆乱不甚；重者正气大伤，肾气匮乏，气化不行，湿浊内停，呈关格之候。

3. 中医病因病机特点

本病多因药毒、虫毒等伤肾，其性多为风热、湿热、热毒之邪，蕴结三焦，阻滞气机，气化不利，伤及脏腑，致肾络瘀阻，肾失温煦封藏，膀胱开阖失司，脾胃纳运失健，升降失调，水湿内蕴，湿浊上泛而致病。本病一般初期多为风热、湿热、疫毒，热毒壅盛，以邪实为主；病至后期，伤脾败胃，久病及肾，导致脾肾气阴两伤，则以正虚为主。故本病病性多为本虚标实。

二、诊断

（一）西医辨病

1. 临床诊断

由于 TIN 时的原发病因、伴随病变的多样化，其临床或病理表现又与病变进展时间的关系十分密切，因此，患者的病理学检查常可以确定其肾活检当时的病变为急性或慢性，且多数情况下与患者的临床表现一致；但有时其病变表现与临床表现所提供的急性或慢性病变线索并不完全平行，这可能提示其肾小管间质的病变存在动态变化，或可能存在其他影响病变的因素，临床医师通常需要进行临床病理资料的综合分析才能找出病因并作出正确诊断。

（1）感染相关 AIN：本病的临床表现特点取决于其致病的病原体。一般说来，患者发病时均有全身感染的临床表现，可有发热、寒战、头痛、恶心、呕吐等感染甚至败血症的症状。患者常在感染数日或数周后出现肾脏损伤表现，可主诉腰痛、尿量异常，突出表现为少尿或非少尿性急性肾衰竭。

（2）药物相关 AIN：急性间质性肾炎的临床表现缺乏特异性，绝大部分患者的肾脏临床症状出现在应用致病药物 2~3 周以后，可自 1 天至 2 个月不等。常表现为迅速发生的少尿型或非少尿型急性肾衰竭，20%~30% 患者呈少尿型，老年患者更多见。

（3）特发性 AIN：特发性 AIN 患者的临床表现非特异并多样化，尽管患者常有发热，但很少出现皮疹或外周血或尿中的嗜酸性粒细胞增高。TINU 综合征常见于女性，儿童及青少年多见，也可见于成人，各个年龄均可发病。发病时可出现全身症状，如发热、皮疹、肌痛，血压多正常，部分患者可出现淋巴结肿大。

2. 鉴别诊断

（1）药物相关 AIN：临床上，AIN 与不典型的非少尿型急性肾小管坏死，或肾小球及肾血管性病因所致的急性肾衰竭不易鉴别，常需依赖肾活检确诊。临床上需注意寻找原发病因的特殊表现。若发现患者存在全身过敏表现、血中 IgE 升高、尿中嗜酸细胞增高或抗肾小管基底膜（tubular basement membrane，TBM）抗体阳性等表现，均为有助于 AIN 诊断的临床线索。少数在肾小球肾炎基础上发生的 AIN 或非甾体抗炎药所致 AIN 病综合征者病情比较复杂，常需肾活检病理检查并结合临床特征及用药史综合分析才能鉴别。

（2）感染相关 AIN：临床怀疑感染相关性 AIN 者需尽快进行可疑病原体的检查，可以通过体液微生物培养、相应的抗原或抗体检测、病原微生物的抗原 DNA 检测等方法进行检查。临床上许多患者在感染初期即已开始应用抗生素或解热镇痛药等药物治疗，因此常难以除外药物因素的影响。应尽快进行可疑病原体的检查、创造条件进行肾活检，另一方面需在尽量避免应用可疑药物的情况下积极抗感染治疗，密切监测停药及抗感染治疗后病情的动态变化，综合各方面的信息作出病因诊断。

（3）特发性 AIN：凡青少年或成年女性发生急性非少尿型急性肾衰竭，伴有发热、轻至中度蛋白尿、肾性糖尿、血沉快及高球蛋白血症，且无病因可寻时，应考虑特发性 AIN 的可能。肾活检病理检查确诊为 AIN，临床上确无病因可寻时方可诊断为特发性 AIN。

（二）中医辨病辨证

1. 本病常见证候及其表现特点

（1）热毒内陷：卫营同病者症见发热，微恶寒，头痛，斑疹隐隐，心烦不寐，腰痛，尿少，呕恶，或有腹泻，或有尿血，舌红苔薄白或薄黄，脉浮数或细数。气营同病者见发热，不恶寒，汗出，口干，头痛，肌肤散在斑疹，或时有谵语，腰痛，尿少尿血，舌红或红绛，苔黄，脉滑数或细数。热入心包见神昏、谵语。

（2）湿热弥漫：高热寒战，腰痛，头痛，恶心呕吐，小便刺痛灼热，淋沥不畅，舌红苔黄腻，脉滑数。

（3）毒物伤肾：发热，肌肤斑疹，瘙痒，腰痛，关节痛，尿血、色鲜红，心烦口干，舌偏红苔薄白或薄黄，脉弦滑兼数。若脾肾阳气受损，气不化水，见尿少，水肿，畏寒怕冷，舌淡红苔薄白，脉沉。

（4）肾络瘀阻：表现为"关格"。见腰痛，尿少，恶心呕吐，或有水肿，腹胀胸闷。

2. 辨证要点

外感热病引起的"急性间质性肾炎"以"流行性出血热"最为常见。本病发病急，传变快，可由卫分直接入营分、血分，伤阴动血，闭阻里窍，见发热、发斑、腰痛头痛、目赤咽红、恶心呕吐、少尿、神昏等。感受湿热邪气而发病者，见憎寒壮热、腰痛头痛、恶心呕吐、小便淋沥涩痛、尿少、舌苔黄腻。药毒致病者，见发热、肌肤斑疹、尿血，甚则尿少，恶心呕吐。至于受邪深重，肾络痹阻，呈现关格表现者，尿少、恶心呕吐比较突出。

三、治疗

（一）西医治疗

1. 感染相关 AIN

多数感染相关性 AIN 患者经及时、积极的抗感染及支持治疗后肾功能可得到完全恢复或部分缓解，通常远期预后良好。部分患者因感染较重或治疗不及时可发展成慢性肾功能不全。少数重症或高龄患者可死于全身感染败血症或急性肾衰竭的并发症。

2. 药物相关 AIN

首先是停用致病药物。大多数病例停药后肾功能会改善，但有的病例肾功能恢复不完全，功能恢复的程度和速度与肾脏病变的严重性有关。对于无感染征象的患者可以给予泼尼松 30~40mg/d［必要时可考虑用至 1mg/（kg·d）］，若患者的肾功能可在治疗后 1~2 周内获得改善，则可用药 4~6 周即停药，不宜用药时间过长。有个别报道用大剂量甲泼尼龙冲击治疗后可加速肾衰竭缓解，但无证据表明其优于上述方案，故应慎重。

3. 特发性 AIN

特发性 AIN 的治疗主要是支持治疗和免疫抑制治疗。部分成人患者对激素治疗反应不佳，或 TINU 综合征反复复发，可遗留不同程度的肾功能损害，但仅有极少数患者（＜ 5%）进展至终末期肾衰竭。

（二）中医治疗

1. 热毒内陷型

卫营同病者用银翘汤合清营汤；气营同病者用加减清瘟败毒饮，药用银花、连翘、竹叶、甘草、生地、麦冬、玄参、生大黄、丹皮、桃仁、赤芍、益母草、白茅根、牛膝、通草或犀连承气汤。

2. 湿热弥漫型

方用三仁汤加减，药用杏仁、白蔻仁、薏苡仁、竹叶、半夏、厚朴、滑石、通草、牛膝、茯苓、黄芩、黄连、黄柏。下焦湿热偏重者用八正散。

3. 毒物伤肾型

热郁肌肤者用当归饮子，药用当归、赤芍、川芎、生地、生首乌、白鲜皮、白蒺藜、苦参、赤小豆、土茯苓、益母草、白茅根或麻黄连翘赤小豆汤；尿血明显者用小蓟饮子；脾肾阳虚，水湿不化者，用真武汤加减。

4. 肾络痹阻型

偏热者用血府逐瘀汤合三妙散，药用赤芍、当归、川芎、桃仁、红花、牛膝、枳实、苍术、黄柏、水蛭、莪术、椒目、防己、通草、车前子、生地、柴胡；偏寒者用桂枝茯苓丸合防己黄芪汤；湿热中阻者用黄连温胆汤加生大黄。

四、预防与护理

感染引起的急性间质性肾炎，可根据感染的途径和特点加以预防。为防止药物过敏引起的急性间质性肾炎，在服用有可能导致急性间质性肾炎的药物期间，应定期做血、尿检查，发现异常，即应停药，同时还应注意患者的自觉症状，警惕过敏反应引起的急性间质性肾炎。对急性间质性肾炎的患者，应密切注意液体和电解质失衡。适当加强营养支持疗法，防止急性肾衰竭等致命并发症发生。

（中正日　刘鹏　李平　王国栋）

第二节　慢性间质性肾炎

慢性肾小管间质性肾炎（chronic tubulointerstitial nephritis，CTIN）又称为慢性肾小管间质肾病（chronic tubulointerstitial nephropathy，CTN），简称慢性间质性肾炎（chronic intial nephritis，CIN），是一组以小管萎缩、间质纤维化和不同程度细胞浸润为主要表现的疾病。CIN可由多种病因引起，临床表现为肾小管功能异常及进展性慢性肾衰竭。由于CIN临床过程隐匿，其导致肾间质纤维化的程度也不一致，患者常至出现显著肾功能下降才会就诊。因此，目前对CIN的发病率缺乏确切统计资料。来自世界不同地区的数据显示其在终末期肾脏病（ESRD）的患者中所占比例差异很大，在苏格兰地区为42%，而在美国则仅为3%。根据国内大样本因肾脏病而行肾活检患者的资料显示，CIN的检出率约为0.9%；而在因慢性肾功能不全而行肾活检的患者中慢性肾小管间质病变者约占1.7%。慢性间质性肾炎的病因多样化，随病因的不同其临床表现各异。关于遗传性、免疫相关性、感染性、血液系统疾病、梗阻性疾病等原因导致的CIN在其他章节均有相应阐述，故本节将重点介绍药物相关CIN，并简要介绍常见的代谢性异常相关CIN。

本病归属于中医学"劳淋""虚劳""腰痛"等病证范畴。进入慢性肾衰竭阶段则属"关格"病。

一、病因病理

（一）西医病因病理

能够引起慢性间质性肾炎的病因有许多种，涉及免疫损伤、感染、药物及中毒、代谢紊乱、尿流机械梗阻和遗传因素等方面。常见分类如下。

1. 药物相关慢性间质性肾炎（drug associated CIN，DCIN）

DCIN 是药物相关肾损害中最常见的类型之一，其确切发病率尚不清楚。因其临床表现不特异，服药史与临床发病的关系常难以判定，患者大多失去肾活检时机，故临床上容易误诊、漏诊。根据近年来的文献报道，治疗 DCIN 最常见的药物是解热镇痛药（包括非甾体类抗炎药）、马兜铃酸类中草药、环孢素或他克莫司等免疫及锂制剂。

（1）镇痛剂肾病：镇痛药引起的肾损害被称为镇痛剂肾病（analgesic nephropathy，AN），即指因长期服用镇痛药所致的慢性间质性肾炎，常伴有肾乳头坏死，临床多表现为慢性肾衰竭。镇痛剂肾病的发病机制尚不完全清楚。目前认为可能主要包括以下几个方面：①肾毒性损伤：药物肾毒性代谢产物在肾髓质浓聚所致，如非那西汀在体内转化为对乙酰氨基酚，后者可耗竭细胞的谷胱甘肽，并进而产生氧化或烷化产物直接造成组织损伤。②缺血性损伤：不同类型的解热镇痛药可分别抑制花生四烯酸 – 前列腺素类质（PGs）代谢途径中的不同类型环氧化酶，导致前列腺素类活性代谢产物中的扩血管性 PGs 产生减少，从而致使肾髓质缺血。由于正常情况下肾髓质即处于相对缺氧状态，故解热镇痛药的长期作用可导致其慢性缺血性损伤。③免疫性损伤：在镇痛剂肾病中免疫机制可能不起主要作用，但某些解热镇痛药可通过免疫机制导致以细胞免疫为主的急性间质性肾炎。

（2）马兜铃酸肾病（aristolochic acid nephropathy，AAN）：是一类因服用含马兜铃酸类成分的植物或中草药导致的肾小管间质疾病，其临床表现多样化，主要类型为慢性肾小管间质肾病，多呈进展性慢性肾衰竭。

（3）钙调素抑制剂相关肾病：CsA 和他克莫司均为钙调素抑制剂，常用于治疗器官移植排异及治疗自身免疫相关疾病。此类药物具有急性和慢性肾毒性，其慢性毒性作用与药物剂量相关。由于器官移植（包括肾脏、心脏、肝脏或胰腺等）受者常需长期用药，由此可产生慢性间质性肾炎，统称为钙调素抑制剂相关肾病，其中由环孢素导致者又被称为环孢素肾病。

（4）锂相关肾病：锂制剂是一类治疗精神抑郁躁狂疾病的常用药物，此类药物既可导致性肾毒性损伤，又可导致肾性尿崩症及慢性肾毒性损伤，由于其慢性毒性作用导致的 CTIN 被称为锂相关肾病。

2. 代谢异常相关的慢性间质性肾炎

代谢异常相关的慢性间质性肾炎是由不同原因引起的体内代谢物质或电解质长期代谢失调所致。最常见的类型为高尿酸血症、低钾血症和高钙血症。

（1）尿酸性肾病：是由于慢性高尿酸血症所致，又称为痛风性肾病。慢性高尿酸血症可见于先天性或获得性尿酸代谢异常，前者可见于家族性常染色体显性遗传性青少年高尿酸血症，后者常见于代谢综合征、高血压、血液系统疾病等。

（2）低钾性肾病：是因不同病因导致的长期低钾血症所致，低血钾持续平均 3.5~9 年即可出现低钾性肾病。理论上任何遗传性或获得性疾病所致的低钾血症均可能导致本病，但实际上由于大多数患者均能得到比较及时的治疗，故低钾性肾病临床上并不常见。

（3）高钙性肾病：因不同病因导致的高钙血症所致，其病因包括原发性或继发性甲状旁腺功能亢进、恶性肿瘤、维生素 D 中毒、内分泌疾病、药物性或家族遗传性高血钙等。高血钙可抑制近端肾小管对 K^+、Na^+ 的重吸收，使尿中上述离子排出增加，并可通过抑制肾小管上皮细胞膜上的 ATP 酶，使肾髓质溶质梯度下降而导致集合管对 AVP 反应性下降。

3. 免疫相关的慢性间质性肾炎

其病因包括各类自身免疫性疾病、肾移植慢性排异以及抗肾小管基底膜病，部分 TINU 综合征患者的 AIN 病情慢性化也可进展为 CIN。临床上引起 CIN 的常见自身免疫性疾病为干燥综合征、系统性红斑狼疮、血管炎、Wegner 肉芽肿、结节病等。

4. 感染相关的慢性间质性肾炎

各种病原体导致的慢性肾盂肾炎、全身感染、溃疡性结肠炎、克罗恩病等，此外肾脏结核分枝杆菌、真菌、病毒、梅毒等感染亦可引起。在我国，以伴有尿路梗阻的复杂性慢性肾盂肾炎引起者较为多见。

（二）病理表现

1. 镇痛剂肾病

双侧肾脏体积缩小，肾皮质明显萎缩。光镜下可见典型的慢性间质性肾炎病理特征。

2. 钙调素抑制剂相关肾病

病理特征为灶状或片状分布的肾小管萎缩和肾间质纤维化，同时伴有条带状分布的肾小球缺血性硬化。

3. 锂相关肾病

病理特征为局灶性肾小管萎缩或管腔扩张、灶状或片状分布的纤维化，肾间质炎性细胞浸润通常不明显。病理损伤程度与用药时间长短及累积剂量相关。

4. 慢性尿酸性肾病

需特别注意与遗传性高尿酸血症及慢性铅中毒所致的 CIN 相鉴别。前者多见于青少年，详细询问家族史有助于鉴别，由于此特征以肾髓质部位更为常见，而通常的肾活检标本仅限于肾皮质，故在一般病理检查中不易见到。

5. 高钙性肾病

病理特征是肾小管多灶状萎缩，部分肾小管上皮细胞变性、坏死或钙化，肾间质可见炎性细胞浸润，呈多灶状钙化及纤维化。肾钙化的征象（Von Kossa 染色可证实）以肾髓质出现较早，也较为严重。通常肾小球和小动脉无明显异常。

6. 肾脏结节病

典型病理表现为肾间质内散在或弥漫分布的非干酪样坏死性上皮细胞肉芽肿，主要由单核巨噬细胞（上皮样细胞和巨噬细胞）和淋巴细胞组成，巨噬细胞内有时可见细胞浆包涵体，偶可见肉芽肿部位出现灶状凝固性坏死。此外，常可见局灶性淋巴细胞浸润、肾小管结构异常及肾小球周的纤维化。免疫荧光及电镜检查通常无免疫复合物沉积。

7. 慢性肾盂肾炎

肾盂和肾盏有慢性炎症表现，肾盂扩大、畸形，肾皮质及乳头部有瘢痕形成，肾髓质变形，肾盂、肾盏黏膜及输尿管管壁增厚，严重者肾实质广泛萎缩。

（三）中医病因病机

1. 中医病因

（1）外邪屡犯：由于外邪屡犯，肾虚愈甚，每因劳累，引发淋证，是为劳淋。劳淋不已，终致脾肾受损。

（2）毒物伤肾：长期服用某些药物或接触环境毒物，由于归经等原因，嗜伤肾脏，初虽不觉，日积月累，遗害无穷，每使肾气耗竭，脾肾受损。

（3）禀赋不足：有的疾病与生俱来，是为先天不足，有的禀赋不足，体质薄弱，脏腑功能失调，容易罹患影响肾脏的疾病，使肾气受损。

2. 中医病机

CIN多正虚邪实为病，正虚以肾、脾为主，肾亏精少，脾气不固，复感湿热、毒邪（药毒、虫毒、疫毒等），以致气化失常，气机逆乱，或封藏失司，精微下陷，导致水液与精微物质输布异常所致。本病初期，多为毒邪伤肾，或他脏及肾，以致湿热下注，常以邪实为主。湿热伤肾，导致肾气不固，膀胱开阖失度，可有夜尿频多；肾阴不足，虚火煎灼，肾络受损，可见尿血；肾脏气虚，甚则阳虚，肾失封藏，气虚不摄，精微不固，可有尿中泡沫增多、蛋白尿。病至后期，肾脏日益虚损，累及肝、脾，可见肝风内动，气血虚衰，湿浊内蕴，以正虚邪实为主。肾阳虚衰，火不生土，导致脾阳虚损，脾不升清，胃不降浊，导致恶心呕吐、尿少尿闭等，则多为晚期浊毒上泛之表现。

病属劳淋者，与肾虚外邪屡犯有关，《诸病源候论·淋病诸候》云："诸淋者，由肾虚而膀胱热故也。……肾虚则小便数，膀胱热则水下涩，数而且涩，则淋沥不宣，故谓之淋。"属虚劳者，虚自内生，其来也渐，或由于长期的毒物伤耗，脏气日衰。气化无力，见多尿、夜尿，如《备急千金要方》所云："若腑有寒病，则胞滑小便数而多白。若至夜则尿偏甚者，夜则内阴气生。"若脾肾虚极，下关上格，则呈关格之病。

二、诊断

（一）西医辨病

1. 临床诊断

凡临床表现为慢性间质性肾炎、具有长期用或间断反复解热镇痛药用药史的患者，均应考虑镇痛剂肾病的可能性。伴有突发血尿、肾痛或尿中发现脱落的坏死组织，提示有肾乳头坏死，有助于临床诊断。此外，本病还应注意与马兜铃酸中药或植物相关的肾小管间质肾病、不完全梗阻性肾病、高血压或动脉粥样硬化所致的肾损害、自身免疫性肾脏病等鉴别。详细询问病史、进行相关检查有助于鉴别，肾活检也可提供鉴别依据。

2. 鉴别诊断

（1）药物相关慢性间质性肾炎：本病起病隐匿，早期常无症状或可有非特异的肾外表现，如乏力、食欲减退、消化不良、消化性溃疡、体重下降等，部分患者可有神经精神系统异常，如抑郁、焦虑、血压波动等。钙调素抑制剂相关肾病的临床特征为肾功能损害伴高血压、高尿酸血症及高钾血症，同时可出现低镁血症。锂制剂肾毒性的常见临床表现为肾性尿崩症，可见于长期应用锂制剂治疗的患者。其临床特征为多尿及烦渴，对抗利尿激素（AVP）试验缺乏反应。

（2）代谢异常相关的慢性间质性肾炎：慢性尿酸肾病的患者多见于成年人，男性相对多见。多为隐匿起病，部分可有急性高尿酸血症所致痛风性关节炎反复发作的病史。患者临床表现大多不典型，高血压同时伴有轻度蛋白尿，尿沉渣改变不明显。30%~50% 的患者伴有轻 – 中度的肾小球功能异常。

（3）免疫相关的慢性间质性肾炎：干燥综合征患者多见于女性，其主要临床特征包括肾外症状及肾脏受累表现。肾外症状通常表现为各种外分泌腺体的分泌减少后的黏膜干燥症（如口干燥症、干燥性角膜炎）及其继发的组织损伤或感染，部分患者还可出现系统性损害，如紫癜样皮疹，呼吸系统（肺间质纤维化），消化系统（萎缩性胃炎、小肠吸收不良、肝胆管炎）或神经系统（周围神经或中枢神经病变）受累等症状。

结节病的临床资料显示不同性别患者差别不大，但报告的病例似以男性更多见。患者常可有非特异的发热、乏力和体重下降，肾外受累可包括多个不同器官或部位，轻重程度不等。结节病伴有肉芽肿性间质性肾炎者临床表现多不典型，且常常缺乏皮肤、眼及肺脏受累的表现。

（4）感染相关的慢性间质性肾炎：肾盂肾炎临床表现复杂，除尿浓缩功能减退，低渗，低比重尿，夜尿增多及肾小管性酸中毒等表现外，有时可表现为无症状性菌尿和（或）间歇性的尿频、尿急、尿痛。

（二）中医辨病辨证

1. 本病常见证候及其临床表现

（1）脾肾亏虚：表现有脾肾气虚、脾肾阳虚和脾肾气阴两虚之异。属脾肾气虚者，症见疲乏无力，腰膝酸软，食欲不振，失眠健忘，或有小便涩痛，淋沥不畅，遇劳即发，舌淡红，苔白，脉沉细。属脾肾阳虚者，症见面色㿠白，肢冷畏寒，腹胀便溏，腰酸冷痛沉重，尿清长，夜尿多，或见少尿，舌淡胖苔薄白，脉沉缓。属脾肾气阴两虚者，症见全身乏力，腰膝酸软，手足心热，口干不欲饮水，食欲不振，大便不调，舌质偏红，苔薄白，舌边有齿痕，脉沉细带数。

（2）肝肾阴虚：症见头晕耳鸣，咽干口燥，腰膝酸软，烦躁易怒，舌偏红少苔，脉细数。

（3）气血两虚：症见头晕目眩，少气懒言，动则心慌心悸，易汗出，面色苍白无华或萎黄，舌淡嫩，苔薄白，脉沉细。

（4）湿浊内阻：症见神情疲惫，面色无华，少尿或尿多清淡，或见水肿，恶心呕吐，食欲不振，舌淡胖苔白腻或黄腻，脉细或兼数。

2. 辨证要点

本病主证以虚损为主，同时可兼有外邪、水湿及瘀血，呈虚中夹实之证。"精气夺则虚"，由于脾肾在人身之重要作用，久病虚候，也以脾肾见证为多，如腰酸腿软、乏力纳少等。若肾阴不足，水不涵木，肝失所养，则可见肝肾阴虚的表现，如头晕目眩、耳鸣、腰膝酸软、口干咽燥、五心烦热等。若脾不生血，精不化血，即呈气血两虚之证，可见面色苍白无华或萎黄、乏力倦怠、动则心慌气短、爪甲色淡。病至后期，脾肾衰败，湿浊内阻，下关上格，可见少尿、呕恶、纳少。

三、治疗

（一）西医治疗

对于药物相关慢性间质性肾炎需要长期或反复用药的易感人群需要加强监测，定期检查尿常规、肾小管功能和血清肌酐，发现异常及时停药有助于防止肾功能恶化可能，或可使肾功能不全逆转。应予纠正水、电解质及酸碱平衡紊乱，控制感染、高血压及贫血等对症治疗。肾乳头坏死组织堵塞尿路者，应给予解痉、补液及利尿，无效时可通过腔镜手术取出坏死组织。停药后少数轻症患者的肾功能可相对稳定或有一定程度好转，但多数患者肾功能可能持续进展，直至进入终末肾衰竭需进行透析或移植。

对于钙调素抑制剂相关肾病治疗，由于钙调素抑制剂相关肾病的发生与环孢素或他克莫司的药物剂量密切相关，因此其预防的关键环节在于对器官移植的患者密切监测药物血浓度。

对于肾性尿崩症患者应注意避免应用噻嗪类利尿剂，给予排钾利尿剂可抑制集合管钠通道对锂的摄取，进而使患者的多尿显著减轻，尿量减少50%以上。一旦发现患者的血清肌酐升高则应尽量减少患者的锂制剂用药剂量，在可能的情况下换用其他抗精神病药物以防止进一步肾损害的发生。当患者的血清肌酐继续增高时，应考虑肾活检评价病变程度，并与精神科医师讨论确定患者的个体化治疗方案，对停药后精神病发作的风险及肾脏保护的益处双重兼顾、综合分析。

对于慢性尿酸性肾病，预防的关键环节之一是限制高嘌呤饮食，应用碳酸氢钠碱化尿液有助于减少尿酸沉积。对于高尿酸血症患者血尿酸水平过高者常用黄嘌呤氧化抑制剂别嘌醇以抑制尿酸合成。此外，对尿酸肾病的患者，应用促进尿酸排泄的药物苯溴马隆或氯沙坦可能有助于防治慢性间质性肾炎的持续进展。

对于结节病方面的治疗，部分轻症结节病患者可自行缓解，应密切观察病情变化并给予对症及并发症的治疗。但对于具有多个脏器受累或病情呈进展状态者应给予特殊治疗，首选糖皮质激素，通常应用中等剂量治疗 3 个月，随后应用小剂量维持并逐渐减量，总疗程 1~1.5 年。多数患者对激素的治疗反应良好，肾活检显示治疗后其肉芽肿可消失，淋巴细胞浸润可减轻。

对于感染相关慢性间质性肾炎给予积极抗感染治疗。

（二）中医治疗

1. 脾肾亏虚型

治宜补益脾肾。脾肾气虚者，用五子衍宗丸加人参、黄芪加减；脾肾阳虚者，用无比山药丸或肾气丸加减；脾肾气阴两虚者，用参芪地黄汤加味治疗。药用党参、生黄芪、麦冬、五味子、生地、山药、山萸肉、丹皮、茯苓、泽泻、杜仲、牛膝、菟丝子。

2. 肝肾阴虚型

治宜滋补肝肾。方用杞菊地黄汤加味或大补元煎加减治疗。药用枸杞子、菊花、生地、山药、山萸肉、丹皮、茯苓、泽泻、杜仲、牛膝、桑寄生、当归、赤芍。

3. 气血两虚型

治宜补益气血。方用八珍汤或十全大补丸加减治疗。药用党参、白术、茯苓、甘草、生地、当归、白芍、川芎、山萸肉、龙眼肉、陈皮、半夏、广木香、砂仁。

4. 湿浊内阻型

偏湿热者治宜清热利湿，用黄连温胆汤加味或三仁汤治疗，药用陈皮、半夏、茯苓、甘草、黄连、枳实、竹茹、白蔻仁、生大黄、生姜；偏寒湿治宜健脾祛湿，用胃苓汤、温脾汤加减治疗。

四、预防与护理

慢性间质性肾炎的原因众多，有些病因不明，发病隐袭，出现肾功能不全才感觉到疾病的存在，很难预防，定期体检很有帮助。对长期服用某些药物或接触环境毒物者更应注意。发病后要避免使肾功能恶化的因素，如劳累、外感、失水等，并注意饮食，保证充足营养；慎用或免用肾毒性和易诱发肾损伤的药物。

（申正日　刘鹏　李平　王国栋）

参考文献

[1] Robert W Schrier.Diseases of the kidney and Urinary Tract ［ M ］. 8th ed. USA: Lipoincott

Williams & Wilkins, 2007.

［2］陈惠萍，曾彩虹，胡伟新，等. 10594 例肾活检病理资料分析［J］. 肾脏病透析与肾移植杂志，2000，9：501-509.

［3］李敛，吴雄飞，余荣杰，等. 1096 例肾脏活检比例总结［J］. 重庆医学，2006，35：1676-1678.

［4］刘刚，马序竹，邹万忠，等. 328 例肾脏疾病患者的肾脏病理分析［J］. 中国临床医学，2006，35：801-803.

［5］Vadivel N, Trikudnanathan S, Singh AK.Analgesic Nephropathy［J］. Kidney Int, 2007，72：517-520.

［6］李晓玫，苏涛. 解热镇痛药导致的肾损害［J］. 医师进修杂志，2003，26：8-10.

［7］Ahmed S, Huang L, Raftery AT, et al.Cyclosporine A sensitizes the kidney to tubulointerstitial fibrosis induced by renal warm ischemia［J］. Transplantation, 2004，15（77）：686-692.

［8］Kanellis,J,Watanabe S,Li JH, et al.Uric acid stimulates monocyte chemoattractant protein-1 production in vascular smooth muscle cells via mitogen-activated protein kinase and cyclooxygenase-2［J］. Hypertensi-on, 2003，41：1287-1293.

第八章 感染性肾脏疾病

第一节 尿路感染

尿路感染是指病原体侵犯尿路黏膜或组织引起的尿路炎症。多种病原体如细菌、真菌、支原体、衣原体、病毒、寄生虫等均可以引起尿路感染。尿路感染是临床常见病和多发病，是所有微生物感染中最常见的临床类型之一。本节主要讨论细菌感染引起的尿路感染。

根据流行病学资料显示，女性发生率为 2.05%，生育期女性可达 5% 以上，妊娠期妇女的发生率可达 10.2%。男女比例为 1∶（8~10）。50 岁以后的男性，尿路感染的发生率与女性相近，约为 7%。

根据感染发生的部位，尿路感染可分为上尿路感染和下尿路感染，前者为肾盂肾炎，后者主要为膀胱炎。肾盂肾炎又可分为急性肾盂肾炎和慢性肾盂肾炎。本节主要讨论急性膀胱炎、急性肾盂肾炎和慢性肾盂肾炎。

急性膀胱炎

急性膀胱炎是一种常见的尿路感染性疾病，占尿路感染总数的 50%~70%。常因细菌感染而引起，其致病菌多数为大肠埃希菌，通常多发生于女性。急性膀胱炎最典型的症状是尿路刺激征，即尿频、尿急、尿痛，可以有血尿和脓尿。临床中部分急性膀胱炎患者易反复发作，若未及时得到有效地治疗，极有可能发展为慢性膀胱炎或肾盂肾炎，严重者可以导致肾衰竭。

根据急性膀胱炎的临床表现，可归属于中医学"淋证"之"热淋""血淋"病证范畴。

一、病因病理

（一）西医病因病机

急性膀胱炎可由多种因素引起：①膀胱内在因素，如膀胱内有结石、异物、肿瘤和留置导尿管等，破坏了膀胱黏膜防御能力；②膀胱颈部以下的尿路梗阻，引起排尿障碍，失去了尿液冲洗作用，残余尿则成为细菌生长的良好培养基；③神经系统损害，如神经系统疾病或盆腔广泛手术（子宫或直肠切除术）后，损伤支配膀胱的神经，造成排尿困难而引起感染。

急性膀胱感染的途径以上行性最常见，发病率女性高于男性，因女性尿道短，或尿道外口解剖异常，常被邻近阴道和肛门的内容物所污染，即粪便 – 会阴 – 尿路感染途径。性交时摩擦损伤尿道，尿道远段 1/3 处的细菌被挤入膀胱；也可能因性激素变化，引起阴道和尿道黏膜防御机制障碍而导致膀胱炎。另外阴道内使用杀精子剂会改变阴道内环境，致使病菌易于生长繁殖，成为尿路感染的病原菌。男性前列腺精囊炎，女性尿道旁腺炎亦可引起膀胱炎。尿道内应用器械检查或治疗时，细菌可随之进入膀胱。最近青少年男性膀胱炎发病率有增高趋势，主要危险因素是包皮过长，性伴侣患有阴道炎症，以及男性同性恋者。下行性感染是指膀胱炎继发于肾脏感染，膀胱感染亦可由邻近器官感染经淋巴传播或直接蔓延所引起，但较少见。

（二）病理改变

急性膀胱炎时黏膜弥漫性充血、水肿，呈深红色。黏膜下层有多发性点状出血或瘀血，偶见表浅溃疡，表面有时附着脓液或坏死组织，肌层很少受侵犯，病变以膀胱三角区为最明显。镜下所见除黏膜水肿外，还有黏膜脱落，毛细血管明显扩张，白细胞浸润可延伸至肌层。

（三）中医病因病机

1. 中医病因

急性膀胱炎以尿频、尿急、尿灼痛为主要临床表现，归属于中医学"淋证"的范畴，其病因主要与饮食失调、外感湿热、脏腑虚损有关，时振声教授认为其病因可从外因和内因两方面来认识。

（1）外因：急性膀胱炎的外因多为外感湿热，湿热之邪下注膀胱；或冒雨涉水，体内热化，湿热蕴结，下注膀胱；或饮食不节，嗜食辛辣之物，饮水不及时，湿热内生，火热内盛，心火下移小肠；或情志不舒，疏泄失司，肝胆湿热下注膀胱。这些病因均可导致湿热蕴结膀胱，膀胱气机不利而表现为淋证。

（2）内因：急性膀胱炎的内因多为先天禀赋不足，或久病脏腑虚损，主要与脾肾关系密切。若脾肾亏虚，脾失运化，肾失气化，水液代谢失常，蕴久化热，加之脏腑虚损，卫外失司，易受外邪，内外相合，常可致湿热下注膀胱。

2. 中医病机

时振声教授认为急性膀胱炎的中医病机可归纳为以下几个方面。

（1）湿热侵袭：淋证初起多为湿热秽浊之邪侵袭所致，湿热蕴结膀胱，邪气壅塞，见小便淋沥涩痛；热伤血络则尿血，是为血淋。

（2）肾阴不足，湿热留恋：若平素肾阴偏亏，或湿热久稽，肾阴受损，呈虚实夹杂的肾虚膀胱湿热之候。

（3）脾肾亏虚，湿热屡犯：淋证反复发作，正气受损，由肾及脾，致脾肾两虚。正虚之后，复感微邪，即可发病，或遇劳即发，呈劳淋之表现。

（4）疏泄不利：足厥阴肝经"环阴器，抵少腹"，淋证之表现与肝经也有密切关系。肝主疏泄，湿热侵袭，肝失疏泄，或气机升降失调，气滞湿阻，亦可见淋之表现。若气滞不行，久则致瘀血阻滞，使病情缠绵难愈。

3. 中医病因病机特点

关于急性膀胱炎的病因病机特点，正如《诸病源候论》所云"诸淋者，由肾虚膀胱热故也"。时振声教授亦认为急性膀胱炎的病因病机以实证、热证居多，如下阴不洁，湿热外侵膀胱；或嗜食肥甘厚味，脾胃湿热；心火内生，下移小肠；如此种种情形，均为实证。临床中因虚致实，虚实夹杂者亦不少见，因淋证反复发作，频用苦寒之药损伤脾肾，脾肾虚损，水湿运化失司，蕴久化热，如此而成虚实夹杂之证。此外，时振声教授认为淋证发病尚与肝主疏泄的功能相关，如《难经·十六难》曰"假令得肝脉，……其病四肢满，闭淋，溲便难，转筋"，这里提出淋证的病机为肝脉得病，肝气不行，说明肝脏受邪，病邪循经侵犯下焦阴器则可致淋。

二、诊断

（一）西医辨病

1. 临床诊断

症状多较典型，一般诊断并不困难。突然发病，表现为尿频、尿急和尿痛，或伴小腹疼痛，尿液常规检查可见红细胞、脓细胞，清洁中段尿细菌培养菌落计数 $\geqslant 10^5/\text{ml}$ 即可明确诊断。

2. 鉴别诊断

（1）急性肾盂肾炎：也可以表现为尿频、尿急、尿痛等尿路刺激症状或尿频、尿急不典型，但尿液检查提示有脓细胞和红细胞，同时常伴有发热等全身感染中毒症状，有腰痛及明显的肾区叩击痛。

（2）急性前列腺炎：男性患者出现尿频、尿急、尿痛等尿路刺激症状，并有耻骨上疼痛。患者常有不同程度的排尿困难，且直肠指检可发现前列腺肿大伴压痛。

（3）间质性膀胱炎：主要表现为尿频、尿急、尿痛等尿路刺激症状，并有耻骨上疼痛。耻骨上膀胱区疼痛与压痛尤其明显，膀胱充盈时加剧。尿常规检查多数正常，极少脓细胞。

（4）腺性膀胱炎：临床表现为尿频、尿急、尿痛、排尿困难和血尿，超声检查可显示为膀胱内占位性病变或膀胱壁增厚等非特异性征象，膀胱镜检查和黏膜活组织检查可有助于鉴别。

（5）输尿管下段结石：输尿管结石降至膀胱壁间段时也可产生膀胱刺激症状。如同时合并感染，则不易与膀胱炎鉴别。通过泌尿系超声、肾 – 输尿管 – 膀胱 X 线片等可以显示结石的部位并判断有无合并梗阻。

（二）中医辨病辨证

1. 辨证思路

时振声教授在急性膀胱炎的诊治过程中，强调辨病与辨证相结合，同时注重辨别淋证的分类。时振声教授认为急性膀胱炎就其临床表现来看，多属于淋证实证，主要病机为湿热蕴结下焦，膀胱气化不利；主要病位虽在膀胱，但与其他脏腑亦息息相关。如肝气郁滞、心火下移小肠均可导致淋证。

2. 本病常见证候及其临床表现

（1）膀胱湿热：症见小便淋沥涩痛频急，尿色黄赤或浑浊，小腹拘急疼痛，口干口黏或口苦，舌红苔薄黄或黄腻，脉滑数。

（2）肾阴不足，湿热留恋：症见腰酸，头晕耳鸣，口干，尿热尿痛，尿黄，舌红少苔，脉细数。

（3）脾肾亏虚，湿热屡犯：症见乏力，食欲不振，头晕，腰酸，口干不欲饮水，尿频，尿热，或有尿痛，舌淡苔薄白，脉沉细。

（4）气滞血瘀：症见排尿不畅，小腹拘急疼痛，尿热尿痛，有时尿血，情绪不稳定，急躁易怒，口苦口黏，舌暗红有瘀色，脉弦或弦细。

3. 辨证要点

淋证初起，邪实正不虚，湿热蕴结膀胱，临床表现以小便淋沥涩痛、频急为主要辨证要点，发病急，病程短。肾阴不足，湿热留恋者，正虚与邪实并见。若病情迁延日久，或反复发作，正气被伤，脾肾两虚，正虚表现较突出，膀胱湿热的表现相对较轻，遇劳即发。若邪气阻滞气机，或血络受损呈气滞血瘀者，主要表现为小腹胀满刺痛，排尿不畅，并有瘀血证的其他表现。

三、治疗

（一）西医治疗

1. 一般治疗

注意饮食，避免辛辣刺激性食物，多饮水；尿路刺激征明显者，可予碳酸氢钠片每次1g，每日3次口服，碱化尿液。

2. 抗生素治疗

急性膀胱炎一般采用3天疗法，即选用致病菌敏感的抗菌药物治疗3天。用药前应留取尿液标本进行相关检验，无病原学结果前，一般首选对革兰阴性杆菌有效的抗菌药物，如复方磺胺甲噁唑、头孢菌素类、阿莫西林克拉维酸钾、喹诺酮类药物治疗。治疗3天症状无改善者，应按药敏结果调整用药。孕妇宜用青霉素类、头孢菌素类或磷霉素等，避免应用氟喹诺酮类及多西环素；未成年人避免应用氟喹诺酮类。

（二）中医治疗

1. 治疗原则

急性膀胱炎中医病机为湿热蕴结下焦，湿热蕴久可伤阴，而致肝肾阴虚，反复用清利湿热药者可损伤脾肾阳气，此外与气滞、血瘀亦不无关系。因此，其治疗原则为实则清利，虚则补益，早期注重清热通淋，病久反复发作应视其阴虚或阳虚而予滋阴清热或健脾补肾，同时注意调畅气机，行气活血。

2. 辨证分型治疗

（1）膀胱湿热：治宜清热利湿通淋。方用八正散加减。药用瞿麦、萹蓄、车前子、滑石、栀子、甘草梢、柴胡、五味子、黄柏、通草。热重者，加银花；尿血者加小蓟、生地；大便干燥者，加生大黄；小腹或少腹挛痛者，加白芍；尿浑浊者，加萆薢。

（2）肾阴不足，湿热留恋：治宜滋阴清热利湿。方用知柏地黄汤加减。药用生地、山萸肉、山药、茯苓、丹皮、泽泻、知母、黄柏。尿痛明显者，加牛膝、车前草；尿血多者，加生侧柏叶、旱莲草。

（3）脾肾亏虚，湿热屡犯：治宜补肾健脾，淡渗通淋。方用金匮肾气丸合四君子汤加减。药用肉桂、附子、熟地黄、山药、山萸肉、丹皮、泽泻、茯苓、党参、白术、炙甘草、通草。肾阴虚者，方用六味地黄丸加菟丝子、枸杞子、车前；肾阳虚者，方用桂附八味丸加鹿茸、益智仁、肉苁蓉、赤石脂。

（4）气滞血瘀：治宜理气活血通淋。方用沉香散加味。药用沉香粉、石韦、滑石、当归、陈皮、赤芍、冬葵子、王不留行、生甘草、荷叶、没药、豆豉、清半夏、乌药。

（三）中西医结合诊治要点

就急性膀胱炎而言，如果处于急性期，菌尿、脓尿较重，可以用抗生素3天疗法，往往病情可以很快缓解。但是对于膀胱炎反复发作，长期应用抗生素致耐药，或者菌尿、脓尿不重，但患者尿路刺激征明显者，应用中医辨证治疗往往疗效更好。

四、预防与护理

平时注意多饮水，不要憋尿；性生活前后要排空膀胱，及时清洗，注意外阴清洁；注意不要久坐，避免熬夜；多进食水果、蔬菜等富含维生素的食物，不宜食辛辣刺激之品；加强户外活动和体育锻炼，提高机体抵抗力。

急性肾盂肾炎

急性肾盂肾炎是指肾实质及肾盂黏膜的急性感染性泌尿系统病变，可发于各年龄阶段，以孕龄期女性较为多见。急性肾盂肾炎起病急骤，临床表现为发作性的寒战、发热，腰背酸痛或钝痛，通常还有尿频、尿痛、夜尿增多等泌尿系统表现，以及恶心、呕吐、食欲不振等胃肠道症状，个别患者还有腹部绞痛，严重影响患者生活。急性肾盂肾炎的发病年龄多见于20~40岁的女性，50岁以上的男性，女性婴幼儿也常见。男女之比约为1∶10。任何致病菌都可引起肾盂肾炎，但绝大部分为革兰阴性杆菌，如大肠埃希菌、副大肠埃希菌、变形杆菌、产碱杆菌、产气杆菌、硝酸盐杆菌、厌氧杆菌及铜绿假单胞菌，其中以大肠埃希菌最为多见，占60%~70%。球菌引起主要为葡萄球菌及粪链球菌，但较少见。

根据急性肾盂肾炎的临床表现，本病归属于中医学"淋证"之"热淋""血淋""气淋""膏淋"的范畴。

一、病因病理

（一）西医病因病机

正常人尿道口创面处多存在少量细菌，但因尿道黏膜具有抗菌能力，多不会引起感染，且尿液中也含有一定的抗菌物质，尿液排出体外时会稀释细菌并将其排出，进一步降低细菌感染风险。当尿道黏膜受损或机体抵抗力下降会出现尿路流通不畅或泌尿系统畸形，影响尿道屏障功能，致使细菌乘虚而入，于肾盂处大量繁殖，最终导致急性肾盂肾炎。

急性肾盂肾炎致病菌主要为革兰阴性杆菌，以大肠埃希菌最为常见，其感染途径分为上行性感染和血行感染。上行性感染是急性肾盂肾炎最主要的致病原因，是指致病菌经尿道上行，进入膀胱后引起膀胱炎症，继而经输尿管继续上行，蔓延至肾脏处，致使肾盂肾炎。极少数急性肾盂肾炎是由血行感染所引起，该感染途径以金黄色葡萄球菌、铜绿假单胞菌、沙门菌属、念珠菌等为主要致病菌，当肾脏结构受损，或合并糖尿病、长期使用免疫抑制剂和糖皮质激素，以及合并其他慢性消耗性疾病时，患者抵抗力明显下降，细菌极易经血流入侵肾脏，且病变多为双侧。

（二）病理改变

主要病变为肾间质的化脓性炎和肾小管坏死。病变分布不规则，可累及一侧或两侧肾。肉眼观，肾肿大、充血，表面散在多数大小不等的脓肿，呈黄色或黄白色，周围有紫红色充血带环绕。髓质内可见黄色条纹向皮质伸展。有些和条纹融合形成小脓肿。肾盂黏膜充血、水肿，可有散在的小出血点，有时黏膜表面并有脓性渗出物覆盖，肾盂腔内可有脓性尿液。

上行性感染引起的急性肾盂肾炎首先引起肾盂肾炎。镜下可见肾盂黏膜充血、水肿，并有中性粒细胞等炎性细胞浸润。以后炎症沿肾小管及其周围组织扩散。在肾间质内引起大量中性粒细胞浸润，并可形成大小不等的脓肿。肾小管腔内充满脓细胞和细菌，故常有脓尿和蛋白尿。尿培养可找到致病菌。早期肾小球多不受影响，病变严重时大量肾组织坏死可破坏肾小球。

血行感染的特点是肾组织内有多数散在的小脓肿，病变可首先累及肾小球或肾小管周围的间质，并可逐渐扩大，破坏邻近组织，也可破入肾小管蔓延到肾盂。

（三）中医病因病机

1. 中医病因

急性肾盂肾炎的中医病名，与《黄帝内经》描述的"淋闭"有相似之处。《素问·六元正纪大论》载："热至则身热，……血溢、血泄、淋闭之病作矣。"汉代张仲景明确提出了淋作为一种疾病，且形象地描述了淋的具体症状。如《金匮要略·消渴小便不利淋病脉证并治》云："淋之为病，小便如粟状，小腹弦急，痛引脐中。"其中医病因包括主因和诱因之分。其主因主要为患者素体蕴热，湿热内蕴膀胱，甚者湿热弥漫三焦。外感、饮食不节、过度劳累、情志不畅是其常见诱发因素。

2. 中医病机

急性肾盂肾炎属中医学"淋证"范畴，病位在肾和膀胱，与肝、脾、胃关系密切，湿热蕴结于下焦，三焦气化不利为其主要病机。

（1）膀胱湿热：多食甘肥辛热之品，或嗜酒太过，酿成湿热，下注膀胱，或下阴不洁，秽浊之邪侵入膀胱，而成湿热，发为淋病。如尿热涩痛则属热淋；若热盛损伤血络，迫血妄行，小便涩痛有血为血淋。

（2）肝郁气滞：恼怒伤肝，气滞不畅，气郁化火，或气火郁于下焦，影响膀胱的气化，则少腹作胀，小便艰涩而痛，余沥不尽而发为气淋。

（3）脾肾气虚：老年有中气不足，气虚下陷者，亦为气淋；肾气亏虚下元不固，不能制约脂液，脂液下泄，尿液浑浊，则为膏淋。

（4）肾阴亏虚：肾阴亏虚，虚火灼络，尿中夹血，尿热涩痛，可为血淋，可为热淋。

3. 中医病因病机特点

急性肾盂肾炎中医病因病机特点整体以实证居多，部分可表现为虚实夹杂。实证多以湿热弥漫三焦为特点，故常见发热、纳差，甚者可出现恶心、呕吐等湿热阻滞的气机表现。部分患者平素脾肾亏虚，若外感湿热、饮食不节、情志失调等因素诱发下发为急性肾盂肾炎，这部分可表现为虚实夹杂，因呈急性发作的特点，整体仍以实证为主，但需顾其里虚的一面，治疗当祛邪而不伤正，或予以适当的扶正。

二、诊断

（一）西医辨病

1. 临床诊断

全身症状突出，有寒战发热，腰痛，肾区叩痛或肋脊角压痛等症状和体征。清洁中段尿细菌定量培养，菌落数 $\geq 10^5$/ml；清洁离心中段尿沉渣白细胞数 > 5 个 /HP。血常规血白细胞总数升高，中性粒细胞百分比增高，血沉较快。尿中 N-乙酰-β-D 氨基葡萄糖苷酶（NAG）测定、尿 β_2 微球蛋白测定、尿抗体包裹细菌分析等均有助于区分上、下尿路感染。急性肾盂肾炎患者在其疾病过程中可并发败血症、肾周围脓肿、肾乳头坏死性梗阻性肾病，严重者可并发休克和 DIC，需要在疾病的诊治过程中高度警惕。

2. 鉴别诊断

（1）与泌尿道结石鉴别：急性肾盂肾炎有时无明显尿路的局部症状，而其主要表现为腰痛甚至肾绞痛。此时易误诊为尿路结石。所以要详细询问病史，做尿细菌检查、泌尿系 B 超、腹部 X 线片，必要时做静脉肾盂造影，以作鉴别。

（2）与发热性疾病相鉴别：有高热症状但尿路症状不明显者，要与发热性疾病作鉴别，如感冒发热、疟疾、伤寒、败血症等。通过这些疾病的特征性临床表现，结合血常规、血降钙素原、尿液分析、尿培养，及血、尿中找特异性病原体可作出鉴别。

（3）与腹部炎症相鉴别：发热伴有腹痛者，需与胆囊炎、胰腺炎、盆腔炎、肾周脓肿、阑尾炎等腹部炎症相鉴别。这些腹部炎症多有特征性的临床表现，往往腹痛症状剧烈，需要进行腹部的影像学检查如 B 超、CT 等作出鉴别，同时结合血常规、血降钙素原、血清胆红素、血淀粉酶、尿液分析、尿培养、尿淀粉酶等有助于鉴别。

（二）中医辨病辨证

1. 辨证思路

时振声教授在急性肾盂肾炎的诊治过程中，强调辨病与辨证相结合，辨虚实，辨整体与局部，辨主证与兼证。如以尿频、尿急、尿痛为主要表现者，多为湿热蕴结膀胱；如以发热、呕恶、胸闷等全身症状为主者，多为湿热蕴结三焦；如在慢性病基础上急性发作者，多为虚实夹杂，治疗需攻补兼施。

2. 本病常见证候及其临床表现

（1）膀胱湿热：由于湿热蕴结下焦，膀胱气化失司，故可见尿意频频、小便短数、灼热刺痛。湿热邪气侵犯于肾则见腰痛；湿热内蕴正邪相争，可见恶寒，发热，口苦，呕恶，或大便秘结，舌红苔薄黄或黄腻，脉濡数或滑数。

（2）湿热蕴结少阳：由于湿热蕴结少阳，胆腑郁热，故可见发热，寒热如疟，寒轻热重，口苦膈闷，吐酸苦水，或呕黄涎而黏，甚则干呕呃逆，胸胁胀痛，小便黄少涩痛，舌红苔白腻，间现杂色，脉数而右滑左弦者。

（3）肝郁气滞：由于情志怫郁，肝失条达，气郁化火，见面红目赤，胁痛口苦；气机郁结，膀胱气化不利，则见尿热尿急，尿频涩滞，淋沥不尽，少腹满痛，舌质红，苔黄腻，脉弦数。

（4）脾肾气虚：多见于年老体弱者，症见尿频尿热，小便赤涩但不甚，或尿色浑浊，腰膝酸软，神疲乏力，少腹坠胀，舌淡红、苔薄白，脉沉细。

（5）肾阴亏虚：肾阴亏虚，虚火灼络，症见头晕耳鸣，五心烦热，咽干唇燥，腰痛腰酸，尿频尿急，尿痛尿热，甚则血尿淋涩，舌红少苔，脉细数。

3. 辨证要点

本病的中医辨证要点在于辨虚实，辨整体与局部，辨主证与兼证。就急性肾盂肾炎而言，其起病较急，病程较短，多表现为阳证、实证、热证，病位在肾与膀胱。辨证时要注意辨其兼见证候，如兼有恶心、呕吐、寒热往来，多为少阳郁热；如兼有烦呕、心胸痞闷、身热不扬，多为湿热蕴结三焦；如兼有发热、呕恶、腹痛，多为少阳郁热兼有阳明腑实。

三、治疗

（一）西医治疗

1. 休息

急性肾盂肾炎都有发热、恶寒及尿路刺激症状，患者应卧床休息，待体温恢复正常，尿路刺激症状减轻。

2. 饮食

要清淡易消化，给予充分的营养、热量及维生素。增加饮水量每日应在 2500ml 以上。多饮水保证体液平衡并排出足够的尿量，可促使细菌、毒素及炎性分泌物加速排出，并能降低肾髓质及肾乳头部的组织渗透压，不利于细菌的生存。

3. 控制感染

去除和控制感染灶是防止尿路感染发生的重要因素，故应对盆腔炎、子宫颈炎、尿道旁腺炎、扁桃体炎及慢性结肠炎等积极控制，如重症肾周围脓肿，抗菌药无效时，可考虑切除肾或做切开引流。

4. 抗生素治疗

首次发生的急性肾盂肾炎的致病菌 80% 为大肠埃希菌，在留取尿细菌检查标本后应立即开始治疗，首选对革兰阴性杆菌有效的药物。72 小时显效者无需换药，否则应按药敏结果更改抗生素。

（1）病情较轻者：可口服药物治疗，疗程 10~14 天。常用药物有喹诺酮类（如氧氟沙星每次 0.2g，每日 2 次；环丙沙星每次 0.25g，每日 2 次）、半合成青霉素类（如阿莫西林每次 0.5g，每日 3 次）等。治疗 14 天后，通常 90% 患者可治愈。如尿菌仍阳性，应参考药敏试验选用有效抗生素继续治疗 4~6 周。

（2）严重感染全身中毒症状明显者：需住院治疗，应静脉给药。常用药物如氨苄西林每次 1.0~2.0g，每隔 4 小时 1 次；头孢噻肟钠每次 2.0g，每隔 8 小时 1 次；头孢曲松钠每次 1.0~2.0g，每隔 12 小时 1 次；左氧氟沙星每次 0.2g，每隔 12 小时 1 次。必要时联合用药。氨基糖苷类抗生素肾毒性大，应慎用。经过上述治疗若好转，可于热退后继续用药 3 天再改为口服抗生素，完成 2 周疗程。治疗 72 小时无好转，应按药敏结果更换抗生素，疗程不少于 2 周。

5. 对症治疗

高热、头痛、腰痛明显者，可给予退热镇痛剂。膀胱刺激症状明显者，服碳酸氢钠，每次 1g，每日 3 次，可碱化尿液，以减轻膀胱刺激症状。

（二）中医治疗

1. 治疗原则

治疗原则为热则寒之，实则泻之，具体来说除清热通淋外，尚需注重调气化。此外，在慢性病基础上急性发作者，当避免扶正留邪、祛邪伤正，常需攻补兼施。

2. 辨证分型治疗

（1）膀胱湿热：治宜清热利湿通淋。方用八正散加减。药用瞿麦、通草、甘草梢、萹蓄、灯心草、熟大黄、滑石、车前子、石韦。伴寒热、口苦、呕恶者，可合小柴胡汤和解少阳，如加柴胡、黄芩、法半夏、太子参；腑实者，则熟大黄改生大黄，加枳实；湿热并重者，可用八正散加苍术、茯苓。

（2）湿热蕴结少阳：治宜和解少阳，清热通淋。方用蒿芩清胆汤加减。药用青蒿、黄芩、枳壳、竹茹、陈皮、姜半夏、茯苓、滑石、甘草、青黛。发热甚者，可加柴胡和解退热；胸胁胀痛者，可加川楝子、延胡索疏肝行气止痛；尿频、尿急、尿灼热甚者，可加蒲公英、车前草清热通淋。

（3）肝郁气滞：治宜疏肝解郁，清热通淋。方用龙胆泻肝汤加减。药用龙胆草、柴胡、泽泻、车前草、通草、生地、当归、黄芩、栀子、白茅根。兼少腹胀者，可加川楝子、牛膝、王不留行。

（4）脾肾气虚：治宜健脾益肾。如脾气虚明显者，可用补中益气汤加味，药用生黄芪、炙甘草、太子参、知母、黄柏、当归、茯苓、陈皮、升麻、柴胡、白术、滑石、通草。如肾虚下元不固者，可用程氏萆薢分清饮加味，药用萆薢、菟丝子、黄柏、石菖蒲、茯苓、白术、莲子心、丹参、车前子、滑石。

（5）肾阴亏虚：治宜滋肾清利。方用知柏地黄汤加味。药用知母、黄柏、生地、山药、山萸肉、丹皮、茯苓、泽泻、女贞子、旱莲草、滑石、通草。如血尿明显，刺涩疼痛者，可加瞿麦、萹蓄、大蓟、小蓟、牛膝、王不留行等。

以上治法均为治疗急性肾盂肾炎时常用。临床上病情复杂，且虚实互相转化，故要根据具体病情、临床表现，进行辨证论治，切不可固守一方一药。

四、预防与护理

嘱急性肾盂肾炎患者卧床休息，鼓励患者多饮水，勤排尿，以冲洗膀胱和尿道，避免细菌在尿路繁殖。忌食肥甘辛辣之品，宜食清淡有营养的食物及新鲜蔬菜。注意外阴部清洁，以减少尿道口的细菌群，必要时可用新霉素或呋喃妥因油膏涂于尿道口旁黏膜或会阴部皮肤，以减少上行性再发感染。加强锻炼，增强体质，改善机体的防御功能，消除各种诱发因素（结石、梗阻等）是预防本病的重要措施。尽量避免使用尿路器械，必要时应严格无菌操作。

慢性肾盂肾炎

慢性肾盂肾炎是由细菌感染肾脏引起的慢性炎症，病变主要侵犯肾间质和肾盂、肾盏组织。由于炎症的持续进行或反复发生导致肾间质、肾盂、肾盏的损害，形成瘢痕，以致肾发生萎缩和出现功能障碍。部分患者可能仅有腰酸和（或）低热，可没有明显的尿路感染的尿痛、尿频和尿急症状，其主要表现是夜尿增多及尿中有少量白细胞和蛋白等。患者有长期或反复发作的尿路感染病史，在晚期可出现尿毒症。慢性肾盂肾炎患者慢性肾衰竭的发生率为18.6%~37.5%，慢性肾盂肾炎所致的慢性肾衰竭约占慢性肾衰竭病例总数的20%。

根据慢性肾盂肾炎临床表现，本病归属于中医学"劳淋""虚劳""腰痛"病证范畴。

一、病因病理

（一）西医病因病机

慢性肾盂肾炎常见于女性，部分患者在儿童时期有过急性尿路感染，经过治疗，症状消失，但仍有"无症状菌尿"，到成年之后逐渐发展为慢性肾盂肾炎；或因感染经治疗症状有所缓解但未完全治愈，并多次反复发作，迁延 1 年以上；或因尿道器械检查，留置导尿管或输尿管支架，尿流不畅（如后尿道瓣膜、膀胱憩室、尿路结石和神经源性膀胱），膀胱输尿管反流等引起反复尿路感染，是导致慢性肾盂肾炎的主要原因。

如果尿路梗阻、畸形及机体免疫功能低下等易感因素持续存在，抗菌治疗未能彻底治疗急性或反复发作的肾盂肾炎，其形成的肾盂黏膜下的炎症或小脓肿，致瘢痕形成，引起肾内梗阻，均是疾病反复发作和慢性迁延的机制。

（二）病理改变

1. 大体改变

肉眼可见肾脏萎缩，萎缩程度决定于病变的严重程度。肾脏表面瘢痕形成区凹凸不平，肾被膜苍白且难以剥离，病变轻微者大部分区域仍保留正常的皮质和髓质，而病情严重者，炎症与纤维化广泛地破坏肾脏正常结构，肾盂黏膜苍白和纤维化。

2. 光镜

显微镜检查可见肾实质内有大量浆细胞及淋巴细胞浸润，肾小管呈不同程度的退行性病变，部分肾小管扩张，其内含蛋白质分泌物，受累的肾小球发生纤维变性和明显的透明样变，常有动脉和小动脉壁增厚，除瘢痕形成区和慢性炎症区外，还可见斑块状急性炎症病灶，这样就使扩张肾盏之上的肾实质瘢痕变得不太典型。

（三）中医病因病机

1. 中医病因

慢性肾盂肾炎呈现遇劳则发的特点，属中医学"劳淋"范畴。其主因为先天禀赋不足，或后天失养，或病久失调，或劳累过度等，致正气虚损。在此基础上，遇饮食不洁、外感等诱因，感受湿热之邪而发病。

2. 中医病机

（1）肾虚湿热：肾虚是劳淋反复发作的主要原因。同时，由于湿热屡犯，或湿热留恋不解，耗伤肾阴，病初多为肾阴虚兼夹湿热，病久则肾气亦虚。故肾虚有偏肾阴虚与肾气虚之不同。湿热也有微甚之殊，病初则湿热盛，病久则湿热微。

（2）脾肾两虚：脾为后天之本，肾为先天之本，二者呈互生互养的关系。肾虚日久，脾气必虚，故多见脾肾两虚。肾失所用，脾不生精，形成虚劳的证候。

（3）气滞血瘀：肝脉抵少腹络阴器，肝之疏泄有助于水道通调。劳淋每因情志变化而发作，又多见于女性，可见气滞在劳淋发生中的重要作用。气滞可致血瘀，湿热留恋也致血瘀，病程后期多有血瘀证的临床表现。

3. 中医病因病机特点

慢性肾盂肾炎的病机多为虚或虚实夹杂。如《诸病源候论》曰："诸淋者，由肾虚膀胱热故也。"元代朱丹溪在《丹溪心法·淋》中云："诸淋所发，皆肾虚而膀胱生热也。水火不交，心肾气郁遂使阴阳乖舛，清浊相干蓄在下焦，故膀胱里急，膏血砂石，从小便道出焉""死血作淋，痛不可忍""老人气虚而淋"。提出了久病致虚、久病致瘀均可引起淋证反复发作，迁延难愈。

二、诊断

（一）西医辨病

1. 临床诊断

慢性肾盂肾炎的诊断要点：①反复尿路刺激征伴或不伴低热，疲乏，腰酸痛，夜尿增多，腰肋点或（和）上输尿管点压痛或肾区叩击痛，可有反复肾盂肾炎病史迁延 1 年以上；②尿沉渣持续出现多少不等的白细胞、脓细胞及白细胞管型 1 年以上；③尿比重降低，尿渗透压降低，尿肾小管损伤标志物增高；④急性发作时清洁中段尿细菌培养菌落数 ≥ 10^5/ml；⑤典型静脉肾盂造影征象，即肾脏大小不等，外形凹凸不平，肾皮质变薄，局灶、粗糙的皮质瘢痕，伴有邻近肾小盏扩张和变钝或呈鼓槌状变形。慢性肾盂肾炎迁延不愈可导致高血压、慢性肾功能不全。

2. 鉴别诊断

（1）尿道综合征：好发于中年女性，患者以尿频、尿急、尿痛、排尿不适为主要表现，伴有精神焦虑或抑郁，常被误诊为不典型慢性肾盂肾炎而长期盲目应用抗菌药物治疗，甚至造成不良后果，必须予以鉴别，尿道综合征经多次清洁中段尿培养无真性细菌尿并排除假阴性可资鉴别。

（2）肾结核：肾结核患者多有肾外结核病史或病灶存在，肉眼血尿多见，膀胱刺激症状显著而持久，24 小时尿沉渣涂片可找到抗酸杆菌，尿细菌普通法培养呈阴性，尿结核菌培养阳性可资鉴别，必要时做静脉肾盂造影，如发现肾实质虫蚀样破坏性缺损则对诊断肾结核有帮助。

（二）中医辨病辨证

1. 辨证思路

时振声教授在慢性肾盂肾炎的诊治过程中，强调辨病与辨证相结合。在急性发作期，以清热通淋为法，但注意中病即止，以防伤正。在慢性肾盂肾炎平素的治疗中，则注意补法的应用。虽《丹溪心法·淋》云："最不可用补气之药，气得补而愈胀，血得补而愈涩，热得补而愈盛。"提出了淋证慎用补法的观点。然劳淋、虚劳（慢性肾盂肾炎）病程日久，常虚中夹实，或以正虚为主，因此辨证施治当补则补，补气甚则温，同时应注意权衡扶正与祛邪的比例。

2. 本病常见证候及其临床表现

（1）肾虚湿热型：尿频、尿急、尿痛反复发作，腰酸腰痛，低热，五心烦热，口干口黏或口苦，咽干，饮水不多，舌质偏红，苔薄白，脉沉细稍数。

（2）气阴两虚，湿热留恋型：腰部酸痛，食欲减退，倦怠乏力，尿频、尿急、尿痛或小便淋沥不畅，反复发作，低热或者手足心热，口干舌燥，舌边有齿痕，苔少或舌根苔黄腻，脉细弱或者细数无力。

（3）脾肾两虚型：尿频、尿急、尿痛遇劳即发，腰膝酸软，纳少，倦怠乏力，面色萎黄无华，舌淡红，苔薄白，脉沉细。

（4）气滞血瘀型：淋证发作前常有情绪波动史，急躁易怒，腰酸胀痛或刺痛，小腹拘急不舒，两胁胀满，排尿不畅，面色晦暗，舌暗有瘀斑瘀点，脉沉弦或弦细。

3. 辨证要点

辨证要点主要在于辨虚实、寒热及病程久暂。就慢性肾盂肾炎而言，其病性多为虚实夹杂，余热未清者有之，病属虚寒者亦不少见，因此辨其寒热非常关键。另外当辨其久暂，病程短者，通过及时的治疗可使病情快速缓解；病程久者，则可能迁延不愈，而致虚劳、关格。

三、治疗

（一）西医治疗

1. 一般治疗

慢性肾盂肾炎患者应根据病情适当休息，注意营养，增加体质及机体抵抗力；急性发作者应卧床休息，给予富含维生素的食物，多饮水、勤排尿，每日尿量应保持在 1500ml 以上；可服用碳酸氢钠片，每次 1g，每日 3 次，以碱化尿液，减轻膀胱刺激症状，使尿 pH 维持在 6.0~6.5 之间。

2. 抗感染治疗

慢性肾盂肾炎急性发作者或反复发作者应通过尿细菌培养并确定菌型，然后选用针对性的敏感抗菌药，重症患者可联合用药，需足够疗程，停用抗菌药 2 周后，随访中段尿细菌培养直至连续 2 次尿培养阴性，切忌滥用抗生素。

3. 外科治疗

如反流性慢性肾盂肾炎、梗阻性慢性肾盂肾炎等应通过外科的方法制止尿液反流和解除梗阻。

（二）中医治疗

1. 治疗原则与治法

本病的基本病机是正虚邪恋，水道不利，根据"实则清利，虚则补益"原则，故治疗以扶正祛邪、通利水道为基本大法。

2. 辨证分型治疗

（1）肾虚湿热型：治宜滋肾清热。方用知柏地黄汤加味。药用知母、黄柏、生地、山药、山萸肉、丹皮、茯苓、泽泻、滑石、通草、牛膝、车前子。

（2）气阴两虚，湿热留恋型：治宜益气养阴，清利湿热。方用清心莲子饮加减。药用黄芩、麦冬、地骨皮、车前子、生甘草、石莲子、茯苓、生黄芪、人参、滑石、淡竹叶、牛膝。

（3）脾肾两虚型：治宜健脾补肾。方用无比山药丸加减。药用山药、泽泻、茯苓、生地、枸杞子、五味子、肉苁蓉、杜仲、牛膝、菟丝子、巴戟天、莲子。

（4）气滞血瘀型：治宜行气活血通淋。方用五淋散加减。药用当归、赤芍、石韦、冬葵子、沉香粉、柴胡、川楝子、牛膝、穿山甲、王不留行、生蒲黄、栀子、丹皮。

四、预防与护理

多饮水，勤排尿，饮食素淡。注意性生活及外阴卫生。积极参加各种适宜的运动，增强体质，提高机体的防御能力。慢性肾盂肾炎反复不愈者，应积极寻找病因，治疗原发病，如糖尿病，并消除发病的诱因，如肾结石及尿路梗阻等。寻找并祛除与慢性肾盂肾炎相关的炎性病灶，如肠道疾病，男性的前列腺炎，女性的尿道旁腺炎、阴道炎、盆腔炎及宫颈炎。严格掌握器械操作适应证，减少不必要的导尿及泌尿道器械操作，如必须保留导尿应预防性应用抗菌药物。

（徐建龙　王国栋）

第二节　肾结核

肾结核是由结核分枝杆菌感染引起的慢性、进行性、破坏性的肾脏病变。肾结核绝大多数起源于肺结核，少数继发于骨关节结核或消化道结核。肾结核的临床表现因病变侵犯的部位及组织损害的程度不同而有所不同。肾结核常见于 20~40 岁的青壮年男性，儿童与老年人发病较少，儿童发病多在 10 岁以上，婴幼儿罕见。结核杆菌侵入肾脏，首先在双肾毛细血管丛形成病灶，但不产生临床症状，多数病灶由于机体抵抗力增强而痊愈，此时称为病理性肾结核。如侵入肾脏的结核分枝杆菌数量多、毒性强、机体抵抗力低下，则可侵入肾髓质及肾乳头，产生临床症状，此时称为临床肾结核。本节主要讨论临床肾结核。

根据肾结核临床表现，肾结核归属于中医学的"肾痨""淋证"等病证范畴。中医文献中关于本病的记载甚早，甘肃省武威汉墓的医简中有"……白水侯所奏治男子七疾方，精失……精少……囊下养湿、盈之黄汁，出行小便时难溺，赤黄泔白……膝胫寒，手足热，烦卧不安床……下常痛温，下溜旁急……有病如此，终古毋子……"隋代巢元方《诸病源候论》云："肾痨者背难以俯仰，小便不利，色赤黄而有余沥，茎内痛……"

一、病因病理

（一）西医病因病机

肾结核主要是由结核分枝杆菌感染引起，其原发病灶主要为肺部的结核病灶，其次为骨、关节、胃肠道等处的结核病灶。患者由于免疫力及抵抗力低下易受细菌感染，而被感染后难以杀灭和清除结核杆菌，导致结核病灶形成。结核杆菌通过血行、尿路、淋巴道等途径播散到肾脏，引起肾脏的结核病变。

（二）病理改变

病理型肾结核如未能自愈，结核杆菌经肾小球滤过到肾小管，在肾髓质肾小管袢处停留，由于该处血流缓慢、血循环差，易发展为髓质结核。继而经肾小管、淋巴管或直接蔓延至肾乳头，穿破肾乳头到肾盏、肾盂，形成结核性肾盂肾炎。还可继续向下发展到输尿管、膀胱及尿道而出现临床症状，称为临床型肾结核，绝大多数为单侧病变。

肾结核的早期病变主要是肾皮质内多发性结核结节，由淋巴细胞、浆细胞、巨噬细胞和上皮样细胞形成结核性肉芽组织，中央为干酪样坏死组织，边缘为纤维组织增生。如病灶逐渐浸润扩大，几个小病灶相互融合，中心坏死，形成干酪样脓肿或空洞。结核钙化也为常见的病理改变，可为散在的钙化斑块，也可为弥漫的全肾钙化。肾内充满奶酪样、钙化物质，甚至形成肾积脓，全肾破坏。肾盂输尿管交界处结核结节和溃疡、纤维化导致狭窄、肾积水加快肾功能破坏。

（三）中医病因病机

1. 中医病因

肾结核当属中医学"肾痨""淋证"的范畴。其病因包括正虚、邪实两方面。正虚以肺肾虚弱为主，外邪主要是痨虫和湿热。肺肾虚热，痨虫、湿热之邪乘虚而入，侵入下焦，则发为本病。

2. 中医病机

肾结核患者素体肺肾不足，则痨虫、湿热容易乘虚入侵，首客于肺，此即《黄帝内经》所谓"邪之所凑，其气必虚"。又由于肺属金，肾属水，在生理情况下，金能生水，既病，即可见母病传子，特别是在肾本不足的情况下，痨虫极易由肺及肾，侵入下焦，所以临床上肾结核几乎都继发于肺结核。痨虫、湿热注于下焦，影响肾与膀胱的气化功能，故可见小便频急、淋沥涩痛等湿热淋痛之证；若湿热损伤血络，则可见血尿等症；若久郁不化，腐败气血还可见脓尿；湿热羁留，久则损阴分而呈阴虚内热；阴损及阳，则见阴阳俱虚，肾不主水，或见小便频数不禁，或见小便全无、水肿等。

3. 中医病因病机特点

肾结核中医病因病机特点可概括为本虚标实，虚实夹杂。本虚主要为肺肾两虚，随着病程迁延可表现为阴虚内热、气阴两虚、阴阳两虚；标实则主要为湿热之邪。

二、诊断

（一）西医辨病

1. 临床诊断

肾结核患者多有肾外结核病史或病灶存在，肉眼血尿多见，膀胱刺激症状显著而持久，多伴有脓尿、血尿，尿细菌普通法培养呈阴性，常规抗生素治疗无效，24 小时尿沉渣涂片可找到抗酸杆菌，尿结核菌培养阳性，必要时做静脉肾盂造影，如发现肾实质虫蚀样破坏性缺损则对诊断肾结核有帮助。

2. 鉴别诊断

肾结核尿频、尿急、尿痛症状明显者需要与膀胱炎、肾盂肾炎相鉴别，表现为血尿反复发作者，尚需与肾炎血尿及泌尿系肿瘤相鉴别，通过病史、尿检、尿培养、尿找结核杆菌、泌尿系统 CT 等可资鉴别。

（二）中医辨病辨证

1. 辨证思路

时振声教授在肾结核的诊治过程中，强调辨病与辨证相结合。辨证时强调肾、膀胱与其他脏腑之间的关系，同时疾病发展过程中气、血、阴、阳之间的动态变化。

2. 本病常见证候及其临床表现特点

（1）膀胱湿热：症见小便频急，淋沥涩痛，尿黄，小腹拘急胀痛，腰酸胀，午后发热，口苦口干，舌红苔黄腻，脉滑数等。本型多见于早期。

（2）阴虚内热：症见小便频数，短赤涩痛，形体消瘦，午后潮热，颧红面赤，五心烦热，口干，舌红苔少，脉细数。本型多为中期阶段，由湿热伤阴所致。

（3）热伤血络：症见小便频数涩痛，尿血明显，甚或夹有血块，腰痛不能转侧，窘迫难忍，痛引少腹。或可见尿如米泔水，或呈脓尿。

（4）阴阳俱虚：症见小便频急，量少或点滴不爽，腰部冷痛，形寒气怯，纳呆便溏，脉沉细无力。同时可有阴虚表现，多为病久阴损及阳所致。

3. 辨证要点

（1）肾结核的病机变化复杂，往往是正虚邪实并存、数种证候兼夹，所以临床辨证不可拘泥。

（2）应在动态中把握其变化规律，分清主次、轻重，如湿热与阴虚、阴虚与阳虚等。

三、治疗

（一）西医治疗

1. 一般治疗

包括休息、避免劳累、注意营养及饮食。

2. 药物治疗

肾结核用药原则为早期、联合、足量、全程、规律用药，疗程至少半年以上。但应切忌以下两点：①无任何诊断依据，随意试验性用药；②确诊为肾结核患者，不严格按照治疗方案用药，从而诱导结核杆菌产生耐药性，给进一步治疗带来困难。利福平、异烟肼、乙胺丁醇及吡嗪酰胺为目前一线抗结核药物。

3. 手术治疗

凡药物治疗 6~9 个月无效，肾结核破坏严重者，应在药物治疗的配合下行手术治疗，肾切除前抗结核治疗不应少于 2 周。

（1）肾切除术：适用于肾结核破坏严重，对侧肾功能正常或对侧结核病变较轻且经药物治疗一段时间后的患者。一侧肾结核，对侧肾积水，肾功能不良，宜先引流积水肾，挽救肾功能，再切除结核病肾。

（2）保留肾组织的肾结核手术：适用于局限的结核性脓肿或闭合性空洞。

（二）中医治疗

1. 治疗原则

中医治疗以辨证论治为主，但可结合现代药理研究资料，选用一些具有抗痨作用的药物。

2. 辨证分型治疗

（1）膀胱湿热：治宜清热利湿。方用八正散加减。药用萹蓄、瞿麦、滑石、生甘草、车前子、淡竹叶、通草、金钱草、海金沙、金银花、萆草、生地、丹皮、石韦、夏枯草等。

（2）阴虚内热：治宜滋阴清热。方用知柏地黄丸加减。药用生地、丹皮、知母、黄柏、女贞子、旱莲草、山药、山萸肉、泽泻、茯苓、芦根、淡竹叶、通草、生甘草、百部等。

（3）热伤血络：治宜清热凉血。方用小蓟饮子加减。药用小蓟、生蒲黄、酒炒大黄、桃仁、生地、生地榆、车前草、益母草、海金沙、蒲公英、栀子、黄柏等。热伤血络甚者加三七、琥珀。尿如米泔或脓尿者，加萆薢、薏苡仁、石菖蒲以利湿泄浊。

（4）阴阳俱虚：治宜阴阳双补。方用《金匮要略》肾气丸或济生肾气丸加减。药用地黄、山药、山萸肉、丹皮、泽泻、茯苓、肉桂、制附片、车前子、牛膝、乌药、益智仁、益母草、萆薢等。

现代药理研究认为，百部、白及、蒲公英、黄芩、夏枯草、十大功劳叶、知母、石韦等有抗结核作用，可酌情选用。

（三）中西医结合诊治要点

肾结核应以规范的抗结核治疗为主，因抗结核药有不同程度的副作用，配合中药可减轻副作用，改善患者症状，提高患者生活质量。

四、预防与护理

鼓励肾结核患者多饮水，以减轻结核性脓尿对膀胱的刺激，保证休息，改善并纠正全身营养状况。密切注意患者血尿、脓尿及尿量变化情况。肾结核具有一定的传染性，其绝大多数起源于肺结核。预防肾结核首先要预防肺结核，接种卡介苗是预防结核病的根本措施，尽量避免与结核患者接触。另外，早发现、早诊断、早治疗也可预防肾结核的进展。

（徐建龙　肖相如　倪青）

参考文献

［1］谌贻璞. 肾内科学［M］. 北京：人民卫生出版社，2016.

［2］慢性肾盂肾炎中医临床指南（公开征求意见稿）［J］. 中医药临床杂志，2019，31（4）：796-797.

［3］Patricia L，Laura O，Whorter SM. Transition hand-off from inpatient to outpatient treatment of acute pyelonephritis in an elderly male［J］. Amer Society Consul Pharmac，2017，32（4）：215-221.

［4］曹传武，刘震爽. 肾结核的临床诊治现状［J］. 医疗装备，2016，29（8）：190-191.

［5］张翠翠，郭伟杰，孙军伟，等. 急性肾盂肾炎合并尿路感染危险因素与致病微生物特点的临床分析［J］. 中国微生态学杂志，2019，31（4）：459-462.

第九章　肾脏与高血压

第一节　高血压肾损害

高血压肾损害通常指由高血压所导致的肾脏小动脉或肾实质损害，根据肾小动脉病理特征的不同分为良性肾小动脉硬化症和恶性肾小动脉硬化症两类。临床常见的高血压肾损害多为良性肾小动脉硬化症，病理表现为广泛肾小球入球动脉透明样变和小叶间动脉肌内膜增厚。恶性肾小动脉硬化症是指由恶性高血压导致的肾损害，病理表现为小动脉纤维素样坏死。目前我国成人高血压患病率高达27.9%，高血压肾损害也成为我国慢性肾脏病和终末期肾病的第三位病因。

中医学对于高血压肾损害尚无准确统一的命名，根据本病临床表现，多归属于中医学"眩晕""腰痛""虚劳""水肿"等病证范畴。

一、病因病理

（一）西医病因病机

高血压肾损害的发病机制复杂，包括高血压血流动力学改变、肾素 – 血管紧张素系统异常、交感神经系统异常、血管内皮细胞功能障碍等多个学说。

1. 高血压血流动力学改变

血压升高程度和持续时间与肾血管损伤密切相关。随着高血压的持续进展，逐步出现肾小动脉的组织形态学改变，表现为小动脉的透明样变和动脉内膜增厚。入球小动脉透明样变导致小动脉顺应性下降和管腔狭窄，对血管扩张剂的舒张反应迟钝或消失；血管内应力增加引起血管中膜平滑肌细胞和细胞基质增生，管壁增厚，血管重塑，引起肾血浆流量下降，当肾血浆流量低于450ml/min时，肾小球滤过率开始降低，最终导致肾小球和肾小管缺血性损害。肾小球损伤在高血压时可以表现为缺血性损伤和高灌注性损伤两种不同类型，但引起肾小球硬化的主要因素还是高灌注引起的肾小球内高压力。肾小球毛细血管的高灌注、高跨膜压和高滤过会影响肾小球固有细胞的增殖，诱导局部细胞因子、血管活性物质增加，足细胞损伤导致肾小球基底膜通透性增加，引起蛋白尿。

2. 肾素 – 血管紧张素 – 醛固酮系统（renin–angiotensin–aldosterone system，RAAS）

高血压状态下，肾血管对血管紧张素 Ⅱ（Angiotensin Ⅱ，Ang Ⅱ）敏感性显著增强，少量的 Ang Ⅱ 就能引起肾小动脉广泛收缩，导致肾血管阻力增加，肾血流量降低。高肾素活性可以引起广泛的肾小血管破坏和纤维化，导致恶性肾小动脉硬化的级联性损伤。足细胞膜上存在丰富的 Ang Ⅱ 受体，RAAS 活性增高时 Ang Ⅱ 增加必然影响足细胞的结构和功能，导致足细胞裂隙膜损害、滤过膜通透性增加。醛固酮在肾小动脉硬化、血管重塑、胶原形成、调节内皮功能等方面发挥效应，参与肾脏纤维化过程。

3. 交感神经系统

高血压患者交感神经系统活性升高，去甲肾上腺素从肾上腺释放，导致外周血管收缩、心率增加，血压变异性显著增加，导致血管的增生和硬化。去甲肾上腺素等介质还能通过与肾脏 α- 肾上腺素能受体结合，直接收缩肾脏血管，使肾脏血管阻力增加、肾血流量减少、肾单位缺血缺氧、氧化应激增加、促进肾素从肾小球旁器释放，加重肾脏损害。肾脏交感神经系统激活可以直接刺激近端肾小管 Na^+ 的重吸收，导致钠水潴留，循环容量增加。

此外，非血流动力学因素，如氧化应激、炎症反应也参与了高血压肾脏损害过程。年龄、性别、吸烟、嗜酒、盐负荷和基因多态性等均是高血压肾损害的相关因素。

（二）病理改变

90% 高血压肾损害患者的病理特征是肾小动脉硬化。主要累及入球小动脉和小叶间动脉，即入球小动脉平滑肌细胞被结缔组织取代，透明样物质在内膜下层聚集，即透明样变性。另外，尚可出现肾小球和小管间质缺血、肾小球硬皱缩、小管萎缩和间质纤维化。可出现肾小球全球硬化和严重小管间质损伤。如发生高血压急症，小动脉呈现增殖性病变，甚至纤维素样坏死，血管中心出现洋葱皮样改变，导致整个内膜腔闭塞。

（三）中医病因病机

1. 中医病因

（1）年老体虚：高血压发病年龄多在 40 岁以后，人至中老年，肾中精气逐渐衰少，加之饮食、精神、劳欲等多种因素交互作用，损伤肾元，使肾精愈亏。

（2）饮食不节：多食肥甘伤及脾胃，饮食过咸则伤肾，日久经脉失于濡养，脉道不利，在上表现为头晕耳鸣，在下表现为小便不利。

（3）情志失调：肝主疏泄，喜调达而恶抑郁，长期情志抑郁或急躁易怒等不良情绪均可伤肝，肝气郁而化火，上犯清窍，下扰膀胱。

（4）房事不节：恣情纵欲等因素可扰动精室，暗耗阴精，肾精亏虚则虚火内生，水不涵木，肝阴虚无以制阳，阳则上扰清窍，亢害为病。

2. 中医病机

（1）肾精亏虚：肾乃先天之本、元气之根，内寓元阴、元阳，藏先天之精与五脏六腑之精华。随着年龄的增长，肾中精气渐亏，则眩晕、耳鸣、腰膝酸软、健忘、乏力、尿有余沥、夜尿频多。明代张景岳强调"无虚不作眩"，认为"眩晕一证，虚者居其八九"。现代名医章真如认为"眩晕皆由肾精亏虚"。

（2）肝肾阴阳失调：肝肾同源，肝藏血，肾藏精，肝血和肾精相互滋长，肝阴根于肾阴，肾阴虚必影响肝阴，导致肝阴不足，形成肾阴亏于下、肝阳亢于上之势。症见头晕，头痛，腰膝酸软，口干咽燥，五心烦热，夜尿频多。

（3）瘀阻血络：肾阳不足则无源化气，推动、温煦无力；肾阴亏虚则不能化血，脏腑经络失其濡养，均能导致血流不畅，血脉滞涩而成瘀。瘀血阻络，则脑窍失养，发为眩晕。血瘀又可进一步影响气血运行，加重脏腑功能失调，瘀血留着于肾脉，致肾精日益虚损，则肾封藏之本失司，精气不能畅流，肾精虚损，精关不固，精微输布失固，清浊不分，精微外溢，而致小便不利。

3. 中医病因病机特点

本病属本虚标实之证，肝、脾、肾三脏气血不足，阴阳亏虚为本，肝阳上亢，痰湿瘀血阻络为标，相互影响，最终导致本虚标实、虚实夹杂的终末期肾衰竭。肾虚精亏，腰府失养，腰膝酸软；肾失气化，分清泌浊失职，精微下注，故可见蛋白尿；肝肾阴虚，肝阳上亢，则见眩晕耳鸣、失眠多梦。脾肾亏虚，水湿不化，聚湿成痰，阻滞气机，气血运行不畅，气滞血瘀或瘀血阻络，痰湿血瘀交阻，三焦气化不利，水液代谢失常，故发为水肿。

二、诊断

（一）西医辨病

1. 临床诊断

基于患者的临床表现可以确定高血压肾损害的诊断，通常并不一定需要肾穿刺活检病理证实。当高血压患者在疾病进程中出现夜尿次数增多、持续微量白蛋白尿、肾小管间质功能异常或肾功能减退等临床表现时，应考虑高血压肾损害的可能。诊断思路如下。

（1）患者有确切的高血压病史，血压控制不佳者肾损害的发生率越高。

（2）高血压病程多在5年以上。

（3）持续尿微量白蛋白增多，尿 β_2 微球蛋白、α_1 微球蛋白、视黄醇结合蛋白等可能升高。

（4）夜尿增多，尿液检查提示低比重尿，尿渗透压降低。

（5）晚期可出现肾功能减退，肾小球滤过率降低。

（6）伴有高血压其他脏器损害。

（7）肾活检显示肾小动脉硬化为主的病理改变，可伴有不同程度的缺血性肾实质损害和小管间质病变。

2. 鉴别诊断

高血压引起的肾脏损害与原发性肾脏疾病引起的高血压在临床上有时很难鉴别，鉴别诊断思路如下：若先出现高血压，数年后出现微量白蛋白尿等尿检异常，应考虑高血压肾损害；若先出现尿检异常，其后出现高血压，要考虑原发性肾脏疾病；若首次就诊同时发现高血压和尿检异常，需排除原发性肾脏疾病可能。此外，高血压肾损害临床诊断需除外肾动脉粥样硬化、肾小动脉胆固醇栓塞、尿酸性肾病、肾小球肾炎、遗传或先天性肾脏病及其他系统疾病导致的肾损害，必要时需通过肾脏活检病理进行鉴别诊断。

（二）中医辨病辨证

1. 辨证思路

《素问·阴阳应象大论》有云："年四十，而阴气自半，起居衰矣。"因而肝肾阴虚为高血压肾损害的基本证候特点，患者常见头晕耳鸣、心烦失眠等症状。日久阴损及阳，则出现畏寒肢冷、小便清长等阳虚表现。而瘀血阻络为常见的兼夹证候。如在肝、脾、肾功能失调的基础上，再加饮食劳倦，感受外邪，则见湿毒内蕴之证。

2. 本病常见证候及其临床表现

（1）肝肾阴虚：症见眩晕耳鸣，失眠多梦，头痛头晕，五心烦热，潮热盗汗，腰膝酸软，咽干颧红，溲黄便干，舌红少苔，脉沉细。

（2）脾肾阳虚：症见少气乏力，畏寒肢冷，气短懒言，纳少腹胀，浮肿，腰膝酸软，腰部发冷，便溏，舌淡有齿痕，脉象沉弱。

（3）瘀血阻络：症见小腹胀满疼痛，头痛，肢体麻木疼痛，面色暗，肌肤甲错，舌紫暗，或有瘀点，脉涩。

（4）湿毒蕴结：症见头重如裹，尿少色赤，可见泡沫，眼睑浮肿，皮肤疮疡肿痛，或恶风发热，口干口苦，舌质红，苔薄黄或黄腻，脉滑数。

3. 辨证要点

首先，辨虚实，本病属本虚标实之证。本虚需辨肝、脾、肾之阴阳亏虚；标实证有肝阳上亢、痰湿、瘀血阻络。疾病早期多肝肾阴虚、肝阳上亢，逐渐发展为脾肾亏虚、瘀血阻滞，晚期出现肝、脾、肾三脏虚衰，痰浊瘀毒阻络。

其次，辨病位，本病与肝、脾、肾有关，甚至表现为多脏同病。

三、治疗

（一）西医治疗

降压治疗是避免和减轻高血压肾损害的根本措施。高血压肾损害患者应积极降压并使之达标。对所有收缩压（SBP）持续 > 140mmHg 或舒张压（DBP）持续 > 90mmHg 的高血压肾损害患者，无论是否合并糖尿病，都应给予降压治疗以使血压 ≤ 140/90mmHg。根据患者年龄、并发心血管疾病和其他并发症、肾功能减退的风险和对于治疗的耐受性，个体化制定血压靶目标值和选择药物。对于老年患者，要在仔细考虑年龄、共病以及同时接受的其他治疗的基础上，制定血压治疗方案，缓慢加量，密切观察有无与降压治疗有关的不良事件的发生，包括电解质紊乱、肾功能急剧减退、体位性低血压以及药物副作用等。对于尿白蛋白/肌酐比 > 300mg/g 的成人高血压肾损害患者，建议给予 ARB 或 ACEI 治疗。对于尿白蛋白/肌酐比为 30~300mg/g 的高血压肾损害患者优选 ARB 或 ACEI 治疗，不建议联合使用 ARB 和 ACEI。除积极治疗原发性高血压外，其他的非药物治疗方式包括减轻体重、适当地规律活动、低盐饮食、戒烟、戒酒。此外，积极治疗胰岛素抵抗、高脂血症和高尿酸血症等对降低高血压肾损害的发生、发展以及改善预后均有重要作用。

（二）中医治疗

中医治疗当以补虚为主，兼以活血化瘀，清热解毒为法。

1. 肝肾阴虚

治宜滋补肝肾。方用杞菊地黄汤加味。药用枸杞子、菊花、熟地黄、山茱萸、牡丹皮、山药、茯苓、泽泻等。头晕明显者，可加天麻、钩藤、白蒺藜以平肝潜阳；大便干结者，加肉苁蓉、火麻仁、玉竹以润肠通便。

2. 脾肾阳虚

治宜温肾健脾，行气利水。方用实脾饮加减。药用白术、厚朴、木瓜、木香、草果、槟榔、茯苓、干姜、制附子（先煎）、炙甘草、生姜、大枣。腹胀大，小便短少者，加桂枝、猪苓以通阳化气行水；纳食减少者，加砂仁、陈皮、紫苏梗以运脾利气。

3. 瘀血阻络

治宜活血化瘀，通络散结。方用代抵当丸加减。药用穿山甲（先煎）、桃仁、当归、生地、生大黄（后下）、芒硝等。瘀血较重者，可加红花、川牛膝；若病久气血两虚、面色不华者，可加黄芪、丹参、当归。

4. 湿毒蕴结

治宜清热解毒，化湿消肿。方用麻黄连翘赤小豆汤合五味消毒饮加减。药用麻黄、连翘、杏仁、赤小豆、大枣、桑白皮、生姜、炙甘草、金银花、野菊花、蒲公英、紫花地丁、紫背天葵等。脓毒重者，可加蒲公英、紫花地丁；水肿重者，加茯苓皮、猪苓、泽泻；皮肤溃烂者，加苦参、土茯苓；大便不通者，加生大黄、芒硝。

四、预防与调护

高血压患者往往忽视自己的健康状况，高血压病知晓率及控制率均不佳，积年累月造成肾脏损害，因此本病预防重点在于早发现、早治疗、严格控制血压，才能达到预防和延缓肾损害的目的。同时患者应劳逸结合，保证足够睡眠，适当体育锻炼，戒烟、戒酒，饮食清淡，低盐饮食，控制体重。

五、研究进展

针对于高血压肾损害的中医病机研究，目前已基本形成一致，主要认为高血压病日久伤肾，形成肝肾阴虚的基本病机，肾虚失于封藏，精微下泄，表现为蛋白尿，肾虚二便开阖失司，则出现夜尿频多。同时还兼见痰浊、血瘀等邪实表现，其中又以肾络瘀阻为主。相应的中医辨治主要围绕平肝、滋肾、泄浊、化瘀等进行。机制研究显示中医药干预主要作用于减轻高血压肾损害引起的肾纤维化、血管内皮损伤、足细胞损伤及氧化应激等方面。

（文玉敏　赵海玲　李平）

第二节 肾血管性高血压

肾血管性高血压是指各种原因（主要包括肾动脉粥样硬化、多发性大动脉炎和动脉纤维肌性营养不良等）导致的一侧或双侧肾动脉及其分支狭窄或闭塞所引起的高血压。肾动脉狭窄（renal artery stenosis，RAS）一般定义为肾动脉主干及（或）其分支直径减少 $\geq 50\%$，狭窄两端收缩压差 $\geq 20mmHg$（$1mmHg=0.133kPa$）或平均压差 $\geq 10mmHg$。

中医古籍对类似肾血管性高血压的论述散见于"眩晕""风眩""头痛""脉痹""无脉证"等篇章中，部分患者随着病情发展，可出现"关格"，也有部分患者隐袭发展为"关格"。

一、病因病理

（一）西医病因病机

RAS 是导致肾血管性高血压最常见的原因，当肾动脉狭窄呈进行性加重到一定程度时，可引起肾脏血流量的相应减少，一旦肾动脉腔径缩小 60% 或肾动脉横断面积减少 84% 以上，即可引起显著的血流动力学改变和 RAAS 系统的激活，而导致动脉血压升高。

引起 RAS 的原因很多，常见的原因有以下三种：肾动脉粥样硬化、纤维肌性结构不良和大动脉炎。动脉粥样硬化性肾动脉狭窄（atherosclerotic renal arterial stenosis，ARAS）占 RAS 病因的 70%~90%，常见于糖尿病和有其他动脉粥样硬化症患者，50~70 岁男性患者多见，多累及肾动脉开口和近段落 1/3 位置，病变进展可致动脉完全闭塞、肾实质内动脉弥漫性粥样硬化，常伴随其他血管粥样硬化疾病，40%~50% 的患者呈进行性狭窄。肾动脉纤维肌性结构不良是一组主要累及肾动脉的特发性、节段性血管疾病，可导致动脉狭窄和动脉瘤，青年人常见。大动脉炎指主动脉及其分支的慢性进行性非特异性炎性疾病，肾动脉狭窄多位于开口 1cm 左右范围内，多为双侧性，青年女性常见。

（二）中医病因病机

1. 中医病因

（1）先天不足：部分肾动脉狭窄的发生与先天禀赋不足有关。肾为先天之本，肾精不足则无以化气生血，充肌长骨，筋脉不全或异常，发生动脉狭窄。

（2）饮食失节：长期过食肥甘厚腻，醇酒厚味，或饮食不节，嗜食辛辣咸香，致脾胃运化失职，或化生障碍，留滞体内，为痰为瘀，日久致脉络受损（动脉硬化发生），产生动脉狭窄。

（3）生活调适失宜：如酒色、情欲、劳欲、吸烟等伤身，致脏腑受损，生痰留瘀，伤及血脉。

（4）情志失调：长期喜怒无常，五志过极，心火暴盛；或素体阴虚，水不涵木，复因情志所伤；或长期忧郁恼怒，气郁化火，使肝阴暗耗，肝血亏虚，风阳内动，上扰清空，发为眩晕。

（5）感受外邪：风寒湿邪侵袭人体，流注关节、脉络，郁久化热；或感受热邪，湿与热并，致风湿热合邪，郁结脉络，脉络痹阻，出现动脉狭窄甚至闭塞。

2. 中医病机

肾动脉狭窄的病机复杂，但总不外五脏失和，阴阳失调，导致气血逆乱。本病病位虽在肾，但涉及五脏，且相互影响。病理因素为火、风、痰、瘀。其中痰浊与瘀血为有形之邪，痰浊阴质，随血流无处不到，其黏滞之性既可滞于脉管壁，阻塞管腔，又可使血液稠着凝滞，进而产生瘀血，瘀血反过来又可加重痰浊的凝滞，互为影响，胶结难开。有形之邪与火热和风邪相互作用，加速疾病进展。

3. 中医病因病机特点

本病多因先天禀赋不足或后天失养，导致脏腑功能失调，瘀血内生。血瘀不仅是肾血管性高血压的始动因素和重要的病理机制之一，而且是导致肾血管性高血压的发病及多种并发症产生的主要因素，贯穿于整个病变过程。

二、诊断

（一）西医辨病

1. 临床诊断

当高血压患者具备以下一项或多项临床特点时需要高度警惕 RAS。

（1）持续高血压达Ⅱ级或以上，伴有明确的冠心病、四肢动脉狭窄、颈动脉狭窄等。

（2）高血压合并持续的轻度低血钾。

（3）脐周血管杂音伴有高血压。

（4）既往高血压可控制，降压药未变情况下突然血压难以控制。

（5）顽固性或恶性高血压。

（6）重度高血压患者左心室射血分数正常，但反复出现一过性肺水肿。

（7）难以用其他原因解释的肾功能不全或非对称性肾萎缩。

（8）服用 ACEI 或 ARB 后出现血清肌酐明显升高或伴有血压显著下降。

对临床上高度怀疑、具有明显临床特征线索的患者应进行 RAS 的筛查，筛查首选肾动脉多普勒超声等非创伤性检查，同时依据患者具体情况考虑行 MRA 或 CTA 检查，如仍不能明确，可考虑进一步行肾动脉血管造影或腹主动脉造影等有创性检查明确诊断，并同时做好植入支架的准备，但对有创性检查应严格掌握适应证。

2. 鉴别诊断

（1）肾实质性高血压：肾实质性高血压多有肾脏病史，如急性肾炎、慢性肾炎、肾病综合征和慢性肾盂肾炎等。尿常规、肾功能等检查多可发现异常，当诊断有困难时，需借助肾穿刺明确诊断。肾血管性高血压多见于 30 岁以下或 55 岁以上，突然发生恶性高血压，或以往有高血压史，突然转为恶性高血压者。部分患者有腰部外伤、腰背部或胁腹部剧痛、腹痛等，或体检可发现颈部、腹部和胁腹部有血管杂音。

（2）原发性高血压病：一般发病年龄较大，或有原发性高血压病家族史，但近年来随着生活方式的改变，发病年龄有逐步下降的趋势；原发性高血压多对降压药物治疗敏感，少见呈恶性顽固性高血压者。动脉粥样硬化性 RAS 往往有原发性高血压的基础，此类患者出现 RAS 临床上容易漏诊。

（3）其他继发性高血压：如肾小腺腺瘤、嗜铬细胞瘤、原发性醛固酮增多症等，此类也常出现恶性高血压，应结合临床及实验室检查鉴别。

（4）良性小动脉肾硬化：可有 RAS 相应表现，多见于老年人，因此对于年老、体胖、有冠心病病史、吸烟、尿检无明显异常，伴不明原因氮质血症、高脂血症、高血糖、双肾大小不对称等，需注意除外良性小动脉肾硬化的可能。

（5）RAS 解剖学表现应与以下疾病鉴别

①动脉先天性发育不良：一般为肾动脉全段纤细伴肾发育不良。

②萎缩性肾盂肾炎：肾动脉主干无局限性狭窄肾内动脉普遍变细并常相互靠拢或呈卷曲状肾实质萎缩伴外形不规则无 RAS 后扩张及侧支循环表现。

（二）中医辨病辨证

1. 辨证思路

临床中多以头昏、晕厥、视力障碍等证候为主，中医辨证中有脉络瘀阻证、气虚血瘀证、肾虚血瘀证、阴虚阳亢证、水湿内停证、痰瘀互结证与毒热瘀结证。气虚常有乏力等，瘀阻则常有腰疼腿麻、胸闷胸痛等症状，肾虚多有腰酸乏力症状，水湿内停则常有浮肿等临床表现。

2. 本病常见证候及其临床表现

（1）脉络瘀阻：症见头痛头晕，腰疼腿麻，胸闷胸痛，肢体麻木，或见尿血，舌暗，脉涩。

（2）气虚血瘀：症见头晕头痛，倦怠乏力，气短懒言，或伴偏侧肢体无力甚至偏瘫，或偏侧肢冷，无脉，肢端青紫或发白，舌暗，脉虚无力或无脉。

（3）肾虚血瘀：症见腰膝酸软，或腰胀痛，头晕耳鸣，记忆力衰退，夜尿频多，或有蛋白尿、血尿，舌淡暗，脉沉。

（4）阴虚阳亢：症见眩晕耳鸣，头痛且胀，每因烦劳或恼怒发作头晕头痛，或加剧，时有面部潮红，急躁易怒，少寐多梦，口苦咽干，舌红苔少或苔黄少津，脉弦。

（5）水湿内停：症见下肢浮肿，头晕恶心，食纳减少，尿少，舌淡胖，苔白滑，脉沉迟无力。

（6）痰瘀互结：症见形体肥胖，腰腿酸痛，头晕头痛，恶心欲吐，或偏侧肢体无力、发凉、酸痛、易疲劳或间歇跛行，舌暗有瘀斑，苔厚或腻，脉涩或滑。

3. 辨证要点

本病的辨证要点应抓住其血瘀证候的形成规律，疾病早期尚可见肝肾阴虚，肝阳上亢，血瘀之象尚不明确。随着病情进展，出现脏器功能虚损，水湿之邪内阻，瘀血痹阻之势渐成，或因之气虚，或因之痰阻，或因之肾虚，当逐一辨明。

三、治疗

（一）西医治疗

1. 一般治疗

注意避免受凉、受湿与过劳，防止感染，慎用对肾功能有损害的药物。

2. 对症治疗

肾素－血管紧张素系统抑制剂（RASi）和钙拮抗剂可以有效控制 RAS 患者的高血压，并延缓肾脏疾病的进展，多发性大动脉炎患者血压升高的主要原因是 RAS 系统的激活，因此，RASi 是首选药物。治疗目标是将血压控制在 140/90mmHg 以下，如果患者伴糖尿病、蛋白尿或心、脑血管病变，血压应控制在 130/80mmHg 以内。对于单侧 ARAS 患者，RASi、长效二氢吡啶类钙拮抗剂、β 受体阻滞剂和小剂量利尿剂等均可以使用或联合使用。RASi 类药物对降低 ARAS 患者病死率有益，可以作为一线治疗药物，但是对于估算肾小球滤过率（eGFR）< 60ml/min 及伴有高钾血症的患者应慎用。在用药过程中，严密监测患者血清钾和血清肌酐水平的变化，有条件时，可行分侧 GFR 测定，并在用药后 3 个月复查。对双侧 ARAS、孤立肾 ARAS 或伴有失代偿性的充血性心力衰竭的患者，使用 ACEI 或 ARB 类药物有可能会导致急性肾损伤，此时采用长效二氢吡啶类钙拮抗剂更为安全、有效。对于进展期粥样硬化性肾动脉疾病的药物治疗还包括戒烟、纠正血脂异常和服用阿司匹林等综合治疗。

3. 外科治疗

针对 RAS 所致肾血管性高血压及缺血性肾脏病，目前存在如下两种治疗方法。

（1）血管介入治疗：包括经皮腔内肾动脉扩张术及肾动脉支架植入术，可解除肾动脉狭窄，恢复肾脏血流量，从而达到改善高血压、保护肾功能的目的。介入治疗与外科手术相比，具有创伤小、并发症少等优点。一般认为，当血管直径狭窄 ≥ 70%，跨狭窄收缩压差 > 20mmHg 时有血运重建指征，尤其是双侧或单侧功能肾肾动脉血管直径狭窄 ≥ 70% 为血运重建的强力指征。在介入治疗前还须对肾动脉狭窄与临床症状的因果关系、肾功能情况、患者预期寿命等进行综合评估。

（2）外科手术治疗：主要包括动脉重建手术和肾切除手术，由于存在手术创伤相对较大、术后恢复慢、并发症多等不利情况，对患者心、脑血管及其他重要脏器功能要求较高，目前已非 ARAS 治疗的首选。在手术前应该严格掌握适应证：①RAS 病变严重但肾动脉解剖学特征不适合行血管介入治疗者；②介入治疗失败或产生严重并发症者；③RAS 伴发的腹主动脉病变需行开放手术治疗者。

4. 基础治疗

针对原发病的基础治疗。如动脉粥样硬化导致的 RAS，采用降脂、降糖、抗血小板等治疗；大动脉炎引起的 RAS，需要结合免疫抑制剂等治疗。

（二）中医治疗

本病中医病机以"本虚标实"为主，原则上以补虚祛邪、活血化瘀通络为大法，脉络瘀阻者治宜活血化瘀通络，气虚血瘀者治宜益气活血通络，肾虚血瘀者治宜益肾固精、活血化瘀，阴虚阳亢者治宜育阴潜阳、平肝息风，水湿内停者治宜利水消肿，痰瘀互结者治宜化痰活血通络，毒热瘀结者治宜清热解毒、活血祛瘀通络等。

1. 脉络瘀阻

治宜活血化瘀通络。方用血府逐瘀汤加减。药用当归、黄芪、益母草、川牛膝、丹参、川芎、地龙、柴胡、钩藤、桃仁、红花、赤芍、生地、杜仲、白芍。热重者，加栀子、黄柏；痰湿盛者，加制半夏；尿血者，加蒲黄（单包）、大蓟。

2. 气虚血瘀

治宜益气活血通络。方用补阳还五汤加减。药用黄芪、赤芍、地龙、川芎、当归尾、三七、桃仁、红花、炙甘草。兼夹热毒者，加紫花地丁、忍冬藤，或合四妙勇安汤；伴肾虚腰酸痛者，加杜仲、桑寄生、熟地黄。

3. 肾虚血瘀

治宜益肾固精，活血化瘀。方用无比山药丸加减。药用熟地、山药、山萸肉、牛膝、菟丝子、肉苁蓉、巴戟天、杜仲、茯苓、泽泻。

4. 阴虚阳亢

治宜育阴潜阳，平肝息风。方用天麻钩藤饮加减。药用天麻、钩藤、石决明、栀子、杜仲、桑寄生、黄芩、牛膝、丹皮、生地黄、玄参、茯神、首乌藤。兼血瘀者，加丹参、红花、桃仁；肝风内动者，重用杜仲，加决明子、全蝎、地龙；体内痰湿热盛者，加胆南星、半夏。

5. 水湿内停

治宜利水消肿。方用五苓散加味，药用茯苓、猪苓、泽兰、大腹皮、牛膝、炒白术、桂枝、生姜皮。阳虚有水者，加附子、木瓜；兼夹瘀血者，加丹参、地龙；水湿郁久化热者，去桂枝，加忍冬藤、薏苡仁；动则喘促者，加葶苈子。

6. 痰瘀互结

治宜化痰活血通络。方用温胆汤合桃红四物汤加减。药用法半夏、竹茹、陈皮、茯苓、炒枳实、桃仁、红花、当归尾、川芎、赤芍、三七、丹参、炙甘草。肢体或面色苍白有血虚表现者，加鸡血藤、熟地黄；怕冷肢凉而有寒者，加桂枝、制附子（先煎）。

7. 毒热瘀结

治宜清热解毒，活血祛瘀通络。方用五味消毒饮加减合四妙勇安汤加减。药用金银花、紫花地丁、蒲公英、玄参、赤芍、红花、丹参、地龙、川芎、当归尾。下肢酸胀疼痛者，加牛膝、伸筋草；上肢疼痛者，加桂枝、桑枝。

四、预防与调护

对于肥胖，有高脂血症、糖尿病等动脉粥样硬化基础疾病，以及有此类疾病家族史的高危患者，宜尽早实行低脂、低盐、清淡饮食，防止动脉粥样硬化进一步发展，预防 RAS 的发生、发展。生活起居中对于有动脉粥样硬化等基础疾病或家族史的患者，早期应加强锻炼，控制体重，预防本病的发生；而一旦确诊或疑似本病时，则应审慎运动，特别是不宜剧烈运动，不宜在寒冷季节或温差较大的早晨进行户外运动，以免血压急剧升高发生危险。同时定时进行血压监测非常必要，特别是对于血压控制不良者，应密切观察血压变化，防止发生意外，必要时进行 24 小时动态血压监测，评估降压治疗的效果或作为进一步治疗的依据。

五、研究进展

对于肾血管性高血压的中医辨治相关研究较少，饶向荣等认为 ARAS 在疾病发展过程中多有"因虚致瘀"和"久病入络"的基本病机，通过中医证候的横断面调查发现的病机特点为本虚标实，以脾肾气虚，夹湿夹瘀证为主。在治疗与用药上主张和胃降浊，气、血、湿同治，心肾同治，在继承戴希文教授经验基础上，创制强心益肾缓衰方（主要组成药物有黄芪、党参、丹参、郁金、葶苈子、猪苓、茯苓、泽泻、黄精、车前草、大黄、大腹皮、檀香）。

（文玉敏　赵海玲　李平）

参考文献

［1］中国高血压防治指南修订委员会，高血压联盟（中国），中华医学会心血管病学分会中国医师协会高血压专业委员会，等．中国高血压防治指南（2018 年修订版）［J］．中国心血管杂志，2019，24（1）：24-56.

［2］韩学杰．高血压病中医诊疗方案（初稿）［J］．中华中医药杂志，2008，23（7）：611-613.

［3］李敏，郭兆安．中医药治疗高血压性肾损害机制研究现状［J］．中国中西医结合肾病杂志，2013，14（6）：556-558.

［4］周乐．原发性高血压肾损害的中医证候学调查及相关因素的研究［D］．山东中医药大学，2011.

［5］中国医师协会肾脏内科医师分会，中国中西医结合学会肾脏疾病专业委员会．中国肾性高血压管理指南 2016（简版）［J］．中华医学杂志，2017，97（20）：1547-1555.

［6］李平，李顺民，程庆砾．现代中医肾病学［M］．北京：中国医药科技出版社，2021：871-888.

［7］动脉粥样硬化性肾动脉狭窄诊治中国专家建议（2010）写作组，中华医学会老年医学分会，《中华老年医学杂志》编辑委员会，等．动脉粥样硬化性肾动脉狭窄诊治中国专家建议（2010）［J］．中华老年医学杂志，2010，29（4）：265-270.

［8］饶向荣，张南南，李深，等. 动脉粥样硬化性肾动脉狭窄中医证候初探［J］. 中国中西医结合肾病杂志，2010，11（2）：125-127.

［9］方吕贵，饶向荣. 饶向荣辨治动脉粥样硬化性肾动脉狭窄经验总结［J］. 中国中医药信息杂志，2013，20（11）：88-89.

第十章　梗阻性肾脏疾病

第一节　梗阻性肾病

梗阻性肾病是由于泌尿道结构和（或）功能改变，阻碍了尿液的排出，最终导致肾功能衰竭的一种疾病。本病发病年龄呈双峰特点，儿童和老人高发，中青年低发。原发病在儿童以先天性泌尿系统畸形常见，如先天性膀胱颈痉挛、膀胱输尿管反流、肾盂输尿管畸形、肾血管畸形等。成人则以泌尿系统结石多见。老年患者又以男性居多，这与该人群中前列腺疾病及肿瘤发病率明显增高有关。近年来随着我国人口逐步老龄化，梗阻性肾病的发病亦呈现逐年增加的趋势。

本病归属于中医学"癃闭""关格""伏梁"等病证范畴。《素问·宣明五气》曰："膀胱不利为癃，不约为遗溺。"《素问·标本病传论》曰："膀胱病，小便闭。"《素问·腹中论》云："人有身体髀股胻皆肿，环脐而痛，是为何病？……病名伏梁，……不可动之，动之为水溺涩之病。"《伤寒杂病论》云："……关则不得小便，格则吐逆。"

一、病因病理

（一）西医病因病机

（1）先天性畸形：儿童梗阻性肾病的常见病因多为先天性，有尿道口（包皮口）狭窄、后尿道瓣膜、膀胱输尿管反流、输尿管口囊肿、先天性巨输尿管、肾盂输尿管连接处畸形等。

（2）泌尿系结石。

（3）肿瘤：包括膀胱癌、盆腔恶性肿瘤直接侵犯或转移压迫输尿管。

（4）炎症：如输尿管结核、膀胱炎或尿道炎。

（5）医源性因素：常见于盆腔手术，输尿管插管时造成暂时性水肿，输尿管镜损伤，止痛药导致肾乳头坏死、组织脱落，造成梗阻等。

（6）神经源性膀胱：可继发于脊髓损伤、糖尿病等。

（二）病理改变

梗阻性肾病以肾小管间质的病理损害最为严重。发病初期，梗阻部位以上组织受压，肾内压增高，肾血流量下降，导致肾细胞坏死。随后，周围组织代偿性增生和肥大。后期肾脏明显萎缩，最终使肾功能减退并进展至 ESRD。

（三）中医病因病机

1. 中医病因

根据梗阻性肾病的临床表现，可将其归属于中医学"癃闭"的范畴，其病因可分为内因和外因。内因主要为禀赋不足，或饮食劳倦，或久病体虚等，而致脾肾亏虚，脾失升清，肾失气化，可出现小便不通。外因或为嗜食辛辣厚味，或为情志失调、气机郁滞，或为瘀血败精、肿物结石等阻于尿道，而致小便不通。

2. 中医病机

（1）湿热蕴结：过食辛辣肥腻，酿湿生热，湿热不解，下注膀胱，或湿热素盛，肾热下移膀胱，或下阴不洁，湿热侵袭，膀胱湿热阻滞，气化不利，小便不通，或尿量极少，而为癃闭。

（2）脾气不升：劳倦伤脾，饮食不节，或久病体弱，致脾虚清气不能上升，则浊气难以下降，小便因而不通，而成癃闭。故《灵枢·口问》曰："中气不足，溲便为之变。"

（3）肾元亏虚：年老体弱或久病体虚，肾阳不足，命门火衰，气不化水，是以"无阳则阴无以化"，而致尿不得出；或因下焦炽热，日久不愈，耗损津液，以致肾阴亏虚，水府枯竭，而成癃闭。

（4）肝郁气滞：七情所伤，引起肝气郁结，疏泄不及，从而影响三焦水液的运行和气化功能，致使水道通调受阻，形成癃闭。且肝经经脉绕阴器，抵少腹，这也是肝经有病，可导致癃闭的原因。所以《灵枢·经脉》提出："肝足厥阴之脉，……是主肝所生病者，……遗溺、闭癃。"

（5）尿路阻塞：瘀血败精，或肿块结石，阻塞尿道，小便难以排出，因而形成癃闭。即《景岳全书·癃闭》所云："或以败精，或以槁血，阻塞水道而不通也。"

3. 中医病因病机特点

梗阻性肾病的中医病因病机特点可概括为虚实夹杂。虚多为先天禀赋不足，或久病失调、失治等导致脾肾虚损，脏腑气化功能失调，发为癃闭。实多为饮食不节，或情志失调、气滞血瘀等，导致湿热、瘀血等有形实邪阻于尿道，发为癃闭。

二、诊断

（一）西医辨病

1. 临床诊断

梗阻性肾病患者往往存在原发疾病，出现泌尿系梗阻的相关症状和（或）体征，所以典型病例诊断并不困难。但确切了解梗阻的性质、部位和病因需做系统的检查才能确定。以下临床线索有助于梗阻性肾病的诊断：①患者有泌尿系统结石、前列腺肥大等相关病史；②出现排尿困难、肾区叩痛等泌尿道梗阻的症状、体征；③出现贫血、血尿或（和）蛋白尿，尿沉渣中结晶增多，合并尿路感染时可出现血象升高和白细胞尿；④血尿素氮和（或）血肌酐增高；尿路扩张、积水，肾脏缩小，皮质变薄，可见结石及占位影。

2. 鉴别诊断

（1）急性或急进性肾炎：急性梗阻性肾病主要与导致少尿、无尿的原发性肾脏疾病相鉴别。急性梗阻性肾病的患者常有结石、神经源性膀胱等基础疾病。尿检轻度异常，主要以红细胞尿为主，合并感染时可出现脓尿。急性或急进性肾炎患者以青少年为主，尿检可见蛋白尿、红细胞尿，肾功能可正常或急进性恶化。B超检查可鉴别。

（2）慢性肾小球肾炎：慢性梗阻性肾病多有泌尿系统不完全性梗阻的病史。B超检查可见肾积水、尿路扩张等改变。慢性肾小球肾炎系指蛋白尿、血尿、高血压、水肿为基本临床表现，起病方式各有不同，病情迁延，病变缓慢进展，可有不同程度的肾功能减退，具有肾功能恶化倾向和最终将发展为慢性肾衰竭的一组肾小球疾病。

（二）中医辨病辨证

1. 辨证思路

时振声教授在梗阻性肾病的诊治过程中，特别强调辨病与辨证相结合。其中针对原发疾病的治疗非常重要，中医辨证要辨阴阳、寒热、虚实，辨水液代谢失常的关键环节，同时注重气血的通调。

2. 本病常见证候及其临床表现

（1）膀胱湿热：症见小便点滴不通，或量少而短赤灼热，小腹胀满，口苦口黏，或口渴不欲饮，或大便不畅，苔根黄腻，舌质红，脉数。

（2）肝郁气滞：症见小便不通，或通而不爽，胁腹胀满，情志抑郁，或多烦易怒，舌红，苔薄黄，脉弦。

（3）尿道阻塞：症见小便点滴而下，或尿细如线，甚则阻塞不通，小腹胀满疼痛，舌质紫暗或有瘀点，脉细涩。

（4）脾气不升：症见时欲小便而不得出，或量少而不爽利，气短，语声低微，小腹坠胀，精神疲乏，食欲不振，舌质淡，脉弱。

（5）肾阳衰惫：症见小便不通或点滴不爽，排出无力，面色㿠白，神气怯弱，畏寒怕冷，腰膝冷而酸软无力，舌淡，苔薄白，脉沉细而弱。

3. 辨证要点

癃闭的辨证以虚、实为纲。因湿热蕴结，浊瘀阻塞，肝郁气滞，肺热气壅所致者，多属实证；因脾虚不升，肾阳亏虚，命门火衰，气化不及州都者，多属虚证。起病急骤，病程较短者，多实；起病较缓，病程较长者，多虚。体质较好，症见尿流窘迫，赤热或短涩，苔黄腻或薄黄，脉弦涩或数，属于实证；体质较差，症见尿流无力，精神疲乏，舌质淡，脉沉细弱者，多属虚证。

三、治疗

（一）西医治疗

尿路梗阻诊断确定后，治疗目的主要为保护和（或）恢复肾功能，缓解疼痛和（或）

其他尿路梗阻的症状，解除梗阻，并治疗由梗阻而伴发的结石、尿路感染等并发症。根本性的治疗在于针对引起梗阻的原因进行治疗。

1. 一般治疗

在梗阻解除前，要注意控制摄入量；梗阻解除后，维持水、电解质平衡。慢性部分尿路梗阻、完全或严重部分双侧梗阻，手术后可出现梗阻后利尿，大量钠、钾和碳酸氢根从尿中丢失，故需增加钠、水摄入，并补充钾和碳酸氢钠。

2. 药物治疗

对于输尿管平滑肌痉挛引起的排尿不畅，可用 M 胆碱受体阻断剂、黄体酮、α 受体阻滞剂等松弛输尿管平滑肌，缓解痉挛。尿路感染需做细菌培养和药敏试验，根据药敏结果选用适当抗生素，通常在药敏试验前，可选用在肾脏和尿中药物有效浓度高的抗生素进行治疗，梗阻性肾病患者行泌尿道器械检查前 1 小时和检查后几小时予肠道外抗生素，可降低感染发生率。长疗程预防性使用抗生素，可降低慢性梗阻感染复发。高血压可用抗高血压药物治疗，如钙拮抗剂或血管紧张素转换酶抑制剂。

3. 手术治疗

梗阻性肾病治疗原则是尽早解除梗阻，并尽可能保护肾功能。在梗阻尚未引起严重的不可恢复的病变时，去除病因后可获得良好效果。手术方法取决于病因性质。

（1）体外震波碎石术或膀胱镜下逆行取石术：震波碎石方法一般对结石 7~15mm 大小者较有效；输尿管中下段结石经保守治疗后仍无效者应采用在膀胱镜下逆行取石术。

（2）开放性手术：包括取石、肿瘤切除等。

（3）其他手术：膀胱造瘘术、输尿管逆行插管引流术等。

（二）中医治疗

1. 治疗原则与治法

癃闭的治疗应根据"六腑以通为用"的原则，着眼于通，即通利小便。但通之之法，有直接、间接之分，因证候的虚实而异。实证治宜清湿热，散瘀结，利气机而通利水道；虚证治宜补脾肾，助气化，使气化得行，小便自通。同时，还要根据病因病机及病变在肺、在脾、在肾的不同，进行辨证论治，不可滥用通利小便之品。

若小腹胀急，小便点滴不下，内服药物缓不济急时，应配合导尿或针灸以急通小便。

2. 辨证分型治疗

（1）膀胱湿热：治宜清热利湿，通利小便。方用八正散加减。药用通草、车前子、萹蓄、瞿麦、栀子、滑石、甘草、大黄、牛膝、白茅根。

（2）肝郁气滞：治宜疏利气机，通利小便。方用沉香散加减。药用沉香、陈皮、当归、王不留行、石韦、冬葵子、滑石、白芍、甘草。

（3）瘀血内结：治宜行瘀散结，通利水道。方用代抵当丸加减。药用归尾、穿山甲、桃仁、大黄、芒硝、生地、肉桂、红花、牛膝、三棱、莪术。

（4）脾气不升：治宜健脾升清，化气利尿。方用补中益气汤合春泽汤加减。药用人参、黄芪、白术、当归、桂枝、升麻、柴胡、猪苓、泽泻、茯苓、车前子。

（5）肾阳衰惫：治宜温补肾阳，化气利尿。方用济生肾气丸加减。药用肉桂、附子、熟地、山茱萸、山药、丹皮、茯苓、泽泻、牛膝、车前子。

（三）中西医结合诊治要点

梗阻性肾病西医诊治主要在于解除梗阻，解除梗阻后辨证运用中医药可促进功能恢复，尤其对于解除梗阻后的肾积水、尿潴留运用中医药疗效较好。

四、预防与护理

养成良好的饮食习惯，合理膳食，多饮水。注意个人卫生，保持皮肤清洁，防止发生感染。保持室内的空气清新，尽量避免进出公共场合，预防发生感冒。注意休息，限制活动量，合理安排作息时间。定期体检，重视体检中 B 超的筛查。出现结石等引起梗阻性肾病诱发因素需要在医生的指导下进一步检查。积极治疗引起梗阻性肾病的原发病，如结石等。梗阻性肾病高危人群应定期进行相关的检查，以确保早发现、早治疗。梗阻性肾病患者应积极控制血压，科学饮食，合理使用药物，避免滥用药物，尤其注意避免使用肾毒性药物。

（徐建龙）

第二节　尿路结石

尿路结石是泌尿系统的常见病。结石可见于肾、膀胱、输尿管和尿道的任何部位。但以肾与输尿管结石为常见。肾结石大多数位于肾盏或肾盂，随着结石下移，可停留在输尿管和膀胱。尿路结石绝大多数是在肾脏形成的，除非膀胱内有异物，形成于膀胱的结石属罕见。肾结石依其化学成分大致分为含钙结石和不含钙结石。含钙结石占 80%~95%，主要由草酸钙和磷酸钙组成，通常这两种盐类混合存在；不含钙结石由尿酸、胱氨酸、磷酸镁铵及罕见的黄嘌呤组成。

根据本病不同的临床表现，可归属于中医学"砂石淋""肾石""腰痛""尿血""虚损"及"关格"等病证范畴。

一、病因病理

（一）西医病因病机

1. 原发性结石

原因不明、机制不清的尿路结石称为原发性尿路结石，这一类结石较少见。

2. 继发性结石

常见的为感染性结石和代谢性结石。感染性结石主要为泌尿系统的细菌感染，特别是能分解尿素的细菌和变形杆菌可将尿素分解为游离氨使尿液碱化，促使磷酸盐、碳酸盐以菌团或脓块为核心而形成结石。代谢性结石临床最为多见，是由于体内或肾内代谢紊乱而引起，如甲状腺功能亢进、特发性尿钙症引起尿钙增高、痛风的尿酸排泄增加、肾小管酸中毒时磷酸盐大量增加等。此外，结石的形成与种族（黑人发病少）、遗传（胱氨酸石遗传趋势）、性别、年龄、地理环境、饮食习惯、营养状况以及尿路本身疾患如尿路狭窄、前列腺增生等均有关系。

（二）病理改变

肾盏结石可在原位而不增大，亦可增大并向肾盂发展。当肾盏颈部梗阻时，导致肾盏积液或积脓，进一步引起肾实质感染、瘢痕形成，甚至发展为肾周感染。肾盏结石亦可进入肾盂或输尿管。当结石阻塞肾盂输尿管连接处或输尿管时，可引起急性完全性梗阻或慢性不完全性梗阻。前者在及时解除梗阻后，可无肾脏损害。慢性不完全性梗阻导致肾积水，使肾实质逐渐受损而影响肾功能。结石可损伤尿路黏膜导致出血、感染。在有梗阻时更易发生感染。感染与梗阻又可促使结石迅速长大或再形成结石。结石在肾盂或膀胱内偶可引起恶变。结石在肾内逐渐长大，充满肾盂及部分或全部肾盏，形成鹿角形结石。

（三）中医病因病机

1. 中医病因

根据肾结石的临床表现，本病大多属于中医学"淋证"中的"石淋"范畴。早在《黄帝内经》里就有关于"淋证"的记载。《金匮要略》明确指出："淋之为病，小便如粟状，小腹弦急，痛引脐中。"所谓"小便如粟"，即有尿中排出结石，状如粟粒之意。

尿路结石的中医病因分为内因和外因。内因主要为禀赋不足，或过劳，或久病失治等，致脾肾亏虚，脾失运化，肾失气化，尿液不能及时排出，蕴久化热，久则水结而化为石。《外台秘要》中的描述更为详尽："石淋者，淋而出石也。肾主水，水结则化为石，故肾客砂石，肾虚为热所乘，热则成淋。其病之状，小便则茎里痛，溺不能卒出，痛引少腹，膀胱里急，砂石从小便道出，甚则塞痛，令闷绝。"外因多为嗜食辛辣肥甘，或情志失调，气滞血瘀，湿热瘀血阻滞，久则易形成砂石。如《医宗必读·淋证》即云："妇女多郁，常可发为气淋和石淋。"

2. 中医病机

（1）湿热蕴结：淋证的主要病因病机是湿热蕴结，石淋也不例外。平素多食辛热肥甘之品，或嗜酒太过，酿成湿热，注于下焦，尿液受其煎熬，时日既久，尿中杂质结为砂石，则为石淋，《金匮要略心典》喻为"犹海水煎熬而成盐碱也"。

（2）气滞血瘀：石淋之形成除与湿热煎熬有关外，气滞血瘀无疑也是重要因素。若机体气血运行通畅，气血水运行不息，动而不居，有形之物也不能聚而为患。一旦某些因素引起气滞血瘀，即会促使结石发生。结石乃有形之物，反过来又阻碍气机运行，不通则痛，故常见剧痛难当。另外，结石每易损伤血络，引起尿血，久则产生瘀血阻滞。故无论是结石产生前或结石产生后，气滞血瘀在石淋的发病中具有重要意义。

（3）阳虚气弱，运化无力：肾主水，肾阳虚无以蒸化，肾气虚无以推动，结石久留，水道不通，肾气日消，终可导致脏腑衰败，生机绝灭。

（4）脾肾亏虚：脾主运化水湿，肾主一身之水，结石梗阻，水湿内停，常可影响脾肾功能，且久病之后，疾病性质由实转虚，每易出现脾肾亏虚。若脾肾功能强健，则有助于祛邪外出。

3. 中医病因病机特点

尿路结石的中医病因病机可概括为本虚标实。脏腑功能失调，尤其脾肾亏虚，运化、气化功能失司，为本虚。湿热蕴阻膀胱，瘀血阻于尿道，则为标实。

二、诊断

（一）西医辨病

1. 临床诊断

尿路结石典型临床表现包括尿道涩痛，小腹拘急，痛引腰腹，常为绞痛，疼痛剧烈难忍，可向会阴部放射，疼痛可达数小时。部分患者可伴有肉眼血尿和尿中结石排出。还有部分患者临床无典型症状，经泌尿系统 B 超检查、腹部 X 线片、泌尿系统 CT、核医学检查等发现尿路结石。超声检查具有无创伤性、可重复性、方便、准确性高等优点，可显示尿路结石大小、部位、肾积水情况、肾实质有无变薄及尿路畸形，同时对 X 线片不显影的阴性结石也可检出，可作为尿路结石检查的首选。

2. 鉴别诊断

肾结石、肾绞痛须与急性阑尾炎、急性胰腺炎、胆囊炎、胆石症、胆道蛔虫症等急腹症鉴别。女性尚须与卵巢囊肿扭转、宫外孕等鉴别。根据临床表现，结合病史、实验室检查、影像学检查等可资鉴别。

（二）中医辨病辨证

1. 辨证思路

时振声教授在尿路结石的诊治过程中，强调肾石的病理性质有虚实之分。属实者实邪内阻，如湿热之邪外侵，下注膀胱，炼液为石；属虚者为脾肾气虚，气化无力，升降失司；虚实之间可以相互转化，如实邪内蕴，日久可损伤肝肾之阴或脾肾之阳；脾肾气虚，易产生痰湿、水饮、瘀血等有形实邪，进而阻滞气机。且各种病邪之间，可相互影响，如痰湿、水饮可致气滞；气滞可致血瘀，而瘀血反过来又可阻滞气机，进一步加重痰湿、水饮等。肾石病程日久，常形成虚实夹杂之证。

2. 本病常见证候及其临床表现

（1）湿热蕴结：尿中有时夹有砂石，小便艰涩，或排尿时突然中断，尿道窘迫刺痛，尿频尿急，小腹拘急，尿液浑浊或黄赤，舌质偏红，舌苔薄黄或黄腻，脉滑数或细数。

（2）气滞血瘀：腰部酸胀刺痛，甚则绞痛难忍，痛引胁腹，并向少腹或骶尾部放射；腰痛之后可见尿血，色淡红或暗红，偶有排出血丝或血块，舌淡红苔薄白或薄黄，脉沉弦或弦细略数。

（3）阳虚气弱，运化无力：腰部沉重酸胀，冷痛，面色无华，四末欠温，畏寒，口不渴，尿少色白，舌淡胖苔白润，脉沉缓。

（4）脾肾亏虚：腰酸痛，足膝无力，倦怠乏力，食少纳呆，脘腹胀满，小便不利，或手足心热，头晕耳鸣，视物不清，口干咽干，舌淡苔薄，或舌质偏红少苔，脉沉细略数。

3. 辨证要点

肾石辨证，首辨虚实，邪气盛则实，正气夺则虚。属实者可见腰腹绞痛拒按，小便淋沥涩痛，尿中夹有砂石，应区别膀胱实热、肝胆湿热、食滞化热和气滞血瘀之不同；属虚者，可见腰腹隐痛、乏力、口干、头晕、畏寒、纳差、尿清、便溏等症，应进一步区别脾气虚、肝肾阴虚、脾肾阳虚。肾石常伴见腰腹绞痛，此时当辨在气在血。一般胀痛、钝痛多为实邪湿热阻滞气机，病在气分；阵发性腰腹绞痛，或痛引他处，或小便突然中断，尿道有如刀割，多为有形实邪阻滞水道，气血阻滞，筋脉拘挛所致；如果痛如针刺，固定不移，按之痛甚，或可触及有形包块者，大多为砂石盘踞，气滞血瘀停聚所致。肾石亦应辨标本缓急之不同。同时要注意辨别本虚标实夹杂情况。临床上病程日久者，多为虚实夹杂之候。

三、治疗

（一）西医治疗

1. 对症治疗

肾绞痛时可肌内注射盐酸哌替啶 50mg 或与异丙嗪 25mg 并用，症状无好转时，每 4 小时可重复注射 1 次。吗啡 10mg 和阿托品 0.5mg 合用也可解痉止痛。如果无法使用药物治疗或药物治疗无效，则可以使用置入输尿管支架、经皮肾造瘘术等解除梗阻，缓解症状。

2. 药物治疗

（1）药物促排治疗：有研究证实，使用 α 受体阻滞剂（坦索罗辛）和激素类药物（黄体酮）治疗的患者比未接受此类治疗的患者更有可能达到结石的自行排出，且能减少排石过程中的肾绞痛发作。坦索罗辛通过松弛输尿管平滑肌和降低输尿管壁张力使 5~10mm 的输尿管结石有更好的排出率。

（2）药物溶解治疗：由纯尿酸组成的结石，可口服碱性柠檬酸钠、枸橼酸氢钾钠或碳酸氢钠等对尿液进行碱化，对尿酸类结石有一定的溶解作用。

3. 手术治疗

（1）体外冲击波碎石治疗：< 20mm 的肾中、上盏结石，< 10mm 的肾下盏结石，输尿管任何位置的结石都可以首选，尤其是直径< 10mm 的输尿管结石。

（2）输尿管镜取石术：适合应用于< 20mm 的结石治疗。

（3）经皮肾镜碎石取石术：各种复杂的肾结石均是本治疗的适应证。以下为首选：铸型结石、有症状的肾盏憩室结石、体外冲击波碎石治疗和输尿管镜治疗失败的结石、移植肾脏结石。

（4）腹腔镜/开放手术：上述多个治疗方式失败，可选择腹腔镜/开放手术。每种方法都有不同的适应证和禁忌证，临床需要全面评估后选择适宜的手术。

（二）中医治疗

1. 治疗原则与治法

应循实者泻之，虚者补之的原则。以利水排石为大法。实宜攻排，勿忘扶正，虚宜调补，佐以清热化湿。

凡治疗肾石，首分虚、实。实证以湿热内蕴，下注水道，炼液为石为主要矛盾，可兼有血瘀、气滞症状；虚证以素体不足，或病情迁延，损伤正气为主要矛盾，治疗取法当以实者泻之、虚者补之为原则。但不论是何种原因发病，肾石皆为有形之邪，故可视情况加入适量清热利湿排石之品，临床上肾石常见虚实夹杂表现，故实证者可取攻法，而虚证者可取数补一攻治法，以求祛邪不伤正。

2. 辨证分型治疗

（1）湿热蕴结：治宜清热利湿。方用八正散、石韦散或二金汤加减。药用海金沙、金钱草、鸡内金、石韦、车前子、冬葵子、滑石、通草、牛膝、白芍、生大黄、枳实等。

（2）气滞血瘀：治宜行气活血。方用沉香散合五淋散加减。药用冬葵子、王不留行、牛膝、当归、赤芍、栀子、青皮、枳壳、厚朴、三棱、莪术、桃仁、沉香粉等。

（3）阳虚气弱：治宜温阳利水。偏于肾阳虚者方用济生肾气汤加味；药用制附片、肉桂、生地、山药、茯苓、泽泻、牛膝、车前子、石韦、冬葵子、金钱草、鸡内金、山萸肉等。偏于脾阳虚者方用甘姜苓术汤加味；药用生甘草、干姜、茯苓、生白术、桂枝、黄芪、党参、鸡内金、金钱草等。

（4）脾肾两虚：治宜健脾补肾。方用参芪地黄汤加减。药用党参、生黄芪、生地、山药、山萸肉、丹皮、茯苓、泽泻、牛膝、车前子、广木香、砂仁、鸡内金、狗脊、胡桃等。

临床上针对肾结石的常用治法有清热利湿、通淋排石，行气活血、化瘀软坚及温阳气利水。诸法合用的疗效较好，可根据中医辨证情况选用适宜的药物。常用的清热利湿，通淋排石药物有：金钱草、石韦、冬葵子、海金沙、鸡内金、车前子、滑石、猪苓、牛膝、泽泻、蝼蛄、瞿麦、鳖甲、芒硝、核桃仁、乌梅、夏枯草、海浮石等。其中有些药物可能具有溶石作用，如金钱草、核桃仁、夏枯草、海浮石等。常用的行气活血，化瘀软坚药物有：沉香、木香、乌药、槟榔、穿山甲、王不留行、三棱、莪术、皂角刺、乳香、没药、苏木、桃仁、牛膝、夏枯草、蜂房、威灵仙等。常用的温阳化气利水药物有：党参、黄芪、杜仲、川续断、狗脊、桑寄生、肉苁蓉、淫羊藿、巴戟天、桂枝、附子等。

（三）中西医结合诊治要点

尿路结石治疗需要中西医结合诊治，一般结石直径 5~10mm 的结石可以考虑运用中药治疗排出，其中尤其以直径 6mm 以下的结石为适宜，直径大于 10mm 者常需要体外冲击波碎石治疗后再辨证服用中药治疗促进结石排出。此外，并发肾积水者，在解除梗阻后运用行气活血利水、温阳化气利水等治法，可快速缓解肾积水。

四、预防与护理

（一）生活预防

1. 多饮水

应该养成多喝水的习惯以增加尿量，称为"内洗涤"，有利于体内多种盐类、矿物质的排出。当然，应该注意饮水卫生，注意水质，避免饮用含钙过高的水。

2. 多活动

平时要多活动，如散步、慢跑等。体力好的时候还可以原地跳跃，同样有利于预防尿路结石复发。

3. 预防和治疗尿路感染

尿路感染是尿石形成的主要局部因素，并直接关系到尿石症的防治效果。

（二）饮食预防

根据结石的成分调节饮食结构。

尿酸结石应采用低嘌呤饮食，胱氨酸结石应采用低蛋氨酸饮食。水果、蔬菜能使尿液转为碱性，对防止尿酸和胱氨酸结石较好，肉类食物使尿呈酸性，对防止感染结石较好。

对磷酸结石采用低钙、低磷饮食，含钙肾结石宜避免高钙、高盐、高草酸、高动物蛋白、高动物脂肪及高糖饮食。如草酸钙结石患者宜少食草酸钙含量高的食物，如菠菜、西红柿、马铃薯、草莓等。

（徐建龙　王国栋）

参考文献

［1］那彦群，叶章群，孙颖浩，等. 中国泌尿外科疾病诊断治疗指南（2014 版）［M］. 北京：人民卫生出版社. 2013.

［2］李俊，章福彬，韦兵，等. 慢性梗阻性肾病患者继发终末期肾病的风险性及相关危重度研究［J］. 海南医学，2017，28（18）：2936-2940.

第十一章　肾脏先天性异常

第一节　多囊肾

多囊肾指肾实质内有囊性占位病变，通常包括常染色体显性多囊肾病（autosomal dominant polycystic kidney disease，ADPKD）和常染色体隐性多囊肾病（autosomal recessive polycystic kidney disease，ARPKD），均属于单基因遗传病。ADPKD患病率为1/400~1/1000，主要表现为双肾多发液性囊肿并进行性进展，破坏肾脏的正常结构和功能，最终可能导致肾衰竭，是终末期肾脏病的第4位病因。ADPKD中约50%会遗传到下一代；约50%的患者在60岁以前会进入终末期肾病，最终可能需要肾脏替代治疗。ARPKD患病率在1/20000~1/40000，临床表现为肾脏集合系统囊样扩张并伴有不同程度的胆囊发育不全、胆管扩张以及肝门静脉周围纤维化。此病发病时间早、预后差，患病新生儿死亡率高达30%，常在15岁左右就发展为终末期肾病。本节重点围绕临床更为常见的ADPKD进行阐述。

根据临床表现，多囊肾可归属于中医学"尿血""腰痛""积聚""肾胀""关格""虚劳"等病证范畴。

一、病因病理

（一）西医病因病机

1. 分子遗传学

ADPKD主要由*PKD1*基因和*PKD2*基因突变所致，前者位于16号染色体短臂，后者位于4号染色体长臂，分别编码多囊蛋白1（polycystic-1，PC1）和多囊蛋白2（polycystic-2，PC2），PC1、PC2功能异常导致肾小管细胞内信号转导异常，不能维持小管细胞正常发育与功能，最终导致囊肿形成。ARPKD主要是染色体6p21.1-p12上的*PKHD1*基因突变所致，其编码蛋白fibrocystin/polyductin复合物介导集合管和胆管的终极发育。

2. "二次打击"学说

ADPKD病情轻重程度常不一致，即使是在同一个家系中，其不同个体间的囊肿进展情况也存在着很大的差异，究其原因，有学者提出"二次打击"学说：ADPKD患者基因型几乎均为杂合型，即其一对等位基因中仅一个变异，另一个正常，此为"第一次打击"。部分细胞在感染、中毒等后天因素的作用下，另一个等位基因发生体细胞突变进而单克隆增殖形成囊肿，此为"第二次打击"。

3. 螺旋区 – 螺旋区相互作用假说

PC1 通过 C 端部分的卷曲螺旋域与 PC2 相互作用，发生螺旋区 – 螺旋区相互作用，两者共同调节细胞的增殖、分化和迁移，从而维持正常的肾小管形态，任何一种发生突变都会导致信号产生及传导通路的异常引起 ADPKD。

4. 纤毛致病学说

纤毛是存在于大多数细胞表面的一种细长的管状结构，按结构和功能分为初级纤毛以及运动纤毛两种，具有运动及感知外界信号的功能。PC1、PC2、Tg737 编码的 IFT88 蛋白均表达于肾小管上皮细胞的初级纤毛。当基因突变造成多囊蛋白结构功能异常，纤毛不能感知尿流率，小管细胞的生长发育、分化和凋亡发生异常，出现肾小管上皮细胞异常增生、囊腔内液体异常积聚及细胞外基质异常重建，从而导致小管膨胀和囊肿的形成。

此外，多囊蛋白数量、外源性的代谢因素如高热量膳食、炎症均可影响多囊肾的发病及严重程度。

（二）病理改变

1. 大体表现

肾脏弥漫性增大，表面分布着大小不等的囊肿，直径自针尖至 5cm 左右，多数为 2~3cm 囊肿，常见于上、下两极，囊肿多呈圆形，表面张力高，囊壁薄，充满黄色或透明囊液，少数含咖啡色或深黄色囊液。

2. 显微镜所见

肾小管上皮细胞异常增殖，小管管腔局限性扩张，囊肿间可有正常的肾实质区。表面透明囊壁为纤维结缔组织，偶见少量萎缩的肾小管和肾小球，囊肿多由单层扁平上皮，或低立方上皮铺衬。囊肿累及肾小球、肾小管髓袢和集合管等各个部分，囊腔内充满嗜伊红蛋白色液体。

（三）中医病因病机

1. 中医病因

《灵枢·本脏》指出："肾大则善病腰痛，不可以俯仰，易伤以邪。"《灵枢·胀论》有"肾胀"的记载，如"肾胀者，腹满引背央央然，腰髀痛"的描述，与本病腹部痞块的主证特点相类似。先天禀赋及后天功能失调是导致该病的主要因素，二者互相影响，日久正气耗伤，气血水湿之邪互结，最终肾用失司，肾体劳衰，溺毒难出，浊毒内停而成关格重症。

（1）先天禀赋失常：肾为先天之本，内寓元阴、元阳，肾中精气是机体活动的物质基础和生命根源，若先天禀赋失常，脏腑功能低下，气血化源不足，日久致阴阳紊乱不调，复因劳累、外感等诱因而发病。

（2）后天功能失调：由于感受外邪或饮食不节，劳累过度，损伤脾胃，导致气血水湿内停，日久而致血瘀，水湿互结，形成痞块积聚，若湿邪从阳化热，伤及肾络而致反复尿血，日久可因实致虚，形成虚实夹杂之证。

2. 中医病机

（1）湿热蕴结：感受湿邪，或湿自内生。湿邪久留体内，郁而化热，湿热蕴结，阻碍气机，灼伤血络，升降失司形成肾部囊肿。故见腹胀按而不坚，如有气囊感；若热邪久羁，灼伤血络，则可出现尿血。胃失和降，气机上逆，则见纳差、恶心、呕吐；热结下焦，则见血尿；苔黄腻为热结阻滞之象。

（2）肝郁气滞：肝主疏泄，喜条达而恶抑郁，情志不舒，或郁怒伤肝，木失条达，疏泄无权，或肝气横逆，气机阻滞不畅，日久气郁血瘀互结于胁下及腹部，形成癥块积聚，则见胁肋胀痛，癥瘕积聚。舌脉为气郁血阻之征。

（3）血络瘀阻：出血日久，离经之血瘀积不去或久病入络，痹阻于肾。血瘀气结，升降失调可形成痞积或使原有的癥块积聚增大。瘀血阻络，气血不通，故腰腹剧烈疼痛，状如针刺而有定处；气血不能正常输布，脑失所养，故眩晕时作，头痛；面色紫暗，舌有瘀斑瘀点，均为气血不通之象。

（4）肝肾阴虚：肝肾同居下焦，病延日久，真阴亏损，水不涵木，肝失所养，疏泄无权，日久积聚为痞块，故见胁肋少腹胀痛；元阴不足，虚火内扰，上干清窍，故见眩晕耳鸣、双目干涩、五心烦热。虚火内扰，伤及肾络，则出现尿血。舌红少苔，脉细数为阴虚内热之象。

（5）脾肾气虚：脾胃为后天之本，肾为先天之本。脾肾气虚，水湿不得温运，气血失于统摄。病程既久，因虚致实，水湿气血结聚不散，形成痞积囊肿。脾气虚弱，不能腐熟运化水谷，气血无生化之源，则见少气乏力、面色无华、唇甲苍白；脾失健运，津液不得输布，水湿内生，则见颜面肢体浮肿，甚则小便不通；浊邪上逆，则恶心作吐。肾气虚弱，不能温阳行水，则见四肢不温；阳不化水，水湿泛滥，则会使水肿、小便不利加重。舌脉为脾肾气虚之象。

3. 中医病因病机特点

ADPKD 的病机特点主要包括先天禀赋失常、后天功能失调两大特点。先天禀赋异常是 ADPKD 发病的必要条件、主要病因，饮食失调、情志抑郁是本病发展、加重的重要因素，日久正气耗伤，气血水湿之邪互结，最终肾用失司，肾体劳衰，溺毒难出，浊毒内停而成关格重症。由此可见，多囊肾的病机特点为虚实夹杂，以肾、肝、脾虚损，脏腑功能失调为本，兼有湿热、瘀血等实性病理产物痹肾络。

二、诊断

（一）西医辨病

1. 临床诊断

对于有明确的 ADPKD 家族史者，主要依靠肾脏影像学方法进行诊断：超声提示肾脏液性囊肿数，在 15~39 岁患者中 ≥ 3 个 / 每侧肾脏；在 40~59 岁患者中 ≥ 2 个 / 每侧肾脏；在年龄 ≥ 60 岁患者中 ≥ 4 个 / 每侧肾脏，即可明确诊断。常规方法无法明确诊断时，可以采用基因诊断技术明确诊断。若基因检测发现有 *PKD1* 或（和）*PKD2* 的基因突变，结合多囊肾的家族史及囊肿性肾病的影像学改变，ADPKD 可以确诊。部分多囊肾患者没有家族史，如果有双肾多发囊肿的影像学表现及 *PKD1* 或（和）*PKD2* 的基因突变证据，ADPKD 诊断成立。若患者年龄 ≥ 40 岁影像检查未发现肾囊肿，即可排除 ADPKD。若基因检测发现有 *PKHD1* 的基因突变，结合囊肿性肾病、多囊肝、胆囊发育不全、胆管扩张以及肝门静脉周围纤维化的影像学改变，ARPKD 可以确诊。

2. 鉴别诊断

（1）单纯性肾囊肿：多见于中老年男性，发生率随年龄增加而升高。可为孤立性或多发性，单侧发病多见，不伴肾外囊肿表现。囊肿多见于肾脏下极肾皮质浅层，也可位于皮质深层或髓质。

（2）获得性肾囊肿：发生于慢性肾衰竭或维持性透析患者，随透析时间延长发生率进行性升高。尽管获得性肾囊肿患者双侧肾脏可见多发性囊肿，但肾脏大小正常或缩小。

（3）ARPKD：ARPKD 主要表现为腹部肿块、尿路感染、尿浓缩功能下降及酸化功能减退，还可见门静脉高压。多见于婴儿和儿童，多数早年夭折，很少存活至成年。

（三）中医辨病辨证

1. 辨证思路

多囊肾的临床症状出现的时间和严重程度因人而异，早期患者可无自我感觉，一般至 40 岁左右，脾肾气虚、肝郁气滞之势渐显，血络瘀阻静脉，又兼湿热侵袭，患者可出现腰部酸胀、血尿腹块、高血压、尿路感染、肾绞痛和肾结石等。晚期神气衰败，神机失用，则出现肾功能衰竭。该病常伴有其他器官如肝、脾、肺、卵巢、甲状腺、心脑血管和子宫的囊肿，其中以肝囊肿最为常见。

2. 本病常见证候及其临床表现

（1）湿热蕴结：因湿热侵袭或湿郁化热。症见腰酸腰痛，肉眼或镜下血尿，腹部胀闷不适或按之有块，肿而不坚，纳食减少，恶心呕吐，胸脘痞闷，眼睑或下肢浮肿，大便干结，苔黄厚腻，脉滑数。

（2）肝郁气滞：症见胁下痞块，或聚或散，时觉胀痛或刺痛，每因情志不遂而加重，烦躁易怒，眩晕耳鸣，小便量少，舌质暗或有瘀点，脉弦等。

（3）血络瘀阻：症见腰腹剧烈疼痛，状如针刺，痛有定处；尿中带血，眩晕头痛，面或唇色紫暗，舌有瘀斑或瘀点，脉弦涩或细涩等。

（4）肝肾阴虚：症见胁肋少腹胀痛，或可触到痞块，眩晕耳鸣，双目干涩，五心烦热，盗汗，尿中带血，舌红少苔，脉细数。

（5）脾肾气虚：症见少气乏力，面色少华，唇甲苍白，形寒腹胀，头面或肢体浮肿，纳差，神疲腰酸，不思饮食，泛恶呕吐，尿血色淡，少尿或无尿，舌淡苔薄，脉沉迟。

3. 辨证要点

根据患者家族遗传特点及超声等影像学检查可明确诊断。由于多囊肾具有双肾体积增大的临床特征性表现，其中医可按照癥积进行论治。疾病早期，病势轻浅，以腹胀、纳呆、恶心等气机升降失调相关症状为主要表现，此时辨证多为脾肾气虚、肝郁气滞。病至中期，肾气愈损，脾气愈亏，运化无力，气血运行不畅，气滞血瘀，津液输布失常，在肾脏内部或聚而成湿，或停而为痰，或留而为饮，或积而成水，结成窠囊，故见腰腹部胀痛，积块触之较前明显。病至后期，病程缠绵日久，痰浊瘀血等在肾脏内部蕴结更甚，形成积块坚硬，病入血分，但此期脾肾衰败，变生浊毒，弥漫三焦，可见乏力、恶心呕吐、脘腹胀满、水肿、小便不利等，甚则形成关格等危重表现。

三、治疗

（一）西医治疗

1. 一般治疗

避免剧烈运动或从事对肾脏有损伤的工作；适当饮水，预防尿路感染和尿石症；低盐、低脂、高纤维饮食，正常或略低于正常的蛋白质摄入；避免摄入咖啡因。

2. 并发症及对症治疗

（1）高血压：降压目标值为 120/80mmHg，药物首选 ACEI 或 ARB，必要时可与钙通道阻滞剂、α受体阻滞剂、β受体阻滞剂及中枢降压药联用。

（2）疼痛：急性疼痛常由囊肿出血、感染或结石所致，应首先进行病因治疗。疼痛持续或较重时可口服止痛药。囊肿数目较少但囊肿巨大者，可在 B 超引导下穿刺引流后注入无水酒精硬化治疗。囊肿数量较多者可考虑囊肿去顶减压术乃至肾脏切除术。

（3）囊肿出血：多为自限性，一般通过卧床休息、止痛、适当饮水、碱化尿液等处理，症状可得到有效控制。严重出血威胁生命者，可采用输血、液体复苏、止血等保守治疗，效果欠佳者可行选择性肾动脉栓塞术或手术治疗。

（4）尿路及囊肿感染：可口服磺胺类或喹诺酮类抗生素，急性发作期尿路感染伴全身感染性中毒症状和囊肿感染者，应首选抗生素静脉内使用。如果在采取适当的抗菌治疗后仍持续发热 1~2 周，应予经皮或手术引流感染的囊肿。合并肾周脓肿和泌尿系结石等应及时进行外科干预。

（5）结石治疗：多饮水，根据结石大小和部位采取体外冲击波碎石术或经皮肾镜取石术。

3. 肾脏替代治疗

进展为 ESRD 时需进行肾脏替代治疗，首选血液透析，ADPKD 肾移植后移植肾存活率与非 ADPKD 肾移植患者相似，但移植后糖尿病发生率升高。

4. 探索性治疗

目前一些新的药物，如血管加压素 V2 受体拮抗剂（托伐普坦）、mTOR 抑制剂（西罗莫司）、生长抑素类似物（奥曲肽），临床初步观察可延缓 ADPKD 病情进展，但其长期疗效及安全性尚有待进一步观察研究。

（二）中医治疗

1. 湿热蕴结

治宜清热利湿。方用八正散加减，药用通草、车前子、萹蓄、大黄、栀子、滑石、白茅根、白花蛇舌草等。血尿明显者加小蓟、生侧柏叶；口渴者加天花粉。

2. 肝气郁结

治宜疏肝理气，破积散聚。方选柴胡疏肝散合失笑散加减，药用柴胡、白芍、川芎、枳壳、郁金、香附、薄荷、蒲黄、五灵脂等。因结石排尿疼痛者，加延胡索、乌药、石韦、王不留行；眩晕耳鸣者加天麻、钩藤。

3. 血络痹阻

治宜活血通络。方用血府逐瘀汤加减，药用红花、桃仁、赤芍、川芎、丹参、当归、川牛膝、茜草、小蓟等。便秘者加大黄、生白术；持续尿血者加红芪、五味子、茜草。

4. 肝肾阴虚

治宜滋养肝肾。方用二至丸、六味地黄丸合小蓟饮子加减。药用女贞子、旱莲草、熟地、山萸肉、枸杞子、小蓟、蒲黄等。心烦失眠者加知母、夜交藤、莲子心；浮肿者加茯苓、猪苓、玉米须。

5. 脾肾气虚

治宜补肾健脾。方用四君子汤合济生肾气丸加减。药用党参、黄芪、茯苓、白术、熟地、山萸肉、车前子、川牛膝等。形寒肢冷者加肉桂、附子；腹胀纳呆者加山药、茯苓、砂仁。

6. 兼证治疗

继发尿路结石者，症见腰腹刺痛、小便频涩或排出砂石等，可加用海金沙、金钱草、鸡内金等。血尿不止或反复发作者，可另吞十灰散、琥珀末、三七粉等。头晕头痛，心烦失眠，或血压偏高者，可加用钩藤、石决明、珍珠母、天麻、炒枣仁、生龙牡等。尿少浮肿者可加车前子、汉防己、王不留行等。阳气虚弱，四肢欠温者，可加淡附片、肉桂、巴戟天以温补肾阳。湿浊内蕴，胃失和降而见恶心呕吐者，可用苏叶、黄连煎汤频服。

四、预防与护理

由于本病症状不明显，常被忽视，有家族史而出现腰酸痛等症者，应考虑患病的可能。明确诊断的患者应注意休息，防止劳累过度，避免感染而诱发肾功能衰竭。浮肿明显、少尿的患者应控制盐、水的摄入量。手术后的患者要注意卧床休息，预防感染。

五、研究进展

根据多囊肾疾病的发病特点，临床各家多采取分期辨治：张雪梅将其归纳为发生期、成长期、肿大期、破溃期、尿毒症期。发生期症状不明显，证候尚未形成，治以小剂量补阳还五汤合用六味地黄丸补肾活血；成长期肝阳上亢证或血瘀轻症，处方以天麻钩藤饮加减平肝潜阳、活血化瘀；肿大期五脏气虚，瘀阻肾络，治宜活血化瘀、排毒泄浊；破溃期往往积聚渐大，血溢肾外，治宜凉血止血；尿毒症期则脾肾两虚，水湿、湿浊内停，处方以解毒活血汤分清泄浊、化痰利湿活血，佐以补肾健脾益气。孙响波总结出多囊肾临床辨治八法：理气活血，化瘀散结；软坚化痰，消瘀通络；清热燥湿，泻火解毒；平肝疏肝，重镇潜阳；固摄血运，止血活血；通利水道，利湿消肿；补肾健脾，扶正祛邪；通利三焦，分消泄浊。杨洪涛将多囊肾分为早、中、晚期，病变早期积块初起，治疗重在理气散结；中期积块渐硬，瘀血内结，正气亦伤，治应祛瘀软坚、益气健脾补肾；后期病程日久，积块坚硬，且正气大伤，虚损之势必现，治宜滋补肝肾、补益气血、化瘀软坚、清利湿热。于思明主张从积聚演变论治多囊肾，早期调理气机、补脾益肾，中期行气活血化瘀、缓消癥块，晚期补脾固肾、活血消癥、降浊解毒。此外，刘玉宁还强调重视针对腰痛、腹痛、血尿、泌尿系统感染等症状进行对症论治，有利于改善生活质量，延缓病情进展。

（文玉敏　李平　都占陶）

第二节　Alport 综合征

Alport 综合征又称遗传性进行性肾炎，是编码Ⅳ型胶原 α3/α4/α5 链的基因突变导致的遗传性肾脏病，临床上主要表现为血尿、蛋白尿及进行性肾功能障碍，部分患者合并高频神经性耳聋、晶体及眼底改变，又称眼 – 耳 – 肾综合征。Alport 综合征的发病率为 $1:5000 \sim 1:10000$，在肾小球疾病中约占 2%，多在 40 岁以前发生肾衰竭，男性患者病情较女性患者重。

本病根据临床表现可归属于中医学"血尿""癃闭""关格""溺毒""肾劳"等病证范畴。

一、病因病理

（一）西医病因病机

Ⅳ型胶原是一种主要分布在基底膜的细胞外基质成分，由 3 条 α 链相互缠绕、紧密扭曲而成的三股螺旋结构。Ⅳ型胶原 α 链至少有 6 种，分别为 α1（Ⅳ）~α6（Ⅳ）链。正常情况下，α1（Ⅳ）和 α2（Ⅳ）链存在所有组织的基底膜；而 α3（Ⅳ）、α4（Ⅳ）和 α5（Ⅳ）链仅分布在肾小球基底膜和肾小囊、远曲小管、集合管基底膜以及皮肤基底膜；α6（Ⅳ）链分布于肾小囊、远曲小管、集合管基底膜及皮肤基底膜。皮肤基底膜存在 α1（Ⅳ）、α2（Ⅳ）、α5（Ⅳ）和 α6（Ⅳ）链，缺乏 α3（Ⅳ）和 α4（Ⅳ）链。

Ⅳ型胶原的 α1（Ⅳ）~α6（Ⅳ）链，分别由 *COL4A1~COL4A6* 基因编码组成。这 6 种基因分成 3 对，分别位于 3 条染色体上，*COL4A1* 和 *COL4A2* 基因定位于 13 号染色体的 q34；*COL4A3* 和 *COL4A4* 基因定位于 2 号染色体的 q35~q37；*COL4A5* 和 *COL4A6* 基因定位于 X 染色体的 q21~q22。*COL4A1~COL4A6* 某一基因的突变或异常，就会导致其编码的 α1（Ⅳ）~α6（Ⅳ）链的异常，最终导致Ⅳ型胶原的异常，进而导致肾小球基底膜的异常。

Alport 综合征有 3 种遗传方式，最常见的是 X 连锁显性遗传，约占病例数的 85%，是由编码Ⅳ型胶原 α5 链的 COL4A5 基因突变所致。其次，是常染色体隐性遗传，约占病例数的 10%，是由 *COL4A3* 基因或 *COL4A4* 基因的纯合突变或复合杂合突变所致。还有常染色体显性遗传，是由 *COL4A3* 基因或 *COL4A4* 基因的杂合突变所致，约占病例数的 5%。

（二）病理改变

1. 光镜检查

可见轻度系膜增生性肾小球肾炎、微小病变性肾小球病，也可表现为局灶节段性肾小球硬化症，或伴肾小管间质损害、CIN，间质可见大量泡沫细胞。

2. 免疫荧光检查

少数患者可见肾小球基底膜或系膜区 IgM 阳性。特异性的Ⅳ胶原 α 链抗体免疫荧光检查，正常情况下肾小球基底膜及包曼囊Ⅳ胶原 α5 链均阳性；X 连锁显性遗传 Alport 综合征男性，肾小球基底膜及包曼囊Ⅳ胶原 α5 链均阴性；X 连锁显性遗传 Alport 综合征女性，肾小球基底膜及包曼囊Ⅳ胶原 α5 链间断阳性；常染色体隐性遗传 Alport 综合征，肾小球基底膜Ⅳ胶原 α5 链阴性，包曼囊Ⅳ胶原 α5 链阳性。

3. 电镜检查

可见肾小球基底膜弥漫性增厚及厚薄不均，部分致密层出现撕裂、分层，也有的只表现为均匀变薄而无分层、撕裂现象。

（三）中医病因病机

1. 中医病因

与多数遗传性疾病相似，先天禀赋不足是其根本病因，感受外邪、饮食不当、劳倦过度、药毒伤肾等为加重因素。

（1）禀赋不足：中医早有关于肾-眼-耳之间病理关系的明确记载。《灵枢·决气》云："精脱者耳聋……液脱者……耳数鸣。"《诸病源候论·耳病诸候》记载："肾为足少阴之经而藏精，气通于耳。耳，宗脉之所聚也。若精气调和，则肾脏强盛，耳闻五音，若劳伤血气，兼受风邪，损于肾藏而精脱，精脱者，则耳聋。"《证治汇补·目疾》有云："肝血不足，眼花，久视无力。肾水欠盈，神光短少，看一成二，据阴虚，当壮水之主，以镇阳光。"由此可以看出，先天禀赋不足，肾元亏虚，精气不能上承，耳窍失于濡养，则耳鸣、耳聋。肝肾精血同源，肾水不能涵养肝木，肝血不足，则目睛失养，视物模糊。

（2）感受外邪：感受外邪，特别是感受风寒、风热之邪，使得肺卫失和，肺失通调，水道不利，水湿、湿浊蕴结，更易伤败脾肾之气，使正愈虚，邪愈实。

（3）饮食不当：饮食不洁（或不节），损伤脾胃，运化失健，水湿壅盛，聚湿成浊。

（4）劳倦过度：烦劳过度可损伤心脾，而生育不节，房劳过度可使肾精亏虚，肾气内伐。脾肾虚衰则不能化气行水，升清降浊，水液内停，湿浊中阻，而成肾劳、关格之证。而肾精亏虚，肝木失养，阳亢风动，遂致肝风内扰。

2. 中医病机

（1）脾肾虚衰：肾元亏虚，后天失养，脾运失健，气化功能不足，开阖升降失司，则当升不升，当降不降，当藏不藏，当泄不泄，形成本虚标实之证。肾失固摄，精微下泄，而成蛋白尿、血尿。

（2）浊毒内蕴：因之脏腑虚损，水湿不化，湿蕴成浊，升降失司，浊阴不降，则见少尿、恶心、呕吐。病久可致多脏器虚损，湿热瘀血，浊毒内结而缠绵不已。

3. 中医病因病机特点

本病病位主要在肾，涉及肺、脾（胃）、肝、心等脏腑。基本病机为肾元虚衰、浊毒内蕴。其病理性质乃本虚标实，本虚以肾元亏虚为主，标实以水气、湿浊、血瘀、风邪之证为多。

二、诊断

（一）西医辨病

1. 临床诊断

Alport 综合征的诊断，依赖临床表现、超微病理、分子病理和基因检测。

（1）临床表现：典型的 Alport 综合征临床表现为"血尿＋耳聋＋肾衰竭家族史"，但是部分患者可无耳聋症状。

（2）超微病理：典型的 Alport 综合征的超微病理改变是肾小球基底膜厚薄不均，致密层撕裂、分层、篮网状、虫蚀状改变。年龄小的 Alport 综合征患者肾组织电镜改变不典型，常表现为肾小球基底膜弥漫变薄，容易误诊为薄基底膜肾病。

（3）分子病理：依据肾组织或皮肤组织IV型胶原 α 链染色结果，可以为 Alport 综合征的诊断提供重要依据，而且可以区分不同遗传型。

（4）基因检测：可明确其基因突变类型，在预测疾病进展的风险、产前基因诊断和再生育的遗传咨询以及指导治疗方面有重要作用，为基因治疗奠定基础。

2. 鉴别诊断

（1）薄基底膜肾病（良性家族性血尿）：临床典型表现为无症状性肾小球源性血尿，多数患者的肾功能始终正常且不伴眼、耳病变。常为家族性、常染色体显性遗传病变。其唯一的组织病理学发现是肾小球基底膜弥漫性变薄。正常基底膜宽度为 300~400nm，而在本病仅为 150~225nm。肾活检和皮肤活检组织中的IV型胶原 α 链的表达和分布正常。

（2）指甲髌骨综合征：本病为常染色体显性遗传。肾脏病主要表现为蛋白尿、镜下血尿、水肿及高血压，仅 10% 病例进入终末期肾衰竭。有指甲萎缩、角化不全、骨发育不良等表现，但无眼、耳病变。肾活检电镜下 GBM 增厚呈花斑或虫蚀状，有膜内纤维丝，是与 Alport 综合征鉴别的病理学特征。

（三）中医辨病辨证

1. 辨证思路

Alport 综合征的辨证当抓住其先天禀赋不足的病因特点，根据其临床症状，详细判别属肾、肝、脾等何种脏器虚损，先辨明其本证。再根据有无感受外邪或形成湿、热、瘀、毒等病理产物判断有无相应的兼夹证候。

2. 本病常见证候及其临床表现

（1）本证

①肾气不固证：症见血尿，尿色淡红有泡沫，头晕耳鸣，腰脊酸痛，双膝酸软，神疲乏力，舌淡苔白，脉细软。

②脾肾气虚证：症见血尿，尿色淡红，倦怠乏力，气短懒言，食少纳呆，腰酸膝软，脘腹胀痛，大便不实，口淡不渴，舌淡有齿痕，脉沉细。

③肝肾阴虚证：症见血尿，尿色鲜红，头晕，头痛，腰酸膝软，口干咽燥，五心烦热，大便干结，舌淡红少苔，脉沉细或弦细。

④脾肾气阴两虚证：症见倦怠乏力，腰酸膝软，口干咽燥，五心烦热，血尿、尿色淡红、夜尿清长，舌淡有齿痕，脉沉细。

⑤阴阳两虚证：症见畏寒肢冷，五心烦热，口干咽燥，腰酸膝软，夜尿清长，大便干结，舌淡有齿痕，脉沉细。

（2）标证

①风邪证：症见反复遇外感而发作，鼻塞，喷嚏，咽痒，咽肿，咽痛，耳闭，咳嗽，呼吸不利，恶寒发热，头身胀痛，皮肤瘾疹，面肢浮肿，尿中泡沫明显，尿少，腹胀，便难，腰膝酸痛，骨节游走性疼痛。

②水气证：症见面肢浮肿，或有胸水、腹水。

③湿浊证：症见恶心呕吐，肢体困重，食少纳呆，脘腹胀满，口中黏腻，舌苔厚腻。

④血瘀证：症见面色晦暗，腰痛，肌肤甲错，肢体麻木，舌质紫暗或有瘀点瘀斑，脉涩或细涩。

3. 辨证要点

根据患者血尿、肾功能减退、耳聋的家族史，结合分子病理及基因检测等实验室检查，不难诊断。Alport 综合征属本虚标实，以先天禀赋不足，肾、肝、脾等脏器功能虚损为本，风、水、湿、瘀等病理邪气为标，临床辨证应分清标本虚实。

三、治疗

（一）西医治疗

Alport 综合征尚缺乏特异性的治疗，但早期应用 ACEI/ARB 药物可以延缓 Alport 综合征患者的肾功能恶化。一些新的治疗措施在动物实验上有一定的效果，但尚未用于临床。

1. 肾素 - 血管紧张素 - 醛固酮系统抑制剂

ACEI/ARB 药物可以降低尿蛋白，延缓肾功能恶化，推迟 Alport 综合征患者肾衰竭发生约 13 年。2012 年发表的 Alport 综合征临床治疗专家建议具有里程碑意义，具体包括如下内容。

（1）患儿从 1 岁起监测尿蛋白和尿微量白蛋白，至少每年 1 次。

（2）具有显性蛋白尿（24 小时尿白蛋白超过 150mg）的患儿需要治疗。

（3）具有微量白蛋白尿（24 小时尿白蛋白总量达到 20~150mg）的男性患儿有以下情况之一时需治疗：①缺失突变；②无义突变；③家系中有 30 岁前 ESRD 的家族史。

建议一线治疗是 ACEI，二线治疗是 ARB 和醛固酮受体拮抗剂。

2. 基因治疗和干细胞治疗

Alport 综合征是由 COL4A3/A4/A5 基因突变导致的，理论上通过纠正突变基因或者注入无突变的足细胞产生正常的 IV 型胶原 α3/α4/α5 链即可治愈。但目前基因治疗和干细胞治疗仅在细胞实验和小鼠模型水平进行，尚未应用到 Alport 综合征的患者。

3. 未来治疗新靶点

近年来基础研究提示 MicroRNA-21、胶原受体（DDR1/2）、基质金属蛋白酶（MMP-2/MMP-3/MMP-9/MMP-12）、$TGF-\beta_1$、CTGF 等是治疗 Alport 综合征的新靶点，有望开发新的药物以达到进一步延缓肾功能恶化的目的。目前正在进行的一项甲基巴多索酮（Bardoxolone Methyl）治疗 Alport 综合征的 II、III 期临床试验结果也值得期待。

4. 肾移植

肾移植是治疗 Alport 综合征 ESRD 患者的有效措施之一。通过对 Alport 综合征所致的 ESRD 患者与其他肾脏病所致的 ESRD 患者肾移植的对比研究，发现 Alport 综合征移植组患者存活率及移植肾存活率均高于其他肾脏病移植组。新近的研究报道 Alport 综合征患者肾移植后 5 年存活率为 92.9%，移植肾的存活率为 89%，因此，研究者建议与其他原因导致的 ESRD 相比，Alport 综合征患者应该优先行肾移植治疗。

（二）中医治疗

Alport 综合征患者常本虚证与标实证同时存在，常一个本虚证兼夹数个标实证。临床治疗时，可根据患者具体情况辨证论治。

1. 本证

（1）肾气不固证：治宜补益肾气。方用无比药丸加减。药用山药、肉苁蓉、熟地、山茱萸、党参、生黄芪、生白术、茯苓、川续断、菟丝子、河白草。便溏者加补骨脂；失眠者加酸枣仁、远志、柏子仁。

（2）脾肾气虚证：治宜补气健脾益肾。方用异功散加减。药用党参、生黄芪、生白术、茯苓、薏苡仁、川续断、菟丝子、六月雪。脾虚湿困者，加制苍术、藿香、佩兰、厚朴化湿健脾；脾虚便溏者，加炒扁豆、炒芡实健脾助运，泽泻利水消肿；便干者，加制大黄通腑泄浊；水肿明显者，加车前子、泽泻利水消肿。

（3）肝肾阴虚证：治宜滋肾平肝。方用杞菊地黄汤加减。药用熟地、山茱萸、山药、茯苓、泽泻、丹皮、枸杞子、菊花、潼蒺藜、怀牛膝。头晕头痛明显，耳鸣眩晕，血压升高者，可加钩藤、夏枯草、石决明、磁石以清肝泻火。

（4）脾肾气阴两虚证：治宜益气养阴，健脾补肾。方用：参芪地黄汤加减。药用太子参、生黄芪、生地、山茱萸、山药、丹皮、枸杞子、制首乌、茯苓、泽泻。心气阴不足，心慌气短者，可加麦冬、五味子、丹参、炙甘草以益气养心；大便干结者，可加火麻仁或制大黄以通腑泄浊。

（5）阴阳两虚证：治宜温扶元阳，补益真阴。方用全鹿丸加减。药用鹿角片、巴戟天、菟丝子、肉苁蓉、人参、白术、茯苓、黄芪、熟地、当归、怀牛膝等。虚不受补，恶心呕吐，纳少腹胀者，则先予调补脾胃，健脾助运，可选炒山药、云茯苓、生薏苡仁、炒谷芽、炒麦芽、法半夏、陈皮、焦六曲。

2. 标证

（1）风邪证：治宜宣肺祛风。方用越婢加术汤加减。药用麻黄、生白术、荆芥、连翘、僵蚕、蝉蜕、生黄芪、防风、石韦、生甘草、生地。属风热偏盛者，可加连翘、桔梗、白茅根；见汗出恶风者，为卫气已虚，则用防己黄芪汤加减，以助卫解表；表证渐解，身重而水肿不退者，可按水气证论治。

（2）水气证：治宜利水消肿。方用五皮饮或五苓散加减。药用连皮茯苓、白术、生薏苡仁、猪苓、陈皮、车前子。气虚水湿内停者，用防己黄芪汤补气健脾利水；肾阳不足者，用济生肾气丸、真武汤加减；肝肾阴虚、气阴两虚证者，加淡渗利水不伤阴液之品；水气证日久或伴瘀血者，常在辨证基础上加用活血化瘀利水之品如丹参、川芎、益母草、泽兰等。

（3）湿浊证：治宜和中降逆，化湿泄浊。方用小半夏加茯苓汤加味，药用姜半夏、茯苓、生姜、陈皮、紫苏叶、姜竹茹、制大黄。湿浊较重，舌苔白腻者，加制苍术、白术、生薏苡仁以运脾燥湿，厚朴以行气化湿；小便量少者，加泽泻、车前子、玉米须以利水泄浊。

（5）血瘀证：治宜活血化瘀。方用桃红四物汤加减。药用桃仁、红花、当归、赤芍、川芎、丹参、三七粉。气虚血瘀者，加用生黄芪益气活血；久病瘀滞难以取效者，可加祛风通络或虫类活血药，如全蝎、蜈蚣、土鳖虫、水蛭等。

四、预防与护理

由于本病症状不明显，常被忽视，有家族史而出现腰酸痛等症者，应考虑患病的可能。Alport 综合征目前尚无特效治疗，积极预防常见的加重因素是治疗的关键，主要包括预防感染、避免使用肾毒性药物、控制血压、治疗尿路梗阻、纠正过度吐泻等导致血容量不足的因素。一旦确诊 Alport 综合征，患者要严密随访，进行合理的遗传咨询和饮食指导。建议患者每 3 个月行尿液相关检查，包括尿常规、尿蛋白肌酐比、24 小时尿蛋白定量等。

五、研究进展

Alport综合征常出现肾－耳－眼同病的现象，其相关中医病机如下：肾之阴精不足，阴虚则生内热，热邪妄动，灼伤脉络，故可见尿血；肾精不足，不能上濡清窍，则可见耳鸣、耳聋。因肝肾精血同源，肾精不足日久不能涵养肝血，肝开窍于目，肝血不足，目失于濡养，而见视物不清。围绕其肾元虚衰、浊毒内蕴的基本病机，有人提出益肾养肝、补气养血、凉血清利的治疗大法。某些具有肾脏保护作用的单味药，如大黄、黄芪等，临床可根据辨证酌情选用。

（文玉敏　刘鹏　李平）

参考文献

［1］常染色体显性多囊肾病临床实践指南专家委员会. 中国常染色体显性多囊肾病临床实践指南［J］. 临床肾脏病杂志. 2019. 19（4）：227-235.

［2］骆杰伟，黄昉萌，范丁前，等. 张雪梅主任治疗成年型多囊肾经验［J］. 光明中医，2015，30（2）：241-243.

［3］孙响波，于妮娜，张法荣，等. 多囊肾病临床辨治八法［J］. 中国中西医结合肾病杂志，2013，14（12）：1114-1115.

［4］戴润，黄一珊，张帅星，等. 刘玉宁教授治疗多囊肾的临床经验［J］. 中西医结合心脑血管病杂志，2018，19（13）：850-851.

［5］张琰琴，王芳，丁洁. Alport综合征诊断和治疗专家推荐意见［J］. 中华肾脏病杂志，2018，34（03）：227-231.

［6］袁小涵，王惠明. Ⅳ型胶原相关肾病的研究进展［J］. 武汉大学学报（医学版），2020，41（04）：678-683.

［7］郭玲，栗睿. Alport综合征中医辨证治疗体会［J］. 中华中医药学刊，2016，34（04）：952-955.

第十二章　肾功能衰竭

肾功能衰竭（renal failure）是肾脏功能部分或全部丧失的病理状态。按其发作的急缓可分为急性肾功能衰竭（acute renal failure，ARF）及慢性肾功能衰竭（chronic renal failure，CRF）。急性肾功能衰竭现称为急性肾损伤（AKI），通常是因肾脏血流供应不足、因某种因素阻塞造成肾脏功能受损或是肾脏受到毒物的伤害而引起的急性肾衰竭的发生。而慢性肾功能衰竭是因为长期的肾脏病变，随着时间及疾病的进展，导致了肾脏的功能也逐渐下降，从而造成肾衰竭的发生。

第一节　急性肾功能衰竭

急性肾功能衰竭（ARF）是指由于各种原因（肾前性、肾后性、肾性及药物毒性等）导致的肾脏损伤，肾小球滤过率发生迅速持续性下降，导致体内多余的水分及各种有害毒性物质潴留，从而引起水、电解质、酸碱平衡发生紊乱。肾功能下降可发生在原有慢性肾脏病突发急性肾损伤或急剧肾功能恶化者，亦可发生在既往无肾脏疾病突发肾损伤者。

急性肾损伤网络（AKIN）将急性肾衰竭命名为急性肾损伤（acute kidney injury，AKI）。将 AKI 定义为：短时间内（不超过 3 个月）肾脏功能或结构方面异常，包括血、尿、组织检测或影像学方面的肾损伤标志物出现异常。AKI 的诊断标准为：肾功能（肾小球滤过功能）在 48 小时以内突然下降，表现为血肌酐绝对值升高 $\geq 0.3mg/dl$（$\geq 26.4mmol/L$），或者血肌酐较基础值升高 $\geq 50\%$，或者尿量 $< 0.5ml/（kg \cdot h）$ 持续时间超过 6 小时；但要排除梗阻性肾病或脱水状态。因此，AKI 概念的提出与诊断分期，对危重症 ARF 的早期诊断与识别并有效的干预，改善患者预后，具有非常重要的意义。下面以急性肾损伤（AKI）介绍本病的病因病理、临床诊断及临床治疗。

本病归属于中医学"癃闭""关格"病证范畴。

一、病因病理

（一）西医病因病机

急性肾损伤（AKI）有广义和狭义之分，广义上的 AKI 根据病变部位和病因的不同可分为肾前性、肾性和肾后性三类；而狭义上的 AKI 仅指急性肾小管坏死（acute tubular necrosis，ATN）。急性肾小管坏死（ATN）是一个病理学名词，是 AKI 最常见的类型，占全部 AKI 的 75%~80%，通常由缺血或肾毒性因素所致，两者常可兼而有之。

AKI 的病因涉及很多暴露高危因素和相关的风险因素。暴露高危因素包括脓毒症、重症系统疾病、心源性休克、烧伤、创伤、心血管手术、肾毒性药物、造影剂、中毒，等等。可能诱发 AKI 发生的风险因素包括脱水，高龄女性，CKD，慢性的心、肺、肝疾病，糖尿病，肿瘤及贫血等。

1. 肾前性 AKI

肾前性 AKI 又称肾前性氮质血症，是 AFR 最常见的原因。由于各种原因引起肾血流灌注量减少，从而导致肾小球滤过率降低。常见病因包括以下几点。

（1）有效循环血容量减少：各种出血如外科手术、创伤、消化道出血；呕吐、腹泻等导致消化液丢失；渗透性利尿、糖尿病酮症酸中毒等体液从肾脏丢失；向细胞外液转移如挤压综合征、胰腺炎及低蛋白血症等。

（2）心输出量减少：心功能不全如心肌梗死、心力衰竭等心源性休克心排出量减少使肾血流灌注量减少。

（3）内源性或外源性因素引起肾内血流动力学改变，导致肾小球毛细血管灌注压降低，约占 AKI 的 55%。此外，不同病因、不同病理损伤类型急性肾小管坏死持续发展也涉及 GFR 下降及肾小管上皮细胞损伤。

2. 肾性 AKI

肾性 AKI 病因较多，主要是肾实质损伤，占总发病率的 35%~40%。包括原发性和继发性肾小球疾病、急性间质性肾炎、肾血管疾病、急性肾小管坏死（ATN）等，在某些诱因作用下使肾功能急剧恶化，急性肾小管坏死是引起肾性急性肾衰竭最多见的病因，占 60%~90%。急性肾小管坏死常见的病因为肾缺血和肾毒性损伤两大类。可逆性差，预后也远较其他两种类型的 AKI 差。

（1）急性肾小管坏死——肾缺血的病因：急性肾缺血是 ATN 最常见的原因，约占 AKI 的 55%。由肾脏血流灌注不足所致，引起肾脏缺血低灌注的常见原因有：①细胞外液容量减少或虽然细胞外液容量正常但有效循环容量下降的某些疾病。②内源性或外源性因素引起的肾内血流动力学改变导致肾小球毛细血管灌注压降低。

（2）急性肾小管坏死——肾毒性损伤病因：与一些药物或毒物的摄入有关。由各种外源性及内源性肾毒性物质引起。近年来研究发现引起肾毒性损伤的外源性毒素以一些新型抗生素和抗肿瘤药物引起的肾毒性 ATN 逐渐增多，其次为重金属、化学毒物、减肥药、马兜铃酸、微生物感染及生物毒素等。肾毒性 ATN 的发生机制，主要与肾小管上皮细胞损伤、肾内血管收缩、肾小管梗阻等有关。此外常见的还有造影剂相关 AKI，高发生率和病死率，其发病与肾小管酸中毒、氧化应激、缺血性损伤和肾小管梗阻等因素的综合作用有关。

3. 肾后性 AKI

肾后性 AKI 特征是急性尿路梗阻，梗阻可发生在从肾盂到尿道的尿路任何部位，起病较急，一旦梗阻解除，肾功能多可完全恢复，故应首先予以确诊或排除。表现在双侧尿路梗阻或孤立肾患者单侧尿路梗阻时可发生肾后性 AKI，约占 AKI 的 5%。大量肾小球出现无灌注状态是肾小球滤过率下降的主要原因。常见原因包括前列腺肥大，前列腺或膀胱颈部结石、肿瘤，某些腹膜后疾病如后腹膜肿瘤、后腹膜纤维化等；此外，尿酸盐、阿昔洛韦、磺胺类及骨髓瘤轻链等可在肾小管内形成结晶，也会导致小管梗阻。

（二）病理改变

由于引起 AKI 的原因较多，其病理改变也各不相同，现以 ATN 为例介绍其病理变化。

1. 大体表现

肉眼见肾外形肿大而质软，重量增加，剖面可见髓质色深呈暗红色，皮质肿胀，因缺血而呈苍白色。

2. 光镜检查

光镜下缺血早期可见肾小管上皮细胞肿胀、脂肪变性和空泡变性；后期出现上皮细胞坏死、核破碎、浓缩、溶解的现象。肾小管上皮细胞变性、脱落，小管内充满坏死细胞碎片、管型和渗出物。典型的缺血性急性肾小管坏死光镜下见肾小管上皮细胞呈片状和灶性坏死；肾小管管腔扩张，管腔中有从基膜上脱落，未受损或变性上皮细胞、细胞碎片、色素和 Tamm-Horsfall 黏蛋白组成管型而堵塞。在近端小管的 S3 段坏死最为严重，其次为亨氏攀升支粗段髓质部分，基底膜常遭破坏。肾毒性 AKI 形态学变化最明显的部位在近端肾小管的曲部和直部，上皮细胞坏死多累及细胞本身，基底膜完整。

3. 急性肾功能衰竭病理分级

急性肾功能衰竭由于病因及病情程度不同，其病理表现亦有差异。一般肾脏外形肿大，有水肿；皮质肿胀，色苍白；髓质色深充血，有时伴小出血点。病理组织学检查大致分为以下三型。

（1）缺血型：在休克、创伤所致肾衰竭早期，肾小球多无改变，近曲小管有空泡变性，小管上皮细胞纤毛脱落，重者可出现肾小管细胞坏死，坏死区周围有炎性细胞浸润，远曲小管及集合管管腔扩张，管腔中有管型。

（2）肾毒型：近曲小管上皮细胞呈融合样坏死，坏死细胞和渗出物充满管腔，损害严重则小管破裂。远曲小管也可受累，出现坏死和退行性改变。肾间质有不同程度水肿，并有炎性细胞浸润，肾小球保持完整。

（3）急性间质性炎症型：肾脏一般增大，肾间质水肿明显，有细胞浸润及胶原纤维增生。肾小球正常，肾脏可恢复正常或残留间质纤维化。

（三）中医病因病机

1. 中医病因

本病的形成多与外感六淫邪毒、内伤饮食七情，以及损伤津液、中毒虫咬等因素有关。

（1）外邪侵袭脏腑：导致肺、脾、肾之功能异常，肺之治节无权，脾之健运失司，肾之开阖无度，加之膀胱气化功能失常，水湿浊邪不能排出体外，从而发为本病。

（2）内伤七情：引起肝气郁结，疏泄不及，从而影响三焦水液的运行和气化功能，致使水道通调受阻，形成癃闭。

（3）饮食不节：多过食辛辣肥腻，酿湿生热，湿热不解，下注膀胱，或湿热素盛，肾热下移膀胱而发病。

（4）劳倦伤脾：饮食不节，或久病体弱，致脾虚清气不能上升，则浊气难以下降，小便因而不通而发病。

（5）老年体弱或久病体虚：肾阳不足，命门火衰，气不化水，而致尿不得出而发病。

（6）津液输布失常：水道通调不利，不能下输膀胱等以致上、下焦均为热气闭阻，气化不利而发病。

（7）尿路阻塞：或瘀血败精，或肿块结石，阻塞尿道而发病。

2. 中医病机

根据古代医籍对"癃闭"与"关格"的论述，结合西医学对急性肾功能衰竭的认识，将其中医病机归纳为以下几个方面。

（1）湿热蕴结：素体湿盛，又感热邪；或湿热郁久而化热下注膀胱，膀胱气化无权，小便不通而成癃闭。

（2）邪热壅盛：外感邪热内结伤阴或热入营血，气营两燔或热与水结，皆可令气化失常，三焦水道不通而小便闭。

（3）瘀血阻络：突受外伤或手术后，脉络损伤，气血运行不畅，瘀血留滞体内。即如《灵枢·邪气脏腑病形》所云："有所堕坠，恶血留内。"由于瘀血停留，可引起一系列的病理变化。如：瘀血阻络，血不循常道而外溢可见各种出血；血行不畅，水湿停滞，湿瘀互结于肾或膀胱，形成尿闭。正如张景岳所云："或以败精，或能槁血，阻塞水道而不通也。"

（4）脾肾亏虚：因久居湿地，涉水冒雨，水湿内侵，留滞中焦，湿困脾阳，日久不愈，使脾阳亏损；或因饮食不节，饥饱失常，使脾气受伤，湿浊内生，损及脾阳；或因过于劳倦酒色无度，生育过多，致肾气内伤，命门火衰，肾虚则不能温化水湿，浊邪阻滞，形成癃闭或关格。

（5）血虚津枯：失血、脱液或创伤后，阴血大亏，津液耗伤，阴津亏虚则不能下滋肝肾，水源枯涸，尿闭自成。

3. 中医病因病机特点

其发病病机主要由人体正气不足、卫外不固，受到湿邪、风邪等六淫之邪的影响，或因饮食不节伤及脾胃，过度劳累耗伤脾肾，或者受到药毒、虫毒、疫毒等毒物的影响，外邪入里化热，酿生湿热、热毒。热毒伤阴耗气，导致气阴两虚症状的出现；湿性黏滞，阻碍气血运行，导致血瘀、气滞症状的出现。因此，急性肾衰竭病性属本虚标实，因虚致实，由实致虚。其病位在肾，与肺、脾、肾、三焦、膀胱关系密切，病机关键在于肾失气化。

二、诊断

（一）西医辨病

1. 临床诊断

KDIGO 指南融合了先前 RIFLE 标准和 AKIN 标准的各自优点，目的是能早期诊断

AKI 并且降低漏诊率。该标准仍采用血清肌酐（serum creatinine，Scr）和尿量作为主要指标，符合以下情况之一者即可诊断 AKI：① 48 小时内 Scr 升高 ≥ 26.5μmol/L（0.3mg/dl）；② Scr 升高超过基础值的 1.5 倍及以上，且明确或经推断上述情况发生在 7 天之内；③尿量减少 < 0.5ml/（kg·h），且时间持续 6 小时以上。

2. 鉴别诊断

病史是相当重要的，应注意甄别每一种可能的 AKI 诱因。

（1）肾前性：由血容量不足、心排量减少、败血症或过度使用血管扩张性降压药或利尿剂而引起，以及各种原因导致休克使肾灌注血流量减少，体检发现皮肤、黏膜干燥，体位性低血压，颈静脉充盈不明显，应首先考虑肾前性急性肾衰竭。

（2）肾性：指肾实质性损伤，如肾小球肾炎、急性间质性肾炎、急性肾小管坏死等。有肌肉挤压、明显抽搐史者，应注意横纹肌溶解引起的急性肾小管坏死。有皮疹、发热、关节痛等常提示药物过敏引起的急性间质性肾炎。有明显全身系统症状，例如出现皮肤、关节、肺、中枢神经、胃肠道症状等，应高度怀疑系统性疾病引起的急性肾衰竭，包括系统性红斑狼疮、Wegener 肉芽肿或系统性血管炎而致的肾实质性急性肾衰竭。突然而起的浮肿、血尿、高血压、眼底出血渗出、严重动脉痉挛，应提示急进性肾炎或恶性高血压引起的肾实质性急性肾衰竭。

（3）肾后性：指导致完全性尿路梗阻如前列腺结石或肿瘤等。

3. 分期标准

KDIGO 指南根据血清肌酐及尿量变化程度将 AKI 分为 3 期（表 12-1），当患者 Scr 和尿量符合不同分期时，采纳最高分期。

表 12-1　急性肾损伤的 KDIGO 分期标准

分期	血清肌酐标准	尿量标准
1 期	绝对升高 > 26.5μmol/L（0.3mg/dl）或升高 1.5~1.9 倍	< 0.5ml/（kg·h）（时间 6~12h）
2 期	升高 2.0~2.9 倍	< 0.5ml/（kg·h）（时间 ≥ 12h）
3 期	升高 ≥ 353.6μmol/L（4.0mg/dl）或需要启动肾脏替代治疗或 < 18 岁患者 eGFR 下降至 < 35ml/（min·1.73m²）或升高 ≥ 3 倍	< 0.3ml/（kg·h）（时间 ≥ 24h）或无尿 ≥ 12h

注：eGFR（estimated glomerular filtration rate，肾小球滤过率）

（二）中医辨病辨证

1. 辨证思路

（1）辨虚实：急性肾功能衰竭中医辨证有虚实之不同。辨别虚实的要点在于观察正邪双方的变化。即如《黄帝内经》所说："邪气盛则实，精气夺则虚。"一般因邪热亢盛、湿热内蕴、瘀血阻络所致者多为实证；因脾肾阳衰、血虚津枯者多为虚证。但是，由于急性肾功能衰竭病情变化迅速，病因病机复杂，常可见因实致虚，因虚致实，以及虚实间相互转化而表现出虚实夹杂的证候，临床上俱当仔细审辨。

（2）审病势：由于导致急性肾功能衰竭的病因多种多样，其病情的发展转归也不尽一致。但多数患者病情来势凶险危重，常因水湿停留，浊邪壅塞三焦，升降不通，阴阳闭绝而死亡。所以临床上要把握病势的发展，针对不同的原因积极抢救，以冀患者能够转危为安。

2. 本病常见证候及其临床表现

（1）少尿期

①湿热蕴结：症见胸闷腹胀，恶心呕吐，纳呆口苦而黏，或有低热，口渴不欲饮，全身浮肿，少尿或尿闭，苔黄腻，脉濡数。

②邪热亢盛：气分热盛，阳明腑实者，可见高热大汗，神昏谵妄，大便不通，无尿或少尿，脉象洪大；气营两燔者，尚可见舌质红绛，苔黄褐而厚；热与水结者，可见从心下至少腹硬满而痛不可近，大便秘结，小便不通。

③瘀血阻络：络脉受阻，血溢脉外者，可见肢体麻木或疼痛，咯血、衄血、吐血、便血、尿血等；瘀血阻络，气机不通，水湿停滞者，则可见肢体浮肿，尿闭。舌质紫暗或有瘀点，脉沉涩。

④脾肾阳衰：症见全身浮肿，神疲乏力，四肢不温，腰酸腰痛，纳差腹胀，泛恶呕吐，少尿或无尿。若命门耗竭，不能温煦，心阳欲脱者，可见面色㿠白、四肢厥冷、气急倚息、汗出如雨等气脱阳亡、阴阳离决之危候。

⑤血虚津枯：血虚不能滋养肝肾者，可见头晕目眩，肢体麻木，肌肤不仁，手足蠕动甚或抽搐，同时也可见大便秘结，尿少或尿闭。

（2）多尿期及恢复期

①脾肾阳虚：偏于肾阳虚者，可见腰酸腰痛，全身乏力，畏寒肢冷，小便量多而清长，舌质淡，脉沉弱。偏于脾阳虚者，可见纳谷不香，四肢倦怠，小便清长，舌淡苔白，脉虚无力。

②气阴两虚：久病之后，气阴两伤，可见动则乏力短气，腰膝酸软，手足心热，口干喜饮或口干不欲多饮，舌质略红，苔薄有齿痕，脉象沉紧而数。

3. 辨证要点

首先，要辨别病之虚实。实证当辨湿热，瘀血，肺热，肝郁之偏盛；虚证当辨脾肾虚衰之不同，阴阳亏虚之差别。

其次，要了解本病病情之急，病势之重。

三、治疗

（一）西医治疗

无论何种原因引起的AKI，尽早识别并纠正可逆的病因，避免肾脏受到进一步损伤，维持水、电解质、酸碱平衡是其治疗的基石。

1. 尽早纠正可逆病因

AKI的治疗首先要纠正可逆病因，如各种严重外伤、心力衰竭、急性失血等都应该进行治疗，包括扩容、处理血容量不足即休克性感染等。肾前性 AKI 早期需要积极恢复血容量，如果肾前性 AKI 早期未能及时纠正，可继发出现急性肾小管损伤。因此需要及时停止影响肾血流灌注或肾毒性的药物，若因前列腺肥大引起的肾后性 AKI 应及时为患者进行导尿以纠正。

2. 对症治疗和防治并发症为主

对于肾前性和造影剂导致的肾损伤防治作用，应该充足补充液体。既往有充血性心力衰竭史患者，容量复苏时更需要注意补液的速度。存在尿路梗阻时，需请泌尿外科医师会诊，以及时解除梗阻。维持机体的营养状况和正常代谢，有助于损伤细胞的修复和再生，提高存活率。感染是 AKI 最常见的并发症，应尽早根据细菌培养和药物敏感试验选择对肾无毒性或毒性低的药物，同时要根据肾功能的情况注意调整药物剂量、用法、剂型或监测药物浓度。

3. 调节水、电解质和酸碱平衡

少尿期，治疗重点为调节水、电解质和酸碱平衡，控制氮质潴留，供给适当营养。少尿期常因高钾血症、急性肺水肿、上消化道出血和并发感染等而导致死亡，故做到防治并发症和治疗原发病，必要时予以肾脏替代治疗。多尿期，治疗重点仍为维持水、电解质和酸碱平衡，控制氮质血症，治疗原发病和防止各种并发症，直至脱离生命危险。部分 ATN 患者多尿期持续较长，要注意补充液体尽可能经胃肠道补充，量应逐渐减少，以缩短多尿期。恢复期，要定期随访患者的肾功能，仍需注意避免使用对肾脏有损害的药物。

4. 肾脏替代治疗

肾脏替代治疗是危重 AKI 患者治疗的重要组成部分，包括腹膜透析、间歇性血液透析和连续性肾脏替代疗法。存在危及生命的水、电解质、酸碱平衡紊乱时应紧急启动肾脏替代治疗；采用肾脏替代治疗主要是为了有效清除尿毒症毒素，维持体液、电解质、酸碱平衡，防止或治疗进一步的肾脏损伤，促进肾功能恢复。但有关危重 AKI 时肾脏替代治疗的指征如剂量及开始时机的模式等关键问题，尚有一定争议，仍需进一步的探讨。重症 AKI 倾向于早期开始肾脏替代治疗，其目的就是清除体内过多的水分、毒素，及时纠正离子代谢紊乱，有助于液体、蛋白等营养物质的补充。连续性肾脏替代疗法对患者血流动力学影响较小，故适合重症患者的治疗。

（二）中医治疗

时振声教授强调，中医治疗急性肾功能衰竭要注意辨虚实，辨别虚实的要点在于观察正邪双方的变化。由于急性肾功能衰竭病情变化迅速，病因病机复杂，常可见因实致虚，因虚致实，以及虚实间相互转化而表现出虚实夹杂的证候，临床上俱当仔细审辨，并且应该注意急则治其标、缓则治其本。

在《新药中药治疗急性肾功能衰竭临床研究指导原则》（2002 年）中将急性肾功能衰竭分为四种证型：热毒炽盛证、火毒瘀滞证、湿热蕴结证、气脱津伤证；根据临床表现辨证分型，治疗原则应当分别是：清热泄浊解毒（拟黄连解毒汤化裁）；清热利湿，凉血解毒（拟犀角地黄汤化裁）；清热化湿，祛浊解毒（拟黄连温胆汤化裁）；回阳救逆，益气固脱（拟参附汤合生脉散）。湿、热、瘀、毒病理因素常贯穿于 AKI 发生、发展的整个过程，通腑泄浊、宣畅三焦、清热解毒、活血化瘀、益气健脾补肾为治疗的核心，中医辨证论治疗中必须兼顾各个环节。

1. 湿热蕴结

治宜清热利湿。方用八正散加减。药用车前子、瞿麦、萹蓄、滑石、山栀、甘草、通草、大黄。舌苔厚腻者，可加苍术、黄柏，以加强其清化湿热的作用；兼心烦，口舌生疮糜烂者，可合导赤散，以清心火、利湿热；若湿热久恋下焦，又可导致肾阴灼伤而出现口干咽燥，潮热盗汗，手足心热，舌光红，可改用滋肾通关丸加生地、车前子、川牛膝等，以滋肾阴、清湿热而助气化。

2. 邪热亢盛

气分热盛，阳明腑实者，治宜通腑泄热，可用大承气汤，常可见大便一通，小便可得；兼热入营血，气营两燔者，合用安宫牛黄丸以清营开窍；热与水结或结胸者，宜用大陷胸汤泻热逐水。加减：热毒炽盛者，加黄芩、黄连、栀子；阴津亏耗者，加玄参、生地；小便极少者，加白茅根、竹叶、滑石。

3. 瘀血阻络

治宜用活血通络法。方用桃红四物汤加减。药用桃仁、红花、当归、赤芍、川芎、熟地。

4. 脾肾阳虚

治宜温补脾肾。方用真武汤合温脾汤加减。若见肢冷脉微、大汗淋漓等真阳欲脱之象，可急煎参附汤以回阳救逆。

5. 血虚津枯

治宜养血生津。可用四物汤加麦冬、五味子、牛膝、阿胶等，抽搐者也可用大定风珠加减。肝肾亏虚者，宜滋补肝肾，选用杞菊地黄汤加减。

急性肾功能衰竭多尿期或恢复期，脾肾阳虚者，治宜温肾健脾，可用无比山药丸加减；气阴两虚者，治宜益气养阴，可用六味地黄丸加党参、黄芪、麦冬等治疗。

四、预防与护理

急性肾功能衰竭患者病情较重时需要绝对卧床；要准确记录 24 小时出入量，监测体重的变化。对于少尿或无尿患者需严格限制入量；呕吐、腹泻等失液较多者可适当增加入量。饮食的原则是以低盐、低脂、优质低蛋白易消化的食物为主；适当补充优质蛋白、足够的热量、维生素以维持患者的营养状态。急性肾衰竭患者易合并高钾血症，故饮食中需要严格限制含钾食物的摄入，同时也要严格限制高磷及高嘌呤食物的摄入。

（童楠　童安荣　都占陶）

第二节 慢性肾功能衰竭

慢性肾功能衰竭（chronic renal failure，CRF）是各种原发或继发性肾脏病（chronic kidney disease，CKD）病情进行性进展引起肾单位和肾功能不可逆的损害，导致以代谢产物和毒物潴留、水及电解质的代谢紊乱、酸碱失衡、肾内分泌功能失调等为特征的临床综合征，多器官、多系统受累，严重危害人类健康的难治性疾病。

慢性肾脏病是指肾脏损害和（或）肾小球滤过率（glomerular filtration rate，GFR）下降＜60ml/（min·1.73m²），持续3个月或以上。肾脏损害是指肾脏结构或功能异常，出现肾脏损害标志：包括血和（或）尿成分异常和影像学异常，肾组织出现病理形态学改变等。慢性肾功能衰竭常常进展为终末期肾病（end stage renal disease，ESRD），CRF晚期称为尿毒症。

本病归属于中医学"癃闭""关格""虚劳"病证范畴。

一、病因病理

（一）西医病因病机

慢性肾功能衰竭是多种肾脏疾病进展的最终结局，故其病因多样、复杂，主要包括肾小球肾炎、肾小管间质性疾病、肾血管性疾病、代谢性疾病和结缔组织疾病性肾损害、感染性肾损害以及先天性和遗传性肾脏疾病等多种疾病。在西方发达国家继发性因素是主要病因，其中糖尿病和高血压为慢性肾功能衰竭的首要病因。在我国以IgA肾病为主的原发性肾小球肾炎最为多见，其次为高血压肾小动脉硬化、糖尿病肾病、狼疮性肾炎、慢性肾盂肾炎及多囊肾等，近年来糖尿病肾病、高血压肾小动脉硬化的发病率有逐年增加的趋势。诱发与加重的因素同样不容忽视，急性加重的诱因主要有感染、血容量不足、肾毒性药物的使用、心功能不全、长期蛋白尿、尿路梗阻等。

慢性肾功能衰竭的发病机制因各种原发疾病不同而存在差异，但其进展及尿毒症症状的发生、发展存在共同机制，目前许多假说来解释慢性肾功能衰竭的发病机制。①健存肾单位学说：由于各种病因引起的功能性肾单位减少后，造成剩余的肾单位出现代偿性变化，随着病情的进展，如持续代偿、代偿过度，健存肾单位可进一步毁损，肾功能逐步减退。其特点是肾小球血流动力学、肾小管形态学及功能变化。当健存肾单位为了代偿被毁坏了的肾单位功能时，不得不增高肾小球血液灌注及滤过率，如长期过度负荷，便可导致肾小球硬化。②矫枉失衡学说：慢性肾衰竭时机体会出现一些代谢异常，为了矫正这些异常，却又引起机体新的失衡现象，如肾小球滤过率下降，肾排磷减少引起高磷血症，随之导致钙的降低，钙磷代谢异常，影响甲状旁腺素分泌增多，进而可引起肾性骨病、转移性钙化等加重机体损害。

（二）慢性肾功能衰竭分期

《慢性肾衰竭中西医结合诊疗指南》结合国内外情况将CRF分为三期。

1. CRF 早期

相当于 CKD 3 期，肾小球滤过率 30~59ml/（min·1.73m²）。临床上除原发病症状外，开始出现氮质潴留和并发症的表现；治疗上以治疗原发病为主，同时要评价、预防和治疗并发症。

2. CRF 中期

相当于 CKD 4 期，肾小球滤过率 15~29ml/（min·1.73m²）。临床上可出现不同程度的并发症；治疗上要兼顾原发病和并发症，延缓疾病进展。

3. CRF 晚期

相当于 CKD 5 期，肾小球滤过率 < 15ml/（min·1.73m²）。临床上多已出现并发症的不适表现；治疗上要减轻患者症状、提高生活质量，做好替代治疗的准备。

（三）中医病因病机

1. 中医病因

其发病与先天禀赋不足，饮食失节，生活调适不当，情志失调，以及各种药毒、环境毒、邪毒关系密切。

（1）先天禀赋不足：各种慢性肾脏病的发生多与先天禀赋不足有关。肾为先天之本，肾精不足则无以化气生血。发生各类肾病后，部分先天禀赋不足的患者，肾精进而亏虚、祛邪无力，致邪毒壅盛，血脉瘀结，水道不通。

（2）饮食失节：现代人饮食多肥甘厚腻，部分人饮食不节、嗜食辛辣咸香，上述饮食中多包含较高的蛋白、钠盐、钾离子、嘌呤等物质，容易诱发或加重各种肾病进展。

（3）生活调适失宜：如酒色、情欲、劳欲伤身，致脏腑气虚，祛邪无力。

（4）情志失调：长期喜怒无常、情志失调，可导致肝肾阴虚，肝阳上亢，久则伤肾，加速肾衰竭。

（5）药毒、环境毒、邪毒外侵：药毒是近年来重点关注的致病因素。药毒，如各种西药（非甾体抗炎药、抗生素、质子泵抑制剂、抗肿瘤药等），中药（主要是含马兜铃酸类的中药，及炮制不当或含重金属的中药等）可导致各种慢性小管间质性肾病，久服则导致慢性肾衰竭。环境毒是我们近期针对疾病谱的变化而认识到的新的致病因素，其他邪毒如外感风邪、外感湿邪、鼠携带的疫毒等均可导致各种慢性肾脏病，最终导致慢性肾衰竭。

2. 中医病机

慢性肾功能衰竭的临床表现十分复杂，往往虚实并见，标本错杂。

（1）本虚：时振声教授从多年临床实践总结出患者脾肾虚损，特别是正气虚损，肾的泌别清浊功能减退，是本病的素因，其中最常见的证型是脾肾气阴两虚。素因肾元之气亏虚，气化不健而分清泌浊功能下降，致使"湿浊"潴留体内，应当排出的湿浊不能排出，久致湿浊化为"溺毒"，且"入血"为患。由于慢性肾脏疾病的病程较长，不论是气虚或阴虚，往往由于阳损及阴，阴损及阳，都转变为气阴两虚，把握住气阴两虚证的特点，有助于病情稳定并向好的方向转化。阴阳两虚是气阴两虚的进一步发展，寒热错杂、虚实并见更为突出，且脾肾气（阳）虚或肝肾阴虚，随着病情进展，不断地向气阴两虚或肝肾阴虚转换。

（2）标实：瘀血、水湿、湿浊、湿热、痰热等不同邪实。诸种邪实的由来，则是或为外来，或由内生，邪实加重正虚，正虚又生邪实，如此恶性循环，终致邪实泛滥，正气不支，预后不佳。而湿浊内留化毒，随着病情的发展可以发生寒化或热化，寒化者乃为脾肾阳虚之极，热化者乃邪热湿浊互结，随之波及五脏六腑、气血阴阳、三焦气机。

3. 中医病因病机的特点

本病病位以脾肾为中心，但往往波及肝、心、肺、胃等诸脏腑。本虚标实、虚实夹杂为其病机特点。本病的病机关键在于肾元之气亏虚，肾的分清泌浊功能失调，而肾的分清泌浊功能有赖于机体的气化作用。肾气亏虚可引起肾的气化功能障碍，脾、肺、肝等脏腑功能失调也可影响肾的气化功能。气化不足，升清泌浊功能障碍，不能及时疏导、转输、运化水液及毒物，因而形成湿浊、湿热、溺毒、瘀血。湿浊、溺毒、瘀血虽源于正虚，反过来又阻碍气血的生成，因虚致实，而后因实致虚，成为本病的重要病理因素。湿浊、溺毒波及五脏六腑、筋骨、肌肤，而产生诸多症状。若湿浊中阻，脾胃升降失常，则可出现恶心、呕吐；若湿浊困脾，脾失健运，气血生化之源匮乏，则气血亏虚加甚；若湿浊阻遏心阳，心气不足，运血无力，则可出现心悸、气短等。由于阴阳互根，阳损及阴，阴损及阳，从而形成阴阳两虚。本病若是由脾肾阳虚引起，久病则阳损及阴，可致阴阳两虚。若是由肝肾阴虚引起，阴损及阳，亦可出现气阴两虚及阴阳两虚。

二、诊断

慢性肾功能衰竭是一种常见病、多发病，是慢性肾脏病发展到后期的一种临床综合征，并发症多，严重影响患者的生活质量和寿命。根据病史的特点及症状掌握科学的问诊，以便尽早作出诊断。

（一）西医辨病

1. 临床诊断

慢性肾功能衰竭患者患有慢性疾病的病史，当发展到后期可出现慢性肾衰竭的症状，根据其病史特点可作出临床诊断。

（1）患有慢性病的病史

①肾炎：部分患者治疗欠规范，常伴有肾小球滤过率的下降。

②糖尿病：糖尿病肾病是糖尿病主要微血管并发症之一。晚期糖尿病肾病患者持续存在蛋白尿，常伴有肾小球滤过率下降，低蛋白血症加重，水肿明显。

③高血压：病程长且病情重，并伴有靶器官的损害。

④其他：如心力衰竭、肝病等会伴有肾小球滤过率下降。

（2）慢性肾衰竭的症状

①水、电解质和酸碱平衡失调：表现为水肿、高钾血症、代谢性酸中毒、低钙高磷、高镁血症等。

②各系统症状：心血管和肺部症状：表现为难治性高血压和左心室增大、急性左心衰、动脉粥样硬化、尿毒症、肺炎等，感染以肺部感染为最常见。血液系统症状：多表现为肾性贫血、出血倾向和白细胞异常。消化系统症状：胃肠道症状表现为厌食、恶心欲呕等，肾性骨营养不良、继发性甲状旁腺功能亢进症、骨化三醇缺乏症、营养不良、代谢性酸中毒等。神经肌肉症状：表现为疲倦乏力、失眠、注意力不集中，甚至出现性格改变。

（3）家族遗传病史：如多囊肾、遗传性肾炎，等等。据资料显示95%的多囊肾患者具有常染色体显性遗传病特征。这类患者只能依靠影像学和突变基因检测确立诊断。

2.鉴别诊断

慢性肾功能衰竭的患者临床表现是全身各系统的症状，因此肾功能检查有助于与其他疾病相鉴别。此外，还要注意慢性肾功能衰竭与急性肾功能衰竭的重叠，急性肾功能衰竭与慢性肾功能衰竭导致的尿毒症的鉴别。鉴别时除病史以外，B超检测双肾大小，以及实验室检查 Ccr 降低，尿素氮、Scr 升高，血常规有无贫血等都十分重要，对诊断困难的患者可做肾穿刺活检。

3.慢性肾功能衰竭的分期标准

关于慢性肾功能衰竭的分期，我国多采用1992年的黄山会议纪要建议，即将慢性肾功能衰竭分为4个阶段：肾功能不全代偿期、肾功能不全失代偿期、肾功能衰竭期（尿毒症前期）和肾功能衰竭（尿毒症期）（表12-2）。

表12-2　慢性肾功能衰竭的分期标准（1992年黄山会议纪要）

分期标准	理化指标	临床表现
肾功能不全（代偿期）	Ccr：50~80ml/min Scr：133~177μmol/L BUN：9mmol/L 以下	临床上多无典型症状
肾功能不全（失代偿期）	Ccr：20~50ml/min Scr：178~442μmol/L BUN：9mmol/L 以上	临床上可有多尿、夜尿，并有轻度贫血，多无明显症状。但在劳累、感染、血压波动或进食蛋白质过多时临床症状加重，又称氮质血症期
肾衰竭期（尿毒症前期）	Ccr：10~20ml/min Scr：443~707μmol/L BUN：17.9~21.4mmol/L	贫血明显，常有夜尿、等张尿，水电解质紊乱，轻度或中等程度的代谢性酸中毒，低钙高磷，水钠潴留，一般无高钾血症，可有胃肠道、心血管和中枢神经系统的症状
肾衰竭终末期（尿毒症期）	Ccr：< 10ml/min Scr：> 707μmol/L BUN：> 21.4mmol/L	出现严重的多系统症状，尤其以胃肠道、心血管和神经系统症状最明显，水电解质严重紊乱，有重度的代谢性酸中毒

2015年中国中西医结合学会肾脏疾病专业委员会制定的《慢性肾衰竭中西医结合诊疗指南》指南结合国内外诊断标准，将慢性肾功能衰竭分为3个阶段：早期、中期、晚期，分别相当于慢性肾脏病的3期 [GFR：30~59ml/（min·1.73m^2）]，4期 [GFR：15~29ml/（min·1.73m^2）]，5期 [GFR：< 15ml/（min·1.73m^2）] 的非透析患者。

（二）中医辨病辨证

1. 辨证思路

时振声教授在慢性肾功能衰竭的诊疗过程中，结合中医理论与临床经验，强调辨病与辨证相结合，在辨证施治的基础上灵活加减。

国家中医药管理局 2017 年制定的中医临床路径，将慢性肾功能衰竭分为正虚型与标实型，以正虚为主，或兼邪实，虚实夹杂，正虚分为：脾肾气虚、脾肾阳虚、气阴两虚、肝肾阴虚、阴阳两虚五个证型。标实分五个证型：湿浊、湿热、水气、血瘀、浊毒，邪实诸症中凡具备其中任何一项者，便可辨证为兼邪实。

2. 本病常见证候及其临床表现

（1）正虚主证

①气虚证：气虚证是各种肾脏病久延不愈致肾元亏虚，从而使整个脏腑功能减退的证候。临床上以少气、乏力、动则气促、脉弱为辨证要点。常见的有肺肾气虚证或脾肾气虚证，临床表现：神疲乏力，少气懒言，动则气促，自汗易外感，纳差便溏，舌胖有齿痕，脉弱。

②血虚证：血虚证的特征是贫血，血液亏虚，脏腑及四肢百骸失养，表现为全身虚弱。临床以面、唇、舌、甲等皮肤黏膜组织暗淡无华为辨证要点。临床表现：面色无华，唇甲色淡，经少色淡，舌胖质淡，脉细。

③阴虚证：阴虚证主要是指体内津、液、精、血等阴液亏少而无以制阳，滋润濡养等作用减退所表现的阴伤失养和阴虚生热等证候。临床以形瘦、舌红、虚、热、口干、脉数为辨证要点。常见的有肝肾阴虚证，临床表现：潮热汗出，或有盗汗口干咽燥，目涩，大便干结，手足心热或五心烦热，腰酸乏力或眩晕耳鸣，舌瘦红少苔，或有裂纹，脉细数。

④阳虚证：阳虚证是指体内阳气不足，其温煦、推动、蒸腾、气化功能减退所表现的虚寒证。临床以畏寒肢冷、尿少浮肿、小便清长或夜尿频多、苔白滑、脉沉迟无力为辨证要点。常见的有脾肾阳虚证，临床表现：畏寒肢冷，腰膝畏寒，面浮肢肿，小便清长或夜尿频多，舌胖苔白或水滑，脉沉迟无力。

（2）邪实兼证

①水湿证：水湿证以水湿泛滥、阻滞气机、脾失健运为病机特点。临床以水肿困重、胸闷、腹胀、便溏等为辨证要点。临床表现：面肢浮肿，甚至伴有胸水、腹水和阴部水肿，肢体困重，酸楚，胸闷腹胀，纳呆，便溏，舌淡胖苔白腻，脉濡或缓。

②湿热证：湿热证是以湿热蕴蒸和气机郁滞为主要病机。临床以胸脘烦闷、口苦口黏、大便黏滞、小便短赤、灼热涩痛为辨证要点。临床表现：头重且沉，胸脘烦闷，口苦口黏，渴饮不多，纳呆泛恶，尿急而频，灼热涩痛或滴沥刺痛，尿色黄赤浑浊，或血尿，或尿有砂石，大便黏滞不爽，舌质红苔黄腻，脉濡数或滑数。

③血瘀证：血瘀证是由离经之血不能及时排出或消散而停留在局部，或血行不畅、流动迟缓或血滞脉中或某个器官之内聚而不散而产生的证候。临床以刺痛、肿块、出血、失荣和皮肤黏膜等组织紫暗及脉涩为辨证要点。血液的高凝状态或高黏状态可作为辅助诊断

血瘀证的依据之一。临床表现：痛有定处，夜间加重，肢体刺痛、麻木，或偏瘫，肌肤甲错，口唇紫暗，舌质暗淡或有瘀斑，舌下脉络色紫怒张，脉涩或结代。

④溺毒证：溺毒证是以肾元衰败、溺毒蕴聚、壅滞三焦、动血扰神为主要病机。溺毒是一类具有黏滞、重浊、稠厚、污秽特性的内生病理产物和致病因素。临床以呕恶纳呆、口腻味臊、神识呆钝为辨证要点。临床表现：呕恶纳呆，口腻味臊，神识呆钝，或烦闷不宁，皮肤瘙痒，衄血或便血，舌苔污浊垢腻，脉滑数。

3. 辨证要点

时振声教授认为慢性肾功能衰竭脾肾亏虚乃为其素因，且以肾虚为主。素因肾元之气亏虚，气化不健而分清泌浊功能下降，致使水湿、湿热潴留体内，久致湿浊化为溺毒，溺毒入血形成血瘀。慢性肾功能衰竭病情进展是逐渐发展，但在逐渐发展的阶段往往会受到外邪干扰，加速病情急剧恶化，因此注意并重视可逆性加剧因素，并及时恰当地予以纠正，常可转危为安，促使病情稳定。

慢性肾功能衰竭既是过程，又是结果，病位在脏，病性属里，属内伤疾病，与脏腑功能升降出入失常密切相关。湿、浊、瘀、毒等既是脏腑功能升降失调的病理产物，又是导致脏腑功能升降失常的致病因素。因此，扶正、祛邪均是调理升降失衡的重要手段，也是调整脏腑阴阳气血，以平为期的途径，故调理升降出入是治疗的纲要。

三、治疗

（一）西医治疗

1. 积极治疗原发病

慢性肾功能衰竭因其病因多样，病机复杂，包括各种原发性肾小球疾病、继发性肾小球疾病、肾小管间质疾病、肾血管疾病、遗传性肾病等；其中原发性肾小球疾病、糖尿病肾病、高血压肾损害是三大主要病因，因此，针对病因要积极有效地治疗原发病，可阻抑或延缓疾病的进展。

2. 避免和纠正疾病进展的危险因素

急性恶化的危险因素主要有：肾脏基础疾病的未控制和急性加重，如血容量不足、低血压、脱水、大出血或休克等；肾脏局部血供急剧减少；各种感染、尿路梗阻、使用肾毒性药物等。故在治疗过程中要避免病情急性恶化的危险因素，减少 CRF 渐进性发展的危险因素的出现。渐进性发展的危险因素主要有高血糖、高血压、蛋白尿、低蛋白血症、贫血、高龄、肥胖、吸烟等。

3. 生活方式干预

慢性肾功能衰竭患者必须改变吸烟、饮酒等不良生活方式，在饮食上要控制钠盐的摄入，每日钠摄入 < 2g（相当于 5g 钠盐）；蛋白质摄入量一般为 0.6~0.8g/（kg·d）；磷的摄入控制在 600~800mg/d；严重肾功能不全患者避免高钾食物的摄入。

4. 基础治疗

慢性肾功能衰竭的基础治疗对疾病的有效控制和治疗起到一定的辅助作用。故针对一些原发病，要在饮食中严格按照医生要求，需要限制的食物禁止摄入，对控制血糖、血压，降低蛋白尿，调节血脂，纠正贫血，纠正钙磷、代谢异常，纠正水、电解质、酸碱平衡紊乱等起到一定作用。

（二）中医治疗

1. 辨证分型治疗

时振声教授认为本病在治疗时应该准确把握正邪的关系。病情稳定时以扶正为主，兼顾祛邪；在邪实突出、病情波动时，则以祛邪为主。权衡标本缓急着手，动中求变，变中求证，动态地认识标与本的关系。扶正时采用健脾益气法、温补脾肾法、滋养肝肾法、益气养阴法、益气固脱法、阴阳双补法；祛邪时采用祛湿除水法、泻肺利水法、通腑泄浊法、化浊降逆法、清热利湿法、活血化瘀法、宣散表热法、清营解毒法、镇痉息风法、开窍醒神法。益气养阴、调理脾胃贯穿了扶正祛邪始终。慢性肾功能衰竭的邪实，在多数情况下是属于可逆性因素，因此祛除后常可以使病情转危为安，趋于稳定。

慢性肾功能衰竭的证型中，以脾肾气阴两虚为最常见。脾气虚损则湿阻于内，肾阴不足则内热自生，故其本是气阴两虚，其标是湿阻及蕴热。气阴两虚可进一步发展至阴阳两虚。以补肾为主的地黄汤在慢性肾功能不全中的应用很广泛。

（1）本虚证

①脾肾气阴两虚证：治宜益气滋阴。方用参芪地黄汤、大补元煎、生脉散等。脾肾气阴两虚可以同时兼见肝阳上亢，可在原气阴两补的方剂中加入生龙牡、珍珠母，或是在三甲复脉汤、建瓴汤等方中加入参、芪。

②脾肾气（阳）虚证：治宜补益脾肾。方用补中益气汤、保元汤、附子理中汤、真武汤加参、芪、桂。

③肝肾阴虚证：治宜滋养肝肾。方用杞菊地黄汤、知柏地黄汤。有肝阳上亢者，可用三甲复脉汤、建瓴汤。

④阴阳两虚证：治宜阴阳两补。方用桂附地黄汤、参芪桂附地黄汤、济生肾气汤。

（2）标实证

①外感表邪：扶正祛邪为主。偏于风寒者，治宜益气解表，方用人参败毒散，药用人参、羌活、独活、柴胡、前胡、川芎、枳实、桔梗、茯苓、生姜、甘草、薄荷；偏于风热者，治宜滋阴解表，方用加味银翘汤，药用银花、连翘、竹叶、麦冬、生地、甘草、桔梗、薄荷。若痰热壅肺，临床症见咳嗽痰黄、发热胸痛、舌红苔黄腻等，治宜清肺化痰，方用加味杏仁滑石汤，药用杏仁、滑石、黄连、黄芩、橘红、郁金、厚朴、半夏、通草、瓜蒌皮。风热之邪侵袭肌表形成疮疖痈肿等，治宜清热解毒，方用五味消毒饮。

②湿浊中阻：临床表现为频繁恶心呕吐、口中尿臭、舌苔白腻为湿浊上泛，治宜温化降逆，方用小半夏加茯苓汤，药用半夏、生姜、茯苓；舌苔黄腻为湿浊化热上泛，治宜清化降逆，方用苏叶黄连汤加竹茹。均宜浓煎多次少量，频频呷服，可使呕吐停止。顽固

性食欲不振由于脾胃阳气受损，无消化纳谷之力，治宜振奋脾胃阳气、温化健脾，方用香砂平胃散，药用苍术、厚朴、陈皮、甘草、木香、砂仁；或升阳燥湿，方用加减羌活除湿汤，药用羌活、苍术、防风、柴胡、陈皮、砂仁、蔻仁；若湿毒化热，阻滞气机，治宜清化开泄，方如黄连温胆汤。顽固性腹泻是湿浊困阻，脾胃升降功能紊乱的另一种表现形式。如湿浊伤阳，治宜温中固涩，方用理中桃花汤（理中汤加赤石脂），或姜附四神丸（四神丸加干姜、附片）；若湿浊化热，治宜寒温并用，方用加味连理汤（理中汤加黄连、茯苓、石榴皮）。

③湿热下注：治宜清利湿热。方用八正散或知柏地黄汤加瞿麦、萹蓄、滑石、通草等。

④水凌心肺：治宜温阳蠲饮，泻肺行水。方用葶苈大枣泻肺汤合苓桂术甘汤、生脉散。

⑤痰蒙清窍：治宜清开涤痰。方用菖蒲郁金汤。药用石菖蒲、郁金、生栀子、竹叶、丹皮、连翘、竹沥水、瓜蒌皮、橘红、玉枢丹。

慢性肾功能衰竭患者治疗时在上述扶正的基础上，还需辨病与辨证相结合，视患者病情变化酌加利水、化湿、活血、清热等药，如患者畏寒、乏力、纳差为主，治疗时宜温化健脾和胃，加用砂仁、蔻仁、苍术、厚朴、陈皮、广木香等。若患者恶心呕吐为主，且以舌苔黄腻、口苦口黏、口干不欲多饮、脉滑数为要点辨识湿热者，施用辛开苦降、寒热并调之法，选方如苏叶黄连汤、黄连温胆汤、半夏泻心汤和小陷胸加枳实汤等；舌苔白腻者，治宜温化降逆，加半夏、生姜、茯苓等。若患者水凌心肺而呼吸急促，气短心悸，不能平卧，治宜温阳蠲饮，益气泻肺，可加葶苈子、桑白皮、茯苓、桂枝等。若患者嗜睡，神识昏蒙，低语郑声，或多语、谵妄、躁动不安，甚或昏迷不醒，考虑为脾肾亏虚的基础上湿浊蕴毒酿痰蒙蔽心包，治宜芳化开窍，选用菖蒲郁金汤加减；舌苔黄腻，脉滑数，痰热毒邪偏盛者，合黄连温胆汤；舌苔厚腻色白、脉濡，湿浊偏盛者，加用苏合香丸。如气血阴阳俱虚：气虚证 + 血虚证 + 阴虚证 + 阳虚证，治宜益气补血、温阳滋肾，方用金匮肾气汤合当归补血汤加减；血瘀水湿证：血瘀证 + 水湿证，治宜化瘀利水，方用桃红四物汤合五苓散加减；湿热溺毒证：湿热证 + 溺毒证，治宜清热除湿蠲毒，方用四妙散合苏叶黄连汤合调胃承气汤加减。

2. 中药灌肠

如大黄 50g，牡蛎 30g，附子 10g，浓煎至 200ml 保留灌肠，每日 1~2 次，每次 15~20 分钟，一般 10 天为 1 个疗程。或生大黄 30~60g，煅牡蛎 30g，蒲公英 20g。或生大黄 15g，蒲公英 30g，生牡蛎 30g，六月雪 30g，生甘草 5g。或生大黄 30g，牡蛎 60g，红花 15g，熟附片 15g，槐花 10g。其中应注意根据患者体质、精神状态及大便次数调整大黄用量，以保持每日大便 2~3 次为度。

四、预防与护理

慢性肾功能衰竭是病程冗长、病情不断发展、病变复杂而多样化的临床综合征。要注意休息、保证充足的睡眠、避免劳累、戒烟、戒酒、保持情绪稳定、保持大便通畅等。在饮食调摄方面，首先应摄取足够的热量，进食新鲜蔬菜、水果，碳水化合物和脂肪。摄取适量的蛋白质及维生素。如水肿患者，应该注意严格控制水分和盐分的摄取，保持出入量平衡。避免使用含有高钾及高磷的食物。针对慢性肾功能衰竭皮肤瘙痒的患者，指导其日常生活中要穿棉质、宽松的内衣裤。洗澡水不宜太热，以温水洗澡为宜，避免使用碱性香皂及沐浴液。为了避免皮肤干燥引起瘙痒，局部可涂保湿润滑剂，同时做好个人卫生，勤洗澡、勤更衣，不饮酒，少吃刺激性食物。正确指导患者服用磷结合剂，定期抽血复查各项指标，加强营养摄入的宣教，提高患者治疗依从性，延缓远期并发症的发生。感染为慢性肾功能不全急性加重因素，因此增强体质，提高机体免疫力，科学饮食，合理安排日常生活，严防感冒。

（童楠　童安荣）

参考文献

［1］王会祥，宋晔. 中西医结合治疗急性肾功能衰竭的临床观察［J］. 中国医药指南，2019，17（01）：162-163.

［2］闫文娟，张炯. 急性肾损伤的研究进展［J］. 临床与病理杂志，2019，39（07）：1571-1575.

［3］肖力，孙林，刘伏友. 急性肾脏病的病因及发病机制［J］. 中华肾病研究电子杂志，2017，6（06）：252-258.

［4］陈江华.《新型冠状病毒感染合并急性肾损伤诊治专家共识》解读［J］. 中国临床医生杂志，2021，49（07）：765-767+752.

［5］任倩倩，向少伟，许雯雯，等. 中医药治疗慢性肾衰竭的研究进展［J］. 实用中医内科杂志，2021，35（02）：49-51.

［6］陈香美，倪兆慧，刘玉宁，等. 慢性肾衰竭中西医结合诊疗指南［J］. 中国中西医结合杂志，2015，35（09）：1029-1033.

［7］童楠，童安荣. 童安荣主任从"升降理论"论治慢性肾衰竭经验［J］. 中国中西医结合肾病杂志，2021，22（06）：477-479.

第十三章　继发于全身疾病的肾损害

第一节　自身免疫性疾病及结缔组织疾病肾损害

系统性红斑狼疮性肾炎

狼疮性肾炎（lupus nephritis，LN）是临床常见的继发性肾脏损害。1895 年 Osler 首先指出系统性红斑狼疮（systemic lupus erythematosus，SLE）患者有一系列内脏器官受损的现象，其中包括 LN，临床上常出现蛋白尿、血尿、管型尿、肾性高血压、肾功能衰竭等表现。在我国，近半数 SLE 患者并发 LN，肾活检显示几乎所有 SLE 均有肾脏病理学改变。近十多年来，我国 LN 治疗方案的选择更加个体化，新型免疫抑制方案，尤其多靶点疗法的推广应用，显著提高了 LN 的治疗缓解率，10 年肾存活率达 81%~98%，但仍是终末期肾脏病的常见病因之一，也是导致 SLE 患者死亡的重要原因。

本病多归属于中医学"阴阳毒""温毒发斑""水肿""虚劳"等病证范畴。

一、病因病理

（一）西医病因病机

SLE 是一种多系统损伤的自身免疫性疾病，以 T、B 淋巴细胞异常活化，补体激活，免疫复合物清除障碍和异常沉积，自身抗体的产生及免疫调节异常为特点。关于 SLE 和 LN 的机制研究有肾外机制和肾内机制两个途径。

1. 肾外机制诱发 LN

（1）细胞凋亡清除障碍，自身抗原外露，激活免疫系统。

（2）诱发抗病毒的免疫反应。

（3）异常淋巴细胞增殖。抗原呈递细胞的持续活化，自身抗原促进淋巴细胞的活化和增殖。

（4）环境因素诱发 SLE。病毒感染诱导 IFN-α 释放，从而触发抗病毒免疫和疾病活动。细菌感染具有非特异性免疫刺激作用，诱导淋巴细胞自身反应性克隆增殖。此外，细菌产物刺激肾内免疫细胞和肾脏细胞，可引起短暂的蛋白尿加重和肾脏损害。紫外线诱导凋亡细胞负荷增加。

2. 免疫复合物沉积致肾小球病变诱发 LN

LN 的肾内病因包括与核内自身抗原结合的抗体、局部补体和 FcR 活化等多个环节。SLE 患者 B 细胞高度增殖活跃，抗原和抗体形成免疫复合物沉积在肾脏，促进局部炎症反应，细胞因子释放，促进免疫反应引起肾脏纤维化。自身抗原表达激活自身反应性 T 细胞和局部促炎作用。免疫复合物沉积在肾小球系膜、内皮下、上皮下或肾小管周围毛细血管等不同部位。沉积于肾小球的免疫复合物可激活补体，引起内皮细胞直接损伤；激活适应性免疫，促进巨噬细胞 / 树突状细胞浸润和抗原表达以及促炎细胞因子的分泌等途径。

（二）病理改变

LN 的肾脏病理改变非常多样化，病变轻者可为肾小球病变轻微，重者可表现为弥漫增生性肾炎，甚至新月体性肾炎。LN 的临床表现与肾组织病理类型间缺乏紧密的联系，因此 LN 患者均推荐行肾活检病理检查。肾活检病理改变是 LN 免疫抑制治疗方案选择的基础。

2019 年《中国狼疮性肾炎诊疗指南》提出，LN 病理分型（参照 2003 年国际肾脏病学会 ISN/RPS 分型标准）分为 6 型：轻微系膜性 LN、系膜增生性 LN、局灶性 LN、弥漫性 LN、膜性 LN、严重硬化性 LN。根据 2018 年 RPS 工作组对 LN 病理类型和 NIH 肾组织活动性（AI）和慢性指数（CI）评分标准提出的修订意见，提出了两种特殊病理类型：狼疮足细胞病和狼疮血栓性微血管病（TMA）。

（三）中医病因病机

1. 中医病因

（1）禀赋不足：素体虚弱，其中以阴虚最为关键，先天不足易受外邪侵袭。患者先天禀赋不足，肝肾阴虚，易生内热，或阴虚火旺，蓄于血分，耗伤营阴，津血亏耗，致血涩不畅，滞而为瘀。热与血相搏，而生瘀热，蕴为伏毒，热极生火，还可见火毒。阳毒燔灼，再耗阴血，则肝阴更加匮乏，子病及母，终始肾水无源。人体正气不足，气血阴阳失调，热毒邪气乘虚而入，燔灼营阴，内侵及肾，阴精受损，瘀阻血脉肾络，发为本病。

（2）起居失常：酒色、情欲、劳欲等伤身，致脏腑气虚，祛邪无力。长期饮食肥甘厚腻、嗜食辛辣咸香，包括过食海鲜、热带水果等易过敏食物。饮食中多包含较高的蛋白、钠盐、钾离子、嘌呤等物质，容易诱发或加重各种肾病进展。

（3）情志失调：长期喜怒无常、情志失调，可导致肝肾阴虚，肝阳上亢，久则伤肾，加速肾衰竭。

2. 中医病机

（1）热毒炽盛：先天不足或起居失常，阴虚郁热，热极生火，故见高热不退，烦渴饮冷；阴虚火热煎熬阴津，津液不足无以濡润滑利关节，故见关节红肿疼痛。热毒入血则耗血动血，血热妄行易致出血，如见皮下瘀斑、衄血、尿血。热毒耗伤阴津，肝风内动，甚则神昏谵语、抽搐。热毒内盛，舌质红绛，脉洪大或数。

（2）肝肾阴虚：先天禀赋不足或起居不节，常常酒色劳欲，或因长期喜怒无常，肝郁化火伤及肝肾，日久脏腑不足而肝肾阴虚。肝在窍为目，肝阴不足，不得上以濡润，见两目干涩。肾阴亏虚，虚热内扰，则手足心热，口干咽燥，腰膝酸软或疼痛；阴虚火旺而见尿赤、尿热或血尿；肾精亏虚，脑髓失充，则发脱齿摇，精亏热结肠腑则大便干结。肝肾阴虚后期引起阴虚阳亢，肝失濡养，水不涵木，肝阳上亢，多见头晕耳鸣且眩。病久气阴皆不足，多见长期低热盗汗，舌红少苔。

（3）脾肾阳虚：先天禀赋不足，劳倦内伤，或因大病久病之后，多脾肾阳虚。脾气不足，水液代谢失常，见全身乏力，舌体淡胖有齿痕，甚明显水肿；脾阳不足，运化无力，见畏寒肢冷，纳少腹胀，便溏尿清；筋脉失于温煦，见足跟疼痛；肾阳不足，虚寒内生，则腰膝酸软。后期脾肾衰败，气化不利，湿浊毒邪内蕴三焦，引起关格，多小便不通和呕吐并见。

（4）气阴两虚：禀赋不足，饮食失节，情志失调，劳欲过度日久，气阴皆不足，易受外界邪气侵袭而致感冒、恶风。气虚易倦怠乏力、少气懒言；阴虚易低热盗汗、五心烦热、口燥咽干。日久气虚和阴虚交错，出现寒热交杂的症状，可见畏寒而手足心热、口干而饮水不多、大便先干后稀等表现。如果久病不愈，气虚进一步发展则可出现阴阳两虚的表现。

3. 中医病因病机特点

（1）阴虚火旺，热毒炽盛：一为虚火，一为实热，二者同气相求，肆虐不已，戕害脏腑，损伤气血，且随着病情的迁延，病机变化愈益复杂。本病急性期多表现为一派热毒炽盛之象；若病情没能得到及时有效的控制，则可由邪热伤阴而出现阴虚火旺之候；又由于邪热既可伤阴，复可耗气，故气阴两虚之证亦很常见；后期则常因久伤不愈阴损及阳，致阳气衰微或阴阳两虚。

（2）痰瘀互结，湿热内蕴：在本病过程中，瘀血、痰浊、湿热、水湿等继发性病变亦属常见。本病导致血瘀的因素较多，如初期热毒炽盛，灼伤血脉，迫血妄行，致血溢脉外而为瘀血，症见皮肤红斑等；后期则常可因阴虚、气阴两虚致瘀血。阴虚则血中津少，血液黏稠难行；气虚则推动无力，血行迟缓。其他如痰浊内阻、水湿内停等，均可阻滞血液运行而致瘀血。水湿、湿热、痰浊等都是水液代谢失调的病理产物。本病由于邪毒炽盛、脏腑受损、水液代谢的多个环节障碍，气化失司，致水湿内停，表现为水肿等；若邪热未去，阴虚未复，与水湿相合则成湿热；若邪热煎熬津液，则痰浊续生。

二、诊断

（一）西医辨病

1. 临床诊断

（1）系统性红斑狼疮诊断：2019 年欧洲抗风湿病联盟（EULAR）和美国风湿病学会（ACR）联合发布的系统性红斑狼疮（SLE）诊断分类标准（表 13-1）规定，入围标准为抗核抗体（ANA）滴度曾 ≥ 1∶80（HEp-2 细胞方法）。如果不符合，不考虑 SLE 分类；如果符合，进一步参照附加标准。

表 13-1 SLE 附加诊断分类标准表

临床领域或标准	定义	权重
全身状态	发热＞ 38.3℃	2 分

续表

临床领域或标准	定义	权重
血液系统	白细胞减少症 < 4×10^9/L	3 分
	血小板减少症 < 100×10^9/L	4 分
	溶血性贫血	4 分
神经系统	谵妄（意识改变或唤醒水平下降，和症状发展时间数小时至 2 天内，和一天内症状起伏波动，和认知力急性或亚急性改变，或习惯、情绪改变）	2 分
	精神异常（无洞察力的妄想或幻觉，但没有精神错乱）	3 分
	癫痫（癫痫大发作或部分 / 病灶性发作）	5 分
皮肤黏膜	非瘢痕性脱发	2 分
	口腔溃疡	2 分
	亚急性皮肤狼疮	4 分
	急性皮肤狼疮	6 分
浆膜腔	胸腔积液或心包液	5 分
	急性心包炎	6 分
肌肉骨骼	关节受累（≥ 2 个关节滑膜炎或 ≥ 2 个关节压痛 + ≥ 30 分钟的晨僵）	6 分
肾脏	蛋白尿 > 0.5g/24h	4 分
	肾活检：Ⅱ型或Ⅴ型 LN	8 分
	肾活检：Ⅲ型或Ⅳ型 LN	10 分
抗磷脂抗体	抗心磷脂抗体 /β2GP1/ 狼疮抗凝物一项及以上阳性	2 分
补体	补体 C3 或补体 C4 下降	3 分
	补体 C3 和补体 C4 下降	4 分
特异抗体	dsDNA 或抗 Sm 抗体阳性	6 分

附加标准说明：SLE 分类标准要求至少包括 1 条临床分类标准以及总分 ≥ 10 分可诊断；所有的标准，不需要同时发生；在每个定义维度，只计算最高分。

（2）狼疮性肾炎诊断：符合以上狼疮性肾炎的诊断以后，在确诊为 SLE 的基础上，有下列任一项肾脏受累表现者即可诊断为狼疮性肾炎。

①尿蛋白检查满足以下任一项者：1 周内 3 次尿蛋白定性检查阳性；或 24 小时尿蛋白定量 > 150mg；或尿蛋白 / 尿肌酐 > 0.2mg/mg，或 1 周内 3 次尿微量白蛋白高于正常值。

②离心尿每高倍镜视野红细胞 > 5 个。

③肾小球和（或）肾小管功能异常。

④肾穿刺组织病理活检（以下简称肾活检）异常，符合狼疮性肾炎病理改变。

2. 鉴别诊断

狼疮性肾炎需要与其他累及肾脏的系统性疾病相鉴别。

（1）过敏性紫癜肾炎：除肾受累外，可伴皮肤紫癜、消化道出血、关节痛，但血 ANA 阴性，肾脏病理可见 IgA 沉积。

（2）原发性小血管炎相关肾损害：除肾受累外，亦有全身多系统改变，如上呼吸道、下呼吸道、眼、耳、关节和肌肉等。该病常见于中老年人，无明显性别差异，血清 ANCA 常阳性，肾脏病理常为节段性坏死性改变，常伴新月体形成。

（3）肾淀粉样变性：除肾受累外，可累及消化系统、心脏、关节及皮肤等，但血中 ANA 阴性，受累组织刚果红染色阳性，电镜下肾脏有淀粉样纤维丝。

3. 系统性红斑狼疮疾病活动度评分

2019 年系统性红斑狼疮疾病活动度评分（SLEDAI）积分及临床表现，不同的评分决定着的不同剂量激素的使用和不同免疫抑制剂的选择。SLEDAI 积分对 SLE 病情的判断：0~4 分基本无活动；5~9 分轻度活动；10~14 分中度活动；≥ 15 分重度活动。注：上述计分为前 10 天之内的症状和检查。

（二）中医辨病辨证

1. 辨证思路

时振声教授在强调中医辨证论治的基础上，还善于根据现代药理研究成果运用中药，将中药的现代药理研究与中医传统的辨证论治有机结合，并在长期的临床实践中积累了丰富的经验，使临床用药更具有针对性，不仅能提高疗效，而且还可减少药物的毒副反应。本病早期和急性活动期多表现为一派热毒炽盛之象；若病情未能得以及时有效地控制，则常因邪热伤阴而致阴虚火旺；又因邪热既可伤阴，又可耗气，故气阴两虚之证亦是本病临床最为常见的证型；本病后期则常因久病不愈，阴损及阳，致阳气衰微或阴阳两虚。在疾病的全过程，时振声教授强调湿热、瘀血、水湿、痰浊等邪实为患。时振声教授还认为本病属于正虚邪实、虚实夹杂之证，故临床治疗应以辨证论治为原则，注重扶正祛邪，标本兼顾。急性活动期以清热解毒为主，同时兼顾气阴；缓解期重在调理脏腑的阴阳气血，以扶正为主，兼顾祛邪。

2. 本病常见证候及其临床表现

本病由于其病机变化的复杂性，其证候表现亦是多种多样的，所以各地的报告辨证分型不尽一致。临床治疗注重扶正祛邪，标本兼顾。急性活动期以清热解毒为主，同时兼顾气阴；缓解期重在调理脏腑的阴阳气血，兼顾祛邪。时振声教授临床常辨证分为以下四型。

（1）热毒炽盛：症见高热不退，出血倾向明显，如皮下瘀斑，衄血，尿血，烦渴饮冷，甚则神昏谵语、抽搐，或见关节红肿疼痛，舌质红绛，脉洪大或数。本型多见于急性活动期。

（2）肝肾阴虚：症见两目干涩，手足心热，口干咽燥，发脱齿摇，腰膝酸软或疼痛，大便干结，或长期低热盗汗，舌红少苔，或阴虚火旺而见尿赤、尿热或血尿；或阴虚阳亢而见头晕耳鸣等。本型多见于亚急性期或慢性期。

（3）脾肾阳虚：症见全身乏力，畏寒肢冷，腰膝酸软，足跟疼痛，纳少腹胀，便溏尿清，或见明显水肿，舌体淡胖有齿痕。本型多见于慢性期。

（4）气阴两虚：既有倦怠乏力、少气懒言、恶风易感冒等气虚见症，又有低热盗汗、五心烦热、口燥咽干等阴虚见症，或可见畏寒而手足心热、口干而饮水不多、大便先干后稀等气虚、阴虚交错的表现。若气虚进一步发展则可出现阴阳两虚的表现。

3. 辨证要点

上述证候类型是 LN 的常见证型，可以单独出现，也可以相兼出现。除此以外，还可出现其他证候表现，当据证详辨。在辨证中，时振声教授认为本病初期以热毒实证为主，后期以虚（肝肾阴虚、气阴两虚、肾阴亏虚、脾肾阳虚）为主，往往虚实互见，错综复杂。在整个病变过程中，瘀血、湿热、水湿、痰浊等继发性病变常和以上证候相兼出现，应予注意。并且始终兼见瘀血为患，或为热迫血行，或为气虚不摄，或为阳虚血凝，使本病缠绵难愈。

三、治疗

（一）西医治疗

1. 基础治疗

除非存在禁忌证，糖皮质激素（简称激素）和硫酸羟氯喹（HCQ）应作为治疗 LN 的基础用药。激素的剂量及用法取决于肾脏损伤的类型、活动性、严重程度及其他器官损伤的范围和程度。活动增生性 LN（Ⅲ型、Ⅳ型、Ⅲ/Ⅳ/Ⅴ型）及伴有 TMA 的 LN，先给予大剂量甲基泼尼松龙（MP）静脉冲击治疗（MP 500mg/d 或 750mg/d，静脉注射，连续3天），后续口服泼尼松（或甲泼尼龙）0.5~0.6mg/（kg·d）。病变特别严重的患者（如新月体比例超过 50%）MP 静脉冲击治疗可重复一个疗程。其他类型 LN 可口服泼尼松，剂量为 0.5~1mg/（kg·d），4~6 周后逐步减量。长期维持激素最好能减量至 7.5mg/d 以内，如果条件允许则停用。

2. 免疫抑制方案的选择

（1）诱导治疗：狼疮性肾炎治疗的诱导治疗期是指开始治疗的初始阶段，持续时间通常为 6~12 个月。诱导治疗的目的是尽快控制肾脏的急性炎性损伤，力求达到完全缓解。需要注意的是，Ⅲ型和Ⅳ型 LN 的诱导治疗，尤其伴有新月体或有生育需求的 LN 患者，我国指南推荐首选吗替麦考酚酯（MMF）诱导，缓解后继续 MMF 维持。MMF 总疗程超过 2 年后可切换为硫唑嘌呤（AZA）维持。MMF 的典型诱导剂量为每天 2.0~3.0g，但具体剂量取决于种族，其中白人患者和黑人患者使用最高剂量，而亚洲患者则低于最大剂量。在维持期间，剂量可减少 33%~50%。Meta 分析显示，在治疗反应方面，MMF 和钙调蛋白酶抑制剂（包括二者组合）优于环磷酰胺。

（2）维持治疗：MMF 和硫唑嘌呤仍是维持治疗的选择。其他治疗选择为钙调蛋白酶抑制剂（CNI）。对于难治性Ⅲ或Ⅳ型 LN 可选择使用钙调蛋白酶抑制剂，但仅限于 6 个月的诱导治疗。钙调蛋白酶抑制剂也可用于维持治疗。对于 CNI 的副作用，可能的解决方案包括：①急性毒性作用（例如神经毒性，诱发糖尿病和急性肾毒性）通常可通过监测和调整药物剂量来控制；②由于他克莫司的血管收缩和纤维化潜力较低，其慢性肾毒性比环孢素低。他克莫司可用于那些希望保留生育功能的 LN 年轻患者，以及对 MMF、环磷酰胺或硫唑嘌呤耐药或不耐受的患者。相较于环磷酰胺和 MMF，他克莫司在治疗妊娠期狼疮复发时相对安全有效，且母乳中他克莫司的药物浓度可忽略不计。对于肾功能不全的患者，他克莫司的剂量可能需要通过检测药物浓度来调整。目前尚无证据表明他克莫司的谷浓度与狼疮性肾炎的临床疗效相关。当 CNI 用于狼疮的长期维持治疗时，应使用最低的有效剂量。

3. 非免疫抑制治疗

非免疫抑制治疗措施包括控制高血压、应用肾素－血管紧张素系统抑制剂（ACEI 或 ARB）、预防血栓、纠正营养不良和治疗代谢并发症（糖尿病、高脂血症、高尿酸血症、肥胖等）、应用活性维生素 D_3 等。

非免疫抑制治疗不仅帮助提高疗效，而且能减少合并症的发生和防止肾脏损伤加重。

4. 透析及肾移植

所有肾脏替代治疗方法均可用于狼疮患者。透析时免疫抑制应以肾外表现为指导。移植可能比其他肾脏替代方案更受欢迎，当狼疮在临床上（最好是血清学上）活动静止至少 6 个月，应该考虑移植；活体移植效果好，在开始透析治疗前进行肾移植效果更好。在移植准备期间应监测抗磷脂抗体，该抗体可增加移植肾内血管事件的风险。

5. LN 和妊娠

稳定期的非活动性 LN 患者，可以考虑妊娠。在之前 6 个月，UPCR 最好低于 500mg/g，GFR > 50ml/min。在妊娠期和哺乳期，应继续安全服用 HCQ、泼尼松、AZA 和（或）CNIs（特别是 TAC）等药物。应在计划妊娠前 3~6 个月停用 MMF/MPA，并确保替代免疫抑制剂不会导致复发。怀孕期间，建议使用阿司匹林来降低先兆子痫的风险。妊娠期间应至少 4 周进行 1 次评估，应由擅长该疾病的产科医生在内的多学科小组共同进行。妊娠中 LN 的复发可以用上述可接受的药物，也可根据严重程度使用静脉脉冲 MPA 治疗。

（二）中医治疗

1. 热毒炽盛

治宜清热解毒。方用犀角地黄汤合五味消毒饮加减，药用犀角（水牛角代）、生地黄、芍药、牡丹皮、金银花、野菊花、蒲公英、紫花地丁、紫背天葵子等。如见神昏谵语等可用安宫牛黄丸、紫雪丹之类；抽搐可加羚角粉、钩藤、全蝎之类；关节红肿疼痛者可用宣痹汤加味（银花、连翘、山栀、杏仁、防己、滑石、薏苡仁、晚蚕沙、片姜黄、海桐皮、川牛膝、桑枝）。

2. 肝肾阴虚

治宜滋养肝肾。方用归芍地黄汤或杞菊地黄汤加益母草、白茅根等。药用当归、白芍、生地、丹皮、茯苓、山药、山茱萸、泽泻、益母草、白茅根等。若阴虚火旺而见尿热、血尿者，可用知柏地黄汤加马鞭草、生侧柏叶、大蓟、小蓟等，若阴虚阳亢而见头晕耳鸣者，可加僵蚕、菊花、灵磁石等。

3. 脾肾阳虚

治宜温补脾肾。无明显水肿者，方用香砂六君子汤或补中益气汤加附片、肉桂、仙茅、仙灵脾等；药用人参、白术、茯苓、甘草、陈皮、半夏、砂仁、木香、附片、肉桂、仙茅、淫羊藿等。水肿明显，偏脾阳虚者以实脾饮为主加减；偏肾阳虚者以真武汤加牛膝、车前子等为主加减。阳虚不明显者，表现为脾肾气虚时，则当以益肾健脾为主，若脾气虚损明显，可以补中益气汤或异功散加金樱子、菟丝子、补骨脂等；若脾虚水肿，可以防己黄芪汤合防己茯苓汤、春泽汤为主加减；若肾气虚损明显，可用五子衍宗丸加党参、黄芪等。

4. 气阴两虚

治宜益气养阴。方用参芪地黄汤或大补元煎加减。药用人参、黄芪、茯苓、熟地、山药、丹皮、山茱萸、生姜、大枣等。若见阴阳两虚者可用地黄饮子或参芪桂附地黄汤以双补阴阳。若有瘀血者可加丹参、泽兰、益母草等，或酌加虫类药；痰浊者可加法半夏、橘红、贝母、瓜蒌、胆南星、鲜竹沥等；水肿者可加牛膝、车前子、防己等；湿热者可配合三妙丸或三仁汤、黄芩滑石汤之类。

（三）其他药物治疗

雷公藤多苷（tripterygium glycosides）是从卫矛科植物雷公藤根提取精制而成的一种脂溶性混合物，为我国首先研究利用的抗炎免疫调节中草药，有"中草药激素"之称。主要机制可能为抑制 T 细胞增殖和 IL-2 的产生及其活性发挥免疫抑制作用。临床上可用于治疗 LN。用雷公藤多苷治疗时尤其要注意其对生殖系统的不良反应。

四、预防与护理

防止外邪的侵袭，如避免受凉、受湿和日光暴晒，以免诱发或加重病情。

避免过度劳累，但应适当地参加体育活动，以增强体质。

避免过度精神刺激。对服用激素的患者不可骤减用量，以防病情反复或恶化，同时要注意预防感染及其他副作用。

五、研究进展

1. 青蒿素

青蒿素——升级版的羟氯喹，曾在世界抗疟疾史上立下了"奇功"，自屠呦呦获得诺贝尔奖以来更是变得家喻户晓、耳熟能详。

青蒿素是治疗疟疾耐药性效果最好的药物，以青蒿素类药物为主的联合疗法，也是当下治疗疟疾的最有效、最重要手段。但是近年来随着研究的深入，青蒿素其他作用也越来越多被发现和应用研究，如抗肿瘤、治疗肺动脉高压、抗糖尿病、胚胎毒性、抗真菌、免疫调节等。研究发现，青蒿素及其衍生物的使用剂量在不会引起细胞毒性的情况下，能够较好地抑制 T 淋巴细胞丝裂原，从而诱导小鼠脾脏淋巴细胞的增殖。这一发现对于治疗 T 淋巴细胞所介导的自身免疫性疾病，有很好的参考价值。青蒿琥酯具有增强非特异性免疫的作用，能够使小鼠血清的总补体活性提高。双氢青蒿素对于 B 淋巴细胞的增殖，能起到直接的抑制作用，从而减少 B 淋巴细胞对自身抗体的分泌，减轻体液免疫反应，对体液免疫有一定的抑制作用，减少了免疫复合物的形成。

根据屠呦呦团队前期临床观察，青蒿素对盘状红斑狼疮、系统性红斑狼疮的治疗有效率分别超 90%、80%。国家药品监督管理局《药物临床试验批件》显示，由屠呦呦团队所在的中国中医科学院中药研究所提交的"双氢青蒿素片剂治疗系统性红斑狼疮、盘状系统性红斑狼疮的适应症临床试验"申请已获批准。临床试验 I 期已完成，设计样本共 120 例，由北京协和医院、北京大学第一医院、内蒙古医科大学附属医院、新疆维吾尔自治区人民医院、安徽医科大学第一附属医院、山东大学齐鲁医院等全国 15 家牵头单位共同参与开展，参加该临床试验的中外患者约 500 人，经过"疾病活动性评分"等多流程严格筛选，志愿患者没有发生非预期不良事件。目前临床试验 II 期已开展，若此临床试验顺利，完成III期临床试验需要几年时间，预计新双氢青蒿素片剂或最快于 2026 年前后获批上市。另外，青蒿素的"近亲"——青蒿琥酯、马来酸蒿乙醚胺等，都有研究表明对红斑狼疮的治疗有效果。

2. 泰它西普

由我国自主研发的靶向 BLyS 和 APRIL 双靶向生物新药 RC18（通用名：泰它西普）治疗系统性红斑狼疮（SLE）的关键 II / III 期临床研究的结果，显示泰它西普高剂量组治疗 48 周的 SRI（系统性红斑狼疮应答指数）（79.2%）显著高于安慰剂对照组（32.0%），而且安全性表现优异，患者耐受性良好。目前此发明专利已受中、美、欧、俄等国家和地区授权。

（肖相如　王悦芬　赵海玲　李平　王婉懿）

原发性小血管炎肾损害

原发性小血管炎是一组多系统脏器受累、小血管壁呈炎症及坏死性病变的疾病。根据所受累的血管大小及是否存在肉芽肿形成而分成以下三类：①显微型多动脉炎（microscopic polyangiitis，MPA）：主要受累小动脉、毛细血管和小静脉，其病变只能在显微镜下见到，常为多器官受累；②肉芽肿性血管炎（granulomatosis with polyangiitis，GPA）：既往称为韦格纳肉芽肿（Wegener's granulomatosis，WG）；③嗜酸细胞性肉芽肿性血管炎（eosinophilic granulomatosis with polyangiitis，EGPA）：既往称为 Churg-Strauss 综合征（Churg-Strauss syndrome，CSS）。抗中性粒细胞胞浆抗体（anti-nutrophil cytoplasmic antibodys，ANCA）是一种以中性粒细胞和单核细胞胞浆成分为靶抗原的自身抗体，因其对原发性小血管炎具有高敏感性和特异性，已经成为部分原发性小血管炎的特异性血清学诊断工具，因而将 GPA、MPA、EGPA 统称为 ANCA 相关性小血管炎（ANCA associated vasculitis，AAV）。本病多发于中老年人，男性多见，在西方国家有较高的发生率。在美国，GPA 的患病率至少为 3/100000，发病年龄为 40~55 岁，男女之比为 1：1；MPA 患病率为 1/100000，平均发病年龄为 50 岁。我国尚无确切的流行病学资料，其患病率尚不清楚。有报道称，我国 AAV 患者以 MPA 为主，约占患者总数的 80% 以上，在老年人群中比例更高。

根据其病因病机，本病可归属于中医学的"伏气温病"病证范畴。根据疾病不同阶段的临床表现，急性发作期与中医学"血证""癃闭"等病证相似，缓解期与中医学"血痹"相似。

一、病因病理

（一）西医病因病机

AAV 的发病机制主要与 ANCA、中性粒细胞和补体相互作用相关。感染、药物、化学物质等因素刺激细胞因子的产生，使储存在中性粒细胞胞浆内的蛋白酶 3（proteinase 3，PR3）和髓过氧化物酶（myeloperoxidase，MPO）在细胞膜上表达增加。ANCA 与中性粒细胞结合后，可引起下列反应：①激活中性粒细胞，导致中性粒细胞发生呼吸爆发和脱颗粒，释放活性氧自由基和各种蛋白酶等，损伤血管内皮细胞；②促使中性粒细胞表面的黏附分子表达增加，进而增加中性粒细胞对血管内皮细胞的黏附和穿透；③中性粒细胞的活性过程中释放的某些物质，可通过旁路途径活化补体，形成膜攻击复合物杀伤血管内皮细胞。

（二）病理改变

1. 光镜及电镜检查

本病 MPA、GPA 和 EGPA 的肾脏病理变化基本相同，以寡免疫沉积性坏死性肾炎伴新月体形成为特征。免疫荧光及电镜检查一般无免疫复合物或电子致密物发现，或仅呈微量沉着。光镜下多表现为局灶节段性肾小球毛细血管袢坏死和新月体形成，约有 40% 患者表现为新月体性肾炎，且肾小球病变新旧不等。一般肾小球内无明显细胞增殖，少数可见肾小动脉呈纤维素样坏死。肾间质病变程度、范围与肾小球病变严重性和受累肾小球的比例相关。

2. 病理分级

本病的病理分型按照 EUVAS 在 2010 年提出的关于 AAV 肾损害的病理分型的方法，包括以下四种：①局灶型：即活检组织中正常肾小球比例≥ 50%；②新月体型：即活检组织中细胞性新月体比例≥ 50%；③硬化型：即活检组织中硬化性肾小球比例≥ 50%；④混合型：即正常肾小球比例、新月体肾小球比例以及硬化肾小球比例均＜ 50%。本分型方法可以反映患者的初始肾功能，并在一定程度上预测出肾脏对治疗的反应；更为重要的是，该分型方法是患者进入终末期肾脏病的独立预测因素。我国患者按照局灶型、混合型、新月体型、硬化型的肾脏病理分型顺序，进入终末期肾病的几率逐渐升高。

（三）中医病因病机

1. 中医病因

本病多因素体禀赋不足，或年老体弱，既往感受外邪，侵入人体，久病成痰成瘀，痰瘀互结而成伏邪。发病则是新感引发，内外合邪，导致肺肾功能失调所致。

（1）禀赋不足：因父母体弱多病，孕育不足，胎中失养；或出生后喂养失当，水谷精气不充，均可导致先天不足，体质薄弱，易受外邪。

（2）年迈体虚：《素问·阴阳应象大论》曰："年四十，而阴气自半也。"人至老年，脏腑功能减退，年高阴气自半，肾中精气不足，外邪乘虚而入。此外，年高气血运行迟缓，血脉阻滞。

（3）外邪内伏：外邪侵袭，未能及时表散，留滞营卫，郁久化热，蒸液成痰，灼营生瘀，痰瘀互结而成伏邪。

2. 中医病机

（1）外邪侵袭，热毒壅盛：禀赋不足或年老体虚，外邪易侵袭体表，风热外感，见发热、头痛、咽喉疼痛、关节肿痛；入里化热攻肺，热灼肺络，则咳嗽、痰中带血丝；火热久蕴，发为热毒，毒热壅盛，伤及阴分，表里皆为实热之征，见口干口苦、水肿、小便短赤或排泄不畅、大便干结不爽、舌质红、舌苔黄、脉浮数。

（2）热毒浸淫，血热妄行：因年老体虚，导致脏腑功能失调；或感受热毒，或内生热毒，热毒浸淫，则身热重着、咳嗽咳痰、小便短赤或尿少、恶心呕吐、口干；邪伏血络，血热妄行，扰动心神，见烦躁不安，甚至神昏谵语；血热迫血妄行，热灼血络，则见咯血、呕血、便血、尿血或紫斑。

（3）湿热蕴毒，血脉瘀阻：情志、起居失常，或因湿热外邪内伏，湿热蕴毒，又导致肺失通调、脾失健运、肾失气化致水液滞留于体内，见全身水肿、身体困重、尿少、纳呆泛恶、面色灰暗；湿与热搏而生湿热，湿热或热毒损害血络，血滞脉中，瘀血阻络，则腰痛，舌体胖、质暗、有瘀斑，脉沉涩。

（4）脾肾衰败，湿浊弥漫：病至后期，脏腑虚损，脾肾衰败，脾不升清，肾失固摄，湿热蕴浊，弥漫三焦，导致升降开阖失序，清浊不分，尿少甚至尿量全无；脾肾阳气虚极，则面色暗或面色㿠白，神疲乏力，短气，大便不通，头晕目眩，舌体胖、质暗淡，脉沉细弦。病变后期，肾阳衰败，气化不行，浊毒内闭，是由水肿发展为关格，小便不利与呕吐并见。

（5）气阴两虚，余邪未清：疾病后期，病情较前缓解，身肿渐退，但气阴已然被伤及，仍留有余邪未清，气阴不足兼热邪未清，见口干咽燥，腰酸腿软，短气汗出，或小便发热，五心烦热；气阴不足兼瘀血未清，见大便干结，或腰部刺痛，关节疼痛，舌质红或少津或有瘀斑，脉细弦或细数。

3. 中医病因病机特点

（1）风热毒邪外袭：肺司咽喉，主皮毛，通调水道。风热毒邪外袭，风热毒邪伤肺，则肺失宣降，水道通调失司，以致风遏水阻，风水相搏，泛溢肌表，发为水肿。热毒蕴肾，则小便短赤，甚则热毒损伤肾络，可见尿血。

（2）湿热内壅，血脉瘀阻：素体湿盛，外感热邪，或湿热侵袭，或湿郁化热，脏腑功能失调，脾肾亏虚则水湿不得运化而内蕴，湿浊阻滞，气机不畅，以致湿热中阻，脾不升清降浊，三焦气机阻滞，水道不利，肾络受损，血停蓄体内，血脉瘀阻。

（3）脾肾虚衰，湿浊潴留：素体脾肾虚弱，感邪后脾肾更伤，脾虚不运化水液，肾虚不能气化，则水湿内停，湿浊内阻。湿浊偏盛，阳气被郁，故面色㿠白，神疲乏力；湿浊之邪，外渍肌肉，故见身痛，手足沉重；内阻脾胃，气机不畅，则见呕逆胀满，大便不通。

二、诊断

（一）西医辨病

1. 临床诊断

2020 年 KDIGO ANCA 相关性小血管炎肾损害诊疗指南的诊断流程：对于肾血管炎疑似病例，临床表现符合 ANCA 相关血管炎 MPO-ANCA 成 PR3-ANCA 阳性者，继发性血管炎可能性小，但若有疾病快速进展，可启动治疗，若条件允许开始治疗后尽快肾活检，或出现治疗效果不佳的情况，也应行肾活检检查；临床表现符合任何一种原发性小血管炎，MPO-ANCA 和 PR3-ANCA 阴性，无活检反指征者，应尽快行肾活检检查。要注意的是，对于临床表现符合小血管炎，且血清 MPO-ANCA 或 PR3-ANCA 阳性患者，特别是快速进展的患者，不要因等待肾活检或肾活检报告而延迟免疫抑制剂治疗。

临床上多数患者呈发热、肌肉痛、关节痛、皮疹和紫癜等非特异性全身症状之后，出现血尿、蛋白尿、进行性肾功能减退，无论有无肺病变均要高度怀疑本病，及时行 ANCA 检测。若 cANCA 合并抗 PR3 抗体阳性或 pANCA 合并抗 MPO 抗体阳性，诊断基本成立。如果肾活检见到典型的寡免疫沉积性小血管炎病变则可以确诊。典型肾脏病理改变是肾小球毛细血管袢纤维素样坏死和（或）新月体形成。

2. 鉴别诊断

AASV 呈肺 – 肾综合征者应与 Goodpasture 病相鉴别。前者 ANCA 阳性，后者抗肾小球基底膜（GBM）抗体阳性：肾活检标本免疫荧光前者阴性或微量，后者 IgG 呈线条样沿 GBM 分布，可协助鉴别。值得注意的是，Goodpasture 病可有 20%~30% 的患者除抗 GBM 抗体阳性外，还可同时合并 ANCA 阳性。坏死性新月体性肾炎并非是 AASV 所特有的病理改变，狼疮性肾炎、过敏性紫癜肾损害、IgA 肾病、抗 GBM 病和细菌性心内膜炎引起的肾损害均可出现相似的病理变化，应结合临床、免疫学检查和其他病理特征加以鉴别。

3. 分期标准

欧洲血管炎研究组（european vasculitis study group，EUVAS）根据 AAV 患者的临床表现、全身症状及血清 ANCA 状态，将 AAV 分为以下五型（表 13-2）。

表 13-2 ANCA 相关性小血管炎分型表

分型	临床表现	全身症状	血清 ANCA
局部型	单一症状，以上呼吸道 GPA 最为典型	否	+/-
早期轻型	表现多样，但未累及肾脏，无重要器官功能障碍	是	+/-
普通型	重要器官轻度功能障碍或累及肾脏但 Scr < 500μmol/L	是	+
重症型	重要器官功能障碍，典型表现为肾脏受累且 Scr > 500μmol/L	是	+
难治型	经常规治疗，病情仍进展	是	+/-

注：全身症状指发热、盗汗、体重下降、倦怠和疲劳。

本病严重程度评分可按照伯明翰系统性血管炎活动性评分（birmingham vasculitis activity score，BVAS），15 分以上为活动。

（二）中医辨病辨证

1. 辨证思路

本病肾脏受累常迅速进展至肾衰竭，肺脏受累可发生大量肺出血而危及生命，且病情进展极快，本病未经治疗者 90% 患者在 1 年内死亡。应用糖皮质激素和 CTX 治疗可以大大提高患者的生存率。因此早期诊断、积极治疗是关键。中药治疗本病应根据"急则治其标，缓则治其本"的原则。如热伤血络，出现大量咯血时，应以止血为要。热扰清窍，或浊邪上蒙时，应开窍醒神。在疾病活动期，清热解毒、凉血化瘀是治疗的基本原则，以图缓解临床症状，减轻全身性的炎症反应，预防多系统脏器功能不全。在疾病缓解期，应该重在益气养血和血，积极防治外感，减少复发。进入终末期肾脏病阶段，可参照"慢性肾衰竭"进行治疗。

2. 本病常见证候及其临床表现

（1）外邪侵袭，热毒壅盛：症见发热，头痛，咽喉疼痛，关节肿痛，咳嗽、痰中带血丝，口干口苦，水肿，小便短赤或排泄不畅，大便干结不爽，舌质红，舌苔黄，脉浮数。

（2）热毒侵淫，血热妄行：症见身热重着，咳嗽咳痰，小便短赤或尿少，恶心呕吐，口干，烦躁不安，甚至神昏谵语，咯血、呕血、便血、尿血或紫斑，舌红或绛红，苔黄腻，脉弦数或滑数。

（3）湿热蕴毒，血脉瘀阻：症见全身水肿，身体困重，尿少，腰痛，纳呆泛恶，面色灰暗，舌体胖、质暗、有瘀斑，脉沉涩。

（4）脾肾衰败，湿浊弥漫：症见尿少甚至尿量全无，面色暗或面色㿠白，神疲乏力，短气，大便不通，头晕目眩，舌体胖、质暗淡，脉沉细弦。

（5）气阴两虚，余邪未清：症见身肿渐退，口干咽燥，腰酸腿软，短气汗出，或小便发热，五心烦热，或大便干结，或腰部刺痛，关节疼痛，舌质红或少津或有瘀斑，脉细弦或细数。

3. 辨证要点

本病基本病理为络脉阻滞，病机特点是本虚邪实。多因年老体虚，导致脏腑功能失调；或感受外邪，或内生邪实，邪伏血络，络脉不通导致诸症丛生。由于肺失通调、脾失健运、肾失气化致水液滞留于体内，可见水肿和尿少；湿与热搏而生湿热，湿热或热毒损害血络，致尿血；脾不升清，肾失固摄，可见尿浊（蛋白尿）；湿热蕴浊，弥漫三焦，导致升降开阖失序，清浊不分，可见神志不清、恶心呕吐、尿闭等症。其中有因虚致实，即脏腑功能失调，使湿、热、瘀、毒易胶结于体内；也有因实致虚，即邪实（风、湿、热、瘀、毒）郁结于体内，致脏腑气机失调。如此反复，使病情迁延，难以治愈。病之初期，以邪实为主要病机，可见皮肤红斑、舌红、脉数，以热、毒、湿、瘀、痰为主；急性期以邪实为主，多湿毒、热毒浸淫，可见身热重着，咳嗽咳痰，恶心呕吐，甚者出现神昏谵语、咯血、呕血、便血、尿血或紫斑；缓解期多正虚邪实，可见神疲乏力、气短懒言、纳差等。疾病活动期以清热解毒、凉血化瘀为主，以缓解临床症状，减轻全身炎症反应，防治多系统损害；在疾病缓解期以益气养血和血为主，重在固护正气，减少病情复发；当疾病进展至终末期肾病时，则按照"慢性肾衰竭"进行辨治。

三、治疗

（一）西医治疗

AAV 的治疗分为三个阶段：诱导缓解、维持缓解和复发的防治。

1. 诱导缓解的治疗

（1）糖皮质激素联合细胞毒药物是 AAV 的基本治疗方案：目前糖皮质激素联合环磷酰胺（cyclophosphamide，CTX）仍然是治疗 AAV 的标准方案，能够使 90% 以上的患者达到临床显著缓解。糖皮质激素常用醋酸泼尼松或醋酸泼尼松龙口服，用药初始剂量要足量，为 1mg/（kg·d），共服 4~6 周，待病情控制后逐渐减量（每 2~3 周减去原剂量的 1/10），最后以小剂量（10~15mg）维持长期口服（2~3 年或更长）。CTX 口服剂量为 1~3mg/（kg·d），一般用 2mg/（kg·d），每日总量不超过 100mg，分 2 次服用，持续 3~6 个月。CTX 静脉冲击疗法目前较为常用，每月冲击 0.5~1.0g/m^2，一般不超过 1g/ 次，连续 6 个月。CTX 冲击治疗与口服治疗的诱导缓解率和复发率均相似，但冲击疗法感染等不良反应的发生率显著偏低。对于肾功能急剧受损或（和）有明显肾外损害（如咯血）的重症患者，应给予甲泼尼龙冲击治疗（每日或隔日静脉滴注 1g，3 次为 1 个疗程，间隔 3~7 日开始下一疗程，一般不超过 3 个疗程），继之以口服糖皮质激素治疗。

（2）糖皮质激素联合利妥昔单抗：糖皮质激素联合利妥昔单抗可以作为非重症 AAV 或应用 CTX 有禁忌患者的另一可选择方案，其循证医学证据来源于欧洲血管炎研究组的大型随机对照研究。

（3）血浆置换：对于同时合并抗 GBM 抗体阳性、急性肾衰竭需要透析以及致命性肺出血的患者，推荐使用血浆置换。用正常人血浆或白蛋白置换患者血浆，每次 2L，每日或隔日 1 次，直至危重病情好转。血浆置换的同时必须给予患者糖皮质激素及细胞毒药物治疗。

2. 维持缓解的治疗

传统的方法是在诱导缓解后，继续应用细胞毒药物维持治疗 12 个月。鉴于长期应用 CTX 的不良反应，在进入维持缓解治疗之后，推荐使用低毒的硫唑嘌呤、甲氨蝶呤、吗替麦考酚酯、来氟米特等。

（1）硫唑嘌呤：硫唑嘌呤是在维持缓解治疗期能够替代 CTX 证据最强的药物。口服剂量为 1~2mg/（kg·d），维持 1~2 年。

（2）甲氨蝶呤：甲氨蝶呤是 AAV 维持缓解治疗的又一可选方案。初始剂量为 0.3mg/（kg·d）（每周不超过 15mg），以后每周增加 2.5mg 至每周 20~25mg，治疗期间应注意补充叶酸。当血清肌酐＞ 178μmol/L 时，因其对肝脏和骨髓毒性增加，故不宜使用。

（3）吗替麦考酚酯：吗替麦考酚酯具有不良反应小的优点，但对肾衰竭者需慎用，其疗效还有待于进一步的研究证实。欧洲血管炎研究组研究表明，吗替麦考酚酯用于 AAV 维持缓解的治疗，其疗效不及硫唑嘌呤。目前吗替麦考酚酯多作为二线方案使用。

（4）来氟米特：研究表明，来氟米特 20~30mg/d 可用于维持缓解治疗，与甲氨蝶呤相比，复发少，但是不良反应较多，包括高血压、白细胞减少等。

3. 复发的治疗

复发的独立危险因素包括：PR3-ANCA 阳性、上呼吸道以及肺脏受累。目前缺乏复发治疗的循证医学证据。建议在病情出现小的波动时，可适当增加糖皮质激素和免疫抑制剂的剂量；而病情出现大的反复时，则应重新开始诱导缓解治疗。缓解后治疗期延长到 2 年。此外，如果复发发生在维持治疗期间，应考虑换用另一种免疫抑制剂。

（二）中医治疗

1. 外邪侵袭，热毒壅盛

治宜清热解毒。方用银翘散合五味消毒饮加减。药用银花、连翘、竹叶、荆芥、牛膝、薄荷、甘草、桔梗、芦根等。咳嗽哮喘者，加竹茹、胆南星清热化痰；小便热痛者，加车前草、石韦清热、利湿通淋。

2. 热毒浸淫，血热妄行

治宜解毒祛湿，凉血化瘀。方用清瘟败毒饮加减。药用生地、连翘、黄芩、丹皮、石膏、栀子、甘草、竹叶、玄参、犀角（水牛角代）、白芍、知母、黄连、桔梗等。水肿甚者，加茯苓、泽泻利水消肿；腹胀纳差者，加砂仁、草豆蔻化湿行气。

3. 湿热蕴毒，血脉瘀阻

治宜清热化湿，凉血活血。方用甘露消毒饮合四妙勇安汤加减。药用豆蔻、藿香、茵陈、滑石、通草、黄芩、连翘、贝母、射干、薄荷等。热毒壅盛者，去贝母、射干、甘草、薄荷，加牡丹皮、赤芍、紫花地丁、蒲公英、白花蛇舌草清热解毒凉血；水肿甚者，加车前子、猪苓利水消肿。如邪热壅滞三焦，三焦气机不畅，清阳不升，浊阴不降，症见发热、呕恶不能食、胸胁苦满、大便不畅者，改用大柴胡汤合四妙勇安汤加减。

4. 脾肾衰败，湿浊弥漫

治宜健脾补肾，和胃降浊。方用香砂六君子汤合旋覆代赭汤加减。药用木香、砂仁、人参、白术、茯苓、甘草、半夏、陈皮、旋覆花、代赭石等。大便不通者，加大黄通腑泄浊；四肢抽动者，加白芍、木瓜柔肝舒筋。

5. 气阴两虚，余邪未清

治宜益气养阴，清利湿热。方用参芪地黄汤合二妙丸加减。药用人参、黄芪、茯苓、熟地、山药、丹皮、山茱萸、生姜、大枣、巴豆、毕澄茄等。咽喉肿痛、关节疼痛伴蛋白尿者，加金银花、连翘、白花蛇舌草清热解毒；血尿者，加仙鹤草、生地榆止血。

四、预防与护理

注意休息，避免感冒，防治感染。低盐、低脂、优质蛋白饮食，忌烟酒，忌吃辛辣食物。注意观察血压、血糖、电解质、胃肠道等变化。避免因长期服用糖皮质激素带来的高血压、消化道溃疡等不良反应。

（王悦芬　赵海玲　李平　王婉懿　王泽厚）

过敏性紫癜性肾炎

以 IgA 沉积于血管壁的白细胞破碎性小血管炎为主要病理改变的多系统疾病称为过敏性紫癜（henoch- schonlein purpura, HSP）。2012 年 Chapel Hill 会议新的血管炎命名共识中，将 "henoch–schonlein purpura" 正式更名为 IgA 血管炎（IgA vasculitis, IgAV）。IgAV 的肾脏损害称为 IgA 血管炎肾炎（IgAVN）或过敏性紫癜性肾炎（HSPN）。其病因可为细菌、病毒及寄生虫等感染所引起的变态反应，或为某些药物、食物等过敏，或为植物花粉、虫咬、寒冷刺激等引起。临床表现除有皮肤紫癜、关节肿痛、腹痛、便血外，主要为血尿和蛋白尿，多发生于皮肤紫癜后 1 个月内，有的或可以同时并见皮肤紫癜、腹痛，有的仅是无症状性的尿异常。如果蛋白丢失过多，亦可出现肾病综合征的表现，如果血尿、蛋白尿长期持续存在，亦可伴有肾功能减退，最后导致慢性肾功能衰竭。过敏性紫癜导致肾受累的比例为 20%~100%，男性发病率高于女性。

本病多归属于中医学"斑疹""瘀斑""尿血""血证"病证范畴。

一、病因病理

（一）西医病因病机

过敏性紫癜的发生，与机体本身的高敏状态有关。但病因与下列因素有关：各种感染、疫苗接种、虫咬、寒冷刺激、药物和食物过敏等。我国近年的一项针对 385 例儿童紫癜性肾炎的研究发现，诱因为感染者占 61.0%，发病前进食特殊食物者占 20.5%，接触油漆者为 5.2%。

大量资料表明本病是一种由免疫复合物介导的系统性小血管炎。患者血清中可测得循环免疫复合物；皮肤小血管及肾小球、肠系膜血管可测得 IgA、C3 颗粒状沉着；移植后的正常肾脏亦可发生同样病变均支持本病的免疫复合物学说。对免疫复合物的分析表明：所有患者均具有 IgA 成分的免疫复合物；仅当紫癜肾受累时具有 IgA 及 IgG 两种成分的免疫复合物。免疫复合物中的 IgA 主要为多聚 IgA，而且以 IgA1 亚型为主，同时也有补体旁路活化的成分。近年来研究发现血清 IgA1 分子铰链区糖基化异常导致 IgA1 分子易于自身聚合，不易被肝脏从正常代谢途径清除，从而沉积肾脏致病。此外，补体和血小板活化，细胞因子、生长因子等都可能在 HSPN 的发病机制中起一定作用。免疫复合物通过旁路系统激活补体，引起炎症反应。肾小球毛细血管腔内发现血小板和纤维蛋白及血栓形成，提示有微血管内凝血问题，这对于导致肾脏损伤和细胞增殖有一定作用。

（二）病理改变

本病一般病理学的特征是细小动脉的血管炎症，即血管内皮细胞肿大、增殖以及血管周围的多形核白细胞、单核细胞及少数嗜酸性白细胞浸润，常伴有血管坏死、血栓形成，病变严重者血管周围可见出血。

1. 光镜检查

肾脏组织学损害与临床表现的严重程度成比例，肾小球损害的变异很大。光镜下最常见为弥漫性系膜增生或局灶节段性增殖。也可伴不同程度的新月体形成。如有 75% 以上的肾小球有新月体形成，则预示着很快进展到肾功能衰竭，预后不良。

2. 电镜检查

光镜检查呈局灶、节段性肾炎者，电镜下有广泛的内皮细胞下和系膜区及毛细血管周围不规则电子致密物沉积。有上皮细胞足突融合，毛细血管内有纤维蛋白和血小板，亦可有血栓形成。

3. 免疫病理检查

免疫病理以 IgA 在系膜区、系膜旁区呈弥漫性或节段性分布为主，除 IgA 沉积外，多数病例可伴有其他免疫球蛋白和补体成分的沉积，IgG 和 IgM 分布与 IgA 分布相类似。部分毛细血管壁可有 IgA 沉积，经常合并 C3 沉积，而 C1q 和 C4 则较少或缺如。

4. 紫癜性肾炎的病理分级

光镜下肾小球病理改变分为六级，Ⅰ级：肾小球轻微病变；Ⅱ级：单纯系膜增生；Ⅲ级：系膜增生伴 50% 以下肾小球新月体形成和（或）节段性病变（硬化、粘连、血栓、坏死）；Ⅳ级：病变同Ⅲ级，50%~75% 肾小球有上述改变；Ⅴ级：病变同Ⅲ级，75% 以上肾小球有上述改变；Ⅵ级：膜增生性肾炎改变。上述Ⅱ、Ⅲ、Ⅳ、Ⅴ级又视系膜病变分布各又分为 a（局灶 / 节段）b（弥漫病变）。免疫病理类型：单纯 IgA、IgA+IgM、IgA+IgG+IgM 在病理分级中占较高比例。肾小管间质病理分级：(－) 级：间质基本正常；(＋) 级：轻度小管变形扩张；(＋＋) 级：间质纤维化、小管萎缩 < 20%，散在炎性细胞浸润；(＋＋＋) 级：间质纤维化、小管萎缩占 20%~50%，散在和（或）弥漫性炎性细胞浸润；(＋＋＋＋) 级：间质纤维化、小管萎缩 > 50%，散在和（或）弥散性炎性细胞浸润。

（三）中医病因病机

1. 中医病因

（1）外邪入侵：病初常有外感，故其病因多与风、湿、热、毒邪等邪气入侵，扰动血脉，迫血妄行，风热相搏，血液溢于肌肤则发为肌衄；损伤肾络，血溢脉外，则见尿血；阻碍三焦之决渎，气道为之不利，水湿内停而发为水肿；风热之邪扰于中焦，中焦气机不畅则发为腹痛、恶心、呕吐等；热扰肠络，血溢脉外则为便血；热扰血络，血液运行不畅，则为瘀血；阻滞于关节，则关节疼痛；反复发作，气阴耗伤，气不摄血或阴虚火旺均可加重出血，同时伴有乏力、潮热等症。

（2）饮食不节：《诸病源候论》云："斑毒之病，乃热气入胃，而胃主肌肉，其热夹毒，毒气熏发肌肉，状如蚊虫所螫，面赤斑起，周匝遍体。"食用动风之品，或因误用辛温发散，以致风热互结可引起紫癜性肾炎的发病。

（3）禀赋不足：内因主要为素体有热，或脾肾亏虚，或肝肾阴虚，或久病气阴两虚等。脾肾亏虚，脾不敛精，肾不固精，精微外泄，则发为尿浊；病久不愈，脾肾阳虚，浊邪内停，则见全身浮肿、精神萎靡之重症。

2. 中医病机

（1）风热搏结：外感风热，搏结体表，则发热、微恶风寒、咽痛。风热入里，复因先天不足，阴虚质燥，伏有虚热，则见口渴、心烦、舌红、苔见薄黄等症。风热相结，热邪灼伤血络，血失约束，溢于脉外，离经之血渗于皮下，则见皮肤紫斑，内渗膀胱则见尿血。

（2）热盛迫血：患者素有血热内蕴，外感风邪或食物有动风之品，风热相搏或热毒炽盛，如灼伤血络，以致迫血妄行，外溢肌肤，内迫胃肠，则烦躁不安，口干喜凉饮，舌质红绛；甚则及肾，热毒炽盛，病情较重，出血倾向亦重，故有下肢皮肤大片紫癜、肉眼血尿明显。

（3）肝肾阴虚：素有肝肾不足，或因外邪入里化热，煎熬阴津，日久病及肝肾，肝肾阴虚，虚火灼络，亦可出现下肢紫癜及尿血，兼见手足心热、口干喜饮、大便干结、舌红少津。

（4）湿热内阻：平素喜好嗜食肥甘辛辣，损伤脾胃，脾失健运，湿邪困脾，复又因外感风寒，入里化热，蕴久成热；或感受风热，湿热阻滞络脉，迫血妄行，则见紫癜及尿血，兼见口苦口黏、口干不欲饮水、胸闷痞满、舌苔黄腻。

（5）寒凝血滞：素体阳虚，寒邪外侵，内滞血络，引起皮肤紫癜或见尿血；寒湿伤中，克伐正气，兼见畏寒肢冷、神疲乏力、语声低怯、口淡不渴、舌体胖大而润。

（6）脾气虚损：因外感或饮食不节，湿邪困脾，脾湿生痰，久则脾气亏虚，脾虚失统，气不摄血亦能血溢成斑，或有尿血。脾阳气亏虚，失于健运，日久心阳不足，同时可见气短乏力、食少懒言、心悸头晕、面色萎黄、舌淡齿痕等。

3. 中医病因病机特点

（1）脏腑虚损，外邪诱发：《灵枢·百病始生》云："风雨寒热，不得虚，邪不能独伤人，卒然逢疾风暴雨而不病者，盖无虚，故邪不能独伤人。此必因虚邪之风，与其身形，两虚相得，乃客其形。"正所谓"正气存内，邪不可干。"先天不足、后天失养是紫癜性肾炎发病的内在因素。肾藏精，肾藏本脏之精是先天的基础，其禀受于父母，充实于后天，《素问·阴阳应象大论》曰："夫精者，身之本也。"紫癜性肾炎患者先天禀赋不足，精气亏损，卫外不固，易感外邪而发病。

（2）痰瘀互结，毒热阻络：《重订广温热论》云："风寒燥湿，悉能化火。"刘河间云："六气皆从火化。"脏腑阴阳气血失调，阳气亢盛。《素问·调经论》云："阴虚生内热，阳盛生外热。"朱丹溪曰："气有余便是火。"平素嗜食辛辣、荤腥、刺激之品，或长期情志内伤，或劳逸失度，日久蕴热而生，加之脾、肾亏虚为致病之本，内生热毒。内外合邪，扰动血络而肆虐为患。瘀血贯穿于紫癜性肾炎病程的始终。本病病变之初属六淫之邪扰动血络，血分伏热，热毒内盛煎灼津液，津亏不能使血行或血受煎炼而成血瘀。或由于热毒迫血妄行，离经之血而为瘀。病久伤正，脾肾两虚，血行无力而致血脉瘀阻。瘀血蓄积日久而蕴毒，邪毒能致瘀，邪毒附着瘀血则胶结成为瘀毒，而瘀毒内蕴为致病之标。

二、诊断

（一）西医辨病

1. 临床诊断

2019年欧洲IgA血管炎诊断和治疗建议建议应用2008年欧洲抗风湿病联盟（EULAR）/儿童风湿病国际研究组织（PRINT）/儿童风湿病联盟（PRES）发布的IgAV标准进行诊断。美国风湿病学会和EULAR/PReS制定的HSP诊断标准：可触性（必要条件）皮疹伴如下任何一条：①弥漫性腹痛；②活检示明显IgA沉积；③任一关节的急性关节炎或关节痛；④肾脏受损表现［血尿和（或）蛋白尿］。

中华医学会儿科分会肾脏病学组于2000年和2009年制订了HSPN分类标准和治疗指南［《HSPN的诊治循证指南（试行）》］，明确HSPN的诊断标准为：在HSP病程6个月内，出现血尿和（或）蛋白尿。其中血尿和蛋白尿的诊断标准分别为：①血尿：肉眼血尿或镜下血尿。②蛋白尿：满足以下任一项者。a. 1周内3次尿常规蛋白阳性；b. 24h尿蛋白定量＞150mg；c. 1周内3次尿微量白蛋白高于正常值。另外，在HSP急性病程6个月后，再次出现紫癜复发，同时首次出现血尿和（或）蛋白尿者，肾活检为IgA系膜区沉积为主的系膜增生性肾小球肾炎，则亦应诊断为HSPN。

2. 鉴别诊断

由于HSPN在急性期有特征性出血性皮疹、腹痛、肠出血、关节炎和肾炎等特点，因此不难诊断。临床表现不典型时，需与下列疾病相鉴别。

（1）原发性IgA肾病：单纯根据肾脏病理及免疫病理的改变很难与IgA肾病相区别，两者的鉴别取决于临床表现，如典型的皮疹，消化道表现（如腹痛、恶心、呕吐、黑便和便鲜血等）。

（2）系统性红斑狼疮：本病好发于育龄期女性，常可累及肾脏，以非侵蚀性关节炎、肾小球大量免疫复合物沉积、血清ANA、抗dsDNA及抗Sm抗体阳性为特征，可与

HSPN 相鉴别。

（3）系统性血管炎：本病是一种多系统、多器官受累的血管炎性疾病，其血清抗中性粒细胞胞浆抗体（ANCA）常为阳性，临床常表现为急进性肾炎，病理表现为 Ⅲ 型（寡免疫复合物性）新月体肾炎。

（4）特发性血小板减少性紫癜：本病是一类由自身抗体介导的血小板破坏增多性疾病，以血小板减少，皮肤、黏膜出血倾向，血小板寿命缩短，骨髓巨核细胞代偿性增生及抗血小板抗体阳性为特点。

3. 分期标准

南京军区总医院解放军肾脏病研究所提出《HPSN 诊断和治疗规范》，根据患者的临床和病理表现不同，HSPN 分为轻、中、重三种类型。

（1）轻型：为镜下血尿，少量尿蛋白 < 2.0g/24h，通常无高血压和肾功能损害。病理改变为肾小球系膜增生性病变，无明显肾小管间质损伤。

（2）中型：介于轻型和重型之间

①肉眼血尿或大量镜下血尿。

②尿蛋白 > 2.0g/24h。

③伴有高血压。

④伴有轻度肾功能损害。病理改变为肾小球弥漫系膜增生性病变或局灶节段硬化性病变，可伴有新月体形成（ < 30%）和肾小球毛细血管袢坏死。

（3）重型：为肉眼血尿、大量蛋白尿、高血压、肾功能损害，部分患者表现为急进性肾小球肾炎。病理改变为重度肾小球系膜增生性病变，可表现为膜增殖样病变大量新月体形成（ > 30%）、伴肾小球毛细血管袢坏死、血栓等急性病变。

（二）中医辨病辨证

1. 辨证思路

过敏性紫癜性肾炎是过敏性紫癜引起的肾脏损害，临床以反复发作性紫癜，顽固性血尿、蛋白尿为主要表现。西医治疗中多以激素联合免疫抑制剂为主，中医药在对蛋白尿、血尿的减缓、减少发作次数上具有临床优势。治疗上可用中西医结合的治疗方法，补虚清热，凉血消斑，达到短期控制紫癜性肾炎发作，长期控制因肾炎所致的蛋白尿、血尿及肾功能减退的临床疗效。

2. 本病常见证候及其临床表现

（1）风热搏结：初起可有发热、微恶风寒、咽痛、口渴、心烦、舌红、苔见薄黄等症，继则风热伤络而有下肢紫癜，甚则尿血。

（2）热盛迫血：热毒炽盛，病情较重，出血倾向亦重，下肢可见大片紫癜，肉眼血尿明显，烦躁不安，口干喜凉饮，舌质红绛。

（3）肝肾阴虚：虚火灼络亦可出现下肢紫癜及尿血，兼见手足心热，口干喜饮，大便干结，舌红少津。

（4）湿热内阻：湿热阻滞络脉，迫血妄行，则见紫癜及尿血，兼见口苦口黏，口干不欲饮水，胸闷痞满，舌苔黄腻。

（5）寒凝血滞：素体阳虚，寒邪外侵，内滞血络可以引起皮肤紫癜或见尿血，兼见畏寒肢冷，神疲乏力，语声低怯，口淡不渴，舌体胖大而润。

（6）脾气虚损：脾虚失统，气不摄血亦能血溢成斑，或有尿血。同时可见气短乏力，食少懒言，心悸头晕，面色萎黄，舌淡齿痕等。

3. 辨证要点

紫癜性肾炎由于尿血较为突出，故治疗"宜行血不宜止血"，虽镜下血尿亦然。"以祛瘀为治血之要法"，即使由其他原因引起的出血，在治本的同时，也要注意适当配用化瘀之品，以防止血留瘀，变生他患。因此，对紫癜性肾炎患者的治疗着重扶正化瘀，或寓止血于化瘀之中，常可收到较好效果。除活血化瘀外，因本病多风、湿、热、毒邪等兼而为患。因此，常应佐以祛风、清热、解毒、利湿等法。恢复期应注意调整脏腑阴阳之偏胜。

三、治疗

（一）西医治疗

少年儿童患者大多数有自限倾向，起病数月后自然缓解。但成年患者预后较差，自然痊愈者仅50%。2016年中华医学会儿科学分会肾脏学组《紫癜性肾炎诊治循证指南（2016）》提出如下治疗原则。

1. 孤立性血尿或病理Ⅰ级

仅对过敏性紫癜进行相应治疗，镜下血尿目前未见有确切疗效的文献报道。应密切监测患儿病情变化，目前建议需延长随访时间。

2. 孤立性微量蛋白尿或合并镜下血尿或病理Ⅱa级

对于持续蛋白尿 > 0.5~1g/（d·1.73m^2）的紫癜性肾炎患儿，应使用血管紧张素转换酶抑制剂（ACEI）或血管紧张素受体拮抗剂（ARB）治疗。不建议儿童使用雷公藤多苷治疗。

3. 非肾病水平蛋白尿或病理Ⅱb、Ⅲa级

对于持续蛋白尿 > 1g/（d·1.73m^2）、已应用ACEI或ARB治疗、GFR > 50ml/（min·1.73m^2）的患儿，给予糖皮质激素治疗6个月。

4. 肾病水平蛋白尿、肾病综合征、急性肾炎综合征或病理Ⅲb、Ⅳ级

对于表现为肾病综合征和（或）肾功能持续恶化的新月体性紫癜性肾炎的患儿应用激素联合环磷酰胺治疗。若临床症状较重、肾病理呈弥漫性病变或伴有 > 50% 新月体形成者，除口服糖皮质激素外，可加用甲泼尼龙冲击治疗，15~30mg/（kg·d），每日最大量不超过1.0g，每天或隔天冲击，3次为一疗程。此外有研究显示，激素联合其他免疫抑制剂如环孢素A、霉酚酸酯、硫唑嘌呤、环磷酰胺等亦有明显疗效。

5. 急进性肾炎或病理Ⅴ级、Ⅵ级

这类患儿临床症状严重、病情进展较快，治疗方案和前一级类似，现多采用三至四联

疗法，常用方案为甲泼尼龙冲击治疗 1~2 个疗程后口服泼尼松 + 环磷酰胺（或其他免疫抑制剂）+ 肝素 + 双嘧达莫。亦有甲泼尼龙联合尿激酶冲击治疗 + 口服泼尼松 + 环磷酰胺 + 肝素 + 双嘧达莫治疗的文献报道。

除药物治疗外，有个案报道示扁桃体切除及血浆置换治疗可有效治疗急进性肾炎或病理改变严重者。

（二）中医治疗

1. 实证

（1）风热搏结：治宜祛风清热，凉血散瘀。方用银翘汤加味。药用银花、连翘、淡竹叶、生地、麦冬、藕节、白茅根、生甘草。腹痛便血者，加白芍、生地榆；如见尿血者，加大蓟、小蓟、马鞭草、生侧柏叶。

（2）热盛迫血：治宜清热解毒，凉血散瘀。方用犀角地黄汤加银花、连翘、玄参、茜草、白茅根。药用犀角（水牛角代）、芍药、丹皮、生地、银花、连翘、玄参、茜草、白茅根等。

（3）湿热内阻：治宜清热利湿，活血化瘀。方用三仁汤或四妙散加丹参、泽兰、马鞭草、生侧柏叶、赤芍、三七等。药用杏仁、蔻仁、薏苡仁、厚朴、半夏、通草、竹叶、滑石、丹参、泽兰、马鞭草、生侧柏叶、赤芍、三七等。有水肿者，宜清热利水，佐以活血，方用大橘皮汤加丹参、泽兰、牛膝、车前子等。

（4）寒凝血滞：治宜温经散寒，活血化瘀。方用当归四逆汤合桂枝茯苓丸。药用当归、桂枝、白芍、细辛、炙甘草、大枣、通草、白芍等。水肿明显者，可温阳利水，佐以活血，方用真武汤合桂枝茯苓丸，或当归芍药散加制附片、肉桂、川牛膝、车前子。

2. 虚证

（1）肝肾阴虚：治宜滋养肝肾，凉血散瘀。方用小蓟饮子去木通，或用知柏地黄汤或血府逐瘀汤加马鞭草、生侧柏叶、益母草、白茅根等。药用小蓟、藕节炭、蒲黄、通草、滑石、生地黄、当归、甘草、栀子、淡竹叶等。

（2）脾气虚损：治宜益气健脾，活血摄血。方用归脾汤加桂枝茯苓丸；如兼阳虚，亦可加制附片、炮姜。药用白术、人参、黄芪、当归、甘草、茯神、远志、酸枣仁、木香、龙眼肉、生姜、大枣等。水肿明显者，可健脾利水，佐以活血，方用防己黄芪汤合防己茯苓汤，再加桂枝茯苓丸。

四、预防与护理

据报道，过敏性紫癜与呼吸道或肠道感染有关。因此，积极预防感染的发生，对紫癜性肾炎具有十分重要的意义。一旦得病，及时治疗，注意休息，防止复发。

（刘宏伟　王悦芬　赵海玲　李平　王婉懿）

原发性干燥综合征肾损害

原发性干燥综合征（primary Sjogren's syndrome，pSS）是一种以外分泌腺炎性细胞浸润为主，不伴有其他结缔组织疾病，并可累及多器官、多系统的慢性自身免疫性疾病。原发性干燥综合征国内患病率 0.29%~0.77%，女性多见，男女之比为 1∶（9~20），18%~67% 的患者可伴肾脏受累。原发性干燥综合征肾损害最常见的类型为肾小管间质性肾炎，以尿浓缩功能减低和肾小管酸中毒伴低钾血症为主要表现，部分患者可表现为肾小球肾炎等，极少数可表现为尿频、尿急、白细胞尿等"尿路感染"样临床表现，多数预后良好，少数可进展为肾功能衰竭。原发性干燥综合征患者早期肾损害无明显临床症状，难以及时发现与预防，是影响患者预后的重要危险因素。

中医古籍中并无原发性干燥综合征相应的疾病名称，有专家学者提出了"燥痹""燥毒"等中医病名。原发性干燥综合征肾损害依据临床表现的不同，可归属于中医学"虚劳""脏腑痹""尿浊""关格"等病证范畴。

一、病因病理

（一）西医病因病机

一般认为 pSS 发病与感染、遗传因素和性激素有关。巨细胞病毒、EB 病毒、逆转录病毒感染被认为和 pSS 的发病有相关性；在白种人中 HLA–DRB1*0301/DQA1*050l/DQB1*0201 单倍体与 SSA（Sjögren's syndrome A）和 SSB（Sjögren's syndrome B）密切相关。由于 pSS 多发于女性，雌激素水平增高可能参与了 pSS 的发生和病情进展。研究表明，雌激素能活化 B 淋巴细胞，增加免疫活性，加快自身免疫反应的进展。细胞免疫主要表现为淋巴细胞的增殖，体液免疫异常则表现为高球蛋白血症，产生多种自身抗体。

（二）病理改变

原发性干燥综合征主要侵犯泪腺、唾液腺和腮腺，也可累及肺、肾、甲状腺、心肌等组织。受累组织可见大量浸润的淋巴细胞、网状细胞及浆细胞。晚期唾液腺萎缩，导管上皮细胞增生，致导管狭窄甚至阻塞。

肾脏方面主要在肾间质内有淋巴细胞浸润，可有纤维化甚至坏死性小动脉炎。肾小管呈不同程度的萎缩及小管基膜不规则增厚，有时也见到坏死。最常见的肾脏损害类型为肾小管间质性肾炎（TIN），其次是继发于冷球蛋白血症的膜增生性肾小球肾炎（MPGN）。少数病例有肾小球改变，一般呈局灶性系膜细胞及基质增多，毛细血管袢及基膜常无异常，但也有报道在原发性干燥综合征中小球基膜内有 IgG、IgM、C3 沉积物呈颗粒状分布，提示为免疫复合物肾炎，可呈膜增生性肾炎或膜性肾炎。亦有记载肾小球玻璃样变及硬化。

（三）中医病因病机

1. 中医病因

原发性干燥综合征与燥邪密切相关。《素问·阴阳应象大论》提出"燥胜则干"的立论；

金代刘河间补充其说："枯，不荣生也；涸，无水液也；干，不滋润也；劲，不柔和也。"这说明津液盛衰是本病发病机制中的重要环节。究其成因，或因先天禀赋不足，阴液匮乏；或因劳倦伤脾，化生无源，或因思虑过度，耗伤心血，或因房事不节，肾精亏耗；或因反复招罹温热之邪，干扰津液的生成与转化；或因经、乳、产、育等特殊生理，造成阴津亏耗，化热化燥；然其根蒂在肝肾两脏，肝肾阴虚可以波及肺、脾，而津亏液涸，甚则五脏阴亏，烦渴多饮，口中无津，声音嘶哑，眼干无泪，皮肤干燥无汗，尿多而清长。阴虚及气临床上亦可见气阴两虚。

2. 中医病机

（1）阴虚内燥：《素问·经脉别论》云："饮入于胃，游溢精气，上输于脾，脾气散精，上归于肺，通调水道，下输膀胱，水精四布，五经并行。"津液的正常代谢与肺、脾、肾三脏关系密切。本病与五脏相关，但病本在肾。肾为先天之本，肾之真阴乃生命之源，各脏腑之阴均赖肾阴滋生濡养。肾在五行属水，在液为唾，肾水不足，脾胃失其所养，津液化生无源，输布失调，而导致津枯血燥，外至诸窍、皮毛，内至五脏六腑，皆失于濡养。俞根初在《通俗伤寒论》中也云："（燥邪）先伤肺经，次伤胃液，终伤肝血肾阴。"也特别强调了肾阴在燥证中的重要作用。阴津亏耗，化生、输布异常，不能正常滋养濡润脏腑筋骨、四肢百骸、经络九窍，而出现口干、眼干等一系列临床表现。

（2）气阴两虚：津液在人体属阴，气在人体属阳，气能生津，气能行津，气旺能运载津行，且使血运流畅。气虚则津失敷布，血行不利，呈现"供津不足"之燥象。因此，气虚阴伤，津乏液少，脏腑不荣，机体失润，则燥病乃成。气虚与阴虚相互影响。津液亏虚，化源不足，则气失所养；津液亏虚，则气无所附，而致气虚。阴虚内燥日久可转为气阴两虚。《医原》指出："燥从天降，首伤肺金，肺主一身气化，气为燥郁。清肃不行，机关不利，势必干咳连声……气为燥郁，不能布津，则必寒热无汗，口鼻唇舌起燥，咽喉干疼。又或气为燥郁，内外皆壅，则必一身尽痛，肺主皮毛，甚则皮肤干疼。"可见，气阴两虚与本病发生亦有关。

（3）瘀血内停：《金匮要略·惊悸吐衄下血胸满瘀血病脉证治》曰："病人胸满，唇痿舌青，口燥，但欲漱水不欲咽，无寒热，脉微大来迟，腹不满，病人言我满，为有瘀血。"首次描述了燥邪导致口干的特点。燥邪为病潜伏日久，"延绵日久，病必入血分"。燥邪阻滞气机，影响气血运行，耗气伤津，气虚无力行血，血留滞脉中，瘀血内生；津血同源，皆属阴类，周学海在《读书笔记》中言"大血犹舟也，津液水也"，津亏血少，血滞成瘀，瘀血内停，故上不能濡润口眼，下不能流泽阴部，外不能布达四末，内不能滋养脏腑。临床除燥证表现之外，还可见一派瘀血之象。瘀血既是病理产物，又可作为致病因素，贯穿疾病始终。

（4）阴虚湿热：除经典病机以外，原发性干燥综合征肾损害也有阴虚湿热致病者。《医原·百病提纲论》曰："内燥起于胃，盖胃为生化精液之本；内湿起于脾，盖脾为散输水津之本""燥郁不能行水而又夹湿，湿郁不能布精而又化燥"。原发性干燥综合征阴虚日久，脾胃失于濡养，则脾阴、胃阴不足，运化失司，脾失健运则湿浊内生，湿浊与燥热相搏结，化生湿热，出现口干口黏、肢困身乏、纳呆、脘痞腹胀、大便黏腻不爽、舌苔黄腻等湿热之象。阴虚与湿热二者能够相互影响、相互转化，且脾胃失调在其中起到关键作用。

3. 中医病因病机特点

（1）燥伤津液，阴津亏虚：燥邪有外燥、内燥之分。《素问·至真要大论》曰："民病喜呕，呕有苦，善太息，心胁痛不能转侧，甚则嗌干面尘，身无膏泽，足反外热。"论述了外燥致病的特点。《类证治裁》云："燥有外因、有内因……因于内者，精血夺而燥生。"精血亏虚是内燥的根本。本病的发生以更年期妇女居多，此为阴虚之期、阴虚之体，内伤积劳，神气内耗，渐至精血虚少，诸脏失濡，气阴亏虚；亦有热邪内积，日久阴津亏耗，化为内燥。

（2）燥盛成毒，因燥致瘀：《医门法律》言："燥盛则干。夫干之为害，非遽赤地千里也，有干于外而皮肤皲揭者，有干于内而精血枯涸者，有干于津液而荣卫气衰、肉烁而皮着于骨者，随其大经小络所属上下中外前后，各为病所。"燥毒煎灼津液，内则五脏六腑失其所养，外则五官九窍失其滋润，则可见口鼻干燥、饮食不下、视物昏花、肌肤甲错、毛发焦枯、形体消瘦等。燥毒阻于经络，脉道失濡，久则致瘀，瘀血不去，新血不生，耗伤气血，使阴虚更甚。再者，也有因瘀致燥者，《血证论》言"有瘀血，则气为血阻，不得上升，水津因不得随气上升"，说明瘀血内停、气机受阻、水津不布是瘀血致燥的病机所在。

（3）阴虚水停，湿热郁滞：原发性干燥综合征肾损害虽以燥热阴虚以基本病机，临证常合并湿热之象。湿热可自外而来，也可自内而生。从外而致者，因外邪入侵，入里化热，与湿相合，化为湿热。暑易夹湿，阴虚之人虚火旺盛，湿邪入里，与热相合，结为湿热，故临床有湿热之象的原发性干燥综合征肾损害患者以长夏为多。由内而生者，多因素体阴亏，水湿内停，郁而化热而成。阴虚生湿热原因有二：其一，阴液不足，不能濡养脏腑，肺通调水道、脾运化水液、肾蒸腾气化功能失司，水液输布失常，水湿内停，湿邪内生。阴虚生内热。湿邪久羁，湿与热合，湿热则成。其二，阴液亏虚，则阳无所制而易偏亢，虚火旺盛，蒸腾津液，体内水液蒸腾弥漫而成湿，湿与内热相合而为湿热。湿热之邪进一步阻滞体内水液输布，阴虚更甚，形成恶性循环，使疾病缠绵难愈。

二、诊断

（一）西医辨病

1. 临床诊断

（1）原发病诊断：参照 2016 年 ACR/EULAR 原发性干燥综合征标准：至少有眼干或口干症状其一的患者，及下列至少一项阳性：①每日感到不能忍受的眼干，持续 3 个月以上；②眼中反复砂砾感；③每日需用人工泪液 3 次或 3 次以上；④每日感到口干，持续 3 个月以上；⑤吞咽干性食物时需频繁饮水帮助。

排除标准：下列疾病因为可能有重叠的临床表现或干扰诊断试验结果，其患者应予以排除：①头颈部放疗史；②活动性丙型肝炎病毒感染（由 PCR 确认）；③ AIDs；④结节病；⑤淀粉样变性；⑥移植物抗宿主病；⑦ IgG4 相关性疾病。

（2）原发性干燥综合征肾损害诊断：符合 pSS 诊断的患者出现肾脏损害，同时需除外继发于其他免疫系统所致的肾损害。如出现以间质小管病变为主临床表现，应考虑 pSS 肾损害，肾活检发现间质性灶状淋巴细胞浸润及肾小管萎缩及纤维化者更支持干燥综合征肾损害的诊断。对临床诊断存在困难的，建议及时肾活检。

2. 鉴别诊断

由于原发性干燥综合征肾损害主要为肾小管间质损害，故应与其他类型的肾小管间质病变进行鉴别，如原发性肾小管酸中毒、特发性间质性肾炎，尤其应与 IgG4 相关疾病肾损害鉴别。IgG4 相关疾病肾损害与干燥综合征肾损害都表现为肾间质病变，不同的是 IgG4 相关疾病肾损害病理表现为大量淋巴细胞和浆细胞浸润，其中 IgG4 阳性浆细胞与浆细胞比值 > 40%，且每高倍镜下 IgG4 阳性浆细胞 > 10 个；肾间质纤维化呈现"席纹样"的组织结构；同时，血清中 IgG4 异常升高。

（二）中医辨病辨证

1. 辨证思路

若从脏腑辨证出发，主要从肺、脾、肝、肾四脏论治。《医门法律》提出："治燥病者，补肾水阴寒之虚，而泻心火阳热之实，除肠中燥热之甚，济胃中津液之衰"，且"须分肝肺二脏见证""使道路散而不结，津液生而不枯，气血利而不涩，则病日已矣"。八纲辨证、气血津液辨证也是重要的辨证思路。八纲包括阴阳、表里、寒热、虚实，燥热之邪属表属实，阴液亏虚属里属虚。《医林绳墨》曰："治燥须先清热，清热须先养血，养血须先滋阴。"朱震亨在《丹溪心法》中云："燥结血少，不能润泽，理宜养阴。"燥的病机不离津液亏虚，气血津液辨证也常用于临床。然而原发性干燥综合征肾损害病因多端，病机复杂，单一辨证方法难以涵盖临床证型，故临证应多种辨证方法相结合。

2. 本病常见证候及其临床表现

原发性干燥综合征肾损害，为燥毒及肾，因燥致虚，主要病位在肾，病机以阴虚为主，并可兼见气虚、血虚、瘀血、湿热、痰湿、热毒等，虚实夹杂，本虚标实。

（1）本虚证

①阴虚内燥：症见腰酸乏力，眼干燥发涩，烦渴喜饮，口中无津，声音嘶哑，毛发干枯易脆、易落，肌肤甲错，五心烦热，大便干，尿多清长。舌质红少苔，脉细数。

②气阴两虚：症见神疲乏力，腰膝酸疼，双目干涩，视物不清，口干唇燥，咽干少津，口渴欲饮，齿枯欠润，皮肤干燥发痒，五心烦热，关节疼，大便干或先干后稀。舌红少苔或薄白苔，脉细无力。

③血虚燥热：症见口干咽燥，面色少华，唇甲色淡，头晕乏力，经血稀少，焦虑烦躁，失眠多梦，毛发枯燥。舌淡苔少，脉细涩。

（2）标实证

①津枯血滞：症见肌肤甲错，或伴颌下腺肿胀，口干燥渴却"但欲漱水而不欲咽"，尿血（含镜下血尿）。唇舌紫暗或有瘀斑，苔白，脉细涩。

②湿热郁滞：症见口干口苦，渴不多饮，目干涩而目眵较多，牙龈肿胀，口气秽浊，胸闷脘痞，纳呆便溏，关节肿胀，小便频急涩痛。苔黄白腻，脉滑或涩。

3. 辨证要点

（1）辨病位：本病病程长，迁延难愈，病位主要在肾，可累及肺、脾、肝等他脏。肾中阴精亏耗则燥证生；肺失宣肃则不能上乘津液下达肠道，常并见口干多饮、大便干结；脾虚则不能运化水谷精微，水津失布，易见纳呆便溏、疲乏消瘦；肝之精血亏虚，以眼干为甚，常伴耳鸣、眩晕等症。故不能单补肾阴，应兼补他脏。

（2）辨标本：本病以阴虚为本。气能生津，津能化气，病初以阴虚燥热、气阴两虚为主，常见少气神疲、乏力懒言；逐渐发展，津血亏耗，并见血虚之症如面色、口唇、指甲苍白；日久阴损及阳，导致阴阳俱虚，则见畏寒、小便清长。病程中，燥热、瘀血、湿热、痰湿皆可兼见为标。

三、治疗

（一）西医治疗

目前原发性干燥综合征肾损害主要是对症治疗，当存在系统性疾病时，应先治疗原发病。

1. 原发病治疗

（1）非全身受累治疗：口干、眼干等可局部对症治疗；表现为关节炎、皮疹、乏力、肌痛以及淋巴结病变可选用 NSAIDs 和（或）羟氯喹；对难治性关节炎，可选用甲氨蝶呤和（或）来氟米特治疗。

（2）全身受累治疗：由于 pSS 病理基础是以淋巴细胞浸润为主的炎症，如临床症状较明显时，应考虑中、小剂量糖皮质激素和免疫抑制剂治疗。糖皮质激素剂量及免疫抑制剂种类的选择则根据不同脏器受累的情况制定，如出现间质性肺炎、神经系统病变、血管炎等，需用糖皮质激素和环磷酰胺。

2. 肾脏损害的治疗

根据肾损害不同类型及损害程度选择治疗方案。

（1）肾小管酸中毒：可使用含枸橼酸钾的枸橼酸合剂进行治疗，纠正酸中毒和低钾血症。

（2）间质性肾炎：如出现急性肾损害，肾脏病理显示以肾间质大量淋巴和单核细胞浸润等炎性病变为主的，需应用糖皮质激素或加免疫抑制剂治疗，醋酸泼尼松剂量 0.5~1mg/（kg·d）。

（3）肾小球肾炎：应给予糖皮质激素及细胞毒类免疫抑制剂治疗。

（4）肾功能损害：如出现慢性肾衰竭者，则给予对症支持治疗。

（二）中医治疗

原发性干燥综合征肾损害虚实夹杂，本虚证可分为阴虚内燥、气阴两虚、血虚燥热三型，标实证可分为津枯血滞、湿热郁滞两型。滋阴润燥为首要原则，兼顾活血、解毒、祛湿。

1. 本虚证

（1）阴虚内燥：治宜滋肾清热。方用归芍地黄汤合竹叶石膏汤加减。药用当归、白芍、生地黄、山药、山茱萸、丹皮、茯苓、泽泻、淡竹叶、生石膏、天冬、麦冬、天花粉、石斛、生甘草、葛根等。纳差者，加谷麦芽。

（2）气阴两虚：治宜益气养阴清热。方用参芪麦味地黄汤加减。药用太子参、生黄芪、生地黄、山药、山茱萸、丹皮、茯苓、泽泻、麦冬、五味子等。腰酸痛者，加桑寄生、杜仲；夜尿频多者，加芡实、金樱子。

（3）血虚燥热：治宜养血润燥。方用四物汤合一贯煎加减。药用生地、当归、白芍、赤芍、川芎、枸杞子、北沙参、麦冬、丹参、百合。血虚明显者，加熟地黄、何首乌；纳差腹胀者，加陈皮、神曲；病久阴精不足，瘀血阻络者，加黄芪、红花、桃仁等。

2. 标实证

（1）津枯血滞：治宜活血化瘀。方用桃红四物汤加减。药用当归、川芎、白芍、生地黄、红花等。皮肤斑疹隐隐、尿血甚者，加白茅根、生蒲黄。

（2）湿热郁滞：治宜清热利湿。方用龙胆泻肝汤加减。药用龙胆草、茵陈、栀子、黄芩、柴胡、生地黄、车前子、泽泻、通草、当归、北沙参、麦冬、赤芍等。小腹胀满者，加乌药、砂仁；伴见寒热、口苦、呕恶者，加小柴胡汤；乏力、腰酸者，加山药、菟丝子；脘腹胀痛者，加香橼、佛手、鸡内金。

四、预防与护理

原发性干燥综合征肾损害者最常合并低钾血症，平时可多食用富含钾的食物，如橘子、橙子、香蕉、南瓜等。饮食应以清淡为主，多食具有滋阴清热作用的食物，避免辛辣及羊肉、狗肉、驴肉等燥热之品。少食多餐，忌食辛味、饮酒、吸烟等。注意口腔卫生，预防龋齿。不吸烟、饮酒，避免过度劳累，保持心情愉悦，适当运动提高免疫力。

（王悦芬　李平　赵海玲　王婉懿　谢晋　孙欣如）

系统性硬皮病肾病

硬皮病又称系统性硬化症（systemic sclerosis，SSc），是一种以皮肤炎症、变性、增厚和纤维化进而硬化和萎缩为特征的结缔组织疾病，多见于女性，主要发病年龄在30~50岁。肾脏受累的最早表现是蛋白尿，持续存在的蛋白尿可使预后不良。约5.4%的硬皮病患者可发生硬皮病肾危象（scleroderma renal crisis，SRC），高血压呈急进型，常伴心力衰竭与肾功能迅速恶化。

中医学并无此病名。当肾脏受损，出现高血压、头晕、心悸之症时，可按"眩晕""心悸"辨证，当尿少、出现蛋白尿时应以"癃闭""淋浊"治疗，而肾脏损伤后有时也可表现为中医学的"腰痛"。

一、病因病理

（一）西医病因病机

大多数学者认为硬皮病的发病与遗传易感性和环境因素有关，也可能与多个因素有关。结缔组织广泛性的弥漫性硬化故而肾皮质血管收缩，叶间动脉内膜增殖，致使管腔狭窄，肾血流量减少，刺激肾素释放，产生血管紧张素Ⅱ，结果血压升高；皮质血管进一步收缩以及皮质血流减少使细胞缺氧并肿胀，肾皮质血管闭塞，皮质局灶坏死，导致肾功能衰竭。

（二）病理改变

硬皮病肾损害病理特点为血栓性微血管病，主要见于小叶间动脉，动脉内膜广泛增殖伴糖蛋白黏液物质显著增加，血管腔严重狭窄，管腔内形成血栓，导致肾皮质灶状坏死。肾小球病变不一，无特异性，有的呈现局灶性坏死性肾小球肾炎。血管病变、内皮细胞活化和肾灌注减少被认为有助于发展硬皮病肾危象，内膜增厚和小叶间和弓状肾动脉纤维化"洋葱皮"相关的内皮细胞损伤是 SRC 的主要组织病理学特征，血浆肾素水平参与 SRC 的发病机制。自身免疫可能是内皮细胞活化的触发因素。免疫荧光镜检可见 IgM 与 C1q、C4、C3 局部沉着于小叶间动脉壁。有些肾小球局部亦有 IgM 与补体沉积，但不显著。

（三）中医病因病机

1. 中医病因

硬皮病可归属于中医学的"皮痹"范畴，《素问·痹论》云："以冬遇此者为骨痹……以秋遇此者为皮痹。"并明确指出其病因是由风、寒、湿三气所致。硬皮病日久，累及肾脏，发为硬皮病肾损害。

（1）体虚外感：素体虚弱，阳气亏虚，腠理疏松，气血不足，营卫不固，外邪易乘虚入侵，如《类证治裁》曰："诸痹……良由营卫先虚，腠理不密，风寒湿乘虚内袭……久而成痹。"邪气阻于皮肤、肌肉之间，以致营卫不和，气血凝滞而致颜面及双手皮肤萎缩变薄，手指厥冷，紫绀。

（2）后天失调：平素饮食不节，或忧愁思虑，损伤脾胃，气血生化不足。或劳累过度，耗伤阴血，气血不足，不能濡养皮肤，而发本病。清代叶天士在《临证指南医案》中曰："痹者……，皆由气血亏损，腠理疏豁，风寒湿三气得以乘虚外袭，留滞于内以致湿痰、浊血流注凝涩而得之。"

（3）五脏虚损：五脏虚损以肺、脾、肾气虚为主，尤其肾之阳气不足，五脏皆虚，卫外不固，腠理不密，外邪乘虚外袭，阻滞气机，痰瘀互结阻滞经脉，皮肤硬化；或肾阳不足，五脏功能失调，气血津液运化失司，而致"肾中火衰，不能收摄，邪水、冷痰上泛"，痰瘀阻于络脉，皮肤筋脉硬化；病久则真阳亏耗，痰毒瘀血内凝，气血不运，使皮肤硬化延及全身并伤及内脏。

2. 中医病机

（1）阳虚寒凝：阳虚为硬皮病致病之根本。《素问·阴阳应象大论》曰："阴在内，阳之守也；阳在外，阴之使也。"阳气旺盛，则能外拒虚邪贼风；阴阳互根，阳气受损亦伤及阴血，阴血内虚，阳气卫外不固，六淫之邪乘虚而入，影响气血津液运行，导致皮痹。《杂病源流犀烛》曰："风寒湿三气犯其经络之阴而成痹也……入于皮，则寒在皮毛为皮痹。"寒邪为本病关键之邪。寒邪的来源有两方面，一则为外来的寒邪，外寒从肌表侵袭，郁遏卫阳；二则为寒从中生，素体阳气不足，阳虚则寒，更易感受六淫之寒邪，内外合邪，更伤阳气。

（2）痰瘀互结：硬皮病患者常见皮肤局部或广泛硬、肿、色暗，指（趾）苍白青紫，肢体关节疼痛、僵硬等，是痰瘀互结的表现。《临证指南医案》言"经年宿病，病必在络""久病入络，气血不行"，张景岳云："无处不到而化为痰者，凡五脏之伤，皆能致之。"瘀血、痰浊的成因主要有以下两点：一则感受外邪，阻滞气机，气机运行不畅，无力行血、行津，而成瘀、成痰；二则肺、脾、肾三脏亏虚，运化无力，痰湿内生，气虚血瘀。陈士铎在《石室秘录》中云："非肾水泛上为痰，即肾火沸腾为痰。肾水上泛为痰者，常由禀赋不足，或年高肾亏，或久病及肾，或房劳过度，以致肾阳虚弱，不能蒸腾气化水液，肾气虚弱，开阖失司，气化不利，则水液泛为痰。"由此可见，五脏虚损皆可升痰，尤其是肾阳虚损，痰瘀互结，皮肤硬化，病情缠绵难愈。

3. 中医病因病机特点

（1）素体虚弱，外邪入侵：素体虚弱，腠理疏松，气血不足，营卫不固，外邪乘虚入侵，如《济生方·痹》曰："皆因体虚，腠理空疏，受风寒湿气而成痹也。"气血不足而及四肢，失于荣养，风、寒、湿邪气乘虚而入，壅遏肌肤，气血阻滞而成皮痹。肌肤失养则皮肤硬化，继而萎缩；气血不能正常温养四末则手指厥冷、紫绀、疼痛。气虚脾不健运则食少、纳差。气血虚心失所养则心悸气短，脑海不充则见头晕。气血虚损，四肢百骸、筋脉肌肉失养，则身疲乏力。舌淡红，苔白，脉沉细均属气血不足之象。

（2）脾肾两虚，络脉痹阻：肾为先天之本，藏精生髓。肾阴不足，耳鸣腰痛；髓海不充，则眩晕。脾为后天之本，脾胃虚弱，不能健运水谷以生化充血，可以气血两虚。素体阳虚，卫外不固，风、寒、湿乘虚而入，邪犯肌表，营卫不和，气血凝滞，机体失于正常濡养，外则皮肤硬化。脾肾阳虚，肢体失于温养，则形寒肢冷、手指厥冷、紫绀、疼痛。气虚脾不健运则食少纳差。腰为肾之府，肾受损外应于腰部则腰痛；肾开窍于耳，肾阳不足，精气不充于耳则耳鸣；肾阳虚肾气不固则小便清长，或肾阳虚，气化失常，开阖不利则小便短少。肾阳虚命门火衰，失于温化，阴寒内盛则大便溏薄，男子阳痿，女子月经不调。舌淡胖有齿痕，苔白腻或滑，脉沉迟均为脾肾阳虚、脉络痹阻之象。

二、诊断

（一）西医辨病

1. 临床诊断

（1）原发病诊断：2013 年 ACR/EULAR 硬皮病诊断标准：双手手指皮肤增厚并延伸至邻近的掌指关节近端（9 分）；手指皮肤增厚（只计数较高的分值）：手指肿胀（2 分），指端硬化（离掌指关节较远但离指间关节较近，4 分）；指尖病变（只计数较高的分值）：指尖溃疡（2 分），指尖点状瘢痕（3 分）；毛细血管扩张（2 分）；甲壁毛细血管异常（2 分）；动脉高压和（或）间质性肺疾病（最高分值 2 分）：肺动脉高压（2 分），间质性肺疾病（2 分）；雷诺现象（3 分）；SSc 相关的自身抗体［抗着丝点抗体，抗拓扑异构酶 I 抗体（抗 Scl-70），抗 RNA 聚合酶Ⅲ各 3 分］（最高分值 3 分）。总分值由每一个分类中的最高比重（分值）相加而成，总分≥9 分的患者被分类为硬皮病。

（2）硬皮病肾损害诊断：硬皮病患者，在病程中出现持续性蛋白尿及氮质血症或恶性高血压者即可诊断为硬皮病肾损害。血压是硬皮病肾危象发生的重要参数，并且要求诊断硬皮病肾危象必须具备至少一项重要特征：①血肌酐在基线上增长超过 50%，或者大于当地实验室指标正常值上限的 120%；②尿蛋白大于（++），或蛋白 / 肌酐比率高于正常值；③血尿大于（++）或每高倍镜视野下多于 10 个红细胞；④血小板减少症；⑤溶血；⑥高血压脑病。在一些硬皮病患者中并无高血压，但发生了硬皮病肾危象，这是正常血压型硬皮病肾危象。在硬皮病患者中，只要出现血压增高或血肌酐水平升高在被诊断为其他疾病之前都要考虑硬皮病肾危象。

2. 鉴别诊断

硬皮病肾损害主要应与其他类型的血栓性微血管病相鉴别：如血栓性血小板减少性紫癜（TTP）- 溶血性尿毒症综合征（HUS）、恶性高血压肾损害、抗磷脂综合征肾损害等。其中，抗磷脂综合征肾损害也可为典型的血栓性微血管病，但临床常伴多发血栓的形成，实验室检查抗磷脂抗体阳性可资鉴别。

（二）中医辨病辨证

1. 辨证思路

硬皮病肾损害的发生，以肺、脾、肾亏虚，尤其是肾阳虚为本，痰瘀互结，络脉痹阻为标，证属本虚标实。硬皮病肾损害的辨证，首重辨病与辨证相结合。肺脾气虚证、寒侵肌肤证常见于疾病初期，随后发展为气滞血瘀证；脾肾阳虚证、气血两虚证常见于疾病后期，邪毒痰瘀痹阻经络，脏腑受损。硬皮病肾损害病情复杂，临床上常诸证并见，应详查精细，四诊合参，辨病与辨证相结合。

2. 本病常见证候及其临床表现

（1）本虚证

①肺脾气虚：症见皮肤硬化、干枯，皮纹消失，毛发脱落，胸闷气短，倦怠乏力，纳

差便溏。舌淡胖，有齿痕，苔薄白，脉细弱。

②脾肾阳虚：症见皮肤硬化，肿胀发紧，肢端青紫或苍白，疼痛阵发，腰膝酸软、食少纳差、小便清长或短少，大便溏薄，性欲减退。舌淡胖有齿痕，苔白腻或滑，脉沉迟。

③气血两虚：症见皮肤变硬变薄，面色少华，伴毛发干枯脱落，手足冰冷、畏寒，乏力自汗，腰膝酸软，唇甲色淡。舌淡暗，脉细涩无力。

（2）标实证

①寒侵肌肤：症见皮肤硬化，光亮肿胀，皮纹消失，毛发脱落，无汗或多汗，关节活动障碍，形寒怕冷，身痛肌痛，肢端青紫苍白，遇寒尤甚，可伴刺痛、麻木感。舌淡红，苔薄白，脉沉细弱。

②气滞血瘀：症见皮肤硬化，情绪波动手指变白、变紫，性情急躁易怒，胸胁胀痛，女子月经不调。舌暗有瘀斑，苔薄白，脉弦。

③痰瘀痹阻：症见皮肤硬化，手指厥冷，紫绀，疼痛，关节强硬疼痛，面色晦暗，肌肤甲错。舌暗有瘀斑，苔白厚腻，脉沉细。

3. 辨证要点

硬皮病肾损害继发于硬皮病。硬皮病初期，多因外邪侵袭，以实证多见，病久及肾，以虚证为主，虚实夹杂。

硬皮病累及多系统，包括心血管、肺、胃肠道、肾、皮肤和骨骼肌肉系统，病情复杂。硬皮病肾损害可合并其他硬皮病并发症，如硬皮病继发肺纤维化等。故在诊治硬皮病肾损害时，应在辨明主证的同时，辨明兼证、变证，才能在临证时分清标本缓急，有的放矢地去辨证施治、灵活加减。

三、治疗

（一）西医治疗

所有患者均须接受对症治疗，早期活动性硬皮病患者需接受免疫抑制治疗。

1. 基于靶器官的治疗

（1）雷诺现象：二氢吡啶类钙离子通道阻滞剂、磷酸二酯酶 -5 抑制、静脉使用伊洛前列素和氟西汀（更适合于轻度的雷诺现象）。

（2）指端溃疡：静脉使用伊洛前列素，也可考虑使用磷酸二酯酶 -5 抑制剂。对于指端溃疡的预防，在其他治疗方案失败后，推荐使用波生坦。

（3）肺动脉高压（PAH）：使用内皮素受体拮抗剂（如波生坦、安贝生坦、马西替坦），磷酸二酯酶 -5 抑制剂（如西地那非、他达那非）和利奥西呱。对于严重的 PAH，推荐静脉使用前列环素，也可考虑使用前列环素类似物（如伊洛前列素、曲前列尼尔）。

（4）消化道病变：使用质子泵抑制剂（PPI）治疗胃食管反流、侵袭性食管炎以及预防食管溃疡和狭窄。对于胃排空延迟等上消化道症状，推荐使用促动力药，肠炎可使用抗生素。

2.硬皮病肾危象的治疗

SRC 患者积极治疗高血压对防止不可逆血管损伤的发生至关重要，需尽快诊断并尽早使用 ACEI。与 ACEI 相比，ARB 并不能减少硬皮病肾危象患者的死亡率，因此其不能作为 ACEI 的替代药物。

（二）中医治疗

硬皮病肾损害中医病机为本虚标实，治疗时必须在治本的基础上，重视治标祛邪以提高疗效。硬皮病肾损害本虚证分为三种类型，即肺脾气虚型、脾肾阳虚型、气血两虚型；标实证可分为三型：寒侵肌肤型、气滞血瘀型、痰瘀痹阻型。

1.本虚证

（1）肺脾气虚：治宜补肺扶脾，培土生金。方用参苓白术散加减。药用黄芪、党参、白术、白扁豆、茯苓、甘草、桔梗、莲子、砂仁、山药、薏苡仁、白芍等。咳嗽痰多者，加浙贝母、百部、紫菀；喘促者，加紫苏子、葶苈子；失眠多梦者，加百合、莲子。

（2）脾肾阳虚：治宜温补脾肾。方用阳和汤加减。药用熟地、肉桂、麻黄、鹿角胶、白芥子、生甘草等。心悸气短者，加太子参、远志；腰痛者，加桑寄生、续断；有蛋白尿者，加益母草、白茅根；咳嗽者，加杏仁、浙贝母；肢体疼痛者，加威灵仙、忍冬藤、穿山龙；腹胀便溏者，加砂仁、乌药。

（3）气血两虚：治宜益气养血。方用黄芪桂枝五物汤合十全大补汤加减。药用党参、黄芪、赤芍、熟地、当归、山药、白术、茯苓、川芎等。气虚明显者，加大黄芪用量；血虚明显者，加何首乌；皮肤颜色暗淡者，加丹参、赤芍；纳差者，加焦三仙；寐不安者，加酸枣仁；双下肢水肿者，加牛膝、车前子、防己。

2.标实证

（1）寒侵肌肤：治宜温经散寒。方用独活寄生汤合当归四逆汤加减。药用独活、党参、当归、桑寄生、杜仲、牛膝、茯苓、肉桂、防风、川芎、甘草、芍药、生地黄、细辛等。寒甚者，加附子；风湿甚者，加威灵仙、秦艽；寒凝甚者，加全蝎、制南星；肌肤瘙痒者，加白鲜皮、蒺藜。

（2）气滞血瘀：治宜行气活血。方用血府逐瘀汤加减。药用当归、生地黄、桃仁、红花、赤芍、桔梗、枳壳、柴胡、川芎、牛膝、丹参等。气滞明显者，加郁金、陈皮；伴血虚者，加鸡血藤；呃逆者，加陈皮、竹茹。

（3）痰瘀痹阻：治宜活血祛瘀。方用身痛逐瘀汤合二陈汤加减。药用秦艽、川芎、桃仁、红花、羌活、当归、香附、牛膝、地龙、五灵脂、地龙、陈皮、半夏等。嗳气者，加旋覆花、代赭石；疼痛剧烈者，加乳香、没药。

四、预防与护理

保持乐观心理，消除自卑、恐惧、紧张情绪，树立战胜疾病的信心。规律作息，防寒保暖，防止外伤以及冻伤。饮食方面应坐位进餐，少食多餐，进食清淡易消化、高蛋白、高热量食物，忌辛辣刺激饮食，忌酒。可根据中医证型进行饮食辨证护理：气阴两虚者可予太子参、黄精等益气养阴；脾肾阳虚者可予山药、茯苓、枸杞子等健脾益肾之品。积极进行太极拳、八段锦等健身活动，运动前先给予适当按摩，循序渐进，注意安全。另外，做好生活护理，注意卫生，预防感染的发生。

（王悦芬　赵海玲　李平　王婉懿　谢晋）

第二节　肝脏病及心脏疾病肾损害

肝肾综合征

1863 年 Austin-Flint 首先描述肝硬化腹水患者发生肝肾综合征的临床表现，指出肝硬化患者可出现少尿等肾功能衰竭症状。1932 年 Helwig 将胆道梗阻术后发生急性肾功能衰竭者，称为"肝肾综合征"（hepatorenal syndrome，HRS）。以后有人泛指肝肾同时受损的疾病为"肝肾综合征"。本节中阐述的"肝肾综合征"是指肝病本身发展导致的急性肾功能衰竭，有人称之为"功能性肾衰竭""少尿性肾衰竭"。其临床表现主要有少尿、氮质血症、低血钠、尿钠排出量减少。肝硬化合并腹水患者 1 年和 5 年 HRS 的发生率分别为 18% 和 39%，在等待肝移植的患者中，其发病率为 48%。

中医学虽无肝肾综合征的病名，但有类似本病的描述。本病归属于中医学"臌胀""癥瘕""石水""癃闭"病证范畴。

一、病因病理

（一）西医病因病机

HRS 最常见于肝硬化失代偿期，其次可发生在急性或亚急性肝衰竭患者中，一般认为血浆肾素活性高、低钠血症、肾血管阻力指数高均是肝硬化患者发生 HRS 的高危因素。细菌感染是 HRS 最常见的诱因，如自发性细菌性腹膜炎，其他诱发因素还包括：大量放腹水、消化道出血、大量应用利尿剂等。HRS 核心发病机制为血管活性物质异常释放，导致外周血管扩张和肾血管强烈收缩，最终引起肾血流量和肾小球滤过率的下降。

血管活性物质的异常释放是 HRS 发生始动因素，肝细胞、血管内皮细胞在内毒素和细胞因子的刺激下合成诱导型一氧化氮合酶（iNOS），产生大量 NO，从而导致内脏血管扩张；肝硬化门静脉高压还会激活血管内皮细胞中的环氧化酶 2（COX2），增加前列腺素 I2（PGI2）合成，从而导致外周血管扩张；此外肝硬化腹水细菌过度繁殖，内毒素产生增加也会导致外周血管扩张；另一方面，在感染、消化道出血等诱发因素作用下，肾脏局部缩血管物质活性（血管紧张素Ⅱ、去甲肾上腺素等）超过扩血管物质活性（NO、前列腺素），导致肾血管强烈收缩。由于肝硬化患者肝内血流阻力高，导致肝脏淤血、血容量增加，再加上血管舒张因子的释放，外周血管扩张，患者有效循环血量及外周血管阻力进一步减少。低血压状态会进一步刺激容量感受器激活交感神经，肾脏低灌注又会激活肾素 - 血管紧张素系统（RAS），促使机体处于高动力循环状态，临床表现为"高排低阻"，即心排血量增加、外周血管阻力及血压下降、肾血管收缩。除了血管活性物质失衡可以引起肾血管强烈收缩外，交感神经的激活也会进一步加重肾血管的收缩，如肝内窦状间隙压力增加或血流量降低可以激活肾交感神经，从而收缩肾血管。肾血管收缩、外周血管扩张导致肾血流量下降、肾脏低灌注，又进一步激活肾脏缩血管物质释放，恶性循环，互为因果，最终导致肾小球滤过率（GFR）显著降低。

（二）中医病因病机

1. 中医病因

《素问·大奇论》云："肝肾并沉为石水。"《灵枢·邪气脏腑病形》云："肾脉微大为石水，起脐以下至小腹，腄腄然上至胃脘，死不治。"本病的病因归纳起来主要有外感时疫之邪，或嗜酒过度、饮食不洁、情志不调、肝病失治几个方面。

（1）外感时疫：感染湿热疫毒，湿热久羁，中焦脾胃失其升清降浊之功能，日久及肾，脾肾亏虚，水道不通，故见患者颜面、四肢水肿，少尿或无尿；脾为湿困，阳气不得舒展，故见恶心呕吐之症。

（2）饮食不洁：嗜酒过度、饮食不节，损伤脾胃。脾虚则运化失职，使酒食、食积之浊气壅滞不行，蕴聚中焦，清浊相混。肝失条达，气血郁滞，脾虚愈盛，进而波及于肾，开阖不利，水浊渐积渐多，终至水不得泄，故见腹胀大，脉络暴露之症。

（3）情志失调：因长期情志郁结，气机失于条畅，以致肝气失于疏泄，日久横逆犯脾，水湿血瘀壅结，日久不化，浸渐及肾，开阖不利，致小便不利、肢体浮肿。

（4）肝病失治、误治：肝病初起时失治、误治，迁延难愈，日久脾肾亏虚，痰湿内生，阻滞络脉，瘀血内阻，痰瘀互结，变证丛生。

2. 中医病机

肝主疏泄，通过气化完成体内水液代谢，保证气血运行平和、脉络通畅、脏腑功能协调。肝藏血，既能够储血，又能根据脏腑需要调节循环中的血流量。疫毒邪气、饮食内伤、情志不遂等因素导致脾胃运化失常，湿壅肝胆，肝之气机不畅，则三焦水道不宣而致水肿，储血、调血失常而致脏腑血量不足，出现脉络瘀阻，气、血、痰、湿聚而成积。积块日大，气壅更甚，水湿停聚，发为鼓胀。肝肾同居下焦，五行中肝属木，肾属水，子病及母，肝病日久可伤及肾之体用，气滞、湿浊、瘀血阻塞肾脉，肾的气化功能失调，膀胱气化不利，则小便量少或无尿。

3. 中医病因病机特点

肝肾综合征发生在严重肝病后期，以肾功能损伤为主要表现，其病机总因外感内伤等诸多因素伤肝，导致肝疏泄功能受阻，继而脾肾亏虚，气、血、湿、瘀阻肾脉，膀胱气化不利为本病的病机关键。

二、诊断

（一）西医辨病

1. 临床诊断

HRS 诊断标准及临床分型参照 2007 年国际腹水协会（ICA）标准：①肝硬化伴有

腹水；②血清肌酐＞1.5mg/dl；③停用利尿剂并用白蛋白扩容（推荐白蛋白起始剂量1.0g/（kg·d），最大剂量100g/d）至少2日，但血清肌酐水平没有改善（＞1.5mg/dl）；④排除休克状态；⑤近期未应用肾毒性药物或扩血管治疗；⑥无肾实质性病变临床证据，如蛋白尿＞500mg/24h，镜下血尿（红细胞＞50个/HPF）及肾脏超声异常。

HRS主要分两种类型，Ⅰ型HRS是指肾功能快速进展，2周内血清肌酐水平升至原来的2倍，并且＞2.5mg/dl，或者肌酐清除率下降50%，并且＜20ml/min；Ⅱ型HRS肾功能能缓慢减退，并且血清肌酐＞1.5mg/dl，常伴有顽固性腹水。2015年ICA将原有标准中的第2条肾功能损伤的诊断标准更新为以下ICA-AKI的标准，其他条目维持不变，即：①基线血清肌酐水平是指入院前3个月以内最近的一次血清肌酐结果（如果没有，入院时血清肌酐水平可以作为基线值）；②48小时内血清肌酐升高≥26.5μmol/L（0.3mg/dl）或血清肌酐增加≥1.5倍基线值（基线值已知或假设AKI发生在7天之内）；③临床分期：1期：血清肌酐升高≥0.3mg/dl（26.5μmol/L）或血清肌酐增加≥1.5~2倍基线值；2期：血清肌酐增加＞2~3倍基线值；3期：血清肌酐增加＞3倍基线值，或血清肌酐＞353.6μmol/L（4.0mg/dl）基础上急性升高≥26.5μmol/L（0.3mg/dl）或已开始肾脏替代治疗。

2. 鉴别诊断

（1）肾前性氮质血症：因两者均存在肾灌注减低，实验室检查结果相似，有时难以鉴别，可予试验性补液，若肾功能迅速恢复，则为单纯肾前性氮质血症，若肾功能无明显改善，则为HRS。

（2）急性肾小管坏死：急性肾小管坏死尿钠＞30mmol/L，尿渗透压与血渗透压相等，尿沉渣检查可见管型、细胞沉渣。而HRS尿钠＜10mmol/L，尿渗透压＞血渗透压，尿沉渣检查正常。此外，急性肾小管坏死往往有服用肾毒性药物、休克、严重感染等病史。

（3）肾实质性疾病：尿液检查出现血尿、明显蛋白尿，B超提示肾实质结构损害，需排查其他原因引起的急性肾功能不全。

（4）假性肝肾综合征：有些疾病可同时引起肝肾损害，如系统性红斑狼疮、淀粉样变、脓毒血症、休克、钩端螺旋体病、心力衰竭、中毒、子痫等，称为假性HRS，需与真性HRS相区别。

（三）中医辨病辨证

1. 辨证思路

肝肾综合征具有独特的起病特点及演变规律：早期肝气郁滞，横逆犯脾，其临床症状以腹胀但触之柔软、嗳气吞酸等气滞为主。脾虚日久，则痰湿、瘀血内生，形成有型实邪，可见腹胀痞块。水湿、痰浊等阴邪损及阳气，渐成脾肾阳虚之势，故患者常形寒肢冷、水肿少尿。痰浊热化则损及肝肾之阴，症见腹胀拘挛、口干口苦、小便短赤。

2. 本病常见证候及其临床表现

（1）肝郁脾虚，气滞水裹：症见胸胁闷满撑胀，畏食少进，嗳气不爽，便溏，溲短尿少，腹大按之不坚，面色㿠白，身倦乏力，舌质淡苔白腻，脉弦滑。

（2）瘀血内阻，水湿内停：症见腹大坚满，胁胀攻痛，青筋暴露，面色黧黑，口渴不欲饮水，恶心，尿少或无尿，大便色黑或大便不通，发狂善忘，谵语，舌质紫暗，脉细涩。

（3）脾肾阳虚，寒湿困阻：症见腹胀大入暮尤甚，脘闷纳呆，神疲，畏寒肢冷，口干不思饮，溲短便溏，下肢浮肿，阴囊肿，嗜睡甚则昏迷，舌苔薄，脉沉细而弦。

（4）肝肾阴虚，湿热蕴结：症见腹大坚满，脘胀撑急疼痛，心烦口苦，渴不欲饮，口干舌燥，便秘，小便短赤，或身目悉黄，舌质红绛苔黄腻厚而少津，脉弦数。

3. 辨证要点

肝肾综合征是从严重的肝脏疾病，主要是肝硬化发展而来，病因复杂、迁延不愈，正虚邪实，虚实夹杂。临床辨证须辨明其虚实类型，分而治之。然本病证候多变，虚实寒热错综复杂，临证时尚需灵活变通。对于本病的主要诱因，如消化道出血、感染等尤需特别注意。

三、治疗

肝肾综合征病势凶险，目前尚无特效疗法。肝病及其并发症的治疗为本病治疗的关键。对于肝脏病的有关治疗详见于肝脏病学。在此只是从肾脏病角度进行讨论。

（一）西医治疗

1. 防治肾衰竭的诱因

主要防治消化道出血，避免过量利尿和大量放腹水。预防感染，慎用肾毒性药物，积极防治电解质紊乱、低血压、高血钾、肝昏迷等诱因及其并发症。

2. 药物治疗

总体治疗方案为白蛋白扩容的同时应用血管收缩药物，全身血管收缩剂的应用被认为是 HRS 的一线治疗方案。血管收缩剂能改善内脏血管舒张导致的有效循环血量减少引起的循环功能障碍。目前认为比较有效的血管活性药物有特利加压素、生长抑素类似物奥曲肽、肾上腺素受体激动剂如米多君和去甲肾上腺素等，但多巴胺治疗的效果较差。

（1）人血白蛋白：白蛋白输注有助于预防 HRS，并且改善患者的生存率，是目前所有治疗方案的基础，建议与血管活性药物联用，有助于提高血管活性药物治疗效果，推荐剂量每次 10~20g，静脉滴注，每日 1 次。

（2）特利加压素：主要作用机制为通过与血管平滑肌 V1 型血管加压素受体相结合而收缩血管，禁忌证为缺血性心脏病，主要不良反应包括腹痛、心律失常、皮肤坏死、支气管痉挛、容量负荷过重等。特利加压素联合白蛋白治疗是目前公认的效果较好的肝移植前过渡疗法，2010 年 EASL 指南推荐该疗法为Ⅰ型 HRS 一线用药，对Ⅱ型 HRS 有效率达 60%~70%。特利加压素推荐剂量：起始 1mg，4~6 小时给药 1 次，最大 2mg/4h。

（3）去甲肾上腺素和米多君：两种药物均是肾上腺素受体激动剂，米多君常用剂量每次 2.5mg，每日 2~3 次，去甲肾上腺素起始剂量每分钟 8~12μg 速度，血压升到理想水平后，维持量为每分钟 2~4μg。

（4）奥曲肽：2012 年 AASLD 指南推荐，对于Ⅰ型 HRS 患者，可联合使用白蛋白和血管收缩药物如奥曲肽、米多君，对于重症监护室的患者，可以考虑联合应用白蛋白与去甲肾上腺素或特利加压素。奥曲肽推荐用法以 25μg/h 维持泵入，每日总量 0.6mg。

3. 经颈静脉肝内门体静脉分流术

通过颈静脉插入连接门静脉和肝静脉的肝内支架，降低门脉压力，其治疗 HRS 主要原理是通过降低门静脉压力，抑制肝肾反射，抑制肾脏交感神经的激活，扩张肾脏血管，改善肾小球滤过率。对血管活性药物治疗有反应的患者行 TIPS 治疗效果较好，单独应用 TIPS 治疗对于 I 型 HRS 也是有效的。禁忌证：严重肝功能损害、重度黄疸（总胆红素 > 171mmol/L）、转氨酶显著升高（> 500U）、凝血酶原时间明显延长（> 20秒）、严重肝性糖尿病、门静脉狭窄或阻塞、肝脏占位性病变、心功能差、严重肝性脑病、重症感染、腹膜炎等。

4. 血液净化治疗

血液透析、滤过及血浆置换等可用于治疗 HRS，既可除去内毒素及代谢产物，又可改善水和电解质紊乱，但并不能改善患者短期及长期的存活率。间歇性血液透析患者多死于消化道出血、肝性脑病、低血压等并发症。持续静脉 – 静脉血液滤过（CVVH）有助于维持血流动力学稳定，还有助于清除体内炎症介质，对于 HRS 患者来说，耐受性要高于间歇性血液透析。分子吸附再循环系统（molecular absorbent recirculating system，MARS）以白蛋白为透析液循环和灌注，从而持续性清除血浆中与白蛋白结合的非水溶性毒素如胆红素、胆汁酸等，同时还可清除与 HRS 发病相关的水溶性细胞因子（TNF、IL-6），改善肝、肾功能，提高 HRS 患者的生存率。研究显示 MARS 疗法耐受性好，比常规 CVVH 治疗能更有效延长患者生存期。

5. 肝移植

2012 年 AASLD 指南推荐肝硬化腹水且合并有 I 型或 II 型 HRS 患者尽快进行肝移植。据研究报道肝移植术后 HRS 逆转率为 58%，年轻患者、非酒精性肝病、术前肾功能损伤小及手术后胆红素水平低的患者预后好。术前应用血管活性药物逆转肾功能衰竭有助于提高肝移植患者远期生存率。一般对于那些既往有慢性肾脏病病史、发生 HRS 后需长期血液净化治疗（> 12 周）的患者推荐肝肾联合移植。

（二）中医治疗

1. 肝郁脾虚，气滞水裹

治宜疏肝健脾，行气利水。方用柴胡疏肝散合胃苓汤加减。药用柴胡、白芍、川芎、白术、苍术、茯苓、泽泻、陈皮、枳壳、香附等。兼血瘀者，加当归、丹参。

2. 瘀血内阻，水湿内停

治宜活血理气，化瘀利水。方用当归芍药散加减。药用当归、赤芍、茯苓、白术、泽泻、川芎、厚朴等。便秘者，加大黄。

3. 脾肾阳虚，寒湿困阻

治宜温补脾肾，化气行水。方用附子理中汤合五苓散或实脾饮。药用制附子、干姜、茯苓、白术、猪苓、大腹皮、厚朴、木香等。恶心、呕吐者，加紫苏叶、藿香。

4. 肝肾阴虚，湿热蕴结

治宜滋养肝肾，清热利水。方用一贯煎合三仁汤或栀子金花汤。药用生地、枸杞子、北沙参、麦冬、川楝子、白豆蔻、法半夏、滑石粉、淡竹叶、大黄、黄柏等。口苦、失眠者，加黄连、知母。

四、预防与护理

肝肾综合征是由严重的肝脏疾病发展而来，而感染、消化道出血、大量放腹水、过度利尿等是本病的重要诱因，因此对于上述因素应积极预防加以避免。

护理上要特别注意：①调整饮食，宜无盐、低蛋白饮食，忌酒；②坚持治疗及医疗监护；③进食宜细嚼慢咽，以免损伤食管黏膜。

五、研究进展

《肝硬化腹水的中西医结合诊疗共识意见》将HRS归入肝硬化腹水的并发症中，认为其基本病机为气虚血瘀水停，应采用益气、活血、健脾、利水的基本治法。其辨证以气虚血瘀为基本证型，推荐使用四君子汤合桃核承气汤，或补阳还五汤加减以补中益气、活血祛瘀。临床常见的HRS治法可大致分为治肝实脾、肝肾同治、脾肾同调、活血化瘀几个方面。常用药物包括白术、茯苓、黄芪、丹参、泽泻、当归、桂枝、附子、大黄等。研究证实中医药治疗联合西医治疗可以改善腹胀、呕恶、纳呆等不适症状，改善肝肾功能，纠正水电解质代谢紊乱，降低腹水复发率，减少病死率，减轻肠源性内毒素，调整肠道菌群。

（文玉敏　李平　余仁欢）

心肾综合征

心肾综合征（cardiorenal syndrome，CRS）是心脏和肾脏任何一个器官的急性或慢性功能不全导致另一器官的急性或慢性损害的临床综合征。CRS分为5个亚型：Ⅰ型为急性心肾综合征；Ⅱ型为慢性心肾综合征；Ⅲ型为急性肾心综合征；Ⅳ型为慢性肾心综合征；Ⅴ型为继发性心肾综合征。依据心悸、喘憋、胸闷、水肿、少尿、恶心呕吐等主要临床症状，本病可归属于中医学"水气病""心悸""心水""胸痹""痰饮""水肿""喘证""关格""癃闭""虚劳"等病证范畴。

一、病因病理

（一）西医病因病机

CRS发病机制复杂，血流动力学紊乱、肾素－血管紧张素－醛固酮系统（RAAS）和交感神经系统的激活，以及缺血、炎症和氧化应激、血管内皮功能障碍等都是 CRS 发生、发展的重要因素。心力衰竭患者，特别是终末期心脏功能障碍患者，左室射血分数显著降低，导致肾脏血流灌注下降，引发 RAAS 和交感神经系统被激活，加重水钠潴留与心室重构，这是 CRS 重要的病理生理学机制。此外，心力衰竭患者静脉瘀血所致中心静脉压升高、腹腔内压升高等因素均可导致肾静脉压力的增加，肾静脉压力的增加与肾脏血流减少是有关联的，认为每增加 1.0mmHg 的肾小管内压力可直接降低净超滤压 20mmHg，从而降低肾小球滤过率。慢性长期的 RAAS 系统的激活与刺激炎症通路、纤维化、氧化应激的增加和内皮功能障碍有关；左室收缩功能下降和肾淤血压迫所致肾灌注减少引起反射性交感神经兴奋、儿茶酚胺分泌增加，持续性心力衰竭除使肾功能减退外，还伴儿茶酚胺清除减少而形成恶性循环，过度、持续的交感神经激活参与了多个器官、系统的结构和功能损害，这种改变已被近期的肾去交感神经试验所证实，即高血压心力衰竭患者经导管去肾交感神经后肾小球滤过率得到改善，消融肾交感神经可帮助恢复肾脏钠水平衡功能及不良心脏重塑。炎症反应是心血管疾病和肾功能衰竭发展过程中共同的病理状态和致病机制。心肌细胞受损导致巨噬细胞迁移，单核细胞、嗜中性粒细胞进入心肌细胞引起炎症反应，炎症介质白介素 -1、白介素 -6、肿瘤坏死因子激活已被证实与心室重构、心肌细胞凋亡、心功能不全密切相关。肾脏有可能被血液循环中这些升高的促炎因子及肾脏本身的促细胞生长因子所影响，产生慢性持续性的损害。

（二）中医病因病机

1. 中医病因

心主血，为五脏六腑之大主，主一身之阳气，为阳中之阳；肾主水，受五脏六腑之精而藏之，主一身之阴。CRS 的发生与阳虚温煦无力、气不化水导致水饮内停有关，同时阳虚不能推动血脉运行，血行迟缓而致血瘀、水停。心肾综合征多见于合并冠心病、高血压、糖尿病等基础疾病的老年患者。久病肾气虚损，心失其主，尤其是当外邪侵袭、劳累过度及失治误治时，肾心虚损加重，鼓动无力，水湿浊邪内壅、湿瘀交阻，既水气凌心，又可弥漫三焦，导致脏腑功能、阴阳、气血进一步失调，表现一派危急证候。

2. 中医病机

（1）心肾不交：心藏神，火属阳；肾藏精，水属阴。心肾处于阴阳相交，水火相济的状态。正如《傅青主男科·卷上》所说："肾，水脏也；心，火脏也。心肾相克而实相须。肾无心之火，水寒；心无肾之水，火炽。心必得肾水的滋润，肾必得心火的温暖。"心肾相交包括阴阳相交，水火相交，肾之气相交。此三者中任何一方面出现问题，会打破心肾之间的平衡制约机制，致心肾功能失调。心肾综合征是心肾相交理论在临床中最为直接的体现。

（2）阳虚饮停：心肾脏腑虚衰，久致心肾阳虚，无力推动血液运行，瘀血阻滞，不利则为水，气机升降失常，水湿泛溢肌肤、内停胸腹、凌心射肺。气下行，为水肿病；气凌心，为心悸。

3. 中医病因病机特点

心肾综合征病位在心、肾两脏，及脾、肺功能失司；其病机可概括为"本虚标实"，"本虚"主要为心肾阴阳两虚，心肾不交，"标实"主要为病理产物瘀血、水湿、痰饮等的蓄积。尤其是慢性心力衰竭为主的肾前性肾损害，多是各种原因引起的心阳不振、心血瘀阻等导致肾阳衰微，失于气化，二阴不利，血瘀水停，虚实夹杂，以致后期互相影响，形成恶性循环。

二、诊断

（一）西医辨病

1. 临床诊断

CRS 患者就诊的症状通常只是心慌不适、心前区不适、呼吸困难、少尿或无尿、夜尿增加或水肿、血尿等，这些症状均缺乏特异性，诊断常常比较困难。正确和细致地了解患者的病史，可以了解疾病的发生、发展，诊治经过，初步确定可能的诊断方向和为选择敏感的检验指标进行检查提供指导。首先应确定患者是否有心脏病病史和肾脏病病史，其次要确定心脏病或肾脏病是急性发病还是慢性发病，并确定两者之间发病的先后顺序及相互之间的有机联系以确定是否为 CRS，根据 CRS 的分型和病理生理改变来确定需要进行的相关检查，最终确定 CRS 的诊断并初步进行分型。5 型 CRS 分别有各自的原发病的诊断标准，例如急性心肌梗死、急性心功能不全、AKI 及分期、慢性心功能不全及分级、慢性肾脏病及分级等，可参见相应章节。

2. 鉴别诊断

CRS 的鉴别诊断主要是根据病史和检查确定心肾病变出现的各种症状和体征之间的关系是心肾之间相互影响所致还是其他原因所致，本书难以囊括临床上 CRS 所有症状和体征的鉴别诊断，仅以冠心病患者伴有尿量减少为例。首先，需要确定患者是否为真正的少尿。尿量与饮食状况、环境因素、精神因素等均有密切的关系，比如在高温、大汗等情况下尿量可以明显减少，此外，大部分老年患者可出现夜尿增多，白天尿量较少，但全天尿量尚正常等情况，因此在临床上应正确估计尿量。其次，要确定少尿持续的时间，以鉴别其病变是急性因素还是慢性因素所致。AKI 所致少尿，除尿量明显减少外，还表现为 Scr 快速上升，每日升高 44~80μmol/L 以上。第三，要注意鉴别少尿常见的危险因素。

对疑为 AKI 所致的少尿患者要首先排除肾后性因素，如尿路梗阻，这种情况通常与 CRS 无关，常表现为突然完全无尿，尽快行泌尿系超声检查可以早期确立诊断并早期治疗以缓解梗阻。其次应排除肾前性因素，除了因为心脏问题导致的肾脏血流灌注不良外，应注意除外因为明显的呕吐、腹泻、经历高温大汗或近期饮食饮水不足等导致体内有效循环血容量不足的病因，这些问题与 CRS 无关，通过补液治疗等可及时纠正。

总之，在鉴别诊断时掌握的原则是临床改变是否与患者的心脏病变或肾脏病变同时相关，改变心脏或肾脏其中任何一个器官所引发的症状和体征是否可以引起另外一个器官病变的好转或者恶化，否则就应该考虑是否有 CRS 以外的其他问题存在，尽量避免误诊或漏诊。

（二）中医辨病辨证

1. 辨证思路

临床根据 CRS 的原发脏器损伤及其急、慢性程度进行分型，相应的中医辨证则将其分为急性发作期及慢性缓解期，急性发作期以Ⅰ型、Ⅲ型、Ⅴ型为主，慢性期则大致对应Ⅱ型、Ⅳ型 CRS。

2. 本病常见证候及其临床表现

（1）急性发作期

①脾肾阳虚，水气凌心：症见胸闷喘憋，难以平卧，神疲倦怠，下肢浮肿，小便短少，舌质淡胖，苔白滑或白腻，脉沉细或弱。

②心气衰微，阴竭阳脱：症见喘不得卧，张口抬肩，颜面发绀，大汗淋漓，四肢厥冷，唇甲青紫，心悸少尿，舌淡胖而紫，脉沉细欲绝。

（3）寒邪外束，肺热壅盛：症见发热恶寒，咳嗽痰多，咳吐黄痰或稠痰，胸闷憋气，难以平卧，或伴下肢浮肿，舌质暗淡，苔黄腻，脉滑或浮。

（2）慢性稳定期

①心气不足，瘀滞水停：症见气短心慌，神疲乏力，易汗，活动后加重，面色晦暗或苍白，尿少，下肢浮肿，舌质淡或边有齿痕，舌有瘀斑或瘀点，脉涩或结代，左寸沉弱。

②气阴两虚，瘀水互结：症见气短喘促，心烦不寐，口干少饮，烦热汗出，面颧暗红，或颈部青筋暴露，腰酸腿软，尿少肢肿，舌质红嫩有裂纹或舌红绛，有瘀斑，苔少，脉细数或结代。

3. 辨证要点

首先辨病位，本病病位主要在心、肾两脏，可涉及脾、肺。其次需辨虚实，一般来讲虚实夹杂者多，既有气血阴阳不足之正虚，也有气血痰湿之实邪留滞，升降出入失常，牵涉方面颇多；透析或行床旁血液滤过者，因水湿、瘀血等邪毒规律排出，可能表现为正虚邪少。

三、治疗

（一）西医治疗

治疗 CRS 最重要的目标是寻找发病的原因，心、肾同治，重视早期的预防及控制危险因素的同时，充分评估血流动力学和器官灌注的水平，缓解临床症状，保护和改善心、肾功能。CRS 的风险评估和管理需要有经验的多学科联合诊疗小组完成。

1. Ⅰ型 CRS 治疗

首先要积极治疗心脏的原发病，应用血管扩张剂减轻心脏负荷的同时需要密切监测血压、中心静脉压等血流动力学指标，保持平均动脉压 ≥ 65mmHg 以维持肾脏灌注。要尽量避免使用含碘对比剂，若确有必要，推荐使用等渗、非离子型对比剂，使用前后要进行水化治疗。如患者已经出现高钾血症、Scr 进行性增高，应慎用 ACEI/ARBs 类药物。不推荐使用 β 受体阻滞剂，除非心输出量的降低已经得到纠正。祥利尿剂是急性失代偿性心力衰竭治疗的基础，但是大剂量的利尿剂易导致电解质紊乱、循环血容量减少，导致肾功能恶化，建议呋塞米单次剂量不超过 40mg，全天剂量不超过 200mg，也可以考虑多靶点利尿剂联合应用。对存在利尿剂抵抗的急性失代偿性心力衰竭（ADHF）患者，行体外超滤治疗可快速降低容量负荷和体重。重组脑钠肽（奈西立肽）能够增加心排血量，抵消RAAS、交感神经系统激活，有对抗醛固酮及利尿作用，继而改善肾脏血流动力学，但应注意其降低血压的副作用对肾功能的不利影响。短期使用血管加压素 V2 受体拮抗剂（托伐普坦）、磷酸二酯酶抑制剂（米力农）和钙离子增敏剂（左西孟旦）等可减轻心力衰竭症状，但长期生存获益尚不明确。左室辅助装置用于急性心力衰竭的辅助性治疗，可缓解心力衰竭症状、降低死亡率；心脏再同步化治疗通过增加心排量改善心力衰竭症状和运动耐量，但这些器械治疗在 CRS 中的疗效尚不明确。

2. Ⅱ型 CRS 治疗

在慢性心力衰竭患者中出现慢性肾衰竭持续进展的治疗中，首先要积极去除导致心脏损伤和心力衰竭进展的诱因，控制冠心病相关危险因素、控制血压、限盐。对于有心脏骤停病史、持续性室性心律失常和射血分数降低的有症状的慢性心力衰竭患者必要时可以植入埋藏式自动心律转复除颤器。除外禁忌证（双侧肾动脉狭窄、急性肾衰竭、肾移植、高钾血症等）后，RAAS 抑制剂和 β 受体阻滞剂为必选药物。极低剂量的祥利尿剂能有效控制血钠和细胞外液容量，有利于慢性心功能不全的治疗和 CRS 的进展。醛固酮拮抗剂对心脏病有益并能降低慢性肾脏病患者的蛋白尿。CRS 治疗中应避免进一步加重肾脏损害的因素，例如使用碘对比剂、非甾体抗炎药及其他肾毒性药物等。

3. Ⅲ型 CRS 治疗

应尽早识别、去除诱发 AKI 的因素，积极治疗 AKI 的原发病。监测血压、中心静脉压等血流动力学指标，保持肾脏、心脏灌注的同时尽可能减轻心脏负荷。急性的水钠潴留是产生急性心功能失代偿的主要原因，因此治疗上加强利尿治疗的同时需严格控制入液量，注意纠正电解质紊乱和酸碱平衡失调，防止心律失常的发生。AKI 严重时，出现少尿、无尿，合并急性心力衰竭时，应尽早行肾脏替代治疗（RRT），减少急性心力衰竭的病死率，但应选择好 RRT 的模式及治疗剂量。

4. Ⅳ型 CRS 治疗

治疗的目的是减缓慢性肾脏病进展，从而减缓慢性肾心综合征的进展。慢性的水钠潴留是产生慢性心功能失代偿的主要原因，因此需要缓慢的利尿治疗，减轻水钠潴留，依据患者不同的肾功能水平选用不同的利尿剂，建议小剂量联合应用，但需监测及保持电解质平衡。ACEI/ARBs 类药物仍是治疗此型 CRS 患者的一线药物，可以降低血压、减少蛋白尿、延缓慢性肾脏病进展，同时改善心功能，减轻心室重塑，但应密切监测 Scr 及血钾水平。纠正贫血，血红蛋白＞100g/L 可减少慢性肾脏病患者的左心室肥厚发生率，重组人红细胞生成素（rhEPO）可改善心力衰竭并发慢性肾脏病患者的耗氧量，改善左心室射血分数。纠正慢性肾脏病患者的钙磷代谢紊乱，纠正继发性甲状旁腺功能亢进症及高磷血症，可以减轻血管和软组织钙化，减少慢性肾脏病患者心血管并发症的发生及恶化。同时给予降低血脂、抗血小板、改善心肌供血等综合治疗。慢性肾脏病合并慢性心力衰竭患者慎用洋地黄类药物，避免发生洋地黄中毒，如必需应用地高辛，应定期监测其血药浓度。如果慢性肾脏病进展至尿毒症期，应尽早开始规律血液透析治疗，避免出现心功能衰竭等急性并发症。对于血液透析患者，应用生物相容性好的膜材料、定期行血液滤过治疗等可减少尿毒症患者的心血管并发症。另外，良好地控制透析间期体重，可防止容量负荷过多和心力衰竭的发生，同时有利于保持心血管系统的稳定性。

5. V型CRS治疗

重点是治疗原发病，同时积极处理心肾并发症。发生脓毒症时，在积极抗感染治疗的同时，要保证血流动力学稳定和组织器官灌注。另外炎症和免疫异常是脓毒症休克发生、发展的重要机制，必要时高通量血液滤过和吸附等血液净化技术，它们可有效去除细胞因子和炎性介质如TNF-α、IL-6、IL-8等，促进脓毒症的早期恢复，同时也能清除抗炎细胞因子如IL-10，表明其可能会改善免疫麻痹，有利于心肾功能的好转。

（二）中医治疗

心肾综合征病机为本虚标实，以扶正祛邪为治则。扶正以温肾通阳、交通心肾为法，祛邪以活血、利湿、化痰为法。

1. 急性发作期

（1）脾肾阳虚，水气凌心：治宜温脾助阳，利水活血。方用真武汤加减。药用炮附子、白术、茯苓、芍药、泽兰、葶苈子、干姜、黄芪、陈皮、益母草。血瘀甚者，加川芎、桃仁、红花；水肿甚者，加车前子、大腹皮、泽泻、冬瓜皮、猪苓；小便短少者，加桂枝、泽泻；气短声弱，气虚甚者，人参加量，加黄芪等。

（2）心气衰微，阴竭阳脱：治宜回阳救逆，益气固脱，活血通阳。方用参附龙牡汤加味。药用红参、制附子、龙骨、牡蛎、麦冬、五味子、熟地、北五加皮。若烦躁不安，口干颧红，汗出黏手，为气阴俱竭，可去附子加西洋参、山萸肉以益气固阴；四肢厥冷者，加干姜、淫羊藿。

（3）寒邪外束，肺热壅盛：治宜急则治标，外散风寒，清热化痰。方用麻杏石甘汤或小青龙汤加减。药用生麻黄、杏仁、生石膏、防风、黄芩、前胡、炙紫菀、半夏、陈皮、茯苓、炙桑白皮、炙甘草。大便不通者，加火麻仁、瓜蒌仁，或大黄；有寒热交替表现者，可加柴胡、羌活。

2. 慢性稳定期

（1）心气不足，瘀滞水停：治宜益气升陷，活血通脉。方用升解通瘀汤加减。药用黄芪、升麻、桔梗、柴胡、知母、三棱、莪术、益母草、党参、山萸肉、陈皮。兼血虚者，加生地、当归；汗出多者，加五倍子、煅牡蛎（先煎）；兼肢肿尿少者，加猪苓、泽泻、泽兰；形寒肢冷者，加制附片；血压高者，减少柴胡用量；气虚重者，可加人参另煎兑服。

（2）气阴两虚，瘀水互结：治宜益气养阴，化瘀利水。方用生脉散加味。药用生晒参、麦冬、五味子、川芎、丹参、生地、猪苓、阿胶、益母草。阴亏甚，耳鸣头昏，潮热盗汗者，加炙鳖甲、生地、知母；双下肢浮肿，尿少者加车前子、泽兰，泽兰用量加大煎汤代水；便溏者，加炒山药、炒白术；胸闷咳喘者，加桑白皮、葶苈子；恶心呕吐者，加吴茱萸、生姜。

四、预防与护理

预防呼吸道及消化道、皮肤、泌尿系统感染。建议患者定期自称体重以进行监测，如果体重在 3 天突然增加 2kg 以上，应告知医生或相应调整利尿剂剂量。心力衰竭者控制食盐摄入量，重症心力衰竭者尤为重要，心功能Ⅱ级食盐 < 5g/d，心功能Ⅲ级 < 2.5g/d，心功能Ⅳ级 < 1g/d 或忌盐。当有肾损害时，要注意限制蛋白质的摄入量，尤其是植物蛋白，蛋白质一般选择优质动物蛋白。疑诊酒精性心肌病的患者必须禁酒，吸烟可引起血管内皮功能异常、冠状动脉痉挛、肾损害，故应劝阻心肾综合征患者吸烟。

避免使用或慎用以免引起心或肾损害的药物：①非甾体抗炎药和昔布类药物；②Ⅰ类抗心律失常药（如奎尼丁、普鲁卡因胺、利多卡因、苯妥英钠、美西律、乙吗噻嗪、恩卡尼、氟卡尼等）；③钙拮抗剂（盐酸维拉帕米、地尔硫䓬、短效二氢吡啶衍生物如硝苯地平等）；④三环类抗抑郁药（如丙米嗪、氯丙咪嗪、阿米替林、阿莫沙平、多塞平等）；⑤皮质类固醇；⑥有肾毒性的抗生素，如链霉素类、喹诺酮类等；⑦含有马兜铃酸成分的饮片或中成药，如关木通、青木香、天仙藤、马兜铃等。

五、研究进展

心肾综合征中医病因病机的研究，目前以心肾相交理论为主导，认为心肾不交是发病的核心，心肾阴阳两虚、水火不济是主要病机特点，瘀血阻络、水湿内停是其主要病理结果。黎敏发现 CRS 以阳虚水泛证最为多见，其次是心肾阳虚证、气虚血瘀证、痰饮阻肺证。周育平等的研究提示，相较于单纯慢性心力衰竭患者，CRS 患者的中医证候从气（阴）不足向阳虚水饮证候演变的趋势，瘀血始终是关键的病理因素。赵宇则认为，CRS的主要正虚证为气虚证，主要标实证为血瘀证，并且对不同的 CRS 亚型进行了中医证候分布规律总结，Ⅰ型、Ⅱ型本虚证中气阴两虚证的发生率较高，Ⅲ型、Ⅳ型、Ⅴ型则以气虚证为主。针对以上证候特点，CRS 的治疗多以温阳、利水、活血为主，常用方剂包括真武汤、苓桂术甘汤、葶苈大枣泻肺汤、抵当汤等，常用药物有黄芪、人参、白术、茯苓、猪苓、泽泻、大腹皮、葶苈子、泽兰、桂枝、益母草、附子、当归、川芎、丹参等。荟萃分析显示以温阳利水为治法的中药复方联合西药治疗在有效率、提高左室射血分数、减小左室舒张末内径、降低 N 端脑利钠肽前体、降低血清肌酐、尿素氮和提高肾小球滤过率及改善炎症反应方面优于单纯西药治疗。

（文玉敏　李平）

第三节 代谢疾病继发肾病

糖尿病肾病

糖尿病肾病（diabetic kidney disease，DKD）是指糖尿病所致的肾脏疾病，临床上主要表现为持续性蛋白尿和（或）肾小球滤过率下降。糖尿病肾病是糖尿病最常见的微血管并发症，也是糖尿病患者致死、致残的主要原因。据估计，糖尿病患者中肾脏病的终生患病率为 40%~50%，且无论是 1 型糖尿病还是 2 型糖尿病，在 5~10 年中都会有 40%~60% 的患者由微量白蛋白尿发展到显性蛋白尿。北京大学第一医院肾脏内科张路霞教授等人研究发现，从 2011 年起，糖尿病肾病已经超过了慢性肾小球肾炎，成为我国住院患者发生慢性肾脏病的首要病因。因此糖尿病如果出现肾脏损害而有蛋白尿时，应及早治疗，控制病情的发展和恶化。

根据 DKD 的临床表现，中医学可归属消渴病相关之"水肿""肾消""虚劳"等病证范畴，亦有中医学者直接称之为"消渴肾病"。

一、病因病理

（一）西医病因病机

糖尿病肾病是糖尿病最常见的慢性微血管并发症之一，已经成为导致患者发生终末期肾衰竭的重要原因。糖尿病肾病的发病机制十分复杂，目前尚未完全阐明，但一致认为其发病是遗传和环境共同作用的结果。其发病机制主要归纳为以下几个方面，但这些致病机制不是孤立存在的，而是相互影响、相互促进而发生作用的。

1. 糖代谢紊乱

糖尿病患者长期高血糖可因高血糖直接损伤、非酶化及晚期糖基化终末产物形成、多元醇途径激活、蛋白激酶 C 及其下游靶点活化等途径损伤肾脏血管内皮细胞和足细胞；破坏肾细胞 DNA 结构；使细胞外基质增加、基底膜增厚、肾小球硬化。

2. 血流动力学和血液流变学异常

（1）血流动力学异常：目前认为肾脏血流动力学改变引起糖尿病肾病有以下几种机制：①肾小球高滤过可导致局灶型硬化，同时伴有系膜扩展和 GBM 增厚。②血流动力学改变的机械力和剪切力可引起内皮细胞和上皮细胞的损害，从而破坏正常的滤过屏障。③肾小球毛细血管内压力增高可直接激活 PKC。④肾小球毛细血管壁张力增高激活 PKC，引起内皮细胞生长因子合成和释放增加。

（2）血液流变学异常：糖尿病患者的高凝状态、血栓形成倾向、纤溶系统失衡、纤溶活性下降都与糖尿病肾病发病密切相关。

3. 遗传与糖尿病肾病

与糖尿病一样，糖尿病肾病也是一种多基因病。在糖尿病肾病的发生中，致病基因与易感基因之间的相互作用、相互影响构成了糖尿病肾病基因研究的复杂性。目前涉及的主要候选基因包括：血管紧张素原基因、血管转换素酶基因、Ang-Ⅱ受体基因、醛糖还原酶基因、载脂蛋白E基因、内皮型一氧化氮合酶（eNOS）基因、RAGE基因、葡萄糖转运蛋白基因等等。

4. 生长因子、细胞因子与糖尿病肾病

转化生长因子β（TGF-β）、结缔组织生长因子（CTGF）、血管内皮生长因子（VEGF）、血小板衍生生长因子（PDGF）等生长因子可通过引起ECM的分泌、聚集增加和降解减少，促进细胞肥大，诱导肾小管上皮细胞TEMT过程，引起滤过屏障的改变，诱导其自身表达，扩大其引起的纤维化效应等途径影响糖尿病肾病的发生和进展。

5. 氧化应激

在糖尿病情况下，活性氧族（reactive oxygen species，ROS）产生过多或清除减少，可通过影响肾血流动力学、参与足细胞损伤、参与ECM调节、参与肾脏炎症反应等途径导致糖尿病肾损伤。

6. 炎症反应

近年来越来越多研究认为，糖尿病肾病的发生、发展与炎症反应及激活机体自身的免疫调节密切相关，从糖尿病肾病早期肾间质单核或巨噬细胞浸润到后期肾小管萎缩、肾间质纤维化，多种炎症因子及细胞通路参与了患者肾脏损害的每个阶段。

（二）病理改变

1. 大体表现

早、中期糖尿病肾病肾脏体积明显增大；晚期可出现颗粒样或瘢痕样改变，但即使进入终末期，肾脏体积也不缩小。

2. 光镜检查

（1）糖尿病性肾小球肥大症：在糖尿病肾病早期即微量蛋白尿期，肾小球毛细血管球肥大，基底膜轻度增厚，系膜轻度增生，肾间质和小动脉无明显病变。

（2）糖尿病性肾小球硬化症：在糖尿病肾病进展期，肾小球毛细血管基底膜弥漫增厚，系膜基质增多，少量系膜细胞增生，形成弥漫性肾小球硬化症。当病情进一步进展，病变肾小球的系膜基质重度增生，形成K-W结节。K-W结节主要位于肾小球毛细血管袢中心区，常与微血管相邻，并挤压毛细血管腔，形成结节性糖尿病性肾小球硬化症。结节性糖尿病性肾小球硬化症是糖尿病肾病特征性病理改变。

（3）肾小管-间质损害：在糖尿病肾病早期，肾小管出现退行性颗粒样和空泡样变性，肾间质水肿，淋巴细胞、单核细胞、浆细胞、多核白细胞浸润；晚期可发生肾小管萎缩、基底膜增厚、肾间质纤维化。

（4）血管损害：可见入球及出球小动脉玻璃样变性，且小动脉受累程度与肾小球闭塞的数量呈正相关。肾动脉及其主要分支，可见动脉粥样硬化性改变。

3. 免疫病理检查

IgG 沿肾小球毛细血管基底膜细线状非特异性沉积。增宽的系膜区、玻璃样变的小动脉、肾小囊玻璃滴状变和肾小球毛细血管祥纤维素样区可见血浆蛋白 IgM 的非特异性沉积。

4. 电镜检查

主要表现为肾小球毛细血管基底膜均质性增厚和系膜基质增多。

5. 糖尿病肾病的病理分级

《美国肾脏病学会杂志》2010 年 2 月 18 日在线发表的一篇文章为糖尿病肾病（diabetic nephropathy，DN）建立了一项新的病理分级系统，基于肾活检结果分为 4 级。1 级：单纯肾小球基底膜增厚：活检显示无或轻度特异性组织改变；2 级：轻度或严重的系膜扩张：活检显示任何程度的系膜扩张，但未达到 3 级和 4 级；3 级：结节性硬化：至少存在 1 个强的结节性硬化改变，但总的肾小球硬化小于 50%；4 级：晚期糖尿病肾小球硬化：活检显示总的肾小球硬化超过 50% 以上，并且有临床或病理证据表明硬化来源于 DN。

（三）中医病因病机

1. 中医病因

糖尿病属于中医学"消渴"范畴。《外台秘要》对消渴的记载有"其久病变或发痈疽或为水病"，明确提出了糖尿病的并发症及类似糖尿病肾病的临床表现。此后历代医家对其认识也不断深入，各有补充。糖尿病肾病继发于糖尿病，其发病除与"糖毒"有关外，与素体禀赋不足、饮食失宜、六淫侵袭、失治误治、情志郁结等因素也密切相关。时振声教授认为，糖尿病肾病的病因可从素因、主因、诱因三方面认识。

（1）素因：时振声教授从多年临床实践总结出，糖尿病肾病的素因是五脏虚损，尤以肾虚为主。《灵枢·本脏》云："心脆则善病消瘅热中……肺脆则善病消瘅易伤……肝脆则善病消瘅易伤……脾脆则善病消瘅易伤……肾脆则善病消瘅易伤。"《灵枢·五变》亦谓"五脏皆柔弱者，善病消瘅"。五脏主藏精，精为人生之本，肾受五脏六腑之精而藏之。五脏之中肾为先天之本，元阴元阳之脏，水火之宅。肾主津液，肾藏精。五脏六腑之津皆赖肾精之濡养。若先天禀赋不足，或大病久病，房劳多产，则肾精亏虚，五脏失于肾精濡养而柔弱气血皆虚。饮食不节，或七情郁滞，六淫侵袭均可损伤正气，燥热内生、耗气伤阴发为消瘅。复因调摄不适，精亏液耗，脏腑愈虚而致虚劳、水肿、关格。

（2）主因：饮食不节、劳倦内伤是糖尿病肾病发生的主因。《素问·奇病论》云脾瘅"此肥之所发也，此人必数食甘美而多肥也"；《素问·通评虚实论》亦云"消瘅……肥贵人，则膏粱之疾也"。时振声教授认为，膏粱厚味，肥甘美食同是糖尿病肾病的主因。饮食靠脾胃运化为水谷精微而营养五脏、洒陈六腑，维持人体脏腑功能的动态平衡。若长期恣食肥甘，醇酒厚味则损伤脾胃，蕴热化燥，胃火炽盛；或湿浊停滞，伤津耗液。胃火上耗肺津渴而多饮，发生消渴。消渴日久，下损肾阴而出现多尿、水肿。"起居有常，不妄作劳，故能形与神俱"，适度的劳动与休息，规律的生活方式，是维持脏腑功能，强身健体的关键。若房室不节，劳倦过度则肾精亏损，虚火内生，耗损真阴，积损正虚发为肾消、水肿。正如《三因极一病证方论》之谓"消肾属肾，盛壮之时，不自谨惜，快情纵欲，极意房中，年长肾衰"之故也。

（3）诱因：诱因是感受外邪，情志不遂。《灵枢·五变》云："余闻百疾之始期也，必生于风雨寒暑，循毫毛而入腠理，或复还，或留止，或为风肿汗出，或为消瘅。"素体正虚，五脏柔弱，易受六淫之邪侵袭，外邪犯肺化燥伤阴，阴液不能敷布而发生肺燥、胃热、肾虚，失治、误治、过服辛热大补之品等引发一系列病理变化。长期过度的精神刺激，郁久化火上灼胃津，下耗肾液，肾之闭藏失司，津液下泄而虚火上炎而成为消渴。另外，心气郁结，郁而化火，心火充盛致心脾精血暗耗，肾阴亏损，水火不济，亦可发为消瘅。消渴病日久不愈，化火伤阴，从而出现水肿、眩晕诸疾。正如《灵枢·五变》云："怒则气上逆，胸中蓄积，血气逆留，髋皮充肌，血脉不行，转而为热，热则消肌肤故为消瘅。"《临证指南医案·三消》云"心境愁郁，内火自燃，乃消证大病。"

2. 中医病机

时振声教授认为糖尿病肾病的中医病机可归纳为以下几个方面。

（1）脾肾气虚：糖、脂肪、蛋白质代谢紊乱是糖尿病肾病的主要病因。糖、脂肪、蛋白质同属中医学"精气"范畴，为水谷精微物质。水谷精微的正常代谢赖脾之化生、转输、布散，肾之固摄、蒸腾、气化。脾失健运则精微化生输布失常，肾失蒸腾气化致精微环流障碍。脾肾亏虚则肺失宣发肃降，肝失疏泄，气机不畅，三焦水道不利，加重代谢功能紊乱，津液输布障碍。由于糖尿病肾病多见于老年人，肾气亏虚，加之后天失养，饮食劳倦则脾肾愈亏。糖尿病肾病的发病机制以脾肾气虚为本，病位以脾肾为主，与肺、肝及三焦关系密切。《圣济总录》云："消渴病多转变……此病久不愈，能为水肿""消渴病久，肾气受伤，肾主水，肾气虚衰，气化失常，开阖不利，水液聚于体内而出现水肿"，也说明了这一点。

（2）肝肾阴虚：肝藏血，主疏泄，肾藏精，主水液，肝肾同源，精血相生。肾精充盛，有赖于肝血滋养；肝血化生，依靠肾精气化。若肾精亏损则肝血不足，肝血不足则肾精愈损。情志失调，郁火伤阴致肝肾阴虚，阳失潜藏，相火内盛，湿热痰瘀内生，下劫肾阴而为腰膝酸软、尿浊或尿如膏脂（蛋白尿），湿热瘀浊下趋而出现尿频、尿急、尿痛，甚至少尿、无尿；肝阳上亢则头晕耳鸣，目睛干涩，也可出现手足心热、口干喜饮、咽干咽痛等阴虚内热症状。

（3）气阴两虚：糖尿病肾病脾肾气虚或肝肾阴虚，日久阴虚耗气，气虚阴伤，转为气阴两虚。气阴两虚是糖尿病肾病的病机主线，在临床上最常见。根据时振声教授经验，气阴两虚介于气虚和阴虚之间，临床上既有脾气虚损表现，又有肾阴不足症状。病机是一个动态的演变过程，糖尿病肾病的病机基本按照气虚或阴虚→气阴两虚→阴阳两虚的规律动态发展。此外，本病尚兼夹瘀血、水湿、痰浊等标证，使病机更加错综复杂。临床上认识到病机的动态演变规律才能掌握治疗的主动权。

3. 中医病因病机特点

（1）脏腑虚损，诸邪诱发：脾肾气虚和肺、肝等脏腑不同程度的虚损是糖尿病肾病发生的素因；饮食不节、劳倦内伤使机体代谢功能紊乱是发病的主因；外邪侵袭、情志失调等是发病的诱因。根据素因、主因、诱因采取不同的预防措施，可减少糖尿病肾病的发病率。

（2）痰瘀互结，缠绵难愈：糖尿病肾病多发生于中老年人，《素问·上古天真论》中云："女子七七，任脉虚，太冲脉衰少，天癸竭……男子五八，肾气衰；男子七八，肝气衰……天癸竭。"又如《素问·阴阳应象大论》中的描述"年四十，则阴气自半也"。从人的生理过程中，肾气亏虚，气为血帅，血行则气行，气虚则无力运血，血行缓慢，滞而成瘀；情志失调，气机郁滞，气郁而血滞，久而亦可成瘀；虚火旺煎熬津液，血津黏滞运行不畅而成瘀血；喜食肥甘厚味，遂生湿痰。津血同源，血瘀之后，津液运行不畅而生痰，痰病系血，血病系痰，痰瘀互结，络脉不畅，伤气耗阴，气阴两虚，瘀易生痰。患者既有腰膝酸软、头晕耳鸣、疲乏健忘等肾虚之证，又有皮肤粗糙、视物模糊（糖尿病眼病）、舌质紫暗或有瘀斑等瘀血症状，可见肾虚血瘀是其常见之征。糖尿病肾病患者脾肾气虚，阳不化气则清阳不布，以致于外感六淫、七情、劳倦等致脏腑功能失调则气血津液发生病变，因痰致瘀而痰瘀同病。糖尿病肾病脾肾气虚，水湿久聚生痰，痰凝日久阻络致瘀，痰瘀互结为其主要标证。见面色暗黑、头晕恶心、心悸怔忡、腰腹胀痛、下肢浮肿等痰瘀互结之症。《关幼波临床经验选》曰："气属阳，痰与血同属阴，易于胶结凝固，气血流畅则津液并行，无痰以生，气滞则血瘀痰结，气虚则血涩而成痰。"堪称卓见。故糖尿病肾病以脾肾气虚为本，痰瘀互结为标。痰瘀互结使疾病缠绵反复，迁延难愈。

（3）气阴两伤，阴阳俱虚：糖尿病肾病病程较长，迁延日久，阴损及气，气损及阴，气阴两虚在临床尤为突出，晚期脾肾阳虚，阳损及阴，出现阴阳两虚之征，或气阴两虚转化为阴阳两虚。亦有初起即表现为气阴两虚者，临床辨证尤应重视。

二、诊断

（一）西医辨病

1. 临床诊断

美国 2007 版 NFK+KDOQI 糖尿病和慢性肾脏病的临床诊疗指南明确提出了糖尿病肾病的诊断依据：在大部分糖尿病患者中，出现以下任何一条应考虑其肾脏损伤是由糖尿病引起的：①大量蛋白尿；②糖尿病视网膜病变伴微量蛋白尿；③病程在 10 年以上 1 型糖尿病患者中出现微量蛋白尿。

2. 鉴别诊断

糖尿病患者可能合并其他肾脏损害，临床诊断需要与原发性肾小球疾病（如膜性肾病）、高血压肾损害、淀粉样肾病、肥胖相关性肾小球疾病、尿路感染等疾病相鉴别。临床出现以下情况需要考虑非糖尿病肾病：①缺乏典型的病程：没有从微量白蛋白进展到显性蛋白尿的临床过程；或短期内肾小球滤过率迅速下降；或短期内尿蛋白急剧增多或突然出现肾病综合征；或肾功能迅速下降。②缺乏其他微血管病变的证据，如糖尿病视网膜病变。③出现肉眼血尿或活动性尿沉渣改变（血尿、蛋白尿伴血尿、管型尿）。④其他系统性疾病的症状及体征。

3. 分期标准

根据对糖尿病肾病的认识角度不同，对糖尿病肾病有不同的分期标准，现简述如下。

（1）Mogensen 分期：丹麦学者 Mogensen 于 1983 年针对 1 型糖尿病肾病的特点，提出了著名的 Mogensen 分期标准，后该标准也曾广泛地应用于 2 型糖尿病肾病的分期中。具体内容为：Ⅰ期，肾小球肥大期；Ⅱ期，肾小球高滤过期；Ⅲ期，微量白蛋白尿期；Ⅳ期，临床蛋白尿期；Ⅴ期，终末期肾衰竭期。

（2）KDIGO 分期标准：目前，糖尿病肾病临床分期诊断均采用肾脏病改善全球预后（KDIGO）指南建议联合 CKD 分期（G1~G5）（详见"慢性肾功能衰竭"）和白蛋白尿分期（A1 期：UACR < 30mg/g，A2 期：UACR 30~300mg/g，A3 期：UACR > 300mg/g），描述和判定糖尿病肾病的严重程度（推荐检测血清肌酐，使用 MDRD 或 CDK-EPI 公式计算 eGFR）。例如，当糖尿病患者 eGFR 为 77ml/（min·1.73m²）、UACR 为 80mg/g，则为糖尿病肾病 G2A2。

（二）中医辨病辨证

1. 辨证思路

时振声教授在糖尿病肾病的诊治过程中，强调辨病与辨证相结合，重视证的动态变化。时振声教授认为，参照西医学进行分期，结合中医理论进行糖尿病肾病的辨证分型论治有助于更好地掌握糖尿病肾病的病证发生、发展规律。

故时振声教授参考 Mogensen 分期标准，把糖尿病肾病Ⅲ ~ Ⅴ期分为早期糖尿病肾病、临床期糖尿病肾病及终末期肾功能衰竭进行辨证论治。一般而言，早期糖尿病肾病的中医辨证可分为肝肾阴虚、脾肾气虚及气阴两虚三型，可兼见燥热标证。临床糖尿病肾病则以气阴两虚为主，此期肝肾阴虚或脾肾气虚，大多转化为气阴两虚，可兼夹水湿湿热、气滞痰瘀等或正虚邪实并虚。终末期肾功能衰竭，则以气阴两虚、阴阳两虚为主，除上述标实证外，此期常合并浊毒上逆等变证、逆证。故临床上应结合临床分期，予以辨证施治。

2. 本病常见证候及其临床表现

（1）正虚主证

①肝肾阴虚：症见头晕目眩，腰膝酸软，两目干涩，手足心热，燥热盗汗，口干喜饮，大便干结，舌红无苔，舌体偏瘦，脉象弦细。

②脾肾气虚：症见神疲乏力，纳少腹胀，腰膝酸软，四肢不温，夜尿频多，大便稀溏，或有水肿，舌淡苔白，舌体较大有齿痕，脉象沉弱。

③气阴两虚：兼见脾肾气虚症状及肝脾阴虚症状：神疲乏力，自汗气短，手足心热，咽干口燥，渴喜饮水，大便干结或先干后稀，舌红少苔，舌体稍大有齿痕，或舌淡齿痕，脉沉细或弦细。亦可有不典型的症状如畏寒，手指、足趾发凉而手足心热，上半身燥热下半身凉，口干口渴喜凉饮但含嗽不欲咽，或饮水不多，大便或干或稀或先干后稀。兼肝阳上亢者，可见头晕耳鸣、头目胀痛。

④阴阳两虚：多由气阴两虚进一步发展而来，除有气阴两虚的临床表现外，畏寒肢冷、腰背冷痛比较突出，可见面色㿠白，畏寒肢冷，腰酸腰痛，口干欲饮，或有水肿，大

便或干或稀，舌胖嫩润，舌质稍红有齿痕，脉沉细。

（2）邪实兼证

①风寒：症见发热轻，恶寒重，鼻塞，流涕，咳嗽声重，舌淡，脉浮紧，风寒外感极易发热。

②风热：症见恶寒轻，发热重，咽红咽痛，鼻鸣，鼻流黄涕，口干喜饮，舌红，脉浮数。

③湿热：湿热在上焦如有痰热，可见咳嗽黄痰，胸闷胸痛；如无痰热，则见胸闷憋气。湿热在中焦则见痞满纳差，呕吐频作，腹胀腹痛，口苦口黏，口干不欲饮水；湿热在下焦可见尿频尿急，尿热尿痛。

④水湿：轻则下肢水肿，重则全身水肿并有胸水、腹水。如水凌心肺则可见喘急，不能平卧，病情危急。

⑤气滞：症见胸闷太息，两胁胀痛，肠鸣失气等。如气郁化火则又见心烦易怒，口苦口干，大便干结等热象。

⑥瘀血：因瘀血而脉络瘀阻，可见肢麻肢痛，或局部刺痛，或血不利而致水，瘀血内阻还可见面色晦暗，唇黑舌暗，舌有瘀斑瘀点，肌肤甲错，月经血块较多。

⑦浊毒：浊毒上逆则口中有尿臭味，浊毒外溢肌肤则皮肤瘙痒。浊毒干于脾胃则不思饮食、呕恶频作，脾胃运化无权则贫血，浊毒蒙蔽则神昏，伤血则失血，内风扰动则颤动、痉厥。

3. 辨证要点

根据患者既往有烦渴多饮、消谷善饥、多尿的病史，结合实验室检查不难诊断。糖尿病肾病由于病程较长，多数有虚实夹杂的表现。本病以正虚为本，可有阴虚、气虚、阳虚，但总以气阴两虚最为多见；以瘀血、水湿、湿浊、气滞等为标，故辨证时应分清标本，治疗时方可标本兼顾。

此外，本病中医证型也可互相转化。故分型辨证论治，切不可固守一方一药。如气阴两虚偏气虚者可以转化为脾肾气虚，气阴两虚偏阴虚者可以转化为肝肾阴虚。反之，原来脾肾气虚者，也可转为气阴两虚；原来肝肾阴虚者亦能转为气阴两虚等。日久病程迁延，阴损及阳，肾元虚衰，浊毒内停，五脏受损，可表现为多脏同病，或五脏俱损，气血阴阳俱衰。

消渴病易发生各种并发症，且消渴病迁延日久，瘀血、痰湿等实邪丛生。而糖尿病肾病晚期，除可合并其他消渴并发症外，还可发生"浊毒犯胃""水凌心肺""关格""溺毒入脑"等一系列变证。故在诊治糖尿病肾病时，应在辨明主证的同时，辨明兼证、变证，才能在临证时分清标本缓急，有的放矢地去辨证施治、灵活加减。

三、治疗

（一）西医治疗

目前糖尿病肾病尚缺乏特异性治疗手段。西医主要以控制血糖、控制血压、调节血脂、生活方式干预和营养治疗等强化传统危险因素的控制为主要治疗手段。

1. 生活方式治疗

改变不良生活方式，如合理控制体重、戒烟等。在饮食方面糖尿病肾病患者应在遵守低盐、糖尿病饮食的基础上，合理安排蛋白质的摄入。推荐糖尿病肾病患者蛋白质摄入量约 0.8g/（kg·d）。并坚持进行适度的、有规律的运动。

2. 控制血糖

治疗 2 型糖尿病合并慢性肾脏病的理想降糖策略是在有效降糖的同时，不增加低血糖发生的风险，同时避免诱发乳酸性酸中毒或增加心力衰竭。对大多数非妊娠成年 2 型糖尿病肾病患者而言，合理的 HbA1c 控制目标为＜ 7%；对 T2DM 合并中重度慢性肾脏病患者的 HbA1c 可适当放宽控制在 7.0%~9.0%。

在降糖口服药物的选择上，有研究显示 SGLT2 抑制剂有降糖之外的肾脏保护作用，GLP-1 受体激动剂亦有可能延缓糖尿病肾病的进展。肾功能不全患者可优选从肾脏排泄较少的降糖药，并根据肾脏功能调整用药剂量，严重肾功能不全患者宜采用胰岛素治疗。

3. 控制血压

（1）血压控制目标：合理的降压治疗可延缓糖尿病肾病的发生和进展，推荐大于 18 岁的非妊娠糖尿病患者血压控制在 140/90mmHg 以下。对伴有白蛋白尿的糖尿病患者，血压应控制在 130/80mmHg 以下。

（2）降压药物选择：降压药物应优先选择 ACEI 或 ARB 类药物。该类药物可通过扩张出球小动脉缓解肾小球内部压力，改善高滤过和高灌注，在降压的同时可以起到减少蛋白尿的作用。有研究显示双倍剂量 ACEI 或 ARB 类药物，可能获益更多。但治疗期间应定期随访 UACR、血清肌酐、血钾水平。因考虑到高钾血症和 eGFR 迅速下降风险，故不推荐联合使用 ACEI 和 ARB 类药物。

4. 调脂治疗

LDL-C 水平可以通过系膜细胞的 LDL 受体加快足细胞和系膜细胞的损伤，从而导致肾间质纤维化的进展以及蛋白尿的产生。所以糖尿病肾病患者 LDL-C 水平应降到 2.6mmol/L 以下，TG 应降至 1.5mmol/L 以下。他汀类药物可以减少 DM 血管并发症的发生率和延缓肾功能的减退，故糖尿病肾病的调脂治疗首选他汀类。

5. 其他治疗

近年来，随着对糖尿病肾病发病机制认识的不断深入，越来越多的研究提示糖尿病肾病可能存在一些新的治疗靶点。

（1）维生素 D 制剂：有文献报道我国 2 型糖尿病伴白蛋白尿患者维生素 D 水平较低，补充维生素 D 或激活维生素 D 受体可降低尿白蛋白排泄率。

（2）修复血管内皮：舒洛地特属低分子肝素类药物，可能通过修复血管内皮，改善血管壁通透性起到对糖尿病肾病的治疗作用。

（3）免疫抑制：DM 患者体内出现高水平的微炎症反应相关细胞因子时，罹患糖尿病肾病的风险更高。于是近年来免疫抑制剂治疗糖尿病肾病逐渐成为研究热门。雷公藤多苷是目前临床较为常用的免疫抑制剂。

（4）抗氧化治疗：糖尿病肾病的发生与氧化应激反应密切相关，因此抗氧化剂（包括但不限于维生素 A、维生素 C、维生素 E、硒、锌、蛋氨酸或泛醌）的应用一定程度上也可以延缓糖尿病肾病的进展。

虽然近年来研究者们陆续开展了各种关于糖尿病肾病防治新方法的研究，也获得了许多研究成果。但目前尚且缺乏治疗糖尿病肾病患者的大样本临床试验数据，这些新疗法的安全性和有效性不足，临床使用尚存争议，有待进一步研究和探索。

6. 透析和移植

对 eGFR < 30ml/（min·1.73m^2）的糖尿病肾病患者，当评估并治疗潜在的 CKD 并发症，并应积极评估是否应当接受肾脏替代治疗。透析方式包括腹膜透析和血液透析，有条件的患者可行肾移植或胰肾联合移植。

（二）中医治疗

时振声教授强调，糖尿病肾病中医病机为本虚标实，治疗时必须在治本的基础上，重视治标祛邪以提高疗效。时振声教授将糖尿病肾病的本虚证分为四种类型，即肝肾阴虚型、脾肾气虚型、气阴两虚型、阴阳两虚型，同时把水湿、瘀血、湿热等标证与本证结合起来论治。

1. 本虚证

（1）肝肾阴虚型：治宜滋养肝肾。方用杞菊地黄汤、归芍地黄汤、一贯煎合二至丸、桑麻丸等加减。药用女贞子、旱莲草、当归、赤芍、生地、生山药、丹皮、山萸肉、泽泻、茯苓、地骨皮等。稍有乏力者，可加太子参；有心悸怔忡者，可合用生脉饮；失眠者，加柏子仁或酸枣仁；口燥咽干甚者，加麦冬、五味子等；兼尿频、尿急、尿热、尿痛者，可用知柏地黄汤加滑石、车前子等。

（2）脾肾气虚型：治宜健脾固肾。方用水陆二仙丹合芡实合剂加减。药用金樱子、芡实、白术、茯苓、山药、黄精、菟丝子、百合、枇杷叶等。亦可用补中益气汤加金樱子、补骨脂、菟丝子等治疗。

（3）气阴两虚型：治宜益气养阴。方用参芪地黄汤加减。药用太子参、生黄芪、生地黄、山药、山萸肉、茯苓、丹皮等。偏气虚者用五子衍宗丸加参、芪；偏阴虚者用大补元煎加减。

（4）阴阳两虚型：治宜阴阳双补。方用桂附地黄汤、济生肾气汤、大补元煎加减。药用党参、熟地、山萸肉、山药、杜仲、当归、枸杞子、仙茅、淫羊藿、炙甘草。水肿者，加牛膝、车前子、防己等。

2. 标实证

时振声教授强调，糖尿病肾病虽以本虚为主，但临床所见以虚实夹杂为多，瘀血、水湿、湿浊为其最常见的兼夹之邪，治疗时必须在治本的基础上，重视治标祛邪以提高疗效。

（1）夹瘀血：可在扶正方中酌加丹参、鸡血藤、泽兰、桃仁、红花、川芎等活血化瘀之品。

（2）夹水湿：可在扶正方中加牛膝、车前子、防己、赤小豆、冬瓜皮等；重者则宜温阳利水，可用实脾饮、济生肾气汤，或健脾利水，用防己黄芪汤合防己茯苓汤。此外，时振声教授常在利水药中加用行气药，如木香、槟榔、陈皮、沉香等，使气行水亦行，水肿迅速消退。

（3）夹湿浊：可在扶正方中加黄连、竹茹，甚则先清化湿热，用黄连温胆汤或苏叶黄连汤，待呕吐止后再予扶正；舌苔白腻，可在扶正方剂中加陈皮、生姜、竹茹等；甚则先化浊降逆，用小半夏加茯苓汤以控制呕吐，呕止再予扶正之剂。若湿浊上逆而口中有尿臭明显者，可在扶正基础上加大黄，或合并使用大黄灌肠，使湿浊外泄，症状得以缓解。

附：益气柔肝、活血通络法治疗糖尿病肾病

适用于糖尿病肾病早、中期气阴两虚夹瘀患者。李平教授项目组对近 30 年来中医药治疗糖尿病肾病的 1464 篇临床 RCT 文献回顾性研究和 350 例临床病例研究，发现糖尿病肾病早、中期患者主要表现为气阴两虚夹血瘀证，其病机为肝失疏泄，肾络瘀阻，肝肾两虚。故针对性地提出"从肝论治"糖尿病肾病的治疗思路。针对糖尿病肾病早、中期（即微量白蛋白尿期及大量白蛋白尿阶段）患者，采用"益气柔肝、活血通络"法，自拟"糖肾方"（黄芪、生地、山茱萸、枳壳、鬼箭羽、三七等）进行治疗。经多中心 RCT 临床验证，证实以"益气柔肝、活血通络"为法的糖肾方可改善糖尿病肾病患者倦怠乏力、肢体麻木等气虚血瘀相关症状；在减少尿蛋白排泄和改善肾小球滤过率方面与国际公认的一线用药 ACEI 或 ARB 疗效一致，在延缓肾功能进展方面更具优势；治疗大量白蛋白尿期糖尿病肾病有显著效果。

四、预防与护理

糖尿病肾病的饮食宜忌，一般以新鲜蔬菜、精肉、蛋等品为宜，禁忌辛辣刺激之品、肥甘滋腻之物。如《儒门事亲》曰："不减滋味，不戒嗜欲，不节喜怒，病已而复发。"《外台秘要》曰："每间五六日空腹一食饼，以精羊肉及黄雌鸡为臛，……宜食鸡子马肉，……牛乳暖如人体，汤即细细呷之，亦佳。"因此，保持情绪稳定、控制饮食、节制性欲等措施，对预防和治疗本病有其实际意义。除采用低脂糖尿病饮食之外，水肿者要限制钠的摄入；出现肾功能不全要适度限制蛋白质摄入量。

在食疗方面，因山药功能健脾益肾，南瓜功能补气健脾，薏苡仁健脾利水，山楂能化浊降脂，所以可选用山药、南瓜、山楂、薏苡仁等作为食疗材料，长期食用，有利于降低糖尿病肾病患者的血糖、血脂、尿蛋白。但需要注意的是，从现代营养学角度来看，山药、南瓜、薏苡仁等食物碳水化合物含量相对较高，所以也不可过量食用，防止升高血糖，应以其替代部分主食为宜。此外，因黄芪补气、利水消肿，芡实健脾固涩，可选用黄芪炖鸡、芡实煮老鸭等食疗方，适量食用，对糖尿病肾病有利水消肿、减少尿蛋白及提高血浆蛋白作用。

早期治疗，尽可能控制血糖，使患者的血糖维持在正常范围，是防止和延缓肾脏病变发生的最重要的措施。

感染、应激是糖尿病肾病患者病情进展的重要危险因素。故应预防感冒，保持呼吸道通畅，防止合并感染。纠正糖代谢，增强抵抗力，可减少感染的并发症，勤洗手足，修剪指甲、趾甲，预防甲沟炎，避免发生感染。注意皮肤清洁，妇女应注意外阴部的清洁卫生。

附：时振声教授治疗糖尿病肾病十法

时振声教授治疗糖尿病肾病的经验可归纳为十法论治。

1. 滋养肝肾法

适用于糖尿病肾病早期，证属肝肾阴虚者，或辨证属气阴两虚以阴虚为主者，方选杞菊地黄汤、归芍地黄汤、一贯煎合二至丸、桑麻丸等加减。兼乏力者，可加太子参；兼心悸怔忡者，可合用生脉饮；兼失眠者，加柏子仁或酸枣仁；口燥咽干甚者，加麦冬、五味子等；兼尿频、尿急、尿热、尿痛者，可用知柏地黄汤加滑石、车前子等。

2. 健脾益肾法

适用于糖尿病肾病早期证属脾肾气虚者，方选七味白术散、参苓白术散加菟丝子、补骨脂；兼自汗者，可合用玉屏风散；兼腰膝冷痛者，加狗脊、川牛膝；兼下肢水肿者，可合用防己地黄汤或防己茯苓汤；兼有纳少腹胀者，可加砂仁、蔻仁；兼心悸气促者，可合用苓桂术甘汤、葶苈大枣泻肺汤等。

3. 益气养阴法

适于糖尿病肾病气阴两虚者。临床所见糖尿病肾病以气阴两虚表现最多。气阴两虚是指肾气虚加肾阴虚，临床见症较为复杂，肾气虚可以同时兼见脾气虚，或同时兼见肺气虚，亦可肺脾气虚；肾阴虚亦可与肝阴虚兼见，或与肺阴虚兼见，或与心阴虚兼见，或与脾阴虚兼见等。方选参芪地黄汤为主。兼下肢肿者，加车前子、冬葵子、冬瓜皮、抽葫芦、防己；兼湿热者，加白花蛇舌草、石韦；兼瘀血者，加丹参、泽兰、红花；兼气滞者，加广木香、槟榔、陈皮、大腹皮；气虚明显者，加入红参另煎兑服；阴虚明显者，加黄芪、石斛；兼阳虚者，加仙茅、淫羊藿等；兼浊毒者，加入生大黄，或加用大黄灌肠；有痈疽者，加金银花、蒲公英、野菊花、紫背天葵、败酱草等；尿中有酮体者，加黄芩、黄连、黄柏；合并周围神经病变者，加当归、菊花等。

4. 阴阳双补法

适于糖尿病肾病晚期阴阳两虚者，此为气阴两虚进一步发展而来。方选桂附地黄汤。兼水湿者，用济生肾气汤；贫血明显者，加红参另煎兑服；浊毒盛者，加生大黄。

5. 祛风散热法

适于糖尿病肾病外感风热或风寒化热者，可用银翘散加减。阴虚者，可用银翘汤；咽痛者，合银蒲玄麦甘桔汤（时振声教授经验方：银花、蒲公英、玄参、麦冬、桔梗、甘草等）、升降散；热毒甚者，可合用五味消毒饮、黄连解毒汤。

6. 清热利湿法

适用于糖尿病肾病兼湿热证者。一般在扶正基础上加入清利之品。湿热重宜先清利湿热，上焦痰热可用贝母瓜蒌散、杏仁滑石汤；中焦湿热可用八正散去木通，或五苓散、石韦散、程氏萆薢分清饮。若湿热弥漫三焦可用三仁汤、蒿芩清胆汤等以清热除湿，宣畅三焦。

7. 渗利水湿法

适于糖尿病肾病夹水湿者。仅下肢浮肿，可于扶正方中加牛膝、车前子以渗利水湿。如水肿严重则宜先渗利水湿；脾虚明显者，可用防己黄芪汤合防己茯苓汤、大橘皮汤；血瘀者，可用桂枝茯苓丸、当归芍药散加减；水肿严重者，亦可前后分消，可用己椒苈黄丸、疏凿饮子；水凌心肺者，可用苓桂术甘汤合葶苈大枣泻肺汤。

8. 理气开郁法

适于糖尿病肾病兼有气郁症状者。糖尿病肾病气郁的产生可与情绪波动，焦虑忧郁，或水湿、湿热、瘀血等因素导致气机受阻有关。可于扶正方中加入调理气机之品。气郁严重者宜先理气开郁，用逍遥散、柴胡疏肝散、越鞠丸、四逆散等。水湿明显者，时振声教授常在渗利水湿方中加入陈皮、广木香、槟榔、大腹皮、沉香等理气之品，气行水亦行，有助于水肿消退。

9. 活血化瘀法

适用于糖尿病肾病瘀血症状明显或严重者，特别是合并其他血管病变者。常选桂枝茯苓丸、血府逐瘀汤、桃仁四物汤、桃核承气汤等方加减治疗。时振声教授认为，糖尿病肾病是由于糖尿病未得到有效控制发展而来，病程较长，正气亏虚，气机逆乱，血瘀证普遍存在，迁延难愈，因此活血化瘀法较为常用，一般可在扶正基础上加入活血化瘀之品。

10. 泄浊解毒法

适用于糖尿病肾病终末期，浊毒弥漫，阴阳俱虚。轻者可于扶正方中加入大黄以泄浊；重者可配合大黄牡蛎方、大黄穿心莲方等煎汁灌肠或肛门点滴。

时振声教授强调，以上十法可以单独使用，亦可视具体情况多法合用。必须观其脉证，知犯何逆，随证治之。

（冯建春　倪青　武曦蔼　赵海玲　李平）

尿酸性肾病

尿酸性肾病（uric acid nephropathy，UAN）原称为痛风性肾病，是由嘌呤代谢异常致尿酸生成过多或肾脏排泄障碍形成血尿酸升高，尿酸盐过饱和沉积于肾组织而引起肾损害，表现为尿酸结石或肾实质损害。本病无明显的季节性，肥胖、喜肉食及酗酒者发病率高，男性明显高于女性，欧洲透析移植协会报道终末期肾功能衰竭由痛风所致者0.6%~1%。近年因高蛋白、高嘌呤饮食摄入增加，尿酸性肾病在我国的发病率逐年增高，中老年男性及绝经后女性为高发人群，目前年轻化趋势加剧。

中医文献对高尿酸血症的论述，最早可追溯到金元时期。金代医家李东垣在《东垣十书》中就有"痛风"的相关论述。对尿酸性肾病的论述多散见于其他疾病中，有关节红肿热痛，活动不利者多归于"痹病""白虎历节"；以尿痛、尿血、尿砂石为主要表现者归于"石淋""尿血"；以水肿、蛋白尿为主要表现者归于"水肿""膏淋"；以虚损、关格等为主要表现者归于"肾劳""关格"。

一、病因病理

（一）西医病因病机

尿酸性肾病由嘌呤代谢紊乱产生的高尿酸血症导致。高尿酸血症的原因有以下两点。

1. 尿酸生成过多

嘌呤是核酸的代谢产物，高蛋白膳食是体内嘌呤的来源之一。超高蛋白膳食是引起嘌呤代谢紊乱的重要原因。除饮食因素外，嘌呤代谢通路中以磷酸核糖焦磷酸合成酶（PRPP）、次黄嘌呤-鸟嘌呤磷酸核糖转换酶（HGPRT）、葡萄糖6-磷酸酶为代表的酶活性变化，是导致内源性尿酸生成过多的重要原因。此外，其他导致嘌呤代谢增加的原因如慢性溶血性贫血、横纹肌溶解、红细胞增多症、骨髓增生性疾病、化疗或放疗时、过度运动、癫痫状态等也可导致血尿酸升高。

2. 肾脏清除尿酸减少

肾脏排泄尿酸有肾小球滤过、肾小管重吸收、小管分泌三个步骤，任何原因导致的肾脏功能异常都会引起尿酸排泄障碍。

（1）肾小球滤过减少：持续高尿酸血症的患者中90%有肾脏排泄尿酸功能的异常，肾功能不全或衰竭时，肾小球滤过率降低是高尿酸血症的主要原因。

（2）肾小管分泌尿酸减少：由于药物、中毒或内源性代谢产物抑制尿酸排泄和（或）再吸收增加是高尿酸血症的主要原因。

（3）肾小管重吸收增多：高尿酸血症也可由于距分泌位置远端部位的重吸收增强导致。这些可见于糖尿病脱水或利尿治疗时。

（二）病理改变

1. 尿酸盐性肾病（慢性尿酸性肾病）

长期但不严重的高尿酸血症患者易出现肾脏的小管间质的慢性病变。其严重程度与血尿酸升高的持续时间和幅度有关。光镜下两种尿酸盐结晶：①尿酸结晶为无定形物质，出现在间质和小管管腔；②针形的尿酸单盐-水化合物结晶，出现在肾髓质。以这些结晶体为核心，周围有白细胞、巨噬细胞浸润及纤维物质包裹，形成痛风石。经典的尿酸性肾病，痛风石在皮髓交界处及髓质深部沉积。随着病程延续，可见小管萎缩变性、小管基膜破坏，伴随间质瘢痕，小球基底膜增厚和纤维化，中动脉和小动脉硬化，肾脏缩小，瘢痕化。肾活检组织在偏光显微镜下见到双折光尿酸结晶即可确立尿酸肾病诊断。

2. 尿酸性肾病（急性高尿酸血症肾病）

多见于骨髓增生症、恶性肿瘤化疗、应用噻嗪类利尿剂后，或恶性高血压、心肌梗死、横纹肌溶解综合征等原因导致短时间内血尿酸增多，尿液中尿酸浓度骤然增高形成过饱和状态，大量尿酸结晶堆积在集合管、肾盂、输尿管等处引起梗阻及急性肾损伤。显微镜下可见，管腔内尿酸结晶沉积，形成晶体或呈雪泥样沉积物，以肾乳头部沉积最多。可阻塞肾小管，近端肾小管扩张，但肾小球结构是正常的。这些沉积物导致梗阻及急性肾衰竭。间质纤维化及痛风石通常不会出现。

3. 肾结石

镜下可见尿酸结晶在肾乳头和集合管内沉积。

（三）中医病因病机

中医文献中对痛风有较多的描述，《丹溪心法》与《外台秘要》记载本病的症状是"昼静而夜发，发时彻骨酸痛""痛有常处，其痛处赤肿灼热或浑身壮热"。《格致余论》指出："彼痛风者，大率因血受热已自沸腾，……或卧当风，寒凉外搏，热血得寒，污浊凝涩，不得运行，所以作痛，痛则夜甚，发于阴也。"论述了痛风的发病特点。《格致余论·痛风》《景岳全书·风痹》及《中藏经·五痹》描述痛风的病因、病机是"瘀浊凝涩""气血为邪所闭"。并认为本病"入腑则病浅易治，入脏则病深难治"。认为痛风若累及肾脏，则治疗难度增大。时振声教授认为，本病的中医病因主要与先天禀赋不足、年老体虚、嗜食肥甘厚味，以及卫外不固、外邪侵袭密切相关。

1. 中医病因

（1）先天禀赋不足或年老体衰：肾为脏腑阴阳之本，脾为气血生化之源，先天不足或后天失养致肾精亏虚，肾虚卫阳不固，风、寒、湿邪侵骨髓而乘脏腑；脾失健运，水湿内停，风、寒、瘀、浊流注经络关节致气血不行，关节失养。

（2）饮食失节：饮食不节、嗜食肥甘厚味是诱发本病的重要因素。《中藏经》提出"肉痹者，饮食不节，膏粱肥美之所为也"，脾失升降出入，分清泌浊，致痰浊内生，气血不畅。《医学准绳六要》谓："……今人多内伤，气血亏损，湿痰阴火，流注经络，或在四肢，或客腰背，痛不可当。"《万病回春》更指出："一切痛风肢体痛者，痛属火，肿属湿，……所以膏粱之人，多食煎、炒、炙，酒肉，热物蒸脏腑，所以患痛风、恶疮、痛疽者最多。"明确指出其发病与饮食失节有关。

（3）外邪侵袭：正虚不固，风、寒、湿邪流注经络形成痹证，日久深入脏腑成脏腑病变。《素问·痹论》指出："风寒湿三气杂至，合而为痹也，其风气胜者为行痹，寒气胜者为痛痹，湿气胜者为着痹。……所谓痹者，各以其时重感于风寒湿之气也。"

2. 中医病机

尿酸性肾病的中医病机主要可以归纳为以下几个方面。

（1）脾肾气虚：《类证治裁》认为体虚外感是本病的主要原因："诸痹……良由营卫先虚，腠理不密，风寒湿乘虚内袭。正气为邪阻，不能宣行，因而留滞，气血凝湿，……成痹"。《景岳全书》认为："外是阴寒水湿，令湿邪袭人皮肉筋脉；内由平素肥甘过度，湿壅下焦，寒与湿邪相结郁而化热，停留肌肤……病变部位红肿潮热，久则骨蚀"。患者多因嗜食肥甘厚味损伤脾胃，或因先天不足，或因久病伤肾，或因慢性疾病失治误治，致正气亏损，脾肾受损，运化失常，水液积聚易成痰湿，痰湿内阻，血行不畅，日久致瘀，闭阻肾络而为病。脾肾气虚，水湿内停，气滞痰凝，血行不畅，湿热瘀浊留恋于经络关节则见红肿热痛；脾肾气虚，水湿犯溢肌肤见浮肿；肾虚失藏，则精微下泄而为蛋白尿；腰为肾之府，肾络痹阻故腰痛；病久脾肾虚衰，肾失分清泌浊，气血阴阳化生受阻，湿浊瘀阻不化，壅塞三焦则成关格危候。

（2）气阴两虚：本病初期还可出现五心烦热、头晕耳鸣、颧红口干、腰脊酸痛、筋脉拘急、屈伸不利等肝肾阴虚的症状，疾病发展到后期久病耗气伤阴，阴阳二者相互为用，表现为气阴两虚之证，而湿、热、痰、瘀可贯穿疾病始终。

（3）痰湿瘀热痹阻：本证患者多形体肥胖，嗜食肥甘，日久脾虚，水谷不能化生精微，酿生痰饮、湿浊之邪，痰湿内阻，血行不畅，易致血瘀，致使痰浊湿瘀相互胶结，阻碍气机，难以速去，痰浊湿瘀阻滞于关节、肾络，缠绵不去，导致病情加重或反复发作。

3. 中医病因病机特点

尿酸性肾病的中医病机特点是正虚邪实，以实证居多。正虚以脾肾亏损或肝肾虚损为主，邪实指痰湿瘀热痹阻。时振声教授认为，该病的病机变化为痰湿瘀热痹阻关节，或灼阴烁液，熬煎成石，若入脏则必及肾，脾肾气虚，水湿停留，或气阴两虚，肾络痹阻。

二、诊断

（一）西医辨病

1. 临床诊断

（1）诊断要点

①常有痛风性关节炎或痛风结节、尿酸性尿路结石等病史。

②临床可见慢性间质性肾炎表现，早期可仅有轻至中度蛋白尿及尿浓缩功能减退（晨尿渗透压低），肾小球滤过率正常，晚期可有高血压和氮质血症。

③男性血尿酸 > 420μmol/L（7.0mg/dl），女性血尿酸 > 360μmol/L（6.0mg/dl），以 mg/dl 计算，血尿酸 / 尿尿酸 < 0.35，血尿酸 / 血肌酐 > 2.5；肾功能正常者，尿尿酸分泌超过 800mg/d（418mmol/d）或 12mg/（kg·d）。

④尿沉渣检查可有尿酸结晶、血尿（肉眼或镜下）或脓尿。

⑤影像学诊断提示受损关节附近多见痛风石，邻近骨质可见有圆形或不整齐的穿凿样透亮缺损影。尿路结石多数 X 线不显影。

⑥肾脏组织学主要表现为肾小管－间质病变，肾间质及肾小管内发现双折光尿酸盐结晶。

2. 诊断思路

中年以上男性患者有肾脏疾病表现，如蛋白尿、血尿、高血压或水肿、尿浓缩功能受损，伴发关节炎及尿路结石，应怀疑此病。有些患者病情隐匿，进展缓慢，临床症状不明显，仅在体检或治疗其他疾病时发现。对于诊断为本病的患者应明确以下问题：①排除其他疾病造成的血尿酸增高。②明确原发性或继发性痛风性肾病。③了解肾脏病变的程度。④找出与本病相关的其他慢性疾病，并积极治疗。

3. 鉴别诊断

尿酸性肾病通常需要与以下几种疾病相鉴别。

（1）尿酸盐性肾病（慢性高尿酸性肾病）与原发性肾小球病相鉴别：二者都有蛋白尿、血尿、高血压等症状，均可发展为慢性肾功能不全。但：①肾小球肾炎蛋白尿的程度一般较尿酸性肾病重；②尿酸盐性肾病血清尿酸上升较尿素氮和肌酐显著，血尿酸/血肌酐＞2.5；③尿酸盐性肾病病史较长，通常只有肾小管功能受损明显，而肾小球功能受损较轻，肾功能减退缓慢；④尿酸盐性肾病关节炎明显，发作频繁，痛风石仅在原发性痛风者出现；⑤肾活检组织在偏光显微镜下见到双折光尿酸结晶可确立尿酸盐性肾病诊断。

（2）慢性肾功能不全导致的高尿酸血症鉴别：①本病高尿酸血症出现于肾衰竭后；②很少出现痛风性关节炎；③血尿酸/尿尿酸＞0.35，血尿酸/血肌酐＜2.5。

（3）尿酸性肾病（急性高尿酸血症肾病）与其他引起肾功能衰竭和高尿酸血症的疾病相鉴别：横纹肌裂解引起的急性肾功能衰竭、急性胰腺炎、严重失水致肾前性氮质血症、止痛剂肾病、梗阻性肾病等，均可致肾功能衰竭及尿酸明显升高，这些病变均是以肾小管间质为主的肾损害，应注意和尿酸性肾病鉴别。可测定尿中尿酸/肌酐比值（以 mg/dl 为单位）以鉴别，急性肾功能衰竭时成人比值为 0.5 左右，最高为 0.9；而急性尿酸性肾病该比值多＞1。

总之，慢性尿酸性肾病必须确立高尿酸血症和痛风的诊断，对于伴有关节炎、痛风石者诊断较易。白血病、淋巴瘤等患者放疗、化疗时要警惕急性高尿酸血症肾病可能性。对于泌尿系结石者，要重视对结石的病因研究，注意尿酸性结石的可能性。

（二）中医辨病辨证

1. 辨证思路

时振声教授认为，正气不足、脏腑虚损是本病的基本原因；湿热痰瘀、肾络痹阻是其发病的关键因素。究其根本，一则脾肾虚弱，运化、固摄失常，水液积聚易成痰湿，痰湿内阻，血行不畅，日久致瘀，闭阻肾络；或患者嗜食肥甘，日久化湿生热，灼阴烁液，熬煎成石，肾络痹阻；二则风、寒、湿、热外邪侵袭，闭阻经络，阻滞气血，导致湿、热、痰、瘀等病理产物流注于关节肾络，缠绵不去，导致病情加重或反复发作。病位入脏在肾，故本虚证主要分为脾肾气虚及肝肾气阴两虚证两型，根据兼夹标实证中痰、湿、瘀、热的具体情况，分证治之。

2. 常见中医证候及其临床表现

（1）痰湿瘀热，痹阻关节：由于痰湿之邪乘虚而入，流阻关节，气血运行不畅。症见关节疼痛，痛有定处，局部红肿，困倦乏力，或轻度浮肿，舌暗红或有瘀点，苔薄黄，脉弦数。

（2）脾肾气虚，水湿停留：症见疲乏无力，腰膝酸软，颜面、下肢浮肿，小便清长，舌质淡、舌体胖，苔白或白腻，脉沉缓。

（3）气阴两虚，肾络痹阻：可见神疲乏力、膝酸腿软、气短懒言等气虚症状，又可见五心烦热、口干或口干而饮水不多，或畏寒而手足心热，或大便先干后稀等阴虚症状共存表现。同时腰痛固定或有刺痛，舌质暗红，脉象沉细。

3. 辨证要点

本病辨证首先需辨病情缓急，以脾肾亏虚为本，湿热痰瘀为标。急性期可伴见关节剧痛、屈伸不利，以标实为主；慢性期以正虚为主，兼夹标实。其次应注意辨别病邪性质。标实证应辨寒、热、湿、痰、瘀；本虚证中，应辨别肝、脾、肾之阴阳虚损。

三、治疗

（一）西医治疗

1. 一般治疗

调整生活方式：限制高嘌呤饮食，控制热量摄入，控制体重。已有高尿酸血症者，维持足够的尿量和碱化尿液，有利于尿酸排出。

2. 降尿酸治疗

（1）慢性高尿酸性肾病高尿酸血症的治疗原则

1）起始治疗指征：无痛风患者在非药物治疗 3 个月后血尿酸 ≥ 420μmol/L；痛风患者血尿酸 ≥ 360μmol/L；严重痛风患者血尿酸 ≥ 300μmol/L 予降尿酸药物治疗。

2）血尿酸控制目标：合并痛风的 CKD 患者：血尿酸 < 360μmol/L；合并严重痛风的 CKD 患者（痛风石、慢性关节炎、痛风反复发作 ≥ 2 次 / 年）：血尿酸 < 300μmol/L；其他 CKD 患者，血尿酸 < 420μmol/L。

3）碱化尿液：将尿 pH 维持在 6.2~6.9 有利于尿酸盐结晶溶解和从尿液排出。

4）避免使用其他可引起血尿酸升高的药物，如利尿剂（尤其是噻嗪类）、糖皮质激素、环孢素、他克莫司、小剂量阿司匹林等。

（2）降尿酸药物的选择

1）促进尿酸排泄药物：通过抑制尿酸盐在肾小管的主动重吸收，增加尿酸盐的排泄，降低血尿酸的水平。此类药物的应用从小剂量开始逐步增加剂量，注意多饮水和用碳酸氢钠碱化尿液，并根据 eGFR 调整使用剂量。

2）抑制尿酸生成药物：通过抑制黄嘌呤氧化酶，从而减少黄嘌呤和尿酸合成。常用药物包括别嘌醇和非布司他。使用别嘌醇应根据患者 eGFR 调整剂量，并注意其过敏反应。

3）新型降尿酸药物：如抑制 XO 活性，减少尿酸生成的托匹司他；促进尿酸分解的重组氧化酶（拉布立酶）等，其临床疗效有待进一步评价。

4）其他降尿酸的药物：①氯沙坦：作为 ARB 类药物，氯沙坦有良好的降压和保护肾脏的作用，除降低蛋白尿外，其还有一定的降血尿酸作用；②钠 – 葡萄糖协同转运蛋白 2 抑制剂：可在降糖、降血压、减轻体重、减少肾小球滤过压的同时，降低血尿酸水平。

3. 急性高尿酸血症肾病的治疗

这种肾病通常是可逆的。治疗基本原则：①减少嘌呤的摄入，多饮水，碱化尿液；②在大量补充水容量基础上酌情使用非噻嗪类利尿剂促进尿酸的排泄；③选择降尿酸药物时要注意避免对肾功能的影响；④经上述处理肾功能进一步恶化者应尽早血液透析治疗。

为了防止肿瘤溶解综合征引起的高尿酸血症而导致的急性肾损伤,在白血病、淋巴瘤和多发性骨髓瘤等化疗前,开始服用别嘌呤醇。

4. 尿酸性肾结石

高尿酸尿、酸性尿、脱水后引起尿液浓缩是尿酸盐结晶沉积形成结石的危险因素。尿酸性结石为透光性(阴性结石)。大部分患者经减少嘌呤的摄入、大量饮水、碱化尿液等治疗后可溶解、自行排出,体积大者或引起尿路梗阻,可行体外碎石或手术治疗。

5. 高尿酸性肾病的透析治疗

尿酸分子量较小,可自由通过毛细血管、腹膜和各种血液透析膜,因此序贯结肠透析、腹膜透析和血液透析对其均有较好的清除作用,其清除效果为血液透析>腹膜透析>结肠透析。对于慢性高尿酸性肾病引起的终末期肾衰竭,其透析指征和非糖尿病肾病相同。

(二)中医治疗

时振声教授认为,本病为痰湿瘀热痹阻关节,或灼阴烁液,熬煎成石,入脏则必及肾,故脾肾气虚,水湿停留,或气阴两虚,肾络痹阻是其核心病证。

1. 痰湿瘀热,痹阻关节

治宜活血通络,清热利湿。方用桃红四物合宣痹汤加减。药用桃仁、红花、生地、赤白芍、当归、川芎、杏仁、法半夏、连翘、炒栀子、防己、薏苡仁、晚蚕沙、片姜黄、海桐皮、滑石。

2. 脾肾气虚,水湿停留

治宜益气滋肾利湿。方用参芪地黄汤合五苓散。药用党参、生黄芪、熟地、山药、山萸肉、丹皮、茯苓、泽泻、猪苓、白术、桂枝、车前子。

3. 气阴两虚,肾络痹阻

治宜气阴双补,活血通络。方用参芪麦味地黄汤加味。药用太子参、麦冬、五味子、生黄芪、生地、山药、山萸肉、丹皮、茯苓、泽泻、车前子、丹参、泽兰、怀牛膝。纳呆、呕恶者则加黄连、竹茹、砂仁、蔻仁。

四、预防与护理

尿酸性肾病患者应多饮水,节制饮食,不食或少食含嘌呤高的食物,如鸽肉、牛肉、羊肉、动物内脏、扁豆、豌豆、菜花,以及虾、海产品等;戒酒类,防止受凉或过度疲劳。

(武曦蔼　李平　林秀彬)

参考文献

[1]中国狼疮肾炎诊断和治疗指南[J].中华医学杂志,2019(44):3441-3455.

[2]Kidney Disease: Improving Global Outcomes (KDIGO) Glomerular Diseases Work Group.

KDIGO 2021 Clinical Practice Guideline for the Management of Glomerular Diseases［J］. Kidney Int. 2021，100（4）：1–276.

［3］鲁盈，傅文宁. 系统性小血管炎肾损害的中医病因病机与中西医结合治疗［J］. 中华肾病研究电子杂志，2019，8（4）：155–158.

［4］Seza Ozen1, Stephen D. Markset al. European consensus–based recommendations for diagnosis and treatment of immunoglobulin A vasculitis—the SHARE initiative［J］. Rheumatology (Oxford), 2019，58（9）：1607–1616.

［5］中华医学会儿科学分会肾脏学组. 紫癜性肾炎诊治循证指南（2016）［J］. 中华儿科杂志，2017，55（9）：647–651.

［6］Ramponi G,Folci M,Badalamenti S，et al. Biomarkers and Diagnostic Testing for Renal Disease in Sjogren's Syndrome［J］. Front Immunol, 2020，11：562101.

［7］RAMOS–CASALS M, BRITO–ZERóN P,BOMBARDIERI S,et al.EULAR recommendations for the management of Sjögren's syndrome with topical and systemic therapies［J］. Ann Rheum Dis, 2020，79（1）：3–18.

［8］张文，厉小梅，徐东，等. 原发性干燥综合征诊疗规范［J］. 中华内科杂志，2020，59（4）：269–276.

［9］Zhou Jiaxin, Hou Yong,Wang Qian et al. Clinical features and long–term outcomes of Chinese patients with scleroderma renal crisis［J］. Int J Rheum Dis, 2020，23：1194–1200.

［10］Kowal–Bielecka Otylia, Fransen Jaap, Avouac Jerome et al. Update of EULAR recommendations for the treatment of systemic sclerosis［J］. Ann Rheum Dis, 2017，76：1327–1339.

［11］Hoa Sabrina, Stern Edward P, Denton Christopher P et al. Towards developing criteria for scleroderma renal crisis: A scoping review［J］. Autoimmun Rev, 2017，16：407–415.

［12］Zanatta Elisabetta, Polito Pamela, Favaro Maria et al. Therapy of scleroderma renal crisis: State of the art［J］. Autoimmun Rev, 2018，17：882–889.

［13］宋敬茹，孙明瑜. 肝肾综合征的中西医治疗研究进展［J］. 临床肝胆病杂志，2020，36（11）：2561–2564.

［14］赵宇. 心肾综合征不同亚型中医证候规律研究［D］. 中国中医科学院，2015.

［15］郑启艳，孙鲁英，张笑笑，等. 温阳利水益气活血法辅助治疗心肾综合征的系统评价和 Meta 分析［J］. 世界中西医结合杂志，2019，14（09）：1209–1215.

［16］中华医学会糖尿病学分会微血管并发症学组.中国糖尿病肾脏病防治指南（2021年版）［J］. 中华糖尿病杂志，2021，13（08）：762–784.

［17］中国慢性肾脏病患者合并高尿酸血症诊治专家共识［J］. 中华肾脏病杂志，2017，33（6）：463–466.

［18］初洪波，王银萍，刘艳华. 中医药治疗尿酸性肾病的研究概况［J］. 中国中医药现代远程教育，2016，14（23）：142–144.

第十四章　感染性疾病肾损害

第一节　乙型肝炎病毒相关性肾炎

自 1971 年 Combes 报道了第一例膜性肾病并发现肾小球内有乙肝表面抗原沉积的患者，HBV 感染与肾脏病变的关系引发了专家学者的关注。1989 年我国在北京召开了有关该病的专题研讨会，将此病统一命名为"乙型肝炎病毒相关性肾炎"（HBV-GN）。它是指由 HBV 直接或间接诱发的肾小球肾炎，经血清免疫学及肾活检免疫荧光所证实，并除外病因明确的其他继发性肾小球肾炎（如狼疮性肾炎）的一种疾病。我国人群中 HBV 携带率高达 10%，伴肾小球肾炎的发生率约为 8.9%，占乙肝患者的 8%~13%。HBV-GN 的发生与 HBV 感染密切相关，HBV-GN 的发病率也大致与 HBV 感染率高低相平行，其多发于男性，且青少年和儿童为高发群体。

古代中医文献学未见乙肝肾记载，多数根据其症状及演变规律，可归属于中医学"水肿""尿浊""尿血""虚劳""腰痛"等病证范畴。

一、病因病理

（一）西医病因病机

HBV-GN 是病毒、宿主和环境因素间相互作用的结果。免疫复合物沉积介导的免疫损伤是被普遍认可的一种机制，遗传因素也起到一定作用。

HBV 病毒颗粒存在三种主要抗原：表面抗原（HBsAg）、核心抗原（HBcAg）和 e 抗原（HBeAg）。三种抗原在肾小球毛细血管壁或系膜区均有沉积，但只有分子量最小的 HBeAg 可通过非免疫机制穿过基底膜植入上皮下，与循环中抗 HBe 抗体在上皮下形成原位免疫复合物，与 HBV 相关性膜性肾病的发病有直接关系。而 HBsAg 和 HBcAg 则与相应的抗体形成循环免疫复合物沉积于系膜区和内皮细胞下，导致 HBV 相关性膜增生性肾小球肾炎。HBV-GN 患者存在 T 细胞亚群失衡，CD4$^+$ T 细胞减少，而 CD8$^+$ T 细胞增多，导致特异性抗体产生不足，难以清除游离的 HBV 及其抗原成分，造成 HBV 在体内持续存在，不断感染细胞。HBV 感染患者体内还可出现多种自身抗体，如抗核抗体、抗肝细胞膜蛋白抗体、抗平滑肌抗体、抗 DNA 抗体等，当肝细胞破坏时抗体释放入血，引起自身免疫损伤。随着原位分子杂交技术和 PCR 技术的应用和推广，发现在 HBV-GN 患者的肾组织中存在 HBV-DNA 及完整的 HBV 颗粒，提示直接侵犯肾组织亦是致病的重要途径。并不是所有感染 HBV 的患者均有肾脏受累，许多学者从遗传因素角度对这一现象进行了探索。HLA（人类白细胞抗原）基因与 HBV-GN 的相关性揭示了其发病机制的遗传因素。

（二）病理改变

HBV-GN 的病理表现多种多样，几乎大部分肾小球疾病的病理类型都可见。其中膜性肾病占绝大多数，其次是膜增生性肾小球肾炎与系膜增生性肾小球肾炎。

HBV 相关性膜性肾病有不同于经典膜性肾病而相对独特的形态学特征，比如光镜下可见系膜增生，不一定都有钉突形成，在一份标本可见多种病变，从程度不等的毛细血管壁增厚到局灶、弥漫系膜增生到膜增生性肾炎样改变；电镜下呈大量电子致密物、多部位沉积的特点；免疫荧光可见多种免疫复合物（IgG、C3、IgA、IgM、C1q 等），多部位、高强度沉积，严重者可见"满堂亮"的现象；肾活检标本可检测到 HBV-DNA 或 HBV 抗原沉积。HBV 相关性膜增生性肾小球肾炎的肾小球分叶、双轨征及增生性改变不及特发性突出，但肾小球中沉积物多且分布广泛，"白金耳"征常见，肾小球硬化及小管间质病变较轻；肾小球中除有大量免疫球蛋白沉积外，常有早期补体成分（C4、C1q）的沉积。HBV 相关性系膜增生性肾小球肾炎除具备原发性系膜增生性肾小球肾炎的特征外，免疫组化可发现 HBsAg 和 HBcAg 在系膜区沉积，部分病例有大量 IgA 沉积。

IgG 沿肾小球毛细血管基底膜细线状非特异性沉积。增宽的系膜区、玻璃样变的小动脉、肾小囊玻璃滴状变和肾小球毛细血管袢纤维素样区可见血浆蛋白 IgM 的非特异性沉积。

（三）中医病因病机

1. 中医病因

本病的起病之因主要与先天禀赋不足、肝肾阴虚、脾胃虚弱、情志不舒、饮食不洁、感染湿热毒邪有关。

（1）先天禀赋不足：《素问·刺法论》云："正气存内，邪不可干。"《素问·评热病论》云："邪之所凑，其气必虚。"各种慢性肾病的发生多与先天禀赋不足有关。先天不足，肾精亏虚，祛邪无力，湿热毒邪乘虚而入，致血脉瘀阻，水道不通。

（2）饮食不洁：进食不洁食物，毒邪直接侵犯脾胃，内生湿热，损伤脾、肝、肾脏功能，导致脾、肝、肾同时发病而出现蛋白尿、血尿。

（3）情志失调：《素问·阴阳应象大论》云："怒伤肝""喜伤心""思伤脾""忧伤肺""恐伤肾"。长期喜怒无常，情志失调，可导致肝、肾、脾功能失调而发病。

（4）劳欲过度：长期劳累，情欲过度，致脏腑气虚，祛邪无力。

（5）感受湿热疫毒：HBV 是具有强烈传染性的致病因素，属于中医学"毒"的范畴，相当于"疫毒""湿热之毒"。起居不慎，感受湿热疫毒之邪，壅滞于肝，肝失疏泄，阻滞脾胃，波及肾脏，导致肝、脾、肾功能失职而发病。

2. 中医病机

本虚标实是乙肝肾发生的关键。本病病位在肝、肾、脾三脏，随病程进展，其病理变化呈现出本虚标实、虚实夹杂、正虚邪恋的特点。本虚包括肝肾阴虚、脾肾气（阳）虚、气阴两虚和阴阳两虚，标实多与外感毒邪、湿热氤氲、瘀血阻络密切相关。

（1）正气虚损：本病的主因是正气不足，肝、肾、脾亏损。肾为先天之本，先天不足，肾精亏虚，水不涵木，导致肝不能正常发挥其功能；子盗母气，肝病势必影响肾，循环往复，致肝肾两亏；脾胃为后天之本，先天不足不能温养后天，同时肝病日久肝木横逆克脾，终致肝、肾、脾三脏同病。肝失疏泄，肾失封藏，脾失健运，不能抵御外邪，正虚邪犯，发为本病。

（2）湿热毒侵：湿热疫毒是本病发生的诱因，贯穿于整个疾病过程。正气虚弱，外感湿热毒邪，内伏于肝，肝肾同居下焦，位置毗邻，导致肾亦受湿热毒邪的侵袭。湿、热、毒邪胶着缠绵，日久化热，热邪耗伤肝肾。肝藏血，肾藏精，精血互生，肝肾同源，最终导致肝肾阴虚，肝肾功能失调而发病。

（3）瘀血阻络："久病入络"，湿热久蕴，气机郁滞，血行受阻，加之久病耗气伤阴，肝体阴而用阳，肝失疏泄，气机不畅，血行瘀滞，而致瘀血内生。瘀血既是本病病程中的病理产物，也是导致本病的重要因素。瘀阻肾络，肾失封藏，精微下注，也可出现蛋白尿和血尿。

3. 中医病因病机特点

本病病程较长，不同病变阶段邪有轻重，虚实有异。病变初期以标实为主，湿热毒邪蕴结于肝，下及于肾；病变中期本虚标实并重，多因湿热疫毒互结并渐伤正气；病变后期以本虚为主，多见肝肾阴虚、脾肾气（阳）虚或气阴两虚。

二、诊断

（一）西医辨病

1. 临床诊断

国际上尚无 HBV-GN 统一的诊断标准。我国 1989 年在北京召开的乙型肝炎病毒相关性肾炎座谈会拟定的诊断标准为：①血清 HBV 抗原阳性；②患肾小球肾炎，并可除外狼疮性肾炎等其他继发性肾小球疾病；③肾组织切片中找到 HBV 抗原。其中第 3 点为诊断的必备条件。

2008 年我国制定的 HBV-GN 诊治指南，诊断依据如下：①血清 HBV 标志物阳性：多数 HBsAg、HBeAg 和 HBcAb 同时阳性（大三阳），少数 HBsAg、HBeAb 和 HBcAb 同时阳性（小三阳），个别血清 HBsAg 阴性但 HBV-DNA 阳性；②患肾病或肾炎并除外其他肾小球疾病：大多数表现为肾病综合征，少数表现为蛋白尿和血尿；③肾小球中有 1 种或多种 HBV 抗原沉积：多有 HBsAg、HBcAg 或 HBeAg 在肾小球沉积；④肾脏病理改变：绝大多数为膜性肾炎，少数为膜增生性肾炎和系膜增生性肾炎。确诊标准为：同时具备上述第 1、2 和 3 条依据；或同时具备上述第 1、2 条依据，并且第 4 条依据中为膜性肾病；个别患者具备上述第 2 和 3 条依据，血清乙肝病毒标志物阴性也可确诊。

2. 鉴别诊断

乙肝感染患者可出现补体 C3、C4 的降低，也可检出多种抗体如抗核抗体、SSA、SSB、心磷脂抗体、冷球蛋白等，免疫荧光检查都可以出现"满堂亮"现象，有时易误诊为狼疮性肾炎。表现为膜性病变者单纯从光镜下有时难以与狼疮性肾炎相区分，但乙型肝炎病毒相关性肾小球肾炎患者 Sm 抗体和 ds-DNA 抗体阳性者少见，肾组织可乙肝抗原染色阳性，新月体和袢坏死相对少见，电镜下有时可见到病毒颗粒。

继发于原虫感染如疟疾、利什曼病、丝虫病、血吸虫病、类圆线虫病和镰刀形细胞病的肾小球病形态学与乙肝肾相似，表现为膜性肾炎和系膜增生性肾炎者，鉴别依赖于肾小球沉着物中特异性抗原的发现。

（二）中医辨病辨证

1. 辨证思路

正气亏虚是本病发生的内因。乙肝之为病，无论是湿热疫毒蕴结，抑或是夹有肝郁不舒、枢机不利等，均可使脾胃升降功能失调、肝肾亏虚，最终健运失司、代谢失常。

湿热毒邪贯穿于乙肝病毒相关性肾炎的整个过程，是疾病发生、发展及恶化的主要因素。乙肝病毒性质属湿热，湿热蕴结于肝，久羁不去，流注下焦，壅滞肾脉，血行不畅，瘀血变生，热蒸瘀阻，逼精外出。湿热、血瘀病久蕴结成湿毒、热毒、瘀毒。

2. 本病常见证候及其临床表现

（1）湿热蕴结：症见口干口苦，恶心厌油，不思饮食，上腹胀满，大便干燥或黏滞不爽，尿黄，或双下肢浮肿，形体倦怠，舌质红苔黄或黄腻，脉弦滑。

（2）肝郁脾虚：症见两胁胀满，腹胀午后为甚，腰酸，肢困乏力，食欲不振，大便稀溏，时太息，咽部如物梗阻，全身或下肢浮肿，舌质淡苔薄白，脉沉弦。

（3）肝肾阴虚：症见头晕耳鸣，目睛干涩，五心烦躁，口干咽燥，腰酸痛，或下肢浮肿，尿黄赤或尿血，舌红少苔，脉弦细或细数。

（4）气阴两虚：症见身倦乏力，易感冒，午后低热或手足心热，口干咽燥，或长期咽痛，腹胀纳差，全身浮肿或双下肢浮肿，小便黄赤，舌质淡红苔薄，脉沉细或弦细。

（5）脾肾阳虚：症见面色㿠白，畏寒肢冷，腰酸痛，神疲，纳呆，便溏，尿少，浮肿明显，舌质淡嫩，有齿痕，脉沉细或沉迟无力。

（6）瘀血阻络：症见面色晦暗，两胁隐痛，或腰痛，蜘蛛痣、肝掌，舌质暗，舌边有瘀点瘀斑，舌苔白，脉沉涩。

3. 辨证要点

（1）辨病位：本病病位主要在肝、脾、肾三脏。其临床表现亦主要为肝系、脾系、肾系的症状。

（2）辨虚实：就病性而言，有虚实两端。实邪以湿热、瘀血、水湿为主。正虚为气、血、阴、阳的亏虚。而临床最常见的是虚实夹杂，如肝肾阴虚夹湿热、瘀血，脾肾阳虚兼水湿。

三、治疗

（一）西医治疗

HBV-GN 发病机制不甚明确，治疗上亦无统一的原则可循。抗病毒治疗是目前公认的有效方案，而激素和免疫抑制剂的使用尚存争议。

1. 抗病毒治疗

（1）干扰素：小儿多为每次 3~5MU，每周 3 次，成人多为每次 5MU，每日 1 次，皮下或肌内注射。疗程至少半年以上，必要时可延长至 1 年。HBV 复制期为干扰素的最佳适应证。干扰素的作用机制是多位点阻断病毒复制，不易耐药，但停药后复发率高。干扰素是一种免疫激活剂，其免疫激活效应有使肾炎加重危险，故治疗乙肝肾的适应证及疗程还应进一步研究。

（2）核苷（酸）类似物

①拉米夫定：拉米夫定毒性小，能用于不能耐受干扰素治疗的患者，亦可用于儿童和慢性肾功能不全的患者。但长期应用可诱发血清 HBV-DNA 聚合酶的 YMDD 基因域变异，产生耐药性问题。

②阿德福韦酯：由于拉米夫定可能导致 HBV 变异，新型核苷类似物如阿德福韦酯、恩替卡韦、替比夫定、恩曲他滨等已应用于临床，适合于需长期用药或已发生拉米夫定耐药者或病毒变异者。阿德福韦酯可用于肝炎的初期治疗，对肝或肾移植后拉米夫定耐药HBV 的治疗也有效。由于其可导致肾小管间质病变和蛋白尿，一般不主张用于 HBV-GN。

③恩替卡韦：恩替卡韦是一种口服的抗病毒药物，可强效抑制 HBV-DNA 复制，组织学改善和 ALT 恢复常优于拉米夫定，且耐药发生率低，不良反应少见。一般推荐首次剂量为 0.5mg/d，对拉米夫定耐药者为 1mg/d。

④替比夫定：替比夫定抑制 HBV 复制的活力较拉米夫定强，但两者有交叉耐药。成人剂量为 600mg/d。目前尚未有用于 HBV-GN 的报道。

（3）阿糖腺苷：单磷酸阿糖腺苷已常用于乙肝抗病毒治疗，在 HBV-GN 治疗中也有应用，并发现与免疫调节剂联合应用效果更好。常用剂量为 10~15mg/kg，加入 5% 葡萄糖溶液 1000ml 中，静脉滴注，每次持续 12 小时以上，10~30 日为一疗程。

2. 糖皮质激素及细胞毒药物的运用

临床一般在血清 HBV 复制指标阴性（HBeAg、HBcAg 阴性，同时 HBV-DNA 低于检测下限）且有大量蛋白尿的情况下，如需要免疫抑制治疗可以考虑用激素，但疗程不宜太长，剂量宜偏小，具体如何调整尚无定论。大多数情况下与其他免疫抑制剂或抗病毒药物联合用药，且需密切监测 HBV 复制指标及肝病变化。当有病毒活动的指标时首先选择抗病毒治疗。

3. 对症处理

水肿明显者，可用利尿剂；高血压者可给予降压药；有消化道症状如恶心、纳差、腹胀者，可用多酶片等。

（二）中医治疗

1. 治疗原则与治法

（1）肝肾同治：肾藏精，主封藏，肝藏血，主疏泄。两者的生理关系可概括为母子相生、精血同源、藏泄互用。肝肾同治是肝肾同源理论在治疗方面的总结，由李东垣首次明确提出："肾主骨，为寒，肝主筋，为风，自古肝肾之病同一治，以其递相维持也。"《医宗必读》曰："东方之木，无虚不可补，补肾即所以补肝；北方之水，无实不可泄，泻肝即所以泄肾……故曰：肝肾同治。"在此理论指导下，中医治疗学上形成了"肾病治肝""肝病治肾""肝肾同治"的理论体系。具体在本病过程中，根据病情的不同，或肝肾同补，或肝肾同清，或疏肝补肾。

（2）脾肾双顾：人体正气不足是导致本病发生的内在原因，脾肾两虚是关键。乙肝之为病，无论是湿热疫毒蕴结，抑或是夹有肝郁不舒、枢机不利等，均可使脾胃升降功能失调、肝肾亏虚，最终健运失司、代谢失常。乙肝肾的西医治疗有明确的抗病毒药物，中医治疗的重点在于扶正祛邪，使祛邪不伤正，着眼点就在于调理脾肾。病变初期祛邪之际，十衰其七八即可，不可尽剂，在清肝凉血解毒，或清热利水消肿之中，有是证用是药，不可重投久施苦寒伐中之品，并酌加护中益胃之物，使中土康健，方能培土以制水；及至疾病中、后期，虚实夹杂、正虚邪恋之际，更当以扶正为要，多用益气健脾、滋养肝肾等法，以增强机体抵抗力，促使病情改善，并有利于减轻西药的副作用，起到减毒增效的作用。

（3）重视活血化瘀：湿热疫毒固然是本病致病的主要病理因素，但湿热久蕴，气机郁滞，血行受阻，加之久病耗气伤阴，血行迟缓无力，必致瘀血形成。故在疾病发展变化过程中，气滞血瘀或气虚血瘀是必然结果。活血化瘀应贯穿于治疗始终。

（4）分期论治：HBV-GN 病程较长，不同的病变阶段邪有轻重，虚实有异，故宜分期施治、攻补相宜，且治肝、治肾、治脾互相兼顾、交错而行。病变初期以标实为主，多因湿热蕴结于肝，下及于肾，治以祛邪安正，宜清热利湿、凉血解毒、利尿通淋。病变中期本虚标实并重，多因湿热瘀毒互结并渐伤正气，故治以祛邪兼扶正固本，扶正宜疏肝理气、固肾泄浊、益气健脾。病变后期以本虚为主，多见肝肾阴虚、脾肾阳虚或气阴两虚，故治以扶正固本，宜滋养肝肾、健脾柔肝、调理阴阳。

2. 辨证分型治疗

（1）湿热蕴结：治宜清热利湿，根据湿热偏重不同，可选用甘露消毒丹、龙胆泻肝汤，或三仁汤等，并可在上方基础上加益母草、马鞭草、赤芍、白茅根、半枝莲、半边莲、虎杖等。皮肤瘙痒者可加白鲜皮、地肤子、土茯苓；恶心呕吐者加紫苏叶、半夏、佩兰；临床上若见到黄疸骤起，迅即加深，高热烦渴，呕吐频作，胁痛腹满，大便秘结，小便短少甚则尿闭，治宜犀角地黄汤加减。

（2）肝郁脾虚：治宜疏肝解郁，健脾和中。方用逍遥散加减。药用柴胡、黄芩、川芎、赤芍、白芍、当归、白术、茯苓、炙甘草、香附、枳壳等。胁痛重者加川楝子、延胡索；腹胀明显者加白蔻仁、砂仁、陈皮；纳食不香者加焦三仙。

（3）肝肾阴虚：治宜滋养肝肾。方用一贯煎、六味地黄丸，或知柏地黄丸加牛膝、车前子、五味子。夹瘀血者合当归芍药散；潮热烦渴，心烦失眠者，可加地骨皮、白薇、酸枣仁、夜交藤；头晕头痛明显者，加天麻、钩藤、菊花。

（4）气阴两虚：治宜健脾益气，滋养肾阴。方用参芪地黄汤、大补元煎化裁。药用生黄芪、太子参、生地、熟地、山茱萸、牛膝、杜仲、枸杞子、山药、泽泻、车前子、赤芍、炙甘草等。湿浊困脾较盛，症见恶心纳呆者，可加半夏、佩兰、紫苏叶、黄连；湿郁化热者，可加栀子、茵陈。

（5）脾肾阳虚：治宜温补脾肾，可根据脾肾阳虚的轻重，或以温脾为主，或以补肾为主，常选用附子理中汤、真武汤或济生肾气丸。水肿明显者用实脾饮。

（6）瘀血阻络：治宜活血化瘀。方用桃红四物汤加减。药用桃仁、红花、当归、川芎、郁金、赤芍、白花蛇舌草、虎杖、黄芪、大黄、香附。气虚明显者加党参；瘀血严重者可选用水蛭、虻虫、地龙、土鳖虫等虫类药以破血逐瘀，加大活血功效。

四、预防与护理

乙型肝炎相关性肾炎的预防主要在于控制乙型肝炎病毒的传播。管理传染源，切断传染途径，保护易感人群。

对有水肿及高血压的患者需严格低盐饮食。肝功能异常，ALT 升高，有脾胃症状者，宜忌烟酒、肥甘厚味、辛辣之品。尿血、高血压、水肿明显者，需卧床休息。身体条件允许时，可适当活动，以增强体力。积极预防感染，以减少导致病情恶化的诱因。定期做肝功能、肾功能及尿液检查。

（丁昕宇　李平　余仁欢）

第二节　肾综合征出血热

肾综合征出血热（hemorrhagic fever with renal syndrome，HFRS）在我国也称为流行性出血热，是一种典型的人兽共患病。本病以啮齿类动物为主要传染源，是由汉坦病毒属的各亚型引起的一类以发热、出血、肾功能损害等多种症状为临床表现的自然疫源性和急性病毒性传染病。

最早的 HFRS 病例报道在 1913 年的海参崴，随后传播至世界各地，截至目前，全世界五大洲累计 70 多个国家都有关于 HFRS 的报道。HFRS 广泛流行于欧亚国家，每年报道的 HFRS 病例数为 15 万 ~20 万例，其中我国是受该病影响最严重的国家，每年报道病例数约占全球的 90%，且全国各省（直辖市、自治区）均有病例报道。该病流行广泛、病情复杂、临床表现多样、漏诊率及误诊率高、危害严重，是我国重点防控的乙类传染病之一。

HFRS 属于中医学"温病"范畴，具体应归于"温病"中的"瘟疫""瘟毒""发斑"等病证范畴，主要由瘟邪病毒感染所致。1990 年全国中医学会出血热专病研究会制定的《肾病综合征出血热中医防治方案》中，将本病命名为"肾热疫斑"，其依据是：本病具有传染性、流行性，病初必有外感而发热特点，属疫热病范畴；中期可见皮肤、黏膜出血点；全病程有突出的肾病症状，如腰痛、少尿、多尿及病后的肾虚症状如腰酸、膝软等，从而认为本病以肾为主要病位，故而命名为肾热疫斑。

一、病因病理

（一）西医病因病机

汉坦病毒（hantavirus，HV）为 RNA 病毒，属于布尼亚病毒科汉坦病毒属。直径78~210nm，平均120nm，有双层包膜，外膜上存在纤维突。根据其抗原结构基因特点，可分为至少40个亚型。目前已证实的能引起人类肾综合征出血热的亚型主要是Ⅰ型、Ⅱ型、Ⅲ型，我国以Ⅰ型、Ⅱ型为主。

HFRS 发病机制十分复杂，迄今尚未完全阐明。HV 感染是一个始动因素，病毒感染可介导机体产生强烈的固有性和适应性免疫应答，并产生大量的细胞因子和趋化因子，引起免疫损伤。此外，细胞凋亡、血小板减少及功能障碍、内皮细胞屏障结构破坏、GCX损伤及整合素受体功能改变，在一定程度上也参与了 HV 感染诱导的内皮细胞损伤和血管通透性升高的病理过程。而宿主遗传因素可能与 HFRS 的严重程度密切相关。

（二）病理改变

HFRS 患者基本的病理变化可体现为四个方面：①全身小血管的损伤，血管内皮细胞变性坏死，严重患者管壁可发生纤维蛋白样坏死。②患者体内出现大面积出血的症状，患者内脏毛细血管扩张，管腔内形成血栓，皮肤和组织器官出现充血、出血和水肿的现象，严重患者甚至伴有缺血性坏死。③患者各器官和体腔都伴有不同程度的水肿出现，肺部的症状表现最明显，严重患者可并发肺水肿和脑水肿等症状。④患者的大部分器官出现缺血性坏死，并且在病变处可观察到淋巴细胞和浆细胞浸润。

（三）中医病因病机

1. 中医病因

本病四时皆见，说明不仅是单纯四时之气所致，正如吴又可在《温疫论》中云："温疫之为病，非风、非寒、非暑、非湿，乃天地间别有一种异气所感""疫者，感天地之疠气，在岁运有多寡，在方隅有厚薄，在四时有盛衰"。本病的发生虽然与气候因素有关，但更重要的是由于感染了自然界中一种特殊的疫毒之气，此疫毒属性有热、湿两种，亦可因感受寒邪而诱发，出现恶寒表证，但随着病程进展，一般终将化热。

2. 中医病机

肾综合征出血热往往卫分证短暂，会迅速传入气分，导致卫气同病证、气营（血）两燔证。疫毒入里，热毒由气传入营血，火热煎熬，血液稠浊，热与血结，血脉运行不畅，血热血瘀，形成瘀毒；因瘀热阻滞，灼伤血脉，而致动血出血；瘀热还可灼伤肾阴，使肾的化源涸竭；同时影响三焦气化功能，使津液不能正常输布，反而停积成为有害水毒；邪热弥漫三焦，而致气阴耗伤。

3. 中医病机特点

本病的病理中心在气营，即为该病的基本病机。气营（血）两燔证是发热期的基础病机，但同时基本贯穿发热期、低血压休克期和少尿期。低血压休克期的病机特点还有气滞血瘀，内闭外脱；少尿期则多有下焦蓄血、蓄水，阴伤液耗；多尿期因疫毒伤肾，导致固摄无权，则见多尿。

二、诊断

（一）西医辨病

1. 临床诊断

由于汉坦病毒具有多嗜性的特性，HFRS 患者体内多种组织器官均可产生损伤，患者临床症状往往表现不一。特别在早期临床表现无特异性，症状不明显，易造成误诊。少数病例表现出特异性症状，可分为发热期、低血压休克期、少尿期、多尿期和恢复期五个时期。患者出现发热、头疼、背疼、腹痛症状，血检发现白细胞及血细胞减少并肌酐升高，尿检出现蛋白尿、血尿的结果应引起临床医生的注意。

对 HFRS 的诊断主要是基于临床和流行病学信息以及实验室检测。长期生活在汉坦病毒流行地区的不明原因发热、血小板减少、急性肾功能衰竭的患者可进行实验室检测。汉坦病毒感染的实验室诊断主要基于三个类别的检测：血清学、分子方法和免疫化学。

（1）ELISA 和 RT-PCR：实验室诊断最实用的方法是酶联免疫吸附实验（ELISA），可用于检测患者血清中的 IgG 和 IgM，进而诊断出患者感染病毒情况。实时 RT-PCR 技术是早期检测汉坦病毒 RNA 的敏感工具，可以在出现 IgM 抗体之前检测汉坦病毒 RNA。

（2）血液及尿液检查：学者已发现多种生物标志物与汉坦病毒感染的严重程度相关。CD163 是响应炎性刺激时单核细胞或巨噬细胞的表达产物，研究发现其在 HFRS 患者血浆中的水平在发热开始时增加且在少尿期达到峰值，与疾病的严重性和发展时期正相关。IL-21 可刺激 HFRS 患者 T 细胞和 B 细胞应答，且其在发热阶段开始增加，在少尿期达到峰值，与 HFRS 的严重程度密切相关。血管内皮生长因子（VEGF）的血清水平在 HFRS 各个阶段和类型中持续升高，并且与患者肾脏受损程度密切相关。利用上述生物标志物水平及变化特点对于早期的 HFRS 患者诊断具有一定临床价值。

（3）胸部 CT 检测：HFRS 各个阶段均可能出现胸腔积液，胸腔积液的发生与各个临床分期存在一定的相关性，且积液量在各个阶段也存在差异。比如休克期和少尿期胸腔积液量比其他时期多，故可通过胸部 CT 检测发现早期病变，对疾病进行精确诊断。

（4）核酸检测：核酸检测主要应用 PCR 及其衍生技术进行检测，基于 HV 基因片段特性，依据片段核苷酸序列设计特异性引物对病毒进行检测，该方法灵敏度高，特异性强，适用于汉坦病毒基因的检测。

2. 鉴别诊断

本病早期应与发热性疾病如上呼吸道感染、流行性感冒、败血症、伤寒、钩端螺旋体病等相鉴别。有皮肤出血斑者应与过敏性或血小板减少性紫癜相鉴别。消化道出血应与溃疡病出血相鉴别。咯血应与支气管扩张、肺结核咯血区别。蛋白尿应与急性肾小球肾炎、急性肾盂肾炎等相鉴别。腹痛应与急性阑尾炎、急性胆囊炎等相鉴别。本病有典型临床表现和独特的病期经过，以及血清学检测等，均有助于鉴别。

（二）中医辨病辨证

1. 辨证思路

本病可从卫气营血辨证及三焦辨证论治。本病发病后迅速出现气营（血）两燔证，温病邪热深入血分，导致血热相结，疫毒邪热深入下焦，结于膀胱，气化无权，水道不畅；此外肾阴耗伤，导致肾脏功能失调，出现少尿、尿闭。气营（血）两燔证基本贯穿发热期、低血压休克期和少尿期，持续时间较长，因此无论病情如何变化，都应注意清气凉营法的使用。

2. 本病常见证候及其临床表现

（1）气营（血）两燔型：症见高热，酒醉貌，三痛症（头痛、腰痛、眼眶痛），口渴，恶心呕吐，腹痛腹泻，斑疹隐隐或衄血，舌红苔白或黄腻，脉弦数或洪数。

（2）热厥型：症见体温下降，瘀斑及出血症状加重，四肢厥冷，皮肤潮湿，脉沉细无力，或见烦躁不安，神昏谵语等。

（3）肾瘀型：症见少尿，尿血，甚或尿闭，腰痛如被杖，全身多发性出血，舌质红绛，苔黄腻或光剥，脉弦数。

（4）水毒泛溢型：症见面浮身肿、胸闷咳喘、气急痰鸣、心悸心痛，余症同肾瘀型。

（5）肾虚失固型：症见多尿、夜尿，尿量多达每日 3000~10000ml，诸症趋向好转。

3. 辨证要点

（1）辨温热与湿热：感受温热疫毒之邪，一般发病较急，传变较快，热象较重。温为阳邪，易化燥伤阴、扰神、动风、动血而出现斑疹、吐血、昏谵、肢厥等症状，病位主要与肝肾相关。治疗上侧重于卫气营血辨证，重点清热泻火、清营凉血，同时注意保护阴液，控制传变。感受湿热疫毒之邪，易阻碍气机、损伤阳气，易于流恋气分或滞留中焦，一般起病较缓，变化较少。侧重于三焦辨证，主要采用升上、畅中、渗下之法宣畅三焦气机，分利湿热之邪，不可妄用发汗、攻下、滋润等法。温热与湿热之分类不是绝对的，两者可以相互兼夹或相互转化。

（2）辨新感与伏邪：新感疫毒，感而即发，受邪途径为邪从上受，首犯肺卫或疫邪直趋中道。其传变多由表传里，或渐次内传或逆传，初起多以卫表见证，治当辛凉解表，如治之得法，邪不传内，易于康复。新感之邪直趋中道者，病初即可见里证，临床表现与感受伏邪者难以区别。伏邪疫毒，非感而即发，乃邪伏于里，逾时而发，或由新感诱发，或发于气分，或发于营分。其传变可由里出表，或里而再复传里，因其系里热外发，故初起多以里热阴伤见证，或以湿热滞留气分为特征。若伏邪温热性质突出或病体阴虚阳盛时，亦可传入营分而见营分证。治疗当以清泻里热或清利湿热为主（新感诱发者伴有卫表证，佐以解表）。感受伏邪疫毒一般病多深重，且伏邪愈深，病势愈重。

三、治疗

（一）西医治疗

目前尚无指南推荐或 FDA 批准的特定药物用于 HFRS，其治疗仍以综合支持治疗为主。早期抑制或清除病毒对减轻病理损伤、阻断病情进展也具有重要作用。

1. 支持治疗

发热期应抗病毒、物理降温、预防 DIC 等。低血压休克期治疗以扩容、纠正酸中毒和改善微循环为主。少尿期治疗包括稳定内环境、利尿、导泻、透析等，对于透析患者要把握住透析治疗的适应证和禁忌证。多尿期主要治疗原则是维持水、电解质平衡和防治感染，应多食用一些富含钾的食物等。

2. 抗病毒药物

（1）利巴韦林：利巴韦林是一种广谱核苷类抗病毒药物，多项国内外研究表明，利巴韦林对汉坦病毒具有抗病毒活性，可用于 HFRS 治疗。其作用机制主要是药物进入病毒感染的细胞后迅速磷酸化，其产物作为病毒合成酶的竞争性抑制剂，通过抑制单磷酸次黄嘌呤核苷脱氢酶和 mRNA 鸟苷转移酶，阻断三磷酸肌苷转变为三磷酸鸟苷（GTP），抑制病毒核酸合成和蛋白表达，进而发挥抑制病毒复制的作用。

（2）法匹拉韦：法匹拉韦是一种新型 RNA 聚合酶抑制剂，能够选择性抑制与病毒复制相关的 RNA 聚合酶。近年来研究发现其对 HV 具有抗病毒作用。细胞实验同样观察到法匹拉韦具有抑制 HV 复制的作用。但是，应用法匹拉韦治疗 HFRS 的临床研究尚未见报道。

（3）1-β-D- 核糖呋喃酰基 -3- 乙炔基 -1，2，4- 三唑（ETAR）：ETAR 是一种新型核苷类似物。体外研究和动物实验均证实 ETAR 对 HV 具有抗病毒活性。

（4）乳铁蛋白：乳铁蛋白是一种铁结合糖蛋白，因其可增强单核细胞和 NK 细胞的细胞毒作用而具有抗菌、调节免疫功能和广泛抗病毒活性。在动物模型中，乳铁蛋白对 SEOV（汉坦病毒的一种血清型别）感染具有抑制作用。

（二）中医治疗

1. 治疗原则与治法

（1）执简驭繁，紧扣基本病机：本病的病理传变涉及卫气营血全过程，但是从其发病特点来看，患者常有短暂的卫分证或直接进入气营（血）两燔的病证特点。这些特点不同于常规认知，该病的病理中心在气营（血），即该病的基本病机。若能及时干预，往往可以阻断病情的持续进展，避免进入危重阶段。而且，气营（血）两燔证基本贯穿发热期、低血压休克期和少尿期三期，持续时间较长，因此无论病情如何变化，都应注意清气凉营、清瘟败毒法的使用。另外，在顿挫病邪的同时，要注意顾护营阴，"救得一分津液，留有一份生机"。况本病非为一般温邪而是疫毒致病，且已波及营血，则阴津耗伤更为严重，故更应注意阴津的保护。

（2）宣畅三焦，化瘀除湿：随着病情发展，或失治、误治，部分患者进入少尿期。疫毒毒热之势虽已减轻，但三焦之气机尚未恢复，以致影响水液运行，使水邪内生；而水邪又加重气机的失常，形成恶性循环。此外，HV 疫毒有别于其他疫毒的最大特征是好犯血络，使血络损伤，血溢脉外。离经之血即是瘀血，瘀血内停亦可以加重水湿停聚。因此，少尿期以三焦气机不畅，水湿、瘀血停滞为主要矛盾，并可兼见疫毒未尽的症状。此阶段治疗不仅要祛除水湿、瘀血，更要着眼于调畅三焦气机。

（3）益气固摄，调补脾肾：患者平安度过少尿期，进入多尿期，则预后较好。此时疫毒已基本消退；而人体正气大伤，尤以肾之气阴损伤更为突出。其主要病机为阴损及阳，肾气不固。应治以补肾益气，收敛固摄。待肾气恢复，尿量正常后，再根据辨证调补脾肾收功。

2. 辨证分型治疗

（1）气营（血）两燔：治宜清热解毒，凉血散血。方用清瘟败毒饮加减。药用石膏、黄连、黄芩、丹皮、栀子、赤芍、连翘、玄参、生地、知母。卫气同病者，可选用银翘散合白虎汤加减；气分湿热者，合用三仁汤；邪陷心包者，治以安宫牛黄丸、至宝丹、紫雪丹等。

（2）热厥：治宜清热凉血，养津透营。方用犀角地黄汤合生脉饮加味。药用水牛角、生地、玄参、赤芍、丹皮、栀子、黄连、黄芩、人参、麦冬、五味子等。气脱者，治以生脉散、四逆汤、参附汤类；口干渴者，加白茅根、芦根生津增液。

（3）肾瘀：治宜泻热逐瘀，疏通肾络。方用加味桃仁承气汤。药用大黄、芒硝、桃仁、当归、赤芍、丹皮、枳壳、生甘草等。瘀斑重者，加紫草、藕节、丹参；尿少者加竹叶、萹蓄、泽泻利尿；便秘者，加决明子通腹泻热；气虚者，加白扁豆、仙鹤草补气健脾。

（4）水毒泛溢：治宜峻下逐水。方用葶苈大枣泻肺汤合承气汤加减。热结下焦者，予八正散合承气汤加减；肾阴亏耗者，合用知柏地黄汤加减。

（5）肾虚失固：治宜补肾固摄。方用参麦地黄汤合缩泉丸加减。药用太子参、麦冬、五味子、生地、山茱萸、山药、丹皮、茯苓、益智仁、五倍子、芡实等。下焦湿热者，合用八正散；津液不足者，加西洋参、麦冬、五味子；脾虚者，加山药、生薏苡仁。

四、预防与护理

（一）预防

HFRS 患者患病恢复后体内会产生相应的保护性抗体，使患者获得稳定和持久的免疫力防止二次感染的发生，因此免疫预防对 HFRS 的防治工作尤为重要。国内外做了大量关于 HFRS 新型疫苗的研究，包括 HV 基因工程亚单位疫苗、HV 载体疫苗、HV 核酸疫苗等。

鼠类是 HFRS 最主要的传染源，故灭鼠和防鼠是该病的有效防控措施。在疾病高发地区组织有方向性、有重点的灭鼠工作，同时对鼠类栖息繁殖地等进行清除，以减少鼠类种群密度。

加强科普宣传教育，养成良好的卫生习惯，加强疫情监测，搞好对疫区人、鼠间疫情动态、流行因素以及易感人群和发展趋势监测，做到早发现、早报告、早治疗，监管并控制传播途径及感染场所，有助于控制大范围肾综合征出血热的爆发。

（二）护理

1. 对症处理

高热患者可以温水擦拭或冰敷降温，由于酒精擦拭可能导致血管扩张而恶化出血情况，因此需严谨使用酒精擦拭，且不服用发汗类和退热类的药物，减少体液流失。对于汗多患者，需要定时对皮肤进行清洁，嘱咐患者多喝水以补充流失的体液，同时也可以帮助排除毒素。

2. 预防感染

在整个护理过程中，必须坚持无菌操作，防止患者出现感染。注意口腔和阴部的护理，避免因免疫功能下降出现呼吸道与泌尿系统感染。静脉穿刺要做到快速、准确。任何护理技术的操作都不能搬动患者，避免加重出血。定期清洁病房，保持合适的空气湿度。

3. 合理饮食

为患者制定合理的饮食计划，以高营养、高热量和高维生素的食物为主，将食物打磨成流质或半流质状态，加强吸收。少尿期需要减少盐分、钾和蛋白质的摄入量，增加碳水化合物与维生素的摄入量。多尿期需要增加患者饮水量，补充体液流失，多食用含钾类食品和蔬菜水果，增加蛋白质的摄入量，维持水电解质平衡。

（丁昕宇　李平）

参考文献

［1］刘玉梅，汪年松. 儿童乙型肝炎病毒相关性肾炎诊断治疗指南解读［J］. 临床内科杂志，2015，32（4）：287-288.

［2］Barzilai O,Ram M,Shoenfeld Y.Viral infection can induce the production of autoantibodies［J］. Curr Opin Rheumatol, 2007, 19（6）：636-643.

［3］白雪帆，王平忠. 肾综合征出血热和汉坦病毒肺综合征研究进展［J］. 中国病毒病杂志，2011，13（4）：241-245.

［4］Ermoal M,Baychelier F, Tordo N.What do we know about how hantaviruses interact with their different hosts?［J］. Viruses, 2016, 8（8）：223-224.

［5］梁小洁，严延生，张智芳，等. 肾综合征出血热［J］. 中国人兽共患病学报，2020，36（10）：858-863.

［6］Alexandro G,Renata C, Jorlan F, et al. Detection of different South American hantaviruses［J］. Virus Research, 2015, 210（2015）：106-113.

［7］Zhang YS,Ma Y,Zhang CM, et al.Soluble scavenger receptor CD163 is associated with severe acute kidney injury in patients with Hantaan virus infection［J］. Viral Immunol, 2015, 28（4）：241-247.

［8］Chen H,Liu H,Wang Y.Elevated serum IL-21 levels in hantavirusinfected patients correlate with the severity of the disease［J］. Inflammation, 2014，37（4）：1078-1161.

［9］Li M, Ji YQ, Dong YY, et al. The detection of vascular endothelial growth factor in serum of patients with hemorrhagic fever with renal syndrome［J］. Inflammation, 2013，36（4）：962-969.

第十五章　药物相关性肾损害预防与治疗

第一节　药物相关性肾损害

药物相关性肾损害指肾脏对治疗剂量药物的不良反应和因药物过量或不合理应用而出现的毒性反应，是由不同药物所致的、具有不同临床特征和不同病理类型的一组疾病。肾脏是大多数药物及其代谢物的排泄器官，其丰富的血流量与高代谢活性导致了肾脏易受药物毒副作用而产生肾毒性，严重时可威胁患者生命。因药物相关性肾损害而进入终末期肾病的患者人数呈逐年增多的趋势。因此，在新药不断涌现、药物广泛应用的今天，临床上必须充分重视药物相关性肾损害问题。

中医学无本病名记载，根据其症状及体征将其归属于中医学"尿血""癃闭""腰痛""水肿""关格"等病证范畴。

一、病因病理

（一）西医病因病机

药物可通过下述一种或多种机制导致肾损害。

1. 直接肾毒性

药物本身或其代谢产物经肾脏排出时产生的直接毒性作用是药物导致肾损害的最主要机制。此类损害最易发生于代谢活跃且药物易蓄积的肾小管处，损害细胞膜，改变膜的通透性和离子传输功能，或破坏胞浆线粒体、抑制酶活性，损害溶酶体和蛋白的合成，导致肾小管上皮细胞坏死。此类损伤程度与药物的剂量及疗程有关。

2. 肾小球内血流动力学改变

药物可以通过引起全身血容量降低或作用于肾血管而导致肾脏血流量减少、肾小球滤过率降低，造成肾脏缺血性损害。如非甾体抗炎药（NSAIDs）抑制有舒张肾血管功能的前列腺素生成；ACEI 或 ARB 阻断血管紧张素Ⅱ的效应，使出球小动脉扩张，导致肾小球滤过率下降；青霉素、利尿剂等引起过敏性休克、脱水或弥漫性血管内凝血等；钙蛋白阻滞剂（环孢素、他克莫司）可以引起剂量依赖的入球小动脉收缩，导致高危患者发生肾损伤。

3. 免疫炎症反应

作为半抗原，药物进入机体后可能引发超敏反应，也可能形成抗原－抗体复合物沉积于肾小球基底膜及血管，引起肾小球肾炎、间质性肾炎、膜性肾病，导致肾损害。此类损害与药物的剂量无关。

4. 梗阻性病变

药物本身或其代谢产物易于在肾组织形成结晶，常沉积于远端小管腔内，阻塞尿流、激发间质反应，引起阻塞性肾病变。通常易产生结晶体的药物包括抗生素和抗病毒药物等。

5. 代谢紊乱

抗肿瘤药物可引起伴随尿酸和磷酸钙晶体沉积的肿瘤细胞溶解综合征，表现为高尿酸及高钙血症等，导致肾损伤；糖皮质激素引起糖、蛋白质代谢紊乱，蛋白质分解代谢增强可引起氮质血症；维生素 D 导致的钙磷代谢紊乱可引起间质性肾炎和肾钙化；利尿剂可引起水电解质紊乱，导致肾损伤。

6. 横纹肌溶解

药物可以通过对肌细胞的直接毒性作用，或间接损伤肌细胞而诱发横纹肌溶解，致使肌细胞内肌红蛋白和肌酸激酶释放入血。肌红蛋白通过直接毒性作用、阻塞肾小管和改变肾小球滤过率造成肾脏损伤。他汀类药物是引起横纹肌溶解的主要药物之一。

7. 血栓性微血管病

继发于药物性血栓性微血管病肾损伤的机制包括免疫介导的反应或直接内皮毒性。以此种机制导致肾损伤的最常见药物是抗血小板药物。

（二）中医病因病机

1. 中医病因

本病多为正气虚衰，邪毒侵淫，迁延日久，气虚不化，而致感受湿热之邪，或有毒之物侵犯人体，湿热、毒物之邪内陷，潜伏于肾，致肾失开阖，气化失司，脾胃升降失调，出现癃闭、尿血而为病。

2. 中医病机

（1）湿热蕴结：因饮食起居不调，湿热内生，或感受湿热之邪，湿热炽盛，弥漫三焦，阻遏气机，上焦失于宣发，下焦不能转输而发病。

（2）毒物伤肾：摄入对肾脏有损伤的药物或毒物，毒邪内侵，内伤血络则尿血，外达肌肤见斑疹，内伤于肾，气化失司而致尿少、水肿。

（3）肾络闭阻：病程日久或药毒伤肾，瘀毒阻塞肾络而发病。

（4）气阴两虚：主要是由于热性疾病、内伤杂病、慢性代谢性疾病、消耗性疾病所导致真阴亏虚，元气大伤，出现以气虚与阴虚同时并存的病理变化。

（5）肝肾阴虚：多由久病劳伤，或是湿热病邪耗伤肝阴及肾阴；或是房事不节耗伤肾阴，或先天禀赋不足，肾阴亏虚而及肝阴不足，形成肝肾阴虚，阴不制阳，虚热内扰。

（6）脾肾气虚：劳欲过度，久病体虚，或素体亏虚，导致推动无力，不能运化水湿，终致痰湿凝聚，阻于尿路，所表现出来的尿频、滴沥不畅、神疲乏力等一类病症。

（7）脾肾阳虚：多由于体质虚弱而感受寒邪较重，或久病耗损脾肾之阳气，或久泄不止，损伤脾肾之阳，或其他脏腑亏虚，累及脾肾两脏。

3. 中医病因病机特点

本病以本虚标实多见，实证以湿、热、毒为主，虚证则主要表现为气阴两虚、肝肾阴虚、脾肾气虚、脾肾阳虚。病位主要在肾、膀胱，涉及脾、肺、肝及三焦。以湿、热、毒为病理因素，这些病因可单一发病，亦可夹杂致病，致病情复杂。

二、诊断

（一）西医辨病

1. 临床诊断

理论上，药物相关性肾损害的诊断应依赖于在暴露于某种药物的患者肾组织或其体液中检出特定药物、代谢物、药物在机体内形成的特异抗体或某些特定生物标志物。但由于机体代谢反应的复杂性，迄今为止尚未找出检测上述特殊物质的方法。诊断主要依据与发病密切相关的服药史及相应的肾脏受损表现，包括尿检查异常、肾功能减退、肾脏影像学异常和肾脏病理学异常。肾活检结果可明确诊断并与其他肾脏疾病相鉴别。一旦怀疑为药物相关性肾损害，就应该尽可能寻找致病药物种类。

2. 鉴别诊断

药物相关性肾损害以急性肾小管坏死最为常见，须与其他原因导致的急性肾小管坏死相鉴别。药物所致急性肾功能衰竭应与由急性肾小球肾炎、急进性肾炎、原发性肾病综合征及狼疮性肾炎、小血管炎相关性肾炎所致的急性肾衰竭相鉴别。药物性急性间质性肾炎与非药物性急性间质性肾炎相鉴别。一些药物如止痛药的肾损伤进展相对缓慢，临床表现有轻度蛋白尿、尿浓缩功能减退和血压升高，与高血压引起的良性小动脉性肾硬化易于混淆。上述情况鉴别的关键在于有无与发病密切相关的服药史，肾损伤发生于使用药物之前还是之后；非药物相关性肾损害各自还应有原发病的特征性表现。

（二）中医辨病辨证

1. 辨证思路

中医辨证中常分本证与标证两大类，本证以正气虚损居多，标证多以湿热、热毒、瘀血等标实证居多。病位主要在肾、膀胱，涉及脾、肺、肝及三焦。

2. 本病常见证候及其临床表现

（1）气阴两虚：症见多尿，夜尿，腰痛，乏力，尿赤，发热，口干，烦渴，舌质红或淡，边有齿痕，苔薄白或无苔，脉细。

（2）肝肾阴虚：症见腰膝腿软，头晕耳鸣，四肢麻木或微颤，五心烦躁，少气乏力，口燥咽干，大便干结，小便短赤，舌质红，苔白，脉弦细。

（3）脾肾气虚：症见腰酸酸软，倦怠乏力，浮肿难消，畏寒喜暖，纳呆腹胀，夜尿清长，大便稀溏，舌淡紫，苔白，脉细涩或沉迟。

（4）脾肾阳虚：症见畏寒肢冷，脘冷喜热饮或泛吐清水，腰膝冷痛，下肢浮肿，腹胀纳差，性功能减退明显，夜尿增多，大便溏泄，舌胖嫩有齿痕，苔白，脉沉细或沉弱。

（5）湿热蕴脾：症见面色晦滞，头身困重，胸脘痞闷，五心发热，口中尿臭，肌肤瘙痒，肢体浮肿，血尿（色鲜红），尿频，尿急，尿痛，大便不爽或干结，舌质红，苔黄腻，脉濡数。

（6）热毒内陷：症见发热、微恶寒，头痛，斑疹隐隐，尿少，腰痛，心烦不寐，或时有谵语，或有恶心呕吐，或有尿血，舌红苔薄白或薄黄，脉浮数或细数。

（7）肾络闭阻：症见尿少，尿中夹杂小血块，恶心呕吐，腹胀胸闷，水肿，腰痛，痛处固定，或绞痛，舌紫暗，苔黄腻，脉滑。

3. 辨证要点

本病实证以湿、热、毒为主，虚证则主要表现在肝、脾、肾三脏，病位主要在肾、膀胱，涉及脾、肺、肝及三焦。病理因素以湿、热、毒为主，病久病机错综复杂，临床需要尤其注意。

三、治疗

（一）西医治疗

一旦发现有肾损害应立即停药并积极治疗并发症，同时给予支持治疗，包括充分补充液体、纠正电解质和酸碱失衡、血流动力学支持、纠正贫血、控制血压等。药物引起间质性肾炎，糖皮质激素是否用于治疗仍存在争议。一般予醋酸泼尼松 0.5~1mg/（kg·d），连用 2~3 周，或予甲泼尼龙冲击治疗。马兜铃酸肾病则禁用激素及其他免疫抑制剂。严重的肾功能不全应进行肾脏替代治疗。

（二）中医治疗

1. 治则治法

本病治疗当扶正祛邪。治法包括温补脾肾、清热解毒、化瘀泄浊、利尿消肿、和胃。

2. 辨证分型治疗

（1）本虚证

①气阴两虚：治宜养阴益气，活血通络。方用益肾方（经验方），药用黄芪、山茱萸、生地黄、小蓟、五味子、茯苓、三七、炙甘草等。咽喉肿痛者加浙贝母、连翘、金银花；血尿明显者加白茅根、蒲黄、琥珀；小便泡沫多者加金樱子、芡实、防风。

②肝肾阴虚：治宜补益肝肾，滋阴清热。方用杞菊地黄汤或建瓴汤加减。药用熟地黄、山茱萸、山药、泽泻、丹皮、茯苓、枸杞子、牛膝、菊花、生白芍、生龙骨、生牡蛎、生赭石等。头晕明显者可加天麻、钩藤、白蒺藜；便干者加肉苁蓉、火麻仁、玉竹。

③脾肾气虚：治宜健脾补肾，活血化瘀。方用补脾固肾方加减（经验方），药用黄芪、党参、芡实、丹参、白术、茯苓、金樱子、陈皮、砂仁、山药、山茱萸、枸杞子、菟丝子、甘草等。脏器下垂者加柴胡、升麻；汗多者加浮小麦、牡蛎；腰酸者加杜仲、桑

寄生。

④脾肾阳虚：治宜温中健脾，补肾助阳。方用附子理中汤加减。药用附子、人参、干姜、白术、炙甘草、熟地黄、菟丝子、枸杞子、牛膝等。腰膝酸痛明显者可加补骨脂、骨碎补；畏寒肢冷甚者加鹿角胶。

（2）标实证

①湿热蕴脾：治宜清热利湿化浊，疏通气机。方用茵陈五苓散加减。药用茵陈、泽泻、茯苓、猪苓、桂枝、白术、黄连、车前子等。口干口苦者加柴胡、黄芩；咽喉肿痛者加连翘、马勃；恶心呕吐者加竹茹、佩兰。

②热毒内陷：治宜清热解毒，凉血化斑。方用清瘟败毒饮加减。药用生地、黄连、黄芩、丹皮、石膏、栀子、甘草、竹叶、玄参、犀角（水牛角代）、连翘、芍药、知母、桔梗等。大便干结者加大黄；皮肤斑疹者加紫草、小蓟；谵语者加石菖蒲。

③肾络闭阻：治宜清热泄浊，和胃止呕。方用血府逐瘀汤加减。药用桃仁、红花、当归、川芎、赤芍、生地黄、牛膝、桔梗、枳壳、柴胡、甘草等。尿血者加小蓟、白茅根；呕吐者加竹茹。

四、预防与护理

药物相关性肾损害的早期预防十分重要。在用药前需详细阅读药品说明书，根据说明书提示进行药物的使用与剂量调整。在临床的药物应用中本着提高对药物的认识及个性化治疗，一般均可避免药物相关性肾损害的发生、发展。

对于发现肾损伤的药物应立即停用该药物，避免进一步加重损伤，为调护的重要举措。如果是多种药物联合使用，且患者临床情况稳定，应该从停止患者最新使用的药物开始，然后采用维持血压、充分水化和暂时停用其他可能有肾毒性药物的措施，以避免进一步加重肾损伤。

（丁昕宇　李平）

第二节　中药肾毒性预防与治疗

中医药是中华民族的宝贵财富，在治疗一些复杂疑难疾病中起到了重要的作用，近年来已逐渐在世界范围内被普遍应用于预防和治疗疾病。然而由于中草药成分复杂，在中药的使用中我们仍然需要十分关注药物的不良反应。大多数药物均经肾脏排泄，因此，药物引起的肾损害是临床医生关注的热点问题。最为人所熟知的"中草药肾损害"是1993年比利时人报道的马兜铃酸肾病，即患者服用含有马兜铃酸的中草药引起的快速进展性间质性肾炎，最终导致终末期肾病，甚至有的患者发生了尿路上皮癌。2013年一项在我国开展的多中心回顾性研究显示，在近66万住院患者中，急性肾损伤的发生率为11.6%，其中40%是由药物引起，这其中16%可能是由中草药所致。

古代医家对中药毒性的认识可分为广义的和狭义。广义的毒性是指对药物的总称或专指药物的偏性，认为凡药皆有毒，毒性就是偏性，药物治疗疾病是以偏纠偏。如《黄帝内经》中"大毒治病，十去其六"。《类经》中记载"药以治病，因毒为能，所谓毒药，以气味之有偏也"。狭义的毒性是指性质强烈、作用峻猛，治疗剂量和中毒剂量接近，极易毒害人体的药物。

一、中药致肾毒性的原因分析

（一）药物本身的毒性

目前已有报道有肾损害的单味中药有关木通、马兜铃、广防己、青木香、天仙藤、雷公藤、苍耳子、芫花、斑蝥、朱砂（硫化汞）、雄黄（硫化砷）、砒霜（三氧化二砷）、水银（汞）、密陀僧（铅粉）、硼砂（四硼酸盐）、胆矾（硫化铜）等。现代研究发现，中药所含毒性成分有生物碱类、萜类与内酯类、毒苷类、毒性蛋白类、矿物质类等，可分别作用于人体不同的系统和器官组织，引起不同的中毒症状。

（二）临床因素

临床对中药的不合理使用，增加了中药致肾损害不良反应的发生率。

1. 误服或滥用有毒中草药

如将关木通当作木通，青木香当作木香或土木香，广防己当作防己科防己，生南星当作制南星，生半夏当作制半夏等。

2. 超剂量或超疗程用药

肾脏负责体内大多数药物及其代谢产物的排泄，当药物剂量过大时，药物不能及时排出体外，可使肾组织暴露于高浓度的药物中而受到损害。如一次性大剂量（50g）使用关木通可导致急性肾小管坏死、急性肾衰竭；长期服用含关木通的龙胆泻肝丸可导致寡细胞性肾小管萎缩和肾间质纤维化、慢性肾衰竭。

3. 辨证错误

中药讲究辨证用药。如果阴虚当成阳虚，应该用滋阴药却用成了壮阳药，不但无益，还可能有害。

4. 配伍不合理

中药自古有"相须""相反""相畏""相使"的理论，同时也有"十八反""十九畏"等配伍禁忌，若配伍不当可产生毒性或增强毒性。甚至中药和西药的配伍错误都有可能导致肾损害，如本身没有肾毒性成分的六味地黄丸、香砂六君丸等，因其含有有机酸，在与阿司匹林、磺胺类、利血平等药物联合使用时导致肾脏排泄减少，可引起肾毒性，临床选用时应慎重。

另外，关于中药毒性，《黄帝内经》"有故无殒"的原创思想阐明了"药以治病，因毒为能""有病则病当之"等中药毒性理论，突出了在中药毒性研究中"药"和"证"密切联系的特点。在认识中药时不再孤立地去研究药物本身，而是着眼于药物与机体的相互关系。必须注意将中药的毒性与治疗作用区分开来，如果忽略了中医基础理论对中药学研究的指导作用，就会失去了中医药的特色优势，我国目前中药毒性研究有离开证而孤立研究中药毒性的错误倾向，由此导致的新药研发中有效新药被淘汰，临床上合理用药受到限制，中药安全性在国际上受到质疑的现况。

5.炮制不当

有些中药生用易发生中毒反应，因此为了降低或消除其毒性、烈性或副作用，需要对其进行特殊处理。如苍耳子所含毒性成分苍耳苷等，如果生用能直接损害肾小球及肾实质细胞，致肾功能损害，但是其所含蛋白成分经高温炮制后会大量降低，从而减少肾毒性的产生。而山豆根恰恰相反，它所含的苦参碱等肾毒性物质经长时间加热后，毒性会更大，有效成分也会随之降低。

（三）机体因素

不同的个体对药物的反应有所不同，一些药物即使超剂量使用对一般个体也不出现毒性反应，但对敏感或虚弱体质的个体即使使用常规剂量，甚至小剂量也会引起毒性或过敏反应。另外，有脱水及有效循环血量不足者、老年人和婴幼儿、原有肝肾功能损害者、具有糖尿病或高血压或心脏病等基础疾病者和（或）同时使用其他肾毒性药物（包括中药和西药）者、过敏体质者更容易受中药毒性的影响。

二、中药肾毒性的共性表现

中药肾毒性大多表现为慢性肾小管间质损害，早期可出现肾小管功能受损：夜尿增多，尿比重和尿渗透压下降，肾性糖尿，尿 $N-$ 乙酰 $-\beta-$ 葡萄糖苷酶（NAG）、$\beta2$ 微球蛋白等小分子蛋白增高以及肾小管酸中毒等。随着病情进展逐渐出现肾小球功能异常，表现为血清胱抑素 C、尿素氮、肌酐、尿酸增高，肾小球滤过率下降；B 超和 CT 检查可见双肾轻度缩小、皮质变薄，甚至形态不规则。

三、中药肾毒性的治疗原则

（一）基本原则

对于急性、大剂量使用中药或误服中药所致肾损害，首先是停药；其次是清除未吸收的药物，包括催吐、洗胃、导泻等；第三是阻止药物的吸收和利用，如用胃黏膜保护剂等；第四是促进药物的排泄，包括适当多喝水、必要时用利尿剂等。中药中毒严重者可考虑血液灌流、血液透析滤过等治疗，及时清除有毒药物，维持体内环境稳定。

（二）对症治疗

针对肾损害，根据其是急性还是慢性，是肾小管间质损害还是肾小球损害，血压、尿量、尿蛋白、肾功能状态、水电解质酸碱平衡情况、有无贫血和骨矿物质代谢异常等，给予不同的处理，旨在维持正常的血压、尿量及稳定的内环境，防治并发症。通常情况下，肾活检病理表现为药物所致的过敏性或非过敏性急性间质性肾炎，或伴有明显炎细胞浸润的慢性间质性肾炎，临床多给予中等剂量、短疗程的糖皮质激素以减轻炎细胞浸润，逆转恶化的肾功能。另外，给予活血化瘀药以及补肾益气的虫草制剂也有助于改善肾脏微循环，促进肾小管上皮细胞的修复与再生；如果有明显氮质潴留，在低蛋白饮食的基础上配合尿毒清颗粒等，保持每天排便 2 次左右，有助于延缓肾功能的恶化。

四、中药肾毒性的预防

（一）提高认识与患者的依从性

消除"中药无毒"的片面观，中药无任何毒副作用只是一些片面不严谨的说法，《神农本草经》也将中药进行四气五味、有毒无毒说明。但是中药正是利用这种偏性来治疗疾病。我们应熟记"十八反""十九畏"、妊娠禁忌、服药禁忌等，切不可自行用药，须经医生辨证后服用中药。

（二）辨证论治，精准用药

熟练掌握中草药的四气五味、升降沉浮等药性和毒性、治疗作用和副作用、适应证和禁忌证、剂量和疗程、配伍和炮制，辨证论治，精准用药，避免超适应证、超剂量、超疗程用药，避免因用药不当等人为因素所致中药肾毒性的发生。

（三）早发现、早诊断、早处理

熟悉和掌握中药肾毒性的临床和病理表现以及生物标志物，如出现不明原因的肾损伤、小分子蛋白尿、尿比重和尿渗透压下降、夜尿增多等肾小管损害，尿常规检查蛋白阴性的肾功能不全、慢性肾脏病急性加重等，应详细询问用药（包括西药和中药、中成药、"保健"药、秘方）病史，力争做到早发现、早诊断、早处理，尽快遏制肾损害的发展、预防其恶化，尽量逆转受损的肾功能。

五、临床常用治疗肾脏病中药的安全性

（一）雷公藤

雷公藤（Tripterygium wilfordii Hook，f.）又称黄藤、红药、断肠草等，属卫矛科、雷公藤属植物。它的主要活性成分集中在根部。雷公藤是目前免疫抑制作用最明确的中药之一。雷公藤的肾毒性主要表现为肾小管间质病变，服药后迅速或逐步发生少尿、浮肿、血尿、蛋白尿、管型尿，严重者可出现药物性急性肾衰竭。检查可见血清肌酐、尿素氮升高，肌酐清除率降低。雷公藤引起的肾损害一般停药后对症处理可以恢复。

雷公藤的不良反应与所用剂量呈正相关，与患者的年龄呈负相关。小剂量用药，不良反应发生率明显降低。年龄增大，不良反应发生率减少，老年人用药起效快、不良反应少，可能与老年人内分泌功能及免疫功能减退有关。临床应用时，注意掌握用药的剂量和适应证，发现问题及时停药并对症处理。

（二）附子

附子为毛茛科多年生草本植物乌头子根的加工品，因其附生于母根乌头之上，如子附母，因而得名附子。主产于四川，故习称川附子，属人工栽培。附子作为通十二经纯阳之要药，其补火助阳之功效显著。临床上随着慢性肾脏病的进展，病机错综复杂，尤其是晚期慢性肾衰竭患者病情严重，既有正气的虚损，又有实邪蕴阻，属本虚标实、虚实夹杂

之证，非一般轻灵药物能取效，故历代医家用药多首选附子为帅，温扶阳气，其药峻性亦强，可速达病所，复其阳气。附子对人体的药效作用多具有双向性，药效作用与毒性作用关联影响。故而附子虽在肾脏病中应用广泛，但仍需警惕其肾脏毒副作用。如何对附子减毒增效，一直是历代研究的热点。

1. 炮制

由于附子毒性大，所以附子内服一般需要经过炮制达到减毒增效的目的。目前附子的炮制多为产地加工，以四川江油为主，加工过程分浸泡、煮制、浸漂、蒸煮等步骤，通过炮制使其毒性较强的双酯型二萜类生物碱水解成毒性较弱的单酯型苯甲酰乌头碱、乌头原碱等，从而降低其毒性，但其镇痛作用大致与生品相近。所得以黑附片、白附片、淡附片和炮附片等入药。对于附子的炮制，质量好的判定标准是既有疗效，又有安全性。

2. 剂量的选择

附子的量效与毒性关系十分密切，因此临床应用剂量的权衡尤为重要。张仲景用附子，生者用于回阳救逆，炮者用于温经扶阳、散寒除湿；用量一般为1枚，中等量2枚，最多则用3枚。《中药大辞典》载附子煎汤内服剂量为3~9g；2020年版《中华人民共和国药典》（以下简称《中国药典》）载附子常用量为3~15g。附子临床运用应注意因不同之人对附子有不同的耐受性，除急危情况外，应当慎用，可从小剂量开始，采取逐渐递增的方法，得效后可保持为度。

3. 煎煮

含有有毒中药的复方，其药效、毒性的大小，与煎煮时间的长短及方法得当密切相关。煎煮是破坏其毒性成分而保存其有效成分的关键，是保证其安全运用的重要环节。2020年版《中国药典》明确提出附子应先煎、久煎。现代药理研究发现附子所含主要成分乌头碱为双酯型二萜类生物碱，性质不稳定，久煎可显著降低含量，将乌头碱转换为无酯键乌头碱，毒性仅为乌头碱的0.5%，可明显降低附子的毒性。传统煎药法煎煮含附子复方时，要求一剂一煎，附子一般需要先煎，后与他药文火同煎，每煎30~40分钟，煎煮2~3次，混合后分次服用。经换算，汤剂中乌头碱含量明显低于2020年版《中国药典》所载乌头碱限量规定，故认为附子汤剂以先煎30分钟为宜。

4. 配伍

（1）配伍禁忌：十八反中有"半蒌贝蔹及攻乌"一句。对于附子、半夏同用，历来有不同意见。2020年版《中国药典》明确指出"附子不宜与半夏同用"。然而，从古至今的大量医学文献中记载的两者同用共方的情况却比比皆是，在肾脏疾病的治疗中同样获得了众多医家的青睐，如刘宝厚教授用附子配伍姜半夏、生姜等治疗脾肾气虚、血瘀浊毒型的慢性肾功能不全。而由附子、法半夏、大黄等组成的中成药尿毒清胶囊在临床研究中发现其能改善慢性肾功能不全患者的肾功能，延缓尿毒症患者接受透析治疗的时间。可见附子、半夏均是治疗肾脏疾病的"良药"，只要辨证得当、使用合理，无论单用还是合用都能在肾脏疾病的治疗中起到积极作用。

（2）配伍减毒：《本草经集注》曰："俗方每用附子，皆须甘草、人参、生姜相配者，正制其毒故也。"《伤寒论》记载有多个含附子方剂，像四逆汤类，附子虽为生用，但方中有干姜或甘草。在现代研究中，很多人通过实验证实多种药物如白芍、干姜、白术等，对附子有减毒、解毒作用，故临床用药时若用到附子，可加用上述药物与附子同用，以制约其毒性，增强临床的安全用药。

5. 服法

服用附子类温热方药，趁热温服效果更好，凉服药效稍减。但若阴寒太盛，格拒热药，服后即吐，则宜先冷藏药汤使之冰凉后服用。年老体弱、久病多疾之人和排泄功能不全者，长时间服用附子更易发生蓄积性中毒，故服用一段时间后，要停用一段时间，以减少中毒的风险。此外，在进服附子类方药期间，一般应禁食性质相反的生冷寒凉食物或药品，包括西药抗生素、激素等，以免降低药效；同时忌食肥甘厚腻、辛辣煎炸食品，特别是应避免在服用附子复方的同时饮酒，且应禁房事。

（丁昕宇　李平　傅文录）

参考文献

［1］李嵘，王永星. 药物性肾损害［J］. 世界最新医学信息文摘，2015，15（25）：98.

［2］崔蓉，魏薇，卜一珊. 药物性肾损害诊断中肾损害标志物的研究进展［J］. 天津药学，2017，29（4）：62-65.

［3］王潇晗，张连学，郤玉钢，等. 含马兜铃酸中药减毒的研究进展［J］. 中草药，2013，44（22）：3241-3244.

［4］Xu X, Nie S, Liu Z, et al. Epidemiology and clinical correlates of AKI in Chinese hospitalized adults［J］. Clin J Am Soc Nephrol, 2015，10（9）：1510-1518.

［5］卢芳. 中药肾毒性正确认识及合理应用之思考［J］. 中国药理学与毒理学杂志，2018，32（10）：747-753.

［6］李会芳，邢小燕，金城，等. 浅论"有故无殒亦无殒"的内涵及其在中药安全性评价中的意义［J］. 中医杂志，2008，49（3）：281-282.

第十六章　妊娠与肾脏病

第一节　妊娠期间肾功能的生理变化

一、妊娠期肾脏解剖和功能的变化

妊娠期肾脏增大，长径可增加 1cm。其原因在于肾脏血管容量的增加、集合系统扩张和肾小球肥大等所致。其重量和体积的增加主要是由于水分的增加，肾脏干重并不增加。产后 1 周肾脏体积即可恢复至正常大小。

妊娠期肾脏最显著的变化为集合管扩张，曾称为"妊娠生理性肾积水"。集合管扩张可能与激素水平的变化有关，因为雌激素和黄体酮可使平滑肌松弛，除孕妇外，妇女应用避孕药物也可发生类似现象。妊娠还可以诱导前列腺素 E_2（prostaglandin E_2，PGE_2）合成增加，PGE 可以抑制输尿管蠕动，因此可能与孕妇的输尿管动力下降和扩张有关。子宫扩大也可压迫输尿管造成机械梗阻，骨盆入口以上的输尿管内压可显著高于入口以下。由于增大的子宫向右侧倾斜，故右侧输尿管和集合系统扩张更为明显。平滑肌松弛也是妊娠期发生膀胱输尿管反流增加的原因，也易于发生妊娠期泌尿系统感染。集合管系统扩张多起于妊娠期的前 1/3，并日渐明显，但肾盂和输尿管扩张可持续至产后 12 周之久。

二、妊娠时心血管和肾脏的生理性改变

（一）妊娠期血压和心输出量的变化

妊娠时最为显著的改变是一旦受孕后孕妇血压和外周血管阻力下降，外周血管扩张可表现为手掌潮红和毛细血管扩张，类似蜘蛛痣。血管阻力下降的原因可能为扩血管物质如前列腺素合成增加所致，特别是前列环素（prostacyclin，PGI_2），它可以拮抗循环中的缩血管物质如血管紧张素 Ⅱ 和去甲肾上腺素。

在妊娠期的前 1/3 就可见心输出量的增加，孕 24 周时可增加 30%~40%。虽然心输出量增加了，但由于外周血管阻力降低，故血压仍然是下降的。妊娠期发生高血压时，由于副交感神经系统的激活，心输出量虽可降低，但仍较非妊娠时为高。

（二）妊娠期血容量的变化

妊娠期的前 1/3 血容量就开始增加，血浆容量和红细胞均可增加，其增加幅度约为50%。血浆容量增加幅度大于红细胞容量增加的幅度则可引起妊娠生理性"贫血"。整个妊娠过程中母体细胞外液持续扩张、钠水潴留，钠潴留的速度为每周 20~30mmol/L，可累计潴留 Na^+ 达 500~900mmol，体重可因此增加 12.5kg。外周血管阻力下降是造成肾脏潴 Na^+ 的主要刺激因素。

细胞外液扩张引起的水肿可见于 35%~83% 的正常孕妇。一般而言，水肿属于正常现

象。发生水肿的孕妇基本无低体重儿，水肿与胎儿发育不良和新生儿围产期高死亡率无关；相反，母体体重增长不足却与低体重儿比例升高和胎儿发育停滞相关。妊娠期水肿多局限在下肢，如发生在颜面和双手类似血管神经性水肿则应考虑先兆子痫。妊娠晚期，增大的子宫压迫下腔静脉、血浆胶体渗透压下降等因素可引起下肢水肿。减少孕妇站立时间、侧卧位等均可减轻水肿。有实验证明在缺血再灌注损伤恢复后，表现血肌酐和尿素增加，以及尿蛋白排泄增加。恢复的缺血再灌注母鼠的胎儿结局更差，宫内生长受限会导致更高的胎儿死亡率。

（三）妊娠期肾血流量和肾小球滤过率的变化

妊娠早期肾血流量就已经大量增加。在应用对氨基马尿酸清除率估算肾血浆流量（renal plasma flow，RPF）的研究中，妊娠期的前 1/3 其 RPF 为 809ml/min，最后 10 周为 695ml/min，分娩后则降至 482ml/min。肾血流量的增加源于心输出量增加和肾脏血管阻力下降，其中肾脏血管扩张造成的血管阻力下降可能更为重要，因为增加了约 40% 的心输出量并非均匀地分布到全身的血管床。与肾血流量的大幅增加相比，脑和肝脏的血流量在妊娠期就没有增加。

妊娠期肾血流量增加可造成 GFR 的升高，其升高的模式与肾血流量类似，早期约升高 45%。应用菊粉清除率测定 GFR 发现，孕妇在妊娠期的前 1/3 即可达到 143ml/min，而未妊娠的妇女为 96ml/min。Bucht 和 Werko 应用同样方法发现 GFR 从孕 8 周的（122 ± 24）ml/min 上升到孕 32 周的（170 ± 23）ml/min。应注意的是，妊娠结束前数周肾血浆流量基本恢复到孕前水平，而 GFR 则直到足月一直维持在高水平。与非妊娠时一样，妊娠期饮食摄入蛋白的水平也与 GFR 正相关。

（四）妊娠期肾素 – 血管紧张素 – 醛固酮系统的变化

血浆中血管紧张素 Ⅱ 的水平取决于以下因素：血浆肾素水平、肾素的底物血管紧张素原的浓度、血管紧张素转换酶活性和组织血管紧张素酶活性。绝大多数情况下，血浆肾素的浓度是决定血管紧张素浓度最为重要的因素，但是在妊娠时血浆肾素和血管紧张素原均升高。妊娠时血管紧张素原浓度升高 3~4 倍，血浆肾素浓度是非妊娠妇女的 8 倍，而血浆肾素活性则可升高至非妊娠妇女的 15 倍。

妊娠时肾素 – 血管紧张素 – 醛固酮系统（RAS）存在着矛盾的现象。细胞外液容量的扩张可刺激压力感受器，滤过至远端肾小管的 Na^+ 的增加可刺激致密斑，二者均可下调肾素分泌。妊娠时肾素水平的升高更多的可能是缘于 PGI_2 合成的结果，因为 PGI_2 可以直接引起肾素分泌和造成外周血管网对血管紧张素的抵抗。曾有人认为妊娠时 GFR 的升高可能造成盐的丢失从而引起肾素分泌增加。而黄体酮作为醛固酮的拮抗剂，妊娠期其分泌增加将进一步抑制醛固酮从而引起肾素分泌增加。但是进一步的研究证明并非如此。因为连续 7 天摄入 300mmol 的钠、静脉输注生理盐水、应用盐皮质激素等均不能像非孕妇那样抑制孕妇的肾素和醛固酮分泌。妊娠时升高的血管紧张素 Ⅱ 可维持动脉血压，应用血管紧张素转化酶抑制剂可降低血压。

妊娠过程中，循环中肾素分子的前体——肾素原始终是升高的，且可能构成人潜在肾素活性的 80%~90%。肾素原在酸性条件下可被蛋白水解酶转换为有活性的肾素。除了作为肾素的前体，肾素原的作用并不清楚，因为在生理条件下并未发现其转化为肾素的证据。子宫、胎盘和卵巢可以合成高浓度的肾素原，在子宫的血流量下降时子宫可大量释放肾素原。

子宫的肾素原相当于一种局部激素，可通过维持子宫高浓度的血管紧张素 II 来调节子宫和胎盘的血流量。血管紧张素 II 也是一种血管生成因子。子宫的肾素原有可能在妊娠期参与了子宫和胎盘的新生血管形成。对怀孕的家兔应用前列腺素合成酶和血管紧张素转化酶的抑制剂均可减少子宫血流量。所以，子宫前列腺素的合成不仅依赖环氧化酶，也依赖血管紧张素转化酶。

（五）妊娠期前列腺素、松弛素、一氧化氮和内皮素等因子的变化

妊娠时 PGI_2 和血栓素合成增加。不但胎盘组织可以产生 PGI_2，脐动脉合成的 PGI_2 也较其他动脉高出 10~100 倍。发生先兆子痫者其脐动脉合成 PGI_2 的能力则下降。研究证明，孕妇尿液中 PGI_2 和血栓素的代谢产物在妊娠时均增加。

妊娠时前列腺素合成增加的原因不清。在妊娠的动物中发现，妊娠早期就可发生对缩血管物质如血管紧张素 II、去甲肾上腺素和精氨酸血管加压素（arginine vasopressin，AVP）的抵抗，其原因可能与前列腺素合成增加有关。

妊娠时黄体产生的一种 6kD 的短肽——松弛素也有可能在调节肾脏的血流动力学和渗透压方面发挥一定作用。应用松弛素的中和抗体或者卵巢切除可以减轻妊娠相关的 GFR 升高、降低血钠和渗透压。其原因可能与其下游的一氧化氮（NO）的代谢相关，因为抑制 NO 合成酶也可以抵消妊娠相关的 GFR 上升。

内皮素对肾脏血流动力学也有类似的调节作用，其与松弛素的关系有待进一步明确。正常人胎盘合胞体滋养层表达的神经激肽 B 在妊娠诱导的高血压患者血循环中是升高的，将其给予正常大鼠也可引起血压升高，妊娠后期胎盘大量释放神经激肽 B 可引起大鼠先兆子痫。

（六）妊娠期肾小管功能的改变

妊娠是人类肾脏保持球管平衡以防止 Na^+ 流失最为显著的例子。妊娠时 GFR 升高了 50%，也就要求肾小管重吸收 Na^+ 同步升高 50% 才能维持 Na^+ 平衡。如果肾小球滤过液的 Na^+ 为 140mmol/L，GFR 为 100ml/min，那么每天滤过的 Na^+ 为 140mmol/L × 0.1L/min × 1440min/d，即 20160mmol。GFR 升高 50% 则意味着每天滤过 Na 达到 30240mmol，妊娠时则要求肾小管每天多吸收 10080mmol 以防止 Na^+ 丢失。虽然绝大多数 Na^+ 是近曲小管重吸收的，事实上肾单位中肾小管的所有部位可能都参与了这一过程。物理因素如肾间质的毛细血管净水压和胶体渗透压可影响近曲小管对 Na^+ 的重吸收，而许多激素则可能影响远端肾单位对 Na^+ 的重吸收。

大量证据显示妊娠妇女不管摄入的 Na^+ 过多或减少，均可维持 Na^+ 平衡。如果摄入 Na^+ 仅 10mmol，孕妇可以像正常非妊娠妇女一样减少肾脏 Na^+ 的分泌而避免体重过多下降。反之，如果摄入 Na^+ 达 300mmol，约 4 天后仍可达到 Na^+ 平衡，而且孕妇的肾脏可以

将短期静脉注射的钠负荷像正常人一样迅速排出。因此，尽管妊娠时细胞外液容积发生了变化，肾小管可通过调节 Na^+ 的重吸收来维持 Na^+ 平衡。

妊娠妇女也可维持正常的水平衡并保持最大限度浓缩或稀释尿液的能力。因为妊娠时存在两个限制尿浓缩的因素：即肾血流量增加和肾脏产生 PGE_2 增加，后者可在集合管拮抗 AVP。妊娠时尿液稀释的能力也维持正常。给予水负荷后，孕妇的尿渗透压可降至 $25\sim88mOsm/（kg \cdot H_2O）$，亦与非妊娠妇女无异。虽有研究认为妊娠中期 24 小时尿量增加可能达 25%，但妊娠早期和晚期其与正常非妊娠妇女相比均未发现差异。

虽然妊娠本身并不影响水钠平衡，但正常孕妇的血钠平均约下降 5mmol/L，血浆渗透压平均约下降 $10mOsm/（kg \cdot H_2O）$。孕妇对 AVP 释放的敏感性虽没有变化，但是引起 AVP 分泌的血浆渗透压阈值却有所降低。非妊娠妇女在血浆渗透压超过 $285mOksm/（kg \cdot H_2O）$ 时才分泌 AVP，而孕妇的血浆渗透压达到 $276\sim278mOksm/（kg \cdot H_2O）$ 时即可分泌 AVP。此外，在人和大鼠的研究中均证实妊娠期非渗透压因素对 AVP 分泌的影响并未发生变化。

渗透压阈值下降只是妊娠期出现低渗透压现象的原因之一，因为先天缺乏 AVP 的 Brattleboro 大鼠妊娠时也可发生血浆低渗透压。为了维持血浆的低渗透压，口渴的阈值也不得不发生改变。研究发现妊娠时口渴的渗透压阈值下降了 $10mOsm/（kg \cdot H_2O）$。这刚好与 AVP 分泌的阈值下降相一致。但口渴的阈值下降在先，怀孕 5~8 周时口渴的阈值降至最低，而导致 AVP 分泌的阈值在 1~12 周降至最低。

妊娠时重新调整口渴和 AVP 的调定点或阈值的机制还不清楚，但可能与绒毛膜促性腺激素的变化有关。给予正常妇女输注人绒毛膜促性腺激素可以使 AVP 分泌和口渴的渗透压阈值分别下降 $3mOsm/（kg \cdot H_2O）$ 和 $4mOsm/（kg \cdot H_2O）$。此外，一例罹患葡萄胎的患者其血清绒毛膜促性腺激素浓度升高，而其 AVP 分泌和口渴的阈值则随之平行下降。

虽然妊娠期约累计潴留 350mmol 的 K^+ 以保证胎儿 – 胎盘发育和母体红细胞容积扩张之需要，但总体来说，妊娠期 K^+ 代谢无明显变化。这可能与血浆中升高的黄体酮抑制了盐皮质激素的排钾利尿作用有关。另一方面，孕妇应用大剂量盐皮质激素如醋酸去氧皮质酮则可引起 K^+ 潴留。虽有部分患有原发性醛固酮增多症的妇女怀孕后可减少 K^+ 丢失，但并非普遍现象，这类患者妊娠期仍可有严重的高血压。

妊娠可引起代偿性呼吸性碱中毒。血气分析中动脉血 PCO_2，可降低大约 10mmHg，动脉血 pH 略升高至 7.44。黄体酮是刺激呼吸中枢的主要因素。慢性呼吸性碱中毒可伴随血浆 HCO_3^- 下降至 18~20mmol/L。这种总缓冲能力的下降有可能使孕妇更易罹患各种较为严重的酸中毒，如酮症酸中毒和乳酸酸中毒。另一方面，妊娠时肾脏排酸的能力并没有改变。给予孕妇酸负荷（如氯化铵）后其尿液排泌的可滴定酸和 NH_4^+ 的量均在正常范围。

妊娠期血流动力学的改变也影响了肾脏对尿酸、葡萄糖和氨基酸的排泌。由于妊娠期尿酸合成酶保持不变，但尿酸清除率增加，因此在妊娠早期血尿酸可降至 2.5~4mg/dl。妊娠晚期，尿酸清除率与肾血流量同步下降，故血尿酸水平升高。

妊娠期糖尿较为常见。主因滤过的葡萄糖增加而肾小管重吸收不够充分所致。妊娠前肾小管重吸收葡萄糖能力较低的妇女妊娠时就可发生葡萄糖尿。

妊娠时尿中部分氨基酸的排泄增加，特别是甘氨酸、组氨酸、色氨酸、丝氨酸和丙氨酸。

（禹田　余仁欢）

第二节　妊娠期肾脏病

妊娠期高血压疾病

妊娠期孕妇发生高血压很常见。既可与妊娠期孕妇的血流动力学及血管活性因子的改变相关，也可以为原有的原发性高血压或原有肾脏病的表现，而且后者往往随着妊娠时间的延长而加重。本节重点介绍妊娠引起的高血压，简称为妊娠期高血压。

妊娠期高血压是产科最常见的并发症，也是引起妊娠期急性肾衰竭乃至孕妇死亡的常见原因之一，国外报道的发生率约为 7%，我国报道则为 9.40%。据美国统计，因妊娠期高血压疾病造成孕产妇死亡占孕产妇死亡总数的 18%，我国的统计为 10%，是孕产妇死亡的第二大原因。因此，无论是妇产科医生还是肾脏科医生，对此病均应有足够的重视。

长期以来，对于妊娠期高血压的命名一直比较混乱，国外曾经称之为水肿、蛋白尿和高血压综合征（edema，proteinuria and hypertension syndrome，EPH-syndrome）、妊娠诱发的高血压（pregnancy induced hypertension，PIH）和先兆子痫等。国内曾称之为妊娠中毒症、妊娠高血压综合征（简称妊高征）。但目前来看，上述名称都有其不合理之处，大部分孕妇在妊娠期出现的高血压是暂时的，并且不合并蛋白尿，只有 25% 左右的患者可以出现蛋白尿即发展为先兆子痫和子痫。因此根据循证医学的原则，美国国家高血压教育计划工作组（National High Blood Pressure Education Program Working Group，NHBPEP）在2000 年提议将目前国际上以妊娠诱发的高血压和妊娠前已经存在的高血压统称为妊娠期高血压疾病。2002 年，美国妇产科医师学会已经接受了此方案，并在全美国推广。

一、妊娠期高血压的分类

妊娠引起的高血压即妊娠期高血压并不是一种疾病，而是由一组疾病组成，不同的疾病其表现、治疗和预后均不同，因此，对这些疾病的分类诊断就显得尤为重要。遗憾的是，到目前为止，国际上和国内对妊娠期高血压疾病的分类标准仍未完全一致，可见表16-1 和表 16-2。但应注意在此两种分类中不仅包括了妊娠期高血压，也包括了原有的原发性高血压或原有基础肾脏病相关的高血压。

表 16-1　妊娠期高血压疾病的国际分类

	妊娠高血压	轻度先兆子痫	重度先兆子痫	子痫	慢性高血压并发先兆子痫
血压	孕期首次检查血压 $\geq 140/90mmHg$	妊娠 20 周以后血压 $\geq 140/90mmHg$	血压 $\geq 160/110mmHg$	妊娠 20 周以后血压 $\geq 140/90mmHg$	血压 $\geq 140/90mmHg$

续表

	妊娠高血压	轻度先兆子痫	重度先兆子痫	子痫	慢性高血压并发先兆子痫
蛋白尿	无蛋白尿	尿蛋白 ≥300mg/24h 或≥（+）	尿蛋白 ≥2.0g/24h 或≥（++）	尿蛋白 ≥300mg/24h 或≥（+）	孕20周后出现蛋白尿 300mg/24h 或≥（+）。患有高血压的孕妇在孕20周前有尿蛋白，孕20周后尿蛋白突然增多或血压突然增高
肾功能	正常	正常	血清肌酐 ≥106μmol/L （除非原先即升高）	正常	
其他			血小板<100×10⁹/L。毛细血管内溶血。LDH、ALT、AST升高。持续头痛或有其他中枢神经系统症状或视觉障碍。持续上腹部疼痛	在先兆子痫的基础上发生抽搐（除外其他原因）	或血小板<100×10⁹/L

表 16-2　妊娠期高血压疾病的国内分类

	轻度妊娠期高血压疾病	中度妊娠期高血压疾病	重度妊娠期高血压疾病
血压	血压≥140/90mmHg，<150/100mmHg，或较基础血压升高30/15mmHg	血压≥150/100mmHg，<160/110mmHg	先兆子痫：血压≥160/110mmHg
蛋白尿	可伴有轻微蛋白尿（<0.5g/24h）和（或）水肿	蛋白尿（+）（≥0.5g/24h）	先兆子痫：蛋白尿（++）~（++++）（≥5g/24h）
其他		和（或）水肿，无自觉症状或有轻度头晕等	和（或）水肿，有头晕、眼花、胸闷等症状。子痫：在妊娠期高血压疾病基础上抽搐或昏迷

未分类：

①妊娠水肿：水肿延及大腿部以上，无高血压及蛋白尿。

②妊娠蛋白尿：孕前无蛋白尿，妊娠期蛋白尿（+）及以上，无高血压及水肿。

③慢性高血压合并妊娠：妊娠前已有高血压史，血压 ≥ 140/90mmHg，无蛋白尿及水肿。

由上述两种分类可以看出，国际分类更强调蛋白尿定量在诊断中的作用，而血压较基础血压的升高并不作为诊断标准。在本组疾病中，有肾脏表现的并且对母亲和胎儿威胁最大的是先兆子痫和子痫。

二、病因及发病机制

妊娠期高血压疾病的病因及发病机制仍未阐明，一直是妇产科领域的重要研究课题。到目前为止，曾有过多种学说，但尚未有一种学说能够全面满意地解释本组疾病的原因及机制。比较常见的学说有遗传学说、免疫学说、胎盘或滋养叶细胞缺血学说、血管活性物质学说、钙平衡失调学说以及血管内皮损伤学说等。近年来越来越多的研究支持这样一种解释：即一些患者在一些特定的遗传背景条件下（如母亲和胎儿间 HLA-DR4 的基因共享频率增高），母体的免疫系统遭到封闭，进而母体的免疫反应平衡失调，防护反应减弱，排斥反应增强，一些免疫复合物沉积在胎盘及肾脏，激活补体系统，导致血管损伤，使相应器官缺血，肾小球基底膜的通透性增加，大量的蛋白漏出，产生大量蛋白尿。同时，一些血管活性物质如缩血管的内皮素（ET）、血栓素（TXA_2）产生过多，扩血管的一氧化氮（NO）产生减少，血管内皮生长因子（VEGF）产生过少，一些炎症细胞因子如肿瘤坏死因子（TNF）、白介素等产生过多，导致血管内皮损伤，包括肾小球毛细血管内皮细胞，毛细血管的通透性增加，大量蛋白质漏出，血液浓缩，促凝血因子和血管收缩因子增多，抗凝血因子和血管舒张因子减少，在局部激活凝血并引起血小板聚集，这本身又加剧了血管内皮的损伤。

三、肾脏的病理变化

过去认为在妊娠期高血压疾病时，肾脏的病理变化主要是光镜下肾小球毛细血管内皮细胞肿胀，毛细血管腔受压甚至闭塞，系膜细胞及系膜基质也可能肿胀甚至插入基底膜与内皮细胞间呈双轨征。严重病例可出现微血栓、纤维蛋白样物质和泡沫细胞，偶见新月体形成。电镜下可见毛细血管内皮细胞肿胀、空泡形成和溶酶体增多，系膜细胞也有类似的变化但程度较轻，基底膜虽无明显增厚，但细微结构紊乱，出现电子密度减低区伴有较多的纤维素以及一些由于基底膜固有成分崩解后产生的颗粒状碎片。免疫荧光检查可见少量 IgG 和 IgM 沉着。上述本病的特征性病理变化在分娩后迅速消失，2~4 周恢复正常。但随着产后肾穿刺活检的开展，越来越多的病理资料显示在妊娠期高血压疾病的肾脏病理表现呈现多样化趋势，上述典型的病理改变多见于先兆子痫，除此之外妊娠期高血压疾病中尚可见到毛细血管内增生性肾小球肾炎、系膜增生性肾小球肾炎、膜性肾病、局灶节段性肾小球硬化以及肾小球轻微病变等。并且，其临床表现和病理结果似乎并无明显的相关性，甚至有的观察表明，即使妊娠结束后，一些肾脏病理改变会长期存在，并由此推断妊娠是引起一些免疫介导的肾脏病的病因。从病理改变上，我们也可以看出，妊娠期高血压疾病并不是一种疾病，而是由一组疾病所组成的。

四、病理生理变化

全身小动脉痉挛是迄今为止公认的妊娠期高血压疾病的病理生理基础。其原因可能是这部分孕妇对血管紧张素的敏感性增高。在此基础上，相应的一些重要器官组织会出现一些不同程度的血流动力学紊乱，并导致一些器官功能障碍。比如，子宫、胎盘血流减少会导致胎儿发育受到影响；肝脏血流减少可能会引起转氨酶和（或）胆红素的升高；脑组织缺血则可以造成脑水肿，甚至脑血管破裂，患者临床上可以出现一系列神经精神症状，如反应迟钝、烦躁、抽搐、昏迷；肾脏缺血则可以使肾小球滤过率减低，严重者还可以造成急性肾衰竭。但在此病时，由于子宫缺血时乳酸产生增加，在经由肾小管排泌时竞争性抑制了尿酸的排泌，故血尿酸会明显升高，这一点在肾功能不全时会与肌酐和尿素的升高不平行。血管的痉挛还可以造成内皮细胞损伤，血小板聚集，进而血小板消耗过多，临床上可出现血小板减少、红细胞破坏增加。

五、临床表现

本病最明显的表现是妊娠早期血压正常，尿蛋白阴性，妊娠中、晚期（通常在妊娠24周以后）出现高血压和蛋白尿、水肿。尿蛋白检查是早期诊断先兆子痫的重要指标，虽然其特异性较低，但敏感性高。甚至有人认为微量白蛋白尿检查可以预测先兆子痫的发生。随着病情进展，尿蛋白增加，临床上会出现肾病综合征的表现。病情严重者可以出现头疼、视物模糊、抽搐乃至昏迷。本病的肾功能通常会有轻至中度的下降，一般产后迅速恢复。发生急性肾衰竭的不多见，一般多见于妊娠期高血压疾病的特殊类型，如 HELLP 综合征。一些患者可有肝脏损害，表现为肝酶升高，血中乳酸脱氢酶（LDH）能比较敏感地反映溶血及肝脏的损害。在伴有肝脏损害时，血尿酸由于肝脏代谢障碍以及肾脏排泄障碍，可以升高得比较突出。严重的患者可以有弥散性血管内凝血（DIC），因此要密切注意凝血功能状态及变化。

本病的另一个重要特点是上述所有临床表现在产后逐渐消失，多在 6 周内恢复，最迟不超过 3 个月，一般不留有后遗症。

六、诊断和鉴别诊断

根据病史和临床表现，并结合前述的妊娠期高血压疾病的分类标准，该病的诊断并不困难。但仍要注意和妊娠合并原发高血压病以及妊娠合并慢性肾炎作鉴别。三者的鉴别见表 16-3。

表 16-3　妊娠期高血压疾病与妊娠合并原发性高血压以及妊娠合并慢性肾炎的鉴别

	先兆子痫	妊娠合并原发高血压	妊娠合并慢性肾炎
过去病史	健康无病史	有原发性高血压病史	有慢性肾炎病史
发病年龄	年轻初产妇多见	年龄较大产妇多见	不一定
起病时间	妊娠 24 周后	妊娠前	妊娠前

	先兆子痫	妊娠合并原发高血压	妊娠合并慢性肾炎
水肿	轻至重度	无或轻度	轻至重度
血压	收缩压一般≤180mmHg	严重者≥200/100mmHg	严重者≥200/100mmHg
蛋白尿	++~+++	-~+	+++~++++
管型尿	少量	无或少量	可以大量
肾功能	一般正常	正常或轻度下降	可能伴有下降
眼底变化	小动脉痉挛、视网膜可有水肿、出血、渗出	正常或轻度下降	小动脉硬化，严重者可有出血、渗出
预后	产后短期内恢复	产后血压不会恢复正常	产后较难恢复或继续加重

七、治疗

本病治疗的目标是保障围产期的母亲和胎儿安全，且随着妊娠的结束，本病能痊愈。但在妊娠结束前，控制血压、预防抽搐及其他严重并发症、保证胎儿安全存活是主要目的。

（一）控制血压

轻度高血压可以不必用药物处理，一般注意休息即可，左侧卧位休息可以减轻子宫对主动脉、下腔静脉及髂动脉的压迫，改善胎盘血液供应，增加回心血量及肾血流量，有利于利尿消肿。

重度高血压（收缩压≥150mmHg，或舒张压＞100mmHg）及尿蛋白＞1g/24h，应予以降压处理。常用的药物有肼屈嗪、硝苯地平、拉贝洛尔等。严重者可以使用酚妥拉明、硝普钠、硝酸甘油等静脉制剂。

（二）利尿

目前不主张常规利尿，只有当全身严重水肿或有肺水肿及心力衰竭或者有肾脏疾病时可以使用利尿剂。常用的有呋塞米、甘露醇等。

（三）解痉及控制抽搐治疗

硫酸镁是目前世界上广泛应用的预防和治疗重度先兆子痫和子痫的药物，疗效肯定。在预防或者对抗子痫时，可以静脉注射4g，以后维持每小时1g。对于再次发作的子痫，可以静脉注射2g，以后维持每小时1.5g。但特别应该注意的是硫酸镁的过量问题。当肾功能不正常、原来存在心脏疾病或瓣膜病以及呼吸功能不好时，要特别注意，必要时监测血镁浓度。一旦发现中毒反应，如肌腱反射减弱或消失，呼吸抑制或心律失常等，要立即停用并使用10%葡萄糖酸钙缓慢静脉注射来拮抗。抗胆碱药物（如山莨菪碱）、镇静剂等在必要时也可以使用。

（四）终止妊娠

对一些病情较重的患者，当考虑到胎儿已经在母体内发育成熟，继续妊娠只能增加母胎危险，应予以及时终止妊娠，以保证母亲和胎儿安全。即使胎儿未发育成熟，当药物不能很好地控制血压时，也应该考虑终止妊娠。

妊娠期急性肾衰竭

妊娠期急性肾衰竭（acute renal failure associated with pregnancy）不仅是妊娠期严重的并发症之一，也是急性肾衰竭的重要组成之一。近年来，随着围产期管理水平的进步，该病的发生率逐渐下降，国内资料显示目前大约为 0.05%。

一、病因

妊娠期急性肾衰竭可发生于妊娠的各个时期，早、中期多见于感染性流产导致的败血症，也可由于严重的妊娠反应导致的剧烈呕吐脱水所致。中、晚期则多见于各种原因的子宫出血引起的低血压，宫腔内感染造成的败血症，妊娠期高血压疾病的先兆子痫和子痫等。除此之外，尚有一些比较特殊的和妊娠相关的急性肾衰竭，如妊娠期急性脂肪肝、HELLP 综合征等。总之，从病因上看，与其他的非妊娠期急性肾衰竭一样，缺血和中毒是妊娠期急性肾衰竭的主要原因。个别情况下，也可以见到梗阻性肾病导致的急性肾衰竭。

二、病理

妊娠期急性肾衰竭的最常见病理改变是肾小管坏死，其病理和临床表现与非妊娠期肾小管坏死相似。而肾皮质坏死在妊娠期则较非妊娠期更多见，且过去最常见于妊娠期，近年来妊娠导致的肾皮质坏死有所下降。发生肾皮质坏死时，肾脏明显肿大，光镜下可见到双侧肾脏皮质弥漫坏死，也可以见到不同程度的灶状坏死，病变累及部位的肾小球、肾小管、肾间质均出现坏死改变。除此之外，有些妊娠期急性肾衰竭在病理上还表现为血栓性微血管病改变，多见于产后急性肾衰竭、产后溶血性尿毒症综合征、妊娠期脂肪肝、HELLP 综合征等，病理上可见肾小球毛细血管内皮细胞增生、毛细血管裀纤维素样坏死、微血栓形成等改变。

三、临床表现

（一）妊娠期存在可引起急性肾衰竭的诱因

如严重脱水、感染性流产、胎盘早剥、前置胎盘、死胎、产后大出血及肾毒性药物的使用等。

（二）存在部分原发病的体征

如发热、贫血、黄疸、高血压以及水肿等。

（三）临床特点

患者大多数有明显的少尿或者无尿，并伴有一定程度的电解质紊乱，少尿期一般维持1~2周。肾皮质坏死时，少尿期明显延长，并伴有明显的血尿、腰痛等症状。患者往往存在消化道症状等尿毒症表现，并可出现肺水肿、脑水肿等症状和体征，严重者可以发生多脏器衰竭。如果是典型的急性肾小管坏死，临床上可见到明显的少尿期和多尿期，恢复期后肾功能转为正常。肾皮质坏死时，肾功能往往不能完全恢复正常，患者可遗留不同程度的肾功能不全。

（四）辅助检查

感染引起的急性肾衰竭，可以见到外周血白细胞升高，而由大出血引起的，则可见到血红蛋白下降，伴有溶血性尿毒症综合征或 DIC 时，可以见到血小板下降。急性肾小管坏死时尿常规应为低比重尿、低渗透压尿，此点可作为与肾前性急性肾衰竭的鉴别指标之一。伴有溶血时，可见到血红蛋白尿。伴有黄疸时，可见到胆红素尿。

肾功能常在短期内急剧恶化，表现为血肌酐、血尿素氮的急剧升高，并可伴有酸中毒、高血钾等一系列水电解质和酸碱平衡紊乱。

在伴有其他系统损伤时，可以见到相应的化验异常，如肝功能异常、血胆红素异常，感染中毒引起的，可血培养阳性。

B 超可见双肾增大，存在梗阻时，可见结石征象或输尿管受压表现。

四、诊断

肾活检为诊断妊娠期急性肾衰竭的金标准，并能作出病理类型的诊断，但此时患者可能因种种原因不能接受肾活检，有报道 CT 或者 MRI 检查以及肾血管造影在诊断肾皮质坏死方面有一定的意义。

五、治疗与转归

妊娠期急性肾衰竭属于妊娠期严重的并发症之一，有报道显示其导致的孕产妇死亡率可高达 16%~42%。因此，处理及时与否可严重关系到母婴安全。本病的处理关键在于早诊断、早干预。产科医生应与肾脏科医生共同制定治疗方案，对于大多数低血容量因素造成的急性肾衰竭，早期一般有肾前性氮质血症，此时，通过及时输血、补液等措施，往往可以逆转肾功能的下降，避免其发展为肾小管坏死等肾实质性急性肾衰竭。

一旦诊断为妊娠期急性肾衰竭，应严密监测患者的出入量、中心静脉压、血气、电解质及肾功能，及时纠正水电解质及酸碱平衡紊乱，积极处理肺水肿、脑水肿等并发症。当保守治疗效果不好，应及时采用肾脏替代治疗，常用的方法有血液透析、腹膜透析、连续性肾脏替代治疗等。在此值得注意的是，考虑到高毒素血症、缺血、缺氧等对胎儿的影响，替代治疗宜尽早进行。孕晚期巨大的子宫可能会影响腹膜透析的效果，一般不采用，但也有人认为影响不大。过去认为血液透析会导致黄体酮水平下降，引起早产，故提倡予以适当补充，最近也有研究发现黄体酮的下降似乎与早产无关。不论采用何种方式进行肾脏替代治疗，一定要注意液体的平衡，不要脱水过多，造成子宫和胎盘血液灌注减少，一旦胎儿成熟，母体条件也允许，即应尽快终止妊娠。

如前面所述，妊娠期急性肾衰竭是由多种原因引起的，所以，除了积极处理肾衰竭外，控制原发病也十分重要，如控制好血压、感染、纠正贫血以及其他产科并发症等。由于妊娠的特殊性，在一些药物的选择上，一定要注意药物对胎儿的影响。

（禹田　余仁欢）

第三节　慢性肾脏病与妊娠

一、妊娠对慢性肾脏病的影响

慢性肾脏病（CKD）患者妊娠存在较大的风险，因在孕期肾脏会发生一系列生理性变化，包括肾血流量及肾小球滤过率增加，至妊娠中期达到高峰，体内代谢产物排出增加，尿蛋白量增加，血清肌酐水平随之下降。

CKD患者妊娠期的不良结局包括原有肾脏疾病损害或者加重、发生急性肾损伤、肾功能恶化、新发高血压、新发或加重尿蛋白、并发子痫前期（preeclampsia，PE）等；胎儿不良结局包括死胎、胎儿生长受限（fetal growth restriction，FGR）和早产等。CKD患者的母体风险是正常妊娠女性的5倍，而胎儿发生的不良结局则是正常胎儿的2倍。

在妊娠对CKD患者的影响中，对肾功能的影响最为重要。血清肌酐升高和高血压是导致基础肾脏病永久性恶化的主要危险因素。妊娠可导致CKD的快速进展，约10%的患者最终进展为终末期肾病（End Stage Renal Disease，ESRD）。

CKD的分期，对妊娠的影响也不同。CKD早期（CKD1~2期）的孕妇，仅有轻微肾脏损害，妊娠前肾功能正常，血压正常，无或微量蛋白尿时，肾脏损害进展风险低，妊娠结局较好，但是妊娠并发症仍高于普通人群。而CKD中、晚期（CKD3~5期）患者妊娠出现肾功能下降和不良妊娠结局的风险明显升高。

Piccoli等对504例CKD妊娠女性和836例低风险正常妊娠女性的分析发现，与CKD1期孕妇相比，CKD4~5期患者不良母婴结局（早产、低体质量出生儿、小于胎龄儿、新生儿入住重症监护等）风险升高3~4倍，约20%患者需要肾脏替代治疗。

还有一项包括了5655次CKD女性分娩的研究发现，与CKD1期女性相比，CKD2期女性妊娠并发症（如子痫前期、剖宫产、早产、低体质量出生儿）无显著增加。但若肾小球滤过率＜40ml/（min·1.73m^2），且尿蛋白＞1g/d的患者中，低体质量出生儿发生率明显升高，围产期死亡率可高达13%。

CKD患者高血压发生率较普通人群明显升高，CKD患者妊娠后高血压发生率进一步增加，CKD1期患者新发高血压率约为7.9%，而CKD4~5期新发高血压率高达50%，CKD5期患者高血压发生率达90%以上。

伴有高血压的CKD患者妊娠时，无论何种程度的分期，均可使肾功能恶化的风险增加。虽然目前并无指南明确推荐CKD妊娠女性血压的控制目标，但多数研究均以收缩压＞140mmHg和（或）舒张压＞90mmHg或者一直使用降压药为高血压标准来评估高血压相关的妊娠风险。故认为 CKD 患者的血压应至少控制在 140/90mmHg 以下，并尽量平稳下降。

然而，与高血压和 CKD 分期相比，蛋白尿对妊娠结局的影响相对较小。CKD 患者妊娠可加重蛋白尿，CKD 1 期约 20% 的患者出现蛋白尿倍增，而 CKD 3 期以上蛋白尿倍增者高达 70%~80%。2019 年指南主张将尿蛋白 > 0.3g/24h 定义为病理性蛋白尿。孕期尿蛋白水平与母儿不良结局相关。建议孕期以尿蛋白肌酐比（urine protein: creatinine ratio, uPCR）或 uACR 进行尿蛋白定量及分级。随着 CKD 分期的增高，妊娠期患者新发蛋白尿或者原有尿蛋白水平急速增加的发生率不断升高。

若患者出现大量蛋白尿导致母体低蛋白血症，可引起胎儿生长受限；同时血浆白蛋白下降甚至发展到肾病综合征时，会进一步加重孕妇高凝状态，可减少子宫胎盘血流量，胎盘灌注不良，胎儿氧和营养物质供应不足，造成胎儿处于长期慢性缺氧状态，从而引发胎儿生长受限、新生儿窒息甚至胎死宫内等情况。

某些特定疾病，如狼疮性肾炎、糖尿病肾病会增加围产期死亡风险，尤其糖尿病肾病患者胎儿畸形风险增加。

综上所述，CKD 的分期、蛋白尿水平、高血压及 CKD 病因均与妊娠结局相关。

CKD 患者在妊娠期根据病情变化，是否需要进行肾脏活检，2019 年英国 RA 指南建议，应衡量出血风险、医源性早产风险、基于活检结果改变治疗方案的可能性、推迟至产后肾活检对延误诊治的影响等多个因素后，慎重决定是否在孕期行肾活检，如确实有必要在孕期进行肾活检，建议在孕早期或孕中期前半段进行。对于在孕期新发生的、没有明确诊断的 CKD 孕妇，应尽早安排产后肾脏检查。

二、慢性肾脏病患者妊娠期的临床问题与防治对策

（一）慢性肾脏病患者妊娠期的临床问题

CKD 患者妊娠时机：鉴于以上对 CKD 患者妊娠风险的评估，推荐 CKD 早期血压控制正常、尿蛋白定量 < 1g/24h 的患者可考虑妊娠，但仍需认识到妊娠的风险。

2017 年我国国家肾脏疾病临床医学研究中心发布的"CKD 患者妊娠管理"指南中，对 CKD 3~5 期、难以控制的高血压、尿蛋白 > 1g/24h、活动性的狼疮性肾炎、伴中重度肾功损害的糖尿病肾病、需要进行血液透析及腹膜透析的患者，不推荐妊娠。2016 年意大利肾脏与妊娠研究组"CKD 患者妊娠"实践声明中，对狼疮性肾炎患者严格限制了妊娠禁忌：合并严重肺动脉高压、严重限制性肺病、严重心力衰竭、严重肾功能损害（CKD 3~5 期）或病情稳定 6 个月之内需避孕。

随访次数应随 CKD 分期增加而增加，对于没有蛋白尿、高血压引起的 CKD 1 期患者，至少每 4~6 周应在肾脏内科随访 1 次，并行血、尿检查；对于合并蛋白尿、高血压或 4~5 期的 CKD 患者，应每周随访 1 次。

孕期应进行家庭自测血压宣教，定期评估血压、尿蛋白、血清肌酐，监测有无低蛋白血症、贫血、肺水肿等情况，加强液体管理，并对原发肾脏疾病进行评估。住院患者还应监测体温、心率、呼吸频率、氧饱和度等生命体征，计算孕期预警评分。在监测上述指标变化的基础上，结合产科指征，决定具体分娩时机。慢性肾脏病不是阴道分娩禁忌，实际

工作中需结合患者病情及患者偏好，病情危重时可适当放宽剖宫产指征。

对于产科、肾内科不在同一地点的非综合性医院建档孕妇，产科医生和肾脏内科医生应定期沟通，确保知晓所有就诊记录及检测结果。产科检查应包括三体综合征筛查、妊娠期糖尿病筛查在内的常规检查；对于抗 Ro（SSA）或抗 La（SSB）抗体阳性的孕妇应在孕中期完善胎儿超声心动图检查。

需要注意的是，不是所有的 CKD 患者都可以妊娠，以下 CKD 患者不推荐妊娠：①CKD3~5 期患者。②高血压难以控制的患者，建议暂缓妊娠，直至血压控制正常后。③伴有蛋白尿的患者，建议暂缓妊娠，直至治疗控制尿蛋白定量 < 1g/24h 至少 6 个月。④活动性狼疮增加肾病复发、早产和并发子痫前期的风险，不推荐妊娠，建议暂缓妊娠，直至疾病治疗达完全缓解状态或病情稳定接近完全缓解状态至少 6 个月。⑤伴中、重度肾功能损害的糖尿病肾病患者妊娠后出现不可逆肾功能下降及进展到肾病范围蛋白尿风险高。⑥狼疮性肾炎和糖尿病肾病等系统性疾病的肾外疾病不适合妊娠的评估见相关指南。

对于已经行肾脏替代治疗的慢性肾脏病患者，由于透析患者的生育能力下降，强化透析需每周透析时间增加到 > 36h，才能提高胎儿的活产率，且即使强化透析，患者妊娠风险仍然很高。出现病理妊娠后，药物或手术终止妊娠时孕妇大出血等风险明显增加。同时由于我国透析条件的限制，不推荐血液透析和腹膜透析患者妊娠。

肾移植受者如有生育意愿，应在医师的指导下，依据病情调整药物至妊娠相对安全的抗移植排斥方案，且不影响移植肾功能，降低妊娠期急性排斥的风险，再择期妊娠。大部分肾移植孕妇较非妊娠患者远期移植肾功能无显著差异，但不良妊娠结局的风险较健康人群高。胎儿丢失率、并发子痫前期及感染发生率高，尤其是妊娠前血清肌酐 > 150μmol/L，伴高血压和糖尿病的患者。欧洲最佳实践指南推荐延迟到移植后 24 个月妊娠。美国移植学会推荐移植后至少 1 年妊娠，并满足以下标准：1 年内无移植排斥反应；肾功能良好且稳定（血清肌酐 < 133μmol/L）；无或微量蛋白尿；无致胎儿毒性的急性感染；稳定且无致畸作用的抗移植排斥药物。

（二）慢性肾脏病患者妊娠期间用药安全管理

原发疾病和治疗药物都会影响 CKD 患者的生育能力。肾功能损害加重，体内激素水平异常，不孕率增加；药物不良反应、疲劳、抑郁症和使用免疫抑制剂都可导致性功能障碍，生育能力下降。任何活动性肾脏疾病都有可能导致不良妊娠结局，推荐慢性肾脏病女性患者至少在尝试受孕前 3~6 个月采用妊娠期安全的免疫抑制剂以获得疾病缓解。

疾病缓解前要严格避孕，对于育龄期女性，尽量避免使用对生育能力有影响的药物，避孕措施只推荐含孕激素的制剂，包括只含孕酮的片剂、肌内注射剂和宫内节育装置。

孕期及哺乳期用药应基于孕产妇的获益、药物能否通过胎盘、有无胎儿致畸性、能否在母乳中排泄等指标，应在权衡利弊的情况下谨慎选用。

1. 降压药

（1）建议使用的降压药物：CKD 孕妇的目标血压设定为 135/85mmHg 或更低。但是需要注意的是，避免过度降压导致胎盘灌注不足而影响胎儿生长发育，并建议妊娠期安全的降压药物首选拉贝洛尔、硝苯地平和甲基多巴。

有研究显示甲基多巴较拉贝洛尔降压治疗的围产儿和孕妇不良结局发生更少，包括低体重儿、早产、严重高血压、并发子痫前期、婴儿呼吸窘迫综合征、脓毒症和癫痫等，提示甲基多巴较拉贝洛尔对高血压孕妇更有益。

（2）慎用的降压药物：其他β受体阻滞剂（如美托洛尔）和钙通道阻滞剂（如尼莫地平和尼卡地平）仅在孕妇不能耐受前述药物的前提下，推荐替代使用。

利尿剂可导致血液浓缩、有效循环血量减少和高凝倾向，因此仅当孕妇出现全身水肿、肺水肿、脑水肿、肾功能不全、急性心功能衰竭等情况时，才可酌情使用呋塞米等快速利尿剂。

（3）禁用的降压药物：螺内酯可通过胎盘对胎儿产生抗雄性激素作用，妊娠期应避免应用。肾素－血管紧张素－醛固酮系统（RAS）抑制剂可导致心脏和肾脏缺陷（包括房间隔缺损、室间隔缺损、肺动脉瓣狭窄、动脉导管未闭和肾发育不全）及羊水过少的相关并发症（肢体挛缩、肺发育不全和颅面骨畸形），因此妊娠期绝对禁止使用。对于在备孕期正在服用这类降压药的 CKD 女性，应在发现妊娠 2 天内替换。

2. 免疫抑制剂

对无需使用免疫抑制剂的患者，肾素－血管紧张素－醛固酮系统（RAS）抑制剂是主要的减少蛋白尿的药物，推荐肾素－血管紧张素－醛固酮系统（RAS）抑制剂使用直至尝试受孕。

（1）建议使用的免疫抑制剂

糖皮质激素：可以选择泼尼松或泼尼松龙，不建议使用含氟的激素，只有在妊娠晚期促胎肺成熟时才使用含氟的糖皮质激素如地塞米松或倍他米松。仅约母体剂量 10% 的泼尼松可通过胎盘进入胎儿体内，因此泼尼松总体对胎儿是安全的，但大剂量泼尼松可能与胎膜早破相关。

羟氯喹：羟氯喹无致畸作用。妊娠期应继续或开始使用以维持肾脏疾病缓解或控制肾外狼疮活动，停用羟氯喹会导致妊娠期狼疮复发的风险增加。

硫唑嘌呤：硫唑嘌呤是妊娠期常用的维持疾病缓解药物。肾移植受者在妊娠期间给予硫唑嘌呤治疗后，新生儿先天畸形率与一般人群无差异，也说明硫唑嘌呤无致畸作用。

钙调蛋白抑制剂：移植受者的研究显示钙调蛋白抑制剂（如环孢素或他克莫司）不增加致畸风险，妊娠期可以安全使用。妊娠期由于环孢素和他克莫司分布容积的变化及肝脏代谢增加，自妊娠中期开始，药物剂量需逐渐增加至妊娠前的 20%~25%。

（2）禁用的免疫抑制剂

环磷酰胺：可直接造成卵巢损伤，口服给药较静脉给药对闭经的影响更持久，因此建议静脉给药，并谨慎选择使用剂量和疗程。育龄期女性尽量避免使用环磷酰胺。

3. 肾性贫血的治疗药物

CKD 患者在孕期血液稀释、铁消耗增加，同时患者孕期红细胞生成素（EPO）增长能力不足，造成慢性肾脏病患者出现妊娠期贫血。而贫血会进一步增加小于胎龄儿、早产等风险。妊娠期 EPO 相对缺乏，同时存在妊娠相关的炎症因子导致红细胞生成素抵抗，CKD 孕妇可发生严重贫血，影响胎盘和胎儿的生长。

建议维持 CKD 孕妇血红蛋白 100g/L，使用红细胞生成素及口服铁剂纠正贫血是安全的，通常剂量需要增加，但静脉铁剂是妊娠期 B 类用药。孕中、晚期对口服铁剂依从性差、不耐受或治疗效果不佳，或者孕 34 周后出现的中度贫血，建议选用静脉铁剂治疗。

4. 治疗矿物质代谢紊乱及肾性骨病药物

钙磷平衡及继发甲状腺功能亢进症常用药物的妊娠安全性研究有限，均定为 C 类。对于盐酸西那卡塞的使用，高钙血症者可继续使用。

5. 纠正代谢性酸中毒药

正常妊娠期女性血 pH 偏碱性，除非出现严重酸中毒，慢性肾脏病孕妇一般不需要补充碳酸氢盐。

6. 抗凝药物

如伴大量蛋白尿和血清白蛋白 < 20g/L 的 CKD 患者应该在整个妊娠期间预防血栓，非严重肾病综合征伴其他血栓高危风险因素如肥胖、不动、膜性肾病或血管炎也要考虑抗凝，可选择皮下注射低分子肝素抗凝。预期分娩时通常停止预防血栓，但如果产后血栓风险尤其高，应尽可能继续抗凝至少持续至产后 6 周。

（三）慢性肾脏病患者妊娠期间的饮食指导

所有阶段的 CKD 及肾移植孕妇妊娠早期能量摄入为 35kcal/（kg·d）（1kcal=4.184kJ）。孕中、晚期在原基础上增加 300kcal/d。

CKD1~3 期、4~5 期和透析孕妇蛋白质摄入分别为 0.8g/（kg·d）、0.6g/（kg·d）和 1.2~1.3g/（kg·d），并在此基础上每天再增加 10g 蛋白质。

（四）慢性肾脏病患者妊娠期间病情加重的干预措施

CKD 患者在妊娠期间，通过以上的治疗方法后病情仍然持续加重或者恶化，或者出现新的危及生命的症状，应立即建议患者终止妊娠。

出现典型的子痫前期，孕妇情况逐渐恶化，包括严重且不能控制的高血压、肾病综合征伴迅速增加的蛋白尿和（或）血清肌酐迅速增加应常规应用足疗程的地塞米松促胎肺成熟，或终止妊娠。

（五）慢性肾脏病患者分娩后的产后管理

CKD 患者的产后管理包括监测肾脏疾病活动情况，监测血压、尿检和肾功能等；对服用钙调蛋白抑制剂的患者，注意监测药物浓度；血栓高危患者，必要时继续预防血栓至产后 6 周；鼓励患者母乳喂养；给予情感支持，以防产后抑郁症。

鼓励 CKD 患者使用最小剂量的妊娠期安全使用的药物，进行母乳喂养。仅很少剂量的泼尼松、硫唑嘌呤和他克莫司可分泌至母乳中。

环孢素几乎在母乳中检测不到，由于产后母体生理的变化，钙调蛋白抑制剂的药物浓度会升高，要尽早重新评估并调整剂量，避免对母体和可能对婴儿造成肾毒性。在疾病明显活动需要使用吗替麦考酚酯或环磷酰胺时，不能母乳喂养。大分子单克隆抗体不进入母乳，产后活动性肾炎可选择利妥昔单抗治疗。

关于降压药物，甲基多巴、拉贝洛尔和长效硝苯地平最常用。利尿剂的脱水作用可能阻碍泌乳，通常应避免。多种肾素－血管紧张素－醛固酮系统（RAS）抑制剂包括依那普利、卡托普利和喹那普利，都未在母乳中检测到，产后应尽早开始使用肾素－血管紧张素－醛固酮系统（RAS）抑制剂降低蛋白尿。

患者经历了风险很大的妊娠，要注意产后情绪变化，以防产后抑郁症。

总之，CKD1~2期的妇女，可能能够顺利妊娠，不会影响肾脏病的结局；高血压、尿蛋白＞1g/24h，对妊娠结局可产生独立或叠加的不良影响；CKD3~5期的妇女，是出现妊娠并发症的高危人群，妊娠期间可能出现肾功能的快速减退。对于CKD患者妊娠的管理需要专家组参与；监测相关临床指标以便及时进行专业干预，以达到最佳的妊娠结局和保护母体肾功能的目的。

（张晶晶　余仁欢）

第四节　妊娠期常见肾脏病的中医治疗

一、肾与妊娠的中医生理病理

脏腑在女性生理活动中的主要作用是生精、化气、生血，主司经、带、胎、产等。肾是生精、化气、生血的根本，也是生长、发育、生殖、育胎的根基。

肾藏精，寓元阴元阳，是维持人体阴阳的本源，"五脏之阴非此不能滋，五脏之阳非此不能发"。肾主生殖，肾气充盛，天癸始能泌至，注于冲任，促进冲任二脉盛通及男女生殖之精的成熟。肾主胞胎，"命门者，诸神精之所舍，原气之所系也，故男子以藏精，女子以系胞，其气与肾通"。子宫脉络与肾相通，子宫受肾气维系。胎在胞中赖肾阳温煦，肾精滋养，才能发育正常，至期而产。

肾主生殖，系胞胎的生理作用，必须与肝、脾、心、肺诸脏的生理功能相互协调。肝肾同源，肾主藏精，肝主藏血，精血同源，相互滋生，精充血旺，血海充盈。肝主疏泄，肾主封藏，一开一阖，血海蓄溢正常。脾肾相资，肾藏精，为先天之根，脾主生化气血，为后天之本，先天滋后天，后天养先天，则精盛血盈，冲任盛通，月事如潮，胎孕正常，母子健康。心肾相济，肾藏精主水，心主血属火，心肾相交，水火既济，阴平阳秘，则胎孕正常。

综上所述，肾为藏精之处，施精之所，冲任之本，又系胞胎，济心，养肝，煦脾，在女性生理中具有极为重要的作用。若肾脏功能失常，必然会影响妇女的妊娠，而发生妊娠相关疾病。

在诸多的致病因素中，先天禀赋不足，或早婚多产，或房事不节，或久病失养，或惊恐伤志，或邪气入侵，损伤肾元，是导致肾的功能失调的主要原因。由于肾的功能失调，则其生精、化气、生血的功能不足，冲任失养失固，系胞无力，蒸腾开阖失司，而发生妊娠疾病。根据病变的程度和性质不同，肾虚可分为：肾气虚、肾阴虚、肾阳虚、肾阴阳两虚、肾精亏虚等。

妊娠期间，阴血聚以养胎，肾气足以保胎，素体肾阴亏虚或肾（阳）气不足的孕妇，由此而致肾阴或肾（阳）气虚弱加重，而导致肾脏阴阳的失衡，产生妊娠疾病。在妊娠早期若发生妊娠疾病，一般多属肾虚，气血虚弱，同时冲气较旺，常伴有冲气上逆、胃失和降等。随着胎儿渐长，气机升降受碍，胎儿所需的营阴增加，故妊娠中晚期，病变常见脾肾气虚，气化不及，或气机阻滞，水道失调，或阴血亏虚，肝阳上亢，甚则肝风内动。

肾与五脏在生理上是密切相关的，在病理上它们之间相互影响。如肾受病可影响到肝（因肝为肾之子，肝肾同源），脾（肾阳温煦脾阳），心（心肾相交，肾阴济心阴），肺（肾为肺之子），反之，肝、脾、心、肺的病变亦可累及于肾，所谓"五脏之伤，穷必及肾"，从而形成肝肾、脾肾、心肾、肺肾或多脏同病的复杂病机。

二、中医学对妊娠期肾脏疾病的认识

历代医家对妊娠期肾脏疾病有一定的认识和论述，基本上包含了现代产科中常见的肾脏疾病，简述如下。

（一）妊娠期尿频和尿失禁

妊娠初期和后期出现尿频是常见的生理性反应。隋代巢元方在《诸病源候论·妊娠小便数候》中载："肾与膀胱合，俱主水，肾气通于阴。肾虚而生热，热则小便涩，虚则小便数，虚热相搏，虽数起而不宣快也。"单纯的尿频一般不需治疗，但若因胎满而遗，尿不知出时，宋代陈自明在《妇人大全良方》中载用白薇散（白薇、白芍）治疗。

（二）尿潴留

中医学常称尿潴留为小便难、小便不利、小便不通、转胞等。妊娠期间出现小便不利，甚至小便不通，以致小腹胀急、胸闷喘急等症。《金匮要略·妇人妊娠病脉证并治》记述："妊娠小便难，饮食如故，当归贝母苦参丸主之。"该书中还记载用肾气丸治转胞。孕期尿潴留的成因，《诸病源候论》认为："小肠有热，热入于胞内，热结甚者，故小便不通，则心胁小肠俱满，气喘急也"。现今治疗妊娠期尿潴留分气虚、肾虚、湿热等几种类型，治疗上除内服药物外，还用针灸、外治等疗法。

（三）妊娠期水肿

古代医家即已认识到孕期水肿有生理与病理性之分，如《诸病源候论》谓："妊娠临将产之月，而脚微肿者，其产易。所以尔者，胞藏水血俱多，故令易产，而小乘于外，故微肿，但须将产之月耳。若初妊而肿者，是水气过多，儿未成具，故坏胎也。怀胎脉浮者，必腹满而喘，怀娠为水肿。"至于病理性水肿的成因及危害，则认为："胎间水气，子满体肿者，此由脾胃虚弱，脏腑之间有停水，而夹以妊娠故也。妊娠之人，经血壅闭，以养于胎。若夹有水气，则水血相搏，水渍于胎，兼伤脏腑。"《傅青主女科》云："妊妇有至五个月，肢体倦怠，饮食无味，先两足肿，渐至遍身头面俱肿，人以为湿气便然也，谁知是脾肺气虚乎！夫妊娠虽有按月养胎之分，其实不可拘于月数，总以健脾补肺为大纲。盖脾统血，肺主气，胎非血不荫，非气不生，脾健则血旺而荫胎，肺清则气旺而生子。苟肺衰则气馁，气馁则不能运气于皮肤矣；脾虚则血少，血少则不能运血于肢体矣。气与血两虚，脾与肺失职，所以饮食难消，精微不化，势必至气血下陷，不能升举，而湿邪即乘其所虚之处，积而成浮肿症，非由脾肺之气血虚而然耶。治法当补其脾之血与肺之气，不必祛湿，而湿自无不去之理。方用加减补中益气汤。"傅青主指出妊娠水肿的病机为脾肺气虚和气血两虚，并提出明确的治疗方药。

（四）妊娠期蛋白尿

古代没有蛋白尿概念，对蛋白尿病因病机和治疗的认识多与水肿相似。目前对于蛋白尿的治疗多采用健脾益气、补肾涩精为主。常用方剂为补中益气汤、升阳益胃汤、当归补血汤、水陆二仙汤、五子衍宗丸等。

（五）妊娠期尿血

血尿是肾炎的主要表现之一。《诸病源候论》指出："尿血，由劳伤经络而有热，热乘于血，血得热流溢，渗入于胞，故尿血也。"治宜清热凉血，方用续断汤（当归、生地黄、续断、赤芍）。

（六）产后急性肾衰竭

古代医家所描述的产后诸症有的与产后急性肾衰竭的表现相似，如产后汗血、尿血、便血、产后口鼻黑气及鼻衄等，与特发性产后急性肾衰竭的血液系统表现相似，并认识到此症的严重性。产后小便难，"有小肠木夹于热，因产水血俱下，津液竭燥，胞内结热，则小便不通也。……若虚热津液竭燥者，则不甚胀急，但不通，津液生，气和，则小便也""产则津液空竭，血气皆虚，有热客于胞者，热停积，故小便否涩而难出"。此处"小便难"，系指无尿，而非尿潴留。治疗上，《妇人大全良方》用小调经散（没药、琥珀、桂心、芍药、当归、细辛、麝香）活血通阳化气，开窍利水；也可用汉防己散（汉防己、猪苓、枳壳、桑白皮、商陆、甘草）。

本节内容主要涉及妊娠高血压综合征、妊娠合并肾小球疾病及妊娠合并尿路感染等。

三、妊娠高血压综合征

妊娠高血压综合征，简称妊高征，是指妊娠20周以后发生水肿、高血压和（或）蛋白尿，病情严重时，出现头痛、头晕、眼花、胸闷，甚至抽搐、昏迷的症候群。根据患者临床症状的重心不同可分为妊娠水肿、妊娠高血压、妊娠蛋白尿、先兆子痫、子痫。妊高征归属于中医学属"子肿""子烦""子晕""子痫"病证范畴。

（一）源流概述

中医学最早记载本病的是张仲景，他在《金匮要略》中对妊娠水肿的临床表现作了较为详尽的描述，并拟定了相应的施治方药。云："妊娠有水气，身重，小便不利，洒淅恶寒，起即头眩，葵子茯苓散主之。"隋代巢元方在《诸病源候论》中对子肿、子烦的病因病机作了明确的分析，并为后世医家所推崇。他认为子肿的病机为："脾胃虚弱，脏腑之间有停水，而夹以妊娠故也；妊娠之人经血壅闭以养于胎""脾胃主身之肌肉，故气虚弱，肌肉则虚，水气流溢于肌肤，故令体肿"。在论述子烦病机时指出："脏虚而热，气乘于心则心烦，停痰积饮在于心胸，其冷冲心者，亦令烦也""以其妊娠而烦故谓之子烦也"。巢氏还首次提出了子痫，"妊娠痉候，妊娠而发者，亦名子痫，亦名子冒也"。并指出："体虚受风""风伤太阳之经"是子痫的病因。唐代孙思邈在继承前人经验的基础上制定了多首治疗子肿、子烦的方剂，其中竹沥汤、鲤鱼汤现在仍广泛用于临床。唐代昝殷在《产宝》中进一步指出子肿的病机要点为"脏气本弱，因产（妇重虚）土不克水"。

宋、金、元时期对妊高征的认识多崇前贤。明、清时期对该患者认识不断完善，内容十分丰富。明代王肯堂在《证治准绳》中指出："虑将产之际，费力有不测之忧，故不可不治于未产之前。"强调要积极防治妊高征。明代陈文昭在《陈素庵妇科补解》中以"烦出于心，心主火，更加客热乘之，故烦躁"而立论，倡导"清热凉血则烦闷自除"的施治原则。明代万全在《万氏女科》中对子痫的认识更进一步，认为子痫实非外风所为，云："子痫乃气虚夹痰夹火症也。"对子痫的病机认识作出了重要贡献。清代萧埙在《女科经纶》中指出子痫乃肾水衰而心火旺，肝无所养所致，其治则为"急当滋其化源，泻南补北，壮水制火则肝木自平"。林珮琴在《类证治裁》中又以"子痫，此阴火鼓动其痰"立论。至此对子痫的认识已臻完善。清代沈尧封在《沈氏女科辑要》中极大地丰富了妊高征的内容，论述精当。他阐述妊娠肿胀的病机为："胎凝脏腑，机括不灵。肾者胃之关也，或关门不利，因而聚水，或脾不能散精行肺，或肺不能水精四布"或"腹中增一物，则大气升降之首窒塞，此无形之气病也"，补充了前人之不足。在论述妊娠心烦时云："子烦病因，曰痰曰火曰阴亏。"言简意赅，非常切合临床实际。并云："妊娠病源有三大纲""一曰阴亏""二曰气滞""三曰痰饮"。

西医学研究认为子肿、子烦、子晕、子痫符合妊娠高血压综合征的发展过程和临床表现。子肿是指妊娠后，肢体面目甚至全身肿胀。妊娠期间出现烦闷不安，郁郁不乐，或烦躁易怒等现象，称为子烦。若出现头目晕眩，状若眩冒者，称为子晕；若发生眩晕倒仆，昏不知人，手足抽搐，全身强直，甚或昏迷者，称为子痫。它们是妊高征不同阶段的临床表现，其共同特点都可能存在有水肿、高血压、蛋白尿。它们在病因病机上也是相互联系，如阴虚子烦很可能发展成阴虚阳亢的子晕，甚至子痫。而脾、肾、肝三脏功能失调是其发病的关键，瘀血内阻也是近十多年来强调的重要病机。在治疗上强调在辨证治疗的基础上，适当加以活血化瘀药治疗。

（二）中医病因病机

1. 子肿

妊娠水肿乃妊娠期间所发生的体内水液潴留，泛溢于肌肤而产生的一种临床表现，究其水肿之因，病位主要涉及肾、脾、三焦、膀胱等脏腑。若素体脾肾阳虚，孕后则更感不足，脾阳虚不能运化水湿；肾阳虚，则肾失温化蒸腾，上不能温脾阳，下不能温化膀胱，水道不利，泛溢肌肤，遂致水肿。此外，妊娠中、晚期胎儿渐长，胎气壅阻，气机滞碍，水湿不化，亦成肿胀。故妊娠水肿多因脾虚、肾虚、气滞。

2. 子烦

妊娠心烦的主要病因病机为阴血素亏，孕后阴血聚以养胎元，则阴血愈亏，心火偏亢，虚热内生扰及心胸，则神明不安，烦躁心惊，如《血证论》所云："子烦者，血虚也，血者心之所主，血足则心不烦，胎既耗血，胎中之火又上与心火相合，火扰其心是以虚烦不能眠。"若素有痰饮积滞，孕后阴血聚于下，阳气偏盛，阳盛则热。两因相感，痰热相搏，痰火扰及心胸，神明失守，是以烦闷不安。若平素性情抑郁，复因胎阻气机，是以气滞益甚，郁久化火，且火上扰心神，则烦闷不安。《沈氏女科辑要笺正》云："子烦病因，曰痰，曰火，曰阴亏"，就是对上述病机的高度概括。

3. 子晕

先兆子痫的病因病机为平素肝肾阴亏，阴虚阳亢，孕后精血聚以养胎则精血愈虚肝失所养。肝者风木之脏，内寄相火，主藏血，体阴而用阳。阴虚阳亢于上，则头痛头晕。或患者平素性情抑郁，肝失条达，郁而化火，孕后阴血不足，则肝火上炎，出现头晕头痛。若患者平时饮食不节或劳倦过度，或忧思伤脾，孕后气以载胎，中气重虚，脾虚运化失职，精微不布，痰湿内生，土虚木贼，脾虚肝旺，肝阳上亢而致子晕。或痰湿内阻经隧，痰热上扰而致头晕。

4. 子痫

子痫多由子肿、子烦、子晕治疗不及时发展而来。在原来病机的基础上，进一步加重、演变，使虚损益甚，邪实突出。如肝肾阴虚，肝阳亢盛，肝风内动，或阴虚热盛，痰火交炽，上蒙清窍发生子痫。

（三）中医治疗

妊娠高血压疾病是妊娠妇女的常见病、多发病。由于西医学的迅速发展，它对妊娠妇女及胎儿的生命威胁逐渐减少，胎儿因此而发生的死亡率显著降低。虽然如此，该病的发生率并未下降，它给许多妊娠妇女带来了痛苦，同时也影响着胎儿的正常发育，有时甚至不得已而终止妊娠、流产或早产，不利于优生优育。因此加强该病的早期预防和治疗是非常必要的。中医在这方面也是有优势的。中医在早、中期妊高征的治疗上疗效稳定，无明显副作用。对于有发生妊高征倾向的妇女，如平素阴虚、血虚或脾肾虚弱者，提前预防治疗，可能增强孕妇的体质，提高优生优育水平，同时也可能减少妊高征的发生率。西医学认为妊高征的基本病理为全身小动脉痉挛及有弥散性血管凝血状态。据报告，有 50% 以上的患者存在有血液流变学的障碍。血瘀现象极为普遍，由于血流瘀滞，会使疾病进入恶性循环，直接影响妊高征的预后。因此在辨证治疗的基础上适当配合活血化瘀药，有助于提高本病的治疗效果。

1. 子肿

本病根据临床表现，可分为脾虚、肾虚、气滞三种证型。脾虚者，治宜健脾利水；肾虚者，治宜温肾行水；气滞者，治宜理气化湿；按照"治病与安胎"并举的原则，可随证加入养血安胎之品。有瘀血征象者，少佐活血之品。在用药时宜慎用温燥、寒凉滑利之品，以免伤胎。若水肿明显者，应注意休息，并且宜限盐饮食。

（1）辨证论治

①脾虚证

临床表现：妊娠期间，面目四肢浮肿，或遍及全身，肤色㿠白，皮薄而光亮，胸闷气短，懒于语言，口淡无味，食欲不振，大便溏薄，舌质胖嫩，边有齿痕，苔薄白或白腻，脉缓滑无力。

治法：健脾利水。

方药：白术散加味。基本方：白术、茯苓、大腹皮、生姜皮、砂仁、陈皮、紫苏。加减法：肿势明显，小便短少者，加防己、黄芪、泽泻；兼瘀血征象者加当归、川芎、丹参、琥珀末；气损及阳，中焦虚寒者，加干姜、草豆蔻、肉桂；兼肾阳不足，四肢畏寒者，加肉桂、巴戟天、淫羊藿。

②肾虚证

临床表现：孕后数月，面浮肢肿，下肢尤甚，按之没指，心悸气短，下肢逆冷，腰酸无力，舌淡苔白润，脉沉细。

治法：温阳化气行水。

方药：真武汤加减。基本方：附子、生姜、茯苓、白术、白芍、桂枝、牛膝、车前子。加减法：若阳虚不甚或素有堕胎、滑胎病史，或伴有明显腰酸痛，恐有流产之忧，可去附子之大毒，加补骨脂、巴戟天、淫羊藿温肾助阳。若水肿明显者，可配服五皮饮。心悸气短者可加葶苈子、大枣、五味子、人参、远志；伴头晕耳鸣者，宜加天麻、钩藤、石决明、煅龙牡；兼瘀血者，加丹参、川芎、琥珀末。

③气滞证

临床表现：妊娠三四个月后，先由脚肿，渐及于腿，皮色不变，随按随起，头晕胀痛，胸闷胁胀，食少，苔薄腻，脉弦滑。

治法：理气行滞，佐以健脾化湿。

方药：天仙藤散合四苓散加减。基本方：天仙藤、香附、陈皮、甘草、乌药、生姜、木瓜、紫苏、茯苓、猪苓、白术、泽泻。加减法：若偏于湿阻，兼见头昏头重、胸闷呕恶、纳少便溏、苔厚腻、脉沉滑者，加苍术、白术、大腹皮、木香、砂仁，或改用茯苓导水汤去槟榔；兼见口苦心烦，苔黄腻者，加栀子、黄芩、桑叶；兼头晕胀痛者，加天麻、白术、地龙。

（2）饮食疗法

①鲤鱼 1 条（500g），赤小豆 15g，陈皮 6g，煮 30 分钟，分 2 次服，吃鱼喝汤，隔日 1 剂。适用于脾虚型子肿。

②黑鱼 1 条（500g），冬瓜 500g，冬瓜切块加少许葱，不加盐，吃鱼汤。适用于脾虚型子肿。

③红鲤鱼 250g，赤小豆 200g，花生仁 150g，大蒜 25g，炖至极烂，空腹温服。具有温阳利水之功用，适用于脾肾阳虚之子肿。

④怀山药 30g，大枣 20 枚，肉桂 5g，薏苡仁 30g，同煮粥食用，每天 1 剂，连服 4~5 天，适用于脾肾阳虚之子肿。

2. 子烦

妊娠而烦，其因多热，然其证又有虚实之不同，有虚热、痰火、肝郁之异。因此，治疗上宜分别采取清热涤痰，清肝泻火，养阴清热。由于阴虚血热为妊娠心烦的最常见证型，因而养阴清热除烦又为子烦的主要治疗原则。凡助热生火，伤阴耗液之品皆当忌用。

（1）辨证论治

①阴虚证

临床表现：妊娠心中烦闷，坐卧不宁，或午后潮热，手足心烦热，口干咽燥，干咳无痰，渴不多饮，小溲短黄，舌红，苔薄黄而干，或无苔，脉细数而滑。

治法：清热养阴，安神除烦。

方药：人参麦冬散加味。基本方：太子参、麦冬、黄芩、知母、生地、竹茹、炙甘草、莲子心。加减法：心惊胆怯者，加远志、茯神、生龙骨、生牡蛎；肺阴不足，症见口燥咽干，干咳无痰，潮热盗汗者，加天冬、知母、百合、天花粉；兼见头晕耳鸣，腰膝酸软者，加龟甲、玄参、女贞子、旱莲草、生何首乌。

②痰火证

临床表现：妊娠期间，心胸烦闷，头晕心悸，胃脘痞满，恶心呕吐，舌质红，苔黄腻，脉滑数。

治法：清热涤痰除烦。

方药：竹沥汤加减。基本方：竹沥、麦冬、黄芩、茯苓、浙贝母、瓜蒌皮、陈皮、枳壳。加减法：兼呕吐者加藿香、法半夏、枇杷叶；兼大便秘结者，去瓜蒌皮，加全瓜蒌、杏仁、火麻仁。

③肝郁证

临床表现：妊娠心烦不安，头晕目眩，口苦咽干或两胁胀痛，善太息，舌质红苔薄黄，脉弦滑而数。

治法：疏肝解郁，清热除烦。

方药：丹栀逍遥散加减。基本方：丹皮、栀子、白芍、当归、白术、茯苓、陈皮、柴胡、黄芩、甘草、生地、百合。加减法：兼头晕眩者，加钩藤、菊花、莲子心；兼胸胁胀痛者，加炒川楝子、郁金、合欢皮。

（2）单验方

①莲子（未去心）50g，水煎至烂，加白糖适量，日服1次，连服半个月。具有养心阴、清肝火、除心烦的功用。

②知母炒为末，枣肉丸，弹子大，每服1丸，人参煎汤下（《妇人校注良方》）。

③竹茹汤：用淡青竹茹一两（30g），以水一大升，煮取四合，徐徐服尽为度（《证治准绳》）。

④葱白2茎，淡豆豉10g，水煎，分3次温服。

⑤百合20g，鸡蛋1个，水煎，喝汤吃鸡蛋、百合，每日1次。

3. 子晕

子晕往往是子痫之先兆证，多发生于妊娠中、晚期，常有高血压、水肿、蛋白尿。如不积极有效治疗，很容易发展成子痫。因此子晕是比较严重的证候，应引起足够的重视。本病虽有虚实之别，但其特征为肝阳上亢。因此治疗原则是以平肝潜阳为主，佐以滋阴、泻火、扶脾、除湿。

（1）辨证论治

①阴虚肝旺证

临床表现：妊娠后期常感头痛头晕，甚则眼花目眩，伴见面色潮红，咽干耳鸣，心悸，舌红少苔，或舌中裂纹，脉弦数或弦细而数。

治法：滋阴潜阳。

方药：杞菊地黄汤加味。基本方：枸杞子、菊花、熟地、山茱萸、山药、丹皮、茯苓、泽泻、石决明、钩藤、龟甲、何首乌。加减法：头晕目眩甚者，加天麻、夏枯草；视物不清者加蒺藜、决明子、青葙子；兼下肢浮肿者，加防己、猪苓、牛膝、车前子；兼大便秘结者，加少量大黄、生何首乌、火麻仁；口苦咽干，心烦者，加栀子、黄芩。

②脾虚肝旺证

临床表现：妊娠后期面浮肢肿剧，头昏头重如眩冒状，胸胁胀满，纳差便溏，舌淡或有瘀斑，苔厚腻，脉弦滑。

治法：健脾利湿，平肝潜阳。

方药：白术散加味。基本方：白术、茯苓、大腹皮、生姜皮、陈皮、天麻、决明子、钩藤、防风、菊花。加减法：面浮肢肿甚者，加泽泻、猪苓、赤小豆、防己、牛膝、车前子；脾虚气弱，神疲乏力者，加党参、黄芪；兼胸闷呕恶者，加法半夏、竹茹、旋覆花；兼有瘀血征象者，合当归芍药散（当归、赤芍、川芎、泽泻、茯苓、白术）或加丹参、琥珀末、赤芍、桃仁。

（2）单验方

①绿豆、黑大豆、黄豆各30g，银花15g，甘草6g。水煎取汁500ml，分3次温服。

②芹菜100g，梨3个，共切碎，捣汁服，日1~2次。

③决明子9g，海带1块（约2方寸，洗净），泡水当茶饮。

④夏枯草20g，菟丝子10g，水煎服。每日2次。

⑤黄豆芽适量，水煎3~4小时，温服，连续服数次。

⑥麦冬30g，夜交藤30g，石决明30g，杜仲15g，菌灵芝（先煎）30g，玉米须30g。水煎服，每日1剂。

4. 子痫

子痫往往由子晕（先兆子痫）失治、误治发展而来，病情十分凶险。其病机为肝阳上亢，肝风内动或痰火上扰。治疗以息风、安神、解痉为要，并应积极配合西医抢救，以免发生意外，必要时根据病情可考虑终止妊娠。

（1）辨证论治

①肝风内动证

临床表现：妊娠后期，颜面潮红，心悸烦躁，突发四肢抽搐，甚则昏不知人，舌红苔薄黄，脉弦滑数。

治法：平肝息风。

方药：羚羊钩藤汤加减。基本方：羚羊角（冲服）、钩藤、桑叶、菊花、贝母、鲜竹茹、生地、白芍、茯神、甘草、生龙牡。加减法：心肝火旺，兼见烦躁谵语，小便短赤，苔黄干燥者，加龙胆草、焦栀子、竹叶；兼见瘀血阻滞征象者，加丹参、赤芍、琥珀末、桃仁。

②痰火上扰证

临床表现：妊娠晚期，或正值分娩时，卒然昏不知人，四肢抽搐，气粗痰鸣，舌红苔黄腻，脉弦滑。

治法：清热，豁痰，开窍。

方药：牛黄清心丸加减。基本方：牛黄、朱砂、黄连、黄芩、栀子仁、郁金、竹沥、泽泻、夏枯草。加减法：大便秘结者，加全瓜蒌、生大黄；痰涎壅盛者，加天竺黄、石菖蒲、京半夏。

（2）中成药：安宫牛黄丸、至宝丹、紫雪丹。

（3）单验方

①生藕汁1杯，灌服。

②生白芍30g，甘草9g，钩藤15g，荷叶半张，竹茹30g。水煎服。

（4）针灸疗法

①抽搐：针刺曲池、合谷、承山、太冲穴。

②昏迷：针刺人中、百会、风池、涌泉穴。

③牙关紧闭：针刺下关、颊车穴。

四、妊娠合并慢性肾脏病

妊娠是加重慢性肾脏病损伤的独立危险因素，不仅对母体产生损伤，还会影响新生儿质量，且相关的肾脏疾患都有不同程度的加重。

不同类型的肾脏病妊娠后对母体及胎儿有不同的影响，但原发性肾小球疾病胎儿状况与母体肾组织病理类型无关，而与妊娠早期的蛋白尿、高血压、肾衰竭程度等危险因素密切相关。妊娠前已患有肾小球疾病，或呈现隐匿过程，或曾有过肾小球疾病病史，妊娠后由于妊娠产生的一系列生理变化的影响，而使原有肾病加重或导致病情复发。妊娠期常合并的肾脏病有隐匿性肾炎、慢性肾炎、肾病综合征、狼疮性肾炎、慢性肾功能不全及透析等。在临床上主要表现为水肿、高血压、蛋白尿、血尿、肾功能不全，多于妊娠早期出现。严重者可有头痛、头晕，甚至抽搐等症状。其临床表现与妊娠高血压综合征十分相似，即中医学所谓的子肿、子烦、子晕、子痫的发展过程。虽然妊娠高血压综合征与妊娠合并慢性肾脏病是两种不同类型的疾病，但二者的中医病因病机颇为相似，甚至有人将慢性肾脏病作为妊娠高血压征的原因之一。因此，妊娠合并肾小球疾病的治疗可参考妊娠高血压综合征。妊娠期肾病复发或加重，除与患者肾功能、蛋白尿、高血压有关外，还与饮食控制、生活方式以及体质因素有关。因此，合理的生活方式和饮食控制对减少妊娠期肾损伤、保证顺利妊娠和生产具有重要作用。下面以妊娠合并IgA肾病、肾病综合征及狼疮性肾炎为例，简要讨论妊娠合并慢性肾脏病的中医治疗问题。

（一）妊娠合并 IgA 肾病

IgA 肾病是最常见的原发性肾小球疾病，多数患者处于生育期，妊娠的意愿较高。但由于临床谱较广，病情差异大，妊娠的风险也有较大不同。IgA 肾病患者肾功能在 CKD1~2 期，蛋白尿 < 1g/d，血压平稳，妊娠时风险较小。临床表现为无症状性蛋白尿和无症状性血尿的患者，妊娠期间一般不需治疗，但应加强妊娠期肾脏功能的监测；对于每日蛋白尿在 1g 以上、血尿较多的患者，妊娠期多数患者临床症状可能会加重，通常会出现血尿或蛋白尿增加，后期可出现浮肿和高血压。中医药治疗有利于减轻妊娠反应，改善症状，减少流产、早产，对保护肾脏功能及母子安全具有重要作用。IgA 肾病的中医治疗妊娠期与非妊娠期有一定的差异，妊娠早期以气阴两虚和脾虚湿阻为主，后期可出现肝肾阴虚、脾肾两虚、水湿内停等证。其辨证治疗更注重健脾益气、滋肾养血、活血利水，常用春泽汤、归芍地黄汤、当归芍药散等方化裁，但在具体用药上要尽量避免或减少有毒性药物的使用。

（二）妊娠合并肾病综合征

肾病综合征患者在缓解前主动妊娠者较少，多数患者是因为妊娠期导致肾脏病加重或复发，在妊娠的中、后期出现肾病综合征。肾病综合征出现越早，妊娠的风险越大。在妊娠早期出现肾病综合征，多数患者可能需要终止妊娠。妊娠后期则可采取中医或中西医结合治疗，以减轻浮肿，减少蛋白尿，提高血浆白蛋白水平，尽可能保证妊娠的顺利和母子平安。中医认为妊娠合并肾病综合征的主要病机为脾肾两虚兼血瘀水停，治疗以健脾补肾，活血利水为主。常用方为真武汤、参芪地黄汤、水陆二仙丹、当归芍药散等。

（三）妊娠合并狼疮性肾炎

妊娠可诱发或加重系统性红斑狼疮（SLE）病情活动，SLE 使妊娠及胎儿不良并发症风险明显增加，目前 SLE 妊娠仍是重大挑战。对于活动性 SLE，尤其是有活动性 SLE 证据者，建议病情完全缓解至少 6 个月后再妊娠，母体和胎儿的预后较好。妊娠前 SLE 活动是发生母体及胎儿不良并发症的危险因素，尿蛋白 > 1g/d 可预测胎儿不良并发症的风险增加。如果妊娠前 SLE 完全缓解，妊娠结局与非 SLE 者无明显差异。妊娠合并狼疮性肾炎的中医证候主要以阴虚内热和气血两虚为多见，同时多伴有血瘀水停，主要治法为滋阴清热、益气补血和活血利水为主。常用方为知柏地黄汤、八珍汤和当归芍药散，并根据情况可加用白花蛇舌草、蒲公英、玄参等解毒凉血之品。

五、妊娠合并尿路感染

妊娠期尿路感染的发生率很高。妊娠期尿路感染属中医学"子淋"范畴，如《医宗金鉴》云："孕妇小便频数窘涩，点滴疼痛，名曰子淋。"

（一）源流概述

妊娠后小便不利的记载最早见于《金匮要略》，云："妊娠小便难，饮食如故，当归贝母苦参丸主之。"隋代巢元方在《诸病源候论》中首次提出了子淋的病名，并阐述了该病的发病机制："淋者，肾虚膀胱热也……""妊娠之人胞系于肾，肾患虚热成淋"。唐代昝殷在《经效产宝》中以"冬葵子、芍药、黄芩、茯苓、车前子"组成合方以治"妊娠患淋，小便涩不利，小腹水道热痛"。

陈文昭在《陈素庵妇科补解》中云："妊娠胞系于肾，淋久不止，肾水亏损，小肠为心之腑，水火不交必心神烦闷，口燥咽干以致胎动不安。"他在承袭前人从肾虚立论的基础上强调小肠火。王肯堂的《胎产证治》云："子淋，亦湿也……因膀胱热以致淋沥作痛。"强调湿热邪气，对本病病因认识更进一步。清代张璐在《张氏医通》中集子淋病因病机之大成，将本病归纳为"肾与膀胱虚热""膀胱阳虚阴无以化""小肠热""肺虚膀胱热而气化不行""肝经湿热""膏粱厚味劳役所伤""脾胃气虚"诸种。并运用六味丸、肾气丸、生脉散、导赤散、加味逍遥散等方药治疗。《沈氏女科辑要笺正》云："妊娠得此，是阴虚热炽，津液耗伤为多，不比寻常淋痛皆由膀胱湿热郁结也，故非一味苦寒胜湿淡渗利水可治。"

纵观前人的论述，在对该病的病因病机、治疗及选方用药等方面，都有较为完整的阐述，对现代子淋的治疗具有重要的指导意义。

（二）中医病因病机

本病主要机制为肾虚，膀胱积热，气化失司所致。临床常见的有心火偏亢、湿热下注、阴虚三种。

1. 心火偏亢

素体阳盛，或过食辛温助阳，孕后血养胎元，阴不济阳，心火偏亢，移热于小肠，传入膀胱，灼伤津液，则小便淋沥涩痛。

2. 湿热下注

摄生不慎，湿热蕴结，灼伤膀胱津液，发为小便淋痛。

3. 阴虚

素体阴虚，孕后阴血愈亏，阴虚火旺，下移膀胱，灼伤津液，则小便淋沥涩痛。《胎产心法》云："妊娠胞系于肾，肾间虚热，移于膀胱，而成斯证。"

以上三种发病机制都与孕后体内的生理变化关系密切。阴血聚以养胎，阴血因而相对不足，阴虚则生内热，下移膀胱是其发病的关键。古人的"胞系于肾""肾虚膀胱热"即是对此高度概括。同时患者素体阴虚，阳盛也是该病发生的重要因素。

（三）诊断与鉴别诊断

妊娠期间出现小便频急，淋沥涩痛，点滴而下，小腹拘急，尿检白细胞增多或出现脓细胞，尿细菌培养阳性，即可诊为本病。

本病需与妊娠小便不通，即转胞相鉴别。转胞是指妊娠期间，小便不通，甚至小便胀急疼痛，心烦不得卧。无小便淋沥涩痛，尿菌培养阴性。相当于西医的妊娠期尿潴留，其病机为胎气下坠，压迫膀胱，水道不通。

（四）辨证治疗

子淋的发生，虽多因热，但在治疗上仍以清润为主，不宜苦寒、通利太过，以免伤及胎元。

1. 心火偏亢证

临床表现：妊娠期间尿少色深黄，艰涩而痛，面赤心烦，甚则口舌生疮，舌红欠润，少苔或无苔，脉细滑数。

治法：泻火通淋。

方药：导赤散加味。基本方：麦冬、生地、木通、甘草梢、淡竹叶、玄参。加减法：小便热痛甚者，加栀子、车前草、金钱草；心烦者，加栀子、知母、莲子心；热伤血络，尿血者，加白茅根、大蓟、小蓟。

2. 湿热下注证

临床表现：妊娠期间，突感小便频数短急，艰涩不利，灼热疼痛，尿黄赤，或有洒淅恶寒，或伴面色垢黄，口干而渴不多饮，胸闷纳少，舌质红，苔黄腻，脉滑数。

治法：清热利湿通淋。

方药：加味五淋散。基本方：黑栀子、黄芩、滑石、木通、茯苓、泽泻、车前子、甘草梢、当归、白芍、生地。加减法：湿热兼外感者，加银花、连翘、荆芥；兼心烦口苦、胸闷胀痛者，加柴胡、黄芩；伴腹胀、纳呆、苔黄腻者，加藿香、佩兰、竹茹；伴尿血者，加生侧柏叶、地榆、茜草根。

3. 阴虚证

临床表现：妊娠期间，小便频数，淋沥不爽，灼热刺痛，尿少色黄，形体消瘦，两颧潮红，午后潮热，手足心热，心烦不寐，大便干燥，舌质红，苔黄而干，脉细数而滑。

治法：滋阴润燥，清热通淋。

方药：知柏地黄汤。基本方：知母、黄柏、生地、山茱萸、山药、丹皮、泽泻、茯苓、麦冬、车前草、生甘草。加减法：虚火较甚，潮热盗汗明显者，加玄参、地骨皮、生龙骨、生牡蛎；大便秘结者，加当归、火麻仁、肉苁蓉；兼湿热者，加土茯苓、通草、滑石、淡竹叶、栀子；伴尿血者，加女贞子、旱莲草、白茅根。

（五）单验方

（1）新鲜地肤草120g，以水700ml，煮取500ml，分3次服用。或新鲜地肤草捣汁服用亦可。

（2）鲜马齿苋或酸浆草120g，水煎或捣汁，日服3次，治疗子淋湿热证。

（3）鲜扫帚苗120g，水煎服。若冬春时可用干扫帚梢60g煎服亦可。

（余仁欢　梁莹）

第五节　妊娠期中药的生殖毒性研究

中药在促进健康、消除疾苦、种族繁衍方面发挥了积极的作用，然而"所有的物质都是有毒的，不存在任何无毒物质，剂量决定了一种物质是否为毒物"。不当使用或者长期、过量服用药物，均可能产生毒副作用，包括生殖毒性，这些不良反应不仅影响到个体的生殖与发育，还关乎整个民族的繁衍和昌盛。历代医家通过医疗实践对妊娠期使用中药的利弊进行了一定的总结，对妊娠期方剂的使用宜忌亦有不少记载。隋代《产经》最早记载了妊娠禁忌药，宋代《妇人良方大全》则以歌诀的形式列举了69种妊娠禁忌药，元代编纂《妊娠用药禁忌歌》，这些内容都体现了中医学对妊娠期用药的重视。但由于科技水平的限制，妊娠禁忌的中药是否确有生殖毒性？无毒中药，甚至所谓中药"上品"是否没有生殖毒性的风险？对于这些问题尚缺乏科学依据。传统中医对生殖毒性的认知多集中于胎动不安、滑胎、流产和怪胎等概念，对生殖毒性的观察大多停留在肉眼可见的宏观水平。随着现代药物安全性评价方法的不断完善，致畸敏感期试验和体外全胚胎培养等实验方法的广泛应用，有关中药的生殖毒性的研究逐渐深入到的组织、细胞、细胞器、基因等微观水平。这些探索与研究有利于提高妊娠期中药使用的安全性。

一、《中国药典》中妊娠期禁忌用药的生殖毒性

中药妊娠禁忌药分为忌用、禁用和慎用三大类，禁用类大多是大毒药材或药性作用峻猛之品，慎用类主要包括活血化瘀药、行气破气药、攻下药和温里散寒药等。随着用药安全意识的提高，中药生殖毒性的研究越来越受到重视，以下是2020年版《中国药典》注意项下收载的孕妇禁用和慎用的主要药材。

表16-4　2020年版《中华人民共和国药典》注意项下收载孕妇禁用和慎用的主要药材

忌用药材	禁用药材	慎用药材
天山雪莲、大皂角	川乌、草乌、土鳖虫、千金子霜、水蛭、全蝎、两头尖、阿魏、莪术、商陆、蜈蚣、麝香、千金子、马钱子、马钱子粉、牵牛子、甘遂、芫花、京大戟、三棱、巴豆、巴豆霜、罂粟壳、斑蝥、轻粉、朱砂、红粉	红花、三七、苏木、桃仁、虎杖、蒲黄、益母草、大黄、牡丹皮、西红花、片姜黄、王不留行、桂枝、肉桂、草乌叶、附子、白附子、制川乌、制草乌、制天南星、川牛膝、芦荟、芒硝、番泻叶、郁李仁、卷柏、硫黄、漏芦、禹州漏芦、牛膝、通草、瞿麦、薏苡仁、天花粉、天南星、玄明粉、禹余粮、赭石、枳壳、枳实、乳香、没药、黄蜀葵花、飞扬草、急性子、金铁锁、小驳骨、木鳖子、皂矾（绿矾）、蟾酥、牛黄、体外培育牛黄、冰片（合成龙脑）、天然冰片（右旋龙脑）、艾片（右旋龙脑）

上述禁忌用药中，慢性肾脏病患者可能使用到的中药饮片品种大约40种，三棱、莪术、水蛭、川牛膝、益母草、牡丹皮、王不留行、片姜黄、西红花、红花、苏木、桃仁、虎杖、凌霄花、卷柏、牛膝、三七、蒲黄、乳香、没药、全蝎、蜈蚣、制川乌、附子、桂枝、肉桂、艾片、天南星、白附子、牵牛子、黄蜀葵花、通草、瞿麦、薏苡仁、郁李仁、枳壳、枳实、芒硝、大黄、赭石等，这些药物以活血化瘀、破血散结、行气化痰为主。目

前对于以上 40 种饮片的药物生殖毒性的研究仍比较少。有限的单味药的生殖毒性动物实验和体外试验研究认为肉桂、蒲黄、附子、瞿麦、红花、水蛭、莪术等可能具有一定的致畸作用和（或）胚胎毒性。妊娠期患者在临床使用中的安全性报道很少。

二、中药生殖毒性的研究进展

（1）土荆芥、桂皮、花椒、八角、细辛其挥发油中含有黄樟素，小鼠试验表明有致畸作用。石菖蒲、水菖蒲含咖细辛醚，可使妊娠大鼠体重增长受抑，胚胎吸收率增加，并对大鼠染色体有断裂效应，提示对孕鼠有一定的毒性及胚胎效应。

（2）大黄、附子、瞿麦、朱砂和冰片等单味药（水煎剂、水提物或水悬液）有动物生殖毒性，其致生殖毒性剂量相当于《中国药典》推荐人临床用剂量的 1~3 倍，提示这些单味药在临床常用量可能会对人体产生生殖毒性风险。而生川乌、生草乌和大戟致动物生殖毒性剂量超过了人用临床剂量的 10 倍以上。

（3）单味药板蓝根、紫草、商陆、青蒿、黄芩、水蛭、川桂皮、红花、狼毒大戟、山慈菇、昆明山海棠的水煎液有可致突变性或遗传毒性等生殖毒性。

（4）蒲黄水煎液可致小鼠流产、致死胎、致畸或胚胎毒性。

（5）猪苓、茵陈可增加胎儿高血红素血症。此外，茵陈提取液还有致染色体突变作用。

（6）中药单体更易表现出生殖毒性，如汉防己甲素、白芍总苷、大黄素、莪术油、人参皂苷 Rb_1 体外试验、黄芩多苷和黄芪多糖Ⅳ静脉注射等，而含这些单体成分的饮片尚未发现生殖毒性。如黄芩主要成分汉黄芩素（GD6-15，40mg/kg 静脉注射）可引起大鼠胚胎增重降低，胚胎颅骨骨化不全、四肢骨和躯干骨骨化数减少。人参皂苷 $Rb_1 \geq 0.03mg/ml$ 干预 48 小时可降低体外培养小鼠胚胎生长发育指标和组织器官总形态学得分。

（7）补益类中药大部分没有生殖毒性，但某些动物实验发现白术、菟丝子、桑寄生水煎液灌胃有一定的生殖毒性，但在复方中尚未发现生殖毒性。

对于上述中药材的动物实验的相关文献，多为单味药或单一成分，用药剂量大、时间长。而临床中药的使用多为复方，剂量相对小。因此，动物实验和体外试验研究报道可作为参考，尚不能等同于临床。如复方寿胎丸（菟丝子、续断、桑寄生、阿胶）对致畸敏感期大鼠不具有胚胎毒性，临床观察同样支持寿胎丸的安全性。大鼠围产期毒性试验未发现通乳丹（人参、生黄芪、当归、麦冬、木通、桔梗、猪蹄）有相应的生殖毒性，临床应用上亦未发现安全性问题的报道。

（梁莹　余仁欢）

第六节　妊娠期慢性肾脏病的安全用药

CKD 患者的妊娠风险增大，如何维护母体及胎儿的健康，保持肾脏功能的稳定，避免药物性胎儿畸形，是临床工作面临的巨大挑战。本节将重点讨论妊娠合并慢性肾脏病是否需要中医药治疗？如何进行合理用药？

一、妊娠合并肾病的治疗原则：有故无陨，亦无陨与衰其大半而止

《素问·六元正纪大论》："帝曰：妇人重身，毒之何如？岐伯曰：有故无殒，亦无殒也。帝曰：愿问其故，何谓也？岐伯曰：大积大聚，其可犯也，衰其大半而止，过者死。"《黄帝内经》对妊娠期患病提出了治疗原则，即"有故无殒，亦无殒也"与"衰其大半而止"，两者相辅相成。孕妇临床用药时，需在辨证准确的前提下，运用药物进行合适的治疗是可行的。但同时，要注意中病即止，不可攻伐太过。例如桃仁、红花、丹皮、鸡血藤、当归、赤芍、川芎等活血化瘀药，既是中医妇科保胎的高频活血药，也是治疗慢性肾脏病的常用药物。而姜半夏、陈皮、枳壳、木香、大腹皮、桑白皮、五加皮、茯苓、车前子等行气利水药，在妊娠水肿时使用较多。在具体应用时还应严格掌握用药剂量、时间，根据病情变化不断调整用药，不可一味攻伐。在应用活血化瘀药时，补血活血同用，以求去瘀生新；使用行气药时，宜行气兼以补气，使行气不伤正；利尿消肿时，注意以健脾为基础。总之，对于妊娠合并慢性肾脏病的治疗，应治病与安胎并举。另外，对于肾病综合征患者，常伴有高凝血症，甚至容易出现血栓，积极发挥中医药优势，可以提前运用健脾行气活血等方法进行预防和治疗，为妊娠保驾护航。对于《中国药典》中记载的毒性药物和妊娠期禁忌药物尽可能避免使用，如必须使用，需严格观察，中病即止。

近几十年有关中药生殖毒性研究逐渐开展，通过动物实验和体外细胞实验对某些常用药物的生殖毒性研究有了新的发现，引起人们的重视。既往认为安全性良好的药物也发现可能存在一定的生殖风险。同时，我们要注意到，某些单味药或单体与中药复方之间的安全性研究结论不一致，单味药或单体有生殖毒性，在复方中却未发现生殖毒性。如有研究证实半夏对妊娠大鼠及胚胎有毒性，有致畸作用，其中生半夏＞姜半夏＞法半夏。而生半夏粉与干姜、人参配伍后对孕体及胎儿没有显著毒性。通过中药的配伍减毒研究，提示在妊娠期如确需使用具有生殖发育毒性的药物时，可以考虑配伍应用。

因此，妊娠期"人用经验"药物安全性与现代生殖毒性研究相结合，深入评估中药的生殖毒性，妊娠期慢性肾脏病患者可谨慎使用中医药的治疗。

二、妊娠期慢性肾脏病患者常用中药的安全性

妊娠期慢性肾脏病患者常用健脾补肾、活血祛湿、利水消肿等药物。健脾益气药有黄芪、人参、党参、白术、茯苓、甘草等；补肾固精药有菟丝子、芡实、金樱子、枸杞子、桑寄生、五味子、女贞子、怀牛膝等；养血活血药有当归、白芍、地黄、川芎、益母草、桃仁、红花等；行气祛湿药有陈皮、半夏、木香、砂仁、槟榔、紫苏叶、厚朴等；祛风通络药有防风、青风藤、粉防己等；清热燥湿、和胃降浊药有黄连、黄芩、银花、连翘、蒲公英等；温阳散寒药有制附子、干姜、生姜、吴茱萸等；通腑泄浊及润肠通便药有火麻仁、肉苁蓉、大黄等。

在妊娠期患者使用的这些中药中，多数没有发现生殖毒性及临床用药安全性的报道，而涉及生殖毒性实验研究的中药有人参、黄芪、菟丝子、桑寄生、地黄、黄芩、半夏、防己、大黄等。据报道单味药桑寄生、菟丝子、半夏水煎液以及单体成分如皂苷 Rb_1、黄芪多糖、汉黄芩素、汉防己甲素、大黄素在动物实验或体外试验中有生殖毒性，但在相关中

药复方的研究中，其生殖毒性尚未得到证实，临床使用中亦未发现上述药物相关的安全性问题。以半夏为例，在古方中妊娠期运用半夏的方剂很多，但《本草纲目》中将其列入妊娠禁忌药中，后世医家也承认其妊娠毒性。现代实验研究也证实单味半夏有明显的母体及胚胎毒性，而用干姜人参半夏丸治疗妊娠呕吐，对母体及胎儿则没有明显毒性。说明半夏通过配伍，可以减毒增效。妊娠期如何恰当地应用好中药，既无伤胎之虞，又有治病之功，是临床应当思考的问题。

昆明山海棠类中药，包括雷公藤多苷片、昆仙胶囊等中成药在妊娠期慢性肾脏病患者中一般被列为禁忌药。

综上所述，慢性肾脏病患者的中药及中成药的使用需要长期关注，既要重视人用经验，也要重视生殖毒性的研究和临床监测。

（余仁欢）

参考文献

［1］时振声，王国栋，余仁欢. 妊娠与肾脏病［M］. 北京：中国医药科技出版. 1994.

［2］南京总医院. 慢性肾脏病患者妊娠管理指南［J］. 中华医学杂志，2017，97（46）：3604-3610.

［3］Ahmed B, Tran DT, Zeoga H, et al. Maternal and perinatal outcomes associated with the use of renin-angiotensin system(RAS) blockers for chronic hypertension in early pregnancy［J］. Pregnancy Hypertens, 2018，14：156-161.

［4］Hladunewich MA, Bramham K, Jim B, et al. Managing glomerular disease in pregnancy［J］. Nephrol Dial Transplant, 2017，32（1）：148-156.

［5］Buyon JP, Kim MY ,Guerra MM, et al. Kidney outcomes and risk factors for nephritis in a multiethnic cohort of pregnant patients with lupus［J］. Clin J Am Soc Nephrol, 2017，12（6）：940-946.

［6］American Diabetes Association. 12. Management of Diabetes in Pregnancy［J］. Diabetes Care, 2016，（39）：94-98.

［7］Alkhunaizi A, Melamed N, Hladunewich MA. Pregnancy in advanced chronic kidney disease and end-stage renal disease［J］. Curr Opin Nephrol Hypertens, 2015，24（3）：252-259.

［8］Cabiddu G, Castellina S, Gernone G, et al. A best practice position statement on pregnancy in chronic kidney disease: the Italian Study Group on Kidney and Pregnancy［J］. J Nephrol 2016，29（3）：277-303.

［9］Magee LA, von Dadelszen P, Singer J, et al. Do labetalol and methyldopa have different effects on pregnancy outcome? Analysis of data from the Control of Hypertension In Pregnancy Study(CHIPS)trial［J］. BJOG, 2016，123（7）：1143-1151.

［10］WEBSTER P, LIGHTSTONE L, MCKAY D B, et al. Pregnancy in chronic kidney disease and kidney transplantation［J］. Kidney International, 2017，91（5）：1047.

［11］陈樱花，吴燕. 慢性肾脏病与妊娠. 肾脏病与透析肾移植杂志［J］. 2017，26（3）：263-267.

［12］王宇光，金锐，孔祥文，等. 中药妊娠期用药的安全性等级研究［J］. 中国中药杂志，2016，41（1）：150-153.

［13］孙祖越，周莉，韩玲. 论述中药生殖毒性研究及评价的必要性［J］. 中国药理学与毒理学杂志，2020，34（8）：561-566.

［14］鲁娣，宋殿荣. 中药生殖毒性研究状况［J］. 中国临床药理学杂志，2019，35（14）：1537-1540.

［15］曾薇薇，陆齐天，杨冰祎，等. 基于"有故无殒，亦无殒也"探讨活血化瘀药物在妊娠病中的运用［J］. 陕西中医，2020，41（9）：1289-1291.

［16］施侠威，施阳阳，沈悦倩. 基于数据挖掘法探析古方中妇人妊娠禁忌药的破禁现象——以半夏为例［J］. 浙江中医药大学学报，2018，42（3）：216-219.

第十七章　老年肾脏病

世界卫生组织规定，在欧美国家 65 岁及以上、在亚太地区 60 岁及以上者即确定为老年人。老年病包括了与老年相关疾病，属老年人所特有。老年肾脏病是老年病的一个组成部分，老年肾脏病的病因除与一般人群相同者外，衰老相关的疾病引起的继发性肾脏病比较常见。老年肾脏病是造成老年终末期肾病的主要原因。随着我国老龄化的进展，老年人患肾脏病率增加及严重性也日渐突出。由于老年肾脏生理、结构及功能发生变化，现就老年肾脏病特点及相关疾病，如老年性肾小球疾病、老年性肾间质疾病、老年性肾血管病及老年性尿路感染，分述如下。

第一节　老年肾脏的特点

一、老年肾脏的总体特点

从宏观上讲，典型的老年肾脏体积缩小，重量减少，肾实质减少，肾脏表面平滑或呈细颗粒状。随着肾脏老化，肾窦内的脂肪量随年龄而增加，单纯性囊肿发生率及大小均随年龄而增加。由于无功能物质逐渐增加及肾总面积和肾皮质面积下降，最终导致肾脏大小不能准确地反映有功能肾组织的数量。

二、老年肾脏的结构及功能变化

（一）肾脏结构改变

1. 肾血管变化

老年人的肾血管硬化是普遍现象，是老年肾组织改变的基础。微血管造影证明，肾内血管呈螺旋状弯曲和缩短，以弓形动脉的改变为显著。细动脉如小叶间动脉，内膜进行性增厚，增厚的成分主要为弹力组织，伴中膜萎缩；小动脉的病变为内膜进行性增厚，增厚的成分主要为透明物质和胶原纤维；较大的血管病变为弹性组织进行性重叠和内膜增厚。肾皮质部无肾小球的小动脉相对增多。

2. 肾单位改变

随着肾脏的老化，肾小球的数量不断减少。成人肾脏有 60 万 ~120 万个肾小球，40~49 岁时肾小球数目减少约 1/4，到 70~90 岁时只有原来的 1/2 或 2/3。老年人肾活检显示肾小球呈局灶节段性硬化，少数呈全球性硬化，部分代偿性肥大，系膜组织增多，功能肾单位减少；硬化肾小球呈缺血性改变，细胞塌陷，囊内间质纤维化。肾小管主要表现为灶状萎缩，脂肪变性，基底膜明显增厚，这种改变以近曲小管最为明显。集合小管扩张，有的远端小管和远曲小管扩张形成憩室或囊肿，可能是复发性尿路感染的发源地，并可引起髓质纤维化，肾小球废用。

3. 肾间质变化

间质纤维化与年龄俱增，尤其是在 60~70 岁以后，髓质和乳头区域胶原纤维更为明显，可导致肾锥体萎缩，纤维化引起肾小管梗阻后肾小球可发生闭塞。

（二）肾脏功能改变

1. 肾血流量减少

40 岁以后肾血流量进行性减少，主要以肾皮质外层减少为主，每单位肾组织的血流量进行性减少，主要是因肾动脉及肾小动脉硬化以及微血管床减少引起，也有报道与老年人心输出量减少相关。而肾血流量与肾功能关系密切。

2. 肾小球滤过功能下降

肾脏受衰老和某些疾病的双重影响，即使在无疾病时，肾功能也因衰老而减退。有研究报道，肾小球滤过率在 30 岁以后平均每年降低 0.6%，40 岁以后每年降低 1%，51 岁以后每年降低 1.42%。由于老年人肾血管病变，肾有效血浆流量减少的幅度大于肾小球滤过率下降的幅度，使滤过分数显著增加。但由于个体间的差异大，65 岁以上的老年人约 1/3 其肾功能与年轻人无差别。

3. 肾小管功能下降

（1）尿液浓缩稀释功能下降：30~40 岁以后，肾小管功能与肾小球功能平衡也随年龄的增长而减退。Shapiro 等认为 40 岁以后肾小管功能减低似乎较 GFR 降低更为明显，其主要表现为尿浓缩力（禁水 > 18 小时）减退，出现昼夜排尿量规律紊乱，夜尿量增多。Lindeman 等报道最大尿浓缩力在青年人平均为 1109mOsm/（kg·H_2O），而老年人平均为 882mOsm/（kg·H_2O）。老年人肾浓缩功能减退的原因有：①肾小管对抗利尿激素（ADH）的反应性降低；②健全肾单位减少，溶质负荷增加；③髓质血流量相对增加，致使髓质浓度梯度形成障碍。整体上讲，老年肾的浓缩和稀释能力都有减退。这使老年患者在应激状态下容易发生致命的高钠血症或低钠血症。遇到有嗜睡、神志模糊或反应迟钝的老年人即应高度怀疑这些并发症。

中医理论认为，老年人夜尿频多是由于肾气虚衰，肾不主水所致，故用补肾法有效。《老老余编》谓："老人肾虚，膀胱气弱，夜多小水。此盖肾水虚而火不下，故足萎心火上乘而不入脬胞，故夜多小水。若峻补之，火益上行，脬亦寒矣。"《罗氏会约医镜》云："所以少壮者，阴阳两足，夜少小便；乃至老年，夜多小便者，水火俱不足也，此以八味地黄丸，去泽泻加骨脂，即右归饮亦妙。"《医林绳墨》中的论治更为全面，云："年老体虚之人，夜多便溺，下元虚冷，不能约束故也。……血虚老人，夜多便溺，膀胱血少，阳火偏盛者也，治宜补膀胱之阴血，助肾水之不足，而佐以收涩之药，如山茱萸、五味子、当归、芍药、益智仁、炒黄柏、熟地黄之属，不可不用温补之药也"。《寿亲养老新书》中提出用"糯米糕"治小便数，"用纯糯米糕一掌大，临卧炙令软熟，啖之，仍以温酒下，不能饮，温汤下。坐行良久，待心闲空便睡。盖糯稻能缩水，凡人夜饮酒者，是夜辄不溺，此糯之力也。"

　　健康老年人服六味地黄丸后夜间尿次、尿量显著减少，提示六味地黄丸可改善健康老年人的尿液浓缩功能。蛤蚧大补丸（蛤蚧、巴戟天、杜仲、狗脊、续断、枸杞子、熟地、女贞子、当归、黄精、黄芪、白术、茯苓、怀山药、炙甘草）能减少中老年人夜尿次数，改善肾小管浓缩功能。

　　（2）肾小管酸化功能紊乱：老年人血液 pH 和 CO_2 含量与年轻人相比无明显差异，但对酸负荷的反应则不一样。酸负荷后老年人血液 pH 和 CO_2 含量下降的程度重，持续的时间长，说明老年人排泄酸负荷的能力下降。65 岁以上的老年人排酸能力比青年人低约40%。因此，老年人易发生酸中毒。

　　NH_4^+ 排泄减少与 GFR 下降有关。血浆钠和钾及营养水平可影响 NH_3 分泌和 NH_4^+ 形成，老年人低钠和营养不良对肾的酸化有一定影响。醛固酮缺乏可能是导致老年人肾脏NH_4^+ 排泄减少的重要原因，其机制为：①远端肾单位肾小管钠重吸收减少使管腔内负电位下降，阻碍 H^+ 分泌；②醛固酮缺乏对肾脏氨合成和排泄有直接影响；③低醛固酮血症引起的细胞外液容量下降使肾血流量和 GFR 减少，可间接导致肾小管细胞摄取谷氨酰胺不足，从而使 NH_4^+ 合成和分泌减少；④远端小管和集合小管钠钾交换紊乱。醛固酮缺乏时容量不足使近端小管钠重吸收增加，远端小管液中钠负荷减少，钠与钾和氢的交换下降；⑤醛固酮缺乏时的高钾血症可能会抑制 NH_4^+ 生成。

　　（3）肾小管转运功能下降：因肾小管转运功能的下降与 GFR 的下降一致，葡萄糖重吸收减少，肾小管对钾的分泌和重吸收减弱，磷重吸收随年龄增长而减少，尿素重吸收也减少，但钙在肾小管的重吸收无明显异常。老年人 24 小时尿钠排泄量及钠排泄分数明显高于青年人，可能与老年髓袢重吸收功能下降、肾素和醛固酮分泌减少及其对刺激的反应能力减弱相关。

　　（4）肾脏的内分泌功能下降：肾脏是体内重要的内分泌器官之一，老年人血浆肾素、血管紧张素 II 水平低于青年人，羟化 25-OH-D_3 能力减退。由于代偿机制，促红细胞生成素并无绝对缺乏。

三、老年性肾脏纤维化

　　老年人肾脏纤维化是由于衰老本身和多种致病因素刺激，其固有细胞受损，发展到后期出现大量胶原沉积和积聚，造成肾实质逐渐硬化，形成瘢痕，直至肾脏完全丧失脏器功能的过程。肾脏纤维化的发生率随衰老而增加，40 岁时，纤维化的肾小球不到总数的 5%，此后纤维化的速度加快，80 岁时 10%~30% 的肾小球发生纤维化。

（一）病理变化

　　肾脏纤维化是以细胞外基质（extracellular matrix，ECM）的异常沉积为特征的。肾脏纤维化包括肾小球硬化、肾血管纤维化以及肾间质纤维化等。该过程涉及多种细胞因子和活性物质的产生、肌成纤维细胞活化、炎性细胞浸润、上皮细胞向间充质细胞转分化、细胞外基质大量沉积等多方面。肌成纤维细胞是肾纤维化过程中 ECM 的主要来源，Kuppe C 等研究发现大多数瘢痕组织起源于双阳性 PDGFRα+PDGFRβ+ 成纤维细胞和肌成纤维细胞。

（二）病因病机

1. 肾素 – 血管紧张素

随着年龄增加，血液循环中的肾素 – 血管紧张素（RAS）系统逐渐受到抑制，但肾组织中的 RAS 活性增强。老年肾组织的 RAS 系统增强，可进一步改变肾脏内血流动力学，影响炎症反应及细胞增殖，增强凋亡和 ECM 积累，促进肾组织纤维化。

2. 炎症

炎症反应通过上皮细胞和内皮细胞传递，产生细胞因子和趋化因子，诱导老年肾脏纤维化。其机制包括：①炎症反应释放 IL-4、IL-13、TGF-β 等促进 I 型和 IV 型胶原蛋白产生诱导细胞外基质聚集。②炎症反应释放 IL-1、IL-6 和 TNF-α 诱导细胞凋亡。③增强 ROS 和 AGEs 介导的氧化应激反应。④改变干细胞和祖细胞再生能力，使肾脏修复能力下降。另外有研究表明，炎症反应中 ADAM17 的高表达释放多种形式 EGR 和 TNF-α 增加炎症和促进纤维化因子的合成和释放，加剧肾脏纤维化；细胞衰老常伴随着衰老相关分泌表型，而衰老相关分泌表型可导致慢性炎症，进一步加速细胞衰老。

3. miRNA 调控

miRNA 通过调控 TGF-β/Smad、NF-κB、FAO、Nrf2 等关键信号通路参与到肾脏纤维化的进程中。大量的 miRNA 被证明能够诱导肾纤维化；另一方面 miRNA 作为抗纤维化因子也保护肾脏。目前关于 miRNA 肾脏衰老相关的研究较少，但 Chung 等发现，与年幼大鼠相比，年老大鼠肾组织的 miR-21、miR-34a、miR155 表达显著增高，衰老过程中 miRNA 通过减少 PPARa 表达和抑制 FAO 通路加剧老年肾脏纤维化。

4. 性激素

雌二醇（E_2）能够降低 RAS 活性，促进一氧化氮合酶释放使 NO 产生增多来改善肾脏纤维化；雄激素可增加 RAS 活性，同时抑制能够产生降解细胞外基质作用的金属蛋白酶活性，加速肾脏纤维化进程。由于随年龄增长，性激素分泌改变，与老年女性相比，老年男性肾脏纤维化更加显著。

5. 钙稳态和骨代谢

老年人常见血清维生素 D 相对较低，PTH 血磷浓度升高。PTH 可通过直接或间接机制增加肾脏纤维化。维生素 D 受体激动剂对肾纤维化的发展和进展的肾脏有保护作用。其作用机制可能是：①抑制炎症过程的作用；②抑制 RAS 系统；③抑制上皮细胞 – 间充质转化；④减少 PTH 合成与分泌等。

（三）饮食调护及中药对老年性肾脏纤维化的作用

现代社会的高蛋白饮食本身可能会引起慢性肾脏过度滤过和过度灌注，从而导致老年肾功能和结构上的变化。自由摄食与肾体积丧失并存时，妨碍肾小球毛细血管壁的通透选择性及损伤肾小球的细胞成分，这些因素引起的肾脏纤维化对受累较轻的肾小球的代偿性高滤过起正反馈刺激物的作用，最终导致肾小球完全破坏。限制蛋白质摄入量可消除肾小球高滤过和肾小球毛细血管高压及高灌注，使肾小球结构得以保护。

中药治疗慢性肾脏纤维化的研究越来越受到人们的关注，其中研究最多的为大黄、黄芪、丹参、川芎、三七等单味药及当归黄芪合剂、化瘀解毒汤、益肾解毒汤等复方制剂。大黄素通过抑制基质金属蛋白酶组织抑制物 -1 表达来延缓肾间质纤维化的进展；赖氨大黄酸对快速老化小鼠（SAMP10）肾组织 TNF-α、IL-6 及 NF-κB 蛋白表达具有调控作用。丹参能抑制肾成纤维细胞增殖，诱导细胞凋亡，改善肾间质纤维化。黄芪甲苷通过使肾小管及间质单核细胞趋恶化因子蛋白 I 表达下调来缓解肾缺血 – 再灌注损伤所致大鼠肾脏的长期损害。黄芪甲苷和丹参多酚酸 A 均能抑制肾组织 $TGF-\beta_1$ 及结缔组织生长因子 mRNA 的表达，降低血清血肌酐及尿素氮水平，从而防治肾纤维化所致的 CKD。

（王国栋　王悦芬　赵海玲　李一民　王泽厚）

第二节　老年人肾脏病特点及中医治疗

一、水和电解质代谢紊乱

（一）水、钠平衡及代谢紊乱

老年人的水、钠调节机制发生了多方面的变化。在基础状态下，老年人常由于口腔干燥、味觉减退、智力减退以及脑血管疾病等原因，造成口渴阈值增加、渴感下降，因而饮水量明显减少。老年人肾小管对 ADH 和醛固酮的反应性下降，肾脏的浓缩功能减退，故在缺水时仍可自肾脏排出较多水分。另一方面，老年人肾的保钠功能减退，钠调节功能处于极不稳定的状态。上述老年性病理、生理异常使老年人发生水、钠代谢紊乱的危险性大大增加，常见的类型是脱水（高钠血症）和低钠血症，其严重程度取决于病因和程度，也取决于发展的速度。临床上因其常缓慢发生，表现缺乏特异性，故其病状常被误认为原发疾病的表现而易漏诊。对老年人水、钠代谢紊乱的治疗关键在于积极治疗原发病。可根据不同类型给予针对性治疗，但以缓慢、适度为宜。

（二）钾离子平衡及代谢紊乱

老年人的总体钾含量较青年人明显减少，约下降 1/5，总体可交换钾也相应明显减少。正常时老年人即处于潜在的缺钾状态，保钾能力减退，罹患疾病时易致低钾血症，其主要原因为：①摄入不足（因生活不能自理、牙齿缺失或禁食、拒食等）；②胃肠道丢失（间断慢性腹泻、呕吐或服用泻药等）；③肾性丢失（长期不适当应用利尿剂）。

老年人也常存在发生高钾血症的危险性，其常见原因为各种原因引起的肾小球滤过率下降，脱水，由疾病或药物导致的低肾素、低醛固酮血症等。由于老年人易患多种疾病，又因各类疾病常服用保钾利尿剂以及 RAAS 抑制剂等药物，故在未注意监测的情况下常可出现严重，甚至致命的高钾血症。钾代谢紊乱发生后的临床表现及处理措施与青年人相同。

（三）钙离子平衡及代谢紊乱

1. 钙磷平衡变化

与年轻人相比，老年人血钙相对较低，血磷相对较高。老年人由于肾功能障碍常见低钙尿和高磷酸盐尿。另外，老年人也更容易患一些严重影响肾脏钙磷代谢的疾病，如变形性骨炎、甲状腺功能亢进症、肿瘤、维生素 D 缺乏症、甲状旁腺功能亢进症和糖尿病等。

老年患者高血钙的发生率为 2.5%，女性占大多数。老年人高血钙最常见的原因与年轻患者相似，主要为原发性甲状旁腺功能亢进症、肿瘤和药物中毒（噻嗪类、维生素 D），占 80% 以上。其他原因有 $1,25-(OH)_2-D_3$ 生成增加或对 $1,25-(OH)_2-D_3$ 的敏感性增加，家族性良性高血钙，肾上腺皮质功能不全，甲状腺功能亢进症和横纹肌溶解所致急性肾衰竭恢复期。

2. 老年肾与钙调节激素

（1）甲状旁腺激素（PTH）：老年人常见血清 PTH 浓度升高，其原因可能是其他器官（肾脏、肠道、女性生殖系统）衰老相关的变化，间接影响甲状旁腺的活性。这种继发性的甲状旁腺功能亢进与衰老相关的骨质减少和骨质疏松有关。除衰老相关的肾小球和肾小管功能变化延缓 PTH 的分解代谢外，促使发生继发性甲状旁腺功能亢进症的主要因素是：1- 羟化酶活性下降，$1,25-(OH)_2-D_3$ 合成减少，使肠道钙吸收减少，缺乏对甲状旁腺的直接抑制作用；骨骼和肾对 PTH 的抵抗性增加，由衰老相关的靶细胞变化（可能由于受体的质和量下降）和相对性尿毒症引起；老年人维生素 D 相对缺乏状态，与肾功能障碍本身无关。

（2）降钙素（CT）：降钙素分泌随衰老而进行性下降。降钙素分泌受多种因素的影响，其中包括年龄、性别、钙及其相关的离子、胃肠激素、神经内分泌因子和物种。

（3）维生素 D 代谢产物：老年人常见不同程度的维生素 D 缺乏症，其原因有接触日光减少和维生素 D 摄入量减少等。胃肠疾病引起吸收不良和肾病综合征时，尿中丧失 25-$OH-D_3$ 也可导致维生素 D 缺乏。

（四）磷离子平衡及代谢紊乱

血磷随衰老而变化，男性血磷降低，女性血磷增加。因此，绝经后的低雌激素水平可能是导致磷潴留的原因。老年患者高磷血症的发生率为 3%~4%。大多数病例（50%）为急性和慢性肾功能不全所致，其他原因有假性高磷血症、甲状旁腺功能低下、肿瘤、含磷泻剂。老年患者低磷血症的发生率为 4%。低磷血症的原因依次为输注葡萄糖，饥饿后饲食，酒精戒断，治疗糖尿病酮症酸中毒，磷结合剂，呼吸性碱中毒，肿瘤性骨软化。严重的低磷血症常有多种致病因素存在。

（五）镁离子平衡及代谢紊乱

血浆镁水平随衰老而逐渐降低。饮食中摄入镁减少可能是血镁下降的原因。老年人高镁血症总体发生率为 5.6%~9.3%。老年人高镁血症的主要原因是有肾功能不全时镁摄入增加，如用含镁抗酸剂、含镁泻剂。

（六）水及电解质紊乱的防治

老年人水及电解质紊乱的治疗与年轻人相比并无较大差异，除积极采取常规治疗外，应注意以下两点。

（1）老年人脱水早期口渴症状并不明显，且由于皮下脂肪的减少，皮肤褶皱判断价值降低。腋窝和腹股沟干燥可作为老年人脱水的一个重要体征。精神错乱或卧床不起的老年人需注意纯水缺乏或脱水的发生。

（2）慢性低钾血症常有抑郁表现，老年人出现抑郁时可能是低钾血症。老年人服用洋地黄时，须防止低血钾、心律失常；老年人服用利尿剂时，需防止低钾血症。

二、肾小球疾病

老年人最常见的肾小球疾病是膜性肾病、急进性肾小球肾炎和肾小球硬化；继发性肾小球疾病主要继发于血管炎、韦格纳肉芽肿、肾淀粉样病变和糖尿病肾病。急性肾小球肾炎也可见于老年人。老年人肾脏病的病程长，进行性发展的趋势较严重，预后较年轻患者差。

（一）肾病综合征

肾病综合征是老年肾小球疾病最常见的临床类型。老年人肾病综合征中最常见的疾病是膜性肾病，其中 1/5~1/4 为恶性肿瘤相关的继发性膜性肾病，发病比例随着年龄而增加；其次为淀粉样变，主要为浆细胞疾病、多发性骨髓瘤所致的 AL 型淀粉样变；微小病变占第三位，对治疗的反应好。糖尿病肾病、肥胖相关局灶节段性肾小球硬化于老年早期（60岁以后）较常见。但随着年龄增大，在肾病综合征的构成比例中反而渐减。

老年人肾病综合征的临床表现与成年人基本相同，但高血压和肾功能异常者较多见。常可伴有因肾间质水肿过重而导致的特发性急性肾衰竭。继发性肾病综合征的老年患者可有其原发疾病的相应表现。对老年患者应常规进行有关肿瘤的化验及影像学筛查，还应注意详细询问用药史以排除与 NSAID 类药物相关。由于老年人肾脏的老化改变以及其他系统性疾病可掩盖某些肾病综合征的表现或使其变得不典型，故试图根据临床表现推测其病理类型十分困难。为了明确病因并确定适宜的治疗方案，应尽可能对原因不明的老年肾病综合征患者施行肾活检，其标本应常规进行免疫荧光、光镜及电镜检查以排除淀粉样变性病、肿瘤相关模型肾病、糖尿病肾病等。

一般来讲，根据临床难以区别肾病综合征的各种原因，证实诊断需要做肾活检。有人认为用皮质激素观察反应作为治疗性诊断，即使不优于活检指导治疗的话，也不次于后者。可能只反映了所用的疗法即使无效也无不良影响，并不能否定活检本身的价值。

中医学认为，老年人脏腑虚弱，或风寒湿热，或内邪蓄积，可出现肺失通调、脾失转输、肾失开阖、三焦气化不利，发为水肿。其病位在肺、脾、肾，而关键在肾。病理因素为风邪、水湿、疮毒、湿热、瘀血。老年人脏腑气衰，心气推动无力，肺气布散失常，肝气疏泄失职，易致血行瘀滞；脾气统摄无权，肝失藏血之职，离经之血亦为瘀血；津液不足，血液干涸或血虚均可致血行滞涩；血不利则为水，水肿不消亦可致血行不畅而为瘀。

因此瘀血阻滞往往贯穿老年肾脏病的全过程。

总之，老年肾病综合征为本虚标实之证，本虚为肺、脾、肾三脏虚损，尤以脾肾两虚为主，标实则为风、湿、热、毒、瘀。临床往往虚实夹杂，病情缠绵反复。

（二）肾小球肾炎

老年人因皮肤感染导致感染后急性肾小球肾炎较青少年较为多见，其临床表现与其他年龄组基本相同，潜伏期较长。以急性肾损伤为表现者明显增多，并因少尿出现急性肺水肿，病情通常较重。若及早诊断，积极控制感染，治疗合并症，必要时及早给予替代治疗，通常可以完全恢复，一般预后较好。

1. 急性肾小球肾炎

急性肾小球肾炎占老年原发性肾小球疾病的 5%，发病前有感染史。老年患者 40% 的首发表现为心力衰竭，90% 以上有不同程度的肾功能不全，83% 有高血压，均有血尿（肉眼或镜下血尿）和蛋白尿；26% 蛋白尿在肾病综合征范围；56% 患者的抗"O"升高；85% 患者的 C3 下降，C4 正常。

不少肾功能不全的患者需暂行透析，液体过负荷常需处理，病程较长，持续数周或数月，但预后一般良好，多能临床恢复。仅小部分患者持续有轻、中度肾功能不全，尤其是最初表现为肾病综合征的病例。因而，应积极采取措施，必要时透析，以使患者度过急性期。发病初期或见咽部、皮肤链球菌感染者，须用青霉素类药物。疾病后期或细菌培养阴性者，没必要用抗生素。在循环过负荷的体征消失前要注意限制液体和钠入量，应定期监测血压和血钾，尤其是在少尿患者异常时予以纠正。

2. 急进性肾炎

急进性肾炎在老年人中也十分常见，尤多见 ANCA 相关小血管炎所致Ⅲ型新月体性肾炎及抗 GBM 抗体所致Ⅰ型新月体性肾炎。因此，凡疑为此病者尽早进行血清 ANCA 及抗 GBM 抗体的检测并创造条件及早进行肾活检。一旦确诊应尽快给予糖皮质激素及细胞毒类药物的联合治疗，老年人对治疗的反应较差，而且易于出现骨髓抑制及感染等重度不良反应。虽然感染性疾病如链球菌感染后肾小球肾炎和感染性心内膜炎，或多系统疾病如 SLE 和过敏性紫癜等可伴有 RPGN，但 70% 以上的病例是特发性的，或表现为肾炎–肺出血综合征。

RPGN 可表现为迅速出现的少尿、镜下血尿和水肿，但更为常见的是逐渐出现的循环过负荷或尿毒症症状，肾活检显示特征性的新月体性肾小球肾炎。一般认为，未治疗的病例在数天至数月内进展至终末期肾衰竭，然也有报告自然恢复的。预后不良，在甲基泼尼松龙冲击疗法和血浆置换疗法使用前，约 73% 的患者在 2 年内死亡或需透析。一般认为Ⅱ型和Ⅲ型的预后较Ⅰ型好。

（三）慢性肾衰竭

老年人因各类系统性疾病或慢性肾脏病（CKD）的进展可发生慢性肾衰竭（CRF），其中以高血压引起良性肾硬化及继发性局灶节段性肾小球硬化为多见。

老年慢性肾脏病的诊断仍使用 2012 年 KDIGO 有关慢性肾脏病定义和分期系统。随着年龄的增长，肾小球硬化、肾血管萎缩及肾血管硬化，eGFR 是逐年下降的，2012 年 KDIGO 建议对 CKD-EPI 肌酐公式计算 eGFR 处于 45~59ml/（min·1.73m²），但无其他肾损伤标志物的人群需要进一步采用 CKD-EPIer-cyst（肌酐 - 胱抑素 C 联合公式）计算 eGFR。

老年慢性肾脏病存在共同的发病机制，如各种原因引起的肾单位减少，导致健存肾单位代偿性肥大，从而形成肾小球高灌注、高压力和高滤过，进一步损伤内皮细胞，产生和释放炎症因子及血管活性介质，刺激系膜细胞导致系膜细胞增殖及基质增多，并可促进血小板聚集，上述一系列改变最终导致肾小球硬化。健存肾单位的肾小管高代谢，导致肾小管细胞耗氧量增加、氧自由基产生增多、补体旁路激活以及膜攻击复合物的形成等，引起肾小管萎缩、肾间质纤维化，进一步加重肾功能损伤。

治疗方面，有明确病因的慢性肾脏病首先需要治疗原发病，并及时纠正引起肾功能进展的可逆性因素；低蛋白饮食是营养治疗的核心，但不建议老年慢性肾脏病患者过度限制蛋白摄入量，注意防止营养不良的发生；控制相关危险因素，如蛋白尿、高血压、糖尿病等，积极治疗慢性肾脏病的并发症，延缓慢性肾脏病的进展；促进尿毒症毒素从肠道排出，临床常用的有含大黄制剂或采用高位结肠透析的治疗方式；肾脏替代治疗，eGFR 下降至 5~7ml/（min·1.73m²）时可以开始血液净化治疗，老年慢性肾脏病患者过早开始肾脏替代治疗并没有明显的获益，不少老年人在透析后容易出现衰弱、跌倒、认知障碍，以及焦虑、抑郁等心理精神疾患，建议老年人开始肾脏替代治疗前应该首先进行综合评估，以决定患者是否适合肾脏替代治疗。

中医认为老年人素体虚弱，脏腑功能减退，或受外邪侵袭，或内邪蓄积，致使脾运不健、肺失宣肃、肾不主水、三焦气化功能障碍，水道不通，水湿内停，慢性肾脏病即现。同时年老体衰，气虚则无力推血，易致血行瘀滞；脾气统摄无权，肝失藏血之职，离经之血亦为瘀血；津液不足，血液干涸或血虚均可致血行滞涩，瘀血阻滞，导致肾脏疾病迁延，沉疴难愈。慢性肾脏病属本虚标实，虚实错杂。本虚为气血阴阳亏虚，分为脾肾气虚、脾肾阳虚、肝肾阴虚、阴阳两虚等；标实为气血津液病变，常见水气、湿浊、浊毒、血瘀等，以湿浊为主，兼夹瘀血、水湿、湿热、肝风等病理因素。本虚与标实之间可相互影响，使病情不断恶化，最终正不胜邪，发生内闭外脱、阴竭阳亡的变化。

三、间质性肾病

（一）急性间质性肾炎

老年人急性间质性肾炎多为药物引起，特发性及感染引起的急性间质性肾炎较少见，偶尔可见代谢性原因引起的急性间质性肾炎。

引起老年人急性间质性肾炎的药物主要是抗生素，如 β 内酰胺类（青霉素、头孢菌素等）及非 β 内酰胺类（庆大霉素、磺胺、异烟肼、利福平、四环素、万古霉素等），解热镇痛药（布洛芬、吲哚美辛、阿司匹林、塞来昔布、对乙酰氨基酚等）及利尿药等。青霉素类引起的急性间质性肾炎发生在开始用药后的 2 周左右，临床特征是用药退热后再度出现发热，并出现血尿、蛋白尿和高血压、皮疹、血嗜酸细胞增多、肾小管功能不全的表现。若无氮质血症时，常在停药后的几天内恢复，有氮质血症时需要有几周的恢复时间，用糖皮质激素可以加快恢复的速度。急性过敏性间质性肾炎所致的少尿和氮质血症难以与急性肾小管坏死相鉴别，高钾、高氯性代谢性酸中毒、血浆肾素活性和醛固酮分泌速度下降、钠排泄分数增加、血嗜酸细胞增多及尿中有嗜酸细胞强烈提示急性过敏性间质性肾炎。

（二）慢性间质性肾炎

慢性间质性肾炎与急性间质性肾炎的临床表现有时难以区分，并且有的慢性间质性肾炎是由急性演变而来，主要区别是急性者发病突然，慢性者发病隐袭。有时慢性间质性肾炎患者其他器官系统受累的症状和体征可掩盖肾功能不全的表现。患者严重的贫血、脱水或代谢性酸中毒可作为肾脏病最早的表现，高血压可有可无。有的患者初诊时即有严重的氮质血症或尿毒症。尿液检查常只见微量蛋白，尿沉渣或为阴性，或见中等量白细胞、红细胞和颗粒管型。肾性糖尿可为肾小管间质受累的表现之一。慢性间质性肾炎常继发有尿路细菌感染。研究表明，10% 以上的慢性肾功能不全是由慢性间质性肾炎所致。老年人常见的几种慢性间质性肾炎如下。

1. 镇痛剂肾病

老年人常有骨关节炎和其他慢性骨关节疾病。据估计类风湿关节炎患者，50% 年龄在 50 岁以上，使用镇痛剂的比例远高于年轻人。老年人镇痛剂肾病可能更为常见，并且由于病史叙述不清，难以判断镇痛剂摄入量，又常伴有急性尿路感染掩盖镇痛剂肾病的表现，会导致治疗继发性的感染而忽略原发病的情况。

非类固醇抗炎药相关的可逆性肾病男女发病率之比为 1∶2，约 71% 的病例年龄在 60 岁以上。女性多见的原因与用药人数多、服药量大、时间长、饮水较少及菌尿发生率高有关。女性远端肾单位镇痛剂代谢产物浓度较高和近端小管细胞受损导致自体免疫反应可能是更重要的因素。而在老年男性患者中则主要与 GFR 下降和感染有关。

如在肾功能严重受损前作出诊断，停用有关药物后，镇痛剂肾病是可以治疗的。若血清肌酐大于 300~400μmol/L，无论何种原因引起的肾衰竭终将进展至终末期肾衰竭，镇痛剂肾病也是如此。细菌感染是镇痛剂肾病后期的常见并发症，可加速原有的肾血管病变，须用无肾毒性的抗生素治疗感染。体液丧失是老年人镇痛剂肾病的早期表现，给脱水的病例补充液体后尿素氮很快就有改善。

2. 重金属

重金属引起的间质性肾炎的问题尚未完全确定，发生率比所认为的要高。尤其是铅能引起严重的肾小管间质慢性损伤，即使停止接触铅后病变仍可呈进行性，尽管重金属引起的间质性肾病很常见，但在老年人中很少作出这种诊断。这可能与患者的肾小球功能相对较好，临床上除多尿外无其他明显的症状等有关。人所共知的 GFR 随年龄而下降及许多引起氮质血症的肾外因素使人们往往注意近端肾单位的病变。另外，尿路感染所见的脓尿和菌尿，使人们只注意感染性间质性肾病而忽略原有的严重疾病。因而，在老年人间质性肾病时，还要考虑感染和肾血管病变以外的其他原因的影响。

3.慢性尿酸性肾病

由长期的高尿酸血症引起，病变与血清尿酸水平相关。肾小管和间质都有尿酸结晶沉积，结晶周围有炎症细胞和纤维化。血管也受影响，但所见的硬化性病变可能是由并存的疾病（高血压、糖尿病）所致。肾功能受损的表现与其他相同，如轻度蛋白尿，浓缩能力丧失，早期 GFR 正常，但久之会发生肾衰竭。

治疗方面包括病因治疗及除去诱因，停用对肾脏有损害的药物，必要时用解毒剂等。其次是纠正代谢紊乱如低钠、脱水、酸中毒和高血钾。有尿毒症时，可考虑透析或肾移植疗法。

四、肾血管疾病

肾血管疾病是老年人肾功能衰竭最常见的原因。肾动脉的病变主要有血管粥样硬化、栓塞、小动脉性肾硬化；肾静脉的病变有静脉血栓形成。在此主要讨论肾动脉粥样硬化、肾动脉栓塞和小动脉性肾硬化。

（一）肾动脉粥样硬化

肾动脉粥样硬化常见于糖尿病和有其他动脉粥样硬化症患者，50~70 岁男性患者多见，多累及肾动脉开口和近段落 1/3 位置，病变进展可致动脉完全闭塞、肾实质内动脉弥漫性粥样硬化，常伴随其他血管粥样硬化疾病，4%~50% 的患者呈进行性狭窄。

老年人的肾血管疾病 50%~80% 是双侧性的，也可发生在孤立肾。肾功能不全发生率在 80% 以上。单纯内科治疗效果较差，可能与粥样硬化病变呈进行性及胆固醇栓塞有关。在 85 例用药物治疗的肾动脉狭窄病例中，连续动脉造影显示 44% 的病例狭窄不断进展。狭窄小于 50% 的病例 31% 的病例狭窄进展（5% 完全闭塞），狭窄大于 75% 的病例近 40% 的动脉完全闭塞。狭窄进展发生在较早期，常在初次动脉造影后的 2 年内。临床表现为肾脏缩小、双侧病变者肾功能下降。

肾动脉狭窄的治疗有药物治疗、手术和经皮肾动脉成形术，手术的效果较好，能明显改善肾功能。

（二）肾动脉栓塞

1.心源性栓子

在 4411 例尸检中肾动脉栓塞占 1.4%。老年人肾动脉栓塞发生率不明，肾动脉栓塞的病例约 36% 是老年患者。诊断肾栓塞时，70% 的患者有房颤，其余 30% 近期有急性心肌梗死，伴充血性心力衰竭的心肌病，或细菌性心内膜炎。肾动脉栓塞常表现为突然剧烈腰痛，伴恶心呕吐。体检见低热、肋脊角压痛、肌紧张、肠鸣音下降，高血压也相当常见。双侧栓塞或孤立肾栓塞（占 50%）可见少尿或无尿。大多数病例白细胞轻、中度增加，血清乳酸脱氢酶升高。90% 有肾功能不全，常有蛋白尿（+~++++）和血尿。肾扫描见局部或整个肾脏无血流，血管造影可确立诊断。需鉴别的疾病有急性肾盂肾炎和肾石症。

内科治疗主要包括抗凝及溶栓治疗。充分抗凝是溶栓治疗的基础。溶栓治疗包括全身性溶栓及肾动脉局部接触溶栓。全身性溶栓并发症较多，疗效不及肾动脉接触溶栓。肾缺血的耐受时间为 60~90 分钟，如能在早期明确诊断，24 小时内对受累动脉局部溶栓可防止肾功能进一步恶化。但目前对治疗窗选择还存在争论，据 Blum 等报道，如果肾脏缺血超过 180 分钟，则溶栓治疗不会改善患者的预后。若并发肾功能衰竭时，应积极采取血液透析治疗。特别强调重视抗凝治疗，华法林对预防血栓栓塞复发有显效。伴房颤的 RAE 患者出院后均应口服华法林，监测国际标准化比值（INR）在 2.0~3.0 水平，以减少复发。对明确心源性栓子来源的患者要重视病因学治疗，需要心内、心外科及介入科医生的共同参与。

2. 胆固醇栓塞

胆固醇栓塞可视为肾动脉粥样病变的一部分，肾脏病变可由单纯的肾动脉粥样狭窄（69% 的病例）、单纯的胆固醇栓子（6%）或二者共同引起（25%）。胆固醇肾栓塞常发生在主动脉有广泛粥样硬化的病例以及有其他血管疾病的病例。粥样斑块自然从主动脉剥离、主动脉手术、主动脉造影，或经皮腔内冠状血管和肾血管成形术后可发生胆固醇肾栓塞。主动脉造影后 6 个月内死亡的病例尸检，30% 可见肾胆固醇栓子。做主动脉瘤修复术的患者 25% 发生肾胆固醇栓塞，血管成形术者为 1.4%~3.3%，一般人群自发性胆固醇栓塞发生率为 0.8%~4.2%。

接受上述手术的老年患者发生肾衰竭即应考虑胆固醇栓塞的可能性，特别是存在其他系统性表现时，如皮肤变色（紫趾、网状青斑），视网膜栓塞，多发性内脏受累（小肠、大肠、胰腺等）。作为多发性胆固醇栓塞综合征的一部分，中枢神经系统和脊髓也可发生胆固醇栓塞。

肾胆固醇栓塞后数小时至 6 周内可出现肾功能不全的表现。病情呈进行性加重，多数患者需透析疗法。部分患者经过治疗后肾功能逐渐恢复，有的在维持透析开始后肾功能也可恢复。有高血压的老年患者肾胆固醇栓塞后血压升高，难以控制，可能与肾素 - 血管紧张素系统活化有关。血沉和白细胞计数升高，嗜酸细胞增多及低补体血症也有报告。据认为粥样栓子经表面直接接触或通过凝血系统的酶类可活化补体。嗜酸细胞增多与补体系统活化有关，因 C5a 对嗜酸细胞有趋化作用。蛋白尿常为轻度（+），尿沉渣无特异性。确诊需要经肾穿刺在弓形动脉、小叶间动脉或肾小球内发现胆固醇结晶。有网状青斑和肾衰竭的患者，病变皮肤活检可发现血管内有胆固醇结晶，可省去肾活检。

有高血压、多器官受累和嗜酸细胞增多的胆固醇栓塞患者，酷似累及肾脏的结节性多动脉炎或其他血管炎。尿沉渣（血尿、红细胞管型）有助于血管炎的诊断。必要时做血管造影或活检进行鉴别。曾做过血管造影的患者应排除造影剂性急性肾衰竭。与胆固醇栓塞不同，造影剂引起的肾衰竭不伴系统性表现，肾衰竭持续时间较短，临床经过较好，多能在 7~14 天内恢复。左房黏液瘤和细菌性心内膜炎偶尔表现出与胆固醇栓塞相似的临床特征，用体检、超声心动及血培养可进行区别。

胆固醇栓塞引起的肾衰竭，其治疗与其他原因的肾衰竭相似。抗凝疗法无益，甚至有害，因抑制溃疡或创伤粥样斑块上血栓形成使斑块更脆，容易释放更多的胆固醇结晶。手术期间发生栓塞者预后很差，多死于多器官梗死。亚急性或缓慢发生的栓塞预后较好，肾功能恢复得也较理想。

肾动脉栓塞虽然是外科手术的适应证，但老年患者因高龄以及合并其他疾病而失去手术机会，手术病死率比内科治疗及介入治疗更高，疗效并不尽如人意。手术对于局灶性肾功能的改善作用甚微，几乎被内科及介入治疗所代替。若 RAE 致全部肾实质受累，例如继发于双侧栓塞或一侧肾动脉主干栓塞，通常推荐行外科手术，以此挽救肾功能。

（三）小动脉性肾硬化

小动脉性肾硬化为组织学诊断，以入球小动脉壁透明样增厚，形成闭塞性变化为主要病理改变。肾硬化是老年人慢性肾功能不全的首位原因，患者有长期高血压史。良性小动脉性肾硬化多发生在 50 岁以上的老年人、糖尿病患者以及一些慢性肾炎或间质性肾病患者，尤其是伴有高血压时。一般认为良性小动脉性肾硬化多由良性高血压引起。所谓的良性高血压并非真正的良性，只是血压升高的程度相对较低。血压一般中度升高，可维持许多年，最终导致充血性心力衰竭或脑血管意外，只少数患者发生肾功能衰竭。

肾脏是受高血压损伤的靶器官之一，但肾血管病变对高血压无特异性，无高血压时也可见肾血管病变，约 1/3 的高血压患者，尤其是无肾脏方面表现的患者无肾血管病变。在中年人、血压正常的青少年和老年糖尿病患者肾脏血管都可见小动脉透明变性，因而，小动脉性肾硬化是一种退行性病变，高血压可诱发并使其加重，但也可在无高血压时发生。

高血压出现在血管病变之前，原发性高血压患者绝大多数都有肾小动脉硬化，只是程度轻些，所以说小动脉硬化为高血压引起的较普遍的现象。继发性高血压也可引起肾小动脉硬化。说明高血压是决定血管病变的重要因素，同时，一旦小动脉硬化形成后可使血压持续升高和加剧。

早期的患者除高血压的全身表现外，肾脏方面的表现不明显，肾功能也正常，但也有一定改变，如尿钠排泄增加，肾血流量下降，对血管紧张素的反应异于常人（患者出现利水利钠而肾小球滤过率无变化）。随着病程演进，血压有所升高，尿检异常，见轻度蛋白尿，定量多小于 1.0g/24h，少许管型，一般红细胞及白细胞不增多。肾功能障碍的程度先轻后重，中、后期血尿素氮，肌酐明显升高，肾血流量及肾小球滤过率下降，滤过分数增加，浓缩能力下降，PSP 排泄量减少，并见贫血、酸中毒等。少尿时水钠潴留可见水肿。良性小动脉性肾硬化引起的严重肾衰竭仅占 1% 左右。眼底检查可见小动脉痉挛狭窄，而出血及渗出少见。

老年患者，或有高血压病史的患者，发现尿检和肾功能异常时，应考虑小动脉性肾硬化的可能性。由于肾脏病变与高血压互为因果，良性小动脉性肾硬化须与肾性高血压相鉴别。慢性肾炎易与本病相混淆，鉴别主要根据病史，高血压在尿检及肾功能异常之前多为良性小动脉性肾硬化，反之则慢性肾炎的可能性大。病史不明确时鉴别有一定难度，肾小球与肾小管功能损害程度孰轻孰重可有助于诊断，慢性肾炎时肾小球功能损害较重，良性小动脉性肾硬化时肾小管功能损害较重。肾活检也有助于诊断，良性小动脉性肾硬化以血管病变为主，而慢性肾炎则以肾小球病变为主。

治疗主要在于高血压的防治，出现慢性肾功能不全时的处理与其他原因引起的慢性肾功能不全相同。控制高血压能延缓良性小动脉性肾硬化的形成和发展，降低血压往往可使尿蛋白明显减少，对防止肾功能衰竭及降低转变为恶性小动脉性肾硬化的发生率亦有作用。对较重的高血压应积极降压，但应避免血压骤降引起器官供血不足，诱发心肌梗死、脑动脉血栓形成，及肾血流量和 GFR 降低使肾功能恶化。

五、尿路感染

尿路感染是指病原体侵入尿路黏膜或组织引起的尿路炎症，是老年人常见疾病之一，发病率仅次于呼吸道感染，且发生率随年龄增大而升高。60 岁以上女性尿路感染的发生率高达 10%~12%，多为无症状性菌尿，80 岁以上则增加至 20%~50%。成年男性，除非存在易感因素，直到 50 岁以后因前列腺肥大致发病率提高。老年人尿路感染的临床表现与一般人群也有所不同，可表现为精神错乱或尿失禁等。很多老年人的尿路感染无症状，这类患者的治疗也比较困难。

尿路感染归属于中医学"淋证"范畴，又称"淋""淋溲"或"淋满"。汉代张仲景在《金匮要略·消渴小便不利淋病脉证并治》中称之为"淋秘"。

（一）致病菌

老年尿路感染的病原体主要为细菌，以大肠埃希菌为最多，其次为变形杆菌、铜绿假单胞菌、克雷伯菌、产碱杆菌等其他革兰阴性杆菌。

另外，不同部位的尿路感染致病菌也有区别，如急性肾盂肾炎，其致病菌绝大多数为革兰阴性杆菌，以大肠埃希菌最常见，主要感染途径是上行性感染，即致病菌由尿道上行入膀胱引起膀胱炎，继而沿输尿管向上蔓延至肾脏，导致肾盂肾炎，而少数患者的肾盂肾炎来源于血行感染，主要致病菌为金黄色葡萄球菌、沙门菌属、铜绿假单胞菌。

（二）病理生理和发病机制

1. 尿路梗阻和膀胱排空不全

尿路梗阻和膀胱排空不全是老年人尿路感染常见的重要原因，有尿道狭窄（器械检查或手术引起）、尿路结石、膀胱膨出、尿道脱出、骨盆肌肉松弛引起的子宫脱垂、前列腺增生、膀胱憩室、膀胱肿瘤、膀胱收缩功能减退等，导致排尿时不能将膀胱内的尿液排尽，残余尿量增多，膀胱不能闭合，有利于膀胱内细菌的生长繁殖。60 岁以上男性，前列腺增生者达 90%。因前列腺增生引起的膀胱残余尿量增多或尿潴留，是老年男性尿路感染的最常见原因。尿路或前列腺结石（常由磷酸镁铵或磷酸组成）窝藏的细菌常难以根除，感染很容易复发，并可引起败血症及肾实质破坏。成人输尿管反流常提示有先天性畸形或严重的膀胱充盈，反流使感染从下尿路进入上尿路和肾脏。

2. 膀胱黏膜天然防御机制减退

老年人泌尿道黏膜发生退行性变，同时骨盆肌肉松地、习惯性便秘等，可进一步加剧局部黏膜的不良血液循环，使得黏多糖、有机酸及分泌型 IgA 等抗菌物质入泌减少，同时局部吞噬细胞活力下降，抗菌能力明显降低，故易发生尿路感染。另外，老年人对应激的反应性下降，营养不良（如维生素或锌缺乏）的发生率较高，体外和体内试验均表明这可能是导致老年人细胞免疫应答下降或延迟的原因。

3. 肾髓质缺血

老年人普遍存在肾动脉硬化，肾内血流量减少，局部微循环较差，血液中灭菌物质到达肾髓质减少，增加了肾髓质对细菌的易感性。

4. 雌激素水平下降及前列腺肥大

老年女性患者绝经后由于雌激素水平下降，阴道内 pH 上升，导致阴道内正常菌群减少，阴道主要被肠道细菌尤其是大肠埃希菌寄居，大大增加了老年女性尿路感染的发生率。而老年男性患者，除了前列腺增生肥大导致膀胱流出道梗阻外，同时前列腺液分泌减少，其中锌含量较青壮年降低，导致前列腺分泌液的抗菌能力减弱，均增加了尿液碱度（酸性环境更有利于抗感染），易增加感染几率。

5. 其他因素

老年人常有各种慢性病，使尿路感染的发生率增加。神经系统疾病如中风和老年性痴呆患者个人卫生不良，又易导致二便失禁，会阴污染使老年女性的菌尿发生率增加，糖尿病女性患者下尿路感染及继发性肾盂肾炎的发生率较高，男性患者与一般人群无明显差异。糖尿病女性患者肾盂肾炎发生率较高的诱因可能是高血糖相关的多形核白细胞功能异常、复发性阴道炎和膀胱功能不全等。慢性肾脏病患者的肾内感染可能与肾脏本身局部防御缺陷有关。恶性肿瘤及应用化疗药物时尿路感染发生率增加可能间接地与并发症及其处理有关。

（三）临床表现

老年人尿路感染可无临床症状，仅表现为无症状性菌尿，这在有原发病（尤其是糖尿病和脑血管病）、泌尿生殖道生理或结构异常及留置导尿装置的住院老年人中特别常见。

老年人急性膀胱炎时一般无发热，排尿困难、尿急、尿频、小腹痛和尿失禁是下尿路感染的典型表现，这多见于不卧床老年人。但不少患者无尿路感染相关的症状，有的仅表现为尿急和排尿困难。由于正常老年人也可见到尿频、尿失禁或夜尿，这些症状与尿路感染无相关性。值得注意的是老年人下尿路感染缺乏特异性症状，使临床医生常意识不到有尿路感染。故对老年患者如临床情况有无法解释的变化时即应考虑尿路感染的可能。

虽然急性肾盂肾炎在老年人中较少见，但也应十分警惕。上尿路感染常见于下列患者：①有复杂性尿路感染的男性患者；②症状持续 6 天以上的女性患者；③有上尿路感染体征的患者；④单剂疗法后菌尿在几天内再度出现的患者。排尿困难和尿频不是老年人尿路感染的可靠指征。急性肾盂肾炎老年患者由于对应激的反应低下，寒战、发热、全身中毒症状、腰痛较轻微，甚或缺如。有的患者首先给人以脱水的印象。患者可有菌血症，并发展至中毒性休克，而症状体征轻微。另外，发病几天后尽管感染持续，急性肾盂肾炎的症状和体征可消退，这种现象被认为是患者对内毒素耐受的结果。据认为内毒素是急性肾盂肾炎多种症状和体征的介质。因而，诊断和治疗需要有细菌学依据。发生尿路败血症的患者，有的表现为神志改变，突出的胃肠道或呼吸道症状和体征，血白细胞也可不增加，从而妨碍原发病的诊断。

老年人的慢性肾盂肾炎常无症状，但也可表现为与急性肾盂肾炎相似的症候群。较常见的症状有全身不适、体重减轻、低热、尿失禁、排尿困难、尿潴留、多尿、夜尿等。少数患者表现为腰痛、腹部隐痛或肾绞痛。有的患者全无症状，由于尿检异常或 BUN 升高而发现本病。个别患者仅有高血压。有尿流梗阻，留置导尿或神经源性膀胱患者出现慢性菌尿时，应怀疑有慢性肾盂肾炎。

（四）治疗

老年人的尿路感染像其他许多疾病一样，症状常不典型，不能作为感染的可靠指征。症状表现常与尿路无关，菌尿症则是细菌性尿路感染唯一准确的指征。老年人真性菌尿的发生率很高，难以对所有的患者进行治疗。尤其是有人认为老年人无症状性菌尿症是一相当良性的情况，不影响肾功能，也不影响寿命，因而无须治疗，治疗则有药物的副作用、二重感染的危险性及治疗失败率高等不利因素。老年人尿路感染有下列情况时应积极治疗：①首次发生的膀胱感染；②肾功能受累较严重（肌酐清除率 < 40ml/min）或活动性肾小球损伤（蛋白尿）；③有上尿路感染的症状及发热和结石。治疗要点如下。

1. 对抗生素的选择

（1）选择对致病菌敏感的药物：菌尿消失的快慢与体外抗生素敏感试验结果相关。在得到尿培养和药敏试验结果之前，一般宜选用对革兰阴性杆菌有效的抗生素，尤其是首发尿路感染，多数可以治愈；如治疗 3 天后症状无改善，则根据药敏试验结果选择药物。

（2）选择使用在尿和肾内浓度高的抗菌药。

（3）选用对肾损害小、副作用小的抗生素。

（4）联合用药应主要限于严重的感染。联合用药的指征是：①单一药物治疗失败；②严重感染；③混合感染；④耐药菌株出现。

（5）应根据不同的病情、不同的感染部位来选用抗生素的剂型、疗程和用药方法。老年人尿路感染的复发率极高，因此对无症状菌尿者长期维持应用抗生素是不必要的，老年人尿路感染难以治愈时应注意耐药菌株或特殊病原体的存在。

2. 药物选择和疗程取决于感染的部位和并发症的性质

急性非复杂性细菌性膀胱炎患者，应使用尿中能达到治疗浓度的药物。急性有症状和复发性肾盂肾炎及有菌血症的患者，应使用尿和血清中都能达到治疗浓度的药物。伴有结构异常或肾功能不全的复发性肾盂肾炎患者，应使用血清和组织中能达到有效治疗浓度的药物。有复发性侵入性尿路感染的老年男性，用 6 周以上疗程，治愈率较高。细菌感染引起的急性肾盂肾炎患者须治疗 10~14 天。

复发性尿路感染的治疗：男性复发性尿路感染多见于 50 岁以后，有糖尿病和高血压等疾病时尤为常见。复发性尿路感染的理想疗程尚无一致看法。有复发性侵入性尿路感染的男性患者，用复方新诺明治疗 10~14 天常不能消除感染。对大多数有复发性尿路感染的男性不应考虑长期的预防性用药，但对那些反复发作有症状的感染，患者无手术可纠正的疾病（如结石）时，长期预防性用药则是适宜的。女性复发性尿路感染多为大肠埃希菌引起的再感染而非复发，感染部位常是膀胱。感染反复常发生在上次感染后的 6 个月内，均有症状表现。没有证据表明延长疗程或增加药量能减少再感染发生率，尤其是当感染局限于膀胱时。但这些药物不能纠正诱发感染的生物学缺陷，考虑到药物的副作用，只用于多次反复发作的病例。一般认为药物的预防作用在停药后的 1 个月内消失。

3. 中医药治疗

老年人尿路感染的中医药治疗，虽与一般患者有共同之处，但也有较大差别，最突出的差别是老年淋证的治疗不必拘泥于"淋无补法"之说，补气温肾常能收到较好效果。老年淋证在病因病机上也有其特点，有的书籍中载有"虚淋""劳淋"之名。《证治汇补》云："虚淋者，肾虚精败也。童子精未盛而御女，老人阴已痿而思色，败精不出而内败，茎中涩痛成淋者，唯金匮肾气汤可救。若精已竭而复耗之，则大小便牵引而痛，愈痛则愈便，愈便则愈痛，宜倍加桂附又滋化源。不可误用知柏淡渗等剂，既泻其阳，复耗其阴也。"《笔花医镜》云："老淋者，老人思色，精不出而内败，大小便牵痛如淋，宜萆薢分清饮，去黄柏加菟丝、远志以去其败精，再服六味地黄丸。"以上二者均强调败精在老年淋证发病中的作用。

中医文献中有许多治疗老年淋证的单、验方，如治疗热淋的经典方剂八正散，对老年人尿路感染急性期膀胱湿热证疗效显著；另外淋证常有因五志不节，忧思恼怒，七情郁于下焦，或郁而生热，故急性期可见肝胆郁热证，可选用龙胆泻肝汤加减；若尿中夹石，则为石淋，可选用石韦散排石通淋。非急性发作期老年人肾气虚，天癸竭，治疗上当重视"本虚"的体质，故慢性恢复期不可用寒冷攻伐之品，此期应以补为主，祛邪为次，若气血虚者，多选补中益气汤酌加补血之品；阴虚以左归丸为主方，阳虚以右归丸为主方，日久阴阳互损，而余邪未清，需调补阴阳，佐以清热利湿，方用济生肾气丸加减。女性尿路感染患者由于其特殊的生理结构，易反复发作，可在中药内服基础上结合中药外用治疗慢性尿路感染可以提高临床疗效。

（五）预防

老年患者基础疾病多，免疫力低下，易并存各类复杂易感因素，泌尿系统感染不仅容易发生，而且不易治愈，反复发作。同时老年患者慢性肾盂肾炎临床表现多不典型，复杂多样，起病较为隐匿，故临床易漏诊。因此，对老年疑诊患者尽早完善相关影像学及实验室检查，积极查找复杂因素是预防及早期诊断慢性肾盂肾炎的重要步骤。老年尿路感染患者的治疗原则与一般人群相同，但是在用药过程中需要注意老年患者心肾功能的减退，并要据此做出相应的调整。

（王国栋　王悦芬　赵海玲　李一民　王泽厚）

附：《老年人慢性肾脏病诊治中国专家共识（2018）》要点

一、老年人肾功能的评估

1. 推荐使用 CKD 流行病学联合研究（CKD-EPI）公式或基于血清肌酐（Scr）和胱抑素 C 的联合公式估算老年人的肾小球滤过率（GFR）。

2. 建议加强对老年人肾小管间质损伤和肾小管功能的监测，像监测 GFR 一样重视和

监测间质 – 肾小管功能。

二、CKD 诊断和评估

1. 推荐使用改善全球肾脏病预后组织（KDIGO）2012 有关 CKD 定义和分期系统诊断老年 CKD。老年 CKD 患者中 CKD3 期占比最高。此外，CKD2 期伴大量白蛋白尿的老年患者肾功能减退及终点事件的发生反而高于 CKD3 期甚至 CKD4 期伴或不伴轻度蛋白尿者。

2. 建议对衰弱的老年 CKD 患者进行综合评估。推荐使用 Fried 表型评估老年 CKD 患者是否伴有衰弱，并建议对衰弱的老年 CKD 患者进行老年综合评估（CGA）。

（1）Fried 衰弱综合征标准：也称 Fried 衰弱表型，满足以下 5 条中 3 条或以上：①不明原因体重下降；②疲乏；③握力下降；④行走速度下降；⑤躯体活动降低（体力活动下降）。具有 1 条或 2 条的状态是为衰弱前期（Pre–Frail），而无以上 5 条人群为无衰弱的健壮老人（Robust）。

（2）CGA 的评估内容主要包括对老年人功能状况、跌倒风险、认知功能、情绪变化、多药共用、社会支持、经济状况、确立治疗目标和生命末期治疗意愿等。CGA 有助于老年 CKD 患者临床决策，减少治疗的不良反应、提升患者的生活质量，尤其是对于老年终末期肾病（ESRD）患者是否进行透析治疗以及何时开始透析治疗等临床抉择意义重大。

三、CKD 治疗特殊性

蛋白尿、高血压、高血糖、贫血以及钙磷代谢紊乱等均是老年 CKD 进展的危险因素，其治疗方式和方法与成年人 CKD 基本一致，特殊性有以下几点。

1. 老年人蛋白尿的病因以继发性肾脏病最常见，故应首先明确病因，对合并大量蛋白尿或肾病综合征的老年 CKD 患者，在有条件时应行肾穿刺活组织病理检查。继发性肾脏病以糖尿病肾病、高血压肾损害、缺血性肾脏病、抗中性粒细胞胞浆抗体（ANCA）相关性小血管炎以及淀粉样变性最常见。

2. 对于原发性肾小球疾病，可根据不同的病理类型选择使用糖皮质激素和（或）免疫抑制剂治疗，但考虑到老龄、并发症及药物的不良反应，与成年人比较，上述药物的使用应谨慎，药物剂量要相对减小。

3. 建议对老年 CKD 患者高血压进行积极控制，但应注意优选药物、平稳降压。建议老年 CKD 患者的降压治疗可借鉴《老年高血压的诊断与治疗中国专家共识（2017 版）》。对高龄患者的高血压强调采取个体化治疗（主要注意是否合并有老年衰弱综合征）、分级达标的治疗策略。老年 CKD 患者血压的控制应注意安全、平稳，避免血压的明显波动。

4. 建议对 CKD 合并糖尿病的老年人酌情优化血糖控制，根据肾功能选择合适的降糖药物并重视血管病变的评估。不同糖代谢异常水平或不同健康状态下老年 CKD 合并糖尿病患者血糖控制的目标不同。对于衰弱的老年人，HbA1c 控制水平可放宽至 8.5% 以下。老年 CKD 患者降糖药物的选择原则是既要适宜降低血糖水平又要避免低血糖的发生，降糖药物应根据肾功能调整剂量。

5. 不建议老年 CKD 患者过度限制蛋白质摄入，注意防止营养不良的发生。建议对老年 CKD 患者实施低蛋白饮食前应进行充分的营养评估。

6. 建议积极纠正钙、磷代谢紊乱，预防血管钙化和无动力性骨病。

四、主要并发症防治

1. 推荐定期监测老年 CKD 患者的肾功能，及时纠正导致肾脏损伤的急性因素。老年人 CKD 基础上合并急性肾损伤，可促进 CKD 患者迅速进展至 ESRD。合并感染、心血管病变等或治疗措施不当引起肾单位血流灌注不足者，治疗关键在于及时纠正低血压、低血容量和加强抗感染治疗，尽快恢复肾脏灌注。因用药不当导致急性肾小管坏死或急性肾小管间质性肾炎，需及时停用相关药物，尽量维持体内酸碱、电解质平衡。

2. 建议定期监测和评估心血管疾病的各项指标，警惕老年 CKD 的加重和猝死。老年 CKD 的并发症如贫血、酸碱失衡、血清电解质异常、低血压、继发性甲状旁腺功能亢进症、心肌钙化、心肌淀粉样变等均是心律失常的诱发因素。

3. 建议采用多学科团队管理模式管理老年 CKD 患者，以便对老年 CKD 患者进行综合评估和早期干预。

五、血液净化

1. 建议老年 CKD 患者导入透析前应先进行综合评估。部分老年人在透析后容易出现衰弱、跌倒、认知障碍以及焦虑、抑郁等心理精神疾患，建议老年人开始透析治疗前应该首先进行综合评估，以决定患者是否适合透析治疗。如有明显的衰弱或严重的认知功能障碍，则应先进行相关治疗；如果患者对治疗没有反应，或伴有严重共病时，可对患者进行限时透析治疗试验，即预先设定一个时间段（通常为 4~6 周）的透析来观察患者对透析治疗的反应。在试验治疗期间需要与患者、家属和透析团队的所有成员进行充分沟通，以便确定是否实施维持性透析或非透析治疗，确保患者的生活质量。

2. 建议根据患者的全身状况等多方面因素来选择老年患者的血管通路：通常动静脉内瘘仍为老年人血液透析最佳的血管通路。但是在以下情况宜首选半永久中心静脉导管：①预期寿命不超过半年；②自身血管条件差，可制作内瘘的血管资源耗尽；③内瘘手术多次失败；④心功能较差而不能耐受内瘘或因低血压而不能维持瘘管血流量。

（王悦芬　赵海玲　王泽厚　李平）

参考文献

［1］Kuppe C, Ibrahim M M , Kranz J, et al. Decoding myofibroblast origins in human kidney fibrosis［J］. Nature, 2021, 589（7841）.

［2］Farrington K, Covic A, Aucella F, et al. Clinical Practice Guideline on management of older patients with chronic kidney disease stage 3b or higher (eGFR ＜ 45ml/min/1.73m^2)［J］. Nephrology Dialysis Transplantation, 2016, 31（2）: ii1–ii66.

［3］中华医学会老年医学分会肾病学组国家老年疾病临床医学研究中心. 老年人慢性肾脏病诊治中国专家共识（2018）［J］. 中华老年医学杂志, 2018, 37（7）: 7.

［4］Panizo S, Laura Martínez–Arias,Alonso–Montes C, et al. Fibrosis in Chronic Kidney Disease: Pathogenesis and Consequences［J］. International Journal of Molecular Sciences, 2021,

22（1）：408.

［5］Yoshitaka I. Targeting TGF-β Signaling in Kidney Fibrosis［J］. International Journal of Molecular Sciences, 2018, 19（9）: 2532.

［6］Chu C M, Lowder J L. Diagnosis and Treatment of Urinary Tract Infections Across Age Groups［J］. American Journal of Obstetrics and Gynecology, 2018: 40-51.

第十八章 肿瘤相关性肾损害

肿瘤相关性肾损害是指继发于全身各个器官的恶性肿瘤所致的肾脏损害及肿瘤治疗过程中所带来的肾损害，主要累及肾小球、肾小管间质以及肾脏微血管，可表现为尿检异常、肾病综合征、急性肾损伤、肾小管间质疾病甚至慢性肾衰竭。1922 年，Galloway首次报道了肾外肿瘤与肾病综合征的关系，1966 年 Lee 等报道肿瘤与肾病综合征的关系。肿瘤患者中肾损伤发生率为 7%~34%，该病可与肿瘤同时发病，也可早于肿瘤确诊前或晚于肿瘤诊断后数月或数年出现，随着肿瘤的有效治疗而好转，随肿瘤的复发而加重。肿瘤相关性肾损害已成为影响肿瘤患者预后的重要因素之一，蛋白尿也被认为是使肿瘤患者全因死亡率增加的危险因素，鉴于此，新诊断的肿瘤患者均应评估肾脏情况。

中医文献中并无"肿瘤相关性肾损害"的病名记载，根据其临床表现及特点，多将其归属于中医学"癌""瘤""尿浊""血尿""虚劳""关格"等病证范畴。

一、病因病理

（一）西医病因病机

肿瘤患者体内存在免疫微环境改变，如肿瘤组织中可检测到 IgA 或 IgM 沉积，这些免疫复合物可通过不同途径介导肾脏损害。肿瘤代谢的异常常伴随高尿酸血症或高钙血症，从而引起高尿酸血症性肾病、尿路结石、梗阻性肾病或肾小管 – 间质病变。

1. 肿瘤细胞直接浸润

肿瘤细胞直接浸润肾实质或通过血行、淋巴途径转移至肾脏实质或肾盂、输尿管；通过肾血管癌栓的形成以及腹腔、盆腔转移病灶压迫肾血管引起肾缺血性损害；盆腔肿瘤或泌尿系统肿瘤可能压迫输尿管，导致梗阻性肾损害。

2. 肿瘤释放抗原物质

肿瘤释放的抗原物质可激活、产生相应抗体，导致免疫复合物沉积，发生免疫复合物性肾炎。

3. 代谢异常、电解质紊乱

肿瘤代谢异常引起的高钙血症可导致尿钙增加，钙在肾小管上皮细胞以及肾小管基底膜周围沉积，引起炎症细胞浸润，肾小管坏死及肾间质纤维化。大量肿瘤细胞坏死引起核酸释放增加，血清尿酸生成增加，引起高尿酸血症，形成尿酸盐结晶，可沉积在肾小管或肾实质，引起梗阻，或对肾组织的直接毒性，导致肾损害。

4. 药物或其他治疗过程的损伤

某些化疗药物（如顺铂等）直接损伤肾小管、肾血管内皮，或促进氧化应激、炎症反应等，可引发急性肾损伤，其损伤与剂量相关，或可以造成不可逆的损伤。铂类药物引发的肾毒性常见，且表现出剂量累积和剂量限制性毒性。免疫抑制剂如 IFN-α 激活适应性免疫机制与促进巨噬细胞活化相关。免疫检查点抑制剂（CPIs）发生肾毒性的主要原因是非特异性刺激 T 细胞持续活化，活化的 T 细胞不能区分肿瘤组织与正常组织，导致对自身组织包括肾脏的损伤。某些后腹膜淋巴瘤、盆腔肿瘤于肾区照射治疗后可致放射性肾炎，进一步出现肾功能的损害。

5. 营养状态

肿瘤晚期患者全身器官衰竭、营养不良，有效循环血量降低，肾脏灌注减少引起肾损伤。

（二）病理改变

同一病理类型的肾脏损伤可见于不同类型的肿瘤，同一类型的肿瘤可出现不同病理类型的肾脏损伤。膜性肾病是实体肿瘤肾损害最常见的病理类型，尤其以肺癌和胃肠道肿瘤常见。霍奇金淋巴瘤最常见的病理类型为肾小球微小病变（42%），其次为肾淀粉样变性（37%），亦可出现局灶性节段性肾小球硬化症、膜性肾病、膜增生性肾炎以及新月体性肾炎。而非霍奇金淋巴瘤最常见的病理类型为膜增生性肾炎（25%），其次为肾小球微小病变。白血病肾损害常见病理类型为膜增生性肾炎，其次为膜性肾病，也可表现为微小病变肾病、局灶性节段性肾小球硬化症、ANCA 相关性新月体性肾炎。

（三）中医病因病机

1. 中医病因

癌症属于中医学"癌病"范畴。《素问·玉机真脏论》言："大骨枯槁，大肉陷下，胸中气满，喘息不便，内痛引肩项，身热，脱肉破䐃，真脏见，十月之内死。"所述症状类似癌病晚期的临床表现。后世医家对其认识也不断深入，各有补充。肿瘤相关性肾损害继发于肿瘤，其发生除与"癌毒"相关，也与素体禀赋不足、六淫侵袭、七情内伤、饮食劳伤、药毒、宿疾等密切相关。

（1）先天不足，禀赋异常：癌症的发生与先天禀赋不足有很大关系。《医宗必读·积聚》云："积之成者，正气不足，而后邪气踞之。"久病正虚，邪毒内生；或年高体衰，阴阳失衡，脏腑失调，虚邪郁滞，导致气血失调、毒瘀互结而为癌，日久及肾。

（2）六淫外侵，气血凝结：癌症的发生与六淫邪气侵袭有关，《灵枢·九针》曰："四时八风之邪客于经络之中，为瘤病也"。六淫之邪入侵，影响脏腑功能，气血运行受阻，痰湿毒瘀交结，日久成癌。且外邪多在内伤正虚基础上导致发病。六淫外邪，可以包括现今环境中某些物理、化学性致癌因子及病毒等，侵入人体，影响气血流畅，导致癌肿发生，日久伤及肾气。

（3）七情内伤，脏腑亏损：七情失调与癌症的发生、发展有密切关系。由于忧思、郁怒、悲伤太过，心、肝、脾脏功能失调，气机不得疏泄，痰浊易于凝滞，血行不畅为瘀，终致气滞痰凝、毒瘀互结、脉络受损，形成癌症。《外科正宗》中也有"忧郁伤肝，思虑伤脾，积想在心，所愿不得志者，致经络痞涩，聚结成核"的论述。七情失调，五脏功能亏损，亦易招致六淫外邪入侵，加重病情。

（4）饮食劳伤，正虚邪留：《素问·脏气法时论》言："五谷为养，五菜为充，五果为助，五畜为益，饮食有节，不可过也。"饮食不节，过食辛辣肥腻之品或恣饮酒浆，积湿生热；脾胃失于健运，水谷反为湿滞，凝聚成痰，影响气血运行，瘀毒留积成癌。饮食不节，饥饱失常，亦损伤脾胃，健运失司，气血生化乏源而正气虚衰，进而产生痰浊、气滞、血瘀等病理性改变，而形成了引发癌症的基础。此外，一些不良饮食习惯，如饮食过热过冷，或食物过于粗糙，进食速度过快，长期刺激，亦可促使癌症发生。

（5）药毒所伤：原发癌肿治疗过程中，放疗、化疗、免疫治疗等攻邪治疗手段的使用，亦可攻伐肾络、损伤正气，加之年老体弱、肾气自衰，进一步加重肾之气化、封藏功能失调。

（6）旧有宿疾：机体脏腑阴阳的偏盛偏衰，气血功能紊乱，如治不得法或失于调养，病邪久羁，损伤正气，或正气本虚，祛邪无力，加重或诱发气、痰、食、湿、水、血等凝结阻滞体内，邪气壅结成块。

2. 中医病机

疾病初期，以邪实为主，痰湿、气滞、血瘀、郁热，与毒互结；中期则正虚邪实并见；晚期以正虚为主，但毒瘀仍留。或因痰、湿、热毒阻滞气机，进一步妨碍血运，形成瘀血；痰湿、气滞郁久可以化热，而毒则常与湿、瘀、痰等邪互结，表现为湿毒、瘀毒、热毒等。在癌症的发展演变过程中，上述病理因素可以相互搏结，兼见为患，造成本病复杂的病机，不易治愈。简言之，肿瘤相关性肾损害的病机以本虚标实、虚实夹杂为特点，常见全身属虚而局部属实，其标实多表现为水湿、瘀血、浊毒、痰湿、热毒、气滞等，正虚常表现为气、血、阴、阳及肺、脾、肾等诸脏虚。

（1）脾肾阳虚：人体正气不足是导致本病发生的内在原因，脾肾阳虚是关键。肾为先天之本，脾为后天之本，肾主水，脾主运化水液，脾肾之间存在先天促后天、后天养先天的关系。若六淫、七情、饮食等因素损伤脾胃升降功能，或久病伤肾，元气亏虚，脾气无以为化，后天之本不固。肾阳为脏腑阳气根本，脾阳根于肾阳，有温煦四末、运化水谷之职。脾肾阳虚可见畏寒肢冷，腹部冷痛，面色苍白，水湿泛滥，可导致尿少、水肿等。

（2）肝肾阴虚：肝藏血主疏泄，肾藏精主封藏，肝肾同源，精血相生，阴阳互资。肝血充足能滋养肾精，肾藏五脏六腑之精，可化血藏于肝以养肝。肾阴为一身之阴的根本，肾阴充盛滋养肝阴，肝阴充足可补充肾阴。情志失调，郁火伤阴致肝肾阴虚，阳失潜藏，肝阴不足，下劫肾阴而为腰膝酸软、尿浊，湿热瘀浊下趋而出现尿频、尿急、尿痛，甚至少尿、无尿；肝阳上亢则头晕耳鸣，目睛干涩，也可出现手足心热、口干喜饮、咽干咽痛等阴虚内热之象。

（3）气阴两虚：脾为气血生化之源，气血精微的生化与输布在于脾，脾虚则运化失司，加之现代放射治疗类同于"火热之邪"，作用于机体导致热毒过盛，伤津耗气，影响脏腑的功能，导致气阴两虚，常见神疲乏力、口燥咽干、舌红少苔等症。

3. 中医病因病机特点

（1）正气亏虚：《灵枢·百病始生》言："风雨寒热，不得虚，邪不能独伤人。卒然逢疾风暴雨而不病者，盖无虚，故邪不能独伤人。此必因虚邪之风，与其身形，两虚相得，乃克其形。"正气亏虚是肿瘤发展的关键原因。《诸病源候论》言："积聚者，由阴阳不和，脏腑虚弱，受于风邪，搏于脏腑之气所为也。"脏腑虚损、气血亏虚或先天禀赋不足是产生肿瘤的内在因素，年高正虚者更易患病。张景岳指出："少年少见此症，而唯中年丧耗伤者多有之。"说明年龄因素的意义。中医学理论认为，人过中年以后，肾气逐渐衰弱，机体开始出现衰老过程，这时全身脏腑经络气血功能容易失调，机体处于"内虚"状态，容易受致癌因素的影响而发病。由于肝藏血，主疏泄，调达气机；脾为气血生化之源；肾藏精，藏元阴元阳，因此各种癌病都与肝、脾、肾三脏功能失调密切相关。

（2）痰瘀酿毒：肿瘤的形成与痰有关，脾、肺、肾及三焦等脏腑的功能失调，均可聚湿成痰。如脾虚不能为胃行其津液，津液就可凝集为痰；肾阳不足，水气上泛，集而成痰；肾阴不足，阴虚生内热，热灼津液亦成痰；故古人有"痰为有形之火，火即无形之痰"的说法。元代朱丹溪首先提出肿瘤的发生与"痰"有关，他说："凡人身上、中、下有块者多是痰。"《冯氏锦囊秘录》言："痰之为物，随气升降，无处不到，或在脏腑，或在经络，所以为病之多也。"大多数肿瘤患者均有血瘀之征象，临床上过劳、跌仆损伤、寒热失调、气机不畅、正气不足等都可产生瘀血。常见胸胁刺痛、积聚肿块，以及经闭、痛经、血肿、瘀斑瘀点等。体内痰、瘀、癌毒一旦留结，必将进一步耗伤机体的正气，日久则加重气、血、津、液代谢失常，加重痰、瘀、癌毒的相互郁结，终使病势更盛、更险。朱丹溪提出"痰挟瘀血，遂成窠囊"，是对癌病病机的高度概括。

二、诊断

（一）西医辨病

1. 诊断要点

肿瘤相关性肾损害诊断需符合3项标准：①要明确肿瘤的诊断；②肿瘤通过手术、化疗或其他方法完全清除后，肾病得到缓解，肿瘤复发可导致肾病复发；③要在肿瘤和肾病之间确立病理生理机制，如在上皮下检测到肿瘤相关抗原抗体免疫复合物沉积等。因此，在临床上认识本病，只要能发现两者同时存在的依据，并除外其他原因引起的肾脏病，就应考虑到本病。肿瘤相关性肾损害具备的共同特点：手术彻底切除肿瘤或化疗肿瘤完全缓解后，肾脏病的临床与病理表现亦获缓解，而肿瘤复发后肾脏病再次出现或加重。

2. 溶瘤综合征

溶瘤综合征（tumor lysis syndrome，TLS）是细胞毒性治疗开始后，随着肿瘤细胞分解而发生的代谢紊乱。肿瘤细胞内离子、核酸、蛋白质及代谢产物快速释放到细胞外的过程，主要表现为高尿酸血症、高钾血症、高磷血症、低钙血症、代谢性酸中毒及急性肾功能衰竭。

（1）实验室型TLS诊断标准：大多在化疗期间（多为治疗前3天之内和化疗7天后）出现以下化验中的2项或2项以上异常。

①血清尿酸≥476mmol/L或超过基础值的25%。

②血钾≥6.0mmol/L或超过基础值的25%。

③血磷≥1.45mmol/L（成人）或超过基础值的25%。

④血钙≤1.75mmol/L或降低超过基础值的25%。

（2）临床型TLS诊断标准：该病的临床诊断在满足上述实验室诊断基础上，再具备以下临床表现之一。

①血清肌酐升高超过正常值上限的1.5倍（年龄＞12岁）。

②心律失常或猝死。

③癫痫。

3. 鉴别诊断

肿瘤相关性肾损害要与肿瘤合并原发性肾脏病相鉴别：从发病时间上看，肿瘤相关性肾损害时肿瘤和肾损害常同时出现，或肾损害出现在发现肿瘤前或肿瘤后，一般时间间隔不超过1年，而肿瘤合并原发性肾脏病，两者发病有一定的先后顺序或较长时间间隔。从治疗反应上看，肿瘤相关性肾损害经手术彻底切除肿瘤或化疗肿瘤完全缓解后肾脏病的临床与病理表现亦获缓解，且肿瘤复发后肾脏病再次出现或加重，而原发性肾脏病患者若合并肿瘤，在肿瘤治疗过程中放疗或化疗药物的使用常会加剧肾损害。

肿瘤相关性肾损害与肿瘤合并原发性肾脏病在病理表现上亦不相同，如肿瘤继发的膜性肾病肾脏病理表现为肾小球IgG亚型的沉积以IgG1和IgG2为主，不同于特发性膜性肾病肾小球以IgG4沉积为主。

（二）中医辨病辨证

1. 辨证思路

中医学辨治肿瘤相关性肾损害应审证求因，首先要辨明阴阳、表里、寒热、虚实的属性，然后根据肿瘤的病因、发病机制以及脏腑经络气血失调的表现，综合分析，辨明证型。其次，辨证与辨病相结合，同一病理类型的不同患者可有不同的中医证型，同一患者在疾病不同阶段也会有不同的中医辨证类型，如早期往往以邪实为主，痰湿、气滞、血瘀与毒互结成癌块，或毒热之邪蓄于血脉；中期则正虚渐甚，癌毒炽盛，癌块增大、变硬，脾肾不足，精微不固；晚期以正衰为主，正气消残，邪气范围广泛。所以，辨证与辨病结合，有助于明晰疾病动态进展，更好地掌握疾病治疗与预后。

此外，还要掌握局部辨证与整体辨证的关系，在疾病发生、发展过程中，局部与整体是对立统一的。对肿瘤相关性肾损害患者的辨证，既要考虑患者整体状况，也要考虑肿瘤部位、大小、种类、浸润情况等。当整体情况较好时，不忘局部肿瘤的消除，而当患者全身衰弱，或肿瘤广泛转移时，强调补养脾胃，益气养血，治病留人，尽量延长患者生命。

2. 本病常见证候及其临床表现

（1）本虚证

①气血两虚：症见面色无华，少气懒言，唇甲暗淡，或头晕眼花，纳呆，自汗出，溲便失常，舌质淡，苔薄白，脉沉细无力。

②脾肾阳虚：症见尿血或尿浊，腰痛喜揉喜按，身体消瘦，困倦，乏力，畏寒喜暖，水肿，或纳差，恶心，呕吐，虚弱，面色少华，唇甲色淡，舌体胖大，舌质淡，苔薄白，

脉沉细。

③肝肾阴虚：症见腰痛喜按，腰膝酸软，手足心热，潮热盗汗，小便色黄带血或尿浊，或身肿，精神不振，时有低热，自汗，舌质红少苔，脉细数。

④气阴两虚：症见咳嗽，咳声低弱，痰少而黏，或痰中带血，喘促气短，神疲乏力，面色少华，自汗恶风，或有盗汗，口干，大便燥结，舌质红或淡红，苔薄或少苔，脉细弱。

（2）标实证

①痰浊内蕴：症见胸膈满闷，皮下结块，脘腹胀闷，呕吐痰涎，或面黄虚胖，腹胀，大便秘结，夜不得寐，舌质淡，苔滑腻，脉细濡或滑。

②瘀血内阻：症见面色晦暗，腰部刺痛、夜间加重，腰部肿块，尿血，或食欲不振，大便溏或干，倦怠乏力，舌质紫暗、有瘀点及瘀斑，苔薄白，脉沉细或弦涩。

③水湿泛滥：症见颜面及双下肢水肿，继而全身水肿、按之没指，小便短少，起病缓慢，病程较长，或身体困重，胸闷，纳呆，泛恶，舌淡，苔白腻，脉沉缓。

3. 辨证要点

（1）辨虚实：肿瘤相关性肾损害的病机以本虚标实为特点，其标实多表现为水湿、瘀血、浊毒、痰湿、热毒、气滞等，正虚常表现为气、血、阴、阳及肝、脾、肾诸脏虚。正虚首先明确何脏腑之虚，是两脏还是多脏及气虚、血虚、阴虚、阳虚的不同；其次分清水湿、瘀血、痰湿、痰浊的不同，以及是否兼夹。

（2）辨原发病位：很多脏腑或系统的癌病都可侵犯肾脏，尤以血液系统多见，故癌病需首先明确具体原发病位在哪一脏腑或系统。应以临床症状为线索，积极寻找原发病位。

（3）辨标本缓急：癌病一旦形成，常迅速生长，耗损正气，恶化迅速，累及五脏功能，气血阴阳俱衰，病情危重。疾病过程中出现的急迫症状，如感染、出血、疼痛、胸腹腔积水、脱水等，需要及时对症处理。病轻者可缓治其本，病重者急治其标。

三、治疗

（一）西医治疗

根据肿瘤的类型采用不同的手术或放疗、化疗方案（可参阅肿瘤、血液病专业书籍）。由于同时存在多系统的病变和影响疗效预后的多种因素，通常需与肿瘤科、血液病专科医师共同协商后制定合理治疗方案。随着肿瘤治疗缓解，肾脏病亦随之好转。发生肾衰竭时，可行肾脏替代治疗。

1. 治疗原则

治疗肿瘤相关性肾损害时应遵循以下原则：①积极治疗原发肿瘤，有效地消除肿瘤病灶，可以使肾损害得到改善；②治疗过程中要注意避免化疗、造影剂等对肾脏的损伤，尽量选择肾毒性小的药物，注意药物的剂量，化疗时充分水化、碱化尿液等；③注意监测尿量及肾功能，合并 AKI 时，要尽早诊断，去除诱因，必要时行肾脏替代治疗；④注意预防和控制感染，合理使用抗生素；⑤尽早发现和控制高钙血症，维持水、电解质和酸碱平衡。

2. 溶瘤综合征治疗

溶瘤综合征治疗宜少食含嘌呤食物及高蛋白饮食，大量饮水，足量补液，补液量＞3000ml/d，配合利尿剂，维持尿量＞1500ml/d。预防措施包括化疗前1~2天开始服别嘌呤醇以抑制黄嘌呤或次黄嘌呤转化为尿酸，水化、利尿、碱化尿液，纠正电解质异常并积极治疗肾功能衰竭为基本原则。实验室型TLS患者不需要特殊干预，临床型TLS患者需要特殊干预（如血液透析等）。

（二）中医治疗

肿瘤相关性肾损害的中医病机为本虚标实，常见全身属虚而局部属实。其标实多表现为水湿、瘀血、痰湿、热毒、气滞等，正虚常表现为气、血、阴、阳及肺、脾、肾诸脏虚。本病可分为本虚证四型，标实证三型，本虚证有气血两虚证、脾肾阳虚证、肝肾阴虚证、气阴两虚证；标实证有痰湿内蕴证、瘀血内阻证、水湿泛滥证。

1. 本虚证

（1）气血两虚：治宜益气养血。方用八珍汤或补中益气汤加减。药用党参、黄芪、白术、茯苓、炙甘草、熟地黄、当归、白芍、川芎、陈皮、柴胡等。化疗者，加泽泻、补骨脂防治肾损害；失眠多梦者，加百合、合欢花；肢麻震颤者，加木瓜、天麻、珍珠母；纳差腹胀者，加山药、鸡内金。

（2）脾肾阳虚：治宜健脾补肾，益气温阳。方用四君子汤合真武汤加减。药用黄芪、党参、白术、茯苓、附子、白芍等。呕恶者，加陈皮、半夏；大便稀溏者，加薏苡仁、补骨脂；纳谷不馨者，加鸡内金、炒谷芽、炒麦芽；小便短少者，加猪苓、薏苡仁。

（3）肝肾阴虚：治宜滋补肝肾。方用六味地黄丸或左归丸加减。药用熟地、山茱萸、山药、丹皮、茯苓、泽泻、牛膝、枸杞子、菟丝子等。尿血者，加小蓟、白茅根；潮热烦渴，心烦失眠者，加白薇、酸枣仁、夜交藤；头晕头痛明显者，加天麻、钩藤、菊花。

（4）气阴两虚：治宜益气养阴。方用生脉散合百合固金汤加减。药用党参、麦冬、五味子、山茱萸、生地黄、熟地黄、当归、白芍、百合、玄参等。胸痛者，加郁金、三七；便溏者，加怀山药、白蔻仁、乌梅；久病血瘀者，加丹参、赤芍、丹皮；虚热汗多者，加地骨皮；舌红而干者，加石斛、生地。

2. 标实证

（1）痰湿内蕴：治宜理气化痰，通腑泄浊。方用温胆汤合调胃承气汤加减。药用半夏、陈皮、竹茹、枳实、茯苓、大黄等。放射性肾炎者，加黄芪、当归、黄柏、金钱草；胸腹满闷者，加葶苈子、防己；腹胀纳呆者，加厚朴、大腹皮；尿血者，加生地黄、白茅根。

（2）瘀血内阻：治宜活血化瘀。方用血府逐瘀汤加减。药用当归、生地、桃仁、红花、枳壳、桔梗、赤芍、柴胡、川芎、牛膝、甘草等。气虚明显者，加黄芪、党参；血虚明显者，加熟地、阿胶；胁肋下或见肿块而正气未衰者，可加三棱、莪术；瘀血严重者，可选用水蛭、虻虫、地龙、土鳖虫等虫类药以破血逐瘀，加大活血功效。

（3）水湿泛滥：治宜温阳化气，行气利水。方用五苓散合五皮饮加减。药用茯苓、泽泻、猪苓、白术、桂枝、陈皮、茯苓皮、大腹皮、生姜皮等。汗出恶风者，加黄芪、防风；外感风邪，肿甚而喘者，加麻黄、杏仁；胸满不得卧者，加葶苈子、紫苏子；脘痞腹胀者，加厚朴、干姜。

四、预防与护理

肿瘤相关性肾损害的危害和发病情况不容忽视，但该病临床表现多端，病理表现多样，发病机制复杂，明确诊断仍存在困难，临床上易于被混淆或忽略。因此应在临床上早期识别肿瘤相关性肾损害，尽早地采取预防和干预措施，对提高疗效，改善预后非常重要。

肿瘤相关性肾损害的预后，一方面取决于对疾病的积极治疗，另一方面取决于对本病的预防与调护。对于肿瘤患者，应尽早发现肾功能、蛋白尿等异常，并对相关指标进行动态观察。若肿瘤得到有效治疗而蛋白尿得不到改善时，应考虑进行肾穿刺活检。同时应重视肾功能在肿瘤患者中的预测价值。

肿瘤相关性肾损害的饮食宜忌，要重视营养，合理膳食，增强抗癌能力，一般以新鲜蔬菜、精肉、蛋等为宜，禁忌辛辣刺激之品、肥甘滋腻之物，还要注意不同类型的肿瘤有不同的饮食要求，如肺癌患者忌烟、酒、陈旧食品、霉变食物、过咸食物及含添加剂的食物，饮食宜富含营养、富含维生素，多食核桃、红枣等坚果豆壳类食物；乳腺癌患者忌含有雌激素的食物、能转化为雌激素的食物、高脂饮食、油炸食品、动物脂肪、动物内脏、鱼子蟹黄、动物头颈尾、高糖饮食、烟、酒、含添加剂的食物、腌制食品、霉变食物等；食管癌患者忌烟，酒，含亚硝胺类食物（如腌制食物、烟熏食品、霉变食物、油炸食品等），陈旧食品，粗硬食品，高温或过冷食物，生蒜辣椒胡椒等刺激性食物，忌过饱进食、快速进食，忌暴食，宜进食缓慢，温度要适宜，细软宜适中，吃富含营养和维生素的食物。在食疗方面，根据患者证型不同，可选用不同的食物。如气血亏虚证患者可选取山药、大枣、薏苡仁、桑椹、枸杞子等；脾肾阳虚证患者可选取生姜、陈皮、大枣、肉苁蓉等；气阴两虚证患者可选用百合、银耳、梨汁、荸荠等；瘀血内阻证患者可选取山楂、黑木耳、当归、莲藕等。

针对肿瘤的病因，采取相应的预防措施，如避风邪、节饮食、畅情志、不妄作劳等。戒烟、戒酒，保持心情愉快，对预防本病有重要意义。应加强普查工作，做到早发现、早诊断、早治疗，对预后有积极意义。患病之后，要使患者树立战胜疾病的信心，积极配合治疗，起居有节，调畅情志，饮食清淡易于消化，适当参加锻炼。治疗用药要"衰其大半而止"，过度放化疗或使用中药攻邪之品常易耗伤正气，一般宜"缓缓图之"，最大限度地延长患者生存期，减少痛苦，提高生活质量。

（王悦芬　赵海玲　李平　谢晋　闫树河）

参考文献

［1］许慧莹，李月红. 实体肿瘤相关性肾病［J］. 临床内科杂志，2020，37（3）：148-150.

［2］张宁. 肿瘤相关肾损害的早期辨识和中西医防治策略［J］. 中华肾病研究电子杂志，2017，6（05）：204-207.

［3］Małyszko Jolanta, et al. KDIGO Controversies Conference on onco-nephrology: kidney disease in hematological malignancies and the burden of cancer after kidney transplantation［J］. Kidney Int, 2020, 98：1407-1418.

［4］Porta Camillo, et al. KDIGO Controversies Conference on onco-nephrology: understanding kidney impairment and solid-organ malignancies, and managing kidney cancer［J］. Kidney Int, 2020, 98：1108-1119.

第十九章　血液净化常见问题的中医治疗

截至 2019 年底，全国血液净化病例信息登记系统（CNRDS）登记的在透患者（含血液透析和腹膜透析）有 73.5 万人，但据估计我国终末期肾病患者为 100 万 ~200 万人，血液净化治疗仍然是终末期肾病患者最主要的替代方式，血液净化治疗的质量对这一庞大群体的生存率及生存质量均至关重要。在我国终末期肾病血液净化治疗中，维持性血液透析仍然最为常见，除了透析充分性以外，维持性透析患者常见的临床问题包括尿毒症患者的社会心理学异常、尿毒症患者的营养评价和干预、心血管疾病、糖尿病、高血压、血液系统异常、矿物质及骨代谢异常、感染、神经系统疾病和睡眠障碍、内分泌异常、消化系统异常、风湿性疾病和骨骼肌肉疾病，等等。但其中最为关键的质量控制及疗效评价指标，目前仍然聚焦于高血压、肾性贫血、矿物质及骨代谢异常三个方面，探讨中医药及中西医结合治疗在其中可发挥的作用，具有较高的临床实用价值。

第一节　透析高血压

2005 年一项日本的透析调查共研究了 191707 例患者，以血液透析前收缩期血压（systolic blood pressure，SBP）＞ 140mmHg 或舒张期血压（diastolic blood pressure，DBP）＞ 90mmHg 为标准，结果血液透析患者的高血压患病率为 74.3%。一项 2008 年上海市 11 家多中心的研究观察了 1382 例维持性血液透析患者，发现透析高血压的患病率为 86.3%，治疗率为 96.8%，但控制率仅为 25.5%。表明血液透析患者的高血压诊治现状不容乐观。

根据本病的临床表现，本病归属于中医学"眩晕"范畴。

一、病因病理

（一）西医病因病机

1. 容量负荷增加

细胞外液容量过多是终末期肾衰竭透析患者高血压最重要的原因。

2. 心搏出量增加

心搏出量增加也是导致透析过程发生高血压的一个因素，尤其对于透析间期体重显著增加存在心室扩张的透析患者。

3. 肾素 - 血管紧张素系统（RAS）活跃

终末期肾衰竭时肾脏实质虽已严重破坏，但 RAS 系统仍然活跃。透析超滤可引起肾动脉灌注压下降，刺激球旁细胞分泌肾素增加，使 RAS 系统活性升高，外周血管阻力增加，血管收缩和血压升高。

4. 感神经活性增强

终末期肾衰竭患者，自主神经病变主要表现为压力反射感受器受损，液体容量负荷增加导致交感神经系统激活和血管活性物质如肾上腺素、去甲肾上腺素、血管收缩活性肽 Y 等释放增加。

5. 血管内皮功能障碍

血管内皮产生和释放血管活性物质，如 NO 等，能引起血管舒张及抑制平滑肌细胞增殖，尿毒症患者存在内皮依赖的血管舒张受损。

6. 透析液成分对血清电解质的影响

钠离子是决定透析液晶体渗透压高低的主要因素。提高透析液钠浓度可维持透析患者血流动力学的稳定性，改善透析时的整体耐受性，但也带来口渴、体重增加、水钠潴留、容量负荷过度、血浆晶体渗透压升高，加重透析相关性高血压。透析患者因透析过程中离子钙浓度升高可出现心肌收缩力、心输出量和外周血管阻力的增加而使血压增高。

7. 促红细胞生成素（EPO）作用

尚无研究表明 EPO 与透析过程发生的高血压直接相关，但在应用 EPO 治疗的慢性肾衰竭患者透析过程中高血压的发生率明显增加。

8. 透析对降压药物的清除

许多降压药物在透析过程中都会有一定程度的清除，这也成为透析过程中发生高血压的一个原因。

（二）中医病因病机

1. 中医病因

透析后高血压归属于中医学"眩晕"范畴。中医认为高血压与先天不足、年老体衰、饮食不节、情志因素、劳逸失度等因素有关。

（1）先天不足：《灵枢·五变》云："帝曰：一时遇风，同时得病，其病各异，愿闻其故。少俞曰：善乎问哉！请论以匠人……木之阴阳，尚有坚脆，坚者不入，脆者皮弛……况且人乎。"体质阴阳不同，很大程度上与先天之"肾气"和后天之"脾气"相关。若父母体质虚弱，则孩子很可能先天存在不足，先天不足则容易出现阴阳的失衡，尤其出现"肝常有余，脾常不足"特点的患者，肝阳上亢时则容易诱发高血压。

（2）年老体衰：年老以后，五脏的功能开始下降，肝脏体阴而用阳，肝阴不足可以引起肝阳上亢；肝主全身气机疏泄，肝阳上亢又会引起全身的气机逆乱，影响其他脏腑功能的发挥；年老肺气不足，升降功能下降，气滞于血脉，发为"肺胀"；老年人肝、脾、肾精气不足，而肝、脾、肾的精气不足能进一步导致气机逆乱、水谷精微摄入不足、因虚致多痰多瘀等多种病理改变。

（3）饮食不节：咸味过极可以影响肝、脾、肾的功能，咸味入血后走肾，化为热邪，对肾脏的功能造成损伤，后间接对脾胃和肝脏的功能造成影响，同时咸味还可以造成瘀血、湿滞、虚损等病理改变，这些病理改变又可以变为病理因素，进一步影响机体，导致高血压发生。

（4）情志因素：《素问·生气通天论》云："阳气者，大怒则形气绝，而血菀于上，使人薄厥。"说明了情志对人的伤害，七情过极可以发为高血压；焦虑状态明显和高血压病有明显的联系，且焦虑程度与高血压的严重程度呈正相关。

（5）劳逸失度：《素问·宣明五气》云："五劳所伤：久视伤血，久卧伤气，久坐伤肉，久立伤骨，久行伤筋，是谓五劳所伤。"过逸和过劳都会引起身体的气血阴阳失调，房劳过度还能伤及人体阴精，导致疾病的出现。

2. 中医病机

对于高血压病因病机的认识，历代医家及现代学者大多强调"诸风掉眩，皆属于肝"，倡导从肝风、肝阳论治。本病病位与肝、脾、肾三脏关系密切。其病机主要与肝阳上亢、痰饮内停、肾阴亏虚等火证、饮证、虚证相关，三者常常合并存在，交互为病。具体而言，包括肝阳上亢，肝火上炎，阳升风动，上冲脑窍；脾胃虚弱，痰饮内生，肝风、肝阳夹痰浊之邪上冲清窍；大病久病及肾，肾阴亏虚，水不涵木，脑窍失养；透析高血压在上述病机之外，透析不充分导致水湿潴留，浊毒泛滥对肝、脾、肾造成损害，都是血压控制不良的因素。

3. 中医病因病机特点

脏腑功能失调，阴阳失衡为高血压病机的基本特点；如肝阳上逆，化火化风，肾易不足，心易受肝所累，脾气、肺气易伤，须补脾补肺，治疗在注重五脏病机变化的同时还应注意祛风、化痰、除湿、活血。

二、诊断

（一）西医临床诊断

1. 诊断依据

以诊室血压测量结果为主要诊断依据：首诊发现收缩压 ≥ 140mmHg 和（或）舒张压 ≥ 90mmHg。4 周内复查 2 次，非同 3 次测量均达到上述诊断界值，即可确诊。具体包括 3 种情况，即收缩压 ≥ 140mmHg 且舒张压 ≥ 90mmHg、收缩压 ≥ 140mmHg 且舒张压 < 90mmHg、收缩压 < 140mmHg 且舒张压 ≥ 90mmHg。

2. 诊断后评估

高血压诊断明确后，还应注意评估心血管疾病发病风险、靶器官损害及并存的临床情况。评估是确定高血压治疗策略的基础，评估内容包括病史、体格检查及辅助检查三个方面的内容。

（1）病史：除肾脏疾病外，评估既往是否有糖尿病、脑卒中、冠心病、心力衰竭、心房颤动、外周动脉粥样硬化病等合并症；高血压、糖尿病、血脂异常及早发心血管病家族史；吸烟、饮酒史。

（2）体格检查：血压、心率、心律、身高、体重、腰围，确认有无下肢水肿等。

（3）辅助检查：建议做血常规，尿常规，生化检查，心电图（识别有无左心室肥厚、心肌梗死、心律失常如心房颤动等）。有条件者可选做动态血压监测、超声心动图、颈动脉超声、X线胸片、眼底检查等。

（二）中医辨病辨证

1. 辨证思路

本病病位与肝、脾、肾三脏关系密切。首辨虚实，实证主要包括肝火、肝风、痰饮、瘀血等；虚证主要有肾精亏虚、肝肾阴虚、脾虚湿困、气血亏虚等；特别要注意血液透析患者常常虚实夹杂，交互为病。

2. 本病常见证候及其临床表现

（1）肝火上炎：高血压病肝火上炎证以头晕头痛、面红目赤、口干口苦、便秘等内火炽盛症状为辨证要点。

（2）痰湿内阻：痰湿内阻证在高血压病中较为常见，以头重如裹、胸脘痞闷、舌苔腻为主要辨证要点。

（3）瘀血内阻：瘀血内阻证是高血压病以及常见心血管疾病的主要证候之一。临床上有时头痛症状并不明显，然观其舌象，常见舌质暗，边有瘀斑或瘀点，舌下络脉增粗、紫暗等表现。

（4）阴虚阳亢：阴虚于下，阴不敛阳，阳亢于上，导致头痛、眩晕、血压升高。高血压病阴虚阳亢证是高血压病最主要的证候之一，以眩晕、面红目赤、腰膝酸软、五心烦热为辨证要点。

（5）肾精不足：高血压病辨证属于肾精不足，多见于年老体衰者，以心悸、失眠、健忘、腰膝酸软为辨证要点。

（6）气血两虚：高血压病气血两虚证是高血压病主要的证候之一，以气短乏力、心悸失眠、面白无华为辨证要点。

3. 辨证要点

血液透析高血压患者证候常虚实夹杂，脾肾虚损较一般人群更为常见、严重，肝、脾、肾三脏交互影响，不可固守一方；实证方面，血瘀与湿浊更为突出，除此之外，还要注意水湿及浊毒对患者血压的影响，如透析不能充分清除水湿、浊毒，则会影响中药降压的疗效。

三、治疗

（一）西医治疗

1. 一般治疗

（1）限钠：透析高血压患者每日盐摄入量应控制在 3~5g。

（2）限水：对于少尿甚至无尿患者应严格限制液体的摄入量。

（3）生活方式的改变：包括戒烟、适当运动、维持正常体重等。

2. 透析处方的调整

由于血液透析患者的血压随透析周期容量的周期性变化而呈现周期性变化，给血液透析患者血压的准确评价带来困难。应重视不同时间点血压测量对血液透析患者血压评价的重要性。血液透析患者血压控制的靶目标需依据患者的具体情况决定，尤其须考虑患者容量和心脏状态。在治疗方面，容量控制与稳定是关键。

（1）改善心血管功能稳定性：部分透析患者心血管功能不稳定，透析间期体重增加过多，超滤量大难以达到干体重，容易出现透析高血压。对这类患者应当增加透析次数、延长透析时间，逐步超滤至理想的干体重。

（2）逐步降低透析液中钠离子浓度可改善高血压：近年来使用的钠梯度透析，即透析开始时使用高钠透析，透析过程中定时、定量的减少，使透析结束时钠离子浓度降至135~140mmol/L，可避免持续性高钠透析引起的并发症如血压升高等。对于治疗非常棘手的透析高血压，也可以考虑选用低钙透析液。

（3）长时（8小时）缓慢透析、短时（2小时）每日透析、夜间透析：以上技术均可有效避免容量负荷过重，降低外周交感神经活性，减少超滤率，从而降低透析过程中高血压的发生和降压药物的应用。

3. 抗高血压药物治疗

对于调整透析仍无法满意控制的高血压，通过药物来阻断异常激活的 RAS 系统和交感神经活性是必需的。尽量选择不被透析清除的药物，选择透析可清除的药物应在透析过程中或透析后追加剂量。降压药的选择应考虑透析对药物的清除情况，长效钙通道阻滞剂、血管紧张素受体阻滞剂、α 受体阻滞剂及 β 受体阻滞剂类药物在血液透析高血压治疗中占有重要地位。

4. 双肾切除

对于药物难以控制的顽固性高血压，可以考虑双肾切除。但双肾切除使机体 1,25-（OH）$_2$-D$_3$ 产生丧失，钙吸收减少，贫血加重，对体液容量变化极为敏感，透析超滤易引起低血压，应尽量避免使用。

5. EPO 用量的调整

对红细胞压积上升过快的透析高血压患者应当减少 EPO 的用量以避免其带来的血液黏稠度和外周血管阻力增加，达到血红蛋白靶目标的患者应改为维持剂量皮下注射。

（二）中医治疗

1. 肝火上炎证

治宜清肝泻火。方用龙胆泻肝汤加减。药用龙胆草、车前子、栀子、黄芩、柴胡、生地、泽泻等。在实际应用中，如适当增加具有清热祛火、通利大便功效的莱菔子、决明子、制大黄，效果更佳。

2. 痰湿内阻证

治宜健脾化痰祛湿。方用半夏白术天麻汤加减。药用半夏、白术、天麻、陈皮、茯苓、泽泻、钩藤、丹参、川芎、三七。

3. 瘀血内阻证

治宜活血化瘀。方用通窍活血汤加减。药用赤芍、桃仁、红花、川芎、麝香、地龙、全蝎。

4. 阴虚阳亢证

治宜滋阴潜阳。方用天麻钩藤饮加减。药用天麻、钩藤、石决明、栀子、黄芩、牛膝、杜仲、益母草、桑寄生、首乌藤、茯苓等。

5. 肾精不足证

治宜填精补髓。方用左归丸加减。药用熟地、山药、枸杞子、山茱萸、川牛膝、菟丝子、龟甲、鹿角胶等。

6. 气血两虚证

治宜益气养血。方用归脾汤加减。药用白术、人参、黄芪、当归、甘草、茯苓、远志、酸枣仁、木香、龙眼肉、生姜、大枣、赤灵芝、山茱萸。

四、预防与护理

在中医学"治未病"理论指导下的预防调摄包括"未病先防"和"既病防变"两方面，其对高血压患者降低血压，保护靶器官，提高远期生存率，延缓疾病进展具有重要作用。具体方法包括避风寒，预防疾病外感；调情志，避免情绪波动；慎起居，生活起居规律；劳逸结合，坚持适当活动；合理饮食，低盐低脂饮食；保持大便通畅等。运动能够改善血压水平已为现代临床研究所证实，传统的运动疗法也具有即刻降压及远期降压疗效，包括太极、八段锦、气功、瑜伽。

中药足浴：可选用吴茱萸 20g、肉桂 20g、川牛膝 20g 等，上药制成煎剂，用时加热至 50℃左右，浸泡双足，两足相互搓动，每次浴足 20~30 分钟，长期坚持具有一定的辅助降压作用。

中药代茶饮：一些具有平肝潜阳、补益肝肾之功用，作用平和的中药可作为辅助降压的保健方法，代茶饮用，如可选鬼针草、菊花、枸杞子、决明子、生山楂、麦冬、罗布麻叶等适量代茶饮。

体质调摄：根据不同的体质类型给予适当的饮食调理，平衡阴阳，对高血压的防治也有一定的辅助作用，如气虚质多食益气健脾之品，如山药、莲子、大枣等；阳虚质多食温阳食物，如牛、羊肉等，少食生冷寒凉之品；阴虚质多食甘凉滋润之品，如百合、银耳，少食性温燥烈食物，如辣椒；痰湿质饮食以清淡为主，少食肥甘厚腻，多食冬瓜、白萝卜、薏苡仁等；湿热质多食清淡、甘寒之品，如绿豆、苦瓜、薏苡仁等；血瘀质多食山楂、藕等；气郁质多食行气解郁、消食醒神之品，如丝瓜、柑橘等。

传统运动方式：一些具有我国传统文化特点的运动方式可以调节情绪，缓解压力，并被初步的循证医学证据证实了可获得明确的降低血压效果；研究显示太极拳可以调节情绪，缓解压力，调整阴阳失衡，每周运动 3~5 次，每次 30 分钟左右，可有效降低血压；八段锦将呼吸吐纳与心理调节相结合，运动量适中，每周练习 5 天，每天 1 次，每次 2 遍，30 分钟左右，也有一定程度的降低血压作用。

（路晓光　李平）

第二节　肾性贫血

统计数据表明，我国成年 CKD 患者中半数以上合并贫血，且随着肾脏病进展，贫血的患病率呈上升趋势，CKD5 期患者贫血的患病率达 90% 以上。据我国透析预后和实践模式研究（the dialysis outcome and practice patterns study，DOPPS）报道，我国血液透析（hemodialysis，HD）人群中血红蛋白低于 90g/L 的比例为 21%，而日本和北美仅不到10%。由此可见，我国肾性贫血的患病率高、达标率低，治疗现状并不乐观。贫血不仅影响患者的生活质量、加速肾脏病病情进展，还增加 CKD 患者的心血管疾病及死亡风险。因此，有效纠正贫血对 CKD 患者具有重要意义。

本病可归属于中医学"虚劳""肾劳"等病证范畴。肾性贫血的主要原因是脏腑功能的减退和失调，而脏腑功能减退和失调的根本因素是肾气的虚衰、肾精的不足。

一、病因病理

（一）西医病因病机

1. 促红细胞生成素不足

肾脏是成人促红细胞生成素（EPO）的主要来源，EPO 是骨髓红系集落形成单位分化成熟过程中的重要细胞因子，EPO 不足是肾性贫血的最重要原因。

2. 铁缺乏

肾性贫血的另一个重要机制是铁缺乏，也是红细胞生成刺激剂（ESA）治疗低反应的最常见原因。CKD 时肾小球滤过率（GFR）下降导致铁调素经肾清除减少，同时 CKD 相关的慢性炎症状态以及铁剂的补充促使肝脏合成铁调素增加。多种炎症因子和活性维生素 D 缺乏均可增加肝脏合成铁调素。增高的铁调素结合巨噬细胞、肝细胞膜上的膜铁转运蛋白，抑制细胞内的储存铁释放入血，导致循环中可利用的铁不足而发生"铁限制性红系造血"。

3. 慢性炎症

慢性炎症除了刺激肝脏合成铁调素影响铁吸收和利用外，近年发现其还通过其他机制抑制造血。炎症产物犬尿酸（kynurenine acid）可激活芳基烃受体（aryl hydrocarbon receptor，AhR），其与低氧诱导因子（HIF）-2α 竞争结合 HIF-1β，抑制 HIF 通路的活化和 EPO 合成。

4. 其他影响因素

尿毒症毒素可导致骨髓抑制与红细胞寿命缩短，慢性失血（尤其是血液透析患者）、营养不良、继发性甲状旁腺功能亢进症、骨髓纤维化和铝中毒等，均与肾性贫血相关。

（二）中医病因病机

1. 中医病因

肾性贫血的主因在于脾肾衰败。《张氏医通》有云："血之源头在乎肾。"肾精不足，髓海失养，髓枯精亏，血无以生，则见血虚；肾虚及脾，脾失健运，不能运化水谷精微，又有脾虚受纳失司，食少纳呆，气血生化乏源而致血虚；脾虚失运，湿浊内蕴，困阻脾阳，肾关不利，湿浊不化，聚湿成痰，湿邪溺毒壅塞三焦，气机阻滞，则可影响营气及肺气的化生作用，加重血虚证；肾中精气为五脏六腑的根本，张景岳言"肾气虚则五脏六腑皆失所恃，而阴阳病变无所不至"，肾中精气不足，则五脏功能均有所损，气血运行不畅，气滞血瘀水停，聚湿成痰、成浊，肾关不利，溺毒不能正常排泄，则湿浊、溺毒、瘀血内停，久而成患。作为病理产物的湿毒和瘀血，还进一步影响机体气血的生成和运行。

2. 中医病机

目前一般认为肾性贫血的病位主要在脾、肾，病机总属本虚标实。CKD 早期，贫血程度较轻，主要表现为脾肾亏虚。后期贫血程度逐渐加重，本虚与标实并重，本虚以脾肾为主，可累及五脏阴阳，标实多与湿、毒、瘀相关。"肾者主蛰，封藏之本"。疾病初起，肾脏受损，肾不藏精，则精不生血。或脾失运化，血液化生乏源，加之后天之精不得滋养先天之精，则精亏更甚。疾病中后期，湿浊内生，蕴于中焦，阻碍脾胃气机，气血生化更加匮乏，日久化热，湿与热结，进一步耗伤阴血。气虚推动无力，血液运行缓慢，则瘀血内停，瘀血不去新血不生，血虚更难恢复。肾病日久，肾中元阴元阳受损，可累及人体各脏腑阴阳。最终五脏阴阳、气血虚损，不能鼓舞气血生长。

3. 中医病因病机特点

肾为先天之本，主骨生髓，藏精；脾为后天之本，气血生化之源；本病脾肾虚损为本，肾精亏虚尤甚；血瘀、湿热、浊毒为标，虚实夹杂，相互为病。

二、诊断

（一）西医临床诊断

肾性贫血是指各种因素造成肾脏促红细胞生成素产生不足，或尿毒症患者的血浆中一些毒素物质干扰红细胞生成、代谢及寿命而导致的贫血。肾性贫血是慢性肾脏病发展至终末期常见的并发症，并且贫血的程度与肾功能减退的程度相关。在成人或者 15 岁以上的青少年中，当男性血红蛋白水平 < 130g/L，女性血红蛋白 < 120g/L，诊断为贫血。需要注意的是，该定义适用于海拔 1000m 以下的人群。肾性贫血的诊断需同时满足两个条件，首先有明显的肾功能损害的依据，其次除外其他导致贫血的原因，如消化道失血、铝中毒、骨髓纤维化、血液系统肿瘤等。

（二）中医辨病辨证

1. 本病常见证候及其临床表现

（1）脾肾亏虚：症见面色㿠白，腰酸，乏力，气短，纳差，腹胀，大便溏稀，脉沉细，舌胖大，色暗，有齿痕。

（2）瘀血内阻：症见面色黧黑，唇色紫暗，皮肤癥瘕，脉弦滑，舌紫暗，舌底青筋怒张。

（3）湿热内蕴：症见面发油腻，身困体乏，大便溏泄、秽臭，或大便干结，舌苔厚腻，色黄或黄白，脉滑数。

（4）浊毒泛滥：症见面色晦暗，精神萎靡，皮肤干燥，皮肤瘙痒，纳差不欲食，恶心呕吐，胸闷憋气，头晕，肌肉痉挛，大便溏稀或秘结，舌淡暗，苔白后，脉沉细滑等。

2. 辨证要点

主辨虚实，本虚以脾虚、肾虚为主；邪实以血瘀、湿热、浊毒为主；终末期肾病，久病入络，瘀血内阻，气滞血瘀，致使水湿内停，聚成痰湿、浊毒之邪进一步加重脉络瘀阻，治疗原则应遵循以扶正祛邪为本，活血化瘀、利湿降浊通络为标。

三、治疗

（一）西医治疗

1. 红细胞生成刺激剂

（1）重组人红细胞生成素（recombinant human erythropoietin，rHuEPO）：由于 EPO 缺乏是肾性贫血的主要原因，因此外源性补充 ESAs 是目前肾性贫血治疗中的重要措施。

（2）新型红细胞生成刺激蛋白：达依泊汀 α（darbepoetin alfa，DPO）是一种新型红细胞生成刺激蛋白，属于第二代 ESAs。

（3）持续性红细胞生成素受体激活剂（continuous erythropoietin receptor activator，CERA）：CERA 作为第三代 ESAs，具有半衰期长、给药次数少等优势。虽然 CERA 的给药次数更少，其纠正贫血的效果也已经得到临床验证，但药物的远期安全性还需更多高等级证据的研究进一步明确。

2. 铁剂

铁是血红蛋白合成的重要原料，补铁是纠正贫血的基础治疗，主要包括口服补铁和静脉补铁。

（1）口服铁剂：口服铁剂有价格低廉、应用便利等优势，但口服铁剂消化道反应大。常用的口服铁剂包括硫酸亚铁、葡萄糖酸亚铁、富马酸亚铁等。

（2）静脉铁剂：静脉补铁是透析和非透析 CKD 贫血患者的标准治疗。目前常用的静脉铁剂包括低分子右旋糖酐铁和蔗糖铁。羧基麦芽糖铁和异麦芽糖酐铁是新型的静脉铁剂。有研究显示，与蔗糖铁相比，异麦芽糖酐铁单次输注就能够较好地达到血红蛋白治疗目标，且复合心血管严重不良事件的发生率更低。

3. 低氧诱导因子稳定剂

低氧诱导因子（hypoxia inducible factor，HIF）是一种转录因子，在机体受到缺氧刺激时，可以诱导 *EPO* 基因转录增加，并上调转铁蛋白及受体，增加铁利用。罗沙司他是一种新型口服 HIF 稳定剂，其本质为低氧诱导因子脯氨酰羟化酶抑制剂。在纠正贫血的同时，罗沙司他还有降低胆固醇的作用，这对于心血管事件高风险的 CKD 患者具有积极意义。在药物副作用方面，文献报道称罗沙司他相比于安慰剂及 EPO 更易引起高钾血症、代谢性酸中毒及上呼吸道感染。

4. 铁调素调节制剂

通过调节铁调素改善机体铁代谢，可能为肾性贫血的治疗提供新方法。随机对照试验表明，铁调素抑制剂 Lexapep tid pegol 能够明显升高健康受试者的血清铁及转铁蛋白饱和度，并且安全性及耐受性良好。目前相关研究还处于动物实验或是临床试验阶段，临床资料有限，因此还有待进一步研究。

5. 基因治疗

转导自体修复基因治疗（TARGT）技术有望用于治疗肾性贫血，目前正在进行试验与评估阶段，需进一步的临床研究证明其疗效与安全性。

（二）中医治疗

1. 脾肾亏虚

治宜补益脾肾，填精益髓。方用归脾汤和左归丸加减。药用人参、炙黄芪、茯苓、白术、酸枣仁、龙眼肉、大枣、冬虫夏草、熟地、山药、枸杞子、牛膝、菟丝子、鹿角胶、阿胶、何首乌、当归、紫河车等。

2. 瘀血内阻

治宜活血化瘀。方用血府逐瘀汤加减。药用桃仁、红花、生地黄、当归、川芎、丹参、赤芍、川牛膝、鬼箭羽、虎杖、大黄等。

3. 湿热内蕴

治宜清热利湿。方用连朴饮和小承气汤加减。药用黄连、枳实、大黄、厚朴、大腹皮、半夏、陈皮、砂仁、胆南星、泽泻、蒲公英、藿香、紫苏梗等。

4. 浊毒泛滥

治宜泄浊解毒。方用小承气汤加减。药用大黄、枳实、厚朴、黄芩、白花蛇舌草、蒲公英等。

四、预防与护理

可选龙眼肉、大枣、莲子肉、枸杞子，适量蒸服或炖服；或药物与粳米或糯米同熬粥服用，隔日 1 次。上述方药味甘不腻，健脾补肾生血，患者易于接受，且方法简便。

（路晓光　李平）

第三节　慢性肾脏病矿物质和骨异常

慢性肾脏病矿物质和骨异常（chronic kidney disease- mineral and bone disorder，CKD–MBD）是血液净化患者的重要并发症之一。2009 年，全球改善肾脏病预后组织（kidney disease: improving global outcomes，KDIGO）将以往的肾性骨病及肾性骨营养不良统一为慢性肾脏病 – 矿物质和骨异常。CKD–MBD 不仅仅局限于以往传统的骨形态学异常，还包括了更广范围的矿物质异常及其导致的系统性疾病，是一种全身性疾病。随着透析技术理论和实践上的不断进步，ESRD 患者的生存时间不断延长，CKD–MBD 成为影响 ESRD 患者生存质量的重要因素之一。

CKD–MBD 无专有中医病名，结合临床表现可归属于中医学"痹证""骨痿""虚劳"病证范畴。

一、病因病理

（一）西医病因病机

CKD–MBD 包括一系列实验室指标异常［如低钙、高磷、甲状旁腺激素（parathyroid hormone，PTH）升高、维生素 D 降低等］，骨的病变，血管及软组织钙化等。患者的血管钙化还可引起相应组织、器官的缺血或功能异常，如缺血性心脏病、心功能不全、病变肢体远端疼痛或溃疡等。CKD–MBD 是导致 CKD 患者全因死亡和心血管死亡的重要原因之一，其发生的始动环节是肾脏滤过功能下降，导致肾脏对磷酸盐排泄障碍，机体被迫升高成纤维细胞生长因子 23（fibroblast growth factor 23，FGF23）、甲状旁腺水平，同时降低 $1,25-(OH)_2-D_3$ 和 Klotho 蛋白水平等来维持血磷稳定及对抗由血磷变化导致的一系列病理生理改变。但随着患者肾功能的恶化及磷潴留加剧，上述调节机制已经不足以维持磷稳态，随之出现高磷血症、低钙血症、继发性甲状旁腺功能亢进症（secondary hyperparathyroidism，SHPT）、血管和软组织钙化等，给患者带来一系列严重不良后果，如患者的生活质量下降、骨折、心血管事件和死亡风险增加等。CKD–MBD 是对上述病理生理过程的概括，是一种临床综合征。

（二）中医病因病机

1. 中医病因

肾性骨病的主因是肾气虚损；《素问·痿论》中记载："肾气热着，则腰不举，骨枯而髓减，发为骨痿""肾者水脏也，今水不胜火，则骨枯而髓虚，故足不任身，发为骨痿"。《素问·生气通天论》中对于骨病的发生描述为"肾气乃伤，高骨乃坏"，并进一步解释骨、髓、肾之间的关系，提出肾藏精、精生髓、髓养骨的理论，指出一旦肾气受损，精不生髓，骨失濡养，则见"骨弱"，也就是临床常见的骨软弱、变形、生长发育迟缓等疾病。

2. 中医病机

肾气日渐衰竭，气化失司，湿热浊毒排出不利，而使肾脏功能进一步受损，肾精亏虚，骨髓生化无源，导致骨失濡养，出现骨痿、骨枯等症状。再者脾主运化，化生气血，肝藏血，濡养筋骨爪甲，肾病日久，累及肝脾，使气血化生失衡，筋骨濡养不调，则易导致骨髓空虚、骨弱、骨骼发育迟缓等症状。

3. 中医病因病机特点

肾主骨，本病肾虚为本，进而肝脾受累，浊毒、血瘀为标，浊毒尤其重要，虚实夹杂，相互为病。

二、诊断

（一）西医临床诊断

本病的诊断包括生化指标的监测和血管钙化的诊断和评估两方面内容。

1. 生化指标的监测

监测血清钙、磷，全段 PTH，碱性磷酸酶水平，根据生化指标变化趋势及对 CKD-MBD 相关评估结果综合考虑而非单个实验室检测结果来制定治疗方案。

2. 血管钙化的诊断和评估

透析患者可采用腹部 X 线片检查确定是否存在血管钙化，并使用超声心动图检查确定是否存在心脏瓣膜钙化，有条件的情况下可采用电子束 CT 及多层螺旋 CT 评估心血管钙化情况；透析患者合并血管和或心脏瓣膜钙化时，建议将其心血管疾病风险列为最高等级。

（二）中医辨病辨证

1. 本病常见证候及其临床表现

（1）本虚证

①脾肾两虚：症见面浮肢肿，畏寒肢冷，纳差便溏，小便清长或夜尿频多，无尿，骨骼冷痛，五更泄泻，舌有齿痕，苔白或滑，舌胖大，脉弱。

②肝肾阴虚：症见眩晕耳鸣，目涩，口燥咽干，腰酸乏力，潮热盗汗，大便干结，手足心热或五心烦热，肢体搐搦，舌瘦红少苔，舌有裂纹，脉细数。

（2）标实证

①浊毒证：症见面色晦暗，面肢浮肿，甚至伴有胸水、腹水，纳呆，便溏或便秘，皮肤瘙痒，舌淡，苔白腻或黄腻，脉沉滑细数。

②血瘀证：症见肢体刺痛，痛有定处，呕恶纳呆，胸痛喘息，肌肤甲错，口唇紫暗，舌质暗淡，脉涩。

2. 辨证要点

肾主骨，因此肾精亏虚为本。本虚还需知肝知脾，脾为气血生化之源，肾水无源则枯，肝主筋爪，筋骨相连，不可独存；标实证，主辨浊毒、血瘀，往往合而存之。

三、治疗

（一）西医治疗

1. 降低高血磷，维持正常血钙

尽可能将高血磷降至正常范围，避免高钙血症；血液透析患者透析液钙离子浓度为 1.25~1.50mmol/L，腹膜透析液 1.25mmol/L，血液透析患者应充分透析，并考虑延长透析时间或增加透析频率，以更有效地清除血磷；血磷进行性或持续升高时，开始降磷治疗；限制含钙、磷结合剂的使用。

2. 继发性甲状旁腺功能亢进症的治疗

透析患者的 iPTH 应维持在正常上限的 2~9 倍；需要降 PTH 治疗的透析患者，可使用活性维生素 D 及其类似或拟钙剂，或使用活性维生素 D 及其类似物联合拟钙剂治疗；药物治疗无效的严重继发性甲旁亢患者，建议行甲状旁腺切除术；严重 SHPT 定义为血清 iPTH 持续＞800pg/ml。

3. 血管钙化的防治

限制饮食磷的摄入，选择合适的磷结合剂，充分透析或增加透析对磷的清除及有效控制 SHPT；建议限制含钙、磷结合剂的使用；建议使用浓度为 1.25~1.5mmol/L 的透析液；治疗 SHPT 并防止甲状旁腺功能低下，合理使用活性维生素 D 及其类似物或拟钙剂，或实施甲状旁腺切除。

4. 骨质疏松的预防与治疗

调整生活方式对骨质疏松的预防和治疗具有重要意义：双膦酸盐用于 CKD1~2 期患者，按普通人群治疗方案使用；CKD3~4 期患者根据生化指标改变的幅度或可逆性剂 CKD 进展情况选择是否使用，同时考虑骨活检；对于 CKD5 期患者使用双膦酸盐治疗需特别注意排除无动力骨病；对透析患者的使用目前无具体建议。骨质疏松和（或）高骨折风险，可予活性维生素 D 及其类似物和钙剂治疗；其他药物治疗无效的，骨质溶解或骨质减少引起的骨痛，严重高血钙患者，可以考虑使用降钙素治疗；对于骨折风险高的女性绝经后骨质疏松症，男性原发性或性功能减退骨质疏松症及糖皮质激素诱导性骨质疏松症，重组 PTH 能够增加骨密度，改善骨重构；透析的绝经后女性患者，若在 iPTH 控制良好时仍存在严重骨质疏松或骨折，可考虑使用雌激素受体调节剂。

（二）中医治疗

1. 脾肾两虚，湿浊内阻

治宜健脾补肾，通腑泄浊。方用右归丸或金匮肾气丸、济生肾气丸合温胆汤加减。药用熟地、山药、茯苓、车前子、山茱萸、枸杞子、杜仲、肉桂、制附子、竹茹、枳实、生大黄、瓜蒌、补骨脂、海螵蛸、续断。

2. 肝肾阴虚，瘀血内阻

治宜滋补肝肾，活血化瘀。方用六味地黄丸合血府逐瘀汤加减。药用熟地黄、山茱萸、牡丹皮、泽泻、山药、茯苓、桃仁、当归、牛膝、枳壳、柴胡、水蛭、地龙、菟丝子、补骨脂、紫河车等。

四、预防与护理

1. 心理干预

护理人员应多照顾患者，减轻患者的心理负担和对疾病的恐惧，保持患者良好的心理状态，平衡各种内分泌指标，并帮助骨及矿物质代谢。患者可能会感到恐惧、焦虑、烦躁和其他心理状况，护理人员应当密切注意患者的感受，及时与其进行沟通和指导，鼓励患者积极配合治疗，使患者对克服疾病充满信心。

2. 饮食干预

严格的饮食习惯可以改善患者书写障碍的现状，延缓肾性骨病的发作，并为患者提供低蛋白饮食，以减少体内含氮代谢产物的保留。同时，控制患者饮食中的磷含量，保护肾脏功能。

3. 健康教育

加强对患者及其家人的健康教育，回答患者及其家人的问题，提高患者对治疗的依从性，解释血液透析对肾脏疾病的重要性，并为患者提供可靠的护理。

4. 鼓励锻炼

适当的运动有助于平衡肾性骨病患者的骨代谢，减少骨钙流失并增强骨组织的支持。此外，适当的运动可以帮助患者锻炼心肺功能、调节血压，提高患者的免疫力和抵抗多种疾病的能力，并有效预防全身性并发症，如关节僵硬和肌肉萎缩等。

（路晓光　李平）

参考文献

［1］孙伟茗，焦晓民. 高血压中医病名、病因、病机研究进展［J］. 实用中医内科杂志，2021，35（1）：101-104.

［2］国家心血管病中心，国家基本公共卫生服务项目基层高血压管理办公室，国家基层高血压管理专家委员会. 国家基层高血压防治管理指南（2020 版）［J］. 中国循环杂志，2021，36（3）：209-220.

［3］中国高血压防治指南修订委员会，高血压联盟（中国），中华医学会心血管病分会. 中国高血压防治指南（2018 修订版）［J］. 中国心血管杂志，2019，24（1）：24-56.

［4］中华中医药学会心血管病分会. 高血压中医诊疗专家共识［J］. 中国实验方剂学杂志，2019，25（15）：217-221.

［5］喻倩，路香雪，张嘉铃，等. 肾性贫血药物治疗现状与进展［J］. 中国血液净化，2020，9（9）：589-597.

［6］尹玥，孙伟. 肾性贫血的中医认识及中药干预研究［J］. 中国中西医结合肾病杂志，2020，21（9）：829-831.

［7］国家肾脏疾病临床医学研究中心. 中国慢性肾脏病矿物质及骨异常诊治指南概要［J］. 肾脏病与透析肾移植杂志，2019，28（1）：52-57.

［8］余永武，周加军，张凌.《中国慢性肾脏病矿物质和骨异常诊治指南》的解读与思考［J］. 中华肾病研究电子杂志，2020，9（1）：17-21.

［9］刘洪，熊维建，钟凌云，等. 慢性肾脏病－矿物质与骨异常中医证型分布特点及相关因素研究［J］. 中华中医药杂志，2019，34（8）：3700-3704.

［10］于思明，董柏涵. 中医药治疗肾性骨病的临床研究进展［J］. 广州中医药大学学报，2017，34（3）：464-468.

第二十章　肾移植常见问题的中医治疗

2012 年《柳叶刀》发表了首个中国慢性肾脏疾病横断面调查研究结果，数据显示我国慢性肾脏疾病总患病率为 10.8%，预计有 1.195 亿患者。肾移植作为终末期慢性肾衰竭患者最理想的肾脏替代疗法，在全球范围内迅速推广。中国肾移植科学登记系统数据中心（Chinese Scientific Registry of Kidney Transplantation Data Center, CSRKT）统计数据表明，2015 年我国共完成肾移植手术 7131 例，仅次于美国，居世界第 2 位。随着手术技术的成熟和新型免疫抑制剂的应用，肾移植的近期存活率得到显著提高，国内大中心 1 年移植肾存活率已普遍超过 95%，但是肾移植的远期存活情况仍然不容乐观，移植后期受者的排斥反应和免疫抑制治疗、术后感染等仍是临床面临的重要问题。为解决临床实际问题，探索如何使用中医药及中西医结合治疗参与到肾移植患者的治疗中，对改善和提高肾移植患者术后的远期肾存活率和生活质量，具有一定的临床指导意义。

第一节　肾移植排斥反应

终末期肾病（end-stage renal disease, ESRD）是影响人类健康的重大疾病，最有效的治疗手段是肾移植。自从 1954 年美国 Murry 医师成功地进行了世界第 1 例临床肾移植以来，全球有百余万 ESRD 患者接受肾移植手术而获得第 2 次生命。随着肾移植外科技术的日臻成熟、组织配型技术的普遍开展、围手术期抗体诱导治疗和新型强效免疫抑制剂的广泛应用，急性排斥反应发生率在逐年下降，但排斥反应仍然是影响移植肾长期存活的主要威胁和首要独立危险因素。

肾移植排斥反应，目前中医药对其认识缺乏系统性研究，没有专有的病名与其对应，目前认为其归属于中医学"瘀证"的范畴。

一、病因病理

（一）西医病因病机

临床上，根据排斥反应的发生机制、病理改变、发病时间与临床特点将其分为 4 种类型，即超急性排斥反应（hyperacute rejection, HAR）、急性加速性排斥反应（acute accelerated rejection, AAR）、急性排斥反应（acute rejection, AR）和慢性排斥反应（chronic rejection, CR）。为更好地指导临床治疗，又将排斥反应分为 T 细胞介导的排斥反应（T cell mediated rejection, TCMR）和抗体介导的排斥反应（antibody mediated rejection, AMR），急性 AMR 和慢性 AMR 在移植物丢失过程中发挥着越来越重要的作用。

1. HAR 的发病机制

HAR 的发病机制为受者循环中预存供体特异性抗体（DSA）与移植物血管内皮细

胞表面抗原结合，激活补体级联反应，形成膜攻击复合体（membrane attack complex，MAC），导致内皮活化。

2. AAR 的发病机制

AAR 的发病机制与移植物血管内皮细胞活化有关，此种内皮活化与 HAR 不同，其不需要补体的参与，发生较缓慢，有充分的时间允许内皮细胞新的基因转录和蛋白质合成，称为 II 型内皮细胞活化，与 HAR 的 I 型活化相对应。

3. AR 的发病机制

（1）急性 TCMR：发病机制是由细胞毒 T 淋巴细胞（cytotoxic T lymphocyte，CTL）、活化的巨噬细胞以及 NK 细胞介导的细胞毒性免疫损伤，本质是在异抗原刺激下 T 细胞的活化、IL-2 的产生和致敏 T 细胞大量的克隆增殖。

（2）急性 AMR：均由 DSA 所介导，包括预存 DSA 和移植后新生 DSA（dnDSA），绝大多数由 HLA 产生，少数由针对 ABO 血型抗原和其他多态性非 HLA 抗原产生。

4. CR 的发病机制

CR 是移植肾或组织功能逐渐而缓慢恶化的一种排斥反应，一般发生于肾移植手术 3 个月之后，持续 6 个月以上，并且有特征性组织学和影像学变化。

（二）病理改变

移植肾穿刺活检是诊断排斥反应的重要方法，为临床制定有效的治疗措施提供可靠的依据。

1. HAR 的病理改变

HAR 的特征性病理学表现为动脉管壁纤维素样坏死和（或）广泛微血栓形成，导致移植肾缺血性或出血性坏死，间质内明显水肿及大量中性粒细胞浸润。

2. AAR 的病理改变

AAR 组织病理学主要呈血管性排斥反应，以小血管炎、肾小球炎和动脉纤维素样坏死为主要特征。免疫荧光和免疫组化可见动脉壁和毛细血管壁 IgM、IgG 及 C3 和纤维粘连蛋白沉积，肾小管周围毛细血管（peritubular capillary，PTC）基底膜 C4d 沉积。

3. AR 的病理改变

（1）急性 TCMR：特征性病理学表现包括移植肾组织间质内单个核炎性细胞浸润、肾小管上皮炎和（或）血管内皮炎。间质内弥漫性炎性细胞的浸润对诊断急性 TCMR 仅具有提示作用，其确定诊断还需要在此基础上有肾小管上皮炎和（或）血管内皮炎的表现，严重的 TCMR 可出现血管内皮炎，导致移植肾动脉分支血液循环障碍甚至肾组织缺血坏死。

（2）急性 AMR：主要靶位为移植肾实质内广泛的微血管床，其典型病理改变包括肾小球肾炎、PTC 炎和动脉内膜炎甚至动脉管壁纤维素样坏死，后者提示病变严重。免疫荧光或免疫酶组织化学染色可见 PTC 内皮线样的 C4d 阳性沉积。

4. CR 的病理改变

CR 病理学上移植肾呈现出间质纤维化、肾小球基底膜增厚、皱缩、系膜基质增多、动脉硬化、小动脉透明变性、动脉血管纤维性内膜增厚、毛细血管基底膜分层、断裂等。

（三）中医病因病机

1. 中医病因

肾移植排斥反应相对应的中医学范畴大致相当于"瘀证"，病因可以从主因和诱因两方面认识。

（1）主因：主要由于患者先天之气与移植肾脏先天之气不相匹配，两气相斥、不可共存，以致气血逆乱，络脉受损，继而瘀血内生，并引动体内湿毒、热毒等伏邪，如不能及时干预，进而再次导致脾肾衰败，浊毒内生。

（2）诱因：主要为手术耗伤气血，激素及免疫抑制剂等的药物之毒，正气耗损后六淫之邪内侵等。

2. 中医病机

中医病机可以归纳为以下两个方面。

（1）气阴两虚：尿毒证患者本身脏腑虚损、脾肾气虚、气血不足而夹瘀浊内蕴，在肾移植术中，手术损伤脉络耗伤气血；肾移植术后，为预防和治疗肾移植排斥反应而使用免疫抑制剂，则进一步耗气伤阴，因而乏力、口干、燥热、少尿等气阴两虚之症状尤为常见。

（2）瘀血内生：患者先天之气与移植肾先天之气相互排斥，气血逆乱，损伤络脉，导致瘀血内生，进而导致脏腑功能失调。瘀血的产生是肾移植排斥反应的核心病机。

二、诊断

（一）西医诊断

1. HAR

HAR 多发生在移植术后数分钟至数小时内，一般发生在 24 小时内，也有个别延迟至 48 小时。发生在术中，当供肾重新恢复血供时，移植肾逐渐充盈饱满，呈鲜红色，然而数分钟后，移植肾出现花斑，体积增大，色泽由鲜红出现紫纹，渐变呈暗红色，乃至呈紫褐色并失去光泽，移植肾由饱胀变柔软，体积缩小，肾动脉搏动有力，而肾静脉塌陷，继而肾脏搏动消失，泌尿停止；发生在术后，可出现血尿、少尿或无尿，肾区疼痛，血压升高等，少数病例可出现寒战、高热等全身危重症表现。

2. AAR

AAR 多发生在移植术后 2~5 天内，发生越早，程度越重，严重时可致移植肾破裂出血，移植肾功能迅速丧失。主要为术后移植肾功能恢复过程中突然出现少尿或无尿，移植肾肿胀、疼痛，原已下降的血清肌酐水平又迅速回升，可伴有体温上升、血压升高、血尿，病情严重，进展迅速，甚至导致移植肾破裂。移植后 2~5 天内早期出现上述临床表现，应高度怀疑 AAR 的可能性。

3. AR

（1）TCMR：TCMR 是急性排斥反应最常见的临床类型，约占 90%，多发生在移植术后的前 3 个月内，移植 1 年后偶尔发生。急性 TCMR 最常发生于移植术后 1 个月内，典型的临床表现为无明确原因的尿量减少、连续几日体质量增加、已下降的血清肌酐又持续回升、移植肾肿胀和压痛、出现蛋白尿和血尿、突发的不可解释的血压升高、发热（以低热为主）、乏力、关节酸痛、食欲减退、心动过速、烦躁不安等。

（2）AMR：AMR 又称体液性排斥反应（humoral rejection），主要由抗体、补体等多种体液免疫成分参与所致的免疫损伤。AMR 是导致移植肾急性或慢性失去功能的重要原因，显著降低移植肾的近期和长期存活率。临床表现突然尿量显著减少并进行性加重，伴体质量增加；已经恢复正常或正在恢复中的血清肌酐水平快速回升；绝大多数发生在术后 2 周内，尤其是术后 1 周内；如未及时诊断及处理常在 2~3 天内进展到需要血液透析治疗的程度。

4. CR

目前对 CR 的诊断标准应包括以下 4 个方面。

（1）移植肾的组织学变化：符合 Banff 标准中的慢性排斥反应的组织学表现，肾血管、肾小球和肾小管间质变化的性质和程度的诊断。

（2）移植肾功能进行性减退：应当至少连续 10 次检测 Scr 水平，或以 3 个月为期限动态观察 Scr 的变化，并以 Scr 的倒数来评价移植肾功能的减退情况。

（3）发生时间应在肾移植术后 3 个月以上。

（4）排除其他原因造成的移植肾功能异常。

（二）中医辨病辨证

1. 辨证思路

肾移植排斥反应不同类型的发病机制、临床特点以及移植肾的预后差异甚大，必须结合西医学对肾移植排斥反应的认识，才能机宜得当，进退有据。HAR、AAR 肾功能丧失迅速，病情凶险，中医药干预尤其需慎重；AR、CR 中医药干预得当，可锦上添花。

2. 本病常见证候及其临床表现

（1）气阴两虚型：症见腰膝酸软，移植肾肿痛，体倦乏力，口干咽燥，舌淡、苔薄白，脉沉细。多见于 AR。

（2）瘀血内阻型：症见肾移植后低热，移植肾轻度肿痛，腹胀有时伴腹泻、血尿不止、肢体浮肿，舌暗，苔薄，脉沉细。多见于 CR。

3. 辨证要点

本病辨证首辨缓急，急证瞬息万变、预后急转直下，药物干预效果亦差；后辨虚实，虚证以肾脏气阴两虚为主，实证以血瘀证为主，脏腑功能失调后，可伴有浊毒、湿热之邪，正气虚损严重，亦可导致六淫之邪内侵。

三、治疗

（一）西医治疗

1. HAR 的治疗

迄今为止 HAR 尚无有效治疗方法，确诊后应尽早切除移植肾，防止其危及受者生命。

2. AAR 的治疗

AAR 治疗困难，一旦明确诊断应尽早应用兔抗人胸腺细胞免疫球蛋白（rabbit anti human immunothymocyte globulin，ATG）治疗，一般疗程为 5~7 天，可联合应用血浆置换或免疫吸附治疗；DSA 阳性者应尽早使用血浆置换，以清除循环中的抗体和免疫复合物，同时可行持续性肾脏替代治疗（continuous renal replacement therapy，CRRT）。

3. AR 治疗

（1）激素冲击疗法：是急性 TCMR 的一线治疗方案，对激素难治性 TCMR，应尽早给予 ATG 或抗人 T 细胞免疫球蛋白治疗。

（2）治疗急性 AMR 的主要目的是去除现有抗体并抑制其再度生成。可采用的治疗措施包括：①清除受者体内已有的抗体、血浆置换和免疫吸附等。②阻断或延迟抗体介导的初级和次级组织损伤作用等。③抑制或清除体内抗体的继续产生，抗 B 细胞药物（CD20 单克隆抗体，如利妥昔单抗）、抗浆细胞活性制剂（如蛋白酶体抑制剂硼替佐米）、抗 C5 单抗（依库利单抗）等。

4. CR 的治疗

对于已经进展为慢性活动性排斥反应的，目前尚缺乏有效的治疗手段。临床上常采用在移植肾穿刺病理组织学结果的基础上，积极寻找引起 CR 的原因，制定针对性的治疗方案，部分病例的病情可能会得到缓解和稳定。对于肾移植术后代谢性疾病或 CNI 肾毒性等非免疫因素导致的移植肾功能下降，应加强血压、血糖、血脂、血尿酸等的管理，调整和优化免疫抑制剂治疗方案。

（二）中医治疗

1. 气阴两虚型

治宜益气补肾养阴。方用叶氏家传保胎方。药用杜仲、桑寄生、丹参、当归、党参、续断、赤芍、生地。若发热加金银花、连翘、白花蛇舌草；若移植肾肿痛甚加汉防己、泽泻。

2. 瘀血内阻型

治宜活血化瘀通络。方用补阳还五汤加减。药用党参、黄芪、延胡索、川楝子、当归、川芎、枳壳、桃仁、红花、地龙、郁金。若血尿甚加小蓟、白茅根、蒲黄凉血止血。

3. 抗排异单味中药

既往较多临床及实验研究证明雷公藤多苷、冬虫夏草、火把花根片、苏木、丹参、党参、大黄等药物可能对于慢性移植肾肾病具有抗排异及改善肾功能的作用。

四、预防与护理

肾移植排斥反应目前尚无理想的治疗手段。尤其是 HAR、AAR、AR，一旦发生，则移植肾损伤往往较重且难于救治，常在极短时间内导致移植肾功能丧失；CR 目前仍无理想的治疗手段，因此关键是预防。

HAR 的预防措施包括：移植前进行补体依赖淋巴细胞毒性试验、流式细胞仪交叉配型、群体反应性抗体和抗人类白细胞抗原（抗体的检测可有效地降低 HAR 的发生风险）。对于肾移植高致敏受者，移植前给予脱敏治疗可减少或预防 HAR 的发生。包括：血浆置换或免疫吸附以清除抗 HLA 抗体；大剂量静脉注射免疫球蛋白（intravenous immunoglobulin, IVIG）有助于降低抗体水平；清除 B 细胞的方案（多采用利妥昔单抗或包括利妥昔单抗的联合方案）。AAR 与 HAR 相同。

急性 AMR 的具体措施包括：肾移植前重视受者抗 HLA 抗体的动态检测，了解受者的致敏程度、特异性抗体位点及其滴度，为移植前供、受者免疫学选择提供重要的依据。肾移植前重视供、受者 HLA 配型，按交叉反应或氨基酸残基配型策略选择可接受性错配抗原和（或）错配抗原较少的供者。对 DSA 弱阳性受者可进行脱敏治疗，采用抑制体内 B 细胞活性制剂（如静脉滴注人源性 CD20 单克隆抗体）、IVIG、免疫吸附或血浆置换治疗、抗浆细胞活性制剂（如蛋白酶抑制剂）等。

移植肾 CR 的高危因素包括既往 AR、HLA 非匹配移植、受者年龄 < 14 岁、供者和受者年龄差异大（如年轻受者和老年供者）和高血压、免疫抑制剂剂量不足、受者依从性不良和术后 dnDSA 阳性等，采取相应措施将有利于 CR 的预防。

（路晓光　李平）

第二节　肾移植术后肺部感染

肺部感染是肾移植术后患者最常见的并发症，尽管随着新型的抗菌药物及抗真菌、抗病毒药物的应用，肾移植后肺部感染的发生率已显著下降，但其仍是肾移植后的主要并发症和死亡原因之一，且促进排斥发生。这主要是由于患者患长期尿毒症，身体一般情况差，术后大量激素和强力免疫抑制剂使机体抵抗力迅速下降；另外，创伤和全麻气管插管，亦是肺部感染的诱因，术后约 3 个月是感染的高发阶段。

肺部感染多归属于中医学"风温肺热""咳嗽"病证范畴。

一、病因病理

（一）西医病因病机

肾移植患者均为慢性肾衰竭、尿毒症患者，大多病程较长，以前已有免疫功能受累；

且长期透析，常常存在贫血、凝血机制障碍、蛋白质消耗等；肾移植手术本身也是对患者身体的一次打击，造成抗病能力在短时间内急剧下降，增加了更多的感染机会。另外也有来自供体器官的感染或污染，及院内交叉感染等；肾移植术后为了抵抗排斥反应使用免疫抑制剂，导致患者免疫功能进一步下降；且类固醇激素的使用还有促使感染扩散和掩盖感染症状的特点，使医院内交叉感染的发生可能性增大。

肾移植术后肺部感染的病原体呈多样性：肾移植术后患者由于长期应用免疫抑制药，患者反应性低，感染时呈现出不一样的感染病原体，许多条件致病菌、真菌、病毒、肺孢子虫等均有涉及，而且混合感染比较多见。

（二）中医病因病机

1. 中医病因

肾移植后肺部感染主要由于外邪侵袭、肺卫受邪，或正气虚弱、抗邪无力两个方面导致。主因多为肺脾气虚、气阴两虚；肾移植患者移植前多以脾肾虚损为主，伴有浊毒、血瘀、水湿之邪气；移植后，因长期服用免疫抑制药物、激素等，药毒易导致气阴两虚，肺脾气虚，正气虚弱，抗邪无力；诱因主要为风热之邪犯肺，入里化热，导致痰热壅肺。

2. 中医病机

肾移植后肺部感染的中医病机，主要与正虚无力抗邪及外邪犯肺有关。患者感受风热之邪，经口鼻侵袭肺脏，或风寒之邪入里化热，炼津为痰，痰热壅肺。病理过程中可化火生痰、伤津耗气或风热邪盛而逆传心包，甚至邪进正衰、正气不固而现邪陷正脱。恢复期邪气渐去，正气已损，多以正虚为主，或正虚邪恋，常以气阴两虚、肺脾气虚为主，兼有痰热或痰浊。邪实（痰热、痰浊），正虚（气阴两虚、肺脾气虚）贯穿于疾病整个病程中。对于肾移植术后患者，特别是老年人，因罹患慢性疾病，体内积生痰湿、瘀血，在此基础上易感受外邪，以痰热壅肺或痰浊阻肺为主，常兼有气阴两虚、肺脾气虚、瘀血等。

3. 中医病因病机特点

中医证候包括实证类（风热犯肺证、外寒内热证、痰热壅肺证、痰浊阻肺证），正虚邪恋类（肺脾气虚证、气阴两虚证），危重变证类（热陷心包证、邪陷正脱证）3 类 8 个证型。临床上须注意的是重症肺炎常见痰热壅肺证、痰湿阻肺证、热陷心包证、邪陷正脱证，这 4 种常见证型可单独存在更常兼见，如热陷心包兼痰热壅肺证、热陷心包兼邪陷正脱证、痰湿阻肺兼邪陷正脱证等。重症肺炎的痰热壅肺证、痰湿阻肺证较肺炎轻、中度患者相同证候严重而复杂，常涉及虚（肺脾气虚、气阴两虚），瘀，毒，腑实等，其中痰热壅肺证涉及虚证多为气阴两虚、痰湿阻肺证涉及虚证多为肺脾气虚。疾病的中后期多以正虚为主而常兼见邪恋未尽，如肺脾气虚兼痰浊阻肺、气阴两虚兼痰热壅肺等。

二、诊断

（一）西医临床诊断

1. 临床表现

（1）感染的特点：肾移植后感染早期多为细菌性感染，发生在术后 3~28 天，病毒感染常在 30 天后出现，重要机会致病菌感染在移植后 1 个月内不常见。巨细胞病毒（CMV）感染高峰在术后 45~50 天，真菌在 30~60 天。肾移植术后患者肺炎的发病率较正常人高 5~20 倍。

（2）临床表现特点：肾移植术后患者的临床症状及体征常不典型，且起病大多呈隐匿性，不易察觉。发热常为首发症状，高热常见，很少寒战；感染早期咳嗽、咯痰少见，感染中、后期或重症感染早期胸闷、喘憋症状明显。

（3）影像学表现：肾移植术后患者的 X 线片表现不典型且经常滞后，胸片是早期诊断肺炎的重要手段，但其表现与感染发展过程不同步，发病初期可能仅表现为肺纹理增粗（影像报告可能为正常），感染控制后早期胸片表现可能更明显。

2. 诊断要点

肾移植术后肺部感染的临床表现不典型，发热及气促是重要线索，应提高警惕。病原体的诊断非常关键，对正确合理用药很有帮助，对肾移植术后发热的患者，常规多次行血、中段尿、痰、咽拭子的细菌和真菌培养，抽血查 CMV、支原体、衣原体抗体等。因使用免疫抑制剂，患者免疫功能低下，机会致病菌感染、混合感染相对较多，培养结果是否为致病菌应结合临床综合评价，患者情况许可者应考虑纤维支气管镜下保护性毛刷取痰或行支气管肺泡灌洗，取灌洗液进行培养。X 线胸片的检查非常重要，早期可无异常或仅肺纹理增粗，但此类患者病情进展迅速，故应每隔 2~3 天行 1 次胸部 X 线片检查，必要时行胸部 CT 检查，胸部 CT 尤其是高分辨 CT 对间质性病变的诊断很有帮助。

（二）中医辨病辨证

1. 辨证思路

肺部感染，首辨虚实，实邪为主，主要有风热、痰热、痰浊等；虚证以肺脾气虚、气阴两虚为主；除此之外，特别注意温热病的传变，可参考气、卫、营、血及三焦辨证，注意疾病往危重方向的发展情况。

2. 本病常见证候及其临床表现

（1）实证类

①风热袭肺：症见发热，恶风，鼻塞，鼻窍干热，流浊涕，咳嗽，干咳，痰白干或黏黄，舌苔薄白干，脉数。

②外寒内热：症见发热，恶寒，无汗，咳嗽，舌质红，舌黄腻，脉数。

③痰热壅肺：症见咳嗽，痰多，痰黄，或痰白干黏，胸痛，舌质红，舌苔黄腻，脉滑数。

④痰浊阻肺：症见咳嗽，气短，痰多、白黏，舌苔腻。

（2）正虚邪恋类

①肺脾气虚：症见咳嗽，气短，乏力，纳呆，食少，胃脘胀满，腹胀，自汗，舌体胖大、齿痕，舌质淡，舌苔薄白，脉沉细、缓弱。

②气阴两虚：症见咳嗽，无痰或少痰，气短，乏力，咯痰不爽，口干或渴，自汗，盗汗，手足心热，舌体瘦小、苔少，脉细沉。

（3）危重类

①热陷心包：症见咳嗽甚则喘息、气促，身热夜甚，心烦不寐，神志异常，高热，大便干结，尿黄，舌红绛，脉数滑。

②邪陷正脱：症见呼吸短促，气短息弱，神志异常，面色苍白，大汗淋漓，四肢厥冷，面色潮红，身热，烦躁，舌质淡或绛，脉微细或疾促。

3. 辨证要点

注重邪实，要结合温热病气、卫、营、血、三焦辨证特点，知传变，辨轻重，分期分阶段治疗。

三、治疗

（一）西医治疗

1. 诊断肺部感染病原体

病原体的诊断非常关键，对正确合理用药很有帮助，对肾移植术后发热的患者，常规多次行血、中段尿、痰、咽拭子的细菌和真菌培养，抽血查 CMV、支原体、衣原体抗体等。因使用免疫抑制剂，患者免疫功能低下，机会致病菌感染、混合感染相对较多，培养结果是否为致病菌应结合临床综合评价，患者情况许可者应考虑纤维支气管镜下保护性毛刷取痰或行支气管肺泡灌洗，取灌洗液进行培养。根据感染病原体给予针对性治疗。此外，还应避免长期、大量使用广谱抗菌药物，因为应用大量抗菌药物易引起菌群失调，常合并真菌和病毒感染，使治疗非常棘手。

2. 调整免疫抑制方案

肾移植后患者处于高度的免疫抑制水平，加之术前长期营养不足、代谢紊乱、抵抗力低下，存在不同程度的免疫功能损害，大剂量的应用激素对抗排斥反应，使患者的免疫功能进一步受到损害，致使诱发感染概率增加，也使感染不易控制。重症肺部感染的主要诱因之一是免疫抑制过度，因此，及时调整免疫抑制方案和药物用量甚为重要。

（二）中医治疗

采用中医药分期辨证治疗肾移植术后肺部感染患者，在有效控制临床症状、减轻激素不良反应及提高机体免疫功能、降低病死率等方面均有明显的效果，且不良反应小，亦不会导致菌群失调。

1. 实证类

（1）风热袭肺：治宜疏风清热，清肺化痰。方用银翘散加减。药用金银花、连翘、炒苦杏仁、前胡、桑白皮、黄芩、芦根、牛蒡子、薄荷、桔梗、甘草。头痛目赤者，加菊花、桑叶；喘促者，加麻黄、生石膏（先煎）；无汗者，加荆芥、防风；咽喉肿痛者，加山豆根、马勃；口渴者，加天花粉、玄参；胸痛明显者，加延胡索、瓜蒌。

（2）外寒内热：治宜疏风散寒，清肺化痰。方用麻杏石甘汤合清金化痰汤加减。药用炙麻黄、荆芥、防风、生石膏、炒苦杏仁、知母、瓜蒌、栀子、桑白皮、黄芩、桔梗、陈皮、炙甘草。恶寒无汗、肢体酸痛者，减荆芥、防风，加羌活、独活；往来寒热不解、口苦者，加北柴胡。

（3）痰热壅肺：治宜清热解毒，宣肺化痰。方用贝母瓜蒌散合清金降火汤。药用瓜蒌、浙贝母、生石膏、炒苦杏仁、知母、白头翁、连翘、鱼腥草、黄芩、炙甘草。咳嗽带血者，加白茅根、侧柏叶；咯痰腥味者，加金荞麦根、薏苡仁、冬瓜仁；痰鸣喘息而不得平卧者，加葶苈子、射干；胸痛明显者，加延胡索、赤芍、郁金；热盛心烦者，加金银花、栀子、黄连；热盛伤津者，加麦冬、生地黄、玄参；兼有气阴两虚者，加太子参、麦冬、沙参；大便秘结者，加酒大黄、枳实、桑白皮；兼血瘀证，见口唇紫绀，舌有瘀斑、瘀点者，加地龙、赤芍。

（4）痰浊阻肺：治宜燥湿化痰，宣降肺气。方用半夏厚朴汤合三子养亲汤加减。药用法半夏、厚朴、陈皮、炒苦杏仁、茯苓、枳实、白芥子、紫苏子、莱菔子、生姜。痰从寒化，畏寒、痰白稀者，加干姜、细辛；痰多咳喘，胸闷不得卧者，加麻黄、薤白、葶苈子；脘腹胀闷，加木香、焦槟榔、豆蔻；便溏者，减紫苏子、莱菔子，加白术、泽泻、葛根；兼血瘀证，见口唇紫绀，舌有瘀斑、瘀点者，加川芎、赤芍。

2. 正虚邪恋类

（1）肺脾气虚：治宜补肺健脾，益气固卫。方用参苓白术散加减。药用党参、茯苓、白术、莲子、白扁豆、山药、炒苦杏仁、陈皮、枳壳、豆蔻、炙甘草。咳嗽明显者，加款冬花、紫菀；纳差不食者，加神曲、炒麦芽；脘腹胀闷者，减黄芪，加木香、莱菔子；虚汗甚者，加浮小麦、煅牡蛎；寒热起伏，营卫不和者，加桂枝、白芍、生姜、大枣。

（2）气阴两虚：治宜益气养阴，润肺化痰。方用生脉散合沙参麦冬汤加减。药用太子参、沙参、麦冬、五味子、川贝母、百合、山药、玉竹、桑叶、天花粉、地骨皮、炙甘草。咳甚者，加百部、炙枇杷叶、炒苦杏仁；低热不退者，可加北柴胡、白薇，亦可选用青蒿鳖甲汤加减；盗汗明显者，加煅牡蛎、糯稻根须；呃逆者，加竹茹、炙枇杷叶；纳差食少者，加炒麦芽、炒谷芽；腹胀者，加佛手、香橼皮；气阴两虚，余热未清，症见身热多汗、心烦、口干渴、舌红少苔、脉虚数者，可用竹叶石膏汤合麦门冬汤加减。

3. 危重类

（1）热陷心包：治宜清心凉营，豁痰开窍。方用清营汤合犀角地黄汤加减。药用水牛角、生地黄、玄参、麦冬、赤芍、金银花、连翘、黄连、栀子、天竺黄、丹参、石菖蒲。谵语、烦躁不安者，加服安宫牛黄丸；抽搐者，加用钩藤、全蝎、地龙、羚羊角粉；口唇紫绀，舌有瘀斑、瘀点者，加牡丹皮、紫草；腑气不通者，加生大黄、芒硝，或选用宣白承气汤加减；对于热陷心包以痰热偏甚者，可选清金化痰汤加减。

（2）邪陷正脱：治宜益气救阴，回阳固脱。方用阴竭者以生脉散加味。药用生晒参、麦冬、五味子、山萸肉、煅龙骨、煅牡蛎。阳脱者，以四逆汤合人参汤加味：红参、炮附子、干姜、煅龙骨、煅牡蛎、炙甘草。

四、预防与护理

1. 防治伤口感染

术后除常规使用抗菌药物治疗外，还应注意伤口敷料的清洁、干燥。保持伤口引流管的通畅，引流管的放置时间不能过久，如发现伤口皮肤红肿、压痛明显应尽早处理，可用乙醇纱布湿敷，如有积液或脓肿形成应尽早切开引流、换药。因肾移植术后患者肺部感染的发生率较正常人高，因此术前应锻炼患者做深呼吸运动，术后患者卧床期间应辅助更换体位、适当拍背，促进分泌物的排出，加强肺通气，并注意口腔的护理，可应用复方硼酸（多贝尔）或氯己定漱口液漱口，鼓励患者早期下床活动，以防止肺炎的发生。

2. 心理疏导及护理

由于慢性肾衰竭患者长期透析的痛苦，患者及家属对肾移植手术寄予很大的期望，一旦出现肺部感染，尤其是出现呼吸衰竭，普遍存在紧张、恐惧、焦虑情绪。由于缺氧，呼吸急促，使患者精神紧张、烦躁不安，应用呼吸机后不能用言语表达，加上周围被很多监护仪器等包围，更增加了患者的恐惧感。除此之外尚有经济压力等社会因素，同样困扰着患者和家属。医务人员在对患者积极救治的同时，应加强对患者及其家属的心理疏导，使患者解除精神压力和恐惧、焦虑情绪，积极配合治疗。

3. 生活调护

患者应注意休息，多饮水，食用营养丰富、易消化的流质或半流质饮食；室内空气要经常流动，保持空气清新；减少危险因素如吸烟、饮酒。饮食宜清淡，不宜过咸，不宜过于油腻，忌食辛辣刺激及油炸之品；生活要有规律，做到起居有常，既要保证足够的睡眠，又要避免卧床过久。避免受凉、淋雨、劳累、酗酒、吸入刺激性及有毒有害气体。

（路晓光　李平）

参考文献

［1］中华医学会器官移植学会分会. 肾移植排斥反应临床诊疗技术规范（2019版）［J］. 器官移植，2019，10（5）：505-512.

［2］贺学林，李夏玉，程军，等. 慢性移植肾肾病中西医结合治疗概况［J］. 中国中西医结合杂志，2012，32（11）：1576-1579.

［3］董兴刚. 叶任高教授辨治肾移植排斥反应的临床经验［J］. 中医药学报，2003，31（3）：11-12.

［4］Kidney Disease: Improving Global Outcomes (KDIGO) Transplant Work Group. KDIGO clinical practice guidline for the care of kidney transplant recipients［J］. Am J Transplant, 2009，9（3）：1–157.

［5］于敏，陈明欣，史耀勋，等. 肾移植术后患者肺部感染临床特点及中医辨证治疗［J］. 中华医院感染学杂志，2008，18（10）：1378–1380.

［6］中华中医药学会内科分会，中华中医药学会肺系病分会，中国民族医药学会肺病分会. 社区获得性肺炎中医诊疗指南（2018修订版）［J］. 中医杂志，2019，60（4）：350–359.

［7］赵奇. 肾移植术后巨细胞病毒感染的诊断与防治进展［J］. 器官移植，2014，5（6）：392–395.

传承篇

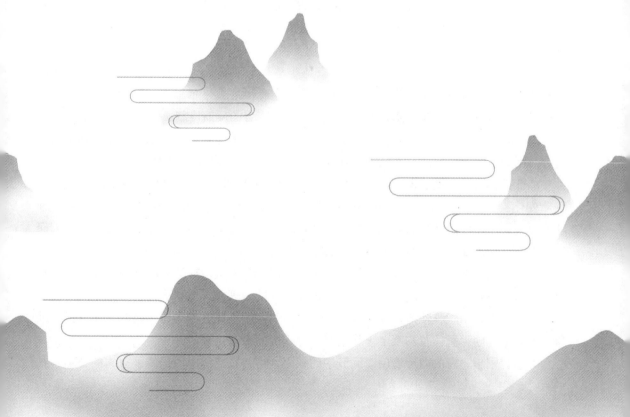

第二十一章 肾脏病研究思路

第一节 中医学"肾"的现代研究

中医学"肾"的功能，有藏精、主水、司封藏、主纳气、主骨生髓、开窍于耳等，被称为"先天之本""元气之根"，但"肾"的实质究竟是什么？通过近三十多年的现代研究，大致可以认为"肾"具有以下的物质基础。

一、内分泌方面

1956年，曾有人提出命门类似肾上腺皮质，1960年上海第一医学院在总结中医以辨证论治治疗功能性子宫出血、支气管哮喘、妊娠中毒症、冠心病、红斑狼疮、神经衰弱等六种全然不同的疾病时发现，只要在病程中出现肾阴虚或肾阳虚的证候，按照中医辨证论治，以补肾、调节阴阳的方法治疗，就可以取得疗效，这种"异病同治"，必然存在着共同的物质基础，于是对此六种不同疾病的肾虚患者，测定其24小时尿17-羟皮质类固醇（17-羟）的含量，发现肾阳虚患者尿的17-羟普遍低于正常人，这一现象在以后的12年内，六批患者（肾阳虚），共计204例次的测定中均能得到重复，经过补肾治疗后，尿17-羟值亦有所提高。尿17-羟是肾上腺皮质的代谢产物，而肾上腺皮质又受脑下垂体的控制，于是对"肾"与垂体-肾上腺皮质的关系进行了一系列的研究，为观察肾上腺皮质反应性采用了促肾上腺皮质激素（ACTH）兴奋试验，进一步发现肾阳虚患者不同于阿狄森病的低下反应，而是延迟反应，这就说明了尿17-羟值低下是继发于垂体的功能紊乱。肾阳虚患者的ACTH兴奋试验呈延迟反应是非常有意义的启示，说明人体各脏器、腺体储备功能状态只有在增加负荷时，代偿适应能力的低下才会显示出来，而且人体内为达到自稳状态，无不贯穿着像垂体和肾上腺皮质之间存在着的反馈机制。

由于垂体还受制于更高的中枢，又进行了下丘脑-垂体-肾上腺轴与"肾"的本质的研究，得到了肾阳虚证具有下丘脑-垂体-肾上腺轴功能紊乱这一结论。临床上畏寒肢冷、性功能低下都是肾阳虚的主症之一，是否除肾上腺轴外，还与甲状腺轴与性腺轴功能的亚临床变化有关，于是又增加了下丘脑-垂体-甲状腺轴与下丘脑-垂体-性腺（男）轴功能研究，结果肾阳虚组的甲状腺轴及性腺轴均有不同环节、不同程度的功能紊乱。因而得到如下结论：①肾阳虚证不仅是肾上腺轴有功能紊乱，而是在不同靶腺轴、不同环节，有不同程度的功能紊乱。②采取轴间平行观察，温补肾阳法治疗后靶腺恢复明显，以及具有间接反应下丘脑功能测定的紊乱，可推论肾阳虚的病理发源地在下丘脑（或更高中枢）。③由于老年人在甲状腺轴与性腺（男）轴的异常与肾阳虚证甚为类似，因此肾阳虚证的外象意味着下丘脑-垂体及其某个靶腺上有一定程度的未老先衰。

老年肾阳虚患者的内环境反馈调节中的缺陷，为补肾药的应用提供了有力的根据，在以药验证研究中，发现补肾药对隐潜性肾虚证的哮喘患者或肾阳虚患者的神经、内分泌、免疫中多环节上起着全面的调节作用，也就是有时对薄弱环节直接发挥作用，也可能从加强另一环节去迂回影响于这一薄弱环节，说明人体有很多的反馈调节环路或旁路。西医学认为人体内分泌调节不是由单一的激素来完成，而是由成对的激素间的相互作用与各层次间反馈调节，从而趋于平衡。1977年Basedovsky证明免疫细胞可产生促肾上腺皮质激素（adreno-cortico-tropic-hormone，ACTH）（激素）、内啡肽（递质）类物质，下丘脑有免疫调节中枢，由此提出"神经-内分泌-免疫调节网络"学说，已成为目前生物医学中最令人兴奋的领域，并已为国际上所公认，这一学说认为人体内存在完整的调节环路，协调地维持内环境恒定，为阐明中医药治疗病证的整体观念提供了理论基础。

上海医科大学中西医结合研究所就补肾对神经内分泌老化调节作用进行了实验研究，对下丘脑神经递质-性腺轴、甲状腺轴作用进行观察，以寿而康（淫羊藿、菟丝子、枸杞子、制首乌、黄精、黄芪、生地等组成）作为补肾中药，研究结果表明寿而康能改善老龄大鼠下丘脑儿茶酚胺神经元功能的老化，使吲哚类神经元的代谢加快，这一作用，能对下丘脑神经分泌细胞功能产生影响，研究结果也表明对老龄大鼠下丘脑神经分泌细胞的功能有所改善，对腺垂体分泌细胞的作用有所加强，老龄大鼠腺垂体的代偿功能比老龄对照组更为有效。说明了寿而康对老龄大鼠下丘脑-垂体功能的老年性变化具有一定的改善作用，较健脾益气的四君子汤的作用更为明显和广泛。通过对老年垂体-肾上腺皮质-淋巴细胞糖皮质激素受体作用的观察，可以看到老龄鼠的血浆皮质酮水平虽无明显下降，但体外培养的肾上腺皮质细胞分泌皮质酮的能力明显低于青龄鼠，而皮质酮水平变化不明显可能与老龄鼠体内的皮质激素降解速率同时下降有关，老年人的皮质醇水平无明显下降可能也是这个原因。体外培养的老龄鼠肾上腺皮质细胞对促肾上腺皮质激素制剂Cortrosyn的反应性较差，说明动物至老龄时同样有肾上腺皮质储备能力的不足。另外还观察到，无论是老年人周围的淋巴细胞，还是老龄鼠的脾脏淋巴细胞，它们的糖皮质激素受体都明显低于成年人或青龄鼠，反映神经-内分泌-免疫网络在老化过程中其内部的联络调节、整合能力均有所削弱。因此认为：①补肾延缓衰老在很大程度上是因为它能延缓老年神经内分泌功能的减退。②大鼠肾上腺皮质细胞体外培养实验证明，补肾作用广泛，对中枢以下各个环节都有直接影响。③补肾能增强老年机体的功能储备，能加强神经内分泌系统与免疫细胞的联系。

除了上海所开展的工作以外，其他各地也在以下几方面开展了对肾的研究。

肾上腺皮质轴方面：有应用放免法检测12例正常人和17例肾阳虚患者血浆ACTH浓度，结果表明，肾阳虚患者明显低于正常人（$P < 0.05$）。

甲状腺轴方面：肾虚证T_3、TSH值降低；肾阳虚T_4值下降，促甲状腺素释放激素（TRH）兴奋试验出现延迟反应。如有对尿毒症肾虚型（肾阳虚33例，肾阴虚5例）患者T_3、T_4和TSH值做了检测，发现肾阳虚和肾阴虚组T_3值均低于正常组（$P < 0.001$），肾阳虚组较正常组T_4值明显降低（$P < 0.001$），肾阴虚组较正常组降低不明显（$P > 0.05$），肾阳虚和肾阴虚组TSH值均明显降低（$P < 0.02$，$P < 0.001$）。肾阳虚具有的特征性症状如畏寒、肢冷、神萎、面浮与甲状腺功能失调密切相关。

性腺（睾丸）轴方面：肾虚证血浆睾酮（T）下降、雌二醇（E_2）升高，E_2/T值亦升高。有测定 76 例（肾阴虚 6 例、肾阳虚 16 例、单纯肾虚 17 例、非肾虚 23 例和正常人 14 例）患者的 T 值，发现单纯肾虚、肾阴虚和肾阳虚 3 组间无明显差异（$P > 0.05$），但都明显低于正常人和非肾虚组（$P < 0.01$ 或 0.05）。

有报道认为，肾阴虚者 E_2 浓度、E_2/T 值均高于肾阳虚者。一般大量的雌激素可抑制腺垂体分泌卵泡刺激素（FSH），而 FSH 与 T 共同作用刺激精曲管发育，精子才能产生和发育成熟。肾虚患者 T 值的下降，使精曲管的发育受到了限制，肾阴虚者 E_2 高于肾阳虚者，说明肾阴虚较肾阳虚使肾精损失更重，这与中医"肾主藏精，主生殖"的理论是一致的。

其他在胸腺激素（FTS）活性水平也可部分地反映胸腺功能。有报道检测了部分 19~50 岁正常人和 11~48 岁肾虚患者的 FTS 活性，发现正常人的 FTS 活性随年龄增加而下降，肾虚者的 FTS 活性低于同龄正常人，以 40 岁以下者表现明显。这个结果与胸腺组织随年龄递增而逐渐萎缩相吻合；也说明肾虚使衰老提前。

北京协和医院观察慢性肾炎血浆前列腺素含量与中医肾虚的关系，根据 44 例慢性肾炎患者的前列腺素（Prostaglandin，PG）水平，结果辨证为肾阳虚和肾阴虚者的 PGE_1 无显著改变，$PGF_2\alpha$ 的含量肾阴虚者无明显变化，肾阳虚者较正常人显著降低（$P < 0.05$）。

二、免疫学方面

对"肾虚"的研究发现，肾虚时出现 T 细胞比值、淋巴细胞转化率和 IgA、IgG 以及网状内皮系统吞噬功能低下，而通过补肾治疗可获明显提高。如补骨脂、淫羊藿、菟丝子、肉桂、仙茅、锁阳等补肾药都可提高白细胞指数，促进淋巴细胞转化，提高巨噬细胞的吞噬功能，促进免疫球蛋白的形成。说明补肾药对细胞免疫和体液免疫均有调节作用。有人结合肾主骨、骨生髓的理论，认为机体特异性免疫的物质基础是淋巴细胞中的 T 细胞和 B 细胞，均来源于骨髓中的多能干细胞，认为免疫活性细胞的生长与肾密切相关。有人用单味淫羊藿治疗慢性肾炎肾气虚型 8 例，测植物血凝集素（PHA）诱发和淋巴母细胞转化率为指标，服药后较服药前明显增加，说明慢性肾炎肾气虚患者的细胞免疫功能低下。也有证明补肾阳药如淫羊藿、鹿茸、菟丝子、附子、巴戟天、紫河车、肉苁蓉等能增强肾虚患者 T 淋巴细胞的比值，促进健康人淋巴细胞的转化；补肾阴药如枸杞子、五味子、山茱萸等也同样有促进健康人淋巴细胞转化的作用；说明了补肾药能加强细胞免疫的作用，而肾虚患者则多有免疫功能低下的表现。在温肾法防治老年性慢性气管炎的研究中，也有认为温肾的作用是在下丘脑－垂体及其靶腺通过神经体液因素提高非特异性免疫功能取得的，与细胞免疫及体液免疫的关系不大。

一般来说，在体液免疫方面，对尿毒症肾虚者免疫球蛋白的测定结果是：肾阳虚者的 IgG 明显下降（$P < 0.01$）；肾阴虚者的 IgG 有所升高，但不显著（$P > 0.05$）；而肾阴虚者的 IgM 显著升高（$P < 0.001$），与肾阳虚有明显区别（$P < 0.05$）。对慢性原发性肾小球肾炎辨证分型测定了血、尿中免疫球蛋白的含量，发现脾肾气虚组血清 IgG、IgM 明显低于肝肾阴虚组（$P < 0.01$）；脾肾气虚组尿 IgA、IgG 明显低于肝肾阴虚组（$P < 0.01$）。IgM 的半衰期较短，血清内 IgM 高，提示近期有感染。尿毒症肾阴虚者血清 IgM 高，以及慢性原发性肾小球肾炎肝肾阴虚者血清 IgM 较高，都说明肾阴虚者多兼夹湿热。

在细胞免疫方面，有人对尿毒症肾阳虚型的 E- 玫瑰花形成试验（E-RFC）值做了检测，发现肾阳虚者的 E-RFC 值降低（$P < 0.001$）。有人对慢性肾炎患者外周血酸性 α- 乙酸萘酯酯酶（acid α-naphthyl acetate esterase，ANAE）的细胞化学变化进行观察与中医辨证，检测 24 例（肾阳虚 11 例、肾阴虚 13 例）患者的 ANAE，发现肾阳虚者单核细胞的 ANAE 活性显著低于肾阴虚者，且肾阳虚者以辅助 T 细胞（helper T cell，TH）下降为主，肾阴虚者以抑制性 T 细胞（Suppressor T cells，Ts），下降为主。肾虚患者均有细胞免疫低下，但肾阳虚患者细胞免疫状态较肾阴虚患者更低。有用铬（^{51}Cr）释放法对 61 例肾虚患者外周血天然杀伤细胞（nature killer cell，NKC）活性进行检测，结果发现，肾虚者 NKC 活性明显低于健康人（$P < 0.001$），且肾阳虚者低于肾气虚者和肾阴虚者（$P < 0.01$）；肾气虚者与肾阴虚者之间无差异（$P > 0.05$）。表明 NKC 活性低下是多病种肾虚的共同表现之一。

在补体方面，多数人认为肾虚证补体 C_3、CH_{50}、C_3b 受体花环率和补体 CRA 活性均低于正常人；红细胞免疫黏附抑制因子增多。有人研究了肾虚证患者红细胞免疫黏附活性的昼夜节律变化，发现其红细胞 C_3b 受体花环率在卯时最多，以后逐渐降低；红细胞免疫复合物花环率的变化节律完全丧失。这提示肾虚患者适应自然变化能力更弱。

三、能量代谢方面

由于临床常观察到阴虚生热、阳虚生寒的见证，因而推测肾阳虚或肾阴虚可能与机体内能量代谢障碍有关，而药物疗效的机制之一可能在于对能量代谢的调整。上海第一医学院曾对肾虚患者进行了能量代谢的研究，选择了红细胞糖酵解与氧化强度为指标，发现肾阴虚组患者的值较正常人显著增高，肾阳虚组患者的值较正常人明显减低。反映出肾虚患者的能量代谢率失常。肾阳虚患者的红细胞糖酵解作用减慢，获得的能量减少，反映机体热效应减弱，即所谓"阳虚生寒"；肾阴虚患者的红细胞糖酵解作用增强，即能量产生加速，反应机体生热效应加强，即所谓"阴虚生热"。对于肾阴虚、肾阳虚患者的红细胞中出现的能量代谢紊乱，经用补肾、调整阴阳的药物治疗后，都可获得疗效，随着症状的好转，肾阳虚患者的红细胞糖酵解的低值提高，肾阴虚患者的红细胞糖酵解的高值降低，症状消失后，红细胞中糖代谢率也恢复正常。说明了肾阴、肾阳是有物质基础的。上海中医药大学以内生肌酐清除率、肌酐系数、体温、皮肤蒸发水、血和尿中无机盐、尿 17- 羟皮质类固醇等为指标观察阴虚、阳虚与肾功能、能量代谢、营养的关系，认为阳虚患者的肾功能损害明显比阴虚患者严重，肾功能损害严重时，使阳虚患者的肌酐系数、尿素氮量与血红细胞数也明显降低（低于阴虚患者），认为出现显著差异原因，不单是由于肾功能损害程度不同所产生，更主要的是患者营养状况和能量代谢水平不同，因而出现阴虚或阳虚的证候群。认为阳虚患者营养状况不良、能量代谢降低，是其病理生化学基础。

有取 Luise 改良法用 ^{86}Rb 测定 22 例肾阳虚者、8 例肾阴虚者及正常人红细胞钠泵活性，结果表明，肾阳虚者红细胞钠泵活性明显低于正常人及肾阴虚者（$P < 0.001$）；肾阴虚与正常人之间无显著差异（$P > 0.05$）。这说明肾阳虚者 ATP 分解产热作用减少，与"阳虚则寒"之说一致。

四、自主神经功能方面

一般认为肾虚患者的自主神经功能多呈失调状态。肾阳虚患者主要为副交感神经偏亢，故临床常表现为"阳虚生寒"的证候，如基础体温偏低、肢端温度下降等现象，由于副交感神经功能亢进，使心肌功能低落，心跳减慢，血压下降，血管幅度缩小，有效血循环量不足，基础代谢率低下等。肾阴虚患者表现为交感神经功能亢进，其临床表现为"阴虚内热"的证候，如基础体温偏高、午后潮热、五心烦热、烦渴咽干等，主要是因交感神经亢进，使功能增强，心跳加快，血液循环量增多，血压升高及基础代谢率上升等所致。

五、微量元素方面

中国科学院地球化学研究所对中医"肾"的物质基础，从微量元素锌、锰方面进行了探讨。

1. 肾主生殖发育

分子遗传学已证明，DNA 是重要的遗传物质，而 DNA 复制、RNA 转录所必需的 DNA 聚合酶、RNA 聚合酶以及合成核酸所必需的胸腺嘧啶核苷激酶都是重要的含锌酶；缺锌后还可使垂体促性腺激素的分泌量减少；锌、锰不足可导致性腺变性或功能紊乱，精子数目减少以致不育等，可以看出肾精的生殖功能无不与微量元素锌、锰的生理作用相联系。锌还参与了核酸、蛋白质的合成，与内分泌代谢及组织呼吸密切相关；锰则参与氧化还原、磷酸化过程，参与许多维生素、胆固醇的合成。在与发育有关的激素方面，锌是肾上腺皮质激素的固有成分和功能单位，锰则与甲状腺功能有关，并且锌、锰又与垂体功能密切相关。实验证明，许多补肾药有明显促进 DNA 合成、促进生物功能蛋白质的生成（包括酶）、促进肾上腺皮质激素分泌，促进性功能和促进精液分泌，其中有的还具有肾上腺皮质激素样或性激素样作用，这些对生殖发育方面的作用，显然和这些补肾药富含锌、锰等微量元素分不开。

2. 肾主骨，其华在发

西医学认为骨骼的发育和重建过程，主要是由内分泌激素通过钙磷代谢来实现的，而微量元素锌、锰不仅与内分泌系统密切相关，锰还参与钙、磷的代谢，同时锌、锰又通过影响蛋白质合成而对骨骼的发育产生作用。实验还证明，血清锰浓度升高可继发引起血清钙下降，使钙得以在骨内沉积，测定补肾强筋骨的药物，证实其锌、锰含量都很高，绝非偶然的巧合。锌还参与酪氨酸合成，这与毛发中黑色素形成密切相关，动物实验证明，缺锌则脱毛不荣。

3. 肾主水，主纳气

国外研究发现，慢性肾小球肾炎患者的血锌下降，其他肾脏病和糖尿病患者的尿锌排出增加，可见锌与肾的水液代谢紧密相连。已知锌、锰对呼吸功能有很大影响，如缺锌会导致碳酸酐酶（此酶是重要的呼吸酶）活性降低，造成 CO_2 潴留，同时去氧血红蛋白（HHb）不能脱 H^+ 而无法结合氧，于是造成间接缺氧。锌还与乳酸脱氢酶功能有密切关系，对缺氧环境下乳酸的合成与分解起调节作用。由于垂体是锰所富集的器官，锌是肾上腺皮质的组成部分和功能单位，缺乏锌、锰势必造成垂体 – 肾上腺系统功能减退，中医补肾药物（很多含锌、锰很高）可能是通过促进垂体 – 肾上腺系统功能，增强胰岛素的释放和作用，提高碳酸酐酶、乳酸脱氢酶的活性等，来恢复肾主纳气功能的。

原上海第二医学院测定一些阴虚、阳虚患者血清中铜的含量均明显升高，与正常人组相比均有非常显著的差异，阴虚患者的铜含量比阳虚患者升高更为明显，阴虚组与阳虚组比较有非常显著的差异。阴虚与阳虚患者锌 / 铜的比值均有明显降低，与正常人组相比有非常显著的差异。阴虚组锌 / 铜的比值降低较阳虚组更为明显，两组比较有显著的差异。另外还观察到阴虚患者中，铁的含量明显升高，阳虚患者中溴的含量明显下降。

还有人测定了 79 例肾虚患者头发和血清中的微量元素，发现肾虚组血锌、血铬、发铬、发钙、发钴值明显低于正常对照组（$P < 0.05$）；肾虚组发钼明显高于正常对照组（$P < 0.05$）；其中血铬、发钙值肾虚组还明显低于其他虚证组（$P < 0.05$）；发钼值肾虚组亦明显高于其他虚证组（$P < 0.05$）；而其他虚证组的发钙、发钼和血铬值与正常对照组无明显差异。说明血铬、发钙值降低和发钼值升高可能为肾虚证的特征之一。血锌、发铬、发钴值其他虚证组亦低于正常对照组（$P < 0.05$），然而肾虚组与其他虚证组却无明显差异。说明血锌、发铬、发钴值降低可能为一切虚证的共性。

有人观察 240 例肾虚和无肾虚感觉神经性耳聋患者血清之铁值，结果发现此二者之血清铁值均明显低于正常人（P 均 < 0.01），且肾虚者明显低于无肾虚者（$P < 0.01$）；同时还发现感觉神经性耳聋者血清铁水平生理节律性波动范围很小，肾虚者较无肾虚者波动人数居多（$P < 0.001$，$P < 0.05$），说明血清铁值与肾虚有关。

某些类型的感觉神经性耳聋似与隐蔽性铁缺乏或组织铁代谢障碍密切相关，而这种铁代谢障碍可能是由肾虚引起的。因此认为微量元素铁可能是"肾开窍于耳"的生物化学物质基础之一。临床上含铁很高的磁石以及西药铁剂治疗肾虚耳聋有效，治疗后听力好转者血清铁值多有升高，达到正常范围，无效者多无变化。

六、水盐代谢方面

有人通过研究 10 例阴虚火旺、9 例命门火衰患者 24 小时尿渗透压和尿量曲线，探讨了肾虚证患者的肾脏水盐调节功能。结果发现，阴虚火旺和命门火衰患者的尿渗曲线明显上下分离；两组间平均尿渗差显著（$P < 0.01$）；两组尿渗变化幅度和尿溶质排量均显著低于正常人（$P < 0.01$）。命门火衰组尿渗曲线处于低水平，其变化幅度明显减小，尿溶质排量也明显减少；阴虚火旺组尿渗曲线处于高水平，其变化幅度减少，尿溶质排量也明显高于命门火衰组（$P < 0.01$），但仍低于正常人（$P < 0.01$）。提示肾虚证患者肾脏的水盐代谢有某种失调。也有人研究 249 例肾疾病患者的尿渗透压情况，认为肾虚证患者可能出现尿渗及渗比的异常变化，其中似以肾阳虚证更为明显。

七、自由基、脂质代谢方面

肾虚时超氧化物歧化酶（SOD）活性降低：SOD 具有消除体内超氧阴离子自由基的作用，可延缓衰老的发展，肾虚患者外周血细胞中 SOD 活性显著降低，对各种肾虚证分组比较发现，病情愈重，SOD 活性愈低，病程愈长或有夹杂证（如夹瘀、夹湿），则 SOD 活性愈低。"病久及肾"，肾虚可能导致人体代谢能力及 SOD 活性下降，消除自由基的能力减弱。

肾虚时血浆过氧化脂质（LPO）水平升高：血浆 LPO 是体内不饱和脂肪酸受自由基作用而形成的脂质过氧化物，LPO 的含量可以反映体内自由基代谢的情况。

肾虚证 SOD 活性下降，不饱和脂肪酸则受自由基攻击的机会增多，造成脂质过氧化物含量增高。LPO、高密度脂蛋白胆固醇（HDL-C）及其亚组分水平变化，可能反映肾虚证在自由基、脂质代谢方面的变化特点。张氏等研究发现，正常人血浆 LPO、TC 水平随龄升高，HDL-C 水平及 HDL-C/TC 比值随龄而降低，HDL_2-C 水平及 HDL_2-C/HDL_3-C 比值在老年期亦降低。老年慢性病中肾虚证偏高。其中男性 LPO、TC 水平明显高于非肾虚组（$P < 0.05$）；女性亦有高于非肾虚组的趋势（$P > 0.05$）；HDL-C 水平有低于非肾虚组趋势；HDL-C/TC 比值明显低于非肾虚者（男：$P < 0.01$，女：$P < 0.05$）；HDL_2-C 及 HDL-C/HDL_3-C 比值明显低于非肾虚者（$P < 0.01$）。这说明肾虚确与老年性疾病关系密切，血浆 LPO、HDL-C 及其亚组分水平变化可能是老年肾虚证的内在物质基础之一。

八、血浆环核苷酸含量的变化方面

肾虚证在血浆环核苷酸方面有一定变化，北京协和医院检测发现慢性肾炎患者，中医辨证属肾阴虚者，血浆和尿中 cAMP 含量高于正常人，而辨证为肾阳虚者 cAMP 含量无明显变化。

也有人观察尿毒症和肾移植患者血浆环核苷酸含量变化与中医辨证的关系，发现肾阴虚或肾阳虚程度很严重时，如排异反应、尿毒症终末期，血浆 cAMP、cGMP 含量显著升高，当表现偏阳虚或偏阴虚时，血浆 cAMP 含量就不如上述显著，认为 cAMP、cGMP 的测定，似可反映阴阳离决的实质。并认为肾移植出现排异反应时，血浆 cAMP 与 cGMP 含量均升高，与 Goldburg 应用我国古代阴阳学说来解释两者关系的说法不一致。Goldburg 认为 cGMP 引起的生物效应常常与 cAMP 相反，即当 cAMP 含量增加时，cGMP 含量减少，后者增加时，前者减少。原上海第二医学院在血浆环核苷酸含量的观察中，发现阳虚患者的 cAMP 和 cGMP 的绝对值并无肯定的变化规律，有些阳虚患者 cAMP 减少而 cGMP 升高，而另一些则两者均升高。但是 cAMP/cGMP 之比值改变是有规律的，正常人约为 6，而阳虚患者则不论哪一型其比值均减少，为 2.2~2.5。一般是阴虚者 cAMP 占优势，阳虚者 cGMP 占优势，故在两者比值上有差别。阳虚患者经过温阳药治疗症状改善后，其 cAMP/cGMP 比值也可恢复正常。

九、微循环方面

有对肾阳虚慢性支气管炎及肺肾阴虚型肺结核患者甲皱和皮肤微循环观察的结果是：肾阳虚甲皱微循环改变主要是管襻开放数目减少（$P < 0.01$），管襻内血色浅红、血流速度减慢；可能与"气滞"有关。肾阴虚患者皮肤微循环改变主要是管襻开放数目增多（$P < 0.001$），管襻内血色多深红，血流速度稍慢；可能与"血瘀"有关。

十、肾与耳的关系方面

《素问·阴阳应象大论篇》言：“肾主耳。”《灵枢·脉度》曰：“肾气通于耳。”说明了肾与耳的关系密切。现代研究从肾上腺盐皮质激素（醛固酮）、甲状腺素、微量元素、中医补肾药等方面，对肾与耳的关系进行了研究。

1. 醛固酮在中医肾与耳关系中的作用

有人研究发现肾阴虚和肾阳虚患者的小便中糖皮质激素的排出量发生改变，表明肾上腺皮质是中医“肾”功能的一个重要组成部分，醛固酮是肾上腺皮质分泌的一种激素，可能是中医“肾”与耳联系的重要体液因素。西医学研究又发现内耳中的血管纹细胞和肾脏中肾小管细胞在形态结构上非常相似；肾脏中远曲小管和亨利祥升支中的细胞受醛固酮控制，通过 Na^+–K^+ 泵调节盐代谢，维持机体内环境的稳定，而血液中的 K^+ 泵入内淋巴，将内淋巴中的 Na^+ 吸收回血液，以此也保持内耳内环境的稳定。形态结构和功能上相似的特点，提示了它们很可能有相同的理化调节过程。用生物电作内耳功能指标，证实了醛固酮对内耳功能有促进作用，初步证明血管纹细胞可能受醛固酮的控制。原上海中医学院用放射性同位素示踪技术，给豚鼠注射 $^3H^-$ 醛固酮后，分别测定了 $^3H^-$ 醛固酮在非靶组织（肾上腺、脾脏、大脑、肌肉）中蓄积时间与量均较低，而在耳蜗组织，尤其血管纹，几乎与靶组织（肾、小肠），特别是小肠有平行的时间变化规律，由于激素在靶组织中的蓄积时间和量远远超过非靶组织，故说明内耳的血管纹是醛固酮作用的靶组织，从而认为醛固酮可能是联系中医“肾”与耳功能的物质基础。

2. 甲状腺素在中医肾与耳关系中的作用

在豚鼠的实验中，利用内耳生物电、内耳形态学以及细胞琥珀酸脱氢酶（SDH）的活性等指标观察了正常对照组、口服甲状腺素组及切除甲状腺组动物的听神经电位、微音器电位幅值的变化及其对利尿酸（耳毒性利尿剂）的反应。结果表明：对照组与服甲状腺素动物对声音引起的听神经电位和微音电位幅值基本相同，而切除甲状腺动物的内耳生物电的幅值只有正常动物的 50% 左右。说明机体正常分泌的甲状腺素量足以维持内耳正常听觉功能，而切除甲状腺动物的听觉敏感度降低。对照组、甲状腺素组和切除甲状腺组的动物对利尿酸耳毒性作用的抵抗能力差异很大。3 组动物接受利尿酸后，听神经电位下降的最大幅度分别为 72.4%、43.5% 及 100%；微音电位分别为 39.6%、13.2% 及 51.5%，说明给予适当剂量甲状腺素的动物内耳抵抗能力比正常动物大，而切除甲状腺的动物抵抗能力最差。利尿酸能抑制听毛细胞中的琥珀酸脱氢酶。给利尿酸后，服甲状腺素组动物该酶的活性最强，对照组次之，切除甲状腺组最弱，差别显著。由此表明，甲状腺素是维持听力的重要因素，并能对抗耳毒性药物对内耳的损害。

3. 微量元素在中医肾与耳关系中的作用

原上海第二军医大学研究表明：肾虚型感觉神经性耳聋患者血清铁含量明显低于无肾虚见证者及正常听力健康人，对这些患者以补肾治疗为主，重用含铁微量元素很高的磁石，辅以西药铁剂，可获较好疗效，提示微量元素铁可能是中医肾与耳的联系物质之一。

为此进一步深入研究，认为任何原因引起的肾虚都有可能影响铁代谢，内耳锌、铜、镁含量均不受缺铁或肾虚的影响，但缺铁或肾虚均可致内耳铁含量降低，肾虚比无肾虚对内耳铁含量的影响更为显著。耳蜗含铁酶的活性在肾虚见证的缺铁大鼠中变化明显，可见活性减弱或消失，而在无肾虚见证的缺铁大鼠中变化不明显。因而认为铁是肾主耳理论的生化物质基础之一，肾是通过耳蜗含铁酶参与内耳听毛细胞呼吸和生物氧化过程，影响耳蜗感音功能的。另外，肾还可通过醛固酮调节内淋巴液水盐平衡，直接影响前庭功能，肾可通过血钙作用于耳，影响听神经的兴奋性及信息传递。因此认为，在病理情况下，肾可能通过不同物质和影响途径，使外耳、中耳、内耳相应部位发生代谢改变，从而构成肾主耳理论的物质基础。

4. 补肾中药在中医肾与耳关系中的作用

实验结果表明，服六味地黄汤的豚鼠接受一定剂量卡那霉素后，听力及内耳生物电（微音电位及听神经电位）下降程度均比对照组轻。酸性磷酸酶（ACP）是溶酶体中重要酶系之一，其活性越高反映组织细胞损害程度越大。服中药组动物 ACP 活性明显低于对照组。在细胞超微结构方面，服中药组动物线粒体变化程度、光面内质网及质膜下内质网扩张范围及程度都比对照组轻，其结果表明补肾药能部分减轻卡那霉素对动物听觉功能的损害作用。其作用机制可能为通过补肾药对机体全身性的作用而增强内耳对耳毒性药物的抵抗能力或直接促进内耳细胞功能活动所致。在豚鼠的实验中还证明六味地黄汤不仅能减轻卡那霉素的致聋作用，而且也能减轻庆大霉素的致聋作用。另外，用醋酸氢化可的松造成肾阴虚的豚鼠，给予呋塞米（耳毒性利尿剂）后，其内耳生物电下降幅度的毛细胞与血管纹细胞中 SDH 的活性被抑制的程度均大大超过正常豚鼠。当动物接受氢化可的松的同时，给予温补肾阳药——右归丸，则呋塞米引起的内耳生物电下降幅度和 SDH 被抑制程度均大为减弱。表明右归丸能增强肾阳虚动物的听觉功能，减轻耳毒性药物对耳的损害作用。

由上可以看出，中医肾主耳的理论是有其物质基础的，中医理论的阐明对现代生理学中的有关部分提出了新内容、新思路，有助于中西医结合的深入发展。

（时振声）

第二节　中医研究肾脏病的历史、现状与展望

远在《内经》时代，中医对水肿就有了明确的认识，如当时的"肾风""风水""风水肤胀"等病名，类似现在的急性肾炎水肿或慢性肾炎急性发作的临床表现。《金匮要略》进一步又将水肿分为风水、皮水、正水、石水，并提出具体的治法与方药，后世医家在此基础上不断发展，形成了中医治疗水肿病比较完整的一套辨证论治体系，为我们今天治疗肾脏病，在水肿方面提供了丰富的、有益的经验，而中医对肾小球疾病的临床研究正是从中医治疗水肿这一途径入手的，现将中医研究肾脏病的历史与现状予以介绍，并提出个人管见以供参考。

一、历史

中医治疗肾脏病在 20 世纪 50 年代中期以前，仅是一些零散的经验，有的经验多，有的经验少，还谈不上临床研究。20 世纪 50 年代中期以后，由于中医进入医院，有机会在临床上对各种肾脏病进行系统地、全面地治疗与观察，各地陆续报道一些治疗肾炎、尿毒症的临床体会与个案，比较形成规模并成立了专门的肾病研究组，有原中国中医研究院、北京市中医医院、重庆市第一中医院、原南京中医学院附属医院、原上海中医学院附属医院、原黑龙江省中医研究所等十余家，通过近十年的临床研究，深感在肾炎、肾盂肾炎的中医辨证、疗效判定等一系列问题上，有必要深入研讨、统一认识、开展协作，于是由重庆市第一中医院牵头，于 1964 年在重庆召开了中医治疗肾炎、肾盂肾炎的经验交流会，制定了中医辨证、疗效判定的方案，进一步在临床上进行前瞻性的研究，可以说在 20 世纪 50 年代是经验积累阶段，20 世纪 60 年代起将要步入临床研究的开始阶段，可是由于众所周知的原因，这项工作拖延了下来。直至 20 世纪 70 年代中西医结合形成了高潮，对肾病综合征的治疗采取中西医结合的措施，使疗效得到明显提高，肾脏病的中医、中西医结合的临床研究可算正式开始。中华医学会于 1977 年在北戴河召开了肾炎座谈会，制定了中西医的临床分类或分型，此后肾炎的临床研究是以中西医结合的思路进行，由于激素及细胞毒药物对某些肾病综合征的疗效并不理想，一般慢性肾炎也没有恰当的西药可供应用，以中医思路为主的临床研究也广泛开展起来，为了总结经验，原中华全国中医学会内科学会于 1983 年在昆明召开了第一次全国中医肾病学术会议，并成立了肾病学组，之后改为内科肾病专业委员会，制定了中医辨证及疗效判定标准。迄今为止已召开了八次全国中医肾病学术会议，对提高肾脏病的中医临床研究水平，起到了促进作用。中国中西医结合学会为了推动肾脏病中西医结合的临床研究，加强与中医临床研究的联系，于 1991 年在广州召开了中西医结合肾脏病的学术会议，并成立了中西医结合的肾脏病专业委员会，也推动了中西医结合研究工作的开展。1990 年在天津、1994 年在杭州分别召开了中医、中西医结合国际肾病会议。

二、现状

现将肾小球疾病、肾功能衰竭、尿路感染、尿路结石四项的临床研究介绍如下，借以了解肾脏病的中医或中西医结合的临床研究现状。

（一）肾小球疾病

1. 急性肾小球肾炎

急性肾小球肾炎（简称急性肾炎）的中医临床疗效，近期痊愈率一般在 51.7%~67.3%。远期疗效则小儿较成人为佳，靖氏报道小儿急性肾炎 203 例中，获远期随访者 61 例，其中随访 1~5 年者 15 例，5~10 年者 13 例，10~15 年者 18 例，15~21 年者 15 例，随访结果 61 例均健康良好，无复发，尿检正常，但其中有 3 例分别在病后第 7、8 和 16 年发现血压时有波动。61 例有 52 例复查了肾功能，结果均在正常范围之内。王氏报道 162 例急性肾炎，对临床治愈的 37 例随访观察 2~10 年，除症状、体征及尿常规外，并测

定血 β_2 - 微球蛋白、同位素肾图及 24 小时内生肌酐清除值，发现 8 例患者虽自我感觉良好，但肾小球功能减损，证实有慢性病变，占全部随访患者的 21.6%。认为急性肾炎的治愈标准有必要从严掌握，即使临床痊愈，仍应定期随访。

关于急性肾炎的中医证型及治法，一般都根据本病的主要临床表现：起病急、浮肿始见于头面部，或兼表证，多诊为风水。其证型可有风寒型、风热型、湿热（毒）型，根据报道以湿热（毒）最为多见。其治疗方法：风寒型及风热型宜宣肺利水为主，湿热（毒）型以清热利湿或清热解毒为主。亦有单纯用固定成方治疗者，组方原则或以宣肺祛风为主，或以清热利湿为主，或以活血化瘀为主，或以健脾利湿为主，均取得一定疗效。原湖北中医学院通过 450 例小儿急性肾炎的总结，比较了清热解毒、利水、宣肺利水、凉血止血四法的疗效，认为清热解毒法的疗效明显优于其他三法（$P < 0.01$）。原贵阳中医学院主张在急性期要配合芳香化湿法，因芳香化湿有助于宣肺发表，又可醒脾，有利于水湿的运化。并观察到急性肾炎患者通过宣肺发表及芳香化湿后，患者面色由白转红，遍身汗出，汗出后全身松快，胸闷气喘减轻，血压下降，利尿较快，认为这种治法对解除小血管痉挛、减轻组织水肿、消除水血症及高血容量状态、防止急性心力衰竭及高血压脑病的发生可能起一定的作用。王氏以湿热气血兼顾，用复方益肾合剂治疗取得较好疗效，动物实验证实对输注灭活伤寒菌液导致的急性鼠肾微循环障碍，有较持久的扩血管、消红细胞聚集、改善微循环、提高动物存活率的作用。认为肾炎的发病除免疫机制参与外，肾小动脉及毛细血管痉挛，血液凝固机制的紊乱，如凝血亢进、纤溶活性低下、血小板代谢异常，以及聚集功能、释放反应亢进等，均与肾炎发病有关，因此复方益肾合剂（黄芪、半枝莲、半边莲、茜草、蒲黄、丹参等）治疗 162 例急性肾炎，有效率为 85.2%，治疗 1~2 天即显有利尿作用者 87 例，3~6 天后出现利尿作用者 75 例。亦有用当归、川芎、三棱、莪术、水蛭、虻虫、桃仁、红花、槐花、艾叶等治疗急性肾炎，疗效亦较满意。

急性肾炎恢复期的治疗，原贵阳中医学院观察到急性肾炎水肿消退后常有湿热未尽，部分患者于湿热消退过程中逐渐出现肾阴虚，湿热留恋的时间较长，可达数月至 1 年以上，这一段的治法仍应祛邪为主，芳香化湿，清热利尿是主要治法。同时指出恢复期湿热未尽所引起的自汗、盗汗、夜热、腰痛、面白、夜尿、便溏等症状与气虚、阳虚、阴虚、脾虚、肾虚等的鉴别及治疗经验。并观察到不少恢复期患者，因服补药以致病情加重或迁延不愈，肾功能变差。特别是补气、补阳可以助长热邪，常引起水肿、尿少、腰痛、高血压、尿改变加重、非蛋白氮增高、促使咽部病灶活动。有的改用芳化清利后可见好转。管氏也观察到全身小血管痉挛出现面色苍白、四肢冷、少气懒言、食少倦怠、舌淡、脉沉细等，用温阳药利尿较快，但血尿、高血压加重；清利湿热则利尿较慢，但各方面均好转，认为这是一种"热证似寒"的现象。也说明温阳与清利治法的不同效果，在急性肾炎的治疗应以清热利湿法为主，方有利于恢复。对急性肾炎恢复期治疗的认识，有助于提高临床疗效。

2. 慢性肾小球肾炎

慢性肾小球肾炎（简称慢性肾炎）是临床上比较难治的病证，目前不论西药或是中药治疗，效果尚不能令人满意。尽管如此，近年来对慢性肾炎的临床研究还是取得不少进展，慢性肾炎单纯中医治疗的完全缓解率，1975 年统计为 4%~21.3%，1980 年疗效完全缓解率为 28.8%。由于完全缓解率的高低与慢性肾炎的不同类型、病情轻重、肾功能好坏等因素密切相关，各地报道慢性肾炎的类型、病情、肾功能都不相同，因此完全缓解率相差悬殊也比较大，一般以慢性肾炎普通型的效果较好，高血压型的效果较差。总的来说，慢性肾炎大部分患者的病情是呈进行性加重的，普通型病程进行很慢，高血压型则病程发展较快，因此积极地探讨中医药治疗并恢复慢性肾炎患者的肾功能是很有意义的。

慢性肾炎的中医证型，1981 年时氏提出辨证分型以正虚为主，邪实作为兼夹处理，通过对 100 例患者的临床分析，发现正虚可有脾虚、脾肾阳虚、肝肾阴虚、脾肾气阴两虚的不同；邪实则可有水湿、湿热、风热、瘀血等区别，治疗时以扶正治本为主或标本兼顾。1986 年在全国第二次中医肾病学术会议上，经讨论制订了慢性原发性肾小球疾病中医辨证分型试行方案，即本证有肺肾气虚、脾肾阳虚、肝肾阴虚、气阴两虚；标证有外感、水湿、湿热、血瘀、湿浊。辨证时则标本结合，以本为主。统一了全国对慢性肾炎的辨证分型。但必须指出的是，辨证分型并非固定不变，随着慢性肾炎病程的发展，证型是可以转化的，证型的转化则治法亦当随之改变，这正是突出了中医辨证论治的特色，也是治疗个体化的具体体现。

慢性肾炎的微观辨证研究在 20 世纪 80 年代有了良好的开端，有了一些可喜的苗头，但仍需要多积累资料，探索其规律。有人发现在慢性肾炎阳虚型及阴阳两虚型的患者中，免疫球蛋白 IgG 含量降低；经统计学处理，与对照组均有明显差异（$P < 0.01$），认为可作为阳虚辨证的指标。有观察血清免疫球蛋白、补体 C3 的测定，发现肾病型 IgA 含量，阳虚者明显低于阴虚者；非肾病型 IgA 及 IgG 含量，阳虚者也明显低于阴虚者，IgM 及补体 C3 无明显差异。还提出慢性肾炎阳虚者的内生肌酐清除率、肌酐系数、尿尿素量、血清蛋白量、红细胞数、蛋白质和热量的摄入量均明显低于正常值和阴虚者，而慢性肾炎阴虚者的尿尿素量、血清蛋白量、红细胞数、蛋白质和热量的摄入量均比较正常，但肌酐系数却明显增高。以后又进一步观察到慢性肾炎患者在相同的内生肌酐清除率和尿素排泄量时，其肌酐系数在阳虚者明显低于阴虚者，肌酐、尿素、钾、磷、镁的排泄量也是阳虚者明显低于阴虚者，提示慢性肾炎阳虚者机体营养不良后能量代谢降低，而阴虚者机体营养状况一般或偏低，而能量代谢则有所增加。也有探讨慢性肾炎脾肾气阴两虚患者的物质基础，在免疫球蛋白方面可见 IgG 降低，在细胞免疫方面 Ea 花环含量明显降低，Es 花环含量略高，在血浆环核苷酸方面 cAMP、cGMP 含量均明显增高，cAMP/cGMP 比值降低，认为脾肾气阴两虚的物质基础，可能与细胞内环核苷酸双向控制系统失调、免疫功能紊乱有关。也有测定慢性肾炎患者补体旁路途径的活性（Ap–H_{50}）与辨证关系，对普通型属湿热者 29 例，治疗前 Ap–H_{50} 值低于正常者 21 例，经中药清利方治疗 1~2 个月后，随着临床症状的好转，21 例中有 18 例 Ap–H_{50} 值恢复正常，2 例接近正常；治疗前 Ap–H_{50} 正常的 8 例中，治疗后 5 例临床症状改善，Ap–H_{50} 仍正常，3 例复查时正值外感 Ap–H_{50} 由正常降至低下；似可作为判断感染的指标。有认为阳虚患者外周微循环的甲皱微血管血流迟缓，管祥周围有渗出水肿，血液流变性的全血黏度降低，血浆黏度增高；有人观察慢性肾炎不同肾功能期的中医证候及血瘀指标，各期均测定了血凝、纤溶、血小板聚集及血小板数，显示本病早期已有高凝，而临床上却未能达到现有瘀血标准，说明早期瘀血证在临床

上尚未能及时辨证，应进一步探索各期瘀血最敏感的实验室指标及其动态变化。另外还观察到有消耗性低凝血状态在后期与高凝同时并存。有观察 85 例慢性肾炎肾穿刺活检病理与辨证的关系，认为肾炎型以肝肾阴虚为多，肾病型以脾肾阳虚为多；阴虚型肾炎在病理上以增生性肾炎为多，阳虚型肾炎则以膜性肾炎为主；并认为从宏观辨证逐渐过渡到以微观辨证来开辟新的中西医结合治疗原则，是一条有希望的途径。也有分析慢性肾炎不同证型的左心功能，认为脾肾阳虚者均出现左心功能异常，表现在左心室射血时间缩短，射血前期时间延长，PEP/LVET 增大，心输出量明显减少，主动脉顺应性明显下降等，反映心肌收缩力及收缩速率明显下降。而脾虚湿困者发生心功能异常者仅有半数，且只有心输出量较少，主动脉顺应性较差。可见脾虚湿困较脾肾阳虚患者的左心功能损害程度轻得多。还有测定血清锌、铜、铁含量观察和中医辨证的关系，有根据 100 例肾小球肾炎患者检查结果表明，慢性肾炎脾肾阳虚者，血清锌、铜含量均低于正常人，肝肾阴虚者，血清锌、铜含量也比正常人组偏低，这两型患者的血清铁含量和正常人基本相同，认为血清锌、铜含量恒定水平下降，其变化数值与中医辨证分型有一定关系，血清锌、铜值的检测可作为辨证分型的一项比较有价值的参考指标。也有测定血清锌、铜含量结果与上述不同者，根据 79 例慢性肾炎患者的中医辨证，并与 60 例健康人相对照，血清锌在阴虚组、阳 / 气虚组比对照组有明显下降，在气阴两虚组也稍有下降；血清铜在阴虚组比对照组有明显下降，但在阳 / 气虚组却有所升高，而气阴两虚组与对照组相比，却无显著差异；铜锌比值在阴虚组、气阴两虚组与对照组比较，无明显差异，而阳 / 气虚组则有明显升高。认为慢性肾炎患者血清锌、铜含量的变化，对中医辨证有一定的特征。测定结果不同，可能和病情轻重不等、例数尚不够多以及一些其他因素有关。以上研究的开展，必将给中医辨证带来新的内容，使中医辨证在宏观与微观的结合下能进一步提高。

　　关于慢性肾炎的中医治法，在 20 世纪 50 年代着眼于温补脾肾，认为脾肾阳虚是导致阴水发病的重要病机，虽然取得一定疗效，但在实践中也认识到慢性肾炎的中医病机是很复杂的，单纯温补脾肾还不能解决问题，20 世纪 70 年代初期强调中西医结合，全国各地在中西医结合研究慢性肾炎证治规律时，陆续提出一些新的治疗方法，大大扩展了慢性肾炎的治法，也使疗效有所提高，现将治疗方法的进展择要介绍如下。

　　（1）温补脾肾：有认为慢性肾炎的病程发展，阴阳两虚多由阳损及阴而来，虚中夹实又有因虚致实的过程，认为维护肾的阳气是截断慢性肾炎虚证进一步发展的关键，乃以温肾益气、活血化湿的温肾方，用于慢性肾炎肾功能衰竭前的治疗，治疗组 101 例，并以肾炎四味片 50 例作对照，两组病情相似，结果可见 24 小时内生肌酐清除率平均提高16.23ml/min，对照组反有所下降。认为 24 小时内生肌酐清除值是检测肾小球功能的敏感指标，在发生肾功能衰竭前能早期定量地反映肾脏贮备能力的损害，温肾方能改善肾功能，说明了肾阳虚损与肾功能减退存在着密切相关性。

　　（2）益气固表：慢性肾炎经常由于反复外感导致病程迁延不愈，有以玉屏风散用于各种类型的肾小球肾炎 24 例，可见原免疫指标正常者没有变化，原免疫指标不良者大多得到纠正和恢复。陈氏又进一步观察玉屏风散对实验性肾炎的病理修复作用，治疗组病理好转率达 83.33%，明显优于对照组，血肌酐也恢复较快，认为玉屏风散除了对人体的免疫功能有一定调节作用，使原来反复上呼吸道感染的肾炎患者改善了机体状态，从而使病情稳定外，还可能对肾炎病理有修复作用，使肾小球的增殖性病理消退，随着肾小球功能的改善，蛋白尿消失，更有利于体质的恢复。有人发现玉屏风丸对小鼠脾脏抗体形成细胞数（PFC）有双向调节作用。

（3）益气养阴：慢性肾炎患者中气阴两虚是常见的证型，随着慢性肾炎病程的发展，气阴两虚则更为突出，经统计在慢性肾炎中该型占27%，在慢性肾衰竭中该型可达58.5%，所谓气阴两虚是指脾肾气阴两虚而言，因为慢性肾炎脾气虚损者，由脾及肾时，寒化则转为脾肾阳虚，热化则可转为脾肾气阴两虚，其原因多由水肿阶段温阳药物过用或服大量激素引起，亦可由久病阳损及阴所致；如果是肝肾阴虚者，则多为由肾及脾，久病耗伤气阴形成。有人探讨了脾肾气阴两虚的物质基础，说明在血浆环核苷酸含量的变化上，脾肾气阴两虚既见阴虚特点，又见阳虚特点，是一个独立的证型，应用益气养阴方剂后，可使免疫指标及血浆环核苷酸的双向调节渐趋平衡。脾肾气阴两虚是临床上不容忽视的一个证型，因为脾肾气阴两虚多夹湿热，呈正虚邪实、寒热错杂的临床表现，经久不愈，使病程迁延。因此积极治疗此型，有助于慢性肾炎肾功能的恢复。

（4）活血化瘀：近年来活血化瘀的应用，多是辨证应用，一般以活血化瘀为基础结合辨证，加入益气、补阳、滋阴、清热、利水等进行治疗，较过去单纯用活血化瘀为优。西医学认为，肾炎病理常显示有补体系统的激活，中性粒细胞的浸润和毛细血管内凝血等，在辨证论治的基础上，结合上述病理特点，不少学者主张加用活血化瘀、清热利湿的中药。北京大学第一医院内科肾病研究室观察了活血化瘀、清热解毒药对家兔实验性肾炎的治疗作用，结果表明病死率与肾小球纤维化发生率均低于对照组，免疫荧光镜检示有抑制体液免疫作用。原北京中医学院以川芎嗪加活血注射液（丹参、赤芍、郁金），用于家兔马杉肾炎，实验期间病变肾小球数减少，而病理对照组则增加，提示药物可能阻止纤维蛋白的沉积并促进已沉积纤维蛋白的清除。有用对血小板聚集有抑制作用的藏红花注射液，与血栓氧丙烷 A_2（TXA_2）合成酶抑制剂苄基咪唑治疗组及病理对照组，用于家兔原位性肾小球肾炎，结果表明藏红花注射液可能具有与苄基咪唑相似的治疗作用，而对改善肾功能如血清肌酐、尿蛋白量，则藏红花组为优。有用益气活血、益肾利湿治疗慢性肾炎取得一定疗效，并进行原位免疫复合物实验性肾炎的治疗研究，认为补气活血、益肾利湿有调整免疫、改善凝血机制，以及减轻肾小球的病理改变等作用。许多活血化瘀药有一定免疫抑制的作用，用当归和黄芪治疗实验性兔系膜增殖性肾炎，发现治疗组肾小球系膜区 IgG 和 C3 沉积明显减少。

（5）清热解毒：一些清热解毒药如银花、蒲公英、紫花地丁、黄连、黄芩等能激活 T 淋巴细胞功能，提高淋巴母细胞转化率，白花蛇舌草能刺激网状内皮系统的增生，能增强白细胞及吞噬细胞的吞噬功能等，说明清热解毒药也对免疫系统有影响。由于许多肾炎的发病或加重与感染有关，抗原抗体反应所引起的免疫效应也可在肾小球内造成非特异性的炎症，这些都可以认为是热毒，因此清热解毒药对某些肾炎的治疗能取得一定疗效。有认为清热解毒药与活血化瘀药合用能增强疗效，以清热解毒注射液（银花、大青叶、贯众、鱼腥草、蚤休、射干、赤芍）和活血化瘀Ⅱ号注射液（丹参、赤芍、红花、桃仁）进行动物实验，在抗炎方面合用则作用加强，合用还可兴奋肾上腺皮质功能，连续应用并无适应现象发生；清热解毒注射液可明显增强炎性细胞及网状内皮系统的吞噬廓清能力；清热解毒注射液的非特异抗感染、抗休克效果，可因合用活血化瘀注射液而加强，虽然不是针对肾炎的动物实验，但也可以了解两者的关系。清热解毒药与淡渗利湿药同用则为清热利湿法，用于慢性肾炎过程中由于感染而出现热毒，以及长期大量应用激素或过用温阳药物而化热，加之原有残留水湿与之相合，因而表现为湿热，成为慢性肾炎病程中不可忽略的因素，清热利湿法也因此应用较多，有人分析原发性肾小球病湿热证 100 例，认为各型肾炎、肾病均可见湿热证，用清热利湿法可提高疗效。

（6）祛风胜湿：近年来治疗类风湿关节炎的雷公藤、昆明山海棠用以治疗各类肾炎，有报道 251 例的治疗情况，认为对原发性肾小球肾病、狼疮性肾炎及紫癜性肾炎疗效较好，对慢性肾炎普通型及肾病型效果较差，对慢性肾炎高血压型则基本无效。在实验中证实雷公藤不仅能影响实验动物蛋白尿的程度和持续时间，而且也减轻了肾功能损害以及肾组织病理变化的严重性。有用昆明山海棠治疗慢性肾炎 50 例，治疗 2 个月，显效 18%，认为对长期应用激素和免疫抑制剂治疗无效的患者仍有效果；实验结果可见具有减轻肾小球病变程度、加速肾小球炎症消退的作用，主要降低肾小球滤过膜的通透性而减少尿蛋白的排出。

以上是近年来治法上的进展，必须指出的是临床上的情况比较复杂，有时根据病情可以数法同用，另外在治疗过程中注意证型的转化，均有助于提高疗效。

3. 肾病综合征

肾病综合征的中西医结合治疗，效果比单纯中药治疗要好，根据成人 267 例的治疗情况，中药组完全缓解率为 22.2%，西药组完全缓解率为 34.1%，中西医结合组完全缓解率则为 56.8%；对于肾病综合征的治疗主张分阶段、有机地中西医结合治疗。在应用肾上腺皮质激素的早期，激素剂量较大，主张加用滋阴泻火药（生地、知母、甘草）以减少激素所造成的"阴虚火旺"之症状，生地、知母、甘草并能减轻外源性激素所造成的对自身的垂体 – 肾上腺皮质轴的压抑作用。当激素递减为维持量时，加用益气补肾法，当激素接近撤除及撤除后改用温补脾肾法，中西医结合治疗肾病综合征可以提高缓解率，尚能减少复发率。有报道成人复发性及难治性原发性肾病综合征用中西医结合方法治疗，近期疗效：复发组完全缓解率在肾病为 88.5%，在肾炎肾病为 50%；难治组完全缓解率在肾病为 75.4%，在肾炎肾病为 39.7%。亦有在中西医结合中，中药用活血化瘀法与辨证论治比较，前者完全缓解率为 58%，后者为 77.1%，认为中药治疗以辨证论治为优，如以西医分型来统计疗效，则活血化瘀组中，肾病完全缓解率为 60%，肾炎肾病完全缓解率为 55%；辨证论治组中，肾病完全缓解率为 94.9%，肾炎肾病完全缓解率为 55.6%。可以看出对于肾病则辨证论治组的完全缓解率明显高于活血化瘀组（$P < 0.01$）；对肾炎肾病则两组疗效大致相同。在远期疗效中，观察 10~15 年者 55 例，> 15 年者 5 例，60 例中有 39 例肾病，复发 9 例（23.08%）；21 例肾炎肾病者，复发 5 例（23.81%）；两型复发率无明显差异。肾病综合征的治法有以下几种。

（1）温肾利水：有以温肾利水法用于肾病型水肿，观察到利尿原理是：在退肿之早期则减少肾小管重吸收，由此导致水与氯化物之大量排泄，继则肾小球滤过率与肾有效血流量增加，肾功能之改善在后期退肿作用中起着主要作用。通过临床观察温肾而不利水，利水而不温肾的效果均不佳，当恢复温肾利水后，尿量立即增加，其增加之数量与熟附子的用量成正比。认为温肾药能增加有效肾血流量，利水药有抑制肾小管重吸收作用，两者合用则利尿作用显著，单独使用则利尿作用不明显。根据温肾利水的作用，又做了实验性肾炎的研究，提示温肾利水对消除尿蛋白也有一定作用，对蛋白代谢紊乱情况的恢复似无明显作用。温肾利水药合用则肾血流量及肾小球滤过率的增加甚为明显。陈氏认为利水药中均含有不同量的钾离子，其利尿原理可能与高浓度钾离子产生渗透性利尿，减少肾小管对水分的重吸收有关。

（2）调理脾胃：在肾病综合征的中西医结合治疗中，调理脾胃可改善消化道症状，如恶心、呕吐、腹泻、纳差、痞满等不适感，可用调理脾胃方法进行治疗；如用环磷酰胺、氮芥、吲哚美辛等出现胃肠道的不良反应时，亦可用调理脾胃法改善症状。调理脾胃、控制腹泻、改善食欲，不仅可使肠道内蛋白丢失减少，还可使蛋白的吸收增加，以改善低蛋白血症。

（3）清热解毒：减轻大量激素引起的副作用及过用温阳药出现的化热现象，并可减少激素用量及防止激素应用过程中尿蛋白的反跳现象。如与利水药同用则为清热利湿法，可纠正肾病综合征中出现的湿热现象。

（4）祛风胜湿：除了雷公藤及昆明山海棠的作用外，还有用于难治性肾病综合征的中药，如羌活、防风、豨莶草、菝葜、淫羊藿、扦扦活、鹿衔草、徐长卿等，对 10 例顽固不愈的患者，获 2 例完全缓解，4 例基本缓解，3 例好转，仅 1 例无效。

（5）活血化瘀：由于肾病综合征常有高凝倾向，使用激素又可增加高凝状态及并发栓塞，为预防栓塞，可用活血化瘀的治疗。肾病综合征如属慢性肾炎肾病型，病理上多有凝血异常现象，故可加入活血化瘀药治疗；如属慢性肾炎普通型，一般不一定要加用活血化瘀药。有用益气活血化湿法为主治疗膜性肾病，膜性肾病是以肾小球基底膜上皮侧免疫复合物沉积为特征的肾病类型，其临床特点主要表现为肾病综合征，成人病例通常对激素反应不佳，往往被列入难治性肾病综合征，陈氏认为中医病机属脾虚不运、水湿逗留、瘀滞脉络，用益气活血化湿法治疗 15 例，完全缓解 5 例，基本缓解 2 例，部分缓解 7 例，无效 1 例，完全缓解病例平均疗程为 26.8 个月。动物实验认为：益气活血化湿药可能具有消除部分免疫复合物或加强对其吸收的作用，改善机体免疫功能，纠正高凝状态，减轻了肾小球毛细血管病变。

（二）肾功能衰竭

1. 急性肾功能衰竭

急性肾功能衰竭（简称急性肾衰竭）的中医治疗，在 20 世纪 50 年代已经开始，70 年代在防治流行性出血热的过程中又积累了丰富的经验。一般病因可分热毒侵袭与猝然气血亏损两类，前者为严重感染或各种中毒引起，后者则是因急性大量失血、严重脱水、休克、循环衰竭所致。在病程上可分少尿期、多尿期及康复期。

（1）少尿期：急性肾衰竭的少尿期，如是严重感染引起，属中医的伤寒或温病范畴，宗伤寒者认为是太阳表邪未解，邪热随经深入下焦与瘀血相结，又循经入腑，影响膀胱气化功能，以致水蓄于内。太阳蓄水为一过性肾功能损害（肾皮质微循环以收缩为主），若持续加重或（和）免疫复合物损伤发展为肾皮质损害，则为少阴热化、水热互结证。由于血管系统的损伤，血浆大量渗出，广泛出血则构成太阳蓄血证，少尿期出现的急性肾衰竭、尿毒症、高血容量综合征、肺水肿等多为大结胸证。如合并弥散性血管内凝血（DIC），则为血结胸，即结胸合并蓄血。宗温病者认为是温疫热毒传入营血，热毒与血搏结，以致血热、血瘀交互错杂为患。血蓄下焦，气化不利，瘀热相搏，以致水停及阴伤，故见尿少、尿闭；血蓄中焦，肠胃气机升降失调，浊气上逆，恶心呕吐频繁；血不利则为水，水毒潴留，既可外溢肌肤，又可凌心犯肺，故见喘脱；蓄血上焦，瘀热壅肺，胸满咳喘；瘀热蒙心，出现神识恍惚或昏糊；并认为蓄血是少尿期矛盾的主要方面。虽然立论不同，但实质是一致的。如果是创伤失血引起，有认为因于急性气血亏损，阴阳俱虚，阳气不能布达，肾阳不足，命门火衰，不能蒸动水分下注膀胱所致。如是吐泻大量失水者，有认为是肺胃阴液大伤，胃伤则肾之开阖不利，肺伤则通调失司，浊邪不得下泄引起。至于急性肾炎引起的急性肾功能衰竭，一般认为属肺气壅塞、膀胱蕴热者为多。少尿期的治法可有辨证论治、专方专药、灌肠及外治法等。辨证论治方面：如太阳蓄血证用桃核承气汤、抵当汤；蓄水、蓄血同见者用桃核承气汤合五苓散；大结胸证分实热结胸（水结胸、血结胸）和寒实结胸。水结胸仅提示肺水肿，用大陷胸汤导水下行即可；血结胸为结胸合并蓄血，用大陷胸汤与桃核承气汤或抵当汤合用方能取效；寒实结胸是大结胸证而无热象，宜用三物白散。阳明燥实证则用调胃承气汤或增液承气汤加减。如按温疫热毒传入营血，气血两燔，则宜气血两清；热毒深入下焦，结于膀胱，则以清热泻下合滋阴利水；热毒伤阴，则宜滋阴降火；热动肝风，则平肝息风、豁痰开窍、活血化瘀等综合应用。专方专药如周氏用泻下通瘀合剂治疗流行性出血热急性肾功能衰竭150例，并与西药利尿导泻组50例对照，在临床主要症状和体征消失时间、尿常规及肾功能改善等方面，治疗组均优于对照组，治疗组死亡率降至4%，对照组为36%。泻下通瘀合剂并能明显改善家兔IgG加速型NTS小鼠肾炎的尿蛋白、血清总胆固醇、血清白蛋白、血清尿素氮等生化指标，能明显地增加肾血流量，说明本方治疗急性肾衰竭有实验室依据。有用单味大黄粉、大黄煎剂或大黄复方（小承气汤、巴黄丸、大黄附子汤等），并伍用巴豆、甘遂等攻下剂，治疗急性肾衰10例，治愈9例，死亡1例。认为药后一般泻水1000~5000ml，继而症状好转，肌酐、尿素氮亦随之下降。有用川芎治疗7例严重创伤，尿量正常的5例，肾功能维持良好，恢复顺利；少尿的2例，其中一例尿量未增加，死于多器官功能衰竭，另一例尿量增加，肾功能恢复，以后死于肺部感染，说明川芎有预防急性肾衰竭的作用。在动物实验中也证明了这点，通过甘油致急性肾功能衰竭的家兔模型，对川芎及其成分川芎嗪、阿魏酸及挥发油预防急性肾衰竭的研究表明，川芎能增强肾血流量，肾髓质前列腺素含量。动物实验证明，有预防实验性急性肾功能衰竭，保护肾组织结构完整，保护肾小管功能。

在少尿期，有以灌肠治疗者，用通腑泄热灌肠液治疗49例，治愈12例，病死率12.2%，对照组18例，治愈12例，病死率为22.2%。叶氏以中药结肠灌注液Ⅰ号（大黄、川红花等）治疗急性肾功能衰竭97例，治愈87例，病死率9.3%；对照组76例，治愈53例，病死率30.3%。中药结肠灌注液与人工肾随机对照共观察19例，其中灌注Ⅰ号组10例，治愈9例，死亡1例；人工肾对照组9例，治愈8例，死亡1例，两组各项临床指标恢复正常所需天数相比较，均无显著性差异（ $P > 0.05$ ），说明两者疗效相等。对实验性急性肾功能衰竭有显著的保护和治疗作用，吸收后能产生全身性作用，能增加肾血流量，改善肾微循环，减轻肾小管坏死程度，促进坏死肾小管上皮细胞的再生修复。有用活血化瘀中药蒸发罨包肾区温热敷 50 例，收效良好，利尿明显，并缩短了少尿期。

（2）多尿期：急性肾衰竭度过少尿期，尿量增多，一般认为是正气渐回未复，正虚不能固涩，水不藏蓄，因此治疗用补肾固涩者为多；亦有认为是正气来复，气郁宣通，正气奋起抗邪，驱逐湿毒的反应，因此有用益气滋肾清利之剂治疗者，如麦味地黄丸、沙参麦冬汤等方中合猪苓汤、薏苡仁、豆卷、通草、党参、白术、砂仁等治疗。也有用金匮肾气丸或五苓散加大白术用量治之。

（3）康复期：康复期则是肾阴未复或气血两虚，多用六味地黄汤或八珍汤加味治之。

2. 慢性肾功能衰竭

慢性肾功能衰竭（简称慢性肾衰竭）是各种肾脏疾病肾功能恶化的结果，尿毒症则是慢性肾衰竭的终末阶段。近年来根据血清肌酐浓度的倒数（1/Scr）比时间的坐标图作直线回归分析的方法来判断肾衰竭进展的速度，可见中医药治疗后斜率 b 值大于观察期，回归直线下降的斜度小于观察期或略呈上升，说明中医药的治疗可以使肾衰竭进展延缓，从而延长了患者的生命。目前由于各地判断慢性肾衰竭的疗效标准不统一，所收治的病情轻重不同，很难准确地反映疗效，一般中医药治疗的显效率在 10.9%~13.2%。

慢性肾衰竭的中医证型，1983 年时氏提出辨证分型以正虚为主，邪实作为兼夹处理，通过 53 例临床分析，正虚可有脾肾气（阳）虚、肝肾阴虚、脾肾气阴两虚、阴阳两虚；邪实则可有湿浊、水停、瘀血、湿热、风热等。治疗时以扶正治本为主或标本同治。1986年在全国第二次中医肾病学术会议上，经讨论制订了慢性肾衰竭中医辨证分型参考意见，正虚分脾肾气虚、脾肾阳虚、肝肾阴虚、气阴两虚，阴阳两虚，邪实可有外感、痰热、水湿、湿浊、湿热、瘀血、风动、风燥，基本上统一了慢性肾衰竭的辨证分型，必须指出的是要从动态变化的观点来看待分型，慢性肾衰竭的终末阶段多呈阴阳气血俱衰，甚则五脏俱败、阴阳离决。

慢性肾衰竭的微观辨证，有探讨其与内分泌和免疫状态的关系，发现肾虚者大多呈免疫反应低下状态，肾阳虚组防病功能减弱，在随访中反复感染占 90%。尿毒症患者有下丘脑 – 垂体 – 甲状腺轴的变化，尤以肾阳虚为显著，可有 T_3、T_4、TSH 降低，肾阴虚患者 T_4 降低不明显。尿毒症肾虚患者大多数血管紧张素及醛固酮均较正常人为低。也有人探讨慢性肾衰竭患者血清微量元素的变化，认为血清锌低下、铜锌比值明显升高，可作为慢性肾衰竭阳虚辨证的客观指标之一；治疗后血锌上升、铜锌比值下降，亦可作为判断慢性肾衰竭疗效的指标。有对慢性肾衰竭升降失衡证探讨其红细胞膜 Na^+，K^+-ATP 酶的活性，认为细胞膜运转障碍与升降失衡证存在着联系，中药对酶活性有调节作用。微观辨证的研究将有助于辨证及判断疗效。

由于慢性肾衰竭的原发病各不相同，病情变化因而也不一致，病程的阶段各异，加之患者体质、年龄、性别又不一样，所以病机很复杂，治疗个体化的特点在慢性肾衰竭中更为突出。一般常用治法有以下几种。

（1）扶正治本：根据辨证分型不同，采取扶正的方法，现在比较有争议的是温阳法在慢性肾衰竭中的应用问题，如有认为慢性肾衰竭主要是湿热久稽，以致气阴营血耗竭，气可损及阳，然处于从属地位，气阴复则阳虚自复，妄投桂、附等刚燥药，伤阴血，助邪火，可使出血症状加重；也有认为温肾法治本，能提高内生肌酐清除值，改善肾功能。有报道5例慢性肾衰竭同时具备脾肾阳虚、肤色黧黑、血压正常、尿量不少及有肾上腺皮质功能低下表现的肾病型肾炎，用温补脾肾加小量泼尼松长期治疗，不但肾病综合征缓解，肾功能也显著改善。也有用温肾解毒法治疗慢性肾衰竭获效者，并认为肾炎肾病期可能出现氮质血症，在用温阳利水法水肿消退后往往氮质血症亦消除，对肾盂肾炎所致尿毒症，重用温阳药往往加重感染，病情恶化，但如同用少量附子、黄连和大黄却未见此副作用，认为温阳法不能在尿毒症中普遍应用。一般认为温法在慢性肾衰竭中主要用于脾肾阳虚水肿、尿少的患者，或伴有心力衰竭、在温阳的基础上佐以活血、利水、泄浊等药，可取得一定疗效。

气阴两虚在慢性肾衰中比较多见，在正虚中可占58.5%，益气滋肾治疗气阴两虚证亦能获得明显效果。有用益气滋肾、和络渗湿法治疗慢性肾炎肾功能不全气阴两虚证，各项指标改善均较对照组肾炎四味片为优。动物实验提示能延长慢性肾衰竭家兔存活率，增加体重，升高血浆蛋白，降低BUN、Scr等作用，并能改善肾小球毛细血管通透性，抑制间质结缔组织增生，抗渗出，抗新月体形成。并认为这些作用可能是益气养阴、和络渗湿治疗和保护残存肾单位、延缓慢性肾衰竭进程的组织学基础。

（2）活血化瘀：活血化瘀的治法也是近年来所重视的，以益气活血、补肾利湿治疗慢性肾炎氮质血症取得较好效果，动物实验也发现对控制慢性肾炎的发展，改善实验动物肾小球病理改变均有一定作用，认为本法对阻止肾小球的进行性损害、保护残存肾单位可能有良好影响。卢氏以活血化瘀为主的中药加小剂量肝素等，治疗慢性肾衰竭终末期患者，显效达14%，认为本疗法对疏通部分肾毛细血管、增加肾血流量有一定作用。

（3）泄浊：泄浊法近年来应用较广，主要是应用大黄泄浊，使湿浊溺毒经肠道外泄，取得较好的近期疗效。早在20世纪50年代末，原南京中医学院总结抢救12例尿毒症的经验，认为在水肿后期用温、补法效果差，宜从脾阳衰败、湿浊羁留，郁化为热的病机出发施治，效果较好，并认为大黄可以清解血分热毒，对血内氮质潴留能够改善。20世纪60年代末，原上海中医学院开始用大黄牡蛎煎剂灌肠以降低血氮，峻药缓用，各地应用甚广，有配合温阳、益气、活血、行气、清热、平肝、软坚、宣散、逐水、清导、燥湿、利湿、凉血、固涩等药者，以增强疗效。其中以大黄伍清热、固涩药等为多，如大黄、蒲公英、煅牡蛎即是。毕氏用该方水煎保留灌肠，治疗慢性肾衰竭患者20例，认为血肌酐＞10mg/dl者疗效差。一般以较早期应用效果较好，凡是慢性肾衰竭终末期应用者，均无明显效果，甚而使全身情况加速恶化。至于大黄的作用机制，有认为不仅能使肠道吸收氨基氮减少，血中必需氨基酸浓度升高，并能利用体内氨重新合成蛋白质，进而使肝肾组织合成尿素量减少，且能抑制体蛋白分解，从而使血中尿素氮和肌酐的含量降低，此外大黄还能促进尿素和肌酐随尿液排出体外。亦有用大黄等治疗慢性肾功能衰竭，发现慢性肾功能衰竭患者细胞膜离子转运机制常处于抑制状态，温脾药口服与灌肠合用，治后红细胞膜的Na^+，K^+-ATP酶有所升高，提示对细胞膜离子障碍有一定调节作用。

其他尚有用人工虫草菌丝治疗慢性肾衰竭者，陈氏等以人工虫草菌丝与天然虫草对比，认为两者疗效无显著差异。又观察到用中药加用人工虫草菌丝或天然虫草者，效果更好，认为可使患者生存期延长，3 年生存率为 27%。慢性肾衰竭采用腹透、血透，配合中医药治疗也有报道，一般可使病情稳定，症状消除，减少腹部透析、血液透析副作用，甚至减少透析次数。

关于肾移植术后的排异反应用中医药治疗，活血化瘀法是肾移植后一个重要的治则，它有改善肾血流量、增加肾小球滤过率、抑制血小板聚集、抗凝血等作用，有利于增生性病变的转化和吸收。促进已损组织的修复，对抗体形成和细胞免疫均有抑制作用。有认为加用养阴活血中药对纠正患者机体的阴阳失调和长期存活似有一定作用，认为肾移植后短期应用人参，排异反应既无增加，也无减少，看不出能提高患者存活率和延长存活时间的效果，肾移植前用人参则出现了不可逆的激烈排异反应。认为人参可使患者的免疫能力被激活，应变能力增强，因而对外来的异体肾脏排斥反应亦随之增加，影响了肾移植的效果。

（三）尿路感染

尿路感染的发病率较高，按感染部位可分为上尿路感染和下尿路感染，前者主要为肾盂肾炎，后者为膀胱炎。肾盂肾炎可以导致不良后果，因此肾盂肾炎的治疗是不容忽视的。根据统计急性肾盂肾炎的中医治疗，治愈率可达 75%~80%；慢性肾盂肾炎的中医治疗，治愈率为 55%~75%。远期疗效经随访半年以上，获远期痊愈者为 84.3%，复发率为 15.7%。

急性肾盂肾炎多属实证，为湿热毒邪蕴结肾与膀胱所致，清热利湿为主要治疗方法，有以此法治疗 67 例，获菌尿转阴 54 例。有报道称在 100% 浓度的八正散溶液中细菌还能生长，说明并不是通过直接杀菌作用而起效的，可能是通过尿道中有足够的八正散药物浓度和足够的作用时间，使尿道致病性大肠埃希菌 P 菌毛的血凝和黏附作用消失，经尿液冲洗及尿道上皮细胞更新而达到目的的。慢性肾盂肾炎急性发作时，亦与急性肾盂肾炎的治法相同。部分患者有寒战高热者，可按少阳热郁或三焦湿热进行辨治。

慢性肾盂肾炎或急性肾盂肾炎尿路症状缓解以后，但菌尿未转阴，为正气已伤、湿热未尽的虚实夹杂证，临床上可见肝肾阴虚或气阴两虚为多，气虚或阳虚者较少，可以辨证施治。有认为在辨证的基础上适当加用 2~3 味清热解毒药如忍冬藤、连翘、紫花地丁、蒲公英、野菊花、败酱草、黄芩、黄柏、栀子、黄连、苦参、土茯苓、半枝莲、金钱草、白茅根、马齿苋等，用量为 30g，持续 1~3 个月，对菌尿转阴、脓尿消失似有较好效果。也有观察 59 例慢性肾盂肾炎中有 37 例过去曾经用过一种或多种抗生素治疗无效，另 5 例过去曾用抗生素治疗无效，但经一阶段中药治疗后再用西药均获效果。有的对多种抗生素耐药疗效不佳，用中药治疗也可获效。认为中医中药对抗生素治疗无效的耐药菌株所致的肾盂肾炎有一定疗效。也有测定尿中谷氨酰转肽酶（γ-GT）、亮氨酸氨基肽酶（LAP）活性来判断疗效者，γ-GT 及 LAP 两种酶在肾脏内含量最高，泌尿系感染或肾脏损伤时尿中 γ-GT、LAP 可升高。测定肾盂肾炎患者 40 例中 γ-GT 升高者 38 例，LAP 升高者 22 例，经中药治疗尿中白细胞下降较慢，但 γ-GT、LAP 下降较明显，提示抗炎作用肯定，对肾脏无毒副作用，而对照组使用抗生素（如庆大霉素）治疗者，尿中白细胞转阴较快，但 γ–GT、LAP 升高明显，说明抗生素虽有消炎作用，但对肾脏损伤显著。由此可见中医药治疗肾盂肾炎有效而且安全。也有以解毒化瘀为主，配合扶正补虚治疗慢性肾盂肾炎，认为本病的病理如增生、纤维化、血管变狭窄等，可以认为是"热郁血滞"，解毒化瘀结合扶正补虚可流通血脉，改善局部营养，加强免疫功能，抗菌抑菌，促进组织代谢与恢复。

对特殊细菌感染的治疗经验，如铜绿假单胞菌感染，有报道内服通淋 2 号方（防风、木香、木通、萹蓄、秦皮、川芎、苦参、白头翁、当归、红花）、萹蓄粉和鸭跖草煎剂，并用 4% 木香（或白头翁）蒸馏液冲洗膀胱，配合电针等辅助排尿，治疗截瘫合并尿路铜绿假单胞菌感染 11 例，平均治疗 10 天，全部治愈。对霉菌感染，慢性肾盂肾炎因长期用抗生素引起尿路霉菌生长，应即停用抗生素，并给以生地、木通、甘草、一枝黄花、野蔷薇根、炒车前子等加减获效。也有用红参、黄芪、白术、桂枝、熟地、菟丝子、金樱子、锁阳、狗脊、煨姜、白蔹、瞿麦、萹蓄等为方，并服克念菌素，治疗 3 个月而愈。

对老年人尿路感染的治疗，因老年人常合并其他全身性慢性疾病，其阴阳气血虚损各有不同，痰湿热瘀也不少见，治疗要根据具体病情，着重扶正祛邪。女性患者因绝经后生殖泌尿道黏膜萎缩，感染不易控制，可从养肝肾、补精血入手，常用当归、熟地、女贞子、枸杞子、桑寄生、胡麻仁、淫羊藿等，男性前列腺肥大或并慢性炎症者，可根据具体病情选用三才封髓丹、滋肾通关丸或金匮肾气丸等加减。

（四）尿路结石

尿路结石也是常见病之一，在我国某些地区发病率较高，结石多原发于肾和膀胱，如不能自行排出或给予正确治疗，易造成尿路梗阻与感染，致使肾功能受损，亦可形成肾功能衰竭。尿路结石有一定的自然排出率，一般结石横径＞ 0.6cm 时，自行排出的可能性很小，横径＞ 0.8cm 时，西医多主张手术摘除。近年来中西医结合治疗尿路结石，在提高排石率、缩短疗程、降低手术率方面效果肯定；在溶解结石方面也有一定苗头；对解除梗阻、治疗感染、改善肾功能也有一定作用；治愈者复发率较低。目前中药排石率为 30%~63.3%，现就尿路结石的中医或中西医结合治疗情况摘要介绍如下。

1. 清热利湿

刘氏以清热利湿通淋方（金钱草、车前子、泽泻、石韦、厚朴、枳壳、滑石等）治疗上尿路结石 37 例，排石 17 例，下降 8 例，无变化 12 例。有用金龙排石汤（鸡内金、金钱草、火硝、硼砂、芒硝、白芍、怀牛膝、广地龙、茯苓、泽泻、车前子、滑石、生甘草梢）为主，进行辨证加减，治疗尿路结石 504 例，其中肾结石 154 例，输尿管结石 349 例，仅 1 例为尿道结石，结果肾结石排出率为 55.8%，输尿管结石排出率为 79.9%，尿道结石 1 例亦排出。认为金龙排石汤有清热利尿，促使排石的功用。一般以清热利湿与软坚化瘀、温肾益气等法结合应用可提高疗效。动物实验发现清热利湿药有增加尿流量及增强输尿管蠕动的作用，促进肾小管排钠，因此在治疗尿石症时可提高自然排石率。

2. 活血软坚

刘氏认为上尿路结石多属气滞血瘀，以化瘀软坚破气为主，辅以渗湿药组成尿石合剂

（三棱、莪术、穿山甲、皂角刺、川牛膝、生薏苡仁、青皮、枳壳），共治疗173例，排石114例，结石下移32例，无变化27例。其中尿石横径0.6~0.8cm，治疗98例，排石68例；横径0.8~1.1cm，治疗53例，排石31例。结石形状不规整，表面粗糙者132例，排石90例；形状规整，表面光滑者41例，排石25例。一般结石滞留肾、输尿管时间在4周以上者，由于局部组织水肿、炎症、粘连，纤维瘢痕化，输尿管腔变窄，蠕动减弱消失，结石难能再行移动，多需手术治疗。尿石合剂治疗组病例，结石停留6个月~1年者30例，排石25例（83.3%），1~12年者41例，排石22例（54.1%），效果是满意的。使一些有绝对手术指征的患者排石治愈，肾积水消失，并观察到一部分草酸钙结石有溶解现象。以后又组成化瘀尿石汤（三棱、莪术、赤芍、车前子、穿山甲、皂角刺、桃仁、川牛膝、青皮、白芷、枳壳、厚朴、乳香、没药、生薏苡仁、金钱草）治疗输尿管结石45例（结石52块），39块结石排出，7块结石下降，在45例中，经腹部X线片动态观察示结石有裂解现象者16例，均属大石、中石，最大为2.3cm×1.1cm，表面粗糙，这些结石在输尿管内停滞时间长（1~9个月），与服中药后的尿液接触时间也长，从而有利于结石的裂解。结石结构的松散、脱落、破坏是结石裂解的前提，认为以草酸钙为主要成分的混合结石中，出现裂解现象的速度与磷灰石的含量多少有关，磷灰石含量越多，结石裂解现象就越早出现。动物实验表明：化瘀尿石汤可增加狗输尿管蠕动的频率和强度，具有抗炎症、抗粘连的作用，可减少鼠肾草酸钙结石及肾积水的发生，具有防治鼠肾小管萎缩和肾间质纤维化等作用。以此方加减又治疗结石性输尿管梗阻、肾积水32例，共有结石33块（其中横径＞0.6cm者28块，纵径＞1.0cm者20块），结果排石22块，多数患者静脉肾盂造影提示肾积水有不同程度减轻，部分显示积水消失。认为活血化瘀药物在缓解结石性输尿管梗阻中的作用是：对水肿、炎症、粘连的抑制和松解作用、增强输尿管的蠕动和对结石结构的影响（用偏光显微镜观察，排出结石其晶体形态有变化）有利于梗阻缓解，结石排出。亦有用少腹逐瘀汤治疗尿路结石，使87%的患者有排石和促进结石下移的作用，对47.5%的剧烈腰腹部绞痛患者有良好的止痛作用，对94%的血尿患者有止血作用，排石65例中有9例结石排出呈粉末状或碎石颗粒，认为少腹逐瘀汤可能具有排石、溶石的作用。在动物实验中已证实川牛膝能使狗的输尿管蠕动波幅增强，尿流量增加；大黄亦能使输尿管的蠕动波幅增加，但对尿流量无明显变化；金钱草能使输尿管蠕动及尿流量均有显著增强效应；瞿麦有利尿作用，对输尿管蠕动无影响。

3. 温肾利水

输尿管结石嵌顿性肾积水是经常可以见到的，常因结石较大，病程久而导致肾功能损害，如果梗阻超过3周，一般主张手术治疗，但术后复发率也很高，有发现用补肾法治疗本症更接近于治本，单纯结石阶段患者多见热象，而病程迁延发展至肾积水，并损及肾功能时则较多见寒象，用川续断、桑寄生、女贞子、旱莲草、生地黄、菟丝子、补骨脂、淫羊藿、巴戟天、肉苁蓉、胡桃肉等治疗结石伴肾积水者，排石率达61.1%，多数患者静脉肾盂造影、同位素肾图、酚红排泄试验三项检查中，有两项以上恢复了正常，疗效明显优于清热利湿法治疗的对照组。进一步用温肾利水法（附子、桂枝、川续断、淫羊藿、黄精、川椒、牛膝、枳实、车前子等）治疗100例，疗程3个月，结果治愈71例，有效17例，无效 12 例，排石率 71%。动物实验可以看到：温肾利水组在减少肾内结石数及改善肾小管扩张程度方面优于清热利湿的单纯利水组；对改善肾小管扩张程度的能力也明显高于利水组；温肾利水药并不增加肾血流量，但能使肾盂内压力显著升高，输尿管蠕动频率明显加快，因此其作用并非通过尿液的增加而对管腔牵张刺激来产生，而是药物对肾盂、输尿管直接的作用，因而既有助于推动结石下移，又有助于排出积水；温肾利水药可使大白鼠积水肾 cAMP 显著升高，双侧肾脏去甲肾上腺素的含量也显著升高，前者使输尿管平滑肌松弛，后者使肾盂内压及输尿管蠕动增加，两者协同作用，以促使结石的下移、积水的排出；而利水组则是使大白鼠积水肾的多巴胺含量增多，肾小管排钠作用增强引起利尿作用，输尿管的尿流量增多及近侧的流体静压上升，间接地引起输尿管蠕动增强，从而促使尿石的排出。

4. 其他排石方法

20 世纪 70 年代初，遵义医学院急腹症研究小组提出了尿路结石的总攻疗法，提高了排石率，据该院一组 400 例输尿管结石的疗效统计，排石率由 31% 提高到 60%，疗程由平均 38 天缩短为 19.2 天。总攻的作用在于：大量饮水与中西药的利尿作用，可以冲洗结石使其下移；电针与某些中西药可增强输尿管蠕动，促使结石排出；某些中西药可以松弛输尿管平滑肌，有利于结石下降。近年该院又报道综合排石疗法治疗输尿管结石 649 例，其治疗方法为：中药按辨证分型分气结型、湿热型、肾虚型，分别用不同中药，可以根据患者具体情况采用小攻、总攻、强攻的不同方法，经治疗后排出结石 354 例，结石下移 141 例，无效 154 例，排石率为 54.6%。对横径较大的结石，或经其他疗法排石失败者，可采用中药辨证施治，配合磁化水、超声波、电磁板、体位拍打、体操、按摩、跳板、跑步等综合措施来提高排石率。有报道对 636 例结石横径 > 1.0cm 的患者，经过 90 天的综合治疗，排石 298 例，部分排石 29 例，化石 65 例，部分化石 37 例，缩小 44 例，下移 94 例，无效 69 例，取得一定效果。

原中国中医研究院广安门医院以活血软坚、温阳益气、清热利湿法，组成溶石汤（制鳖甲、夏枯草、白芷、苍术、生薏苡仁、金钱草、海金沙、滑石）为基础方随证加减，对草酸钙、磷酸镁胺、胱氨酸、草酸钙和磷酸钙混合结石均有作用。其中磷酸镁胺结石应注意控制尿路感染，同时加用乌梅，生吃核桃仁，酸化尿液以调节 pH；草酸钙结石用黄牛角粉，黄酒、米醋送服；尿酸结石则用防己黄芪汤加青皮、陈皮、王不留行、川牛膝等，在部分患者中观察到结石溶解或部分溶解现象。

对于尿路结石的预防，广安门医院在患者痊愈后，连续服益气活血清利之剂（苍术、黄芪、黄柏、王不留行、滑石、川牛膝、车前子、金钱草），隔 1~2 日一剂，共服 14 剂，并定期随访，对 259 例治愈患者（包括溶石、排石、手术取石）进行了 2~11 年的随访，复发率降至 2% 以下。温肾利水药也有预防成石作用，经治疗后 5 年随访，结石复发率亦仅 2%。有报道单味金钱草能使动物肾脏内含钙量降低，而肾脏内钙的沉积减少，对防治实验性尿路结石有较大的意义。

三、展望

肾脏病的中医研究工作，虽然已有 40 多年的历程，但其中几经曲折，现在只能说已经有了良好的开端，但存在的问题不少，有关慢性肾炎和慢性肾功能衰竭临床研究工作中所存在的问题，各详见"慢性肾炎中医研究述评"及"慢性肾功能衰竭中医研究述评"，兹不复赘。由于肾脏病的治疗比较困难，虽然中西医结合治疗在某些肾病综合征上取得较好疗效，但绝大多数肾脏病的治疗西医还缺少比较有效的措施，人们寄希望于中医学，而中医学的丰富临床经验，确能解决某些疑难问题，因此在肾脏病领域内的中医临床研究工作是有广阔前途的，中医与中西医结合的临床研究在肾脏病领域内必能突破某些难点，从而提高临床治疗水平，提高临床治疗效果，相信通过我们的共同努力，中医与中西医结合对肾脏病领域内的临床研究将取得更大成绩。

（时振声）

第三节　肾脏病的中医研究思路

一、涵义

肾脏病的内容很多，主要是研究原发或继发性肾小球疾病、肾小管疾病、肾间质疾病、肾血管疾病和肾功能不全等，近年来肾脏病的现代研究，在发病机制、功能改变、检查技术等方面进展很快，但在治疗方面还缺少比较确切有效的方法，人们寄希望于中医学，而中医传统的理论与实践对治疗肾脏病又有一定效果，对某些肾脏病的恢复或痊愈，肾功能的改善或患者生命的延长，确实起到了良好的作用，因此加强肾脏病的中医研究实属必要，中医研究就是要用中医的理论对每一种肾脏疾病，从病名、发病、病因、病机、辨证、治疗、调护、预后等各方面进行探讨，第一步是要取得疗效并不断提高疗效；在取得疗效的基础上，第二步要形成新的理论体系，即在继承古人的理论与实践的基础上，要形成属于西医学病名的新的中医理论与实践体系。因此我认为中医研究思路最终要达到的目的也在于此，并不是仅限于某种肾脏病用某种中药或复方治疗就算研究了，而是要不断深化，从实践到理论，再从理论到实践，不断提高，以建立新的理论与实践体系。即使新的理论与实践体系已经形成，也仍然还有反复提高的过程，所以有必要重视肾脏病的中医研究思路与方法的问题。

二、中医、中西医结合治疗肾脏病的一般情况

肾脏病的中医治疗，特别是慢性肾炎的中医治疗，自 20 世纪 50 年代中期，中医进入医院以后，才开始有条件系统地临床观察，主要是运用中医学治疗"水肿"的经验，在临床上加以验证，对慢性肾炎水肿患者，从发病一直到恢复的全过程，有了比较系统的了解，取得了不少经验，也总结了许多病例，虽然都是回顾性总结，但也不乏从中得到许多启示（包括经验体会、科研方法等），乃于 1964 年在重庆召开了全国中医治疗慢性肾炎、肾盂肾炎的经验交流会，交流了全国各地的经验，并制定方案，统一辨证分型及判定疗效标准，进一步在临床上进行观察治疗，以求提高疗效，可以说是从 20 世纪 60 年代起将要步入进行肾脏病的中医临床研究的开始阶段，但由于众所周知的原因，这项工作被拖延下来，直至 70 年代中西医结合高潮时，全国各地对肾病综合征采取二联（激素＋中药）、三

联（激素＋细胞毒药物＋中药）疗法治疗，使疗效明显提高时，肾脏病的中医、中西医结合临床研究可算正式开始，中华医学会于 1977 年在北戴河召开的肾炎座谈会由西医、中西医结合、中医的代表参加，制定了中西医的临床分类（型），此后以中西医结合思路为主的肾炎研究得以在少数条件较好的医院开展起来，同时某些中药方剂也正式开展了实验研究。由于激素及细胞毒药物的副作用较大，某些难治性肾病综合征对激素、细胞毒药物的不敏感，再加之慢性肾炎其他类型西药治疗无效，以中医思路为主的肾炎研究也在广泛地开展，为了总结经验，统一认识，原中华全国中医学会内科学会于 1983 年在昆明召开了第一次全国中医肾病学术会议，并成立了肾病学组，一方面交流经验，一方面制定辨证分型方案，之后又多次召开了全国中医肾病学术会议，对提高肾脏病的中医临床研究水平，起到了促进作用。

中医或中西医结合治疗肾脏病的情况目前大致有三种类型：一是以辨证论治为主，按全国制定的统一辨证分型标准，以一定疗程治疗后，按全国制定的统一疗效标准判定疗效；一是以某一方剂为主，根据辨证不同而灵活加减，最后判定疗效；一是以某种单味药不加辨证地应用，最后判定疗效。

目前中医或中西医结合治疗肾小球疾病的进展，大致有以下几个方面。

1. 中西药物的配合应用

如肾病综合征的激素、细胞毒药物与中药的配合应用，中药如何减轻或治疗西药的毒副作用，以及中药如何与西药起协同治疗作用等。已有研究表明：大剂量激素的应用，患者常表现阴虚火旺，甚则热毒内蕴，因此这一阶段中药宜选用养阴清热或清热解毒之剂；激素减量阶段患者常由阴虚内热转变为气阴两虚兼夹湿热，此时中药可选益气养阴、清利湿热之剂；激素维持阶段患者或为气阴两虚，或为脾肾气虚，或为脾肾阳虚，故可用益气滋肾或补益脾肾之剂治之。亦有用柴胡剂治疗者，据日本学者研究，认为柴胡剂能刺激肾上腺皮质增加类固醇的分泌，并用柴胡剂可减少激素的用量和副作用。

2. 微观辨证研究的开展

近年来对慢性肾炎的微观辨证研究做了不少工作，一般认为在病理类型方面显示肾阳虚者以膜性、膜增殖性和系膜硬化性为多，肾阴虚者以系膜增殖性为多；如在免疫指标方面认为阳虚者血清免疫球蛋白 IgA 及 IgG 的含量明显低于阴虚者，亦有认为气虚及阳虚型患者 IgA 和 IgG 含量明显低下，IgM 含量明显增高，而阴虚型患者 IgM 值明显降低；在血液流变学方面认为原发性肾小球疾病中，患者多呈高黏状态，其中以肾病综合征最为突出，慢性肾炎肺脾气虚和肝肾阴虚的全血、血浆黏度较健康人明显增高，阴虚型以血浆黏度增高为显著，脾肾阳虚型表现全血黏度降低，血浆黏度升高，血液流变学的改善与临床疗效呈平行关系；在内分泌改变方面，一般认为肾阳虚者尿 17- 羟和血清皮质醇的含量均低于正常人，血清 T_3、T_4 以脾肾阳虚型低下最为明显，脾虚湿困型次之，湿郁化热型则升高；在微量元素方面，有认为血清锌在阴虚组，阳 / 气虚组明显下降，气阴两虚组也有下降，血清铜在阴虚组明显下降，但在阳 / 气虚组却有所升高，气阴两虚组与对照组相比无显著差异，铜锌比值在阴虚组、气阴两虚组与对照组比较无明显差异，而阳 / 气虚组则明显升高。以上均属举例而言，某些微观辨证的测定各地报道有的结果并不一致，可能与地区差异、病情轻重、例数多少、辨证标准不一致，或还与一些其他因素有关，仍需进一步深入研究。

3. 实验研究工作的开展

实验研究的开展对肾炎发病机制及探索药物的疗效有一定帮助，特别是原卫生部要求中药新药的临床研究必须有实验研究，利用家兔或大鼠产生临床症状及不同组织学改变，类似人类肾小球肾炎、肾病综合征、肾功能衰竭的实验性肾炎工作，近年来有较大发展，在国内已成功的肾炎模型有五六种类型，但尚不普及，为使实验工作普及，在全国中医肾病学术会议上曾介绍了抗肾毒血清性肾炎、慢性血清病所致系膜增殖型肾炎、原位免疫复合物型肾炎、氨基核苷肾病、IgA 肾炎、实验性肾盂肾炎及间质性肾炎等模型的制作方法。还有对病理分型肾炎与中医治疗进行了探讨，这些研究均有助于使肾脏病的中医、中西医结合研究工作进一步深化。

4. 透析配合中医药治疗

血液透析用于慢性肾功能衰竭，有时可以出现透析失衡综合征、心包积液、心功能不全、低血压、高凝状态等并发症。用中医药治疗有较好的疗效，另外，中药治疗对稳定病情、减少血液透析次数、保障血液透析的顺利进行均起到积极作用。同样对腹膜透析者的并发症，中药也有良好的治疗作用。

5. 肾移植配合中药治疗

肾移植术后的排异反应，通过中医药治疗可以减轻反应，通过调节机体的反免反应对长期存活也有一定作用。

以上有关中医、中西医结合的研究情况，说明在肾脏病领域内中医、中西医结合的研究工作是大有作为的，还有待于继续深入。当前中医、中西医结合的研究工作还存在以下一些问题有待于深入：①中医的研究思路不够，仅满足于辨证分型治疗及总结疗效，有关中医的理论与实践如何继承，如何提高，很少涉及，这也是本文所要重点介绍的，加强中医思路的运用，有助于提高临床疗效，有助于创立新的理论体系，也有助于中西医结合工作的开展；②诊断、辨证、疗效判定不统一，尽管全国中医肾病学术会议已经召开了多次，目前有的临床诊断仍沿用北戴河会议的标准，中医辨证分型各行其是，判断疗效也没有按国家中医药管理局制定的四级标准进行，因此总结的资料不规范；③科研设计不够严密，缺乏对照，回顾性总结较多，前瞻性的研究较少，更缺少创新意识，这样就很难在理论上进一步深化。这些问题如果能够解决，中医、中西医结合的研究工作将会达到新的高度。

三、临床研究思路

中医的临床研究工作，在 1985 年西安会议上指出：可以用传统方法与现代科学方法进行研究；1988 年青岛会议上又进一步明确了传统研究方法的内涵，指出了中医传统研究方法是继承、扬弃、发展的统一，传统的研究方法是多元的、多层次的，它既有哲学方法和一般方法，也有自身特有的方法。哲学方法如逻辑学中的分析、归纳、综合、类比、演绎等，以辩证逻辑应用最多，综合分析应用较多，因果分析应用较少，在理论上多是综合辩证思维，在临床上则是辨证论治。研究工作中常用的一般方法，如文献学方法、调查方法、分类方法、观察方法、假说方法、实验方法、系统方法等，文献学方法既有辨章学术、考镜源流的继承作用，也有挖掘开发和创新的功能，调查研究、了解情况，更是研究工作的必须；分类方法，对事物从其类序，便于研究；观察方法具有整体性、宏观性、系统性、辨证性和全息性的特征，是临床诊疗的工作方法，对促进中医理论和实践的发展起着重要的作用；临床的观察和实践导致了理论的建立；假说方法是研究工作的成果，也是研究过程中的方法，对促进中医理论和实践的发展起着重要的作用；实验方法虽然记载较少，但以动物做药效和毒性实验的事例也有记载；另外，中医把人体作为一个系统，又把天、地、人作为一个更大的系统，系统方法的应用，对中医理论的形成和发展有重要影响。临床研究工作中的特有方法是辨证论治和经验整理，辨证论治既是临床工作方法，也是科学研究工作的手段；经验整理不仅限于文献，也包括对名老中医实践经验和创新的总结和继承。中医药在发展过程中，从来都是开放的，它不断吸取外来的、新鲜的东西，丰富自己、发展自己。传统研究方法的丰富内容显示它与现代方法不是截然对立的，有些现代方法实际上是从传统方法发展而来的，传统方法和现代方法有一定的延续关系，两者并行不悖，并且应当互相交叉渗透，相辅相成。

基于上述情况，我想谈谈肾炎的中医临床研究的问题。肾炎是目前临床上的常见病与多发病之一，特别是慢性肾炎，迄今为止尚没有比较好的治疗方法，中医在肾炎的临床治疗中，通过近三十多年的系统观察和规律总结，无论在理论上和实践上均有一定提高，但是离真正掌握肾炎的自身规律，确切有效地防治肾炎，仍有很大差距。为了提高肾炎的中医疗效，现仅就中医在肾炎的临床研究中的思路与方法，谈谈个人体会。

（一）继承与发扬

任何一门学科的发展，都是在继承前人的基础上建立起来的，临床学科更是如此。肾炎是西医学的病名，中医治疗肾炎主要是根据其突出的临床表现——水肿来辨证的。因此必须继承古人有关水肿的丰富治疗经验，亦即所谓"勤求古训，博采众方"。继承古人经验，并不是为继承而继承，而是为了今日的应用。以古人治疗水肿经验之"矢"，去射今日肾炎水肿治疗之"的"。所谓有的放矢，就是通过广泛验证，发现在古人治疗水肿的经验中，对治疗今日肾炎哪些是科学的、正确的，需要发扬；哪些还不够准确，需要后世不断修正补充；哪些是错误的，需要摒弃。实践是检验真理的标准，要通过大量病例的再实践，就会得出较为正确的结论。在这个思路指导下的科研设计、研究方法，虽然带有继承性质，是验证古人的经验，但也寓有发扬和创新之意。

在古人治疗水肿的经验中，朱丹溪在《丹溪心法》中强调："水肿因脾虚不能制水，水渍妄行，当以参术补脾，使脾气得实，则自健运，自能升降运动其枢机，则水自行，非五苓、神佑之行水也。"张景岳则在《景岳全书》中强调："水肿证以精血皆化为水，多属虚败，治以温脾补肾，此正法也……故余治此，凡属中年积损者，必以温补而愈，皆终身绝无后患，盖气虚者不可复行气，肾虚者不可复利水，且温补即所以化气，气化而痊愈者，愈出自然，消伐所以逐邪，逐邪而暂愈者，愈出勉强。"我们于临床验证了单纯补脾或温补脾肾消肿的方法，结果是：凡脾虚水肿或脾肾阳虚水肿属于轻度者（仅颜面及下肢水肿，无腹水征），单纯补脾或温补脾肾有一定疗效，对于中度（全身水肿，腹围在 80cm 以下）或高度（全身水肿显著，胸水腹水明显，腹围在 80cm 以上）者，单纯补脾或温补脾肾并不能消肿，必须合用渗利之剂方能获效。至于病情是否反复，并不决定于是否单纯补脾或温补脾肾并用渗利与否，而决定于外感、劳累、房室、七情、饮食诸因素。当然，朱丹溪、张景岳所说水肿是泛指各种原因引起的水肿，并不是单纯指肾性水肿而言，这点也应当加以注意。又如开鬼门法的应用，《金匮要略》仅提出："诸有水者，腰以下肿当利小便，腰以上肿当发汗乃愈。"后世亦以面肿多风，当用汗法，并未指出具体的适应证。我们通过验证体会到，用宣肺利水法的具体适应证有三：①病程短；②有肺经症状；③合并外感。凡符合这三个适应证中的任何一个，临床使用即能获效。这样，既继承了古人经验，也同时补充了古人经验之不足，虽然属点滴经验，也是对中医学术的发扬。

在继承、发扬中医学术经验时，如辅以现代科学方法，则更有一定的说服力。如原上海第二医科大学第三附属医院在慢性肾炎肾病型水肿治疗中，验证了温肾利水方药的作用。通过治疗前、治疗中及稳定期的 24 小时内生肌酐清除率（代表肾小球滤过率）、每分钟对氨马尿酸清除率（代表肾脏内每分钟的有效血浆流量）的测定，发现服用温肾利水中药后，临床上出现显著利尿作用时，其肾脏血流动力学的明显改变表现为肾小管重吸收率的降低、肾小球滤过率的增加和有效肾血流量的增加。对慢性肾炎肾病型水肿单用利水药治疗无效的病例，加用了温肾药则尿量增多；但如单用温肾药不加利水药则利尿作用又不明显。因此认为温肾药在退肿效果上起着重要的作用，但温肾药本身并不起利水作用，温肾药促使肾血流量增加及肾小球滤过率增加，利水药可能是作用于肾小管重吸收，而与温肾药起协同作用，因而温肾与利水药合用才出现明显的利尿作用。他们又对利水药作了钾含量测定，发现利水药均含有不同量钾离子，认为利尿作用可能与高浓度钾离子产生渗透性利尿，而减少肾小管对水分的重吸收有关。但单独用温肾中药加双氢克尿噻及氯化钾时，其利尿作用并不明显，一经改用温肾利水药则有效。看来利尿作用不仅是单纯钾离子摄入量增加的问题，也可能利水药中还含有其他利尿成分，有待深入探讨。这样，也是把继承和发扬结合起来了，不仅继承和验证了古人经验，而且进一步阐明部分原理，虽然有些原理还未清晰，但这个科研选题还可继续探入。

（二）理论与实践

中医理论体系是建立在丰富的临床实践基础上的，从临床实践上升到理论，再用此理论指导实践，不断修正，不断完善，逐步形成自身独特的理论体系。它不同于建立在实验医学基础上的西医学体系，因此不能套用西医学的研究方法来研究中医，要考虑到中医的特点，摸索出适合中医特点的一套科研方法，这是完全正确的，也是十分必要的。但是在中医治疗西医学疾病的临床研究中，则属两者的交叉，既要考虑西医学疾病的发展规律及其在各个阶段的临床表现，又要遵照中医理论体系及其辨证论治的规律。肾炎的中医临床研究即属此类。如目前用中医治疗水肿的经验来治疗西医学的肾病水肿，要考虑西医学的检验指标及病理变化，如微小病变型原发性肾小球肾病和其他病理类型的慢性肾炎肾病型的水肿。这些不同病理变化的肾病从临床表现上看是完全相同的，但治疗效果上却有很大差别，前者水肿消失很快，没有反复，后者水肿却很顽固，经常反复。因此，对临床工作者也提出从中医辨证上这些不同病理变化引起的肾炎水肿究竟有什么区别？如何从中医理论上加以阐明其不同规律？这些都是值得探讨的问题。

中医研究肾炎，顾名思义是以中医为主体，对于研究的对象——肾炎来说，从西医学的角度要知道它的客观指标、病理变化与临床的联系等等有关诊断的依据；但更重要的是要以中医理论来阐明其病因病机及辨证论治规律，以中医理论来指导治疗，在实践中（有成功的经验或失败的教训）再上升到理论，或者对原有的理论有所充实，或者对原有的理论有所突破，形成新的理论再指导实践，使疗效得到进一步提高。

由于肾炎的治疗目前还存在一定的难度，中医治疗虽有一定疗效，但还没有达到能够解决问题的程度，因此中医治疗肾炎的研究在选题上范围宜小不宜大，可以从理论上入手，也可以从实践上入手。

在中医治疗肾炎的临床研究过程中，因为研究的对象是西医学的疾病，和以往中医治疗的病证不完全相同，一方面要继承古人有关"水肿""虚损""眩晕""癃闭""关格"等方面的理论与实践，另一方面还要寻找它们之间的内在联系，创立新的理论与实践，以弥补古人在这些方面认识的局限。因此无论从理论上，或是从实践上来说，都是一个再认识的过程，在这个过程中要敢于创新，就必然会出现新的理论，促使整个中医理论的发展。必须强调任何理论上的创新或突破必须来自临床实践，决不可轻视实践。在实践中获得大量的感性认识，要随时不断总结，使之条理化、系统化，使认识上升到理性认识而产生理论，再回到实践，螺旋上升，这样才能使中医理论和临床水平都得到发展与提高，因此临床实践是中医发展的根本动力。原贵阳中医学院在实践中发现急性肾炎恢复期的患者不宜温补，补气补阳可以助长热邪，常引起水肿、尿少、腰痛、高血压、尿改变等加重，非蛋白氮增高，促使咽部病灶活动，反而使病情加重或迁延不愈；补阴过早可助长湿邪，亦可引起尿少、水肿、尿改变加重。他们认为肾炎恢复期的病机主要是湿热未尽，芳香化湿、清热利尿法是主要法则。这样，从实践中提出了恢复期的理论问题。不断地通过反复实践，最后必然有助于中医理论及临床水平的提高和发展。

临床研究过程中，传统的思路可以从病因、发病、病位、病性、病势、转变、治则、治法、方剂、药物、预后、调护等方面入手。

1. 病因与发病

肾炎的中医病因分析，尚未见系统研究，传统认为病因与风、寒、湿、热等因素有关，但并没有认真分析这些因素在肾炎发病中所占的位置到底如何？这些病因与患者的体质、地区的差异又有何不同？二十四节气与肾炎的发病有何关系？从天干、地支推算的运气对肾炎的发病有无影响？七情对任何疾病都有影响，在肾炎的发病中又是如何？劳倦对肾炎发病的影响怎样？这些都可以通过调查研究的方法加以分析。

2. 病位与病性

肾炎有水肿与无水肿的中医辨证病位有无区别？肾炎水肿的病位是由肺及脾再及肾？还是在脾影响到肺及肾？还是在肾影响到肺及脾？肾炎无水肿的病位是否一开始即在肾？还是由他脏波及于肾？这些都是值得从临床上每个患者的不同情况中加以探讨。另外在病性上辨正虚，是何者虚损？阴阳气血中何者为主？辨邪实，是外邪？还是内生？正虚邪实，何者为主？何者为次？急性肾炎的正邪关系如何？慢性肾炎的正邪关系如何？慢性肾功能衰竭的正邪关系又是如何？这些都是值得认真分析的问题。

3. 病势与转变

病势指疾病在病程中的发展趋势，辨别病势始于何脏？又波及何脏？由气分入血分？还是由表入里？是邪伤正虚？还是由虚生邪？还是两者俱有，形成恶性循环，导致病情不断恶化，是正消邪长？还是正复邪退，病情向好的方向转化？引起病情加重的因素有哪些？是外感？劳累？七情？还是内生诸邪？分析不利于病情的因素，有利于阻止病情恶化，掌握治疗过程的主动权。

4. 治则与治法

治则是指治疗原则而言，与具体治法不同，治则的确立是根据疾病过程中的邪正、标本不同而异（如标本的转化、标本的相互影响等），也根据患者体质、地区不同、时令节气、病程长短、病势转变等因素而有区别。总的来说，不外治病求本、扶正祛邪或祛邪安正。如何根据治疗个体化的特点来分辨标本主次以治病求本？如何扶正来调理脏腑、阴阳、气血的盛衰？如何处理祛邪（如分析邪实与正虚之间的标本、因果关系，分析各种邪实之间的因果关系），针对某一种邪实与针对数种邪实治疗之间有无差别，针对某一脏的虚损和某一种邪实与针对数脏（原发与继发）与数种邪实在治疗方面比较有无差别？等等问题皆值得深入研究。在具体治法上，研究各种治法的适应证，除了宏观辨证的适应证外，还可研究微观辨证的适应证。一般说来，每种治疗都有一定的适应证，按照适应证的辨证来应用针对性的治法是突出了中医特色，但是由于某些适应证之间有相互交叉现象，也使某些治法在具体应用上有重叠性，使某些治法的适应证有所扩充，即扩大了应用的范围，这些都是在临床上要仔细探讨、深入研究的问题。另外还可研究各种治法的疗效比较，因为中医理论来自实践，只要有疗效，就可形成新的理论，因此创新必须来自实践，没有实践的理论则将成为空洞的理论或无用的理论。

5. 方剂与药物

肾炎的辨证论治突出了治疗个体化的特点，随着证型的转变，治疗也有所不同，注意型间转化，正是中医特色所在。有以固定方剂进行治疗者，但固定方剂必须符合肾炎的基本病机，再结合辨证加减用药，则比较能适应治疗个体化，固定方剂多是数个治法的综合，如果不与病情吻合，不仅无效，可能还有副作用，反而延长了病程，影响了预后。又某些针对性较强的药物配合应用，也可使疗效得到提高，但目前所知如针对蛋白尿、肾性高血压等药物尚未见确切有效的报道，但也可进行探索。

6. 预后和调护

肾炎，特别是慢性肾炎，影响预后的因素很多，各种因素的强度、频率对预后的影响，都可细微地加以分析、研究，控制各种影响预后的因素发生，有助于促使病情好转。在辨证上，正虚的证候类型不同对预后有何影响？证候的因人、因地、因时的不同与预后的关系如何？各种邪实与预后的关系又如何？各种治法对病程的影响、对肾炎预后的影响也可研究。防止慢性肾炎向慢性肾功能衰竭转化，是目前研究的重要课题，主要寻求促使肾功能恢复的有效治疗方法，以期控制病情的恶化。肾炎的调护，中医是具有特色的，认真发掘并研究，是促使肾功能恢复，防止病情恶化的重要措施之一，调护包括了饮食、起居、劳逸、七情、外感、宜忌等各个方面，都可以深入探讨研究。

以上各方面的探讨，有助于总结肾炎的中医辨证论治规律，寻找出有效的治疗方法。实践中的一些苗头，要善于抓住，加以重复验证，避免偶然性，但必然寓于偶然，有时从一些苗头中可以寻找新的规律，以期在理论上有所创新，同时必将带来实践上的飞跃，提高临床上的治疗效果。

（三）回顾与预测

回顾与预测，都是科研中的方法问题，中医传统的方法是习惯于回顾性总结，特别是个案总结。从中医发展的历史来看，许多名家往往是从个案中得到启示，经反复应用有效，从而形成一家之言，形成了理论。人们认识事物总是首先认识个别的特殊事物，然后扩大到认识一般事物。个案虽然带有偶然性，但偶然中往往寓有必然，因此要重视个案，重视临床实践中的苗头。另外从中医治病的特点来看，根据疾病发展的不同阶段，因人、因地、因时的不同的辨证论治，是中医治疗学的特色，个案总结比较好的能反映出这些特色，能做到具体问题具体分析，能了解患者的体质、情志、饮食、起居、发病、传变、转化等特殊情况，以及危急、疑难患者抢救的经验与失败的教训，所以至今仍为中医所习用。单纯的个案总结够不够？肯定是不够的，我们要有个案总结，也要有大宗病例的分析，这样不仅可以避免偶然性，而且还可看出某种疾病的总体情况，如发病季节、年龄、性别、病程长短、发病诱因、病因病机、辨证类型、证候转化、治疗规律、预后判断、病情转归等，大宗病例的分析可以使个案发现的苗头得到进一步验证，形成规律，发展理论。但大宗病例总结了解共性多，只了解共性不了解个性，也失于片面，因此单纯的大宗病例总结也是不够的。必须把两者结合起来分析，既要有个案整理，又要有大宗病例总结，这样才比较全面。一方面可以发现苗头深入探讨，另一方面则可以扩大验证，寻找规律，提出新的看法。

回顾性总结是必要的，但作为科研工作是不够的，它只能告诉你过去，不能预测未来。科研工作是带有探索未知和创造知识的性质。如从个案总结中所发现的苗头，作为科研选题的依据，有计划地扩大验证，或者从理论上进行探索，通过实践来加以证实，这些带有预测或探索的工作就带有创造知识的性质。由实践上升到理论，再由理论指导实践，不断深化，不仅能使理论得到提高，而且也使临床疗效能进一步提高。

预测，就要进行科研，而科研设计是保证研究工作建立在可靠的科学方法的基础上，使反映研究成果的资料具有一定的科学性，科研的工作程序，一般有以下几个步骤：①选题；②调研；③设计；④观察；⑤总结。所采用的科研方法有以下几种。

1. 调研方法

对肾炎的中医文献及临床实践，从古至今尽量收集，并分析研究，它不仅提供当前的治疗水平，同时还可启迪思路，促使假说的建立。调研工作不仅是科研的前哨，而且还是贯彻始终的重要工作，有助于创立新的科研设计（不去重复别人的工作），建立新的理论与实践，调研方法也包括实地考察，如采用群体调查、了解发病情况等。

2. 设计方法

在肾炎的中医研究过程中，在制定科研设计的开始，就要考虑有关传统的思路，使之成为具有中医特色的科研设计方案。在科研设计中，一般有诊断标准、疗效标准、观察指标、治疗方案、对照分组等设计，其中诊断标准、疗效标准最好采用全国统一制定的标准，在诊断标准中近年来有的单位采用辨证规范化和定量化的方法，可以尝试使用，另外与病情进展、预后有关的一些因素，也应有所规定，如根据肾功能对慢性肾衰竭的分期、分级，都应予以规定。在观察指标的设计中，应有特异性的观察指标，至于非特异性的观察指标可根据各个单位的具体条件决定。治疗方案设计中，辨证分型治疗要注意型间的转化；固定方剂治疗要适合观察对象的基本病机，但也要有辨证加减，以适应治疗个体化的特色。当然，每个处方的主要药物要相对稳定，加减药物要有一定原则，另外药物的剂型、剂量、给药方法都要有所规定，做到规格统一，方法一致。对照分组设计是科研工作中常用的方法，一般采用病情相等、条件相似的患者随机分组对照比较，对照观察病例数，一般 30~50 例即可（新药临床验证要求观察例数不少于 300 例），从科研角度来看，如科研设计很严密，方法可靠，例数较多，当然更好；相反如病例数虽然很多，但科研设计不严密，方法不严格，这种例数再多也意义不大。

3. 观察方法

观察是人们有目的、有计划地在人为的条件下为完成一定任务所进行的考察过程，是搜集客观事实、检验理论和实践的基础，是研究工作中的重要的认识方法。临床观察由于是在患者身上进行，一般临床观察都须在有利于患者的前提下进行，即使是对照观察也不能对患者有害。又由于临床观察是在个体上进行，个体的差异性导致不同症状的出现具有随机性，因此要了解总规律，只能通过群体用统计学方法描述，故临床观察要个体与群体相结合才能全面。另外，中医的临床观察还要重视患者与外部环境的统一，分析因时、因地、因人而异的不同情况，才能更好地突出中医特色。

4. 实验方法

实验方法是按照一定的目的，把研究对象置于可控制的条件下，排除干扰，突出主要因素，并能重复发生，且可利用仪器加以观测和记录，来探求事物规律性的一种研究方法。目前中医界也逐渐开始应用现代受控实验的方法，重视动物实验。在一定程度上可以促使中医理论的提高。要想动物实验能真正模拟辨证论治规律，尚有很大距离，仍须进一步深入研究。

5. 数学方法

数学是研究现实世界的空间形式和数量关系的科学。它既是人们研究自然的工具，也是一种思维方法。在临床研究中，数理统计学的方法已经得到广泛的应用，数理统计学是以概率论为基础的数学的一门分科，它运用统计的数学方法来论证和推求事物偶然中所隐藏着的规律性。主要研究如何安排试验或抽样所得资料能更有效地进行统计分析；如何根据试验或观察的数据来找出某些数量指标的分布或其平均值；检验一些指标间有无显著差异；找出各类指标间的相互关系，等等。用统计方法进行，可使实验具有可重复性和经济性，前者通过随机化的方法，以求在不确定的因素中揭示内在的确定规律，能够在相同的条件下重复实验；后者可节省工作量，以观察最少的例数，靠数理逻辑思维省却部分物质活动，如序贯方法等。其他的数学方法，如辨证论治的模拟试验、中医指标的量化问题等，现也得到广泛的应用。数学方法的应用，对促进中医现代化有重要意义。

6. 逻辑方法

即逻辑思维的方法。是对经验层次取得的资料进行判断和推理，进而导出科学的结论，它包括有比较与分类（把两个或两类事物相比较，确定其相同点与不同点，进而予以分类，既看到同中之异又看到异中之同）、归纳与演绎（归纳是从个别性前提推出一般性的结论，演绎是从一般性前提推出个别性的结论，两者对立而又统一，相辅相成）、分析与综合（分析是在思维中把对象分解，逐一考察研究；综合是在思维中把对象各部分联结成一个整体，把握其本质和规律。在分析的基础上综合，在综合指导下分析，两者相辅相成）、抽象与概括（抽象是通过由表及里，由此及彼，去粗取精、去伪存真的分析基础上，抽取事物的本质属性，形成科学的概念，揭示内在的规律；概括是从个别事物的本质属性推知同类事物本质的属性，人们的思想只能通过理论性概括才能认识和发现现象的本质）等方法。

7. 创造思维方法

科学的发明创造依赖于创造思维，创造思维是一种理论思维的形式，是人们有方向的、受支配的创造性想象，也就是为了解决一个问题，反复地、有步骤地和连贯地考虑。所以创造思维是有意识的、自觉的思维，它要求有创新的设想和判断。促成创造思维的条件是：要有急待解决的困难或问题、追求某些事物的普遍性规律与结论、对这个问题有广泛的知识和兴趣、对问题具有强烈的好奇心、坚强的信念和永不满足的求知欲等。机遇、直觉或灵感常常是使科学家在研究工作中一瞬间出乎意外地获得解决问题的机缘。在中医辨证论治的思考中，有时想象力和灵感思维的运用常产生奇迹般的作用，这也是创造思维。

8. 建立假说和理论的方法

凡以客观事实和科学知识为基础所提出的关于事物及其规律的假定性说明是假说。假说有解释性假说和预测性假说之分。假说经过实践的证实才能称为理论，假说与理论之间既有联系又有区别。假说和理论除作为科学体系的结构外，本身也具有方法论的意义。

以上几种方法都是在研究工作中经常要用的。科学方法是科学的灵魂，是科学进步的动力。在肾炎的中医研究工作中也是如此，没有科学的方法，就不能全面地、准确地占有客观资料，不运用假说方法新事实便不能成为新思想，不经过反复观察、验证实验，假说就不能上升为理论，这些方法的综合应用，有助于研究工作的顺利开展。

所以中医的科研工作要处理好继承与发扬和理论与实践的关系，在肾炎的中医临床工作中同样如此，继承与发扬的统一，理论与实践的统一，回顾与预测的统一，从点滴做起，不断深化，则中医对肾炎的临床研究，必将在理论和实践上会有所突破，而使临床疗效得到进一步提高。

四、实验研究思路

实验研究是指以动物为受试对象的医学实验，亦即动物实验，近年来肾脏病的中医研究也采用了动物实验的研究方法，如原南京中医学院附属医院反复用小剂量注射牛血清白蛋白造成家兔的系膜增生性肾炎，认为与人类受到反复感染后导致的进行性慢性肾小球肾炎相似，与中医湿热毒邪致病过程相似，以此作为中医湿热病理的模型，尽管动物模型与中医辨证之间还有一定距离，但这也是可喜的一步。说明动物试验向着符合中医辨证的方向研制。

原中国中医研究院基础理论研究所认为证候动物模型的诊断依据有五个方面，即病因、症状、客观指标、相关因素与治疗。目前的情况很少能够完全具备这五点，所谓病因是指某一证候模型的造模因素应符合中医对此证的传统病因。症状是指在病因作用下的主要临床表现，由于中医的病因学说不是直接的致病因素，往往多是诱因，或是根据临床表现所推断的病因，即所谓审证求因，因此证候模型能反映出主要临床表现即认为是成功的了，在肾脏病的造模方面，应该除了显示肾脏病的病理变化外，还应有主要的临床表现。客观指标是指运用现代科学的各种客观指标来辅助中医证候的诊断，亦即所谓微观辨证，目前尚不完善，对于符合中医证候辨证的微观辨证在临床上尚属探索，当然运用于证候的动物模型更是探索了，最好能够采用相关性比较强的客观指标作为诊断的辅助依据，这样证候的动物模型可靠性就比较强了。相关因素是指与证候有关的因时、因地、因人的相关因素，如季节、气候、风土、年龄、性别等，有的证候模型注意到这点，如制造"肝郁"模型选用年青大鼠，制造"脾虚""肾虚"模型选用年老大鼠等，此相关因素在证候的动物模型造模过程中有无影响，也是值得探索的。至于治疗是以治疗效果来检验证候诊断是否正确的一种反证，作为衡量模型是否成功，现在已经成为一个普遍的标准，如有用右归丸治疗来检验腺嘌呤诱发睾丸功能损害的肾阳虚模型即是。总之，证候动物模型的制作现在刚刚开始，目的是使实验动物更能符合中医辨证的需要，有人说动物模型做不出中医辨证来，因为不能看舌苔，也不能摸脉搏，缺了这两项怎么能叫中医模型呢？看舌、切脉固然是中医证候的主要内容，如果微观辨证能够准确地反映出证候本质，何必一定要看舌、切脉？由于实验研究目前刚刚起步，制作证候的动物模型也刚刚开始，相信随着研究的深入，一定能够研制成功符合中医辨证的动物模型。

现在虽然多数实验研究还未能做到与中医证候一致的动物模型，但是具有肾脏病理变化的动物模型在检验治疗方药的作用方面还是有一定的价值，因此有条件的单位仍可继续从事与临床研究相结合的实验研究。在检验治疗方药的作用上，必须要与临床作用一致，方能说明问题，如临床上用的温阳补肾、活血利水方剂治疗肾病水肿，除了动物模型是肾病外，最好具有阳虚表现，同时还应有说明温补肾阳、活血化瘀、利尿作用的实验研究才行，即使不是同一动物，但必须有说明其作用的动物模型辅助。

以上两点，证候动物模型难度较大，不过现在正在努力，相信以后会有所突破；实验研究要与临床研究一致，实验研究的药效反映了临床治疗作用，这并不困难，现在新药研制过程中也必须要求这样去做。如果具备这两点，可以说实验研究也突出了中医特色。

（时振声）

第四节　肾小球疾病的中西医结合思路与方法

肾小球疾病包含了临床诊断的原发性肾小球疾病和继发性肾小球疾病两类，前者的临床分型有急性肾炎、急进性肾炎、慢性肾炎、肾病综合征Ⅰ及Ⅱ型、隐匿性肾炎；后者则继发于全身性疾病，如狼疮性肾炎、紫癜性肾炎、糖尿病肾病等。由于肾小球疾病的分型可以从病因、发病机制、组织形态和临床表现等不同方面进行探讨，目前所制定的临床分型完全是根据临床表现所诊断的，与根据组织形态变化的病理分型之间还难以直接联系，因此临床分型仅反映了肾小球疾病本质的一个侧面，借以大致了解肾小球疾病的情况，近十多年来中西医结合在肾病综合征的治疗、慢性肾炎的微观辨证及肾小球疾病晚期的诊治中有一定进展。

一、肾病综合征

肾病综合征的中西医结合治疗，使临床上的完全缓解率有了较大提高。长期的临床实践证明：皮质激素对肾病综合征取效较快，但副作用较大，停药或减量后复发率高；中医辨证论治则取效较慢，无副作用，复发率较低，又可减轻皮质激素的不良反应。皮质激素或加用细胞毒的药物并非对所有肾病综合征的患者都能有效地控制，因此中西医结合治疗更显得有重要意义了。中西医结合治疗能够达到扬长避短、提高疗效的目的，故为多数医家所采用，当前公认的中西医结合的治疗方案如下。

1. 激素治疗阶段

泼尼松 1mg/（kg·d）（成人），以凌晨顿服一次为好，因为这样符合皮质激素分泌的昼夜规律性，也可减轻激素的不良反应。开始治疗阶段，剂量要够，疗程要足，治疗至少8周，才能保证疗效和减少复发。儿童用量为 2~2.5mg/（kg·d），年龄愈小，则用量越大，但不宜超过 80mg/d。用大剂量激素后患者常表现有阴虚火旺的症状，如五心烦热、口干咽燥、两颧潮红、兴奋激动、失眠盗汗、舌红少津、脉象细数，中医治疗宜养阴清热，如知柏地黄汤加地骨皮、玄参、白花蛇舌草、石韦之类；有的表现为热毒内蕴，痤疮感染等，则宜清热解毒，如五味消毒饮加玄参、生地、丹皮之类。

2. 激素减量阶段

通常用大剂量皮质激素 8~12 周后便须减量，治疗不见好转者，或者恶化，可每周减5mg，直至停药；亦有主张加用环磷酰胺者。如果好转，仅是部分缓解，亦宜减量，一般认为撤减方式以首先保持原剂量，改为间日服，然后再减量，较之在每日服药的基础上逐渐减量为好，当减至隔日 1mg/kg（成人），2~2.5mg/kg（小儿）时，必要时可服 6~8 个月，还可加用环磷酰胺 0.2g 加入生理盐水 10ml 中，静脉注射，累积总量 ≤ 150mg/（kg·y）。如果好转达到尿蛋白减少至 300mg/d 以下，则亦是改为间日服，然后再逐渐减量，撤减速度应尽量缓慢，一直减到最低有效量。由于激素的撤减，病人常由阴虚内热转变为气阴两虚，如腰酸乏力、神疲少气、口干喜饮或饮水不多、畏寒而手足心热、大便先干后稀、小便色黄，脉变沉细、舌质淡红，中医治疗宜益气养阴，如参芪地黄汤，根据湿热的多少，酌加白花蛇舌草、石韦、萆薢等，如仍有阴虚内热，仍可养阴清热，如知柏地黄汤，或益气养阴清热，如参芪知柏地黄汤。

3. 激素维持阶段

激素减至最低有效量，作为维持量，有认为减至 20mg/d 时，应使用半年至 1 年，以后再减量至停药；有认为隔日服 0.4mg/kg，此为生理需要量，很少有不良反应，通常服用一个时期，再缓慢减量至停药，此时中医治疗可健脾益肾，如参苓白术散加菟丝子、沙苑蒺藜、补骨脂等，或者用温补肾阳治之，如右归丸加补骨脂、肉苁蓉等。亦可用柴苓汤，据日本学者研究发现柴胡剂能刺激肾上腺皮质，增加类固醇的分泌，并用柴胡剂可减少激素的用量和副作用。

关于温阳药的研究，原上海第一医学院的研究认为温阳药有保护动物肾上腺皮质功能免受外源性激素抑制而萎缩的作用。杭州中西医结合医院在治疗前辨证为肾阳虚的原发性肾病综合征患者，未经激素治疗时，血浆皮质醇并不降低，其自身肾上腺皮质功能并未受到明显抑制。在激素足量诱导缓解阶段，肾阳虚证候好转或消失，代之以肾水不足、阴虚火旺证，血浆皮质醇及 ACTH 刺激后，血浆皮质醇实际增长值均明显降低，示大剂量外源性激素导致肾上腺皮质功能受抑制的早期，患者临床表现为肾阴虚证。从激素撤减过半量至激素维持治疗阶段，阴虚火旺证逐渐好转、消失，原先降低了的血浆皮质醇开始逐步回升，其中部分病例血浆皮质醇仍低，回升困难者，可致肾阳虚证复现。因而认为原发性肾病综合征肾阳虚证的实质，在激素治疗前后是有区别的。激素治疗前的肾阳虚证是疾病本身的病理改变引起，激素治疗后的肾阳虚证除疾病本身的因素外，还与外源性激素导致下丘脑－垂体－肾上腺皮质轴的反馈抑制有关。当激素减至维持量时，如血浆皮质醇低于正常者，复发率高，说明下丘脑－垂体－肾上腺皮质轴受抑制，缓解期短。认为激素撤减至半量时，加用温补肾阳的药物可提高原发性肾病综合征的缓解率；原先对激素依赖乃至复发的患者，激素再治疗时加用温补肾阳药物，亦可提高再缓解率；在撤减激素至半量时，加用温补肾阳药物能加速血浆皮质醇水平的回升，说明温补肾阳药物可拮抗外源性激素对下丘脑－垂体－肾上腺皮质轴的反馈抑制。

应用环磷酰胺，如有骨髓抑制而白细胞下降者，可予益气养血之剂，如归脾汤、当归补血汤、龟鹿二仙胶之类。

二、慢性肾炎

慢性肾炎主要在中医辨证分型与客观指标的关系上，即微观辨证方面，做了许多工作，有一定进展，如在病理类型方面与中医辨证的关系，显示肾阳虚者以膜性、膜增殖性和系膜硬化性为多，肾阴虚者以系膜增殖性为多。空军广州医院等报道肝肾阴虚多见于系膜增生性、膜性和膜增生性；气阴两虚多见于系膜增生性、IgA 肾炎和局灶性节段性肾小球硬化症；脾肾气虚则以 IgA 肾炎和微小病变型多见。在免疫指标方面，多数认为阳虚者血清免疫球蛋白 IgA 及 IgG 的含量明显低于阴虚者，亦有认为气虚及阳虚型患者 IgA 和 IgG 含量明显低下，IgM 含量明显增高，而阴虚型患者 IgM 值明显降低。血清 C_8 低下和尿 C_3 阳性者，以阳虚型较多，阴虚型次之，气虚型较少。江苏省中医院探讨气阴两虚的物质基础，在免疫球蛋白方面可见 IgG 降低，在细胞免疫方面可见 Ea 花环含量明显降低，Es 花环含量略高，在血浆环核苷酸方面 cAMP、cGMP 含量明显增高，cAMP/cGMP 比值降低，认为气阴两虚可能与细胞内环核苷酸双向控制系统失调、免疫功能紊乱有关。在血液流变学方面，原兰州医学院第二附属医院认为在原发性肾小球疾病中，患者多呈高黏状态，其中以肾病综合征最为突出，慢性肾炎肺脾气虚和肝肾阴虚的全血、血浆黏度较健康人明显增高，肝肾阴虚型以血浆黏度增高为显著，肺脾气虚以全血黏度增高最为明显，脾肾阳虚型表现全血黏度降低、血浆黏度升高。并发现血液流变学的改善与临床疗效呈平行关系。在内分泌改变方面，一般认为肾阳虚者尿 17- 羟和血清皮质醇的含量均低于正常人，血清 T_3、T_4 以脾肾阳虚型低下最为明显，脾虚湿困型次之，而湿郁化热型则升高。也有观察慢性肾炎血浆前列腺素与中医肾虚的关系，发现 $PGF_2\alpha$ 含量肾阳虚组比正常人显著降低，肾阴虚组则无显著变化。在微量元素方面，原西安医科大学报道慢性肾炎脾肾阳虚者，血清锌、铜含量低于正常人；肝肾阴虚者，血清锌、铜含量也比正常人组偏低；也有人测定血清锌在阴虚组，阳 / 气虚组明显下降，气阴两虚组也有下降，血清铜在阴虚组有明显下降，但在阳 / 气虚组有所升高，气阴两虚组与对照组相比无显著差异，铜锌比值在阴虚组、气阴两虚组与对照组比较无明显差异，而阳 / 气虚组则明显升高。某些微观辨证的测定结果不同，可能与病情轻重不等、例数尚不够多、辨证标准尚不够统一，或还与一些其他因素有关，以上研究的开展，必将给中医辨证带来新的内容，使中医辨证有客观与微观的结合上能进一步提高。

三、慢性肾功能衰竭

慢性肾功能衰竭的中西医结合研究进展较快，可分实验研究、微观辨证、临床研究三部分，现分述之。

（一）实验研究方面

武汉市中西医结合医院研究了肾衰竭患者氧自由基变化。正常情况下，氧自由基使生理功能活跃，对人体是有益的；在病理情况下，产生过多的氧自由基可以破坏细胞的生理功能。体内有抗氧自由基的物质，能清除过剩的氧自由基，使氧自由基的产生和清除在体内保持动态平衡。肾脏产生大量氧自由基的来源有二：一是由于抗原抗体复合物刺激基底膜产生氧自由基。一是由于炎症吸引中性粒细胞聚集，中性粒细胞在加强吞噬能力的同时，放出大量氧自由基。肾组织细胞膜系统含有丰富的脂类物质，一旦与氧自由基结合，便产生大量脂质过氧化物（LPO），使细胞膜失去生物功能，各种酶失活，肾小球滤过率降低，肾小管细胞重吸收与分泌功能障碍。氧自由基清除剂有超氧歧化酶（SOD）、过氧化氢酶（CAT）、谷胱甘肽过氧化酶（GSHPX）。近年的研究表明：金匮肾气丸能提高氧自由基清除剂 SOD 及 CAT 的含量，龟龄集也具有抗氧自由基的作用。原南京中医学院报告保肾甲丸（党参、黄芪、巴戟天、鹿角片、杜仲、地黄、枸杞子、当归、桃仁、红花、丹参、六月雪）及保肾乙丸（黄芪、党参、太子参、山药、熟地、山萸肉、制首乌、枸杞子、桑寄生、杜仲、怀牛膝、桃仁、红花、泽泻），均可使血清脂质过氧化物（LPO）降低，接近于正常人水平。杭州市中医院观察脾肾双补方（四君子汤加六味地黄汤）对 LPO

和 SOD 的影响，证明该方有抗氧自由基的作用。根据国内各地实验，认为红参、五味子、生地、枸杞子、何首乌、黄芪、珍珠粉、白术、茯苓、山药、黄精、麦冬、补骨脂、菟丝子、五加皮、女贞子、淫羊藿、灵芝、绞股蓝、当归、刺梨、三七、川芎、漏芦、黄芩均有抗氧自由基的作用。一般认为补益药大都能提高 SOD 或 CAT 的活性，以提高机体抗氧自由基的能力；化瘀药则抗脂质过氧化作用较强，且能降低血液黏、浓、凝、聚的作用，可阻断氧自由基锁链反应，有利于自由基的清除；清热解毒药能降低脂质过氧化物的形成，且能阻断氧自由基侵入细胞。肾功能不全则肾血流量下降，氧自由基升高，又加重对肾脏的损害，以抗自由基的中药治疗，可使肾血流量有一定提高，其他检验指标和症状也有明显改善。

原山东医科大学附属医院以肾衰竭动物实验模型，应用现代高科技电子显微镜及双重免疫学证实了肾耳相关理论的物质基础，发现肾衰竭兔在透射电镜下可见肾小球基底膜呈不同程度的显著增厚，大量免疫复合物沉积，上皮细胞足突融合，肾小管上皮细胞中可见线粒体肿胀不一、嵴断裂、溶酶体呈髓样小体改变；同时其内耳在扫描镜下也查见脱落、倒伏、缺如，免疫荧光技术显示作用于肾小球基底膜的荧光抗体同时也作用于内耳血管纹毛细血管基底膜上，标有过氧化物酶或荧光素的抗体能在两者的基底膜上显示出来。证明中医肾耳相关学说的正确性与实用性。

（二）微观辨证方面

上海二医仁济医院检测慢性肾衰竭患者的性激素，发现睾酮（T）显著降低，雌二醇（E_2）及 E_2/T 值显著升高，肾阳虚者 T 明显降低，E_2 没有升高，E_2/T 值明显升高，肾阴虚者 E_2 和 E_2/T 均显著升高。上海二医三院对慢性肾衰竭肾虚患者下丘脑 - 垂体 - 甲状腺轴，以及肾素 - 血管紧张素 - 醛固酮系统变化进行研究，认为肾阳虚可见 T_3、T_4、TSH 降低，肾阴虚 T_4，降低不明显，T_3、TSH 明显下降；肾虚患者血管紧张素和醛固酮均较正常人为低。江苏省中医院探讨了慢性肾功能衰竭阳气虚证病理特点，认为慢性进行性肾衰竭阳气虚证的病理基础是甲状腺功能低下，尤其表现为在体内起活性作用的 FT_3，随肾衰竭程度的加重而降低，慢性肾衰竭阳气虚证的畏寒肢冷、神萎面浮、虚弱无力、皮肤干燥、面色苍白等症状，正是甲状腺功能低下的表现，这种低代谢症候群与减退的肾功能相适应，是机体的一种保护性适应机制，温阳药虽然能提高甲状腺功能，增加糖、蛋白质、脂肪的分解，而减退的肾小球滤过功能不能与提高了的代谢水平相适应，导致代谢产物滞留体内，氮质血症加重。原上海第二医科大学第三附属医院曾观察尿毒症患者肾阳虚及肾阴虚的 C_3、CH_{50} 均明显低于正常值，肾阳虚 IgG 下降，E-RFC 低于正常值。上海龙华医院探讨慢性肾衰竭患者血清微量元素的变化，发现血清锌阳虚组比阴虚组及健康人组均显著低下，阴虚组与健康人无明显差异。铜锌比值，阳虚组较阴虚组明显增高，较健康人显著增高。有对慢性肾衰竭患者测定 FDP、ACBT、血及尿 β_2- 微球蛋白（β_2-mG）、尿血渗比、尿圆盘电泳，观察与中医辨证的关系，发现阳虚型中高分子蛋白尿比例最高，尿血渗比多 < 1；气虚型 FDP 阳性率明显低于阴虚型及阳虚型；湿热型 ABCT 阳性率最高，血瘀型 FDP 阳性率无明显增高。武汉中西医结合医院测定慢性肾衰患者三种尿酶，即碱性磷酸酶（AKP）、乳酸脱氢酶（LDH）和 γ - 谷酰转肽酶（γ-GT），发现尿酶值的变化与中医辨

证分型有相互依存的内在联系，随着慢性肾衰竭逐渐加重，血清肌酐逐渐上升，尿酶活性则逐渐下降，以 γ-GT 下降最为明显，依照肾、脾、肺、心、肝的顺序五脏受累的数目逐渐增加，故三种尿酶的测定，可作为五脏宏观辨证与微观辨证相结合的指标之一。

（三）临床研究方面

单味药的治疗除了以往报道的大黄、冬虫夏草、丹参、川芎嗪等有肯定的疗效外，还有以下一些单味药和单味药制剂及成分用于治疗慢性肾功能不全。

1. 毛冬青甲素

原中山医科大学附属第一医院用毛冬青甲素治疗慢性肾功能不全，可使 BUN 降低，Ccr 升高，尿量增多，认为毛冬青甲素可以减轻肾小球的病理改变，增加肾小球滤过率。

2. 月见草油

原北京医科大学人民医院用月见草油治疗能降低胆固醇、甘油三酯、低密度脂蛋白、高密度脂蛋白，可改善内生肌酐清除率。

3. 红参

原上海第二医科大学附属新华医院用红参治疗，可见一般情况有所改善，血尿素氮、肌酐水平较治疗前略有下降，蛋白质合成速度以及氨基氮利用率都较治疗前略有增加。亦有用人参皂苷治疗肾性贫血，总有效率为 73.6%，但以早期肾性贫血效果较好。

4. 刺五加注射液

原福建医学院附属协和医院认为刺五加注射液有扩张血管、改善微循环、提高机体免疫功能的作用，对慢性肾衰竭也有一定疗效。

其他尚有红花、何首乌、番泻叶等亦均有一定疗效。至于固定方仍多以扶正药与大黄同用，如温脾汤用于慢性肾衰竭大鼠的作用，结果表明大鼠血中 BUN、Cr 显著降低，高磷、高钾、低钙改善，缬氨酸、亮氨酸、酪氨酸水平上升，胍类化合物受到显著抑制，大鼠寿命延长，大黄附子汤、桃核承气汤亦有类似作用。

关于腹膜透析结合中药治疗，国内外有关中药加入透析液中进行腹膜透析的报道不多，且对透析效能之研究在国内外尚属空白，湖南医科大学附属医院用益气养阴活血药，观察对大鼠尿素腹膜清除率及对透析液中蛋白丢失的影响。益气养阴活血药由湖南医科大学制剂室配成注射液，每毫升含生药 0.55g，给药剂量为 25ml 透析液中含 2ml 益气养阴活血注射液。实验结果显示：益气养阴活血药加到透析液后，可使大鼠尿素腹膜清除率增加 43.05%。透析液中蛋白质浓度虽有所增加，但与对照组无显著差异，三期的排液量无显著差异说明益气养阴活血药增加腹透效能不是通过超滤过作用实现的。总之，该实验复制了大鼠腹膜透析的模型，同时观察到益气养阴活血药能增加大白鼠尿素的腹膜清除率，且作用持久，为进一步进行中西医结合腹膜透析研究提供了方法和思路。

血液透析配合中药治疗方面，中医中药对血液透析并发症的治疗确有很好疗效，对稳定病情、减少血透次数、保障血透的顺利进行均起到积极的作用。原广州中医学院附属医院也认为用补肾健脾、益气养血、祛湿泄浊、活血化瘀中药治疗慢性肾衰竭维持血液透析者，确能减少血透次数，并且不会引起电解质紊乱、并发高血钾的副作用。原南京医学院第二附属医院报道 17 例慢性肾衰竭维持性血液透析患者并发难治性心力衰竭，使用中药四仁合剂（酸枣仁、柏子仁、益智仁、薏苡仁），认为能减轻系统血管阻力，增加心排出量，有一定近期疗效。

（四）小结

（1）肾病综合征的治疗，中西药物的配合，进一步探讨如何减少副作用，提高疗效，如原上海第二医科大学仁济医院发现应用激素治疗有皮质功能亢进柯兴征表现者，β肾上腺素受体升高，应用知母苷元治疗后，可使β肾上腺素受体下降，临床症状也有改善。利用西医学指标，从中医理论出发，也可使中西医结合研究临床疗效进行深入探讨。

（2）微观辨证使中医辨证客观化，往往由于辨证标准不同，病情轻重不一，病例数较少或其他一些因素，使检测结果不一致，因此还需要做大量工作，找出有特异性的客观指标，将有助于中医辨证的进一步提高。

（3）临床研究要有严格的科研设计和统一的辨证标准，疗效标准，由于辨证的不统一，疗效的不统一，很难评价微观辨证的准确性，也很难评价疗效的高低。

（4）实验研究是验证临床疗效的一个方面，目前动物模型已广泛开展，利用动物模型可以寻找减少蛋白尿、血尿、恢复肾功能、延缓肾衰竭病程的药物，但动物模型的实验结果如何与临床一致，也有待于深入探讨。实验研究可以探讨中医、中药的疗效，探讨其病理、生理改变及说明疗效机制，但动物模型如何结合中医辨证仍需进一步探讨。

以上一些研究继续深入，将有助于中西医结合肾脏疾病治疗的水平深入和提高，也必然会带来中西医结合治疗肾脏疾病的更大进展与突破。

（时振声）

第二十二章　时振声肾脏病中医诊治规律

第一节　肾脏病常见症状的中医认识

肾脏病的临床表现很多，一般有水肿、蛋白尿、肾性高血压、血尿、尿频尿急、尿少尿闭、肾性贫血、氮质血症等。中医学对这些症状的治疗，主要是以辨证论治为主，而辨证论治又是根据四诊所见，来确定辨证的定位、定性，以便立法、处方、用药。但在辨证过程中，常常随着疾病本身的发展，各脏腑之间的互相影响，可以出现许多复杂的情况，因此中医强调要动态地、整体地观察病情的变化。辨证论治也是随着病情的变化而变动着的，不是固定不变的，因此在辨证上要注意以下几点。

辨病位：各种肾脏疾病在中医辨证方面并不是完全都属于肾与膀胱的病变，在脏腑辨证中除了肾以外，还有其他四脏之分；另外在辨病位上，又有在表、在里之别，以及在气分、在血分之异，临床上如果能正确辨明病位，有助于准确地辨证和治疗。

辨病性：一般初起多为实证，日久由实变虚，但又可由虚致实，虚实夹杂。虚为正气虚，实为邪气实。辨虚，除确定脏腑外，要分清阴阳气血何者虚损；辨实，要区别外邪风、寒、暑、湿、燥、火，还是内生痰湿、湿热、瘀血、肝风等，结合辨病位，可使辨证论治的针对性更强。

辨主次：即分析各种脏腑病机中，哪一种病机起主导作用，何者为主，何者属次，找出其标本关系。一般本是主要矛盾，故应治本，但标急则标上升为主要矛盾，在中医学上就是标急治标。

辨病势：在辨证时要注意疾病的发展趋势，辨别病情始于何脏？又波及何脏？是由气分入血分，还是由表入里？是正复邪退，还是正消邪长？了解疾病的动向及转归，便于把握病情，掌握治疗的主动权。

根据以上几点，可使辨证精确，所得出的病机是确定治则的根据，再根据治则来立法、处方、选方、用药，则是中医辨证论治的方法与步骤。

对肾脏疾病的各种临床表现，根据中医病机予以辨证论治举例如下。

一、水肿

水肿在《黄帝内经》称为水、水气或水病，如《素问·平人气象论》曰："颈脉动，喘疾咳，曰水；目裹微肿，如卧蚕起之状，曰水；……足胫肿，曰水。"《素问·评热病论》曰："诸有水气者，微肿先见于目下也。水者，阴也，目下亦阴也。腹者，至阴之所居，故水肿在腹者，必使目下肿也。"《素问·水热穴论》曰："水病，下为胕肿、大腹，上为喘呼，不得卧。"《金匮要略》称为水气病，并专门有"水气病脉证并治"篇来讨论各种水肿的证治。后世则统称水肿，《丹溪心法》将水肿按阴阳分类，有阳水及阴水之分。《症因脉治》将水肿分为外感肿证（有风寒、寒湿、湿热、燥火之不同）和内伤肿证（分肺虚、肺热、脾虚、脾热、肝肾虚等）。《杂病源流犀烛》将水肿按虚实分类，这些都是便于辨证所区分的不同情况。

（一）病因病机

水肿的病机，中医学认为主要是由肺、脾、肾三脏以及三焦对水液代谢功能的失调引起。《素问·经脉别论》曰："饮入于胃，游溢精气，上输于脾，脾气散精，上归于肺，通调水道，下输膀胱，水精四布，五经并行，合于四时五脏阴阳，揆度以为常也。"说明水液的代谢与肺有关，如肺失宣降，则不能通调水道，以致水湿潴留。《素问·至真要大论》有"诸湿肿满皆属于脾"。由于脾能运化水谷精微，如果脾虚则运化受损，亦可水湿停留。《素问·逆调论》曰："肾者水脏，主津液。"肾司开阖，由于肾阳的作用，可使津液蒸化、布散，能使多余的废液变化为尿排出体外，故《素问·灵兰秘典论》曰："膀胱者，州都之官，津液藏焉，气化则能出矣。"如肾阳虚损，气不化水，水湿也可潴留。至于三焦是水液通行的道路，三焦气机的通畅与否，又赖肺、脾、肾三脏的功能是否正常，肺、脾、肾三脏中任何一脏的功能失常，皆可造成三焦气机失畅，故《诸病源候论》曰："三焦不泻，经脉闭塞，故水气溢于皮肤而令肿也。"水肿日久可以阻滞气机，气滞又可加重水肿，气机失畅可以形成瘀血，血瘀又可加重气滞而水停，这是气、血、水三者的互相转化。水能滞气，气滞水停；水能病血，血能病水。

（二）治疗方法

1. 宣肺利水

凡肺气失宣导致水肿者，皆可宣肺利水，如属风寒袭肺，可用麻桂五皮饮；如属风热犯肺，可用越婢五皮饮。

2. 健脾利水

凡因脾虚气弱，水湿不能运化而肿者，皆可健脾利水，一般脾气虚者可用防己黄芪汤合防己茯苓汤；脾阳虚者可用实脾饮。

3. 温肾利水

凡属肾阳不足，命门火衰，水不能化，以致水湿泛滥者，宜温肾利水，可用真武汤、济生肾气汤。

4. 滋肾利水

肾阴不足兼有水湿，多因用激素后，水肿未消，反而出现激素副作用，以致伤阴者，可滋肾利水，用猪苓汤、六味地黄汤加牛膝、防己、车前子等。

5. 行气利水

气滞为甚者，可行气利水，用导水茯苓汤、大橘皮汤。

6. 活血利水

凡血涩不通出现水肿者，宜活血利水，可用当归芍药散、桂枝茯苓丸加防己、牛膝、车前子等。

7. 清热利水

凡热甚、湿毒，以及用激素后化热者，皆可清热利水，如八正散、五味消毒饮合五皮饮等。

8. 攻泻逐水

水肿严重者，可考虑攻水治疗，但因攻水克伐正气，现在比较少用，方如禹功散、舟车丸等。

二、蛋白尿

蛋白尿在中医学宏观的认识中是看不到的，现在的治疗主要是根据某些肾脏疾病的临床表现，来分析其病因病机，再予以辨证论治。

（一）病因病机

水肿的病机和肺、脾、肾三脏有关，一般在水肿的同时常伴有蛋白尿，因此考虑蛋白尿的形成，也和肺、脾、肾有关。肺主治节，肺能助脾布精，肺又为娇脏不耐受邪。遭受外邪后，肺失宣降，可以不能通调水道，也可以不能助脾布精，使精微下注。脾主运化，升清降浊，转输精微，脾虚则不能升清而肺气不行，不能降浊则肾气独沉；脾虚也使肾不能封藏，如《中西汇通医经精义》曰："脾土能制肾水，所以封藏肾气也。"因此脾虚也可导致谷气下流，精微下注。肾主闭藏，肾虚则封藏失司，肾气不固，精微下泄。但是水湿、湿热、瘀血、热毒等病理因素也可影响肺、脾、肾三脏的功能失常。所以根据辨证论治的精神，中医治疗蛋白尿的方法较多，各种方法均能取得一定效果。

（二）治疗方法

1. 补益肺脾

适用于肺脾气虚者，如补中益气汤、黄芪大枣汤。易感冒者用玉屏风散，夹湿者用防己黄芪汤、防己茯苓汤等。

2. 温补脾肾

适用于脾肾阳虚者，方如桂附八味丸、右归丸，夹湿者可用济生肾气汤。

3. 健脾固肾

用于脾肾气虚、精气不固者，方如参芪五子衍宗丸、水陆二仙丹等。

4. 滋养肾阴

用于肾阴亏损者，方如六味地黄丸、二至丸、左归丸。兼肺阴不足者用麦味地黄汤，兼下焦湿热者用知柏地黄汤，兼脾气虚损者用参芪地黄汤或大补元煎，兼肝阳上亢者用杞菊地黄汤或建瓴汤。

5. 清热解毒

用于热毒内蕴者，如五味消毒饮、黄连解毒汤，夹湿者用萆薢分清饮（《医学心悟》）。

6. 祛风胜湿

用于脾虚患者，因祛风可以燥湿，可以健脾，脾虚虽无明显水肿者，但因脾虚则水湿自生，故可用祛风胜湿之法治之。如羌活胜湿汤、升阳除湿汤等。现今所用雷公藤、昆明山海棠均可归入祛风胜湿法中。

7. 活血化瘀

用于病程长久或瘀血内阻者，如属气虚可用补中益气汤合桂枝茯苓丸，如属阴虚可用血府逐瘀汤，夹湿者可用当归芍药散。

8. 气血双补

用于阴阳气血俱虚者，方如十全大补汤、八珍汤加紫河车、鹿角胶、龟甲胶之类。

三、肾性高血压

肾性高血压在临床上多有头晕、头痛的表现，可以在中医学"眩晕"门中探求。

（一）病因病机

慢性肾脏疾病，脾肾及肝，阳损及阴，可致肝肾阴虚，阴虚不能制火，而见肝阳上亢。另外，脾肾气虚，水湿不化，清阳不升，水湿也可上泛。两种情况皆可出现头晕耳鸣、头痛目眩等症状。不论阴虚或气虚，皆多同时夹有瘀血，在治疗上应加重视。

（二）治疗方法

1. 健脾益气，活血利水

适用于脾虚而有瘀滞者，方如防己黄芪汤合当归芍药散，春泽汤加丹参、红花、益母草、白茅根。

2. 滋肾平肝、活血清利

适用于肝肾阴虚、肝阳上亢，兼有下焦湿热者，方如知柏地黄汤加天麻、钩藤、僵蚕、丹参、牛膝、车前子等。

四、血尿

血尿是常见的症状，中医学对肉眼血尿称之为溺血、溲血或尿血。后世医家在临床实践中认为要将淋证与溺血分开，以痛者为血淋，不痛者为溺血，在治疗上涩痛宜利，不痛者不宜利。

（一）病因病机

根据古代医家的临床观察，血尿的病因病机是：或因纵情色欲，相火妄动，肾阴亏损，阴虚内热，络伤血溢；或因七情内伤，肝气郁结，气郁化火，郁火伤阴，以致热伤血络；或因肝经湿热下注，引起络伤溲血；或因烦劳过度，耗及心阴，心火亢盛，移热于小肠，迫血妄行；或因饮食不节，劳伤过度，脾肾受损，脾虚则中气不足，统血无权，血随气陷，肾虚则下元空虚，封藏失职，血亦妄行；或因肺虚不能制节其下，水病累血。血尿日久，多伴有瘀血内阻。

（二）治疗方法

1. 滋肾清热

适用于阴虚络伤者，如知柏地黄汤、滋肾化瘀清利汤、大补阴丸加大蓟、小蓟、益母草、白茅根等。如气郁化火，郁火伤阴，热伤血络者，可用化肝煎加大蓟、小蓟、生侧柏叶、生地榆之类。

2. 泻肝通淋

用于肝经湿热下注，同时有下焦湿热者，如龙胆泻肝汤或八正散加味。

3. 清心泻火

用于心火下移小肠而有血尿者，如导赤散、清心莲子饮、小蓟饮子等。

4. 补益脾肾

用于脾肾两虚以致统血无权者，如无比山药丸、大补元煎加琥珀末。

5. 疏风清热

用于肺虚失制，水病累血者。如麻黄连轺赤小豆汤，或用蝉蜕、僵蚕、白茅根、藕节等治之。

五、尿频尿急

尿频尿急常伴有尿痛及尿意窘迫，属中医"淋证"范畴。所谓淋证，是指小便频数、短涩、滴沥、刺痛、欲出未尽，小腹拘急而痛等症状而言。

（一）病因病机

《诸病源候论》云："饮食不节，喜怒不时，虚实不调，脏腑不和，致肾虚而膀胱热，肾虚则小便数，膀胱热则水下涩，数而且涩，则淋沥不宣。"一般开始为热证、实证，久则可变为虚证，或以阴虚为主，或以气虚为主。

（二）治疗方法

1. 清热利湿

适用于湿热下注者，方如八正散、石韦散；如兼有往来寒热，可用龙胆泻肝汤。

2. 滋肾清利

适用于反复发作而有阴虚者，可用知柏地黄汤加草薢、瞿麦、萹蓄、滑石、通草之类。

3. 益气通淋

适用于反复发作而有气虚者，可用补中益气汤加滑石、车前子、通草、萆薢等。

六、尿少尿闭

尿少尿闭，不是指尿潴留，而是指肾功能不全或衰竭所导致的尿少尿闭，属中医学"癃闭""关格"范畴。癃闭包括的范围很大，凡小便闭塞不通者皆是，因肾功能不全或衰竭引起的尿少尿闭，亦当包括在内。至于关格则不仅有下关（小便不通），还有上格（呕吐）。

（一）病因病机

关于癃闭的病因病机，《证治汇补》曰："有热结下焦，壅塞胞内而气道涩滞者；有肺中伏热，不能生水而气化不施者，有久病多汗，津液枯耗者；有肝经忿怒，气闭不通者；有脾虚气弱，通调失宜者。"《景岳全书》曰："有因火邪结聚小肠膀胱者，此以水泉干涸而气门热闭不通也；有因热居肝肾者，或以败精，或以槁血，阻塞水道而不通也；有因真阳下竭，元海无根，气虚不化而闭者；……有因肝强气逆，移碍膀胱，气实而闭者。"大致可以看出，导致急性肾功能衰竭的因素是具备了，多汗伤津或汗吐下后伤津引起尿少尿闭，可能属肾前性；因败精、瘀血、石淋阻塞水道引起尿少尿闭，可能属于肾后性；如因肺中伏热，肺气不能肃降，水道通调不利，或下焦湿热蕴结，气化不利引起尿少尿闭，可能属于肾性。至于久病脾虚，不能升清降浊，肾元亏损，命门火衰，无阳则阴无以化，或下焦积热，日久不愈，肾阴耗竭，无阴则阳无以运等引起的尿少尿闭，可能是导致慢性肾功能衰竭的主要原因。

至于关格，则与脾肾衰败有关。

（二）治疗方法

1. 宣肺利水

用于外邪袭肺，肺失宣降而水道不通者，风寒可用消水圣愈汤，风热可用越婢五皮饮。

2. 健脾利水

用于久病脾虚气弱，不以运化，不能升清降浊，以致尿少尿闭者，可用防己黄芪汤、防己茯苓汤等，甚则用实脾饮。

3. 温肾利水

用于命门火衰，以致尿少尿闭者，可用真武汤、济生肾气汤。

4. 行气利水

用于肝强气逆，气闭不通者，可用柴胡疏肝散加牛膝、车前子、大腹皮等或木香流气饮。

5. 清热利水

用于下焦湿热，水道涩滞者，如滋肾通关丸。

6. 活血利水

用于瘀血内阻者，气虚者可用补中益气汤合桂枝茯苓丸，阴虚者可用血府逐瘀汤，再加利水药。

七、肾性贫血

肾性贫血多是在慢性肾脏病的基础上逐渐产生的，属中医学"虚损""虚劳"范畴。

（一）病因病机

《灵枢·决气》曰："中焦受气，取汁变化而赤是谓血。"说明生血之源在于脾。肾藏精，精血同源，由于肾气失固，精微不断下泄，亦必然逐渐发生贫血。故慢性肾脏疾病患者的贫血在一定程度上反映脾肾虚损的情况。另外心主血，肝藏血，营血不足也可出现心、肝两脏虚损，故治疗中除了脾肾两脏以外，还要考虑心肝两脏。

（二）治疗方法

1. 脾肾双补

用于脾肾两虚者，方如大补元煎、参芪地黄汤等，但一定要用人参才能有效。

2. 气血双补

用于肾性贫血属气血双虚者，方如十全大补汤、八珍汤、当归补血汤等。

3. 养心补血

用于肾性贫血而有心悸怔忡者，方如人参归脾汤、补心丹。

4. 养肝补血

用于肾性贫血而有头晕耳鸣、胁痛易惊，女子经血不调者。方如四物汤加枸杞子、何首乌，另服紫河车粉。

八、氮质血症

慢性肾脏疾病的晚期，由于肾功能逐渐减退，出现氮质潴留现象。轻度氮质潴留，在临床上可以无明显表现，治疗仍当治原发病。若病情进一进恶化，出现恶心呕吐、尿少尿闭时，除恶心纳差外，还有全身疲乏、四肢酸麻、便秘或腹泻等表现。当属中医学"虚损"之证。

（一）病因病机

慢性肾脏疾病发展到脾肾俱衰的情况下，脾衰不能运化精微，不能升清降浊；肾衰不能分清泌浊，因而湿浊留滞。湿浊中阻而呕恶，湿浊上泛而口中尿臭，湿浊外溢而肌肤瘙痒，甚则有霜样物析出，湿浊上蒙而神志不清。治疗上如属轻度氮质潴留，则以扶正为主，可以根据患者具体情况，可健脾，或补肾，或脾肾同治；氮质潴留较重者，则宜祛邪为主，或和胃降逆，或通腑泻浊。

（二）治疗方法

1. 健脾益气

轻度氮质潴留属脾虚者可用之，方如补中益气汤、香砂六君子汤等。重者可在健脾益气方中加生大黄。

2. 滋养肾阴

轻度氮质潴留属肾阴亏损者可用之，方如六味地黄汤、杞菊地黄汤。如兼脾虚气弱，可用参芪地黄汤、大补元煎。

3. 温补肾阳

轻度氮质潴留属肾阳亏者可用之，方如金匮肾气丸、真武汤。兼见脾阳不足者，可用右归丸加人参。

4. 和胃降逆

湿浊中阻而恶心呕吐者可用之，方如小半夏加茯苓汤、吴茱萸汤。如湿浊化热，湿热中阻者，可用黄连温胆汤、苏叶黄连汤。

5. 通腑泻浊

湿浊上泛而口中尿臭者可用之。轻者可在扶正的基础上加生大黄，重者可用温脾汤，或用生大黄灌肠治之。

6. 活血化瘀

慢性肾脏病的晚期，多同时有瘀血内阻证，故可活血化瘀，或在扶正的基础上加活血化瘀药，如气虚用补中益气汤合桂枝茯苓丸，阴虚用血府逐瘀汤，亦可单纯用活血化瘀法，早期用丹参注射液静脉滴注，亦可使氮质血症有所减轻。

（时振声）

第二节　肾脏病常用方剂

肾脏疾病既有内伤杂病的属性，又与外感热病密切相关；其病位不仅在肾，而且涉及五脏六腑、全身内外表里；其病性则有虚、实、寒、热之不同。因此，肾脏疾病的治疗，无论其法、其方、其药都是十分复杂而多变的。同一个病，不同的阶段及不同的个体，其治疗大法迥然有异。这就必然导致方药的方向性改变。此外，由于肾脏病机的复杂性，必然导致治法的复杂性。因此，临床上经常出现法中有法，方中寓方，全在医者明察病机，圆机而活法。但为表述方便，我们仍以常见治法为线索，以法统方，以方统药，顺序介绍肾脏疾病的常用方剂与药物组成。

一、解表类

1. 麻黄汤（《伤寒论》）

【组成】麻黄 10g，桂枝 6g，杏仁 10g，炙甘草 3g。

【功效】发汗解表，宣肺平喘。

【方解】麻黄汤是为太阳病风寒表实证而设，具有较强的发汗解表、散寒祛邪能力。其中麻黄发汗解表、宣肺平喘是为主药；桂枝发汗解肌、温经通阳是为臣药；杏仁协助麻黄平喘，并能制约其升散太过，是为佐药；炙甘草调和诸药，是为使药。

【临床应用】

（1）肾脏病初起或缓解期，如遇寒邪侵袭，表现为风寒表实证者，可用此方。

（2）某些急性肾炎，寒水束肺，一身尽肿，咳喘白色痰涎，并有无汗、恶寒者，可以此方为主加减化裁。

【使用注意】肾虚及内热体质者，慎用本方。某些肾功能不全患者，如有适应证候，麻黄可减量，并配以适当的益肾药物。

2. 桂枝汤（《伤寒论》）

【组成】桂枝 10g，白芍 10g，炙甘草 6g，生姜 10g，大枣 4 枚。

【功效】解肌发表，调和营卫。

【方解】桂枝汤是为太阳病风寒表虚证而设。方中以桂枝解表通阳为主药，以白芍敛阴和营为辅药，二药一散一收，有调和营卫之功。生姜助桂枝散邪，大枣助白芍和营，同为佐药。炙甘草调和诸药为使药。

【临床应用】肾脏患者多有表虚及营卫不和的病理特征，如遇寒邪侵袭，出现风寒表虚证的几率较大，可以桂枝汤为主化裁治疗。此外，某些表虚体质，经常出现营卫不和的体征，即使不遇外感，也可服用本方，以调和营卫，增强体质，制止外邪内犯，防止病情深化。

【使用注意】风热证候慎用本方。

3. 银翘散（《温病条辨》）

【组成】银花 30g，连翘 30g，桔梗 18g，薄荷 18g，竹叶 12g，甘草 15g，荆芥穗 12g，淡豆豉 15g，牛蒡子 18g。为散，每服 18g，鲜苇根汤煎，香气大出，即服。作汤剂时按原方比例酌减剂量。

【功效】辛凉透表，清热解毒。

【方解】本方为辛凉平剂，用于风热表证。方中银花、连翘辛凉透表、清热解毒，共为主药；薄荷、荆芥穗、淡豆豉散邪透热，是为辅药；桔梗、牛蒡子、甘草利咽散结，竹叶、芦根清热生津，均为佐药。甘草兼以为使药。

【临床应用】慢性肾炎类疾病，多有阴虚内热的体质素因，如遇外感，极易出现风热表证，如不及时治疗，则可导致肾炎本病复发或加重。因此，银翘散的适应证候及使用机会均较多。临床上应用以发热咽痛，口渴无汗，舌尖红，脉浮数等为辨证要点。

4. 柴葛桂枝汤（《幼幼集成》）

【组成】柴胡 3g，葛根 3g，桂枝 3g，白芍 5g，炙甘草 2g，生姜 3g，大枣 5 枚。

【功效】发表解肌，敛阴和营。

【方解】本方原为治小儿伤风、自汗发热之剂，适当化裁后可用于成人外感，三阳同病，发热恶寒，头痛身痛，口干恶心，心烦脉弦等症。方中柴、葛、桂解三阳之邪，同为主药；白芍敛阴和营，姜、枣和中散寒，同为佐药；炙甘草调中益气，是为使药。

【临床应用】肾病外感，寒热错杂兼有营卫不和者可用此方。

5. 麻黄附子细辛汤（《伤寒论》）

【组成】麻黄 6g，熟附子 9g，细辛 3g。

【功效】温肾解表。

【方解】本方为少阴阳虚外感寒邪而设。方中麻黄散寒解表，为主药；附子温肾助阳，为辅药；细辛入肾祛邪，助阳解表，兼为佐使。

【临床应用】肾病日久，元阳亏损，如感外邪，阳虚不能鼓邪外达，症见恶寒、脉沉、无汗等特征，可用此方化裁。

6. 麻黄连翘赤小豆汤（《伤寒论》）

【组成】麻黄 6g，连翘 6g，杏仁 9g，赤小豆 30g，大枣 4 枚　生梓白皮 30g，生姜 6g，炙甘草 6g。

【功效】解表，清热，利水。

【方解】本方原为治伤寒病郁热在里，见小便不利、身黄等症。方中麻黄散寒解表，是为主药；连翘、生梓白皮清热解毒，杏仁降气平喘，赤小豆清热除湿，同为辅药；姜、枣调和营卫，制约诸药之偏，炙甘草和中解毒，是为佐使。

【临床应用】肾病初起，或缓解期因外感而诱发，症见恶寒、发热，一身尽肿，小便不利，并有咳嗽、咽痛或有疖肿、痤疮等，证属风水湿热或热毒者，可用此方治疗。

7. 越婢汤（《金匮要略》）

【组成】麻黄 9g，生石膏 30g，生姜 9g，大枣 4 枚，炙甘草 6g。

【功效】解表，清热，宣散水湿。

【方解】本方原为治疗风水郁热，症见风水恶风，一身悉肿，脉浮不渴，续自汗出者。方中麻黄发汗利水，是为主药；石膏清热除烦，是为辅药；姜、枣调和营卫，炙甘草益气扶正，同为佐使。

【临床应用】急性肾炎或慢性肾炎患者，面目及腰部以上浮肿，伴有恶风、微热、口渴者，可用此方治疗。如水肿较重，或一身尽肿，脉不浮而沉者，可加白术，名为越婢加术汤。

8. 防己黄芪汤（《金匮要略》）

【组成】防己 9g，黄芪 9g，白术 6g，甘草 3g，生姜 3g，大枣 1 枚。

【功效】益气解表，散风除湿。

【方解】本方主治风水表虚证。方中防己疏风除湿、黄芪益气行水，共为主药；白术健脾利湿，是为辅药；姜、枣、草调和中州，共为佐使药。

【临床应用】慢性肾炎患者，水肿较重，风水与里水并存，症见汗出恶风、水肿身重、小便不利、脉浮等，可用此方治疗。

9. 麻桂五皮饮（时振声方）

【组成】麻黄 9g，桂枝 9g，杏仁 12g，陈皮 9g，茯苓皮 30g，桑白皮 15g，大腹皮 15g，牛膝 9g，车前子（包煎）30g。

【功效】宣散风寒，渗利水湿。

【方解】本方由麻黄汤合五皮饮加减而来，方中以麻黄、桂枝、杏仁宣散风寒，桑白皮降肺利水，陈皮、大腹皮行气利湿，牛膝活血导湿，茯苓、车前子渗利水湿，加强肺的宣散，促使通利水道。

【临床应用】适用于急性肾炎或慢性肾炎急性发作，属风水寒证者，如面目浮肿或面目及全身浮肿，小便不利，畏寒恶风，脉浮苔薄白等症，可用此方治疗。

10. 越婢五皮饮（时振声方）

【组成】麻黄 9g，生石膏 30g，杏仁 12g，陈皮 9g，茯苓皮 30g，桑白皮 15g，大腹皮 15g，牛膝 9g，车前子（包煎）30g。

【功效】宣散风热，渗利水湿。

【方解】本方由越婢汤合五皮饮化裁而来，方中以麻黄、石膏、杏仁宣散风热，桑白皮降肺利水，陈皮、大腹皮行气利湿，牛膝活血导湿，茯苓、车前子渗利水湿，亦为宣肺利水之剂。

【临床应用】适用于急性肾炎或慢性肾炎急性发作，属风水热证者，如面目浮肿或面目及全身浮肿，小便不利，发热口渴，脉浮苔薄黄等症，可用此方治疗。

11. 荆防银翘汤（时振声方）

【组成】荆芥 9g，防风 9g，苏叶 9g，银花 15g，连翘 9g，淡竹叶 9g，茯苓 15g，陈皮 6g。

【功效】解表发汗，理气祛湿。

【方解】本方为辛温合辛凉之剂，荆芥、防风、苏叶辛温解表，银花、连翘、淡竹叶辛凉解表，茯苓淡渗祛湿，陈皮理气和中，共奏解表发汗、理气祛湿之功效。

【临床应用】外感证，风寒宜辛温解表，风热宜辛凉解表，此乃一般之常法，但临床上有表证寒热不典型者，或风寒、风热辨证不清者，皆可用之，服后常可遍身漐漐汗出而热退，表解后脾胃功能亦能迅速恢复。肾炎患者合并外感亦可用之。

12. 加味银翘汤（时振声方）

【组成】银花 30g，连翘 9g，淡竹叶 9g，生地 9g，麦冬 12g，生甘草 6g，桔梗 6g，薄荷（后下）6g。

【功效】宣散风热，养阴利咽。

【方解】银翘汤为《温病条辨》中焦篇下后邪气还表而设，为养阴发汗之剂，方以银花、连翘、竹叶辛凉解表，麦冬、生地增液作汗，本方则合甘桔汤以清热利咽，再加薄荷辛凉宣散，共奏辛凉宣散、养阴清热之效。

【临床应用】慢性肾炎患者外感风热，咽喉肿痛，口燥咽干，或有发热，脉象浮数，舌苔薄黄，舌质较红可用之。

二、泻火类

1. 二妙散（《丹溪心法》）

【组成】炒黄柏、苍术各等份。为末，每服 6g。亦可作汤剂内服。

【功效】清热燥湿，泻火坚阴。

【方解】本方原为治疗湿热下注诸症。方中黄柏苦寒清热，燥湿，坚阴；苍术苦温，健脾燥湿。二药合用，清热燥湿力量较强，并有泻火坚阴之功。

【临床应用】肾为水脏，肾脏为病，气化无权，水湿内生，往往酿生湿热，二妙散入下焦不但可祛湿热之邪，而且能坚阴护肾，故为肾病过程中常用之方。但以其组方简单，单用较少，多配伍相关药物应用。本方加怀牛膝，名三妙散，其补肾力量明显加强；加槟榔为四妙散，其理气行水力量有加。此外还可与多种方剂合用，使方药更为切合病机。

2. 通关丸（《兰室秘藏》）

【组成】黄柏（酒洗）、知母（酒洗）各 30g，肉桂 1g。为水丸，每服 6g。亦可作汤剂内服。

【功效】清下焦湿热，助膀胱气化。

【方解】本方又名滋肾丸、滋肾通关丸，是清化下焦湿热、通利膀胱决渎的经典方剂。方中黄柏苦寒泻肾火、坚肾阴；知母苦寒质润，可清火滋阴。二药合用，对下焦湿热有较强的清化作用。加少许肉桂，其意不在温阳，而在微微生火，以助膀胱气化，使决渎有权，水道得畅，邪从小便而出。

【临床应用】本方多用于肾病过程中下焦湿热较重，膀胱气化无权，而见小便涩痛或尿闭不通等症。并可配以瞿麦、灯心草等药，以助通利之力；如肾虚较重，可与六味地黄丸合用。

3. 大补阴丸（《丹溪心法》）

【组成】炒黄柏、知母（酒炒）各 120g，熟地黄（酒蒸）、龟甲（酥炙）各 180g，猪脊髓适量，蜜丸。也可作汤剂内服。

【功效】滋阴降火。

【方解】本方原为治阴虚火旺、骨蒸潮热之证。方中知、柏苦寒泻火坚阴，龟、地滋阴潜阳，猪脊髓既补肾填精，又制约知、柏苦燥。诸药合用，泻中有补，培本而清源，深得制方之妙。

【临床应用】慢性肾病过程中由于肾脏开阖失司，精微（尿蛋白）大量外泄，易致肾精亏损，阴虚火旺的病理改变，下焦湿热又极难消除，可以此方为主治疗。

4. 八正散（《太平惠民和剂局方》）

【组成】瞿麦、木通、车前子、萹蓄、滑石、炙甘草、山栀子、大黄各等份。为粗末，每服 6~10g，灯心草为引，煎水送服。也可作汤剂内服。

【功效】清热泻火，利水通淋。

【方解】八正散是治疗热淋的有效方剂。方中瞿麦清热凉血，利水通淋，为主药；木通、萹蓄、车前子、滑石、灯心草清热利湿、通淋利窍，是为辅药；栀子、大黄清热泻火、泄热下行，是为佐药；炙甘草以其甘温之性，调和诸药，并制约全方苦寒之性，是为使药。

【临床应用】尿路感染、急性肾盂肾炎或慢性肾盂肾炎急性发作期均会出现下焦湿热证候。症见尿急、尿频、尿痛或小便短赤、小腹胀满，甚或癃闭不通。此时可以本方为主，清热、利湿、消肿。

【使用注意】本方以攻邪为主，大队苦寒之品相须为用，久用、过用均有伤阴之弊。临床使用时应注意辨证明确，中病即止；如兼有正虚者，则应注意扶正。或先祛邪后扶正，或组方时配以补虚之品，使攻中寓补。总以切合病机为要。木通可用通草代替。

5. 黄芩滑石汤（《温病条辨》）

【组成】黄芩、滑石、茯苓各 10g，大腹皮 6g，白蔻仁、通草各 3g，猪苓 10g。

【功效】清利中下焦湿热。

【方解】本方原为湿温病脾湿内伏，复感时令之邪，湿热蕴于中下焦而设。方中黄芩苦寒清热燥湿，滑石甘寒，淡渗利湿，二药相须，使湿热分消，故同为主药。大腹皮、白蔻仁健脾燥湿，猪苓、茯苓健脾渗湿，是为辅佐；通草引诸药走决渎之窍，导邪外出，是为使药。诸药相伍，对湿温病中下二焦湿遏热伏者甚为合拍。

【临床应用】本方既能清化湿热，又能醒脾导窍，故对慢性肾功能不全患者溺毒内蕴，中焦失和，湿热脾虚证候有一定效果。

6. 石韦散（《太平惠民和剂局方》）

【组成】芍药、白术、滑石、冬葵子、瞿麦各 10g，石韦、木通各 6g，王不留行、当归、炙甘草各 3g。为末，每服 6g，小麦煎汤送服。也可作汤剂内服。

【功效】清化湿热，养血缓急。

【方解】石韦散为治"劳淋"而设。病机为肾气不足，膀胱有热，遇劳而发。症状为小便淋沥频数，脐腹急痛，或尿如豆汁，或尿出砂石。方中石韦清化湿热，利尿排石是主药；滑石、冬葵子、瞿麦、木通、王不留行清热利湿，是为辅药；白术健脾利湿，当归养血和血，芍药缓急止痛，是为佐药；炙甘草和中解毒，是为使药。诸药相合，清中寓补，对肝、脾、肾功能失调，下焦湿热证候有一定疗效。

【临床应用】肾病反复发作，肾阴亏损，肝血不足及脾湿不化的患者可以此方为主治疗。但本方虽有滋补的一面，主治方向仍以祛邪为主。辨证要点为小腹拘胀，小溲不利，腰酸乏力，舌质红，苔白厚或黄滑。应用时当根据正虚与邪实的关系适当调整用药。木通可用通草代替。

7. 小蓟饮子（《济生方》）

【组成】生地黄 24g，小蓟 10g，滑石 12g，木通 10g，炒蒲黄 10g，淡竹叶 10g，藕节 10g，当归（酒浸）5g，山栀仁 10g，炙甘草 5g。

【功效】清热利水，凉血止血。

【方解】本方为治疗热结血淋的有效方剂。方中小蓟、生地凉血止血，清下焦结热，同为主药；滑石、木通、淡竹叶、栀子清利下焦，使湿去热清，是为辅药；蒲黄、藕节止血消瘀，当归养血活血，是为佐药；使以甘草缓急止痛，调和诸药。诸药相伍，标本同治，正本清源，故对下焦湿热蕴结、迫血妄行的血淋有较好的疗效。

【临床应用】各种肾脏疾病如以血尿为主要临床表现，辨证属下焦湿热，迫血妄行者，可以此方为主，适加化裁后应用。木通可用通草代替。

【使用注意】阳气不足，固摄无权所导致的血尿慎用本方。

8. 清营汤（《温病条辨》）

【组成】犀角 2~3g（锉末冲服或镑先煎），生地黄 15g，玄参 10g，竹叶心 3g，麦冬 10g，丹参 6g，黄连 5g，银花 10g，连翘 6g。

【功效】清营解毒，透热养阴。

【方解】本方治证是温热之邪由气分传入营分，热灼营阴，而气分之邪尚未尽解者。主要症状为身热夜甚，口渴或不渴，烦躁不寐，时有谵语，甚或斑疹隐隐，舌绛而干，脉细数等。方中犀角清营泻热，凉血解毒，是为主药；玄参、生地、麦冬助犀角清营，兼能养阴，是为辅药；黄连、竹叶、连翘、银花清气分之热，并透热外出，是为佐药；丹参活血散瘀，且引诸药入心而清热，是以为使。诸药合用，共奏清营解毒、透热养阴之效。

【临床应用】慢性肾脏病，内有阴虚，复感外邪，极易化热入里，甚至深入营血，出现营血热证。清营汤多用于各类肾病外感后出现的营分有热，而气热未尽者。犀角可用水牛角代替。

9. 犀角地黄汤（《备急千金要方》）

【组成】犀角（锉末冲服或镑片先煎）2~3g，生地 30g，芍药 12g，丹皮 10g。

【功效】清热凉血，养阴散瘀。

【方解】本方是治疗温病热入血分的经典方剂。温热邪气深入血分，热伤心阴，症见神昏谵语、身热夜甚、渴不欲饮；热迫血妄行，则见吐血、衄血、便血、尿血等症。方中犀角清心火而解热毒，直攻其邪，故为主药；生地清热凉血而滋阴液，并有止血作用，是为辅药；芍药和营泄热，丹皮凉血散瘀，协助犀角加强解毒化斑作用，共为佐使药。四药相伍，方简而效彰，对热入血分之证甚为合拍。

【临床应用】本方解毒凉血力量较强，对肾病过程中出现的外邪化热深入血分的重症为首选方剂。但热入营血，多兼心包有热，故临床上多配合开窍药同服。如以血热妄行，吐血、衄血、尿血为主要表现，应配以凉血、止血散瘀之品。如夹肝风内动，则应配以凉肝息风之药。犀角可用水牛角代替。

10. 犀角汤（《备急千金要方》）

【组成】犀角 3g，羚羊角 2g，前胡、栀子、黄芩、射干各 10g，大黄、升麻各 12g，豆豉 10g。为粗末，每服 6g，水煎服。

【功效】清热，凉血，解毒。

【方解】本方原为治疗热毒流入四肢，历节肿痛而设。实际上，按方药组成分析，则可治卫、气、营、血同热之证。方中犀角清心凉血，羚羊角凉肝清热，对热病深入营血，心肝受邪有强大治疗作用，故同为主药；黄芩、栀子、大黄清泄气分之热，前胡、豆豉散卫分之热，共为辅佐药；升麻解毒透热，引以为使。诸药配伍，营血同治，卫气并解，对热邪弥漫，充斥表里者有良好疗效。

【临床应用】犀角汤有强大的清热解毒作用，而且对各个层次的热邪均能清解。因此，在肾病过程中出现的各种热证均有应用的机会。其应用的指征是：①外感邪热，逆传心包或有肝风内动证候者；②溺毒化火，深入营血，迫血妄行者；③卫气之热较盛，有深化征象者。

【使用注意】本方热型一定为高热、实热，虚热、低热诸证禁用；此外，犀角、羚羊角因来源于珍稀动物，故临床上多由水牛角、山羊角代替，但剂量要加大。

11. 黄连阿胶汤（《伤寒论》）

【组成】黄连 12g，黄芩 6g，芍药 6g，鸡子黄（冲）1 枚，阿胶（烊）10g。

【功效】清热育阴。

【方解】本方原为少阴病心烦不寐而设。方中芩、连苦寒清气分之热，阿胶滋养阴血，鸡子黄清润益阴，芍药和血敛阴。诸药合用，共奏滋水降火之功。

【临床应用】本方以攻邪为主，兼以养阴，对热烁肾阴或阴虚有热者皆可应用。又肾病患者，肾阴不足者如有心烦不眠，可用本方清心火、滋肾阴，可使心烦不眠迅速消除。但肾病多湿，本方偏于滋腻，故使用时要时时注意勿滞脾、勿助湿。必要时配合化湿理脾之品，以免壅中留邪之弊。

12. 知柏猪苓汤（时振声方）

【组成】知母 9g，黄柏 9g，猪苓 15g，茯苓 15g，泽泻 15g，滑石 15g，阿胶珠 9g，白芍 30g，生甘草 6g，牛膝 9g，王不留行 30g，车前草 30g。

【功效】养阴清热，利水通淋。

【方解】本方为猪苓汤加味，以知、柏苦寒清热为君，配猪苓汤育阴利水为臣，芍药甘草汤酸甘化阴为佐，牛膝、车前、王不留行引导水湿下行为使，对阴虚兼夹下焦湿热有较好的养阴清热、利水通淋之效。

【临床应用】本方可用于肾炎合并尿路感染，急性肾盂肾炎或慢性肾盂肾炎急性发作而有尿频、尿急、尿痛、尿热等症，可以迅速控制病情、减轻症状。

13. 清热解毒汤（时振声方）

【组成】银花 30g，蒲公英 30g，紫花地丁 15g，天葵子 15g，野菊花 15g，蚤休 10g，玄参 15g，生地 10g。

【功效】清热解毒。

【方解】本方为《医宗金鉴》五味消毒饮的加味方。五味消毒饮为清热解毒方剂，可用于痈疮疔肿、局部红肿热痛。本方中蚤休清热解毒，生地、玄参凉血解毒，清解功效较五味消毒饮尤捷。

【临床应用】肾病综合征患者由于应用大量的激素，常常有热毒炽盛的表现，用本方可以清热解毒，减轻激素的副作用，对合并痤疮感染、丹毒、腹膜炎者均可用之。又肾炎有因皮肤感染而诱发，出现大量蛋白尿及水肿者，亦可针对皮肤感染，用本方合五皮饮治之，可使皮肤感染迅速痊愈，蛋白尿及水肿亦可消失。

14. 加减龙胆泻肝汤（时振声方）

【组成】龙胆草 6g，黄芩 9g，生地 12g，丹皮 9g，车前子（包煎）15g，泽泻 9g，柴胡 9g，炒栀子 9g，生甘草 6g。

【功效】泻肝胆实火，清下焦湿热。

【方解】龙胆泻肝汤原为《兰室秘藏》方，本方去木通、当归加丹皮、炒栀子、黄芩、生甘草组成。本方以龙胆草苦寒泻火为君，黄芩、栀子清热，泽泻、车前子利湿为臣，生地、丹皮凉血为佐，避免苦寒化燥及利湿伤阴，柴胡为使以引诸药入肝胆，甘草则调和诸药，方中泻中有补，利中有滋，使肝胆实火得泻，下焦湿热得清。

【临床应用】急性肾盂肾炎或慢性肾盂肾炎急性发作，下焦湿热显著者，或妇女湿热带下；或头痛目赤、胁痛口苦、耳聋耳肿等肝胆实火上扰者，皆可用之。唯本方大苦大寒，不宜久服，以免伤害脾胃。

15. 加味杏仁滑石汤（时振声方）

【组成】杏仁 9g，滑石 15g，黄芩 9g，黄连 6g，橘红 9g，广郁金 9g，厚朴 9g，半夏 9g，通草 3g，贝母 9g，瓜蒌皮 15g。

【功效】清肺，化痰，利湿。

【方解】杏仁滑石汤为《温病条辨》中焦篇方，用于暑温伏暑，三焦均受，舌灰白，胸痞闷，潮热呕恶，烦渴自汗，汗出溺短者，以杏仁、滑石、通草宣肺利湿，厚朴苦温以泻湿满，橘红化痰止呕，芩、连清热燥湿，郁金芳香而开闭，使湿热之邪一并而去。本方则在原方基础上加贝母、瓜蒌皮以加强化痰作用，使全方变为清肺化痰之剂。因痰热蕴肺，气机不畅，郁金、厚朴则可调理气机，开闭降气；因痰热结胸，呼吸不利，黄连、半夏、瓜蒌皮则辛开苦降，开结通闭；因湿热内阻，小便不利，滑石、通草淡渗利湿，通利水道；合而为清肺、化痰、利湿之剂。

【临床应用】本方用于慢性肾炎或慢性肾衰竭合并肺部感染，或外感风热、外感风寒化热，痰热蕴肺者。

16. 加减竹叶石膏汤（时振声方）

【组成】淡竹叶 9g，生石膏 30g，太子参 15g，法半夏 9g，麦冬 15g，生甘草 6g，桔梗 6g，丹皮 9g，炒栀子 9g，益母草 30g，白茅根 30g。

【功效】益气养阴，清热凉血。

　　【方解】竹叶石膏汤为《伤寒论》方，原方主治"伤寒解后，虚羸少气"之证，以竹叶、石膏之辛寒以散余热，人参、甘草、麦冬、粳米之甘平以益肺安胃、补虚生津，半夏之辛温以豁痰止呕，去热而不损其真，导逆而能益其气。故广泛用于热病后气津两伤、余热未尽。本方去粳米，加桔梗、丹皮、栀子、益母草、白茅根，目的是加强清热凉血的作用，并有利咽之效。

　　【临床应用】慢性肾炎病程中反复咽痛，每因咽痛可使尿中蛋白、红细胞增多，本方用后可使咽痛不致反复发生，并可改善尿的变化。慢性肾炎合并外感的恢复期余热未尽者，亦可用本方治之，可使体温恢复正常，虚烦不寐、气逆欲呕等症消失。

17. 滋肾清热利湿汤（时振声方）

　　【组成】女贞子9g，旱莲草9g，苍术6g，黄柏9g，白花蛇舌草30g，石韦15g，萆薢15g，牛膝9g，车前草30g。

　　【功效】滋养肝肾，清热利湿。

　　【方解】本方为二至丸合三妙散，加白花蛇舌草、石韦、萆薢、牛膝、车前草组成。方以女贞子、旱莲草滋养肝肾，为主药；三妙散清热燥湿为辅；白花蛇舌草、石韦、萆薢、车前草清热利湿，加强三妙散的作用，是为佐使，共奏滋养肝肾、清热利湿之效。

　　【临床应用】慢性肾炎、慢性肾盂肾炎有湿热者，症见口苦口黏、口干饮水不多、腰膝酸软、尿黄浑浊、舌红苔薄腻或黄腻、脉象弦细或沉细等，皆可用之。又乙型肝炎相关性肾炎属阴虚夹湿热者为多，可于本方加半枝莲15g、半边莲15g、虎杖15g治之，有瘀血者，酌加丹参、益母草之类，效果较好。

18. 加味玉女煎（时振声方）

　　【组成】知母9g，生石膏30g，生地9g，麦冬15g，牛膝9g，黄连9g，升麻9g。

　　【功效】清胃滋阴。

　　【方解】玉女煎为张景岳方，原方用于"少阴不足，阳明有余"证，指胃热阴虚而言，阳明经脉上行头面，胃热循经上攻，则有头痛、齿痛；热迫血溢，则牙龈出血；烦热干渴、舌红苔干、消谷善饥，总由胃热阴伤所致。方以知母、石膏清泄胃火为主，生地、麦冬甘寒养阴为辅，更佐牛膝，引火下行。本方再加黄连清胃，升麻解毒，使胃火得清，阴液得存。

　　【临床应用】慢性肾炎、慢性肾盂肾炎属阴虚内热者，经常可见胃热上炎，而有牙龈肿痛、牙龈出血、头痛烦渴等症可用之。

19. 菖蒲郁金汤（时逸人方）

　　【组成】石菖蒲9g，广郁金9g，炒栀子9g，竹叶9g，银花9g，丹皮9g，连翘9g，菊花9g，牛蒡子9g，滑石15g，竹沥水15ml，生姜汁3滴，玉枢丹（冲服）1.5g，灯心草1.5g。

　　【功效】清热、化痰、开窍。

　　【方解】本方原载时逸人《中国时令病学》《温病全书》，最初无银花、菊花、牛蒡子、滑石，但有木通，原方用于湿热痰浊，蒙蔽心包，神昏谵语。《时氏处方学》所载为现在方。全方以菖蒲、郁金、玉枢丹芳化开窍，银花、连翘、竹叶、菊花、栀子清热泻火，竹沥、姜汁、牛蒡子辛润化痰。滑石、灯心草轻淡利湿，丹皮、郁金凉血化浊，共奏清热、化痰、开窍之功效。

【临床应用】可用于慢性肾功能衰竭合并肺部感染，痰壅神昏之症，亦可用于"温邪上受，首先犯肺，逆传心包"之证，凡湿热痰浊蒙蔽心包，神昏谵妄，高热不退者，均可用之。

20. 导赤清心汤（时逸人方）

【组成】生地 15g，玄参 10g，麦冬 15g，沙参 15g，丹皮 6g，竹叶 9g，莲子心 3g，通草 3g，灯心 1.5g，益元散 9g，茯苓 15g。

【功效】清心泻热，滋阴利湿。

【方解】本方以沙参、生地、麦冬、玄参滋阴生津，竹叶、莲子心清心泻热，丹皮行血滞，益元散、茯苓、灯心、通草利湿，共奏清心泻热、滋阴利湿之效。

【临床应用】本方为清心泻热，兼能滋阴利湿，肾病患者血尿凡属心火下移小肠者，用本方可使血尿减轻，甚至消失，如本方再加入生侧柏叶、生地榆、凤尾草、马鞭草等凉血之品，则血尿消失尤捷。本方也可用于湿热邪陷入血分、心烦谵语、小便短涩赤热、脉虚神倦者，有清热凉血利湿之效。

三、攻下类

1. 大承气汤（《伤寒论》）

【组成】大黄（后下）12g，厚朴 15g，枳实 15g，芒硝（冲）10g。

【功效】峻下热结。

【方解】本方是治疗阳明腑实证的代表方剂。症见大便秘结，腹部胀满，硬痛拒按，甚则潮热谵语，苔黄厚而干，脉沉实等。方中大黄苦寒泄热通便，荡涤肠胃，为主药；辅以芒硝咸寒泻热，软坚润燥；枳实、厚朴行气散结，推动热结下行，是为佐药。诸药相伍，有较强的攻下泻热作用。

【临床应用】南宋《鸡峰普济方·关格》中载有应用大承气汤治疗关格的验案一则，是用攻下法治疗关格的最早记载。近代据此用通腑泻浊法治疗急、慢性肾衰竭，取得了一定疗效。凡溺毒化热，蕴结肠胃，遏阻三焦，而致恶心呕吐，二便闭结者，均可以承气类方剂为主治疗，使溺毒结热从二便而出。

【使用注意】肾病应用本方一定要注意热实二字。凡舌、脉、症、征俱实者始可试用；且中病即止，不可过量。此外，慢性肾功能衰竭晚期，肾气已败，虽有热结邪实，亦不可轻易使用本方，否则会加重电解质紊乱和酸中毒，使患者病情迅速恶化。

2. 大黄附子汤（《金匮要略》）

【组成】大黄 10g，熟附子 12g，细辛 6g。

【功效】温阳通便。

【方解】本方主治寒实内结，阳气不运而致的大便难。方中附子温阳散寒为主药；大黄荡涤内结，是为辅药；细辛助附子以祛寒，佐大黄而制寒，是为佐药。三药同用，共奏温下之功。

【临床应用】本方在肾病临床中主要用于阳虚寒盛，溺毒内结证，症见畏寒肢冷，恶心纳呆，大便不通，小便短少，舌淡体胖苔白滑，脉沉迟等。

3. 舟车丸（《丹溪心法》）

【组成】大黄 60g，甘遂、大戟、芫花、陈皮、青皮各 30g，牵牛子 120g，木香 15g。为细末，水泛为丸，每服 6g，白水送下。

【功效】行气，逐水，通便。

【方解】本方主治水气中阻，形气俱实，症见水肿胀满，气促口渴，二便不利，舌苔厚腻，脉沉实等。方中遂、戟、芫花攻逐脘腹经隧之水，为主药；大黄、牵牛荡涤泻下为辅；主辅相须，使水热实邪从二便分消下泄；再以青皮破气散结，陈皮理气燥湿，木香调气导滞，使气畅水行，共为佐使。名以"舟车"者，是形容攻逐之力如顺水之舟，驷马之车，激流勇进之意。张景岳转引此方，又加槟榔、轻粉。轻粉即汞粉，为粗制的氯化亚汞制剂，对肾脏有毒性，不宜使用。

【临床应用】临床中，肾病应用本方有两种适应证候：一为水肿胀满，属水热互结，形气俱实者；一为溺毒内蕴，二便闭结者。

【使用注意】本方攻伐力猛，不仅逐邪，又易伤正。使用时应掌握脉证俱实，且中病即止，不可久服。

4. 禹功散（《儒门事亲》）

【组成】黑白丑 120g，炒茴香 30g（或加木香 30g）。为细末，水泛为丸，每服 6g，姜汁调服。

【功效】行气逐水。

【方解】本方以黑白丑荡涤泻下为主，佐茴香、木香以调气导滞，构成峻下逐水之剂。

【临床应用】肾病水肿或伴有胸、腹水，二便不利，形气俱实者宜用之。

【使用注意】本方攻伐之力较舟车丸为缓，但亦应注意中病即止，不宜久服。体质较差者可与扶正之剂交替使用，以攻补兼施。

5. 十枣汤（《伤寒论》）

【组成】甘遂、大戟、芫花各等份。研细末，每服 1g，大枣 10 枚煎汤调服。

【功效】攻逐水饮。

【方解】本方为逐水峻剂，主治胸水悬饮，胁下有水气。症见咳唾，胸胁引痛，心下痞硬，干呕短气，头痛目眩或胸背掣痛不得息，舌苔滑，脉沉弦等。方中甘遂善行经隧水湿，大戟善泻脏腑水湿，芫花善攻胸胁癖饮。三药皆有毒，且性峻烈，合而用之，其攻邪遂水之力甚雄。使以大枣之甘平，以健脾益气，且制约诸药之毒性，使积水去而正不伤。

【临床应用】肾病水肿，二便不利，伴有大量胸、腹积液，且形气俱实者，可以试用。

【使用注意】①本方为峻下逐水之剂，服后一般腹中作痛，二便俱下。因此应从小量开始，逐渐加重。如泻后精神疲倦，食欲减退，即应停服，待观察 1~2 日后，根据体质及积水情况决定是否续服。②方中三药均有毒，宜醋制为散服，以减少其呕吐副作用，不宜作煎剂。③体质较差，不任攻下者，可与补正之剂交替服用。④孕妇忌用本方。

四、利湿类

1. 藿香正气散（《太平惠民和剂局方》）

【组成】藿香 90g，苏叶、白芷、大腹皮、茯苓各 30g，白术（土炒）、半夏曲、陈皮、厚朴（姜制）、桔梗、炙甘草各 60g。为末，每服 10~12g，生姜、大枣为引煎服。

【功效】解表和中，理气化湿。

【方解】本方为芳香化湿之剂，主治外感风寒、内伤湿滞。方中藿香芳香化湿，理气和中兼能解表为主药；苏叶、白芷解表散寒兼化湿滞为辅药；佐以厚朴、大腹皮祛湿消滞，半夏曲、陈皮理气和胃，降逆止呕；桔梗宣肺利膈；使以苓、术、甘、枣益气健脾，以助运化。诸药合用，解外而和内，共奏解表和中、理气化湿之功。

【临床应用】肾病多湿，复感外邪，而致外寒内湿之证；肾病湿浊内盛，遏阻中焦，上扰清阳，表现为头重头沉，恶心欲吐，纳呆腹胀，脉濡，苔白滑者。

2. 三仁汤（《温病条辨》）

【组成】杏仁 18g，滑石 20g，白通草 6g，白蔻仁 6g，竹叶 6g，厚朴 6g，薏苡仁 20g，制半夏 18g。

【功效】宣畅气机，清利湿热。

【方解】本方主治湿温初起，或暑湿邪在气分，症见头痛身重，面色淡黄，胸闷不饥，午后身热，舌白不渴，脉濡者。方中杏仁苦辛开上以通利肺气，白蔻仁辛苦宣中以化湿舒脾，薏苡仁甘淡导下以渗泄湿热，三者相须，分清三焦之湿，故同为主药；半夏、厚朴以除湿消痞，行气散满，为辅药；通草、滑石、竹叶清利湿热，为佐使药。诸药参伍，以疏利气机，宣畅三焦，上下分清，故对湿热内蕴，三焦同病者有良好疗效。

【临床应用】肾病应用三仁汤主要有两种适应证候：一为湿热外感，引动内湿，邪阻三焦，决渎不利者；一为脾湿内停，郁而化热，湿热交结，蕴蒸三焦者。

3. 五苓散（《伤寒论》）

【组成】猪苓 10g，茯苓 10g，白术 10g，泽泻 12g，桂枝 6g。

【功效】化气利水，健脾祛湿。

【方解】本方原治内停水湿，外有风寒之证。方中茯苓、猪苓甘淡渗湿，通利小便，为主药；桂枝辛温，既能温化膀胱寒水而利小便，又能疏散表邪而治表证，为辅药；泽泻甘寒渗泄，白术苦温健脾行湿，均为佐使药。诸药合用，具有化气利水、健脾祛湿的功效。

【临床应用】急、慢性肾炎，表现为全身浮肿、小便不利、脉濡、苔白腻等，病机属三焦不畅，膀胱气化不利者，可用本方治疗。

4. 五皮散（《中藏经》）

【组成】桑白皮、陈皮、生姜皮、大腹皮、茯苓皮各等份。为粗末，每用 10g，水煎服。

【功效】化湿健脾，理气消肿。

【方解】本方主治脾虚受湿、气滞水停之水肿，尤以皮水最宜。方中茯苓皮健脾渗湿，为主药；桑白皮降肺行水，大腹皮理气导湿，生姜皮辛散水气，同为辅药；陈皮理气健脾，苦温燥湿，为佐药。五药皆用其皮者，取其散而不滞，走而不守之性。

【临床应用】急、慢性肾炎水肿，证属脾虚受湿、气滞水停类型者，可用本方治疗，如水肿较重，也可配合五苓散同用，以增强化湿利水之力。

5. 大橘皮汤（《黄帝素问宣明论方》）

【组成】橘皮（去白）、茯苓（去皮）各30g，木香3g，滑石180g，槟榔10g，猪苓（去皮）、泽泻、白术、官桂各15g，甘草6g。为粗末，每服15g，生姜为引，水煎服。

【功效】行气利水。

【方解】本方乃为五苓散加橘皮、木香、槟榔、滑石、甘草而成。原治湿热内盛，症见心腹胀满、水肿、小便不利、大便滑泻等，方中五苓散化气利水；橘皮、木香、槟榔导气行水；滑石渗泄水湿；甘草调和诸药。与五苓散相比，本方行气导水之力明显增强，对气郁水停证候尤为适宜。

【临床应用】各类肾炎水肿，辨证属三焦气化不利、气滞水停者，均可以本方为主，化裁应用。

6. 导水茯苓汤（《奇效良方》）

【组成】赤茯苓、麦门冬、泽泻、白术各90g，桑白皮、紫苏、槟榔、木瓜各30g，大腹皮、陈皮、砂仁、木香各23g。为粗末，每服15g，灯心草为引，水煎服。

【功效】行气利水。

【方解】本方是在五皮散的基础上加减化裁而成。主治遍身水肿，随按随起，喘满倚息，不得转侧，不得平卧，饮食不下，小便秘涩，溺时痛如刀割，尿量极少，色如黑豆者。方中茯苓导水渗湿为主药；泽泻、白术、桑白皮，分消三焦之湿，紫苏、槟榔、大腹皮、陈皮、砂仁、木香通利三焦之气，同为辅药；麦冬养阴，木瓜柔肝为佐；灯心草引药下行为使。诸药相合，有较强的行气导水之力，且能纠正邪水戕伐正水之弊。

【临床应用】肾病过程中水肿较重，甚至出现胸水、腹水，并有明显的气郁气滞者，可用本方治疗。

7. 疏凿饮子（《济生方》）

【组成】羌活、秦艽、商陆、槟榔、大腹皮、茯苓皮、椒目、木通、泽泻、赤小豆各等份。为粗末，每服12g，生姜为引，水煎服。

【功效】疏风透表，通利二便。

【方解】本方集疏、通于一身，主治遍身水肿，喘息口渴，二便不利的水肿重证。方中羌活、秦艽疏风透表，使在表之水从汗而泄，这是"疏"的一面；佐以生姜、茯苓皮、大腹皮宣开在表之水气；商陆、槟榔通利二便，使在里之水从下而走，这是"通"的一面，佐以泽泻、木通、椒目、赤小豆通利在里之水气。诸药配伍，疏表有利于通里，通里有利于疏表，互为促进，相得益彰，对水气弥漫，充斥内外者诚有良效。

【临床应用】对肾病过程中出现的遍身水肿，且胸、腹水较重的患者可以试用。方中木通可用通草代替。

8. 真武汤 (《伤寒论》)

【组成】熟附子 10g，白术 6g，茯苓 10g，白芍 10g，生姜 10g。

【功效】温阳利水。

【方解】本方原为治少阴病有水气，症见腹痛、小便不利、四肢沉重疼痛、自下利等。方中附子辛热，温壮肾阳，以散寒水，是为主药；白术温运脾阳，健脾制水，是为辅药。二药相配，使肾能主水，脾能制水。更佐茯苓之渗利，生姜之辛散，使水湿分道而消。方中使用白芍者，意在敛阴和营，缓急止痛，一以制约附、术之辛温苦燥，一以填补真阴之耗伤。故亦为佐药。

【临床应用】各类肾炎水肿，如属肾阳不足、寒水内停者，可以本方为主化裁治疗。

9. 实脾饮 (《济生方》)

【组成】厚朴（姜制）、白术、木瓜、木香、草果仁、大腹皮、熟附子、茯苓、干姜各30g，炙甘草 15g。共为粗末，每服 12g，姜、枣为引，水煎服。

【功效】温补脾肾，扶正利水。

【方解】本方主治脾阳不足，累及肾阳的水肿。症见全身浮肿，腰以下尤甚，胸腹胀满，身重懒食，手足不温，口不渴，小便清，大便溏，舌苔滑腻，脉沉迟者。方中以附子、干姜为主药，温养脾肾，扶阳抑阴；配以厚朴、木香、大腹皮、草果仁下气导滞，化湿利水；茯苓、白术、木瓜健脾和中，渗湿利水，共为辅药；使以甘草、生姜、大枣调和诸药，益脾温中。诸药相伍，温阳之中偏补脾土，以期脾实水制之效。

【临床应用】肾病水肿属脾肾阳虚，或脾虚湿重者可用本方治疗。本方与真武汤均为温阳利水之剂，但真武汤偏重肾阳，本方则偏重脾阳，是其不同。

10. 春泽汤 (《奇效良方》)

【组成】泽泻 10g，猪苓、茯苓、白术各 6g，桂心、柴胡各 3g，人参、麦冬各 5g。渴甚去桂枝，加五味子、黄连各 6g。为粗末，每服 22g，灯心草为引水煎服。

【功效】益气利水。

【方解】本方由五苓散加人参、麦冬、柴胡等化合而成。原治伏暑发热，烦渴引饮，小便不利诸症。方中五苓散化气行水，使邪水化为正水；人参益气生津，以助元气之虚亏；麦冬养阴生津，以助正水之不足；加一味柴胡者，乃取其和解少阳，沟通表里之意，以使药力上通下达，伏邪外解内消。

【临床应用】本方适加化裁，可用于肾炎水肿，属气虚水停者。

11. 猪苓汤 (《伤寒论》)

【组成】猪苓 12g，茯苓 12g，泽泻 10g，阿胶 10g，滑石 10g。

【功效】利水，滋阴，清热。

【方解】本方原治阳明病脉浮发热，渴欲饮水，小便不利；或少阴病下利六七日，咳而呕渴，心烦不得眠者。方中猪苓、茯苓、泽泻渗利小便，滑石清热通淋，阿胶滋阴养血。五药合方，利水而不伤阴，滋阴而不敛邪，使水气去，邪热清，阴液复，诸症自除。

【临床应用】本方利水之中有滋阴养血之功，为古方中为数较少的滋阴利水方剂之一。慢性肾炎、肾病综合征水肿，多有阴虚血亏内热者，可用此方化裁治疗。

12. 萆薢分清饮（《医学心悟》）

【组成】川萆薢 30g，黄柏 9g，石菖蒲 9g，茯苓 15g，白术 9g，莲子心 15g，丹参 15g，车前子（包煎）15g。

【功效】清热利湿，分清化浊。

【方解】方中川萆薢清热利湿为主药；石菖蒲化浊通心，莲子心、丹参入心，再配以黄柏，以清心泻火、化浊利湿；白术健脾利湿，茯苓、车前子渗湿，以分清化浊，合而为清利化浊之剂。《丹溪心法》中的萆薢分清饮组成为萆薢、石菖蒲、乌药、益智仁，为温暖下元、利湿化浊之剂，虽方名相同，一寒一热，不容混淆。

【临床应用】肾病有湿热者，如口苦口黏、胸闷肢沉、尿少黄赤、舌苔黄腻、脉象濡数者，可用本方治疗。

五、固涩类

1. 人参胡桃汤（《济生方》）

【组成】人参 5g，胡桃（取肉）5 个，生姜 5 片。

【功效】固肾纳气。

【方解】本方治肺肾两虚，气不归根而致的胸满喘急、不能睡卧等症。方中人参益气健肺，大补元气；胡桃肉益肾固精，纳气平喘；生姜和中调胃。诸药相合，肺、脾、肾同补，使元气充盛，肾元固秘，肺气有根，故虚喘得平，睡卧得安。

【临床应用】本方益气填精固肾力量较著，临床上可用于肾病迁延不愈，久病肺肾两虚，而出现的腰背酸痛、气喘自汗、动则益甚等症。

2. 黑锡丹（《太平惠民和剂局方》）

【组成】黑锡（即铅）、硫黄各 30g，沉香、小茴香（炒）、木香、阳起石（研，水飞）、胡芦巴（酒浸炒）、补骨脂（酒浸炒）、肉豆蔻（面裹煨）、川楝子（蒸，去皮核）、附子（炮，去皮脐）各 30g，肉桂 15g。如法炮制，酒糊丸，成人每服 5g，盐水送下。

【功效】温肾纳气。

【方解】本方主治肾阳衰惫，阴寒内盛，虚阳浮越，冲气上逆，或作痰喘，或作奔豚，或为疝痛便滑，或为阳痿胞寒等证。方中黑锡辛寒镇水，降逆坠痰；硫黄大热补火，助阳散寒。二药合用，镇摄虚阳，温降逆气，共为主药。附子温肾走而不守；肉桂助阳守而不走。二药合用以补命门真火，共为辅药。胡芦巴、补骨脂、阳起石温肾；小茴香、肉豆蔻暖脾；沉香、木香舒利气机，共为佐药。独取一味苦寒的川楝子，一为制约诸药之温燥，一为疏气下达，引药归肾，故为使药。诸药合用，有较强的温阳镇摄之力。

【临床应用】肾病过程中如出现阴浊内盛、肾阳虚衰、寒水上凌等证，可试用本方治疗。

【使用注意】本方药物重坠，性多温燥，对孕妇及下焦阴亏者均不宜服。黑锡有毒，肾病患者不宜使用，可改为代赭石之类入药，仍不宜久服。

3. 水陆二仙丹（《洪氏集验方》）

【组成】芡实、金樱子各等份。

【功效】固肾涩精。

【方解】芡实甘平，金樱子酸平，二药均有固肾涩精之功。相互配伍，其固涩力量更强。主治脾肾虚亏，精关不固，而致男子遗精白浊，女子带下等症。

【临床应用】肾病大量蛋白尿，辨证属肾气虚亏者可用本方治疗。但肾病病机多较复杂，本方组成单纯，临床上多参入他方同用。

4. 桑螵蛸散（《本草衍义》）

【组成】桑螵蛸、远志、石菖蒲、龙骨、党参、茯神、当归、龟甲（醋炙）各30g。为末，每服6g。现代多作汤剂内服。

【功效】调补心肾，固精止遗。

【方解】本方主要治疗肾虚不摄、心气不足所致的小便频数或遗尿，滑精，精神恍惚，健忘，舌淡苔白，脉沉迟细弱等症。方中桑螵蛸补肾、固精、止遗，为主药；茯神、远志、石菖蒲安神定志，为辅药；党参、当归益气补血；龙骨、龟甲壮水镇摄；同为佐使。诸药合用，有两调心肾，补益气血，安神定志，固精止遗的功效。

【临床应用】慢性肾病过程中出现夜尿频多，遗精自汗，健忘怔忡等症，辨证属心肾两虚者可用本方为主治疗。

5. 金锁固精丸（《医方集解》）

【组成】沙苑蒺藜、芡实、莲须各60g，龙骨（酥炙）、牡蛎（煅）各30g。为细末，莲肉煮粉糊丸，每服10g，淡盐汤送下。也可作汤剂内服。

【功效】固肾涩精。

【方解】本方主治肾关不固，遗精滑泄，腰酸耳鸣，四肢无力等症。方中沙苑蒺藜补肾填精，为主药；莲子肉、须及芡实固肾涩精，健脾宁心，为辅药；龙骨、牡蛎潜阳固摄，质重入肾，同为佐使。诸药相合，有较强的固肾涩精之力。

【临床应用】本方治疗脾肾虚亏，肾气不固而致的蛋白尿有一定疗效。

6. 真人养脏汤（《太平惠民和剂局方》）

【组成】人参、当归、白术各18g，肉豆蔻（面裹煨）15g，肉桂、炙甘草各24g，白芍48g，木香42g，诃子肉36g，罂粟壳112g。为粗末，每服6~10g，水煎服。亦可作汤剂内服。

【功效】温中补虚，涩肠止泻。

【方解】本方原治久泻、久痢，下痢赤白，里急后重，脾胃虚寒，脐腹作痛，或滑脱不禁，甚至脱肛，疲倦少食，舌淡白，脉迟细者。方中人参、白术益气健脾，为主药；肉豆蔻、肉桂温补脾肾以止泻，诃子、罂粟壳涩肠固脱，共为辅药；佐以木香调气舒脾，归、芍养血和血；使以炙甘草益气和中，调和诸药，诸药配合，功能温中固涩，养已伤之脏气，故名"养脏"。

【临床应用】由于本方有良好的温中补虚、涩肠固脱之效，故慢性肾病迁延不愈表现为脾肾阳虚，湿浊内伤肠胃，症见腹痛泄泻者可用本方治疗。此外，为了通腑降浊排毒，多用攻下剂治疗，用之不当，可出现中气下陷的脱、泻诸症。此时也可使用本方治疗。

7. 四神丸（《证治准绳》）

【组成】补骨脂 120g，五味子、肉豆蔻（煨）各 60g，吴茱萸 30g，生姜 240g，红枣 100 枚，如法炮制为丸，每服 10~20g。亦可作汤剂内服。

【功效】温肾暖脾，固肠止泻。

【方解】本方主治脾肾虚寒，五更泄泻，或久泻不止，腹中冷痛，不思饮食，食不消化，舌淡苔白，脉沉迟等症。方中补骨脂善补命门真火，以温养脾阳，是为主药；辅以肉豆蔻暖脾涩肠；佐以吴茱萸温中祛寒，五味子酸敛固涩；使以生姜温胃散寒，大枣补脾养胃。诸药合用，共奏温肾暖脾、固肠止泻之效。

【临床应用】本方与真人养脏汤同为温补脾肾、涩肠固脱之剂。但真人养脏汤偏重补脾，本方则偏重温肾。慢性肾病过程中如出现肾阳虚衰，命火不足而导致的虚寒腹痛泄泻可用本方为主治疗。湿浊内盛者当配以分清泄浊之品。

8. 参芪五子衍宗丸（时振声方）

【组成】党参 15g，生黄芪 15g，菟丝子 15g，沙苑蒺藜 9g，枸杞子 9g，覆盆子 15g，车前子（包煎）15g。

【功效】健脾固肾。

【方解】《证治准绳》中的五子衍宗丸由菟丝子、五味子、枸杞子、覆盆子、车前子组成，为补肾固涩之剂，用于肾虚遗精，本方去五味子，加沙苑蒺藜（沙苑子）则增强固肾的作用，全方以参、芪健脾，菟丝、枸杞、沙苑蒺藜、覆盆子固肾，车前子利湿以减少因固涩而导致水湿潴留的副作用，合而为健脾固肾之剂。

【临床应用】凡属脾肾气虚的蛋白尿患者，均可用本方治之，本方亦可用于老年脾肾气虚患者，如腰酸腿软、气短乏力、夜尿频多、阳痿早泄等症。

六、镇潜类

1. 镇肝熄风汤（《医学衷中参西录》）

【组成】怀牛膝 30g，代赭石（先煎）30g，生龙骨（先煎）15g，生龟甲（先煎）15g，生白芍 15g，玄参 15g，天冬 15g，生牡蛎（先煎）15g，川楝子 6g，生麦芽 6g，茵陈 6g，甘草 5g

【功效】镇肝息风。

【方解】本方主治肝肾阴虚，肝阳上亢，甚至肝风内动所致的头目眩晕，目胀耳鸣，脑中热痛，心中烦热，面色如醉，或肢体渐觉不利，或口眼渐形㖞斜，甚则眩晕颠仆，不省人事，移时始醒，偏身失用，脉弦长有力者。方中重用牛膝滋养肝肾，引血下行，代赭石平肝潜阳，导气下行，二药同为主药；龙骨、牡蛎、龟甲柔肝息风，重镇潜阳；玄参、天冬、白芍滋养阴液，增水涵木，均为辅药；茵陈、川楝子清泄肝火，麦芽调畅肝气，甘草和中益胃，均为佐使药。诸药相合，共奏镇肝息风之效。

【临床应用】肾性高血压及高血压肾损伤，辨证为阴虚阳亢，水不涵木者用此方有效。

2. 天麻钩藤饮（《杂病证治新义》）

【组成】天麻10g，钩藤15g，桑寄生24g，石决明（先煎）24g，山栀子10g，黄芩10g，川牛膝12g，杜仲10g，益母草12g，夜交藤15g，茯苓15g。

【功效】平肝息风，滋阴清热。

【方解】本方主治肝阳上亢、肝风内动所致的头痛眩晕、耳鸣眼花、震颤、失眠，甚或半身不遂，舌红，脉弦数等症。方中天麻、钩藤平肝息风，是为主药；辅以石决明潜阳，栀子、黄芩清热，牛膝、杜仲、寄生滋养肝肾；益母草活血清肝热，夜交藤养肝安心神，茯苓宁心渗脾湿，皆为佐使。诸药合用，共成平肝息风、滋阴清热之剂。

【临床应用】肾性高血压或高血压肾损伤，属肝肾阴亏有热，下焦有湿，阴虚阳亢者可用此方治疗。

本方与镇肝熄风汤相比，清热之力较强，潜镇之力不足，兼有宁心、渗湿作用，故对慢性肾脏病高血压兼有湿热浊阻者效果较好。

3. 羚羊钩藤汤（《通俗伤寒论》）

【组成】羚羊角（先煎）2~3g，钩藤（后下）10g，桑叶6g，川贝母12g，竹茹15g，生地黄15g，菊花10g，白芍10g，茯神10g，甘草3g。

【功效】平肝息风，清热止痉。

【方解】本方主治肝经热盛，热极动风所致的高热不退、烦闷躁扰、手足抽搐，甚至神昏，发为痉厥等症。方中羚羊角、钩藤清热凉肝，息风止痉，为主药；桑叶、菊花平肝清热，白芍、地黄增液舒筋，共为辅药；贝母、竹茹清化热痰，茯神宁心安神，是为佐药；甘草和白芍化阴柔肝，兼以调和诸药，是为使药。

【临床应用】肾病阴亏，复感外邪，化热入里，引动肝风，症见神昏、烦躁、身热、抽搐者可用本方治疗；肾性高血压，肾阴不足，肝热较重者可以本方为主，化裁治疗。

4. 大定风珠（《温病条辨》）

【组成】白芍20g，阿胶（烊）10g，生龟甲12g，干地黄20g，麻仁6g，五味子6g，生牡蛎12g，麦冬（去心）20g，炙甘草12g，鸡子黄2枚，生鳖甲12g。

【功效】滋液息风。

【方解】本方主治热灼真阴，虚风内动，症见神倦瘛疭，舌绛苔少，脉气虚弱，时时欲脱者，方中鸡子黄、阿胶滋阴养液以息内风，是为主药；地黄、麦冬、白芍滋阴柔肝，龟甲、鳖甲、牡蛎育阴潜阳，共为辅药；炙甘草、五味子酸甘化阴，麻仁养阴润燥，均为佐使药。诸药配合，共奏增液养阴、柔肝息风之效。

【临床应用】本方以养阴为主，祛邪为辅。肾病以脾肾失调为主，湿热恒多，过用柔剂每有助邪之弊，故本方的应用机会不多，但下面两种情况可考虑应用：一为肾病复感外邪，化热伤阴，肝肾被灼，虚风内动；一为过用渗利之剂，阴津大伤，湿浊虽去而热邪留扰。

5. 加减建瓴汤（时振声方）

【组成】生石决明 30g，决明子 6g，生山药 9g，生地 9g，生杭芍 15g，生龙骨、生牡蛎各 15g，怀牛膝 9g。

【功效】镇肝息风，滋阴明目。

【方解】张锡纯的建瓴汤为生赭石、生龙骨、生牡蛎、生山药、生地、生杭芍、怀牛膝、柏子仁，用于肝阳上亢、心神不宁，为镇肝息风，滋阴安神之剂。本方去生赭石、柏子仁，加生石决明、草决明，为镇肝息风、滋阴明目之剂。方以生石决明、生龙骨、生牡蛎镇肝息风，生地、杭芍、山药滋肾养肝，决明子清肝明目，牛膝引血下行，共奏镇肝息风、滋阴明目之效。

【临床应用】慢性肾炎、慢性肾盂肾炎属阴虚阳亢者，多有头目眩晕、目胀耳鸣，视物模糊等症，故本方用之效果颇佳。

七、理血类

1. 桃红四物汤（《医宗金鉴》）

【组成】当归 6g，赤芍药 15g，生地黄 9g，川芎 9g，桃仁 9g，红花 9g。

【功效】养血，活血，调经。

【方解】本方为妇科常用方剂，治妇女月经不调，痛经，经前腹痛，或经行不畅而有血块，色紫暗，或血瘀而致的月经过多及淋漓不净等。方中桃仁、红花活血散瘀，为主药；四物汤柔肝，养血活血，为辅佐。诸药合用，对血虚夹瘀诸证有较好疗效。

【临床应用】本方不仅有养血活血之效，而且还能滋养肝肾、凉血清热，对慢性肾炎瘀热型患者可以化裁应用。

2. 血府逐瘀汤（《医林改错》）

【组成】当归 10g，生地黄 10g，桃仁 12g，红花 10g，枳壳 6g，赤芍 6g，柴胡 3g，甘草 3g，桔梗 5g，川芎 5g，牛膝 10g。

【功效】活血祛瘀，行气止痛。

【方解】本方治疗胸中瘀阻兼有气滞之证。方中当归、桃仁、红花活血祛瘀，是为主药；川芎、赤芍协助主药增强活血之力，是为辅药；生地配当归养血和血，牛膝补肝肾而通血脉，柴胡、枳壳、桔梗疏畅胸中气滞，使气行则血行，均为佐药；甘草调和诸药为使。

【临床应用】血府逐瘀汤由桃红四物汤及四逆散等合化而成，在活血化瘀的基础上又增加了疏肝理气的作用，可谓气血双调之剂。肾病过程中如出现气滞血瘀兼有肾虚的证候，可以本方为主治疗。

3. 大黄䗪虫丸（《金匮要略》）

【组成】大黄（蒸），黄芩，甘草，桃仁，杏仁，芍药，干地黄，干漆，虻虫，水蛭，蛴螬，䗪虫，白蜜。

【功效】活血化瘀，祛瘀生新。

【方解】本方主治久病入络、干血内结、诸虚劳伤。症见虚极羸瘦，肌肤甲错，两目暗黑等。方中大黄、䗪虫、桃仁、虻虫、水蛭、蛴螬、干漆活血化瘀；芍药、地黄养血补虚；杏仁理气；黄芩清热；甘草、白蜜益气和中。诸药合用，峻剂丸服，祛瘀而不伤正，扶正而不留瘀，为久病血瘀的缓方。

【临床应用】根据本方扶正祛瘀的特点，与慢性肾脏病正虚夹瘀的病理变化较为吻合，且丸药力缓，可以久服。但临床上多作为辅助用药，配合汤剂内服。

4. 四生丸（《妇人大全良方》）

【组成】生荷叶、生艾叶、生柏叶、生地黄各等份。

【功效】凉血止血。

【方解】本方主治血热妄行所致的吐血、衄血。方中生柏叶清热凉血止血，为主药；生地黄凉血养阴，为辅药；生荷叶止血散瘀，生艾叶性温，和血止血，且制约诸药之寒，共为佐使药。四药均生用，可加强凉血止血的功效。

【临床应用】慢性肾衰竭患者出现吐血、衄血等症，辨证属血热妄行者，可以本方为主化裁治疗。

5. 黄土汤（《金匮要略》）

【组成】甘草、干地黄、白术、熟附子、阿胶、黄芩各 10g，灶心黄土 30g。

【功效】温阳健脾，养血止血。

【方解】本方主治脾气虚寒所致的大便下血，及吐血，衄血，妇人血崩，血色暗淡，四肢不温，面色萎黄，舌淡苔白，脉沉细无力等症。方中灶心黄土有温中、涩肠、止血的作用，是为主药；白术、附子温阳健脾，地黄、阿胶养血止血，四药配伍，刚柔相济，均为辅药；黄芩苦能坚阴，寒能清热，是为反佐药；甘草和调诸药，温中补虚是为使药。

【临床应用】慢性肾衰竭患者出现便血或吐血，属脾气虚寒，摄血无权者，可以本方为主化裁治疗。

6. 加味当归芍药散（时振声方）

【组成】当归 9g，赤芍 15g，川芎 9g，白术 9g，茯苓 15g，泽泻 10g，牛膝 30g，车前子（包煎）30g，丹参 30g，泽兰 9g，肉桂 6g，猪苓 15g。

【功效】活血利水。

【方解】本方由当归芍药散合五苓散，再加丹参、泽兰、牛膝、车前子组成。当归芍药散为《金匮要略》方，原治妇人怀妊，腹中疼痛，病机为肝脾不和、湿瘀交阻，方以归、芍养肝，术、苓健脾，川芎活血，泽泻利湿，诸药合用，方简意深，对血、水有较好的调节作用。五苓散为《伤寒论》方，乃化气利水，健脾祛湿之剂，与当归芍药散合用，再加丹参、泽兰、牛膝、车前子加强了活血利水的作用，对瘀血水肿有较好疗效。

【临床应用】肾病水肿，瘀血突出者，可用本方治之；肾性高血压属脾虚气虚、水湿上扰者，可用本方加生黄芪 15g、防己 15g，亦有较好的降压效果。

7. 滋肾化瘀清利汤（时振声方）

【组成】女贞子 9g，旱莲草 9g，生侧柏叶 30g，马鞭草 30g，白花蛇舌草 30g，石韦 15g，益母草 30g，白茅根 30g，大蓟、小蓟各 15g

【功效】滋肾化瘀，清热凉血。

【方解】本方以二至丸（女贞子、旱莲草）滋养肝肾为主，侧柏叶、马鞭草、白茅根、大蓟、小蓟、益母草活血凉血为辅，再合清热利湿之白花蛇舌草、石韦，共奏滋肾化瘀、清热凉血之效。

【临床应用】凡肾炎血尿，不论肉眼或镜下，中医辨证属肝肾阴虚，阴虚内热，血热妄行者，皆可用本方治之。凡属气虚阳虚出血者，本方忌用。

8. 益气化瘀止血汤（时振声方）

【组成】党参 15g，生黄芪 15g，桂枝 6g，茯苓 15g，赤芍 15g，丹皮 6g，桃仁 9g，刘寄奴 15g，阿胶珠 9g。

【功效】益气健脾，活血止血。

【方解】本方以《金匮要略》桂枝茯苓丸加味组成，桂枝茯苓丸原治妇人癥病，方以桂枝、赤芍通调血脉，丹皮、桃仁活血化瘀，茯苓健脾利湿，既能活血，又能利水，本方有参、芪以加强健脾益气功能，又有阿胶、刘寄奴以增强活血止血作用，故为益气健脾、活血止血之剂。

【临床应用】凡肾炎血尿，不论肉眼或镜下，中医辨证属脾虚气虚，气不摄血者，皆可用本方治之。凡属阴虚内热出血者，本方忌用。

八、和解类

1. 温胆汤（《备急千金要方》）

【组成】半夏、竹茹、枳实各 60g，橘皮 90g，生姜 120g，甘草 30g。为粗末，每服 10~15g，水煎服。也可作汤剂内服。

【功效】清胆和胃。

【方解】本方主治胆虚痰热上扰，症见虚烦不寐、胸闷、口苦、呕涎等。方中竹茹、枳实清化胆热，疏理少阳，是为主药；半夏、橘皮和胃、降逆化痰，是为辅药；生姜温胃和中，合枳实可和解少阳，合半夏可降逆止呕，是为佐药；甘草调和诸药，益气补虚，是为使药。诸药合用，对胆经有热，胃中有寒，痰浊困阻中焦者有良好疗效。《六因条辨》加黄连名黄连温胆汤，为清化痰热之剂。

【临床应用】肾病水液代谢障碍，湿浊内生，蕴阻三焦，困遏脾胃，郁而化热，影响少阳的疏导之机，症见胸闷、口苦、泛恶、时时欲吐等，可以本方或黄连温胆汤治疗。通过清化少阳，和解脾胃，降逆化痰，可使三焦气畅，中焦升降有序，湿浊痰热得化，病情从而缓解。

2. 逍遥散（《太平惠民和剂局方》）

【组成】柴胡、当归、白芍、白术、茯苓各 30g，炙甘草 15g。为粗末，每服 10g，生姜、薄荷为引，水煎服。现代多作汤剂内服。

【功效】疏肝解郁，健脾养血。

【方解】本方主治肝郁脾虚症见两胁作痛，头痛目眩，口燥咽干，疲乏食少，或寒热往来，或月经不调等。方中柴胡疏肝解郁，为主药；当归、白芍补血和营而养肝，为辅药；茯苓、白术、甘草健脾和中，为佐药；生姜和中，薄荷疏肝，均为使药。诸药相合，是疏肝益脾、和营养血的常用方剂。

【临床应用】本方在慢性肾炎缓解期，水湿不重，肾虚不明显，而以肝郁脾虚为主要表现者可以应用。如有肾虚，可于方中参入益肾之药。

3. 半夏泻心汤（《伤寒论》）

【组成】制半夏 12g，黄芩 10g，干姜 10g，党参 10g，黄连 3g，炙甘草 6g，大枣 4 枚。

【功效】和胃降逆，开结除痞。

【方解】本方原治小柴胡证因误下而成的痞证。病机为寒热互结，上下不通，虚实错杂。方中重用半夏和胃消痞，降逆止呕，为主药；辅以干姜助半夏辛开散结以和阴，黄连、黄芩苦降泄热以和阳；佐以党参补虚；使以甘草、大枣扶正以祛邪，协调诸药。全方寒热并用，补泻同施，辛开苦降，对中焦寒热互结的痞证呕逆诸症有较好疗效。

【临床应用】慢性肾衰竭，脾湿浊阻蕴结中焦，辨证属寒热互结，虚实夹杂，症状以痞满呕逆或肠鸣下利为主者，可用本方为主化裁治疗。但本方所治，乃一时之结，亦即疾病之标，如痞结缓解，正虚乃现，仍当以扶助脾肾之虚。

4. 加味蒿芩清胆汤（时振声方）

【组成】青蒿 15g，黄芩 9g，陈皮 9g，法半夏 9g，茯苓 15g，碧玉散 9g，枳实 6g，竹茹 6g，牛膝 9g，车前子（包煎）30g，砂仁 6g。

【功效】和解清利。

【方解】本方为俞根初蒿芩清胆汤加牛膝、车前子、砂仁组成。原方用于三焦湿热，身热无汗，胸脘痞闷，痰多尿少，以青蒿清芳透达祛邪外出，黄芩苦寒清热兼能燥湿，枳实、竹茹、陈皮、半夏化痰浊、破滞气，碧玉散、茯苓清热利湿，使三焦湿热得清，气机通顺畅达，体温下降，诸症悉除。本方再加牛膝、车前子使尿量增加，有利于水湿的排出，加砂仁以燥湿开胃，使食欲亦可迅速恢复。

【临床应用】凡慢性肾炎或慢性肾衰竭，外感湿热，身热无汗，浮肿尿少，舌苔黄腻者，用本方有较好的疗效。

5. 加味小柴胡汤（时振声方）

【组成】柴胡 30g，黄芩 15g，太子参 15g，法半夏 9g，甘草 6g，生姜 3 片，大枣 4 枚，茯苓 30g。

【功效】和解表里，清热利湿。

【方解】《伤寒论》小柴胡汤为少阳病主方，用于寒热往来，为扶正祛邪、和解表里之剂，原方有小便不利去黄芩加茯苓，本方的特点在于不去黄芩，再加茯苓，使兼有清热利湿之功效。

【临床应用】慢性肾炎、慢性肾衰竭合并外感者，不论是否寒热往来，因本方为扶正祛邪之剂，故均可使用本方治疗。由于肾病患者极易水湿潴留，合并外感常见尿少浮肿，已有水肿者可使水肿加重，故宜小柴胡汤加茯苓治之，使尿量增多，浮肿自消。

6. 柴芩双解汤（时逸人方）

【组成】柴胡 15g，黄芩 15g，葛根 15g，防风 9g，法半夏 9g，生石膏 30g，茯苓 30g，甘草 3g。

【功效】和解表里。

【方解】本方用于寒热往来，寒则战栗无汗，热则壮热自汗，为柴葛解肌汤去桔梗、芍药、羌活、白芷，加防风、茯苓。全方以柴胡、黄芩开达腠理、清泄里热，葛根、防风解肌宣达，石膏清热除烦，半夏、茯苓化浊利湿，甘草调和诸药，合而为和解表里之剂。

【临床应用】慢性肾炎或慢性肾衰竭合并外感而有往来寒热者可用之。

九、补益类

1. 四君子汤（《太平惠民和剂局方》）

【组成】党参、白术、茯苓、炙甘草各等份。研为细末，每服 6~10g，水煎服。现代多作汤剂内服。

【功效】健脾，益气，化湿。

【方解】本方为治疗脾胃气虚的代表方剂。脾虚则运化无力，水湿内生，故症见面色萎黄、言语轻微、食少便溏、四肢无力、脉缓弱等。方中党参甘温，扶脾益胃，补益中气，是为主药；白术苦温，健脾燥湿，扶助运化，是为辅药；茯苓甘淡，合白术以健脾渗湿，为佐药；炙甘草甘温和中，为使药。诸药合用，功专健脾、益气、化湿。

【临床应用】肾病之虚，多以肾虚为主，补肾是为正治。但肾主水，脾制水，肺为水之上源，故水液代谢之病，多与此三脏有关。在慢性肾病过程中，特别是慢性肾炎缓解期，有时肾虚并不明显，而以脾虚有湿为主要表现。此时可以本方为主，化裁治疗。

2. 补中益气汤（《脾胃论》）

【组成】黄芪 15g，炙甘草 15g，党参 12g，白术 12g，当归 10g，陈皮 3g，升麻 3g，柴胡 3g。

【功效】健脾，益气，升阳。

【方解】本方主要用治脾胃气虚，中气下陷之证。症见少气懒言，饮食无味，久泻久痢，或身热有汗，渴喜热饮；或脱肛、子宫下垂；舌嫩色淡，脉虚大者。方中黄芪补中益气，升阳固表，为主药；党参、白术、炙甘草健脾益胃，为辅药；陈皮理气和中，当归补血和营，为佐药；升麻、柴胡引中气上行，是为使药。

【临床应用】本方有较强的益气升阳、助卫固表之功，临床上可用于慢性肾病而素体脾虚卫表不固，表现为易患感冒，身倦发热，自汗气短，动则益甚等。对于肾病过用下法所致的泄泻不止、中气下陷者，也可用本方治疗。

3. 大补元煎（《景岳全书》）

【组成】人参 6g，炒山药 9g，杜仲 9g，熟地黄 9g，当归 9g，枸杞子 9g，山萸肉 9g，炙甘草 6g。

【功效】健脾补肾，益气养阴。

【方解】本方是张景岳根据"阳生阴化"的原理组合而成，主治元气不足，气血大败，精神失守之证。方中人参大补元气、健脾益胃，熟地厚味养阴、滋肾润肺，二药相合，刚柔相济，阳生阴化，为培本生元之大基，故共为主药；山药、炙甘草助人参益气，山萸肉、枸杞子助熟地滋阴，共为辅药；当归柔肝养血，杜仲温阳补肝肾，为佐药；炙甘草调和刚柔，兼以为使。诸药相合，共奏健脾滋肾、培本助元之功。

【临床应用】慢性肾炎表现为脾肾气阴两虚，元气不足者可以本方为主治疗。本方为脾肾双补之剂，补力雄厚，以邪少虚多者最为适宜，如夹邪实，当配以祛邪疏利之品，否则有助邪之弊。

4. 六味地黄丸（《小儿药证直诀》）

【组成】熟地黄 240g，山药 120g，山萸肉 120g，茯苓 90g，泽泻 90g，丹皮 90g。蜜丸，每服 10g。也可作汤剂内服。

【功效】滋补肝肾。

【方解】本方为滋补肾阴的代表方剂，主治阴虚内热所致的腰膝酸软，头目眩晕，耳鸣耳聋，盗汗遗精，或骨蒸潮热，或手足心热，或消渴，舌红苔少，脉细数等症。方中熟地黄滋肾填精，为主药；山萸肉养肝涩精，山药补脾固精，共为辅药；泽泻清泻肾火，并防熟地之腻；丹皮清泄肝火，并制山萸肉之温；茯苓淡渗脾湿，以助山药之健运，共为佐使药。诸药相合，补中有泻，寓泻于补，为通补开合之剂，可肝、肾、脾三阴并补，滋阴而不助邪，为临床滋阴补肾的基础方剂。

【临床应用】肾炎类疾病发病多缘于肾阴不足，发病后肾阴更趋虚亏。且邪实往往内生，而成以阴虚为主的虚实夹杂证。此时如单纯滋阴则往往腻邪，而单纯攻邪则更伤阴，故必须寓泻于补，邪正兼顾。六味地黄丸的组成正是体现了这一机制，故对肾炎类疾病有较多的应用机会。不仅可作为丸药单独服药，也可经过化裁作为汤剂内服。可用于急性肾炎恢复期、慢性肾炎、隐匿性肾炎、肾病综合征水肿消退以后蛋白尿长期不消，中医辨证属肾阴不足者。

本方加知母、黄柏，名为知柏地黄丸（《医宗金鉴》），其滋阴降火之力更大，肾阴亏损而下焦湿热较重的肾脏疾病可以本方为主治疗；本方加枸杞子、菊花，名杞菊地黄丸（《医级》），可滋补肝肾而清头明目，常用于肾性高血压属肝肾阴虚者的治疗；本方加麦冬、五味子，名麦味地黄丸（《医级》），在滋阴的基础上又增加了润肺固肾的力量，可用治肺肾阴虚，精微不固的蛋白尿。阴虚水肿者，可用本方加牛膝、车前子，有育阴利水之效。

5. 左归丸（《景岳全书》）

【组成】熟地 24g，山药（炒）24g，山萸肉 12g，枸杞子 12g，川牛膝 9g，菟丝子

12g，鹿角胶（炒珠）2g，龟甲胶（炒珠）12g。为末，炼蜜为丸，每服 10~12g。亦可作汤剂内服。

【功效】滋补肝肾。

【方解】本方为六味地黄丸去泽泻、丹皮、茯苓，加入牛膝、枸杞子、菟丝子及龟、鹿二胶而成。为纯甘壮水之剂，有补无泻，主治肝肾精血亏损，而见腰膝酸软、眩晕、耳鸣、盗汗、口舌干燥、遗泄不禁、小便自遗等症。

【临床应用】本方与六味地黄丸相比，滋补力量大大增强，而无渗泻之力。对各类肾脏疾病阴虚较重，而属虚多邪少者可用本方治疗。而虚中夹湿浊、痰瘀等邪实者不宜单独应用。

6. 肾气丸（《金匮要略》）

【组成】干地黄 24g，山药 12g，山茱萸 12g，泽泻 9g，茯苓 9g，丹皮 9g，桂枝 3g，炮附子 3g。为末，炼蜜为丸，每次 10g。亦可作汤剂内服。

【功效】温补肾阳。

【方解】本方乃温阳补肾的代表方剂。主治肾阳不足所致的腰膝酸软，身半以下常有冷感，小便不利或小便反多，以及痰饮、脚气、消渴等症。方中附子、桂枝温肾化气，是为主药；但阳虚多在阴虚的基础上发生，"善补阳者，必于阴中求阳"，故以六味地黄丸滋补肾水，以为辅佐。诸药相合，使阳生阴长，肾气自充。但从本方组成来看，桂、附之剂远远小于滋阴之量，故有人认为此方"不在补火，而在微微生火，即生肾气也"。

【临床应用】因金匮肾气丸寓温肾、滋阴、利湿于一体，故对各类肾脏疾病均有较多的应用机会。凡属肾阳虚惫，或肾气亏乏，或阴阳两虚，而致水肿、腰膝酸痛、小便不利等症，均可以本方为主化裁治疗。

本方加牛膝、车前子，名济生肾气丸（《济生方》），其利尿消肿之力更强，可用于各种肾病水肿，而属肾阳不足、寒水内停者。

7. 右归丸（《景岳全书》）

【组成】熟地 24g，山药（炒）12g，山茱萸 9g，枸杞子 12g，杜仲（姜汁炒）12g，菟丝子 12g，熟附子 6~18g，肉桂 6~12g，当归 9g，鹿角胶 12g。炼蜜为丸，每服 3~6g。亦可作汤剂内服。

【功效】温阳补肾。

【方解】本方是在肾气丸的基础上，去掉丹皮、茯苓、泽泻之渗泻，而加枸杞子、鹿角胶、菟丝子等益肾温阳之品而成。其温肾填精之力较肾气丸更强，但属纯补无泻，主治肾阳不足，命门火衰，年老久病而致的气衰神疲、畏寒肢冷、阳痿、滑精、腰酸脚软等症。

【临床应用】本方多用于老年肾病，邪少虚多，而以肾阳虚衰、命火不足为主要证候者。亦可用于过用攻下，阳气被戕，邪去正虚的患者。

8. 加减参苓白术散（时振声方）

【组成】党参 15g，茯苓 15g，白术 9g，莲子肉 9g，莲须 9g，扁豆 15g，薏苡仁 15g，陈皮 9g，山药 9g，砂仁 9g，金樱子 30g，芡实 9g，菟丝子 15g，玉米须 30~60g。

【功效】健脾固肾。

【方解】本方为参苓白术散去桔梗、甘草合水陆二仙丹，再加菟丝子、莲须、玉米须组成，参苓白术散用于脾虚，本方去桔梗者，因使作用主要在脾及肾，全方以党参、白术、茯苓、扁豆、山药、薏苡仁甘淡健脾为主，配金樱子、菟丝子之固肾，莲子肉、莲须、芡实之甘涩，砂仁之辛香，共奏健脾固肾之效，为避免固肾使尿量减少，故入玉米须，以增强渗利作用。

【临床应用】凡慢性肾炎、隐匿性肾炎蛋白尿长期不消，中医辨证属脾肾气虚者可以用之。本方主治脾肾气虚偏脾气虚为主者，参芪五子衍宗丸主治脾肾气虚偏肾气虚为主者，各有侧重，临证时可选择应用。

9. 参芪二仙汤（时振声方）

【组成】党参 15g，生黄芪 15g，仙茅 15g，淫羊藿 15g，狗脊 15g，川牛膝 10g，茯苓 15g，菟丝子 15g，补骨脂 9g，鹿角霜 9g，车前子（包煎）30g，砂仁、蔻仁各 9g。

【功效】健脾利湿，温补肾阳。

【方解】本方以参、芪甘温健脾，砂、蔻辛香醒脾，淫羊藿、仙茅、补骨脂、鹿角霜温补肾阳，狗脊、川牛膝、菟丝子温壮腰膝，再加茯苓、车前子甘淡渗湿，共奏健脾利湿、温补肾阳之效。

【临床应用】脾肾阳虚水肿严重者，可用真武汤、实脾饮；无明显水肿者，可用本方。凡慢性肾炎蛋白尿长期不消，中医辨证属脾肾阳虚，症见畏寒肢冷、腰脊冷痛、气短乏力、纳差腹胀、下肢发沉或微肿、大便溏泄、小便清长、舌体胖大淡嫩有齿痕、脉象沉弱者可用之。

10. 加味参芪地黄汤（时振声方）

【组成】党参 15g，生黄芪 15g，生地 9g，山萸肉 9g，山药 9g，丹皮 9g，茯苓 15g，泽泻 15g，丹参 30g，泽兰 9g，牛膝 9g，车前子（包煎）30g。

【功效】益气滋肾，活血渗利。

【方解】本方为六味地黄汤加参、芪，再加丹参、泽兰、牛膝、车前子组成，以参芪地黄汤益气滋肾，丹参、泽兰、牛膝活血，车前、茯苓、泽泻利湿。

【临床应用】慢性肾炎或慢性肾功能衰竭，中医辨证属气阴两虚者，即既有脾虚、气虚表现，又有肾阴不足征象，可用本方治之。由于慢性肾炎或慢性肾功能衰竭病程较久，多兼夹瘀血、水湿，故在益气滋肾的基础上配以活血渗利之品，其效尤佳。

十、祛风类

1. 羌活胜湿汤（《脾胃论》）

【组成】羌活 6g，独活 6g，防风 9g，川芎 9g，蔓荆子 9g，藁本 9g，炙甘草 3g。

【功效】祛风胜湿。

【方解】本方原用于太阳经气不舒，脊痛项强，腰似折，项似拔，上冲头痛，肩背痛不可回顾者，以羌活、防风、藁本发散太阳经的风邪，配独活以祛伏湿，防止内外合邪，助以蔓荆子、川芎以清头风、止头痛，炙甘草以调中。原方加减：食后如身重、腰沉沉然，乃经中有湿热也，更加黄柏、附子、苍术。

【临床应用】慢性肾炎属脾虚湿盛者，可用本方祛风胜湿，兼能治腰脊疼痛，项强头痛。

2. 升阳除湿汤（《脾胃论》）

【组成】羌活 6g，防风 6g，升麻 6g，柴胡 6g，苍术 9g，陈皮 6g，半夏 6g，泽泻 9g，益智仁 9g，神曲 9g，麦芽 9g，猪苓 9g，甘草 3g，生姜 3，大枣 4 枚。

【功效】升阳除湿。

【方解】本方原用于脾胃虚弱，不思饮食，肠鸣腹痛，泄泻无度，四肢困弱者，方中升麻、柴胡助清阳上行，羌活、防风、苍术祛风胜湿，猪苓、泽泻淡渗利湿，陈皮、半夏行气化湿，神曲、麦芽导滞和中，益智仁温中止泻，甘草调中和胃，姜枣调和营卫，共奏升阳除湿之功效。用于脾虚湿胜，泄泻无度，即《内经》所谓"湿胜则濡泻"。

【临床应用】慢性肾炎属脾虚湿盛者，用之以升阳除湿，健脾止泻，减少蛋白尿。

3. 补脾胃泻阴火升阳汤（《脾胃论》）

【组成】人参 3g，黄芪 9g，苍术 6g，炙甘草 3g，黄芩 6g，黄连 6g，生石膏 15g，羌活 6g，升麻 6g，柴胡 9g。

【功效】升阳气，泻阴火。

【方解】本方原用于脾胃阳气不足而下陷，阴火有余则上乘，伤及脾胃，脾精不能输布，其他四脏均受影响，火与元气不两立，故以参、芪、术、草甘温健脾，升麻、柴胡升发阳气，羌活祛风胜湿，芩、连、石膏以泻阴火。全方以参、芪、升柴、羌术之辛甘升浮，石膏、芩、连之甘苦沉降，一升一降，使阴火得泻阳气升发，恢复脾胃功能，运行气血，通利九窍。本方与半夏泻心汤有类似之处，半夏泻心汤以人参、甘草、大枣健脾和中，黄芩、黄连合半夏、干姜辛开苦降，湿热得除，脾气恢复；本方以参、芪、术、草健脾和胃，升麻、柴胡升发阳气以助健脾，芩、连与羌活亦是辛开苦降以除湿热，再加石膏以清胃火，共奏升阳气、泻阴火之功效。

【临床应用】本方可用于慢性肾炎或慢性肾衰竭脾胃湿热，痞满呕恶，不思饮食者。

（时振声　江海身）

第三节　肾脏病常用中药

一、解表药

1. 麻黄

【药材】麻黄科植物草麻黄、中麻黄或木贼麻黄的干燥草质茎。

【性味归经】辛、微苦，温。入肺、膀胱经。

【功效】发汗解表，宣肺平喘，利水消肿。

【临床运用】

（1）用于风寒表实证。常与桂枝相须为用，如麻黄汤。

（2）用于咳嗽、气喘。寒邪咳喘者，可与杏仁、甘草同用；寒饮迫肺者，可与细辛、干姜、五味子、半夏等同用；肺热咳喘者，常与石膏、杏仁、甘草等同用。

（3）用于"风水"表实证，症见浮肿尿少、身热恶寒等。可见于急性肾炎或慢性肾炎急性发作等病例，常与薏苡仁、白术、生姜、甘草等同用。

【用法用量】一般入煎剂，2~10g。

【现代研究】据报道，麻黄干浸膏对实验性慢性肾衰竭大鼠的肾功能有明显的改善作用。能减少大鼠血中的 BUN、SCr、Mg 水平，并能明显改善血清中的低钙高磷。但麻黄碱有一定的升压作用，故高血压患者应慎用。

2. 桂枝

【药材】为樟科植物肉桂的干燥嫩枝。

【性味归经】辛、甘，温。入心、肺、膀胱经。

【功效】发汗解肌，温经通络，通阳化气，平冲降气。

【临床运用】

（1）解肌散寒：对于肾病患者复感风寒出现肺卫表证者可用本品治疗，表现为伤寒表实证者可配麻黄，如麻黄汤；表现为伤寒表虚者可配白芍，如桂枝汤；对于一般风寒表证可配苏叶、防风、杏仁、生姜等治疗。

（2）通阳化气：对肾炎水肿、尿少因于膀胱气化不利者，可用该品配用白术、茯苓、猪苓、泽泻，即五苓散；或加用党参，即春泽汤。尿毒症患者由于浊阻三焦，出现水凌心肺者，可用桂枝配伍茯苓、白术、甘草等，即苓桂术甘汤化裁治疗，有一定效果。

（3）温阳救逆：肾病晚期出现阴阳俱竭，甚至心阳欲脱者，可以桂枝、附子与生脉散等合用，以温阳固脱。

【用法用量】入煎剂，用量为 3~10g（时振声教授常用 6~12g）。

【现代研究】实验研究提示桂枝是五苓散中的主要利尿成分之一，其作用方式可能似汞撒利。同时桂枝有强心作用。

3. 苏叶

【药材】为唇形科植物紫苏的干燥叶（或带嫩枝）。

【性味归经】辛，温。入肺、脾经。

【功效】发表散寒，行气和胃。

【临床运用】

（1）用于肾病复感风寒，外内合邪，症见寒热恶心、头痛身痛等症。可配合杏仁、前胡、生姜等，方如杏苏散。

（2）用于肾病浊邪内阻，中焦升降失司，症见恶心纳差、时时欲呕等。可辅以黄连、竹茹、砂仁等以和中降逆止呕。

【用法用量】入煎剂、丸剂或散剂。3~10g。

【现代研究】

（1）苏叶煎剂及浸剂能扩张皮肤血管，刺激汗腺分泌，有解热作用。

（2）苏叶能促进消化液的分泌，增加胃肠蠕动。

4. 防风

【药材】为伞形科植物防风的干燥根。

【性味归经】辛、甘，微温，入膀胱、肺、脾经。

【功效】祛风解表，胜湿止痛，止痉。

【临床运用】

（1）肾病外感风寒，症见项脊强痛、恶风憎寒、身痛无汗或伤风咳嗽、鼻塞流涕等，皆可用之。

（2）用于风疮疥癣、皮肤瘙痒、湿疹、瘾疹等。

【用法用量】入煎剂，5g~10g。

【现代研究】

（1）解热作用：对人工发热家兔，经口给予防风煎剂或浸剂，有明显解热作用，煎剂作用较浸剂尤佳。

（2）镇痛作用：小鼠灌服防风 50% 乙醇浸出液（蒸去乙醇），能明显提高痛阈值（电刺激鼠尾法），皮下注射亦有效。

（3）抗菌作用：新鲜防风榨出液体外试验，对铜绿假单胞菌及金黄色葡萄球菌有一定的抗菌作用。防风煎剂对溶血性链球菌及痢疾杆菌也有一定的抗菌作用。

5. 细辛

【药材】为马兜铃科草本植物北细辛、汉城细辛或华细辛的干燥根或根茎。

【性味归经】辛，温。入心、肺、肾经。

【功效】发表散寒，祛风止痛，温肺化饮。

【临床运用】

（1）细辛不仅能发散在表之风寒，而且能祛除入里之寒邪，尤能引药入肾，故对肾病外感，表现为恶寒、发热，或无热、脉沉者，可配麻黄、附子，方如麻黄附子细辛汤。

（2）肾病浊水内停，上凌心肺，表现为咳嗽、心悸、气逆、痰多清稀，可用本品配伍干姜、半夏、五味子、竹茹、陈皮等，以温肺化饮降浊。

【用法用量】入煎剂，1~3g（时振声教授用至 3~4.5g）；外用适量。

【现代研究】

（1）镇静、镇痛作用：细辛挥发油腹腔注射有明显的中枢抑制作用；细辛挥发油对家兔灌胃有镇痛作用；细辛煎剂灌胃对小鼠也有镇痛作用。

（2）解热、抗炎作用：细辛挥发油灌胃对人工发热家兔有解热作用；并能使正常动物体温降至正常以下。华细辛对大鼠有抗炎作用。

（3）提高机体新陈代谢功能：从细辛中分离的消旋去甲乌药碱具有肾上腺素能 β 兴奋剂样的广泛生理作用，因而有强心、扩张血管、松弛平滑肌、增强脂质代谢及升高血糖等功效。

（4）抗组胺及抗变态反应：从北细辛甲醇浸出液的水不溶性分离部分中，发现其中所含甲基丁香油酚、kakuol、N-异丁基十四碳四烯酰胺和去甲乌药碱等4种成分，均可明显抑制组胺所致豚鼠离体回肠的收缩，细辛的水或乙醇提取物均能使速发型变态反应总过敏介质释放量减少40%以上。

（5）毒性：细辛浸出液毒性大于水煎剂；其挥发油大剂量时可使动物中枢神经系统先兴奋，后麻痹，继而呼吸随意运动减弱，反射消失，最后死于呼吸麻痹。细辛挥发油中所含黄樟醚毒性较大，系致癌物质。细辛对肾脏有一定毒性，故肾功能不全者慎用。

6. 桑叶

【药材】为桑科落叶小乔木植物桑树的叶。

【性味归经】苦、甘，寒。入肺、肝经。

【功效】疏风清热，清肺润燥，清肝明目。

【临床运用】

（1）肾病复感风热之邪，表现为风热表证者，或以本品配合菊花、连翘、玄参、薄荷等药为方治疗。

（2）肾病过程中出现肝肾阴亏、肝阳上亢证候时，可以本品配合菊花、磁石、女贞子、旱莲草等化裁治疗。

【用法用量】入煎剂，5~10g。

【现代研究】

（1）抗菌作用：鲜桑叶煎剂对金黄色葡萄球菌、乙型溶血性链球菌、白喉杆菌和炭疽杆菌均有较强的抗菌作用；对大肠埃希菌、伤寒杆菌、痢疾杆菌、铜绿假单胞菌也有抗菌作用。还有杀灭钩端螺旋体的作用。

（2）降血糖作用：动物实验提示桑叶及其所含的脱皮固酮有降血糖作用，脱皮固酮可促进葡萄糖转变为糖原，但不改变正常动物的血糖水平。

（3）稀释液静脉注射可出现暂时性血压下降；能促进人体蛋白质合成，降低血脂。桑菊饮能提高巨噬细胞吞噬指数，使嗜酸性细胞增多。

7. 菊花

【药材】为菊科多年生草本植物菊的头状花序。

【性味归经】甘、苦，微寒。入肺、肝经。

【功效】疏散风热，清热解毒，平肝明目。

【临床运用】

（1）疏散风热：本品质轻性寒，清透之力较强，可用于肾炎患者外感风热，常以本品配伍桑叶、薄荷、连翘、桔梗、杏仁、芦根等，即桑菊饮化裁治疗。风水兼热者可配伍宣肺利水药同用。

（2）平肝降压：对肾性高血压患者因肝肾阴虚、肝阳上亢而致的眩晕、头痛等症，常以本品与天麻、地龙、钩藤、生地、白芍、生龙牡等同用。

【用法用量】入煎剂，5~10g（时振声教授常用6~15g）。

【现代研究】

（1）抗病原微生物作用：菊花水浸剂或煎剂，体外试验对多种致病菌以及流感病毒 PR8 和钩端螺旋体均有一定抑制作用。

（2）菊花浸膏灌胃，对人工发热兔有解热作用，认为与其对中枢抑制作用有关。

（3）菊花有降压作用。菊花煎剂对离体兔心有显著扩张冠脉、增加冠脉流量的作用。

8. 薄荷

【药材】为唇形科植物薄荷的干燥地上部分。

【性味归经】辛，凉。入肝、肺经。

【功效】疏散风热，清利头目，透疹，利咽，疏肝行气。

【临床运用】

（1）治风热表证。可与辛凉解表药和清热解毒药配合应用，如银翘散。

（2）对慢性肾炎出现上焦风热，表现为反复咽部肿痛者，可以本品配合菊花、桔梗、玄参、甘草等化裁治疗。

【用法用量】入煎剂宜后下，3~6g。

9. 牛蒡子

【药材】为菊科植物牛蒡的干燥成熟果实。

【性味归经】辛、苦，寒。入肺、胃经。

【功效】疏散风热，宣肺透疹，解毒利咽。

【临床运用】

（1）肾病外感，表现为上焦风热者可以本品配合辛凉解表药合用。

（2）肾病热毒较重，表现为疮疡肿毒者，可与清热解毒药配伍应用。

【用法用量】入煎剂，6~12g；外用适量。

【现代研究】牛蒡子对金黄色葡萄球菌、皮肤真菌有抑制作用；有利尿、降糖作用；所含牛蒡苷有解毒通便、治疮毒之效。

10. 蝉蜕

【药材】为蝉科昆虫黑蚱（蝉）羽化时脱落的皮壳。

【性味归经】甘，寒。入肝、肺经。

【功效】疏风清热，利咽，透疹，明目退翳，解痉。

【临床运用】

（1）风热外感，可与薄荷、牛蒡子、连翘等药配合应用。

（2）肾病中出现肝阳上亢或肝风内动者，可以用本品配合平肝潜阳、柔肝息风药物治疗。

【用法用量】入煎剂，3~6g。

【现代研究】

（1）抗惊厥及镇静作用：蝉蜕及以蝉蜕为主的五虎追风散煎剂，对实验性破伤风家兔均有明显抗惊厥作用，并能显著抑制小鼠的自发运动，非常显著地延长环己巴比妥对小鼠的麻醉时间。此外，尚认为蝉蜕具有一定的镇痛作用。

（2）解热作用：蝉蜕煎剂有一定解热的作用，并认为此作用以头脚为强，全蝉蜕次之，蜕身为差。

（3）蝉蜕对多种皮肤过敏疾患有较好疗效。

11. 浮萍

【药材】为浮萍科植物紫浮萍的全草。

【性味归经】辛，寒。入肺经。

【功效】宣散风热，透疹，利尿。

【临床运用】

（1）肾病复感外邪，表现为风热表证，咽喉疼痛者，可以本品配合辛凉解表药治疗。

（2）急性肾炎或慢性肾炎急性发作，表现为风水浮肿，且有热象者，或以本品伍用白茅根、赤小豆、冬瓜皮、连翘、汉防己等，以宣肺清热、利水消肿。

【用法用量】入煎剂，3~9g；外用适量，煎汤熏洗。

【现代研究】浮萍有利尿作用。本品煎剂及浸剂经动物实验有微弱的解热作用。

12. 柴胡

【药材】为伞形科植物柴胡（北柴胡）或狭叶柴胡（南柴胡）的根。

【性味归经】苦、辛，微寒。入肝、胆、肺经。

【功效】和解退热，疏肝解郁，升举阳气。

【临床运用】

（1）和解少阳，解热祛邪。适用于慢性肾炎复感外邪，出现邪入少阳证候，如寒热往来、胸胁苦满、头晕目眩等症。可与黄芩、半夏、甘草等同用，方如小柴胡汤。

（2）慢性肾功能不全，正虚与邪实均明显，出现攻补两难的局面，可以柴胡剂和解少阳，疏通表里，通达上下，有一定效果。方如小柴胡汤合当归芍药散。

【用法用量】入煎剂，3~10g。

【现代研究】

（1）中枢神经系统作用：许多研究指出，柴胡对中枢神经系统有良好的镇静、镇痛、解热、降温与镇咳等作用。

（2）抗炎作用：柴胡皂苷有抗炎性渗出和炎性肉芽肿作用；动物实验证明柴胡皂苷的抗炎强度与泼尼松龙相似。单味柴胡及其复方也有相似的抗炎作用。有人推测柴胡皂苷的抗炎作用是通过刺激肾上腺，促进肾上腺皮质系统功能所致。

（3）对免疫功能的影响：北柴胡对体液免疫和细胞免疫均有增强作用。

（4）柴胡皂苷 d 能抑制肾小球系膜细胞增殖和基质合成，柴胡皂苷也可通过抑制核因子 $-\kappa B$、活化 T 细胞核因子和活化蛋白 1 信号通路抑制人 T 细胞增殖。

二、清热药

（一）清热解毒药

1. 金银花

【药材】为忍冬科植物忍冬的干燥花蕾或带初开的花。

【性味归经】甘，寒。归肺、心、胃经。

【功效】清热解毒，疏风散热。

【临床应用】

（1）慢性肾炎过程中反复感染外邪，致使热毒内蕴，症见咽喉反复肿痛，口舌生疮，或皮肤疮肿等，应及时清解热毒，截断病势发展。常以本品合玄参、蒲公英、天葵子、紫花地丁等为主组方治疗，收效颇佳。

（2）因本品轻清，有疏透之功，故对肾病患者外感风热之邪，表现为肺卫表热者，常用以本品为君药的银翘散化裁治疗。

【用法用量】入煎剂，6~15g（时振声教授常用 10~30g）。

【现代研究】

（1）抗病原微生物作用：金银花有较广的抗菌谱，对痢疾杆菌、伤寒杆菌、大肠埃希菌、百日咳杆菌、白喉杆菌、铜绿假单胞菌、结核杆菌、葡萄球菌、链球菌、肺炎双球菌均有抑制作用。据报道，其作用水浸剂比煎剂作用强。若与连翘合用，抗菌范围还可互补。其水煎剂对流感病毒、孤儿病毒、疱疹病毒及钩端螺旋体均有抑制作用。

（2）抗炎及解热作用：本品煎剂稀释至 1∶1280 浓度，仍能促进白细胞吞噬功能。本品提取液有明显抗炎性渗出及增生作用。早期报道本品有明显解热作用。

（3）据临床报道，用金银花配菊花制成银菊饮代茶饮，治疗高血压及动脉硬化症有良好疗效。

2. 连翘

【药材】为木犀科落叶灌木植物连翘的果实。

【性味归经】苦，微寒。归肺、心、小肠经。

【功效】清热解毒，消肿散结，疏散风热。

【临床应用】

（1）本品味苦性寒，轻清上浮，清疏兼顾，常与银花同用，如银翘散，治风热表证。

（2）本品入心，以清泻心火见长，故前人誉为"疮家要药"，且具散结之力，遇肾炎患者伴发疮毒或咽喉肿痛之症，常以本品与银花、紫花地丁、蒲公英、射干、桔梗等同用。

（3）张山雷谓："连翘为清心之品，兼通小肠，又能泄膀胱，利小水，导下焦之湿热。"对急性肾炎或慢性肾炎急性发作之水肿，表现为风水表热者，常以连翘配麻黄、赤小豆等，即麻黄连翘赤小豆汤化裁，每收良效。

【用法用量】入煎剂，6~15g（时振声教授常用 10~30g）。外用适量。

【现代研究】

（1）连翘有广谱抗菌及抗病毒作用，连翘酚为其抗菌的主要成分。

（2）连翘及其复方制剂均有明显的抗炎作用及解热作用。

（3）连翘煎剂灌胃对家鸽有镇吐作用。

（4）100% 连翘注射液对麻醉犬 0.25g/kg 静脉注射，有显著而肯定的利尿作用。所含齐墩果酸有轻微的利尿作用。

（5）本品及所含有效成分有一定的强心、降压及中枢兴奋作用。

3. 紫花地丁

【药材】为堇菜科多年生草本植物紫花地丁的全草。

【性味归经】苦、辛，寒。入心、肝经。

【功效】清热解毒，凉血消肿。

【临床应用】张山雷谓："地丁专为痈肿疗毒通用之药。"对肾病患者毒热内蕴而致的口舌生疮、皮肤疮毒、咽喉肿痛诸症，常以本品与蒲公英、银花等配伍应用，方如五味消毒饮。

【用法用量】入煎剂，用量 15~30g。外用适量。

4. 蒲公英

【药材】为菊科植物蒲公英、碱地蒲公英或同属种植物的全草。

【性味归经】苦、甘，寒。入肝、胃经。

【功效】清热解毒，消肿散结，利尿通淋。

【临床应用】

（1）清热解毒：蒲公英原为治乳痈专药，时振声教授取其解毒散结之功，常用含有本品的五味消毒饮及银蒲玄麦甘桔汤化裁治疗慢性肾炎过程中的上焦及全身热毒 疮肿。

（2）清热利湿：本品兼利湿作用，肾病过程中如出现三焦湿热，或肝胆不利等症，可配合本品治疗。

【用法用量】入煎剂，10~15g（时振声教授常用 15~30g）；外用适量。

【现代研究】

（1）本品煎剂或浸剂对金黄色葡萄球菌、溶血性链球菌、卡他双球菌的抑制作用较强；其乙醇提取物对钩端螺旋体有抑制或杀灭作用；对多种皮肤真菌及 ECHO11 及疱疹病毒有一定抑制作用。

（2）本品煎剂在体外能显著提高人外周血淋巴细胞母细胞转化率，提示本品有激发机体免疫功能的作用。

（3）蒲公英有利尿、利胆及保肝作用，并有健胃和轻度导泻作用。

5. 野菊花

【药材】为菊科多年生草本植物野菊的干燥头状花序。

【性味归经】苦、辛，微寒。入肝、心经。

【功效】清热解毒，泻火平肝。

【临床应用】

（1）野菊花有较强的清热解毒作用，常与金银花、紫花地丁、紫背天葵、蒲公英等组成五味消毒饮，概治热毒壅盛之咽喉肿痛、口舌生疮、牙龈肿痛、皮肤疮毒诸症。

（2）本品又有平肝降压作用，对肾病高血压表现为肝阳上亢或肝经火热型者，可以本品配合有关方药治疗。

【用法用量】入煎剂，9~15g（时振声教授最大量用至 30g）。

【现代研究】

（1）本品对葡萄球菌、链球菌、痢疾杆菌、大肠埃希菌、结核杆菌、白喉杆菌及流感病毒均有抑制作用。

（2）野菊花的乙醇流浸膏水溶液腹腔注射或灌胃，对实验动物有明显的降压作用。全草制剂的降压作用较差，水提者基本无降压作用。

（3）野菊花水煎醇沉乙酸乙酯提取物有扩张冠状动脉、改善心肌缺血的功能，并能使肾血流量增加 51.5%，肾血管阻力降低 47.1%。

（4）体外试验，本品 1∶1280 浓度煎剂有促进人体白细胞吞噬金黄色葡萄球菌的作用；但其水蒸馏液则无此作用。

6. 天葵子

【药材】为毛茛科植物天葵的块根。

【性味归经】甘、苦，寒。入肝、胃经。

【功效】清热解毒，消肿散结。

【临床应用】

（1）用于痈疽肿毒、疔疮瘰疬，有排脓定痛、消肿散结之效。

（2）用于热毒壅盛之咽喉肿痛、丹毒红肿灼痛、痤疮感染等症。

【用法用量】入煎剂，9~15g。

7. 半边莲

【药材】为桔梗科植物半边莲的干燥全草。

【性味归经】辛，平。入心、小肠、肺经。

【功效】清热解毒，利水消肿。

【临床应用】

（1）用于疔疮肿痛、无名肿毒、毒蛇咬伤、咽喉肿痛等症。

（2）用于黄疸、水肿、鼓胀。

【用法用量】入煎剂，9~15g（时振声教授常用 15~30g，鲜品用 30~60g，捣汁或捣敷）。

【现代研究】

（1）利尿作用：麻醉犬静脉注射浸剂 0.1g/kg，呈显著而持久的利尿作用，同时伴有血压下降。同样剂量灌入十二指肠也有利尿作用，但不引起降压，剂量增至 10~20 倍，才有降压作用。

（2）抑菌作用：煎剂对金黄色葡萄球菌、伤寒杆菌、副伤寒杆菌、大肠埃希菌、铜绿假单胞菌及福氏痢疾杆菌有抑制作用。

8. 半枝莲

【药材】为唇形科植物半枝莲的全草。

【性味归经】辛、苦，寒。入肺、肝、肾经。

【功效】清热解毒，化瘀利尿。

【临床应用】用于咽喉肿痛、湿疹疮疡、痈疽疔疮、毒蛇咬伤等症。

【用法用量】入煎剂，15~30g（鲜品 30~60g，捣汁或捣敷）。

【现代研究】

（1）利尿作用：浸剂经乙醚提取的结晶对动物有利尿作用。

（2）抑菌作用：煎剂对金黄色葡萄球菌、福氏痢疾杆菌、伤寒杆菌、大肠埃希菌、铜绿假单胞菌有抑制作用。

9. 山豆根

【药材】为豆科植物越南槐（广豆根）的根及根茎。

【性味归经】苦，寒，有毒。入肺、胃经。

【功效】清热解毒，利咽喉。

【临床应用】

（1）本品苦寒沉降，能直折火毒之上炎，对热毒壅盛之咽喉红肿疼痛可选用之。若系风热之邪外束，表邪怫郁肌表者，不可早投本品，以防遏邪抑肺。

（2）本品有一定抗癌作用，可用于肿瘤患者。

【用法用量】入煎剂，3~6g。外用适量。

【现代研究】

（1）本品有效成分苦参碱溶液对乙型链球菌、痢疾杆菌、变形杆菌、大肠埃希菌、金黄色葡萄球菌及铜绿假单胞菌均有较好的抑制作用。

（2）本品所含苦参总碱及氧化苦参碱有升高白细胞作用。

（3）本品所含山豆根总碱有良好的抗心律失常作用。

（4）本品水浸及酒浸剂，对多种实验性肿瘤有抑制作用。

10. 马勃

【药材】为灰包科真菌脱皮马勃、大马勃或紫色马勃的子实体。

【性味归经】辛，平。入肺经。

【功效】清肺，利咽，止血。

【临床应用】本品既能清利咽喉，且兼宣散郁热，为利咽要药。凡热毒壅盛及肺气郁闭导致之咽喉红肿疼痛，均可以本品配合射干、银花、连翘、甘草等组合化裁治疗。方如银翘马勃汤。

【用法用量】入煎剂，2~6g，须包煎。外用适量。

11. 射干

【药材】为鸢尾科多年生草本植物射干的根茎。

【性味归经】苦，寒。入肺经。

【功效】清热解毒，祛痰利咽。

【临床应用】

（1）射干为解毒利咽之要药，对上焦火热、肺气闭阻之咽喉肿痛，声音不开，常以本品与牛蒡子、玄参、连翘等化裁治疗，方如射干消毒饮。

（2）肾病过程中出现邪水内停，上凌于肺，而致咳而上气，喉中痰鸣者，可以射干配合麻黄、细辛、半夏、五味子等化饮降气，方如射干麻黄汤。

【用法用量】入煎剂，10~12g。

【现代研究】本品对咽喉疾患中的某些病毒有抑制作用，能消除上呼吸道的炎性渗出物，并有解热止痛作用。

（二）清热凉血药

1. 水牛角

【药材】为牛科动物水牛的角。

【性味归经】苦，寒。入心、肝经。

【功效】清热凉血，解毒，定惊。

【临床应用】

（1）紫癜性肾炎及多种慢性肾病过程中出现的吐血、衄血、尿血、便血、皮肤斑疹等辨证属血热妄行者，可以本品配合其他清热凉血药组方治疗。

（2）肾病过程中出现火热炽盛，心肝受邪，而致高热不退、神昏谵语、惊厥抽搐等，可用水牛角配合清心泻热、凉肝定惊之品组成方剂治疗。

【用法用量】入煎剂，15~30g，多锉碎先煎；也可研末吞服，每次3~6g。

【现代研究】

（1）小鼠灌服水牛角煎剂可明显缩短出血时间。

（2）水牛角乙醚或95%乙醇浸膏，对大鼠均有明显的镇静作用。小鼠灌服本品煎剂，似能延长士的宁的潜伏期和小鼠的生存时间，动物反应率和死亡率也均有下降。

（3）大鼠灌服水牛角煎剂或腹腔注射水牛角乙醚提取物，可使肾上腺中维生素C的含量较对照组下降20%，外周血液中嗜酸性白细胞减少40%~60%。据此推测本品制剂对垂体-肾上腺皮质系统有兴奋作用。

【注】水牛角原为犀角的代用品，其性味功效与犀角大致相同。近年来由于犀角作为珍稀动物已禁止捕猎，犀角也禁作药用，故水牛角的应用大为增加。

2. 玄参

【药材】为玄参科植物玄参的根。

【性味归经】甘、苦、咸，微寒。入肺、胃、肾经。

【功效】滋阴降火，清热凉血，解毒散结。

【临床应用】

（1）玄参质重性寒而多液，为清补肾经之要药。时振声教授治肾炎患者伴发咽干喉痛之症，常选用本品，其义有三：①咽干因肾阴亏损、津液难以上承所致者，玄参能滋肾阴且能启肾水上行而润咽喉；②阴亏火炎灼伤咽喉而疼，本品具降火之功；③风热夹毒壅滞上焦而致咽喉肿痛，玄参可清热解毒而利咽喉。时振声教授清利咽喉的常用方玄麦甘桔汤即以本品为主药。

（2）肾病过程中出现热入营血证，可与清热、凉血及开窍之品为方治疗。方如清营汤。

【用法用量】入煎剂，9~15g（时振声教授常用 10~30g）。反藜芦。

【现代研究】

（1）对心血管系统：本品水浸液、醇浸液和煎剂对麻醉犬、猫、兔等有降压作用；口服玄参煎剂对肾性高血压犬的降压作用较健康犬更明显。多种玄参属植物的浸剂，均有强心作用。

（2）中枢抑制作用：多种玄参属植物的浸剂有镇静、抗惊作用。

（3）解热及抗病原微生物作用：玄参的乙醇提取物及所含的甲氧基肉桂酸对注射伤寒疫苗所致家兔发热有很好的退热作用。含玄参的养阴清肺汤等方剂，在体外对白喉杆菌有很高的抑菌、杀菌能力，对白喉毒素也有很高的"中和"能力。玄参浸剂在体外对一些皮肤癣菌有一定抑制作用。

（4）玄参有一定的降血糖作用。

3. 牡丹皮

【药材】为毛茛科植物牡丹的根皮。

【性味归经】苦、辛，微寒。入心、肝、肾经。

【功效】清热凉血，活血散瘀。

【临床应用】

（1）肾病过程中出现热入血分的各种血证，可以本品配伍栀子、赤芍、生地、小蓟等药，予以凉血止血。因丹皮具凉血散瘀之性，用于热证出血有止血而不留瘀之功。

（2）肾病过程中伴发的各种瘀热证候，可以本品配伍活血化瘀之药组方治疗。

（3）本品有一定的凉肝降压之功，可用于肾性高血压的治疗。

【用法用量】入煎剂，6~12g。

【现代研究】

（1）体外试验表明：本品煎剂对枯草杆菌、大肠埃希菌、伤寒杆菌、副伤寒杆菌、变形杆菌、铜绿假单胞菌、葡萄球菌、溶血性链球菌、肺炎球菌、霍乱弧菌等均有较强的抗菌作用。对流感病毒有抑制作用。

（2）本品有效成分牡丹酚及多种苷类有抗炎作用。

（3）本品煎剂对原发性和肾性高血压犬有明显的降压作用。

（4）牡丹酚有镇痛、镇静、抗惊及解热作用。

4. 紫草

【药材】为紫草科植物内蒙紫草或新疆紫草的根。

【性味归经】甘、咸，寒。入心、肝经。

【功效】清热凉血，活血解毒，透疹消斑。

【临床应用】

（1）本品能凉血解毒，可用于肾病血热内壅，或外邪感染所致疮毒疖肿、咽喉肿痛，可分别与清热解毒及清透利咽之药组方治疗。

（2）本品又有活血利尿之功，对下焦湿热蕴结、膀胱决渎不利者，可于清热利湿之剂中参入本品，以助祛邪通利之功。

【用法用量】入煎剂，5~10g。外用适量。

【现代研究】本品对心脏有明显兴奋作用；有对抗垂体促性腺激素及绒毛膜促性腺激素的作用；还有解热作用。

5. 赤芍

【药材】为毛茛科多年生草本植物芍药或川赤芍的根。

【性味归经】苦，微寒。入肝经。

【功效】清热凉血，祛瘀止痛。

【临床应用】

（1）慢性肾脏病过程中出现的各种血分瘀热，或热入营血诸证，可以本品配合有关药物组方化裁治疗。配合丹皮、栀子、大蓟、小蓟、茜草等，有凉血止血之效。

（2）本品可活血利水，对于肾病瘀水交结，膀胱气化不利出现的水肿、下焦湿热诸症可化裁使用。

（3）本品为调经要药，对各种女性肾病患者出现月经不调，或月经与他证互为因果者，可以本品配合养血活血利水药物治疗。

【用法用量】入煎剂，6~12g。

【现代研究】

（1）赤芍有镇静、镇痛作用，尤其对缓解肠痉挛引起的腹痛有明显作用。

（2）赤芍有扩张冠状动脉的作用。

（3）赤芍的抗菌谱与丹皮相似。苯甲酸为其抗菌的主要成分。

6. 凤尾草

【药材】为凤尾蕨科植物凤尾草的全草或根。

【性味归经】味淡，微苦。入肝、肾经。

【功效】凉血止血，清热利湿，解毒消肿。

【临床应用】

（1）用于吐血、衄血、便血、尿血、血淋等症。

（2）用于痈肿疮毒、咽喉肿痛、黄疸、痢疾等症。

【用法用量】入煎剂，15~30g（鲜品30~60g捣汁或捣敷）。

7. 白茅根

【药材】为禾本科植物白茅的根茎。

【性味归经】甘、寒，入肺、胃、小肠经。

【功效】凉血止血，清热通淋。

【临床应用】

（1）用于吐血、衄血、咯血、尿血、血淋、崩漏下血等血证。

（2）用于五淋疼热、小便不利。

（3）也可用于黄疸、肺热喘急、胃热哕逆等病症。

【用法用量】入煎剂，15~30g（鲜品 30~60g，捣汁）。

【现代研究】

（1）利尿作用：正常兔口服煎剂有利尿作用，在用药 5~10 天时最明显，20 天左右即不明显。

（2）抗菌作用：煎剂在试管内对福氏、宋内痢疾杆菌有明显的抑菌作用，但对志贺及舒氏痢疾杆菌却无作用。

8. 大蓟

【药材】为菊科植物蓟的干燥地上部分。

【性味归经】甘、苦，凉。入心、肝经。

【功效】凉血止血，散瘀解毒消痈。

【临床应用】

（1）用于吐血、衄血、尿血、血淋、血崩等血证。

（2）用于痈疡肿毒、疔疖疮痈、汤火烫伤。

【用法用量】入煎剂，9~15g（时振声教授常用 10~30g）外用捣敷。

【现代研究】

（1）对血压作用：水浸剂、乙醇 - 水浸出液，对狗、猫、兔等均有降压作用。

（2）抗菌作用：体外试验大蓟根煎剂和全草蒸馏液，在 1：4000 浓度时能抑制人型结核杆菌的生长，酒精浸剂 1：30000 时对人型结核杆菌即有抑制作用，但水煎剂的抑菌浓度要比此浓度大。

9. 小蓟

【药材】为菊科植物刺儿菜的干燥地上部分。

【性味归经】甘、苦，凉。入心、肝经。

【功效】凉血止血，散瘀解毒消痈。

【临床应用】

（1）用于吐血、衄血、尿血、血淋、便血、血崩等血证。

（2）用于疔疮痈肿。

【用法用量】入煎剂，5~12g（时振声教授常用 10~30g），外用捣敷。

【现代研究】

（1）止血作用：小鼠口服剂 5g/kg，可使出血时间明显缩短。

（2）抗菌作用：煎剂在方试管内对溶血性链球菌、肺炎球菌及白喉杆菌有一定的抑制作用。酒精浸剂 1：30000 时对人型结核杆菌有抑制作用，但水煎剂对结核杆菌的抑菌浓度要比此浓度大。

10. 侧柏叶

【药材】为柏科植物侧柏的干燥枝梢与叶。

【性味归经】苦、涩，寒。入肺、肝、脾经。

【功效】凉血止血，化痰止咳，生发乌发。

【临床应用】

（1）凡吐血、衄血、尿血、肠风、血痢、崩漏等一切血证属血热者，皆可用之。

（2）可用于痄腮、丹毒等肿痛热毒之症。

【用法用量】入煎剂，6~12g（时振声教授常用 10~30g）。外用，可煎水洗，捣敷或研末调敷。

【现代研究】

（1）醇浸剂在试管中对结核杆菌的生长有抑制作用，较水煎剂强。对肺炎球菌、卡他球菌有抑制作用。

（2）提取物对小鼠有镇咳作用（氨水法）、祛痰（酚红法）作用。

（3）可协同戊巴比妥钠之麻醉作用，明显减少动物自主活动，有中枢镇静作用。可舒张离体肠段平滑肌，且可明显解除组织胺与乙酰胆碱所致的肠痉挛，还可明显扩张兔耳血管，降低血压。

11. 地榆

【药材】为蔷薇科植物地榆或长叶地榆的根。

【性味归经】苦、酸、涩，寒。入肝、大肠经。

【功效】凉血止血，解毒敛疮。

【临床应用】

（1）用于吐血、衄血、血痢、尿血、崩漏等血证。

（2）用于面疮赤肿焮痛、疖肿痛肿、无名肿毒、痔疮溃烂、金疮烧伤等症。

【用法用量】入煎剂，9~15g（时振声教授常用 10~30g），外用捣汁或研末敷用。

【现代研究】

（1）止血作用：家兔口服地榆炭煎剂，使凝血时间明显缩短，小鼠腹腔注射可使出血时间缩短，蛙后肢灌流试验可见血管收缩。

（2）抗菌作用：地榆在试管内对金黄色葡萄球菌、乙型溶血性链球菌、肺炎球菌、脑膜炎球菌、白喉杆菌、痢疾杆菌、伤寒杆菌、副伤寒杆菌、大肠埃希菌、铜绿假单胞菌以及人型结核杆菌都有抑制作用。对于某些真菌也有不同程度的抑制作用。应用试管内直接接触的方法证明，煎剂在 0.5mg/ml 时对亚洲甲型流感病毒有效，可能与其中所含鞣酸有关。

（3）对实验性烫伤有治疗作用，给兔或狗用热水烫伤 II ~ III度，外用炒地榆粉，有一定疗效，可见创面渗出减少，比较干燥，而且感染与死亡数均较少。

12. 茜草

【药材】为茜草科植物茜草的根及根茎。

【性味归经】苦，寒。入肝经。

【功效】凉血止血，行血祛瘀。

【临床应用】

（1）用于吐血、衄血、尿血、便血、血崩等血证。

（2）用于跌打损伤、瘀滞肿痛、经闭。

【用法用量】入煎剂，6~10g（时振声教授常用10~15g）。

【现代研究】

（1）茜草根温浸液能扩张蛙足蹼血管，并稍能缩短家兔的血液凝固时间。

（2）茜草根在试管内对金黄色与白色葡萄球菌、卡他球菌、肺炎球菌及流感杆菌均有一定的抑制作用。对大肠埃希菌、甲型及乙型链球菌无效。

（3）茜草根煎剂对小鼠有明显的止咳和祛痰作用（氨水喷雾引咳法），但加乙醇沉淀后，滤液即无效。

（三）清热泻火药

1. 石膏

【药材】为硫酸盐类矿物石膏族石膏。

【性味归经】辛、甘，大寒。入肺、胃经。

【功效】清热泻火，除烦止渴。

【临床应用】

（1）肾病过程中出现气分热盛，表现为高热不退、口渴、烦躁、脉洪大甚至神昏谵语者，可以本品配合知母等治疗，方如白虎汤。

（2）外邪感染，化热入里，出现肺卫热证，症见寒热身痛、咳嗽气喘等，可以本品配伍麻黄、杏仁等治疗，方如麻杏石甘汤。

【用法用量】入汤剂宜先煎、生用，15~60g。外用多煅用，适量。

【现代研究】生石膏可抑制发热时过度兴奋的体温调节中枢，有强而快的退热作用，但不持久；有一定的镇静、镇痛作用；能降低血管的通透性，增强吞噬细胞的功能，有一定消炎作用。

2. 知母

【药材】为百合科植物知母的根茎。

【性味归经】苦、甘，寒。入肺、胃、肾经。

【功效】清热泻火，滋阴润燥。

【临床应用】

（1）用于气分热盛，症见高热烦躁、口渴欲饮、脉洪大等。常与石膏相须为用，方如白虎汤。

（2）用于阴虚火旺，骨蒸潮热，或夜热早凉，常与黄柏相须为用，方如知柏地黄丸。

（3）慢性肾病过程中，如出现肾阴亏损或下焦湿热诸症，也可以本品配合滋肾养阴或清利湿热之品组方治疗。故本品在肾病中的应用机会颇多。

【用法用量】入煎剂，6~12g。

【现代研究】

（1）知母煎剂对痢疾杆菌、伤寒杆菌、副伤寒杆菌、大肠埃希菌、霍乱杆菌、变形杆菌、铜绿假单胞菌、葡萄球菌、溶血性链球菌、肺炎双球菌、百日咳杆菌以及常见致病性皮肤真菌有抑制作用。

（2）水浸提取物有解热、祛痰及利尿作用；还有一定的降低血糖作用。

（3）有保护肾上腺皮质免受外源性皮质激素的抑制、影响血中肾上腺皮质激素含量变化。

（4）中等量的知母浸膏能麻痹呼吸中枢，使血压下降，并能使心脏麻痹，大剂量可导致呼吸、心跳停止。

3. 天花粉

【药材】为葫芦科植物栝楼或双边栝楼的干燥块根。

【性味归经】甘、微苦，微寒。入肺、胃经。

【功效】清热泻火，生津止渴，消肿排脓。

【临床应用】

（1）用于热病口渴，或肺燥痰咳等症，可分别与清热生津及润肺化痰之药组方治疗。

（2）用于痈肿疮疡，偏于热盛者，常与连翘、蒲公英、银花、浙贝母等配伍。

【用法用量】入煎剂，10~15g。

【现代研究】本品煎剂对溶血性链球菌、肺炎双球菌、白喉杆菌有一定的抑制作用；天花粉蛋白有致流产和抗早孕作用；且有一定的抗癌作用。

4. 栀子

【药材】为茜草科植物栀子的成熟果实。

【性味归经】苦，寒。入心、肺、三焦经。

【功效】泻火除烦，清热利湿，凉血解毒；外用消肿止痛。

【临床应用】

（1）肾病复感外邪，表现为气分热盛，可以栀子配合黄连等清热泻火而除烦；如热在胸膈，表邪未净，可以本品配合豆豉等透邪泄热，除烦解郁，如栀子豉汤。

（2）肾病过程中出现三焦湿热蕴阻、决渎不利等症，可以栀子配合芳化清利之品，以泻热利湿、疏通水道。

（3）肾病过程中出现热毒、实火引起的吐血、衄血、尿血、疮毒等症，常以栀子配合凉血解毒之品组方治疗。

【用法用量】入煎剂，6~10g；外用适量。

【现代研究】栀子对金黄色葡萄球菌、溶血性链球菌、脑膜炎双球菌、卡他球菌、钩端螺旋体及多种皮肤真菌有抑制或杀灭作用；能抑制体温中枢而有退热作用；有护肝和利胆作用。其煎剂及醇提取物有降血压作用。

5. 黄连

【药材】为毛茛科植物黄连、三角叶黄连或云连的根茎。

【性味归经】苦，寒。入心、脾、肝、胃、大肠经。

【功效】清热燥湿，泻火解毒。

【临床应用】

（1）清胃止呕：慢性肾衰竭因于湿浊内蕴，郁而化热，犯及中焦，而致脾胃升降失常，常出现脘痞纳呆、呕恶频繁、舌苔黄腻等症，常用本品与苏叶同用煎汤呷服，名苏叶黄连汤；若痰多或形体偏胖者，以黄连与竹茹、陈皮、枳实、姜半夏等同用，则和胃化湿止呕之力更强，方如黄连温胆汤；如寒热并存者，可以黄连与桂枝合用，方如进退黄连汤。

（2）清心除烦：部分肾炎患者表现为心肾不交，水火失济，常以黄连配伍阿胶、白芍、黄芩、鸡子黄等，即黄连阿胶汤化裁，有交通心肾、清心除烦之效。尿毒症期，由于浊毒内扰神明，可出现神昏谵语、烦躁不安、身热夜甚诸症，可以黄连与水牛角、丹参、玄参、连翘、生地、麦冬等同用，以清心凉营，方如清营汤。

（3）解毒止血：对肾病伴发疮毒患者，可以黄连与清热解毒药同用；又尿毒症患者的出血倾向因于热迫血妄行者，可以本品与大黄、黄芩同用，方如三黄泻心汤。

【用法用量】入煎剂，2~5g（时振声教授常用6~10g）。

【现代研究】

（1）黄连具有很广的抗菌范围，对痢疾杆菌、伤寒杆菌、大肠埃希菌、白喉杆菌、百日咳杆菌、铜绿假单胞菌、结核杆菌、葡萄球菌、脑膜炎双球菌、肺炎双球菌等均有抑制作用；此外，对钩端螺旋体、阿米巴原虫、各流感病毒及各种致病皮肤真菌有抑制作用。

（2）黄连的有效成分小檗碱可使胃、肠平滑肌兴奋，对豚鼠离体回肠低浓度有致痉作用，高浓度呈解痉作用。

（3）小檗碱在体内、体外均可加强白细胞的吞噬能力，有良好的利胆、扩张末梢血管、降压以及和缓的解热作用，且有抗癌作用。

（4）黄连有一定的降血糖作用。

6. 黄芩

【药材】为唇形科多年生草本植物黄芩的根。

【性味归经】苦，寒。入肺、胆、脾、大肠、小肠经。

【功效】清热燥湿，泻火解毒。

【临床应用】

（1）清泻肺热：黄芩善泻上焦实火，凡肾病过程中出现肺部感染，表现为上焦热盛者，可以本品配合石膏、栀子等组方治疗；痰热较重者可加桑白皮、地骨皮等以清肺化痰。

（2）清解少阳：肝胆有热，熏蒸少阳，导致少阳枢机不利，可用黄芩配合柴胡、茵陈、栀子等清解少阳，疏利肝胆。

（3）清热解毒：肾病过程中出现的热毒疮肿，可以黄芩配合黄连、栀子、银花、连翘等治疗。

【用法用量】入煎剂，3~10g。

【现代研究】

（1）黄芩对伤寒杆菌、痢疾杆菌、铜绿假单胞菌、百日咳杆菌、葡萄球菌、溶血性链球菌、肺炎双球菌、流感病毒、皮肤真菌等有抑制作用。

（2）动物实验证实黄芩有解热、镇静、降压、利尿、利胆、解痉等作用。

（3）黄芩的有效成分黄芩苷与黄芩素有抗变态反应的作用。

（4）黄芩中有效成分汉黄芩素有较强的抗癌作用。

7. 黄柏

【药材】为芸香科落叶乔木植物黄皮树（川黄柏）的树皮。

【性味归经】苦，寒。入肾、膀胱经。

【功效】清热燥湿，泻火除蒸、解毒疗疮。

【临床应用】

（1）黄柏苦寒，善清下焦湿热，并能坚阴燥湿，故对肾病过程中出现的湿热蕴结下焦，决渎不利，而兼肾阴亏损的证候为必用之药。常配合知母、生地、山萸肉、茯苓、泽泻、丹皮等，即知柏地黄汤。决渎不利，水肿明显者可配合汉防己、川萆薢、滑石、车前子等组方治疗。

（2）黄柏又具清热解毒之性，可用治肾病患者并发感染、疮疡等。多与黄连、栀子同用，方如黄连解毒汤。

（3）黄柏又善退虚热，泻肾经妄动之火，故对肾病患者出现阴虚火旺证候者，可以本品配合龟甲、熟地等组方治疗，方如大补阴丸。

【用法用量】入煎剂，3~12g。清实火多生用，退虚热多盐水炒用。外用适量。

【现代研究】

（1）黄柏抗菌谱与抗菌效力与黄连类似；对某些皮肤真菌也有抑制作用，但其功效较黄芩弱。

（2）黄柏对血小板有保护作用，外用可促进皮下渗血之吸收。

（3）黄柏有利胆、利尿、扩张血管、降血压及退热作用，但效力不及黄连。黄柏酮有降血糖作用。

8. 夏枯草

【药材】为唇形科多年生植物夏枯草的果穗。

【性味归经】苦、辛，寒。入肝、胆经。

【功效】清肝泻火，明目散结消肿。

【临床应用】肾病用夏枯草主要取其清肝降压作用。肾病性高血压，凡表现为肝火较盛肝阳偏亢者，常以本品配合决明子、菊花、黄芩、栀子、泽泻等组方治疗。

【用法用量】入煎剂，9~15g。

【现代研究】

（1）降压作用：本品水浸出液、乙醇 - 水浸出液及 30% 乙醇浸出液，对麻醉动物有降压作用；犬静脉注射本品煎剂 100mg/kg，有明显降压作用，但易产生快速耐受现象。肾病型高血压犬，服药 2 周也有一定的降压作用，但不持久。实验证明，本品茎、叶、穗及全草均有降压作用，但穗的作用较弱。

（2）本品有一定的利尿作用和抗菌作用。

9. 莲子心

【药材】睡莲科植物莲的成熟种子中的干燥幼叶及胚根。

【性味归经】苦，寒。入心、肾经。

【功效】清心安神，交通心肾，涩精止血。

【临床应用】本品功专清心泻火，在肾病中主要用于高热神昏谵语及心火亢盛所致的烦躁不安等症。常与玄参、麦冬、水牛角等同用。方如清宫汤。

【用法用量】入煎剂，一般用量为 2~5g。

【现代研究】莲子心的生物碱有强心、降压等作用。

10. 淡竹叶

【药材】为禾本科植物淡竹叶的干燥茎叶。

【性味归经】甘、淡，寒。入心、胃、小肠经。

【功效】清热泻火，除烦止咳，利尿通淋。

【临床应用】

（1）肾病过程中复感风热之邪，邪在肺卫者，可在银花、连翘、薄荷等解表药中参入本品，以增强清热之力，方如银翘散；如气分之热，阴分不足，则常以本品配合生石膏、知母、麦冬等组方治疗，方如竹叶石膏汤。

（2）对心经实热所致的烦躁口渴、口舌生疮、小便短赤、淋涩疼痛等症，常以本品与生地、木通同用，方如导赤散。重者可加莲子心。

【用法用量】入煎剂，6~10g。

【现代研究】本品有利尿作用，并能增加尿中氯化物的排出。对实验性发热，有解热作用。

附：竹叶

禾本科植物董竹、苦竹、淡竹等多种竹之叶，其功效、主治与淡竹叶同。

11. 荷叶

【药材】为睡莲科植物莲的叶片。

【性味归经】苦，平。入肝、脾、胃经。

【功效】清暑化湿，升发清阳，凉血止血。

【临床应用】本品入胃，善清胃中秽浊之邪，并能升发清阳之气，故对肾病过程中湿浊蕴阻，内犯脾胃，表现为脾胃升降失常，见恶心纳差、时时欲吐等症，可以本品与半夏、竹茹、陈皮等组方治疗。此外，本品有凉血止血作用，对肾病后期的各种出血证候，均可参入本品治疗。荷叶尚有利水之功，肾病浮肿属阳水者可以本品组方治疗。

【用法用量】入煎剂，3~10g（时振声教授常用 10~15g）。鲜者用一角（一张的四分之一）。

【现代研究】荷叶的浸剂和煎剂在动物实验中能扩张血管，有一定的降压作用。

12. 白花蛇舌草

【药材】为茜草科植物白花蛇舌草的全草。

【性味归经】微苦、甘，寒。入胃、大肠、小肠经。

【功效】清热，解毒，利尿通淋。

【临床应用】本品为治疗肾炎的常用草药。由于肾炎病机包括有热毒、血瘀、湿停诸方面，而白花蛇舌草具有清热解毒、活血利水之功，故常以本品配入各种复方中应用。但证属虚寒者一般不用本品。

【用法用量】入煎剂，15~30g。

【现代研究】

（1）抗炎作用：本品能增强动物白细胞吞噬细菌的能力；对兔实验性阑尾炎的治疗效果显著，可使病兔体温下降，白细胞下降，炎症基本吸收。其抗炎作用，主要是因刺激网状内皮系统增生和增强吞噬细胞活力等所致。

（2）增强肾上腺皮质功能作用：小鼠胸腺萎缩法，腹腔注射本品制剂0.46g（生药），能明显降低胸腺重量，提示有增强肾上腺皮质功能作用。

（3）抗肿瘤作用：本品用于癌症治疗临床上有一定疗效，一般用量须大（30~60g）。

13. 大黄

【药材】为蓼科植物掌叶大黄（北大黄）、唐古特大黄或药用大黄的干燥根和根茎。

【性味归经】苦，寒。入脾、胃、大肠、肝、心包经。

【功效】泻下攻积，清热泻火，凉血解毒，逐瘀通经，利湿退黄。

【临床应用】近年来治疗肾病中对大黄的临床应用颇为广泛，一般认为本品能通腑泄浊，可使尿毒症患者浊邪从大便而出。但对慢性肾脏病终末期患者施用本法，如使用不当，反而可能使全身情况加速恶化；故以早期应用为宜。具体用法是：①生用后下，配入复方中入煎剂服用。用量为6~10g。若为脾肾阳虚积滞不去，可与附子、干姜、人参、甘草同用，即温脾汤。若属里热内结可与芒硝、枳实等同用。若气阴两虚兼浊邪滞留，则于参芪地黄汤中酌加生大黄。②口服大黄粉，每次1.5~3g，每日1~2次。以保持大便通畅，不干不稀为宜。③大黄煎剂保留灌肠。

通过临床观察，应用大黄后，部分患者血尿素氮水平下降，临床症状改善。但大黄终属峻下之品，不可过用、久用，一般当中病即止，以防重伤正气。如果慢性肾衰竭患者大便溏薄，则应慎用本品，以免"虚虚"之弊。

此外，大黄又具凉血止血之功，凡慢性肾炎病程中出现的各种出血证候，属血热妄行者，可用本品配合相关药物治疗。

【用法用量】入煎剂，3~15g。如生用或后下，则药力较峻，如熟用或同煎，则药力较缓。大黄粉口服，用量为1~3g，可装胶囊吞服。

【现代研究】

（1）大黄有20多种蒽醌类化合物，其中大黄素、大黄酸和芦荟大黄素已经被广泛研究。大黄攻下作用被认为可增加肠道对废物的排泄，包括肾衰竭患者体内蓄积的含氮废物。因此，大黄已广泛应用于慢性肾衰竭的治疗。

（2）动物实验证实，大黄提取物可减轻大鼠蛋白尿和肾小球纤维化。大黄酸治疗 db/db 糖尿病小鼠，可降低细胞外基质水平以及转化生长因子 $-\beta_1$ 和纤连蛋白在肾脏的表达。

（3）多数人认为大黄有降低尿素氮的作用。临床观察发现部分尿毒症患者服用大黄后并不腹泻而疗效肯定，故认为大黄具有促使体内毒素排出的作用。

三、祛湿药

（一）芳香化湿药

1. 藿香

【药材】为唇形科植物广藿香的地上部分。

【性味归经】辛，微温。入脾、胃、肺经。

【功效】芳香化浊，和中止呕，解暑，发表。

【临床应用】

（1）本品为芳化湿浊的要药，又有和胃止呕之效，而各类肾病特别是慢性肾功能衰竭往往以湿浊为首要贼邪，故藿香在肾病中有广泛的应用机会。凡湿浊内阻，涉及上、中二焦者，均可于方中配入藿香，代表方如藿香正气散、藿朴夏苓汤等。

（2）藿香又能发散表邪、内化湿滞，对各类肾病复感暑湿之邪，外见表证者，可以藿香配合其他芳化之品解其暑湿或湿浊。

【用法用量】入煎剂，3~10g，鲜用加倍。

【现代研究】藿香对胃肠神经有镇静作用，可抑制胃肠道的过激蠕动，并能促进胃液分泌，帮助消化；能扩张微细血管，略具发汗作用；对常见致病性皮肤真菌有抑菌作用。

2. 佩兰

【药材】为菊科植物佩兰的干燥地上部分。

【性味归经】辛，平。入脾、胃、肺经。

【功效】芳香化湿，辛散表邪。

【临床应用】佩兰功效与藿香相似，临床上两药往往相须配用，以治湿困脾胃、暑湿表证等，可以增强药力。此外，佩兰又为治脾瘅的要药。脾瘅为古代病名，其主要症状为口中甜腻，苔白而黏，吐出浊沫；病机为湿热中阻，秽浊上泛。由此可知，佩兰除陈腐、辟秽浊的作用尤胜藿香。用于慢性肾衰竭各期患者，如配伍得当，确有辟秽化浊之效。

【用法用量】入煎剂，3~10g；鲜者加倍。

【现代研究】佩兰所含挥发油对流感病毒有抑制作用。

3. 白豆蔻

【药材】为姜科植物白豆蔻或爪哇白豆蔻的干燥成熟果实。

【性味归经】辛，温。入肺、脾、胃经。

【功效】化湿行气，开胃消食，温中止呕。

【临床应用】

（1）肾病水湿弥漫三焦，表现为头痛而沉、肢体酸痛、胸闷脘痞，大便稀溏，小便不利，或浮肿尿少。常以本品配薏苡仁、茯苓、通草等药，方如三仁汤。

（2）湿浊陈腐之气蕴阻中焦，脾胃升降失常，表现为胸腹痞满、胃口不开、愠愠欲吐等，可以本品配藿香、半夏、陈皮、生姜等，芳化和中止呕。据经验，肾功能不全患者，往往有湿浊化热，蕴阻中焦，并涉及少阳肝胆之证，常以温胆汤加白豆蔻、石菖蒲等芳化之品，有一定疗效。

【用法用量】入煎剂，3~6g，宜后下。也可入散剂，用量为1~3g。

【现代研究】白豆蔻为芳香性祛风健胃药，能促进胃液分泌，增强肠管蠕动，制止肠内异常发酵，驱除胃肠内积气，并有止呕作用。

4. 砂仁

【药材】为姜科植物阳春砂、绿壳砂或海南砂的干燥成熟果实。

【性味归经】辛，温。入脾、胃、肾经。

【功效】化湿行气，温脾止泻，理气安胎。

【临床应用】

（1）醒脾和胃：本品芳香行气，醒脾开胃，凡脾胃虚弱，湿浊上泛而致的纳呆、呕恶之症，皆宜选用本品，如香砂六君子汤。又本品与莱菔子同用，即消胀散，用于湿浊中阻、脘腹胀满者有一定效果。

（2）理气导滞：慢性肾病患者经常出现阴虚与水浊并存的局面，此时单纯滋阴，必能滞邪；单纯祛湿，又易伤阴。每以六味地黄丸类滋阴渗湿，并加苍术、防己等燥湿利水，同时加砂仁、枳实等理气导滞。使补而不滞，泻而不伐。

【用法用量】入煎剂，3~6g，宜后下。

【现代研究】本品水煎剂能使兔离体小肠紧张性降低，这种舒张效应可被乙酰胆碱所拮抗，据此认为有拮抗乙酰胆碱的收缩效应。

5. 石菖蒲

【药材】为天南星科多年生草本植物石菖蒲的根茎。

【性味归经】辛、苦，温。入心、胃经。

【功效】醒神益智，化湿健胃，开窍豁痰。

【临床应用】

（1）用于湿浊中阻：本品芳香化湿而又健胃，对肾病湿浊中阻，脾胃升降失常所导致的脘痞、胸闷、恶心、纳差、呕吐等症，可以本品配合半夏、枳实、茯苓、陈皮等，方如十味温胆汤。

（2）用于窍闭神昏：石菖蒲有一定的开窍醒神作用，对于尿毒症浊邪蒙闭清窍，清阳不升所致的神识昏迷、舌苔厚腻等症，可与郁金、半夏、远志等配伍；痰热壅闭者，可与牛黄、竹沥等配伍。

【用法用量】入煎剂，3~10g（时振声教授常用6~15g）。

【现代研究】

（1）对中枢神经系统：本品水煎剂及挥发油对小鼠有镇静作用，能减少自发活动、加强戊巴必妥的催眠作用。挥发油有安定作用，或对抗麻黄碱的中枢兴奋作用，解除独居小鼠的攻击行为并降低体温。水煎剂尚能对抗戊四氮对小鼠的抗惊厥作用。

（2）对消化系统：本品内服能促进消化腺分泌，制止肠胃异常发酵及缓解肠胃平滑肌痉挛。

（二）利水渗湿药

1. 茯苓

【药材】为多孔菌科真菌茯苓的菌核。其外面剥下来的黑皮称为茯苓皮，内部色白者称为白茯苓，色淡红者称为赤茯苓，抱松根而生者称为茯神。

【性味归经】甘、淡，平。入心、脾、肺、肾经。

【功效】利水渗湿，健脾补中，宁心安神。

【临床应用】

（1）利水渗湿：水肿是肾病患者的一个重要症状，水湿是肾病病理的一个重要环节。茯苓甘淡性平，水湿无论偏寒、偏热，水肿无论风水、里水均可运用茯苓治疗，故其在肾病患者中应用相当广泛。如通阳利水的五苓散，行气利水的导水茯苓汤、五皮饮，温阳化饮的苓桂术甘汤等方均以本品为主要药物组成。

（2）健脾宁心：茯苓又具健脾宁心之力，凡脾土不运，水湿困脾，或水气凌心之证，可以本品作为配伍之用，方如四君子汤、参苓白术散等。

【用法用量】入煎剂，10~15g（时振声教授常用 12~30g）。一般茯苓皮长于利水消肿，白茯苓长于健脾渗湿，赤茯苓长于渗利湿热，茯神长于安神宁心。

【现代研究】

（1）利尿作用：茯苓有缓慢而持久的利尿作用，能促进钠、氯、钾等电解质的排出。有人曾以 25% 茯苓醇浸剂 0.5g/kg，连续 5 天腹腔注射于家兔，具有明显的利尿作用，其作用强度与汞撒利（0.1mg/kg）肌内注射相似。

（2）镇静作用：茯神煎剂腹腔注射，能明显降低小鼠的自发活动，并能对抗咖啡因所致小鼠过度兴奋作用。茯苓煎剂小鼠腹腔注射对戊巴比妥钠的麻醉作用有明显的协同效果。

（3）其他：含有茯苓的复方（党参、白术、茯苓）煎剂有促进细胞免疫与体液免疫的作用；茯苓有降血糖作用。

2. 猪苓

【药材】为多孔菌科真菌猪苓的菌核。

【性味归经】甘、淡，平。入肾、膀胱经。

【功效】利水渗湿。

【临床应用】本品利水渗湿之力大于茯苓，凡水肿、尿少诸症常以本品为主或作配伍之用，如五苓散、猪苓汤等。唯本品利尿伤阴，故不宜过用、久用。此如《本草备要》所云："行水利窍，与茯苓同而不补，耗津液，多服损肾昏目。"

【用法用量】入煎剂，6~12g。

【现代研究】

（1）猪苓有较强的利尿作用，能促进钠、氯、钾等电解质的排出。有人推测其机制是抑制了肾小管对电解质和水的重吸收。

（2）猪苓多糖有抗癌作用，并有提高机体免疫功能的作用。

（3）有降低血糖作用。

3. 泽泻

【药材】为泽泻科植物泽泻或东方泽泻的块茎。

【性味归经】甘、淡，寒。入肾、膀胱经。

【功效】利水渗湿，泄热，化浊降脂。

【临床应用】

（1）利水渗湿：本品气味俱薄，淡渗利湿，性寒而兼能泄肾与膀胱之火，且无伤阴之虞。临床常以本品与茯苓、猪苓、车前子等同用，用于水湿滞留诸证。

（2）分清泄浊：肾性高血压引起的眩晕，辨证属痰湿中阻、清阳不升者，常以本品与白术合用，即《金匮要略》泽泻汤，健脾利湿以升清阳，每获良效。

【用法用量】入煎剂，6~10g。

【现代研究】

（1）利尿作用：正常人和动物试验均证明泽泻有显著的利尿作用，能增加尿量、尿素与氯化物的排泄；对肾炎患者，其利尿作用更为显著。

（2）有降低血清胆固醇、抗动脉粥样硬化作用；有抗脂肪肝作用；有轻度降血糖作用。

（3）本品一般用量无毒性反应，但在大剂量醇浸剂的动物长期毒性试验中，病理检查发现小鼠的肝细胞和肾近曲小管细胞有不同程度的浑浊肿胀和变性，大剂量组比小剂量组明显。提示对肾病患者的用量应控制在常规剂量之内。

4. 车前子

【药材】为车前科多年生草本植物车前或平车前的种子。

【性味归经】甘，寒。入肺、小肠、肾、肝经。

【功效】利水通淋，清热明目，渗湿止泻，祛痰。

【临床应用】

（1）利水消肿：车前子利水渗湿之力较著，且有宣散、清化之功，《本草汇言》归纳为"能散、能利、能清"。遇肾炎水肿常以本品与猪苓、茯苓、泽泻等药同用。如已感受外邪、肺气失宣而导致的风水浮肿、尿少之症加重者，投以本品更为相宜。

（2）利湿通淋：如属下焦湿热，决渎不利，小便淋涩疼痛者，可以本品与木通、滑石等配伍，以清化湿热、利水通淋，方如八正散。《本草备要》指出："凡利水之剂多损于目，唯此能解肝与肠之热，湿热退而目清矣。"说明本品利水而无伤阴之弊。

【用法用量】入煎剂，9~15g。需包煎。

【现代研究】

（1）利尿作用：实验结果颇不一致。有认为车前子及全草均有显著的利尿作用，同时亦能增加尿素、氯化物、尿酸等排泄量；但亦有报道指出车前子煎剂无论对大鼠、家兔、健康人均无明显利尿作用。

（2）祛痰镇咳作用：车前子与全草均能促进气管、支气管的黏液分泌，有明显祛痰作用，并有一定的镇咳作用。

（3）车前草对伤寒杆菌、副伤寒杆菌、福氏痢疾杆菌、大肠埃希菌、金黄色葡萄球菌、铜绿假单胞菌及某些皮肤真菌均有抑制作用。

附：车前草

即车前或平车前的全草，其性味功效与车前子相似，但用量宜大，一般9~30g，鲜者加倍。

5. 滑石

【药材】为硅酸盐类矿物滑石族滑石，主含含水硅酸镁。

【性味归经】甘、淡，寒。入肺、胃、膀胱经。

【功效】利水通淋，清解暑热；外用祛湿敛疮。

【临床应用】慢性肾炎过程中凡湿热蕴结膀胱、决渎不利而导致水肿，或尿急、尿频、尿痛者，均可以滑石配伍清热利湿之品组方治疗，代表方如黄芩滑石汤。此外，滑石有清解暑热之功，凡长夏暑湿较重之时，肾病患者或有暑热外感，或有湿热内困者，均可以本品配伍治疗。

【用法用量】入煎剂，10~20g。

6. 薏苡仁

【药材】为禾本科多年生草本植物薏米的成熟种仁。

【性味归经】甘、淡，凉。入脾、胃、肺经。

【功效】利水渗湿，健脾止泻，除痹，排脓，解毒散结。

【临床应用】

（1）健脾祛湿：慢性肾炎患者表现为脾虚湿困，症见下肢浮肿、小便不利、食少便溏等，可以本品配合茯苓、猪苓、泽泻、车前子等组方治疗。

（2）清利湿热：肾炎患者由于长期脾虚湿停，遇长夏之季易为湿热所困，内湿与外湿相合，湿热胶着难解。临床表现为午后发热，身热不扬，身重肢困，胸脘痞满，纳呆便溏，苔厚腻，或浮肿尿少等。时振声教授用三仁汤开上、畅中、导下而祛湿清热，方中薏苡仁能疏导下焦，清化湿热。

【用法用量】入煎剂，9~30g（时振声教授常用15~45g）。

7. 冬瓜皮

【药材】为葫芦科植物冬瓜的果皮。

【性味归经】甘，凉。入脾、小肠经。

【功效】利水消肿。

【临床应用】主要用于肾病患者水湿逗留，水肿尿少之证。如急性肾炎以水肿为主者，表现为面部或全身水肿，或合并胸水、腹水、尿少，血压升高，尿检有变化，常与陈皮、桑白皮、生姜皮、大腹皮等同用，即五皮饮加味，从宣气利水入手治疗，一般水肿多能消退。

【用法用量】入煎剂，9~30g。

8. 汉防己

【药材】为防己科植物粉防己的块根。

【性味归经】苦，寒。入肺、膀胱经。

【功效】利水消肿，祛风止痛。

【临床应用】汉防己长于下行，为利水消肿之要药。《金匮要略》中治风水表虚证的防己黄芪汤，治皮水的防己茯苓汤，攻逐水饮的己椒苈黄丸皆以本品为主要药物组成。临床上各类肾炎水肿及胸水、腹水，均可配伍本品治疗。如慢性肾炎肾病型（肾病综合征）的水肿，辨证属脾虚水停者，常以黄芪、白术、甘草等配伍本品治疗，益气利水，每获良效。

【用法用量】入煎剂，5~10g（时振声教授常用10~20g）。

【现代研究】汉防己甲素有消炎、抗过敏、解热、镇痛、扩张血管和明显的降压作用。还能刺激垂体－肾上腺系统而使皮质功能亢进。汉防己乙素也有类似汉防己甲素的作用，但较弱。

9. 冬葵子

【药材】为锦葵科一年生草本植物冬葵的种子。

【性味归经】甘、涩，凉。入大肠、小肠、膀胱经。

【功效】清热利尿，润肠下乳。

【临床应用】本品性寒滑利，前人谓之能"达诸窍"。不仅利水以消肿，且兼能通便，故对肾病水肿兼大便干结者用之尤宜，常与猪苓、茯苓、车前子等渗湿利水药同用。又《肘后备急方》载关格胀满、大小便不通，可单用冬葵子水煎治疗。在尿毒症患者出现小便癃闭、大便秘结时，常用本品作为配伍之用，取其通利二便之功。

冬葵子又为通淋之要药，凡属各类泌尿系统感染，证属湿热下注膀胱，三焦决渎不利者，均可以本品与车前子、海金沙等药合用，以利尿通淋。

【用法用量】入煎剂，3~9g（时振声教授常用10~30g）。

10. 木通

【药材】为木通科植物木通、三叶木通或白木通的藤茎。

【性味归经】苦，寒。入心、小肠、膀胱经。

【功效】利尿通淋，清心除烦，通经下乳。

【临床应用】本品为苦寒清利之品，能降心火，导湿热下行从小便而出。肾炎水肿属湿热内蕴者，可以本品与车前子、栀子、瞿麦、滑石、萹蓄、大黄、生甘草、灯心草同用，即八正散。又导赤散则是以木通配伍生地、竹叶、生甘草梢，具清心利水之功。

【用法用量】入煎剂，3~6g（时振声教授常用 6~12g）。

【现代研究】实验提示木通有显著的强心及利尿作用。有人曾用复方木通注射液（木通、泽泻、夏枯草）治疗肝硬化、心性及肾性水肿 600 多例次，均有良好的利尿效果。且对氢氯噻嗪无效者，亦有明显利尿作用。

关木通有肾毒性，可导致急性肾衰竭，小剂量长期使用可能导致慢性肾衰竭。在临床属于禁用之品。

11. 赤小豆

【药材】为豆科植物赤小豆或赤豆的种子。

【性味归经】甘、酸，平。入心、小肠经。

【功效】利水消肿，解毒排脓。

【临床应用】赤小豆性善下行，通利水道，俾水湿下出而消肿。对肾炎水肿以下肢为著者，既可以用赤小豆煮烂单服，亦可配入诸利湿剂中运用。此外，由于血与水的关系甚为密切，水能病血，血亦能病水，往往导致血水交阻而同病。赤小豆兼具利水散血之功，且能清热解毒，颇为切合慢性肾炎水肿的机制，故较为常用。李时珍曾指出："赤小豆和鲤鱼、蠡鱼、鲫鱼、黄雌鸡煮食，并能利水消肿。"对慢性肾炎肾病型（肾病综合征）的水肿，在药治的同时，常配以食疗，主要选用赤小豆、黄芪、生姜与鲤鱼、鲫鱼或母鸡炖服，不仅可增强利水之力，且疗效巩固。

【用法用量】入煎剂或单煮服，9~30g（时振声教授常用 20~45g）。

12. 玉米须

【药材】为禾本科玉蜀黍属植物玉米的花柱和柱头。

【性味归经】甘，平。入膀胱、肝、胆经。

【功效】利尿消肿，平肝利胆。

【临床应用】

（1）利尿消肿：本品利尿祛湿之力较强，治疗肾炎水肿、小便不利，可配合冬瓜皮、赤小豆等同用，也可单味煎汤频服。

（2）平肝降压：本品又有平肝降压之功，对肾性高血压，单味煎服即有效果。如属肝阳上亢者，可配合平肝潜阳之品组方治疗；属浊邪上扰者，可配合天麻、泽泻、白术、半夏等组方治疗。

【用法用量】入煎剂，15~30g，鲜者加倍。

【现代研究】玉米须有利尿、降血压、促进胆汁分泌、增加血中凝血酶原和加速血液凝固的作用。对于慢性肾炎水肿和肾病综合征，本品尚有改善肾功能和减轻蛋白尿等作用。

13. 石韦

【药材】为水龙骨科植物庐山石韦、石韦或有柄石韦的叶。

【性味归经】苦、甘，微寒。入肺、膀胱经。

【功效】利水通淋，清肺止咳，凉血止血。

【临床应用】

（1）用于血淋、石淋、热淋，有利水通淋，清利下焦湿热之作用。

（2）用于肺热咳嗽，或因肺热气壅引起癃闭，小便不通者。

（3）可用于崩中漏下、痢疾等症。

【用法用量】入煎剂，6~12g（时振声教授常用 10~30g）。

【现代研究】

（1）庐山石韦药理试验有镇咳、祛痰、平喘作用。

（2）石韦煎剂在体外对金黄色葡萄球菌及变形杆菌有抑制作用。

14. 萆薢

【药材】为薯蓣科植物绵萆薢或福州薯蓣的块茎。

【性味归经】苦，平。入肾、胃经。

【功效】利湿祛浊，祛风除痹。

【临床应用】

（1）用于风湿顽痹、腰膝疼痛、骨节疼痛、遍身顽麻等症。

（2）用于白浊茎痛、小便不利、湿热疮毒。

【用法用量】入煎剂，9~15g（时振声教授常用 10~30g）。

【现代研究】

（1）萆薢中含薯蓣皂苷、薯蓣皂素毒苷，有杀昆虫作用，薯蓣皂苷还有抗真菌（须癣毛菌）作用。

（2）同属植物高加索薯蓣对兔的实验性动脉粥样硬化有治疗作用。其皂苷有拟胆碱样作用，能扩张末梢血管、降低血压、增强胃肠平滑肌的运动，并能升高血糖，对抗小鼠的化学性惊厥，以及提高大鼠胃肠等各种组织的通透性。

（三）攻逐水湿药

1. 甘遂

【药材】为大戟科多年生草本植物甘遂的根。

【性味归经】苦，寒。有毒。归肺、肾、大肠经。

【功效】泻水逐饮，消肿散结。

【临床应用】本品为泻水逐饮之峻药，尤长于泻胸腹之积水，适用于水湿壅盛所致的水肿腹满、气急喘促、大小便不利而形气俱实者。单用即有效。复方常与大戟、芫花等同用，如十枣汤。本品药性峻烈，不宜久用，中病即止。

【用法用量】多入丸散剂，每次 0.5~1.5g。反甘草。

【现代研究】甘遂的泻下有效成分为不溶于水的黄色树脂状物，故作丸、散较好。有临床报道用甘遂末加入少许麝香和适量面粉，水调成糊状敷中极穴，治疗小便不通有良效。

2. 大戟

【药材】为茜草科植物红大戟（京大戟）的根。

【性味归经】苦，寒；有小毒。入肺、脾、肾经。

【功效】泻水逐饮，消肿散结。

【临床应用】本品攻水逐饮之性与甘遂相似，多用于胸水、腹水、水肿喘满等症，形气俱实者。多与甘遂、芫花同用。

【用法用量】入煎剂，1.5~3g。入丸、散每次 1g。反甘草。

【现代研究】动物实验示红大戟和京大戟的水煎浓缩液灌胃均有泻下作用。京大戟的泻下与毒性作用均比红大戟强。

3. 芫花

【药材】为瑞香科灌木植物芫花（紫芫花）的花蕾。

【性味归经】苦、辛，温；有毒。入肺、脾、肾经。

【功效】泻水逐饮，杀虫疗疮。

【临床应用】本品泻水逐饮之功与甘遂、大戟类似而其力稍逊，而以泻胸胁之水饮积聚见长，适用于水肿腹满喘咳等症。常与甘遂、大戟、大枣等同用。如治水肿腹胀，加枳壳效果更好。

【用法用量】入煎剂，1.5~3g；散剂每次服 1g。反甘草。

【现代研究】本品内服后能刺激肠黏膜，使肠蠕动增加而致泻。同时有利尿作用（小剂量利尿，大量反而抑制泌尿）。芫花与甘草同用，其利尿、泻下作用均受抑制，并能增强毒性。

4. 牵牛子

【药材】为旋花科植物裂叶牵牛或圆叶牵牛的成熟种子。

【性味归经】苦，寒；有毒。入肺、肾、大肠经。

【功效】泻水通便，消痰涤饮，杀虫攻积。

【临床应用】本品泻下之力颇强，又能通利小便，可使水湿从二便排出而消肿。适用于肠胃实热壅滞之大便不通以及水肿腹胀等症，单用本品为末服有效。治水肿胀满实证，常与甘遂、大戟、大黄等同用，如舟车丸。

【用法用量】入煎剂，3~6g；入散剂，1.5~3g。

5. 商陆

【药材】为商陆科植物商陆或垂序商陆的根。

【性味归经】苦，寒；有毒。入肺、脾、大肠、肾经。

【功效】逐水消肿，通利二便；外用解毒散结。

【临床应用】本品能通利大小便，长于行水，适用于水肿胀满、大便秘结、小便不利等症。单用有效，亦可与茯苓、槟榔、赤小豆等同用，如疏凿饮子。

【用法用量】入煎剂，3~9g。

【现代研究】本品有泻下作用和利尿作用（但大剂量反而引起尿量减少）。毒性较大，过量引起先兴奋后麻痹，甚至死亡。临床报道本品对各种病因引致的急、慢性肾炎及心性水肿、腹水症均有良效。

四、活血化瘀药

1. 丹参

【药材】为唇形科多年生草本植物丹参的根和根茎。

【性味归经】苦，微寒。入心、肝经。

【功效】活血祛瘀，清心除烦，凉血消痈。

【临床应用】丹参是重要的活血化瘀之药，活血之外又兼养血之功，故《妇人明理论》有"一味丹参功同四物"之说。在临床中对慢性肾炎及慢性肾衰竭有瘀血指征者，常用丹参、赤芍、桃仁、鸡血藤等参入复方治疗。

【用法用量】入煎剂，10~15g（时振声教授常用15~30g）。反藜芦。

【现代研究】丹参有扩张冠状动脉、降压、改善血液循环、降低血中胆固醇、提高免疫功能、镇静等作用。

2. 益母草

【药材】为唇形科草本植物益母草的地上部分，种子亦入药，名茺蔚子。

【性味归经】辛、苦，微寒。入肝、心包、膀胱经。

【功效】活血利水。

【临床应用】

（1）活血祛瘀：对慢性肾炎有瘀血征象者，常以益母草配入复方中用之，以利疏通血脉，改善肾功能。同时观察到对减少尿蛋白亦有一定的作用。

（2）活血利水：血不利则为水，水不利亦可致血脉瘀阻，本品活血利水并进，对各类肾病表现为瘀水交阻者，常以本品配白茅根作为对药参入复方用之。

【用法用量】入煎剂，9~30g（时振声教授单用可用至60g）。

【现代研究】有人对慢性肾炎各型进行血清及尿纤维蛋白降解产物（FDP）含量测定，发现尿毒症患者血清和尿中的FDP含量最高，且持续不降，说明慢肾衰竭尿毒症存在凝血过程和纤溶活性增强的倾向，使用某些活血养血中药（益母草、当归、川芎、赤芍等）能抑制已发生的免疫反应，并能促进血液循环，提高滤过率和抗凝血作用，有利于增生性病变的转化和吸收。益母草可改善和增加肾脏的血流量，有助于肾小球和肾小管的修复和再生，使纤维化逆转，以消除炎症病变和尿中蛋白，恢复肾功能。

3. 桃仁

【药材】为蔷薇科落叶乔木植物桃或山桃的种仁。

【性味归经】甘、苦，平。入心、肝、大肠经。

【功效】活血祛瘀，润肠通便，止咳平喘。

【临床应用】桃仁为活血祛瘀之要药，前人谓其"凡血滞诸症，用之立通"。临床上桃仁常与红花、赤芍、丹参等协同应用。对慢性肾炎和慢性肾衰竭兼夹瘀血者常用方剂如理气活血的血府逐瘀汤、温通活血的桂枝茯苓丸、益气活血的补阳还五汤等，均伍用桃仁。此外，本品能润肠通便，对血滞便秘者尤宜。

【用法用量】入煎剂，5~10g（时振声教授常用 10~15g）。

【现代研究】实验研究提示本品所含的桃仁醇提取物有显著的抑制凝血作用。

4. 红花

【药材】为菊科植物红花的花。

【性味归经】辛，温；入肝、心经。

【功效】活血通经，散瘀止痛。

【临床应用】本品性温而气兼辛散，功善活血祛瘀走而不守，迅利四达。前人有"不宜大剂独任"之诫。故临床用之疏通活血，仅投小剂即可。对肾病夹有瘀血患者常选用本品作为配伍之用。

红花与桃仁常同用于活血祛瘀，二者之别在于红花治瘀血偏于散于全身无定处者，桃仁治瘀血偏于局部有形或在下腹者。

【用法用量】入煎剂，3~10g。

【现代研究】

（1）抗凝血作用：实验表明本品对凝血过程的内在凝血酶原及凝血酶 – 纤维蛋白的反应具有显著抑制作用。

（2）有降低血压作用，且维持时间较长；对缺血缺氧性脑病有保护作用。

5. 川芎

【药材】为伞形科多年生草本植物川芎的根茎。

【性味归经】辛，温。入肝经。

【功效】止痛，活血，行气。

【临床应用】本品为血中气药，活血兼能行气。慢性肾炎兼有气滞血瘀者，可伍用本品，方如桃红四物汤、血府逐瘀汤等。阴虚火旺者慎用。

【用法用量】入煎剂，3~10g。

【现代研究】本品能抑制大脑活动和麻痹神经中枢，故有镇痛、镇静、镇痉等作用。兴奋延髓呼吸中枢，血管运动中枢。能直接扩张周围血管使冠状动脉血流量和下肢血流量增加，降低血压。

6. 马鞭草

【药材】为马鞭草科植物马鞭草的地上部分。

【性味归经】苦，凉。入肝、脾经。

【功效】活血散瘀，利尿消肿，解毒，退黄，截疟。

【临床应用】本品兼具活血祛瘀、利尿消肿之功，近年来在治疗 IgA 肾病、紫癜性肾炎、慢性肾炎中应用较广。无论肾病各期，凡具血水交阻指征者，均可伍用本品。用于活血祛瘀，常与赤芍、丹参等合用；用于活血利水，常与泽兰、益母草、泽泻等合用。

【用法用量】入汤剂，5~10g（时振声教授常用 10~30g），应浓煎。外用适量。

7. 泽兰

【药材】为唇形科植物毛叶地瓜儿苗的地上部分。

【性味归经】苦、辛，微温。入肝、脾经。

【功效】活血调经，祛瘀消痈，利尿退肿。

【临床应用】本品活血之力较强，凡慢性肾炎具备瘀血征象者，皆可伍用。又具利水之功，各类肾病浮肿，兼有瘀血指征者，用之最宜。对妇女患者兼月经不调如经期延后、闭经、痛经、经量少有块色暗等症，常以本品合入当归芍药散或桂枝茯苓丸，活血、利水兼施，收效较为满意。

【用法用量】入煎剂，6~12g。

8. 刘寄奴

【药材】为菊科植物奇蒿或白苞蒿的全草。

【性味归经】苦、温，入心、肝、脾经。

【功效】活血通经，散瘀止痛，消食化积，止血消肿。

【临床应用】

（1）作为活血药，用于妇女经闭、产后血瘀以及尿血、便血。

（2）作为金疮要药，用于跌打损伤、疮口肿痛、金疮出血。

【用法用量】内服入煎剂，3~10g，或入散剂。外用：鲜品捣敷或研末撒于疮口。

五、补益药

（一）益气药

1. 人参

【药材】为五加科多年生草本植物人参的根和根茎。野生者称野山参，人工培植者称园参。由于加工不同，又有生晒参、红参、白参、糖参、参须等不同。

【性味归经】甘、微苦，微温。入脾、肺、心、肾经。

【功效】大补元气，复脉固脱，补脾益肺，生津养血，安神益智。

【临床应用】

（1）益气补虚：慢性肾炎病程多长，久病必虚。对临床表现为神疲嗜睡，乏力身倦，少气懒言，舌淡胖、边有齿痕，脉虚弱等气虚之征者，首选人参作为益气补虚之用。若属气阴两虚，多用参芪地黄汤，以益气养阴兼以渗利，以图缓功，每收良效。

（2）益气生血：肾炎后期，患者每具血虚征象如面色萎黄无华、眼睑及唇甲苍白、心悸气短、头目眩晕、舌淡脉细等，须以补血为治。李东垣谓："仲景以人参为补血者，盖血不自生，须得生阳气之药乃生，阳生则阴长，血乃旺矣。"据此常以人参、黄芪等药配入补血剂中，且宜常服，以图缓效。

（3）固脱救急：人参大补元气，可挽救气脱危证。当尿毒症终末期患者卒然出现虚脱，汗出，脉微欲绝之症时，可以大剂人参15~30g煎汤顿服或配以制附片6~12g煎汤送服。

（4）益气解表：慢性肾炎患者病久多具脾肾气虚，卫外不固，此时虽极欲避免外感又往往极易罹患外感，导致外邪缠绵难退，治疗应以益气解表法，常用方如人参败毒散、参苏饮等，皆以人参为君药。

【用法用量】人参为名贵药材，入煎剂多另煎兑入，用量 3~9g；也可研粉冲服，剂量酌减。救脱时须大剂煎服，可用至 15~30g。

【现代研究】人参对肾病及其并发症的有关作用主要有以下几种。

（1）刺激造血器官，升高周围血液的红细胞和血红蛋白水平，从而改善贫血状况。

（2）促使血清抗体的产生，提高免疫功能，从而阻断肾脏病变的继续恶化，有利于组织的修复。

（3）提高尿中肌酐的排泄量。

（4）抗休克，对血压有双向调节作用。

（5）有强壮、抗衰老的作用。

2. 党参

【药材】为桔梗科植物党参、素花党参或川党参的根。

【性味归经】甘，平。入脾、肺经。

【功效】健脾益肺，养血生津。

【临床应用】党参是重要而常用的益气健脾之品，其益气之性与人参相似，唯其力较弱，因价格便宜，常为人参的代用品。肾病临床上本品多用于：

（1）益气健脾：脾气虚系慢性肾炎和慢性肾功能衰竭患者的主要病机之一，临床表现为神疲乏力、纳差便溏等症，可以党参配伍白术、茯苓、炙甘草、山药、陈皮、砂仁等健脾理气之品，如四君子汤、参苓白术散等；也可与养阴药同用，组成益气养阴方剂，方如大补元煎、参芪地黄汤等。对蛋白尿长期不愈，证属脾气虚弱，升清无权，而致精微下泄者，重用党参与黄芪取得了一定的疗效。

（2）益气补血："脾为气血生化之源""气旺血生"，因此在治疗血虚或气血两虚证时，常以党参等益气健脾药与补血药同用，方如归脾汤与八珍汤。

《本草正义》誉党参为"健脾运而不燥，滋胃阴而不湿，润肺而不犯寒凉，养血而不偏滋腻，鼓舞清阳，振动中气，而无刚燥之弊。"临床上观察到部分患者重用、久用党参，常出现咽干、口燥、喉痛诸症，说明党参仍有刚燥的一面。因而对兼有阴虚之证，在党参的剂量与配伍上尤当斟酌。我们对此常用性味甘平、益气兼能生津的太子参代替党参，可无刚燥伤阴之弊。

【用法用量】入煎剂，9~30g。

【现代研究】本品能提高网状内皮细胞的吞噬功能，兴奋神经系统，增强机体抵抗力；又能使红细胞及血红蛋白增加，可用于缺铁性、营养不良性贫血，能扩张周围血管及抑制肾上腺素而呈降压作用。有报道称本品配黄芪治疗肾炎蛋白尿有效。

3. 黄芪

【药材】为豆科多年生草本植物蒙古黄芪或膜荚黄芪的根。

【性味归经】甘，微温。入脾、肺经。

【功效】补气升阳，固表止汗，利水消肿，生津养血，行滞通痹，托毒排脓，敛疮生肌。

【临床应用】

（1）补气升阳：黄芪益气之中兼具升提之力，故对气虚下陷之证用之颇宜。对慢性肾炎气虚较重者，常以黄芪与党参同用，其益气作用更强；中气下陷者常伍以升麻、柴胡，如补中益气汤。对某些蛋白尿迁延不愈，证属脾虚气弱、升清无权者，常重用本品，并伍以党参，可以取得一定疗效。

（2）益气固表：肾病多有表虚，卫阳不振，不仅表疏自汗，而且易感外邪。常备用玉屏风散，重用黄芪，辅以白术，少佐防风，补散兼施，常服可实表以御风寒。

（3）益气生血：慢性肾炎血虚诸症常以黄芪为君，辅当归等补血之品成方，如当归补血汤。

（4）利水消肿：水肿属气虚水停者，临床可见乏力神疲，气短懒言，舌淡胖嫩，边有齿痕，脉弱无力等，常选用防己黄芪汤、防己茯苓汤，均以本品与利湿健脾药相伍，每收良效。

【用法用量】入煎剂，9~30g。

【现代研究】

（1）利尿作用：人体试验证实，黄芪有中等利尿作用，可增加尿量和氯化物的排泄。临床剂量（0.2g/kg）即可增加尿量64%，排钠量增加14.5%。动物实验也证实其利尿作用，但与剂量有关，如大鼠皮下注射0.5g/kg（生药），可有利尿作用；但0.25g/kg则无利尿作用；而1.0g/kg反可使排尿百分率减低。

（2）对实验性肾炎的作用：每日给大鼠服黄芪粉4~5g，连续3日后给大鼠注射兔抗鼠血清，造成肾毒血清性肾炎，3日后做尿蛋白测定，结果表明黄芪能显著减轻尿中蛋白质的量；病理观察亦证明黄芪组肾脏病变减轻。

（3）对免疫功能的作用：黄芪煎剂能增加小鼠网状内皮系统的吞噬功能；黄芪可提高患者白细胞诱生干扰素的能力；正常人服用黄芪全草干浸膏片后，IgM、IgE显著增加，易患感冒者服用黄芪后可明显提高鼻分泌液中IgA、IgG的含量，以上说明黄芪有促进体液免疫的作用。

（4）黄芪能兴奋中枢神经系统，对正常心脏有加强其收缩的作用，对因中毒或疲劳而衰竭的心脏，其强心作用更加显著。此外，可扩张血管，降低血压；对实验性肝炎有保护作用等。

4. 西洋参

【药材】为五加科植物西洋参的根。主产于美国、加拿大。在我国已引种成功。

【性味归经】甘、微苦，凉。入心、肺、肾经。

【功效】益气养阴，清热生津。

【临床应用】本品性凉，长于滋阴兼能益气，而无助火之弊。故肾病临床中凡气阴两虚之证，兼有内热者，用西洋参比用人参更为相宜。至于补气救脱，则远非本品所能胜任。

【用法用量】入煎剂，宜单煎兑服，3~6g。

【现代研究】西洋参对大脑有镇静作用。由于其所含皂苷主要是人参二醇，而人参三醇含量很少，故其作用与人参相似而有些不同。如人参三醇主要为兴奋中枢神经系统、心脏、扩张血管；人参二醇主要为抑制，对代谢的作用较明显。二者都有抗应激、促进蛋白质合成等作用。

5. 白术

【药材】为菊科多年生草本植物白术的根茎。

【性味归经】苦、甘，温。入脾、胃经。

【功效】补脾益气，燥湿利水，固表止汗，安胎。

【临床应用】

（1）补脾益气：黄宫绣谓："白术为脾脏补气第一要药。"本品甘香而温，能补脾益气以助运化，对脾胃虚弱所致的少食腹满、泄泻等症有健脾止泻，增进食欲的功效。时振声教授宗洁古枳术丸之意与枳实配为散剂，作为慢性肾炎和慢性肾衰竭患者健脾消食之用。又四君子汤、参苓白术散、归脾汤、补中益气汤等常用补脾方剂，亦均配有白术。

白术与苍术同为健脾燥湿之品，但白术偏守，健脾益气之力较强；苍术性燥，升散燥湿之力较优。白术与人参、党参相较，人参、党参重在益气补虚；而白术则偏于健脾助运。

（2）健脾运湿：肾炎水肿主要与肺、脾、肾三脏有关，其中脾脏转输不利，制水无权是较为重要的环节。白术健脾运湿，且有燥湿之功，故诸利水方剂中常选用之。如治风水的越婢加术汤、通阳利水的五苓散、温阳行水的实脾饮，皆有白术入方，即取其健脾运湿之功。

【用法用量】一般多入煎剂，6~12g。

【现代研究】白术有降低血糖，促进胃肠分泌的作用；有明显而持久的利尿作用，且能促进电解质特别是钠的排出，其利尿作用可能是由于抑制肾小管重吸收功能。此外，还有保护肝脏，防止肝糖原减少的作用；其所含挥发油有抗肿瘤作用。

6. 山药

【药材】为薯蓣科多年生蔓性草本植物薯蓣的块根。

【性味归经】甘，平。入脾、肺、肾经。

【功效】补脾养胃，生津益肺，补肾涩精。

【临床应用】

（1）健脾益气：肾病综合征患者，由于长期丢失血浆白蛋白，临床多表现神疲乏力，肢体肿重，纳差便溏，舌淡胖、边有齿痕，脉虚等脾气虚之症，时振声教授习用参苓白术散，重用山药，对尿蛋白长期不愈辨证属脾肾气虚，升清固精无权者，常用芡实合剂（芡实、怀山药、金樱子、黄精、百合、茯苓、菟丝子、枇杷叶、党参），方中以山药伍用健脾补肾固涩之品，可以获效。

（2）脾肾气阴两补：山药甘平多汁，益气之中兼能滋养肺、肾之阴。故对慢性肾炎表现为肺肾或脾肾气阴两虚者用之甚宜，方如参芪地黄汤。

山药与白术同为健脾益气药，山药偏润而兼有养阴作用；白术偏燥而具燥湿之功。同中有异，当权衡选用。历代医家有将山药归入补脾阴类者，是对中医药理论的开掘和发展。

【用法用量】入煎剂，15~30g。

7. 黄精

【药材】为百合科植物滇黄精、黄精或多花黄精的根茎。

【性味归经】甘，平。入脾、肺、肾经。

【功效】补气养阴，补脾，润肺，益肾。

【临床应用】本品甘平质润，临床补气而不燥，养阴而不腻，广泛用于慢性肾炎气阴两虚证患者。偏于气虚者可与黄芪、党参等配伍为方；偏于阴虚者可与山药、沙参、麦冬、玉竹等配伍为方；肝阳偏亢者还可与滋阴潜阳之类药物同用。

【用法用量】入煎剂，10~15g。

【现代研究】黄精的水浸出液、乙醇-水浸出液和30%乙醇浸出液有降低麻醉动物血压的作用；黄精制剂可增加在位犬心冠脉流量。本品对肾上腺素引起的血糖过高有抑制作用。对防止动脉硬化及肝脏脂肪浸润有一定作用。

8. 甘草

【药材】为豆科多年生草本植物甘草、胀果甘草或光果甘草的根及根茎。

【性味归经】甘，平。入心、肺、脾、胃经。

【功效】补脾益气，清热解毒，祛痰止咳，缓急止痛，缓和药性。

【临床应用】

（1）补中益气：本品炙用则气微温，善能补脾胃，益心气。凡肺、脾、心气虚之证，多配以炙甘草，如四君子汤、补中益气汤、炙甘草汤等。

（2）清热解毒：本品生用能清热解毒。慢性肾炎过程中出现的各种内、外邪热，均可配伍生甘草。如疮疡肿毒，可与金银花、连翘、蒲公英、紫花地丁等同用；咽喉肿痛，可与桔梗、牛蒡子等合用；心火上炎，可与黄连、竹叶等配伍，等等。

（3）调和药性：慢性肾炎邪气较盛须用大剂峻烈药物攻伐时，多配以甘草缓和药性；处方中多类药物同用时，也多以甘草为使调和诸药。但反甘遂、大戟、芫花、海藻，凡方中有此等药物者，一般不加甘草。

【用法用量】入煎剂，3~10g。

【现代研究】

（1）皮质激素样作用：甘草次酸有类肾上腺皮质激素作用，能促进体内水及钠盐潴留和钾离子排出，有抗利尿作用，可用于轻症阿狄森病，长期服用可引起水肿、水钠潴留的副作用。

（2）抗炎作用：甘草具有保泰松或氢化可的松样的抗炎作用，其抗炎成分为甘草甜素和甘草次酸。甘草次酸对大白鼠的棉球肉芽肿、甲醛性脚肿、皮下肉芽肿性炎症等均有抑制作用。

（3）对免疫功能的影响：甘草甜素能抑制蛋清所致的豚鼠过敏反应；抑制组织胺释放剂引起的肥大细胞脱颗粒，从而阻止过敏介质的释放。

（4）解毒作用：甘草浸膏及甘草甜素对水合氯醛、士的宁、乌拉坦和可卡因、苯砷、升汞等的毒性有较明显的解毒作用；对印防己毒素、咖啡因、乙酰胆碱、毛果芸香碱、烟碱、巴比妥类等解毒作用次之。甘草甜素对河豚毒、蛇毒有解毒效力。甘草制剂配合抗癌药喜树碱、农吉利碱等合用，具有解毒增效作用。

（5）甘草反海藻、大戟、甘遂、芫花的研究：据现代临床观察，在治疗甲状腺肿时，海藻与甘草同用，未见不良反应。实验报道，甘草 3.3g/1.5kg 和芫花、大戟、甘遂、海藻各 6.6g/kg 的煎剂给兔灌胃，无论单味应用或与甘草合用，各组动物均无不良反应。而小鼠急性毒性实验表明：戟、遂、芫、藻与甘草合用，毒性增强。另有报告指出：甘草与甘遂配伍，小剂量降低其毒性，大剂量则有相反作用。

（二）补阳药

1. 鹿茸

【药材】为鹿科梅花鹿或马鹿的雄鹿头上尚未骨化而带密生茸毛的幼角。

【性味归经】甘、咸，温。入肾、肝经。

【功效】壮肾阳，益精髓，强筋骨，调冲任，托疮毒。

【临床应用】

（1）补肾壮阳：鹿茸有较强的补肾壮阳作用，凡肾病后期，阴虚及阳，肾阳大衰，表现为畏寒肢冷，腰酸头晕，夜尿频繁，身体软弱诸症，均可以于方中参入本品治之。

（2）益精生髓：鹿茸为血肉有情之品，可直入督脉，益精生髓。故肾病中由于浊毒内犯、精微下泄造成的督脉受损，精髓不足之证，可以本品与补肾生精之品合用。另外，由于精血同源，凡各类肾性贫血，均可于方中参入鹿茸，以助生血之功。

【用法用量】一般入丸散剂，或研细末吞服，用量为 1~2g。

【现代研究】

（1）强壮作用：本品所含多种氨基酸对人体有强壮作用。可提高机体的工作能力，减轻疲劳，改善睡眠，促进食欲，改善营养不良及蛋白质代谢障碍，改善糖酵解和三羧酸循环的能量代谢，故认为能改善阳虚状态下的能量代谢低下的病理变化。

（2）对循环系统：大剂量鹿茸精使心缩幅度变小，心率减慢，并使外周血管扩张，血压降低；中等剂量鹿茸精引起离体心脏活动明显增强，心缩幅度增大，心率加快，使心每搏输出量及每分输出量都增加。对疲劳心脏的恢复更为明显。对节律不齐的离体心脏能使节律恢复正常。小剂量鹿茸精对心血管系统无明显作用。

（3）其他：鹿茸可增强肾脏的利尿功能和胃肠的运动及分泌功能；提高离体子宫的张力和加强其节律性收缩；促进健康人淋巴细胞的转化，增强免疫功能；促进红细胞、血红蛋白、网状红细胞的新生；促进创伤骨折和溃疡的愈合等。

附：鹿角、鹿角胶、鹿角霜

鹿角是梅花鹿和各种雄鹿的已成长骨化的角；鹿角胶为鹿角煎熬浓缩而成的胶体物；鹿角霜为鹿角熬胶后所存残渣。其性味功用与鹿茸相似，唯药力较弱，通常可作为鹿茸之代用品，用量相对加大。

2. 补骨脂

【药材】为豆科草本植物补骨脂的干燥成熟种子。

【性味归经】辛、苦，温。入肾、脾经。

【功效】补肾助阳，纳气平喘，温脾止泻；外用消风祛斑。

【临床应用】本品性较温热，善温肾助阳，大补命门真火，对于肾病综合征阳虚较重者，可与温阳利水之品合用；对于慢性肾炎及慢性肾衰竭阴阳俱衰，下元虚惫者，可与补阴药同用，能阴阳两补，助肾气化。

【用法用量】入煎剂，6~10g。

【现代研究】补骨脂对离体和在位心脏都有扩张冠状动脉的作用；对心肌耗氧量无明显影响；能兴奋心脏，提高心脏作功率，有效成分为补骨脂乙素；能缩短出血时间，减少出血量，有止血作用；有抗着床及雌激素样作用。

3. 淫羊藿

【药材】又称仙灵脾。为小檗科植物淫羊藿、箭叶淫羊藿、柔毛淫羊藿或朝鲜淫羊藿的干燥叶。

【性味归经】辛、甘，温。入肝、肾经。

【功效】补肾壮阳，强筋健骨，祛风除湿。

【临床应用】淫羊藿为温补肾阳之品，且具祛风除湿之效，因此对肾病阳虚、某些结缔组织病累及肾脏，同时具有全身痹证症状者，均可伍以本品治疗。淫羊藿又有兴阳振痿之功，某些肾功能不全并发阳痿的患者也可用本品治疗。此外，本品有降血压的作用，某些肾性高血压，辨证属阴阳失调者，可与仙茅相须为用，方如二仙汤。

【用法用量】入煎剂，6~10g（时振声教授常用10~15g）。

【现代研究】本品煎剂或醇提物对动物有降低血压作用，主要是其末梢血管的扩张作用能增加冠状动脉血流量，但心肌耗氧量也会增加。甲醇提取物有中枢性镇咳作用，对大鼠蛋清性关节炎有"消炎"作用。口服能使高血糖大鼠的血糖下降。其提取物有雄激素样作用，而无雌激素样作用。

4. 仙茅

【药材】为石蒜科多年生草本植物仙茅的根茎。

【性味归经】辛，热；有小毒。入肾、肝、脾经。

【功效】壮肾阳，强筋骨，祛寒湿。

【临床应用】本品温肾祛湿之效略同淫羊藿，在临床上多相须为用，方如二仙汤。此外，仙茅又可温脾阳，故对慢性肾病表现为脾肾阳虚症见畏寒、肢冷、少食、泄泻等，可与白术、干姜、补骨脂等组方治疗。

【用法用量】入煎剂，3~10g。

【现代研究】本品对性腺功能有强壮作用。可振奋精神，促进消化，增进食欲。有小毒，入药剂量不宜过大。其中毒症状为舌肿大，可用大黄、玄明粉水煎服，或用三黄汤解之。

5. 肉苁蓉

【药材】为列当科植物肉苁蓉或管花肉苁蓉的带鳞叶的肉质茎。

【性味归经】甘、咸，温。入肾、大肠经。

【功效】补肾益精，润肠通便。

【临床应用】肉苁蓉性较温柔，《本草汇言》言其为"养命门，滋肾气，补精血之药。……此乃平补之剂，温而不热，补而不峻，暖而不燥，故有从容之名"。对慢性肾炎属阴阳两虚类型者，常于方中伍用本品，或入汤剂煎服，或作丸剂小量久服，而无温燥之弊。另外，本品有润肠通便之效，大便干结者用之最宜，脾虚便溏者慎用。

【用法用量】入煎剂，6~10g（时振声教授常用10~15g）。

【现代研究】肉苁蓉水浸出液、乙醇浸出液等有降低血压的作用；又能促进小鼠唾液分泌。据报道称还可作膀胱炎、膀胱出血及肾脏出血之止血药。

6. 菟丝子

【药材】为旋花科植物南方菟丝子的成熟种子。

【性味归经】辛、甘，平。入肝、脾、肾经。

【功效】补益肝肾，固精缩尿，安胎，明目，止泻；外用消风祛斑。

【临床应用】本品性平，既能补阳，又能益阴，《本草正义》指出其"善滋阴液，而又敷布阳和"，故对各类肾虚证候均可配伍应用。此外，菟丝子有固肾之效，对于肾虚泄泻及顽固性蛋白尿属肾气不固者，也可配用。

【用法用量】入煎剂，6~12g。

【现代研究】本品浸剂、酊剂能增强离体蟾蜍心脏收缩力，降低麻醉犬血压，抑制肠运动，兴奋离体子宫。

7. 益智仁

【药材】为姜科多年生草本植物益智的成熟果实。

【性味归经】辛，温。入脾、肾经。

【功效】补肾固精，温脾止泻，缩尿，摄唾。

【临床应用】本品以温脾肾，祛寒湿见长。故对慢性肾炎属脾肾阳虚、寒湿内阻者用之甚宜。温脾阳多与草豆蔻、干姜等同用；温肾阳多与肉豆蔻、补骨脂等为伍；祛寒湿则须参以苍术、茯苓等药。另外，益智仁又有固精缩尿之力，慢性肾功能不全而夜尿频多者，可以本品配合山药、乌药、桑螵蛸等组方，如缩泉丸。

【用法用量】入煎剂，3~10g。

8. 续断

【药材】为川续断科植物川续断的根。

【性味归经】苦、辛，温。入肝、肾经。

【功效】补肝肾，强筋骨，续折伤，止崩漏。

【临床应用】续断既能补肝肾，强腰膝，又能通利血脉，对于慢性肾炎肾虚兼血瘀患者用之颇宜。此类患者多有腰膝酸痛，经久不愈的特点，用药时多以本品配合杜仲、牛膝等同用，且宜久服，方可收效。

【用法用量】入煎剂，9~15g。

【现代研究】续断有安胎作用，近人有将其用于肾移植后的中医药治疗。

9. 杜仲

【药材】为杜仲科落叶乔木植物杜仲的树皮。

【性味归经】甘，温。入肝、肾经。

【功效】补肝肾，强筋骨，安胎。

【临床应用】本品补肝肾，强腰膝，又有较好的降压作用，在肾病临床上多用于久病不愈阴阳失调，下焦亏损较重，水不涵木，肝阳上亢的患者。多与桑寄生、牛膝、何首乌等同用。如兼夹湿热，可与苍术、黄柏、车前子等同用。《本草汇言》记载："凡下焦之虚，非杜仲不补；下焦之湿，非杜仲不利；足胫之酸，非杜仲不去；腰膝之疼，非杜仲不除。"

【用法用量】入煎剂，6~10g。

【现代研究】杜仲煎剂有良好的降低血压作用。对胆固醇硬化的家兔的降压作用比正常家兔明显。其降压作用，炒杜仲比生杜仲强，煎剂比酊剂强。醇浸液灌服可降低大鼠血清总胆固醇。杜仲各种制剂对动物均有利尿作用；大剂量煎剂对动物有镇静和镇痛作用。

10. 狗脊

【药材】为蚌壳蕨科植物金毛狗脊的根茎。

【性味归经】苦、甘，温。入肝、肾经。

【功效】补肝肾，除风湿，健腰脚。

【临床应用】

（1）用于腰背酸痛，膝痛脚软，寒湿周痹，风湿骨痛。

（2）用于虚寒尿频失溺，冲任虚寒，带下纯白，老人尿多等症。

【用法用量】内服入煎剂，6~12g。或熬膏，或入丸剂。

11. 牛膝

【药材】为苋科植物牛膝的根。

【性味归经】甘、苦、酸，平。入肝、肾经。

【功效】逐瘀通经，益肝肾，强筋骨，利尿通淋，引血下行。

【临床应用】

（1）用于腰膝骨痛、足痿筋挛、腿软酸麻、寒湿痿痹等症。

（2）用于经闭难产、胞衣不下、产后瘀血腹痛、跌打损伤、恶血流结等症。

【用法用量】入煎剂，10~15g。

【现代研究】

（1）对子宫作用：流浸膏或煎剂对离体家兔子宫不论已孕或未孕都能发生收缩，对收缩无力的小鼠离体子宫则使收缩加强。对猫的未孕子宫呈弛缓作用，而对已孕的子宫则发生强有力的收缩。对已孕或未孕豚鼠子宫多呈弛缓作用，对狗的子宫则作用不定。

（2）对肠管的作用：煎剂对小鼠离体肠管呈抑制作用。对豚鼠肠管有加强收缩作用。

静脉注射对麻醉犬及正常或麻醉兔的胃运动，于短暂兴奋后转为抑制。

（3）对心血管的作用：麻醉犬、猫、兔静脉注射煎剂或醇提取液均有短暂的降压作用，血压下降时伴有呼吸兴奋，降压作用主要与组织胺释放有关，此外对心脏抑制、外周血管扩张也有一定作用。

（4）利尿作用：对麻醉兔及狗静脉注射煎剂或醇提取液均有轻度利尿作用。

（三）养血药

1. 当归

【药材】为伞形科多年生草本植物当归的根。

【性味归经】甘、辛，温。入肝、心、脾经。

【功效】补血活血，调经止痛，润肠通便。

【临床应用】当归味甘而重，功专补血；气轻而辛又能行血。故古人誉其为"血中圣药"。慢性肾炎及慢性肾衰竭多有面色萎黄、唇爪无华、头晕心悸、舌淡脉细等血虚见证，且久病入络，易致脉络瘀滞；本品补血活血，静中有动，与证甚宜，故可参伍使用，单纯阴血不足者可配伍熟地、白芍、川芎等，方如四物汤；气血两虚者可加参、术、苓、草，即八珍汤；以"气为血帅""气足血旺"，故临床上单纯补血时也可加入黄芪等益气之品，方如当归补血汤。

本品又有润肠通便之功，故血虚便秘者用之最宜；脾虚便溏者则当慎用。

【用法用量】入煎剂，6~12g。

【现代研究】当归注射液可降低麻醉犬血压，扩张冠脉、脑及外周血管，减少心肌耗氧量；对清醒高血压犬，则使血压短暂上升后随之出现较持久的降压作用。其有效成分阿魏酸钠对实验性血栓形成有明显的抑制作用。当归煎剂有促进非特异性免疫功能的作用。此外，当归还有镇痛、镇静、抗炎、降低血管渗透性等作用。

2. 白芍

【药材】为毛茛科多年生草本植物芍药的根。

【性味归经】苦、酸，微寒。入肝、脾经。

【功效】养血调经，敛阴止汗，柔肝止痛，平肝抑肝。

【临床应用】

（1）养血敛阴：慢性肾炎类疾病多伴不同程度的阴血亏虚，常以白芍、当归、地黄等药滋阴养血。其中当归与白芍多为对药同用，二者同为养血之品，但当归辛温而性动，白芍酸寒而性静，合用则动中有静，补而不守，寒温适中，相得益彰。

（2）平肝柔肝：部分肾炎及慢性肾衰竭患者由于持续性高血压，临床常见头晕，头目胀痛，耳鸣，甚则肌肉瞤动，舌干质红少苔，脉弦等，此为肝肾阴亏，木失涵养，肝阳上亢，虚风内动，常重用白芍，并伍以当归、川芎、天麻、杭菊花、生龙骨、生牡蛎、地龙等养血平肝之品组方治疗，每收良效。

【用法用量】入煎剂，6~15g（时振声教授常用10~30g）。

【现代研究】本品有镇静、镇痛、解热、抗炎及抗惊厥作用；对胃肠及子宫平滑肌有解痉作用；芍药苷还能抑制大鼠的血小板聚集及实验性胃溃疡的形成。本品含苯甲酸，对肝功能不良者不宜长期大量服用。

芍药之名，初载《神农本草经》，从陶弘景开始，分为赤芍和白芍。白芍偏于养血益阴，赤芍偏于行血散瘀。若需补散兼施，则可将赤、白芍同用。

3. 阿胶

【药材】为马科动物驴的皮，经煎煮、浓缩而制成的胶块。

【性味归经】甘，平。入肺、肝、肾经。

【功效】补血滋阴，止血，润燥。

【临床应用】阿胶为血肉有情之品，乃补血要药，临床上多以本品与熟地、当归、白芍等同用治疗血虚证。特别是由各类出血证候导致的血虚，由于本品养血中又具止血之性，故用之最宜。此外，阿胶与黄连同用，有交通心肾、水火既济之效，常用于肾炎见虚烦不眠、口疮舌糜而证属肾阴亏虚，水火失济，心肾不交者，方如黄连阿胶汤。

【用法用量】入煎剂，多烊化入药。3~9g（时振声教授常用 10~15g）。

【现代研究】阿胶有加速血液中红细胞和血红蛋白生成的作用；能改善动物体内钙的平衡，促进钙的吸收，有助于血清中钙的存留。动物实验示阿胶溶液注入能升高血压，对抗创伤性休克。此外，阿胶还有预防进行性肌营养障碍的作用。

（四）滋阴药

1. 生地

【药材】为玄参科多年生草本植物地黄的块根。

【性味归经】甘，寒。入心、肝、肾经。

【功效】清热凉血，养阴生津。

【临床应用】

（1）滋阴补肾：本品性寒而味厚，在滋阴补肾的同时，兼具清热之功，故对肾炎类疾病表现为肝肾阴虚，心火内扰者，可以生地为主，配合其他滋阴降火类药物治疗，方如六味地黄丸；如兼夹下焦湿热者，可配合苦寒清热燥湿之品，方如知柏地黄丸；阴阳两虚者，可参入温阳之品，方如金匮肾气丸；水气内阻者，可兼以利水，方如济生肾气丸。上述方剂，均以六味地黄丸为基础方。实际上，在肾病临床上，观察到六味地黄丸有广泛的适应证，因此该方的应用机会也颇多。

（2）凉血止血：肾炎患者由于湿热蕴于下焦，热伤血络，临床可见尿血之症。若兼尿频、尿急、尿痛则为血淋，此时多用小蓟饮子化裁治疗，该方即重用生地凉血止血，并伍以其他利水通淋之品。尿毒症晚期出现的出血倾向，如因水亏火亢，热迫血妄行者可重用生地配以犀角（现可用水牛角代之）、丹皮、赤芍，即犀角地黄汤。

（3）清营护阴：尿毒症期，肾病及心，热扰神明，出现心烦躁扰，身热夜甚，时有谵语，甚或神昏，舌绛而干，脉细数等危证时，常选用清营汤以清营泄热，凉血护阴，方中亦当重用本品。

【用法用量】入煎剂，宜久煎则无便溏之虞。10~15g（时振声教授常用 15~45g）。

【现代研究】六味地黄复方对肾性高血压大鼠有明显降低血压、改善肾功能、减少病死率作用；生地及以生地为主的滋阴泻火复方（生地、知母、甘草）具有对抗地塞米松对脑垂体 – 肾上腺皮质系统的抑制作用；地黄有强心及降血糖作用；其乙醇提取物能缩短兔凝血时间而有止血作用。

附：熟地

熟地是将生地（干地黄）加酒反复蒸晒而成。味甘，性微温。入肝、肾经。其主要功效为滋阴补血。《珍珠囊》谓熟地"主补血气，滋肾水，益真阴"，故凡阴血亏虚之证，皆可作为配伍之用。

熟地与生地皆为滋阴补肾养血之品，但熟地补而兼温，生地补而兼清，临床可酌情选用。此外，二地皆有滋腻碍胃之弊，加之虚人脾胃多弱，故用时宜配砂仁或苍术、白术，以防腻膈之虞。熟地入煎剂也应久煎，用量为 15~30g。

3. 何首乌

【药材】为蓼科多年生草本植物何首乌的块根。

【性味归经】苦、甘、涩，微温。入肝、心、肾经。

【功效】解毒，消痈，截疟，润肠通便。

【临床应用】制首乌主要用于慢性肾炎阴血不足，肝肾亏损诸证，常与熟地、枸杞子、菟丝子等为伍；如属水不涵木，肝阳上亢，可以本品与桑寄生、女贞子、生龙骨、生牡蛎等同用，具有滋阴潜阳之效，可用于肾性高血压。生首乌有解毒散结，通便泻下的作用，对于肾病过程中出现的结热便秘有效。便溏脾虚者慎用。

【用法用量】入煎剂，3~6g（时振声教授常用 10~15g）。

【现代研究】本品能使动物血糖先升高后降低；能降胆固醇，阻止胆固醇在肝内沉积，缓解动脉粥样硬化的形成。生首乌能促进肠管蠕动而有缓泻作用。

4. 枸杞子

【药材】为茄科落叶灌木植物宁夏枸杞的成熟果实。

【性味归经】甘，平。入肝、肾经。

【功效】养阴补血，益精明目。

【临床应用】

（1）补益肝肾：李时珍谓："枸杞子生精益气，乃平补之药。"对肾炎患者肝肾亏损，阴血不足者，常以本品配伍何首乌、当归、女贞子等；如属气阴两虚，可以本品与人参、熟地、山萸肉、山药、杜仲、当归、炙甘草等为伍，方如大补元煎。

（2）益精明目：肝肾乙癸同源，精血互生互化，而目为肝窍，得血能视。慢性肾炎患者因肝肾亏损，精血不充，目失所养，临床常现视物昏花、目涩羞明之症。枸杞子益精明目，可以本品配伍菊花、生地、山萸肉、山药、丹皮、茯苓、泽泻等，即杞菊地黄丸。

【用法用量】入煎剂，6~12g。

【现代研究】枸杞子有降血糖作用。宁夏枸杞子能增强小鼠网状内皮系统的吞噬能力。

5. 女贞子

【药材】为木樨科植物女贞的成熟果实。

【性味归经】甘、苦，凉。入肝、肾经。

【功效】滋补肝肾，明目乌发。

【临床应用】女贞子为平补肝肾之品，滋补之力虽不如生、熟二地，但其优点为养阴而不滋腻，无碍脾胃。对阴虚兼有脾胃虚弱的肾病患者，常以本品与旱莲草同用，即二至丸作为养阴之用。《本草新编》："女贞子缓则有功，而速则寡效。故用之速，实不能取胜于一时；而用之缓，实能延生于永久。"故临床运用本品宜久服。

【用法用量】入煎剂，6~12g（时振声教授常用10~20g）。

【现代研究】女贞子能促进白细胞的吞噬功能；有强心利尿作用；增加冠脉流量，抑制心肌收缩力；能降低家兔血清胆固醇，对冠脉斑块有消退作用。

6. 旱莲草

【药材】为菊科一年生草本植物鳢肠（金陵草）的干燥地上部分。

【性味归经】甘、酸，寒。入肝、肾经。

【功效】滋补肝肾，凉血止血。

【临床应用】

（1）补益肝肾：本品滋补肝肾而不腻，临床上常与女贞子相须为用，即二至丸。如肝阳上亢者，可配以龙骨、牡蛎、龟甲、鳖甲等药，以取滋阴潜阳之效。

（2）凉血止血：本品酸寒入肝，兼有凉血止血之功。慢性肾炎和慢性肾衰竭患者出现的尿血、便血、衄血等出血证候，中医辨证为阴虚内热、迫血妄行者，可将本品配入养阴凉血止血方剂中。

【用法用量】入煎剂，6~12g（时振声教授常用10~20g）。

【现代研究】旱莲草因富含鞣质，能收敛止血。

7. 沙参

【药材】有南沙参、北沙参两类：南沙参为桔梗科植物轮叶沙参或沙参的根；北沙参为伞形科多年生草本植物珊瑚菜的根。

【性味归经】甘、微苦，微寒。入肺、胃经。

【功效】润肺止咳，养胃生津。其中北沙参养阴作用较强；南沙参祛痰作用较好。

【临床应用】肾炎后期由于肾精大亏，必然波及肺胃，以致肺胃阴津匮乏。临床可见干咳少痰或痰中带血，咽干口燥，舌苔剥脱，脉细数等。此时常以本品与麦冬、生地、川贝母、石斛等同用，方如益胃汤、沙参麦冬饮等。

【用法用量】入煎剂，5~12g。

【现代研究】南沙参煎剂对动物有祛痰作用；北沙参醇提物对动物有解热、镇痛作用。

8. 麦冬

【药材】为百合科麦冬的干燥块根。

【性味归经】甘、微苦，微寒。入心、肺、胃经。

【功效】养阴清热，润肺清心。

【临床应用】

（1）养阴生津：慢性肾衰竭患者，当病变波及于心，则出现心悸、气短、胸闷、汗出、脉弱等心气心阴两虚证，常以麦冬配伍人参、五味子，即生脉散，作为心虚病证的专方，其用法可入煎剂，也可以生脉注射液作静脉注射或静脉滴注之用；如属脾肾气阴两虚，波及心肺，亦可与参芪地黄汤内伍用麦冬、五味子等，以增强养阴固气之力。

（2）润肺利咽：咽喉疼痛，甚或红肿，不仅是肾炎疾患的重要诱因，且常为肾炎患者的伴发症状。由于此症之发，易于加重肾病，故积极治疗咽喉疾患确属关键的一环。咽干喉痛之病机有肾阴匮乏失其充养及热毒上壅之分，对阴虚失养者以本品与玄参、桔梗、生甘草同用，名玄麦甘桔汤，可入煎剂，亦可泡水代茶常服。若为热毒上壅，则重用银花、蒲公英合入上方，名银蒲玄麦甘桔汤。

【用法用量】入煎剂，6~12g。

【现代研究】麦冬注射液能提高小鼠耐缺氧能力，故推测其能改善心绞痛的临床症状。麦冬水滤液有升高兔血糖的作用。

9. 天冬

【药材】为百合科植物天冬的块根。

【性味归经】甘、苦，寒。入肺、肾经。

【功效】养阴清热，润肺滋肾。

【临床应用】本品清润之力较强，入肺、肾二经，故慢性肾炎表现为肺肾阴虚，虚火上扰者，多伍用本品。如与麦冬同用，则滋阴之力更强。本品上清肺热，益水之源，下养肾阴，滋水之燥，故有止咳、消痰、解渴之效。糖尿病肾病，表现为肺肾阴虚者，用天冬尤宜。

【用法用量】入煎剂，6~12g。脾胃虚弱、腹满便溏者忌用。

10. 玉竹

【药材】为百合科植物玉竹的根茎。

【性味归经】甘，微寒。入肺、胃经。

【功效】养阴润燥，生津止渴。

【临床应用】玉竹为质润之品，培养肺、胃之阴是其所长，且补而不腻，不碍胃气。对肾炎患者表现有肺胃阴伤之证，如咳嗽少痰、咽干舌燥、口渴喜饮等，可以本品与麦冬、沙参、桑叶、川贝母、玄参等同用。肾炎阴虚患者，其感受外邪易从热化，故多见风热表证，治疗之法当滋阴解表，可以玉竹与白薇、淡豆豉、桔梗、薄荷、生葱白、甘草、红枣配伍，即加减葳蕤汤。方中玉竹滋阴而助汗源，且不碍邪，是为君药。

【用法用量】入煎剂，6~12g。

【现代研究】玉竹有降血糖和强心作用。

11. 山茱萸

【药材】为山茱萸科落叶小乔木植物山茱萸除去果核的成熟果肉。

【性味归经】酸、涩，微温。入肝、肾经。

【功效】滋补肝肾，收涩固脱。

【临床应用】肝肾阴虚、精微下泄是慢性肾炎重要而常见的病理环节，山茱萸滋补肝肾而兼以涩精，故临床应用较广。培补肝肾的重要方剂如六味地黄丸、左归丸、右归丸等均以山茱萸为重要组成。经适当化裁，还可衍生出许多不同偏重的补肾处方，治疗有不同兼症的肾虚之证。

【用法用量】入煎剂，6~12g。

【现代研究】动物实验证实山茱萸有利尿、降压、改善糖尿病、兴奋交感神经等作用。

12. 龟甲

【药材】为脊椎动物龟科乌龟的背甲及腹甲。

【性味归经】咸、甘，微寒。入肾、心、肝经。

【功效】滋阴潜阳，益肾健骨，养血补心，固经止崩。

【临床应用】龟甲滋阴而镇潜浮阳，有退热息风之功。慢性肾炎病程中凡见肝肾阴亏、肝阳上亢之证，临床表现为腰膝酸软、头目眩晕、脑胀作痛、舌质绛红、脉细数等，可以本品与生地、白芍、牡蛎等同用。兼下焦湿热者，可加黄柏、知母；虚风内动者，可加鸡子黄、阿胶、生鳖甲等，方如大定风珠。

【用法用量】入煎剂，宜先入久煎。9~24g。

13. 鳖甲

【药材】为脊椎动物鳖科鳖的背甲。

【性味归经】咸，微寒。入肝、肾经。

【功效】滋阴潜阳，清热除烦，软坚散结。

【临床应用】鳖甲既能滋阴，又能潜纳浮阳，故对阴虚阳亢之证用之较宜。慢性肾炎多有肾阴亏损，如水不涵木，或肝火偏盛，每导致肝阳上亢，表现为血压偏高、眩晕头胀、口干不喜饮、腰膝酸软，甚则盗汗遗精等症，可以本品配合生牡蛎、白芍、阿胶等以滋阴潜阳。某些慢性肾炎患者，素有阴虚之证，而又反复感染外邪，表现低热缠绵、夜热早凉、脉细数等，可以本品配伍青蒿、生地、知母、丹皮等滋阴解表清热药，方如青蒿鳖甲汤。

【用法用量】入煎剂，宜先入久煎。9~24g。

六、和胃止呕药

1. 陈皮

【药材】为芸香科植物橘及其栽培变种的成熟果实之果皮。

【性味归经】辛、苦，温。入肺、脾经。

【功效】行气健胃，燥湿化痰。

【临床应用】本品为脾、肺气分之药，可调中快膈，理气和胃，对肾病脾肺气虚、痰湿内蕴者，可以本品与半夏、茯苓、甘草同用，即二陈汤。痰湿中阻，脾胃不和，泛泛欲吐者，可在二陈汤的基础上加竹茹、枳实以和中降逆，即温胆汤；如痰湿化热，舌苔黄腻者，又可再加黄连以清化胃热，即黄连温胆汤。如呕恶缘于脾虚胃弱，中气不和者，可以本品与竹茹、人参、生姜、大枣、甘草同用，即橘皮竹茹汤。

【用法用量】入煎剂，3~10g（时振声教授常用 6~12g）。

【现代研究】陈皮所含挥发油对消化道有缓和的刺激性，促进胃肠排出积气。其煎剂能使兔离体小肠紧张性降低。能刺激呼吸道黏膜，使分泌液增多，有祛痰作用。此外，还有微弱的升高血压、兴奋心脏的作用。

2. 半夏

【药材】为天南星多年生草本植物半夏的地下块茎。

【性味归经】辛，温；有毒。入脾、胃、肺经。

【功效】燥湿化痰，降逆止呕，消痞散结。

【临床应用】

（1）降逆止呕：本品降逆止呕效力颇著，因其性温燥，故对寒湿痰阻致呕者尤为适宜，如小半夏加茯苓汤，即以半夏与生姜、茯苓配伍运用。若呕恶由湿热引起者，则又当以本品与黄连、竹茹等同用方为合拍。

（2）燥湿化痰除痞：半夏为治湿痰要药，能降逆又味辛能开，对肾炎因寒热中阻，升降失常，上下不能交泰而致心下痞者，常选用本品与黄芩、黄连、干姜、大枣、党参、甘草同用，即半夏泻心汤。

【用法用量】入煎剂，若降逆止呕，宜用姜半夏；余则用法半夏或清半夏。用量为3~9g（时振声教授常用 6~12g）。

【现代研究】半夏有镇咳及中枢性镇吐作用。生半夏和低温处理的半夏流浸膏口服，则有催吐作用；生半夏粉 120℃焙 2~3 小时，镇吐作用仍在，而催吐作用消失。生半夏毒性较大，人误服生半夏，对口腔、喉头和消化道黏膜有强烈刺激性，可发生肿胀、疼痛、失音、流涎、痉挛、呼吸困难，甚则窒息而死。半夏引起呕吐、失音和死亡的毒性成分可能是同一物质，此物质不耐热，不溶或难溶于水，因此，生半夏必须煎服。误服生半夏中毒时，给服稀醋、浓茶或蛋白质等。呼吸困难者给氧，必要时做气管切开术。

3. 竹茹

【药材】为禾本科植物青秆竹、大头典竹或淡竹的茎秆的干燥中间层。

【性味归经】甘，微寒。入肺、胃、心、胆经。

【功效】清热化痰，除烦止呕。

【临床应用】《本经逢原》谓本品为"清胃腑之热，为虚烦、烦渴、胃虚呕逆之要药"，时振声教授对慢性肾衰竭患者由浊热内阻引起的呕恶、烦渴、纳少、苔黄腻、脉滑数等症，常与黄连、法半夏、陈皮、茯苓等同用，方如黄连温胆汤。若呕恶属胃虚有热所致，则用本品与陈皮、党参、生姜、大枣、甘草等组方治疗，即橘皮竹茹汤。

【用法用量】入煎剂，5~10g。

4. 生姜

【药材】为姜科多年生草本植物姜的根茎。

【性味归经】辛，微温。入肺、脾、胃经。

【功效】发汗解表，温中止呕，化痰止咳，解鱼蟹毒。

【临床应用】

（1）本品辛温，能发散在表之风寒及水气，凡肾炎表现为风水表证者，可以生姜皮配合茯苓皮、大腹皮、桑白皮、陈皮等化裁治疗，方如五皮饮。如慢性肾炎复感风寒表邪，也可于辛温解表剂中配伍生姜，以助药力。

（2）生姜能温胃和中，止呕之效颇捷，凡脾胃虚寒，胃失和降而引起的恶心呕吐，可与半夏同用，为小半夏汤；与吴茱萸、党参、大枣同用，即吴茱萸汤。又某些止呕药亦每以姜汁制，以助止呕之力，如姜汁炒竹茹、姜汁制半夏等。

【用法用量】入煎剂，3~10g。

【现代研究】动物实验表明口服姜煎液可促进胃酸及胃液的分泌，增强脂肪酶的作用；浸膏及姜辣素有镇吐作用；有祛风作用，可促进胃肠的蠕动。生姜挥发油可旺盛血循环，并可发汗。

附：干姜

生姜晒干即为干姜，其性较生姜为热，发散之力趋弱，而温中回阳散寒之力增强。主要用于脾胃虚寒，症见四肢不温、呕吐泄泻、脘腹冷痛等。单用即有效，也可与党参、白术等同用，方如理中丸。如属阳气衰微，阴寒内盛，症见四肢厥冷、脉微欲绝等，可与附子、甘草等同用，以急救回阳，方如四逆汤。

5. 吴茱萸

【药材】为芸香科植物吴茱萸、石虎或疏毛吴茱萸的将成熟的果实。

【性味归经】辛、苦，热；有小毒。入肝、脾、胃经。

【功效】散寒止痛，降逆止呕，助阳止泻。

【临床应用】吴茱萸辛热，可疏肝暖脾，解厥阴之滞，消阴寒之气，为温中止呕的要药。凡肝胃虚寒，和降失司，而现呕恶之症，可选本品与党参、大枣、生姜等为伍治疗，即吴茱萸汤。

【用法用量】入煎剂，2~5g（时振声教授常用3~10g）。

【现代研究】挥发油具有芳香健胃作用；有祛风与抑制肠内异常发酵的功能。吴茱萸苦素也具有苦味健胃作用。口服吴茱萸有镇吐作用。

6. 旋覆花

【药材】为菊科多年生草本植物旋覆花或欧亚旋覆花的头状花序。

【性味归经】苦、辛、咸，微温。入肺、脾、胃、大肠经。

【功效】降气止噫，行水，祛痰，止呕。

【临床应用】

（1）降气止噫气：本品降气之力较强，凡慢性肾衰竭，浊痰中阻，胃气虚弱，和降失司，表现为纳差厌食，胃脘痞硬，嗳气频频，或呕吐涎沫者，可以本品配合代赭石、半夏、生姜、人参、甘草、大枣等为方治疗，即旋覆代赭汤。

（2）消痰利水：《神农本草经》云旋覆花能"除水"，《本草汇言》及《滇南本草》皆以其治痰饮水肿。故肾病中凡水气偏盛，或痰饮逗留者，可以旋覆花配合消痰化气行水之药组方治疗。清代喻昌在《寓意草》中则以本品治关格取效。

【用法用量】入煎剂，宜包煎，用量为 3~9g。

（时振声　江海身）

第四节　肾脏病的饮食疗法

中医历来重视饮食调养，《素问·五常政大论》有："大毒治病，十去其六；常毒治病，十去其七；小毒治病，十去其八；无毒治病，十去其九；谷肉果菜，食尽养之，无使过之，伤其正也。"这里所说有毒、无毒，是指药物而言，"毒"含有作用剧烈之意义，凡作用迅速其性猛烈的药物，中医均称为毒药，当然具有毒副作用的药物，更是毒药了。不过此处中医所称的大毒小毒，是指有治疗作用，但其作用有峻缓不同的药物，主要是说在疾病的治疗过程中，不要伤其正气，要依靠饮食调养，使正气恢复，邪气自去。肾脏疾病患者，由于肾小球毛细血管的通透性、肾小球滤膜的滤过功能或肾小管的重吸收或分泌功能等病理改变，使体内的正常营养物质丢失，某些体内应该排出的废物却有所潴留，造成身体内环境的紊乱，为此，研究如何既能增加肾脏患者的营养，提高机体的抗病能力，又能减少肾脏的负荷，是迫切需要解决的问题，目前大部分已取得比较一致的意见，现将肾脏疾病在饮食方面应注意的问题分述于下。

一、肾病综合征的饮食治疗

肾病综合征不是独立的疾病，是由各种病因引起的一组临床症候群，其主要临床表现为大量蛋白尿、低蛋白血症、高脂血症和程度不等的水肿。

（一）食疗原则

1. 限制食盐

古代医家对水肿忌盐就非常重视，《世医得效方》云："凡水肿唯忌盐，虽毫末许不得入口，若无以为味，即水病去后，宜以酢少许，调和饮食，不能忌盐勿服药，果欲去病，切须忌盐。"由于肾性水肿除了与低蛋白血症引起的血浆胶体渗透压降低外，还有一个重要的因素是肾排钠、排水的功能减退，继发水、钠滞留，而食盐（氯化钠）的摄入增加了钠的滞留，故可使水肿加重，因此在治疗水肿时必须忌盐，另外含碱的发面馒头，也可增加钠的滞留，故也应忌食。近年来由于口服利尿剂的出现，对食盐的限制可以略加放宽，一些轻度水肿患者也可略加放宽对食盐的限制，所进低盐每日摄入量不超过 3g，如用秋石代盐每日摄入量不超过 6g。

2. 饮水摄入

有严重水肿、尿少者，饮水量要限制，一般饮水量为前一天的排出量（尿、粪便、呕吐物等）加 500ml。消肿后适当放宽。

3. 蛋白质摄取

肾病综合征患者大量蛋白尿排出，低蛋白血症，胶体渗透压下降，从而使水肿顽固难消，机体抵抗力也随之下降，在肾功能正常的情况下，每日应给予必要的蛋白质，以提高血浆蛋白的含量，但过量的补充又会增加尿蛋白的排出，增加肾小球超滤的负荷，对病情不利，因此既要补充足够的蛋白质，又要不妨害病情，是一个值得研究的问题。目前认为应给予动物蛋白为主的蛋白质摄入量为 1~1.5g/（kg·d），再加上每天尿蛋白的丢失量（24 小时尿蛋白定量 ×1.45）；如果有肾功能损害，则应给予动物蛋白为主的蛋白质摄入量为 0.5~0.8g/（kg·d），再加上每天尿蛋白的丢失量（24 小时尿蛋白定量 ×1.45）。

按：1.45 常数源于每日排出 1g 尿蛋白应补偿 1.45g 蛋白质的摄入。

4. 脂肪摄取

肾病综合征常伴有高脂血症，因此要限制动物脂肪的摄入，特别是对富含胆固醇的食物（如动物内脏、鱿鱼、虾、蟹、肥肉、猪蹄等），应予控制食用量。

5. 维生素、微量元素摄取

肾病综合征患者由于肾小球基底膜通透性增加，尿中除丢失蛋白质以外，同时还有维生素及某些微量元素（钙、锌）的缺失，亦应注意补充。一般补肾中药中多含有此类微量元素，因此中医治疗，既可与激素类药物发挥协同作用，又可减少激素类药物的副作用，还能改善全身症状，补充缺少的微量元素。

（二）食疗方法

1. 大蒜蒸西瓜

大蒜行滞气，暖脾胃；西瓜清暑止渴，利小便。用独头紫皮大蒜 60~90g，西瓜 1 个（1500~2000g），先以尖刀在西瓜皮上挖一个三角形的洞，大蒜去皮纳入西瓜内，再用挖出的瓜皮塞住洞口，将洞口向上，隔水蒸熟，吃蒜和瓜瓤，趁热服下，可分 2~3 次服。或以大蒜纳入西瓜后，瓜皮塞好，外用泥封，烘烤去泥，烧灰存性，研粉，每日 10~30g，分 3 次吞服。

2. 鲤鱼赤小豆汤

鲤鱼利水消肿，下气通乳；赤小豆利水除湿。以鲤鱼一尾，重 250~500g，去鳞及内脏，与赤小豆 60g，同煮，吃鱼喝汤，可分 2~3 次服用。原方载于《外台秘要》，治水病身肿，在临床上应用还可加入冬瓜皮 60g、苏叶 10g 同煎，不放盐，连服数日，可使水肿消退。

3. 鲤鱼冬瓜汤

冬瓜利水消肿，葱白发散通阳。以鲤鱼一尾，重 250~300g，去鳞及内脏，与冬瓜

500g、葱白 1 段，同煮，不放盐，吃鱼喝汤，分 2~3 次服用，也可利尿消肿。

4. 茶叶蒸鲫鱼

鲫鱼补脾行水；茶叶消食止渴，利水消肿；生姜能发表散寒。用鲫鱼一尾，重 250~300g，去鳞及内脏，绿茶 10~15g 塞鱼腹内，加生姜 2 片，黄酒少许，清蒸，不放盐，蒸熟去茶叶，吃鱼喝汤，分 2~3 次服用。

5. 砂仁蒸鲫鱼

砂仁行气调中，和胃醒脾；甘草和中补脾。用鲫鱼一尾，重 250~300g，去鳞及内脏，砂仁 10g、甘草 3g，纳入鱼腹内，清蒸，不放盐，熟后，去砂仁、甘草，吃鱼喝汤，分 2~3 次服用。

6. 黄芪炖鸡

黄芪益气固表，利水消肿；母鸡补虚温中，填髓补精。用母鸡一只，重 900~1200g，生黄芪 120g，不放盐，共炖煮烂，喝汤吃鸡肉，分 3~4 次服用。

7. 大蒜炖鸭

鸭肉大补虚劳，滋阴补血，利尿消肿。用 3 年以上绿头鸭 1 只，重约 1500g，独头紫皮大蒜 3 枚，将蒜填入鸭腹，用线缚好，不放盐，煮到烂熟，吃鸭肉、大蒜，喝汤，可分 3~4 次服用。

8. 清炖甲鱼

甲鱼又名鳖，滋补肝肾，填精养血。用甲鱼一只，重约 500g，清炖，不放盐，吃肉喝汤，可提高血浆蛋白，亦有利尿消肿之效。

9. 牛皮膏

牛皮养血补虚。以水牛皮约 500g，刮去毛，洗净，加陈皮 15g 同煮，令烂熟，切小块，以生姜、醋调食之。可分 3~4 次内服，常服尤益。

10. 鲤鱼麻仁粥

鲤鱼利水消肿，麻仁润燥利小便。用鲤鱼肉 150g、麻仁 15g，先以麻仁熬研，滤汁，取汁和粳米 100g，再加鲤鱼肉同煮成粥，不放盐，分 2~3 次服，可利水消肿。

11. 郁李仁粥

郁李仁通利二便，薏苡仁健脾利湿。以郁李仁 30g，水煎取汁，加粳米 50g、薏苡仁 30g 同煮成粥，空腹分 2 次服，可健脾消肿。

12. 桑白皮粥

桑白皮宣散水气。以桑白皮 100g，水煎取汁，加粳米 100g，煮粥内服，有利尿消肿之效。

13. 赤小豆粥

赤小豆健脾利湿，槟榔行气利水。以槟榔 30g，水煎取汁，入赤小豆 30g、粳米 100g，同煮成粥内服，有利尿消肿功效。

14. 羊乳

羊乳补虚消肿。以新鲜羊乳煮沸内服，每日服 500~1000ml，可使尿量增多，水肿消退。

15. 食用真菌类

食用真菌类，如猴头菇、香菇、银耳等，含大量多糖、多糖蛋白和多肽类物质，可以调节机体的免疫功能，肾病综合征患者用激素及细胞毒药物时，可作为辅助性治疗。

二、急性肾炎的饮食治疗

急性肾炎由于肾小球滤过率下降，导致水钠潴留，也可能兼有氮质潴留，临床上可有水肿、高血压、尿少、血尿及蛋白尿，一般预后较好，注意饮食和休息，有助于病情恢复。

（一）食疗原则

（1）限制饮水量：水肿严重而少尿者，应根据患者排尿量决定入水量，即"量出为入"，当天的摄水量为前一天的总出量（尿、粪便、呕吐量等）加 500ml。

（2）限制食盐：水肿明显和血压升高者，要严格限制，在利尿肿消后可适当放宽，在临床症状消失后，仍宜低盐饮食，每日 3g，持续 3 个月左右，有利于预防肾炎复发。

（3）蛋白质摄取：在急性肾炎病的不同时期有所区别，初期和极期，常有少尿和氮质血症，控制要严，每天 20~30g［0.5~0.6g/（kg·d）］，严重时可短期禁食蛋白质，以减轻肾脏排泄氮质的负担。缓解期、利尿消肿后逐渐放宽，增加至 1g/（kg·d），蛋白质的摄取以优质蛋白为主，即含必需氨基酸多的动物蛋白，如牛奶、鸡蛋等，热量与氮的供给比例为 250~300kcal：1g。

（4）碳水化合物和脂肪的摄取

一般不加限制，以保证热量供应，在生长期儿童尤为重要，但应选择含植物蛋白少的淀粉食品，忌食豆类及其制品。

（5）选择易消化、富含维生素的食物。

（二）食疗方法

1. 芹菜汁

芹菜利水消肿，镇静降压。用芹菜头 500g 捣烂取汁，加白糖适量饮服，或芹菜根 60g，水煎服，每日 1 次。

2. 西瓜汁

西瓜利水消肿、清热除烦，有天然白虎汤之称。用西瓜肉捣汁，每服 100~200ml，每日 2~3 次。

3. 玉米须水

玉米须利水消肿，利胆降压。用玉米须 30g（鲜品用 60g）水煎代茶饮。

4. 茅根粥

白茅根清热除烦，凉血利尿。用白茅根 60g（鲜品 120g），加水适量，煎 1 小时后，取茅根水煮粥，每日 1 次。有凉血止血，利尿消肿之效。广东民间有用茅根甘蔗水代茶饮，既能清热利尿，又可凉血止血，味甘而不黏腻，性寒而不伤胃，利水而不伤阴。

5. 冬瓜薏苡仁汤

冬瓜利水消肿，薏苡仁健脾利湿。用冬瓜 250g、薏苡仁 60g，水煎代茶饮，可利尿消肿。

薏苡仁亦可用以煮粥食之，《食物本草备要》载："和米煮粥食之，祛湿极效。"有利尿消肿的作用。

6. 木耳黄花汤

木耳生于五木（桑、槐、榆、楮、栗）朽木上，白木耳生于栗树，现多由人工培植，含脂肪、蛋白质、碳水化合物、纤维素、硫、磷、镁、钙和钠等，功能益胃和血，并有降压及减少血尿之效。黄花菜即金针菜，能明目养血。用白木耳 30g、黄花菜 30g，水煎成一碗，每日 1 次。可放入适量白糖，其味较佳。

7. 葱白灯心丝瓜汤

葱白通阳利水；灯心草能利尿通淋，清心降火；丝瓜能清热解毒。用灯心草 10g、葱白 1 段、丝瓜（洗净切成小块）150~200g，水煎，去渣饮汤，或代茶饮。

8. 茅芦竹叶饮

白茅根凉血利尿，芦根清热利尿，竹叶清热宣散。用白茅根 30g、芦根 30g、竹叶 30g，水煎取汁，代茶饮，有清热解表、利尿消肿之效。急性肾炎中医辨证属风水风热型者，用之适宜。

9. 紫苏葱白饮

紫苏叶宣肺散寒，葱白通阳利水，玉米须利水消肿。用紫苏叶 10g、葱白 1 段，玉米须 60g，水煎取汁，代茶饮，有利尿消肿、解表散寒的作用。急性肾炎中医辨证属风水风寒型者适用。

10. 鲫鱼（鲤鱼）汤

鲫鱼（或鲤鱼）能补脾行水。以鲫鱼（或鲤鱼）一尾，重 250~500g，去鳞及内脏，砂仁、蔻仁各 6g 纳入鱼腹内，用线缚扎，不放盐，加水蒸、煮均可，喝汤食肉，分 2~3 次服用。有利尿消肿之功效。

三、慢性肾炎的饮食治疗

慢性肾炎病程迁延，不易速愈，临床表现有蛋白尿、血尿、管型尿，可兼见水肿或高血压，后期可有贫血及肾功能不全。慢性肾炎患者的肾功能有的呈进行性下降（但自发病至进入慢性肾衰竭的期限，却有很大差异，有的时间较快，有的却很慢），通过积极治疗也有向好的方向转化，达到完全缓解，甚至痊愈者。因此要尽量避免使肾功能恶化，减少肾脏的负担，促使病情向好的方向转化。

（一）食疗原则

（1）食盐的控制：轻度水肿及伴有高血压者宜低盐饮食，食盐量每天不超过 3g，高度水肿者应忌盐，水肿不明显，无高血压者可进普食，但亦应注意饮食不宜过咸。

（2）蛋白质摄取：进食蛋白质以补充体内需要量即可。一般尿蛋白流失量每日在 1~3g 之间，且无明显水肿及高血压，肾功能正常者，蛋白补偿为每日尿蛋白 ×1.45+1g/（kg·d），其中优质蛋白应占 50% 左右，热量与氮的供给比例为 200~250kcal：1g。

（3）肾病型，可按肾病综合征的饮食原则。

（4）有肾功能不全者，按肾功能不全者饮食原则。

（二）食疗方法

1. 雪羹汤（荸荠煮海蜇）

荸荠清热生津，化痰消积；海蜇软坚化痰，消积润肠。用海蜇头 30g，漂洗去咸味，与荸荠等量煮汤，分 2~3 次服，1 日内服尽，连服 7 天，有清热解毒、降压通便之效。

2. 西瓜翠衣汤

西瓜翠衣清热解毒，利尿消肿；白茅根清热凉血。用西瓜翠衣 10g、白茅根 30g（鲜品 60g），同煎，分 2~3 次服，1 日内服尽，连服 7 日，有清热凉血、减轻血尿及降压作用。

3. 马蹄萝卜汁

马蹄即荸荠，有清热生津、化痰消积之功效，白萝卜有祛痰消食、降气消胀之效。以荸荠 500g、白萝卜 500g，洗净切碎、捣烂，置灭菌纱布中拧汁，去渣，加入蜂蜜少许，分 2~3 次服，有清热降压作用。

4. 猪胆绿豆粉

猪胆汁清热解毒，镇静利胆，绿豆清热解毒。用猪胆汁 20g、绿豆粉 60g，调匀晾干成末，每次 3~6g，温开水送服，每日 1~2 次，连服 7 日，据称能降低动物组织及血内脂质含量，不但能防止实验动物动脉粥样硬化，而且能使已升高的血脂含量下降。

5. 荠菜粥

荠菜清热止血。以荠菜 60g，洗净切碎，与粳米同煮成粥，每日 1 次，经常服用，有止血尿之功效，也能降低血压。

6. 马齿苋藕汁

马齿苋能清热凉血，藕亦能清热凉血。以鲜马齿苋 250g、鲜藕 250g，洗净，分别捣烂，用消毒纱布包拧汁，去渣，分 2~3 次服，有清热凉血作用，能止血尿。

7. 菊楂决明茶

菊花清肝明目；山楂活血化瘀，降脂消食；决明子清肝明目，降脂润肠。以菊花30g、生山楂30g、决明子（打碎）10g 同煎，去渣，调入冰糖，代茶饮，有降压降脂、减少尿蛋白的功效。

8. 虫草炖老鸭

鸭肉滋阴补血，利尿消肿；冬虫夏草益肺补肾，对保护慢性肾炎患者肾功能有一定作用。以老鸭 1 只，去毛和内脏，将冬虫夏草15g放入鸭腹内，用线缚扎，加水适量，炖烂，喝汤吃肉，可分 3~4 天服用，有提高血浆蛋白、利尿消肿的作用。

9. 莲子芡实猪肉汤

莲子健脾固精，芡实补脾益肾涩精，瘦猪肉健脾补肾。用莲子 30g、芡实 30g、瘦猪肉 100~150g，加水适量煮汤。可分 2~3 次服用。有提高血浆蛋白、减少尿蛋白的作用。

10. 黄芪炖甲鱼

黄芪益气健脾，利水消肿；甲鱼即鳖，可滋肾养阴，补虚养血。用甲鱼 1 只（约500g），先放甲鱼于热水中游动，使其排尿后，杀死切开洗净，去内脏，将甲鱼与黄芪60g，加水适量，同煮，可分 2~3 天服用。适用于慢性肾炎气阴两虚患者，能提高血浆蛋白、降压利尿。

四、肾功能不全的饮食治疗

（一）急性肾功能不全

急性肾功能不全发病急骤，出现少尿，很快可导致水及电解质代谢紊乱、酸中毒、尿毒症，急性肾功能不全多发生于无慢性肾脏病的患者，如抢救及时，大多数患者可以康复。急性肾功能不全的病因有肾前性（各种能引起循环血量下降的因素及各种原因引起的过敏性休克、中毒性休克等），肾性（如急性肾炎、急进性肾炎、慢性肾炎急性发作，感染、中毒及其他损害肾实质的疾病等），肾后性（如肾结石、前列腺肥大引起的尿路梗阻等），由于病因不同，病程及预后亦不同，肾前及肾后性急性肾功能不全如去除诱因，恢复较易；以肾小球病变为主的急性肾功能不全则预后较差。

1. 食疗原则

（1）水盐的摄入：少尿期要严格控制液体摄入量，禁食盐，忌食含钾较高的食物。多尿期则应注意水及电解质平衡，入水量要减少，不能按照出水量加不显性失水量来计算，否则会使多尿期延长，一般主张入水量为尿量的 2/3 或 1/3。

（2）蛋白质的摄入：少尿期要低蛋白饮食，可按 0.5g/（kg·d）给予，主要应食用优质蛋白，多尿期则可逐步增加蛋白质的摄入量。

2. 食疗方法

（1）利尿类的食疗：可参照肾病综合征及急性肾炎食疗。

（2）补养类的食疗：特别是多尿期的应用，亦可参阅肾病综合征及慢性肾炎具有健脾固肾的食疗，以利于病情恢复。

（二）慢性肾功能不全

慢性肾功能不全是各种肾脏病的晚期。各种原因所致的慢性肾脏疾病，如慢性肾炎、慢性肾盂肾炎等，如果得不到适当的有效治疗，病情继续发展到一定阶段，大部分的肾组织被破坏而丧失功能，机体排泄废物，特别是排泄蛋白质代谢产物的任务只能依靠少数残存的健康肾单位来完成，这些肾单位起初还能依靠超负荷的运行，勉强完成清除废物的任务，但随着时间的推移，如果一些患者不注意保护自己受损的肾脏，仍然按平常饮食，甚至摄取过量的蛋白食物，就会使残存的健康肾单位功能迅速恶化，氮质代谢产物排不出去，在体内蓄积，导致尿毒症的产生。研究证明高蛋白饮食可明显改变肾小球的血流动力学，引起肾小球内高血压、高血流量及高灌注，导致肾小球的高滤过，加速肾小球硬化和纤维化。因此，对慢性肾功能不全的低蛋白饮食可减慢慢性肾功能不全的进程，降低尿素氮水平。但低蛋白饮食可引起机体的营养缺乏和营养不良，研究证明，采用低蛋白饮食＋必需氨基酸（LPD+EAA）可纠正营养不良。这种方法能基本维持蛋白质代谢平衡，既避免摄入过多而加重肾小球滤过负荷，亦不致供给不足，使机体耗用体内蛋白库而处于负氮平衡；能使血清尿素氮保持在较低水平，使酸碱、水及电解质紊乱减到最低限度；保护残余肾单位，延缓肾衰进程，延长患者生命。

1. 食疗原则

（1）低蛋白饮食：限制膳食中蛋白质的摄入量，在限量范围内尽量提高优质蛋白的比例，即含必需氨基酸的动物蛋白要占50%~70%，可根据肾功能损害程度调节蛋白质摄入量（见表22-1），热量与氮的供给比例应为300~450kcal：1g。如伴有蛋白尿者，再加上每天尿蛋白的丢失量（24小时尿蛋白定量 × 1.45）。含蛋白的饮食多用蒸、汤烹调，少用煎、熬，因为煎、熬烹调方法可产生多量甲基胍，是一种毒性很高的尿毒素类物质。补充蛋白质应严格限制植物蛋白高的食品，如豆类、豆制品、硬果类（花生、核桃、瓜子、杏仁等），有用麦淀粉（或玉米淀粉、土豆淀粉）做主食代替大米、面粉者，主要是限制植物蛋白的摄入。

表22-1　根据肾功能损害程度调节蛋白质白摄入量

CCr（ml/min）	SCr（mg/dl）	BUN（mg/dl）	蛋白质摄入	
			（g/d）	［g/（kg·d）］
20~40	< 4	< 40	30~40	0.6~0.8
10~20	4~8	40~80	25~30	0.5~0.6
5~10	8~12	80~120	20~25	0.4~0.5
< 5	> 12	> 120	15~20	0.3~0.4

一般食物所含蛋白质量见表22-2、表22-3、表22-4、表22-5。应注意全日所供给优质蛋白质的食物要均匀分配在三餐中，以利于更好地吸收和利用。

表 22-2　蛋、乳类（每100g 所含蛋白质及热量）

品名	蛋白质含量（g）	热量（kcal）
鸡蛋	13.1	139
鸭蛋	12.6	180
皮蛋	14.2	171
牛奶	3.3	65
全脂奶粉	19.9	482

表 22-3　肉、鱼类（可食部分）（每100g 所含蛋白质及热量）

品名	蛋白质含量（g）	热量（kcal）
猪肥肉	2.4	807
猪肉（瘦）	20.3	143
猪肉 代表值，fat30g	15.1	331
猪肝	19.2	126
牛肉（瘦）	21.3	113
羊肉（瘦）	18.5	139
鸡	21.5	111
鸭	15.5	240
北京烤鸭	16.6	436
鹅	17.9	251
鲫鱼	17.1	108
鲤鱼	17.6	109
黄鳝	18	89
河虾	16.4	87
河蟹	17.5	103

表 22-4　蛋白质含量较低的蔬菜瓜果（每100g 所含蛋白质及热量）

品名	蛋白质含量（g）	热量（kcal）
大头菜	1.9	36
茭白	1.2	26
藕	1.2	47
大白菜	1.6	20

品名	蛋白质含量（g）	热量（kcal）
小白菜	1.4	14
油菜	1.3	14
卷心菜	1.5	24
生菜	1.6	12
菜花	1.7	20
洋葱	1.1	40
番茄	0.9	15
丝瓜	1.3	20
冬瓜	0.3	10
黄瓜	0.8	16
白萝卜	0.7	16
胡萝卜	1	32
莴笋	1	15

表 22-5　水果（可食部分）（每100g 所含蛋白质及热量）

品名	蛋白质含量（g）	热量（kcal）
西瓜	0.5	31
福橘	1	46
伏苹果	0.5	48
鸭梨	0.2	45
橙	0.8	48
香蕉	1.4	93

（2）碳水化合物的摄取：尽量选择含蛋白质低的淀粉类食品，如土豆、白薯、山药、芋头、藕粉、荸荠、南瓜、粉丝、菱角粉等。一般主食及可替代主食的蛋白质含量，见表22-6、表22-7。

表 22-6　主食（每100g 所含蛋白质及热量）

品名	蛋白质含量（g）	热量（kcal）
籼米	7.9	349
粳米	7.7	345
富强粉	10.3	351

品名	蛋白质含量（g）	热量（kcal）
麦淀粉	0.2	351
鲜玉米	4	112
高粱米	10.4	360
小米	9	361

表 22-7　可代替主食的辅食（每100g 所含蛋白质及热量）

品名	蛋白质含量（g）	热量（kcal）
藕粉	0.2	373
南瓜	0.7	23
土豆	2.6	81
芋头	1.3	56
甘薯（白心）	1.4	106
粉丝	0.8	338
粉条	0.5	338

（3）脂肪的摄取：为了补足热量的供给，脂肪可占 40%~50%，因此可以多吃一些含脂肪和热量的食品，如肥肉。一般素油食入量不限，可以吃奶油、黄油、猪油，但不可吃奶酪。一般每天每千克体重至少需要 35kcal 的热量，其中脂肪占 40%~50%，碳水化合物占 50%，蛋白质则根据肾功能损害程度给予。

如患者体重 60kg，血肌酐 3mg/dl。

①先算出一天所需热量：60 × 35=2100kcal

②计算脂肪的补充量：2100 × 50% ÷ 9=117g（每克脂肪可供 9kcal 的热量）

③计算碳水化合物的补充量：2100 × 50% ÷ 4=262g（每克碳水化合物可供 4kcal 的热量）

④计算应补充的蛋白质量：60 × 0.6=36g

（4）饮水量：一般对慢性肾功能不全的患者，无水肿及血压不高时，可多饮水，使尿量达 2500ml 以上，使机体当日代谢产生的废物排出。但有水肿时，则应减少饮水量，量出而入。

（5）低磷饮食：在补充蛋白质的同时，必然会带来磷的摄入，对慢性肾功能不全的患者是非常不利的，有报道采取极低磷饮食（正常磷摄入量的 1/4，相当于 300~350mg/d），可见尿毒症患者的血肌酐上升幅度得到控制，有的明显下降。为了减少磷的摄入，除尽可能不食用含磷丰富的食品（如蛋黄、动物内脏、脑、骨髓等）外，一般瘦肉、鱼可水煮后去汤再食用，或服用碳酸钙片，可与肠道中的磷结合而排泄，使血磷降低。

（6）钠、钾的摄取：有水肿及高血压者，要限制食盐摄入量，根据具体情况或低盐

（每天食盐 3g 或酱油 10ml）或无盐，尿量减少（＜1000ml/d）时，血钾升高，要适当控制含钾高的食物，可参考表 22-8、表 22-9、表 22-10。

表 22-8　每 100g 食品中含钾量高的食品

品名	含钾量（mg）	品名	含钾量（mg）
玉米面	276	茼蒿	220
山药	213	海带	761
鲜豌豆	332	鲜蘑	312
蒜苗	226	紫菜	1796
小米	284	彩椒	278
藕	293	竹笋（鲜）	389
心里美萝卜	385	菠菜	311
荸荠	306	慈菇	707
土豆	347	苋菜（青）	207
菜花	206	青头菜	316
木耳	757	苋菜（紫）	340
干香菇	464	苦瓜	256
香蕉	256	莴笋	212
银耳	1588	枣（干）	524
韭菜	241	蒜头	302

表 22-9　每 100g 食品中含钾量中等的食品

品名	含钾量（mg）	品名	含钾量（mg）
面粉（标准粉）	190	面粉（富强粉）	128
小白菜	116	大白菜	134
青蒜	168	香瓜	139
小葱	143	卷心菜	124
鲜豇豆	171	橙	159
黄瓜	102	京白梨	105
洋葱	147	柑橘	128
丝瓜	121	芹菜	128
胡萝卜	119	广梨	110
大葱	110	韭黄	192

续表

品名	含钾量（mg）	品名	含钾量（mg）
白萝卜	167	柿	151
番茄	179	蒜黄	168
扁豆	163	油菜	175
甘薯（白心）	174	红萝卜	110
南瓜	145	葡萄	127

表 22-10　每100g 食品中钾量较低的食品

品名	含钾量（mg）	品名	含钾量（mg）
藕粉	25	伏苹果	78
冬瓜	57	生菜	91
粳米	97	鸭梨	77
西瓜	97	火龙果	20
粉丝	18	山竹	48
小麦淀粉	8	西葫芦	92
芋头	25	红肖梨	78

注：以上表格食物中蛋白质含量及含钾量，参考杨月欣主编的《中国食物成分表》（标准版）（第6 版）

2. 食疗方法

（1）五汁饮：鲜藕清热凉血，鲜梨清心润肺，鲜荸荠清热化痰，鲜生地清热凉血，生甘蔗助脾健胃。以上诸品各 500g，切碎，以消毒纱布拧汁，用于慢性肾功能不全有鼻出血者，分 2~3 次服用。

（2）地肤子汤：地肤子清湿热，利小便；红枣健脾胃，养阴血。以地肤子 30g，加红枣 4 枚同煎内服，对慢性肾功能不全有皮肤瘙痒者有效。

（3）参枣汤：人参（或西洋参）益气健脾，红枣功能健脾和胃。以人参 6g 加红枣 6 枚，共煮内服。对慢性肾功能不全有贫血者，有提高血红蛋白作用。

（4）参园汤：人参（或西洋参）益气健脾，桂圆肉养血安神。以人参 6g 加桂圆肉 10 枚，共煮内服，对慢性肾功能不全兼贫血、心悸怔忡者，有养血安神之功效。

（5）扁豆山药粥：扁豆健脾化湿，山药健脾益肾。以扁豆 15g、山药 30g、粳米 30g，加水煮粥，用于慢性肾功能不全脾虚湿盛症见久泻少食者，有健脾收涩作用。

（6）桑椹蜜膏：桑椹养血补肾，蜂蜜润燥养血。以鲜桑椹 100g（或干品 500g），浓煎，加蜂蜜 250g 收膏，用于慢性肾功能不全肾阴不足，症见失眠烦躁者。

五、糖尿病肾病的饮食治疗

糖尿病肾病是糖尿病患者的肾脏并发症，由于糖尿病常引起微血管病变，肾脏微血管病变尤为常见，由此引起肾小球硬化，当糖尿病患者尿中出现微量蛋白，超过45~50μg/24h 多能发展为糖尿病肾病。一般常在糖尿病病程有 10 年以上的患者中发生，其治疗主要包括治疗糖尿病、降低血糖、控制高血压和慢性肾功能不全。

（一）食疗原则

（1）控制糖尿病：根据标准体重及工作性质，估计每日所需总热量，休息者25~30kcal/（kg·d），轻体力劳动者 30~35kcal/（kg·d），中度体力劳动者 35~40kcal/（kg·d），重体力劳动者约 40kcal/（kg·d）以上。其中蛋白质 0.8~1.2g/（kg·d），占总热量的 15%，从总热量减去蛋白质所供热量为糖及脂肪的热量，脂肪量可根据饮食习惯及需要而定，0.6~1.0g/（kg·d），占总热量的 30%~35%，其余为糖类，占总热量的50%~55%，热量三餐分布为 1/5、2/5、2/5 或按四餐分布为 1/7、2/7、2/7、2/7。

（2）控制肾病：已出现蛋白尿、水肿、低蛋白血症的患者，除限制钠的摄入量外，在肾功能许可的情况下，适当增加蛋白质摄入量。但有肾功能不全和氮质血症时，对蛋白质的摄入要限量，即不超过 0.5g/（kg·d），以优质的动物蛋白为主，适当增加碳水化合物的摄入量，以维持足够的热量，脂肪来源最好为植物油。

（二）食疗方法

1. 山药汤

山药健脾益肾，并能降血糖。用鲜山药 100g，水煎，一次服用，山药及汤均食用，长期服。或加莲子 10 枚、莲须 10g，同煎内服，并能治糖尿病肾病的蛋白尿。

2. 南瓜粉

南瓜补气健脾。每天服 30g 南瓜粉，有降血糖作用，亦可使尿糖减少。

3. 胡萝卜根山楂汤

胡萝卜根有降血糖作用，山楂能降血脂及血压。以胡萝卜根 100g，山楂 30g，同煎，去渣，饮水，可用于糖尿病肾病有蛋白尿、血胆固醇高者。

4. 黄芪炖鸡

黄芪炖鸡（见肾病综合征），用于糖尿病肾病，有利水消肿、减少尿蛋白和提高血浆蛋白的作用。肾功能不全者，要注意限制摄入量。

5. 芡实煮老鸭

芡实健脾固涩，鸭肉滋阴养血。以老鸭 1 只，重约 1000g，去毛和内脏，洗净后，芡实 200g 放入鸭腹内，加葱、姜、黄酒少许，清水适量，用砂锅炖，煮至肉烂，喝汤吃肉，分 3~4 次服用，每日 1 次（有肾功能不全者，要注意限制摄入量），对糖尿病肾病患者有利水消肿、减少尿蛋白及提高血浆蛋白的作用。

六、尿酸肾病的饮食治疗

尿酸肾病是指由于嘌呤代谢紊乱和尿酸排泄减少，引起高尿酸血症，尿酸及其盐类沉积于肾脏产生的疾病。尿酸及其盐类沉积于关节、软组织和骨，产生关节炎称痛风、痛风石。临床表现可有腰痛、蛋白尿、水肿、血压升高，如有结石可出现血尿，如有继发感染可有尿频、尿急、尿痛。晚期可出现慢性肾功能不全。肾外表现有关节病变，急性期有关节红、肿、热、痛，常伴有高热；慢性期则有尿酸结晶沉积于关节及附近的软骨、滑膜、黏液囊内，关节骨质可被破坏，关节畸形。在关节附近或耳廓皮下尿酸沉积可形成痛风石。

（一）食疗原则

（1）避免吃嘌呤含量高的饮食，以减少体内嘌呤代谢，食物中嘌呤类含量，根据王海燕主编的《肾脏病学》、杨月欣主编的《中国食物成分表》（标准版）（第6版）的记载，见表22-11。

表22-11　食物中嘌呤类的含量（每100g食物）

食品名称		嘌呤含量（mg）	食品名称		嘌呤含量（mg）
肉类	牛肉	105	奶蛋类	牛奶（蒙牛、完达山）	1
	羊肉	109		鸡蛋	1
	猪肉	138	内脏类	猪肾	239
	火腿	103		鸭肝（熟）（北京）	398
	鸡肉（鸡胸）	208		猪肺	272
	乌鸡肉	173	鱼类	沙丁鱼	82
	猪舌（熟）	170		罗非鱼	126
粮食类	大米（广东）	44		鲭鱼	298
	小米	20		枪鱼	130
	面粉	26	蔬菜类	大白菜	14
豆类	白芸豆	125		胡萝卜	17
	绿豆	196		葱	31
	大豆	186		黄瓜	11
水果类	苹果	1		番茄	17
	香梨	5		茄子（紫皮、长）	13
	桃	14		菠菜	8
	巨峰葡萄	8	干果类	花生米（熟）	85
				核桃仁（熟）	40

避免过多的肉食，因肉类含嘌呤多，且使尿呈酸性，不利于治疗。控制饮食中蛋白质摄入量，不超过 1g/（kg·d），蛋白质过多可促进尿酸代谢。

（2）多饮水，使每日尿量达 2000~3000ml，有利于尿酸的排泄，稀释尿液可延缓结石增长的速度，亦有利于控制感染。

（3）碱化尿液，可使尿酸结石溶解，使 pH 为 6.2~6.5，但不要使尿液过分碱化，如 pH > 7.0，否则钙盐易沉淀，可致磷酸钙与碳酸钙结石形成。可食新鲜水果、蔬菜，在体内最终产物呈碱性，有利于治疗。

（4）忌酒：急性过量饮酒可使高尿酸血症急性发作，慢性长期饮酒也会使嘌呤增加，使病情加重。

（二）食疗方法

1. 土茯苓粥

土茯苓健脾除湿，利关节。以土茯苓 60g，粳米 100g，煮粥同食，每日 1 次，可使高尿酸血症减轻，预防痛风发作。

2. 薏苡仁粥

薏苡仁健脾除湿。以薏苡仁 30g，粳米 100g，煮粥内服，每日 1 次，可使高尿酸血症减轻，并能减少尿蛋白。

3. 百合粥

百合润肺清心，主要成分含秋水仙碱，对痛风有一定的治疗作用。以百合 30g，粳米 100g，煮粥内服，每日 1 次，能减轻痛风症状。

4. 木瓜苡仁羹

木瓜祛风湿，通经络，壮筋骨；薏苡仁健脾除湿。以木瓜 10g，薏苡仁 30g，同煎，至薏苡仁烂熟后，加白糖 1 匙，内服，每日 1 次，可使高尿酸血症减轻，预防痛风发作。

5. 芡实金樱羹

芡实健脾固涩，金樱子补肾固涩。以芡实 30g，金樱子 30g，同煎，去渣后加白糖 1匙，或蜂蜜 2 匙，内服，每日 1 次，可使痛风肾病患者的尿蛋白减轻。

七、尿路感染的饮食治疗

尿路感染是由细菌侵入泌尿系统，在局部发生炎症反应，菌种以大肠埃希菌最为多见，其次为变形杆菌、产气杆菌、产碱杆菌、铜绿假单胞菌等，球菌少见，霉菌极少。尿路感染可分上尿路（肾盂、输尿管）感染和下尿路（膀胱、尿道）感染两类，下尿路感染可单独存在，上尿路感染常伴发下尿路感染。本病以女性较为多见。

（一）食疗原则

（1）多饮水，保持尿量每日达 2000ml，有利于冲洗尿路，减少细菌繁殖。伴有浮肿少尿者，不宜多饮水，但可用清热利水的中药代茶饮。

（2）少食菠菜：菠菜中含多量草酸及钙盐，多食可使尿中盐类结晶增多，草酸与钙结合成难以溶解的草酸钙，易合并结石。

（3）发病期忌服辛辣刺激性食物及油腻食物。

（4）注意营养，以提高机体抵抗力。

（二）食疗方法

1. 西瓜羹

西瓜清暑利水。以西瓜 1 只，重 2000~3000g，去皮取瓤，置冰箱中，分 4~6 次食用，有利尿通淋作用。

2. 两皮煎

西瓜皮清热利水，冬瓜皮利水消肿。以西瓜皮 60g，冬瓜皮 60g，同煎，去渣代茶饮，每天 1 次，有利尿通淋作用。

3. 苡仁绿豆汤

薏苡仁健脾利湿，绿豆清热解毒。以薏苡仁 30g，绿豆 30g，同煎，加白糖少许内服，每日 1 次，有利尿通淋作用。

4. 车前粥

车前草利尿通淋。用鲜车前草 100g，粳米 100g，以车前草洗净切碎与粳米同煮粥，每日 1 次，有利尿通淋作用。

5. 苦瓜粥

苦瓜清暑利尿。以苦瓜 100g，洗净，放冷水中浸泡半天后，切碎，与粳米 100g，同煮成粥，每日 1 次，有利尿通淋作用。

八、尿路结石的饮食治疗

尿路结石可在肾盂、肾盏，或在输尿管，或在膀胱中，根据结石的成分不同，可以调节饮食，有利于结石排出。结石常可引起绞痛，肾绞痛发作时，往往剧烈疼痛，在肾还常向输尿管、腹股沟、会阴部放散，同时可见肉眼血尿、脓尿。

（一）食疗原则

（1）多饮水：多饮水可降低无机盐的浓度，减少结石形成的发生率，每日饮水宜在 2000ml 以上，忌饮硬水，必要时加以净化或软化，或磁化，磁化水有助于结石部分溶解。

（2）饮食的调节：草酸钙结石，要少吃富含草酸的食物，如菠菜、土豆、番茄、红茶、豆类、栗子、巧克力、可可等，尿液应酸化，使 pH < 6.5。

磷酸钙结石和碳酸钙结石，要控制膳食中钙、磷的摄入，少食用牛奶、乳制品、豆类、牡蛎、虾、骨头汤等，尿液应酸化，可服乌梅水。

尿酸结石，要少吃含嘌呤丰富的食物，如肝、肾、脑、鱼子等。各种肉类、禽类、豆类亦应节制，尿酸在 pH 为 5.0 时即可析出结晶，在 pH 为 6.0 时几乎不结晶，故应碱化尿液。

（二）食疗方法

1. 金钱草鸡肫汤

金钱草利水通淋，祛湿排石；鸡肫内皮健脾消食，化石消坚。以金钱草 60g 与鸡肫（留肫内皮）2 枚，同煮至鸡肫烂熟，去金钱草渣及肫内皮，喝汤，分 2 次服，每日 1 次。有化石、排石之效。

2. 向日葵茎心汤

向日葵茎心有利尿通淋作用，滑石亦有利尿通淋作用。以向日葵茎心 20g（鲜品60g），滑石 30g，同煎去渣取汁，冲入蜂蜜 1 匙，代茶，每日 1 剂，有通淋利尿作用，民间常用以治疗尿路结石。

3. 海金沙茶

海金沙清热利尿，通淋排石，绿茶则清热利尿。以海金沙 50g，绿茶 3g，冲泡代茶饮，每日 1 剂，有利尿排石作用。

4. 核桃仁糖糊

核桃仁可通经络、润血脉，有化石、排石作用；冰糖能补中益气。用核桃仁、冰糖各100g，先用香油炸酥核桃仁后与冰糖共研细末，每次 30g，每日 2~4 次，在 2~3 天内分次服完，连服半个月到 1 个月。

5. 牛角灰粉

牛角粉有溶石、排石作用。以牛角烧灰成粉末，每次 6g，每日 3 次，开水冲服，或用米醋送服，可使草酸钙结石影缩小或消失。

（时振声　王悦芬整理）

第五节　时振声治疗肾脏病医案选

一、急性肾炎案

病例 1 刘某，男，6 岁。因上呼吸道感染后 1 周，出现眼睑浮肿，查尿蛋白（++），红细胞 2~6 个 /HP，白细胞 0~1 个 /HP，颗粒管型 0~1 个 /HP，目前仍有咽痛，稍有咳嗽，脉细数，舌红苔薄黄。拟疏风散热佐以渗利，方用越婢五皮饮加减：麻黄 3g，生石膏15g，杏仁 3g，生甘草 3g，桔梗 3g，桑白皮 10g，陈皮 6g，茯苓皮 15g，大腹皮 6g，冬瓜皮 15g。服药 3 剂，眼睑浮肿消失，咽痛、咳嗽减轻，尿蛋白（+），镜检（－），又继服1 周，尿检（－）。以养阴清热善后，方用：银花 10g，麦冬 10g，生地 6g，女贞子 6g，旱莲草 6g，益母草 15g，白茅根 15g。继服 2 周，复查尿常规（－）。

病例 2 薛某，男，32 岁。因面部水肿 5 天住院，血压 140/100mmHg，尿检查：蛋白（++），白细胞 0~2 个 /HP，红细胞 0~1 个 /HP，脉弦滑，苔黄稍腻，单纯以五皮饮加减治疗 37 天，痊愈出院，出院时查尿蛋白（－），白细胞 0~1 个 /HP，血压为 120/80mmHg。

病例 3 唐某，男，9 岁。因血尿 2 天来院，诊断为急性肾炎，当时可见肉眼血尿，排尿时有灼热感，但无尿痛，脉弦，舌苔黄腻。单纯以小蓟饮子加减治疗 3 剂后，尿色渐淡，尿常规：蛋白（＋）或极少，红细胞由满视野减至 8~10 个，但血沉为 39mm/h，仍以小蓟饮子加减，以后稍有水肿改用大橘皮汤加减，肿消后以六味地黄汤调补而愈。

按：急性肾炎面部或眼睑浮肿，多归入风水范畴，治当疏风利水。病例 1 仍有风热犯肺之征，结合眼睑浮肿，故以越婢五皮饮加减治之。病例 2 单纯面部浮肿，亦属风水，但未予疏风宣散，而予渗利水湿，亦获良效。急性肾炎恢复期的治疗可根据病情，如舌红脉细者，可养阴兼清余热；如舌淡脉弱者，可益气健脾；如苔腻舌红者，可清热利湿或芳香化湿。一般急性肾炎恢复期不宜用温肾治疗，金匮肾气丸之类最好不用，以免发生副作用，或影响病情恢复。急性肾炎如果是以血尿为主者，一般无明显浮肿，多属风热犯肺，或阴虚内热导致血热妄行所致，如仍有风热犯肺症状者，可用银蒲玄麦甘桔梗汤加丹皮、大蓟、小蓟、益母草、白茅根治之；如无风热犯肺症状者，宜清热凉血，可用小蓟饮子治之，病例 3 即以小蓟饮子加减而使血尿消失。

二、慢性肾炎案

病例 1 慢性肾炎脾肾气虚案

郭某，男，32 岁。2 年前曾因急性肾炎住院 62 天。出院时尿蛋白痕迹。红细胞 0~2 个 /HP，白细胞 1~2 个 /HP。以后尿检查一直不正常，尿蛋白（＋）~（＋＋），红细胞 40~60 个 /HP，颗粒管型 0~1 个，自觉腰困背酸，腿膝软怯，频频遗精，精神萎靡，舌淡红润，脉象虚软，予以芡实合剂 42 剂，尿检查蛋白微量，红细胞 1~3 个 /HP，白细胞 0~1 个 /HP，腰困背酸及腿膝软怯消失，遗精也消失，精神旺盛，继以健脾固肾治之，方用：黑大豆 30g，黄芪 15g，党参 9g，山药 9g，白术 9g，芡实 15g，金樱子 30g，茯苓 9g。服 20 剂后，尿检查：尿蛋白（－），红细胞（－），白细胞 0~1 个 /HP。再服 20 剂，以巩固疗效。

按：本例患者属脾肾气虚，故以芡实合剂治疗，药后症状消失，蛋白亦转阴。脾肾气虚用健脾固肾之剂治疗，要注意一般无明显水肿者较为适宜，如有水肿则固肾之品可使尿量减少，水肿加重，如果患者无明显症状，由于蛋白尿的中医病机考虑是脾肾气虚所致，也可用健脾固肾之剂治疗，如参苓白术散加金樱子、补骨脂，或五子衍宗丸加参、芪等，根据以脾虚为主或肾虚为主分别选用之。

病例 2 慢性肾炎脾肾阳虚案

王某，男，26 岁。因浮肿、腰痛 2 年余而住院。血压 110/80mmHg，下肢浮肿不明显。化验：尿蛋白（＋＋＋＋），红细胞 0~1 个 /HP，白细胞 0~1 个 /HP，透明管型 0~1 个 /HP，颗粒管型 1~2 个 /HP，酚磺酞排泄试验 9%（2 小时）白蛋白为 21g/L，球蛋白为 5g/L，胆固醇 8.28mmol/L，诊断为慢性肾炎。入院后因面色㿠白，口淡不渴，畏寒肢凉，腰痛脉虚，舌淡而润，以金匮肾气丸、济生肾气汤加黄芪调理 4 个月，尿蛋白减至（＋＋），停用黄芪，单纯以补肾为主，尿蛋白又增至（＋＋＋），乃再度用黄芪合桂附八味，后改为附子汤合黄芪，服用月余后，尿蛋白微量，白细胞 0~2 个 /HP。酚磺酞排泄试验 33%（2 小时），血浆白蛋白增至 45g/L，球蛋白 18g/L，出院。

按：本例患者属脾肾阳虚，故以桂附八味加黄芪，或附子汤加黄芪治疗后，尿蛋白减至微量，白蛋白上升，酚磺酞排泄试验亦明显好转。阳虚水肿多半属脾肾阳虚，水肿消退后而脾肾阳虚仍未恢复，故继续温补脾肾可以获效。现在由于激素的大量滥用，目前脾肾阳虚病例已比较少见。

病例 3　慢性肾炎肾阴不足案

苗某，男，23 岁。因面部及下肢浮肿 8 月余，诊断为慢性肾炎肾病型。在外院经中医治疗后，浮肿完全消退，住院进一步治疗。检查：血压 120/80mmHg，尿蛋白（+++），白细胞 0~1 个 /HP，透明管型 0~1 个 /HP，红细胞 0~3 个 /HP，白蛋白 18g/L，球蛋白 21g/L，胆固醇定量为 7.86mmol/L，酚磺酞排泄试验 28%（2 小时）。入院时因头痛腰酸，脉弦细数，苔薄质稍红，认为属水肿消后有肾阴不足现象，乃用六味地黄汤加麦冬、知母、桑寄生治疗 10 天后，因面部疖肿改用清热解毒、凉血消肿之剂，治疗 1 个月疖肿平复，仍以六味地黄汤、杞菊地黄汤、知柏地黄汤加减，治疗 4 个月后尿蛋白减为（+）。后因睡眠不好，以六味地黄丸合天王补心丹内服 3 个月。结果：尿蛋白微量，镜检白细胞仅 0~1 个 /HP，酚磺酞排泄试验为 64%（2 小时），白蛋白为 42g/L，球蛋白为 18g/L 而出院。

按：本例患者水肿消退后出现肾阴不足，故以养阴清热治疗，曾有面部疖肿改用清热凉血之剂，疖肿平复后仍以养阴清热治疗，终于尿蛋白减至微量而出院。肾阴不足患者目前比较常见，临床上有肺肾阴虚、心肾阴虚、肝肾阴虚等不同证候，同时也可见肝阳上亢、下焦湿热等兼夹证，故对辨证应详加辨认，有助于提高疗效。

病例 4　慢性肾炎气阴两虚案

郝某，男，24 岁。因慢性肾炎急性发作住院，全身浮肿，并有胸水。化验检查：白蛋白 8g/L，球蛋白 24g/L，总胆固醇 19.24mmol/L，水肿消退后 1 年间尿蛋白始终在（+++）~（++++），红细胞 3~4 个 /HP，白细胞 0~1 个 /HP，颗粒管型 0~1 个 /HP，患者临床表现：全身乏力，腰酸而痛，手足心热，口干而不欲饮，脉弦细，舌体稍胖大而质较红。证属脾肾气阴两虚。予参芪滋肾汤加减，服药 3 个月，症状消失，尿蛋白微量，镜检（−），复查白蛋白 42g/L，球蛋白 26g/L，总胆固醇 6.0mmol/L。

按：气阴两虚是临床上比较多见的证型，其中尤以脾肾气阴两虚（即脾气虚、肾阴虚）更为多见，其他尚可有心肾气阴两虚、肺肾气阴两虚等。脾肾气阴两虚有偏脾气虚或偏肾阴虚之不同，因此在治疗上也略有侧重。另外，气阴两虚还可有肝阳上亢、中焦湿热、下焦湿热等兼夹证，在治疗上也应注意。滋肾汤组成为四物汤、二至丸、三妙散合方加益母草、白茅根，具有滋养肝肾、活血化瘀、清化湿热的作用，再加参、芪，则全方以益气养阴为主，兼清化、活血，三法合用，符合本例病机，故治疗后症状消失，尿蛋白痕迹。

病例 5　慢性肾炎气血两虚案

张某，女，38 岁。因反复眼睑及下肢浮肿 3 年而住院，并有腹胀尿少，胸闷气短，恶心呕吐。查体呈慢性病容，心肺无异常，腹水征明显，腹围 94cm，化验：尿蛋白（++），红细胞 0~2 个 /HP，白细胞 0~3 个 /HP，白蛋白为 18g/L，球蛋白为 14g/L，胆固醇定量为 0.2mmol/L，诊断为慢性肾炎肾病型，入院后用健脾行气利水法，以大橘皮汤加车前子治疗 12 天后，水肿、腹水完全消失，腹围减至 68cm，自水肿完全消失后，初以金匮肾气丸调补半个月，尿蛋白增至（+++），以后用参、芪合五苓散治疗半个月，尿蛋白一度下降至（+）后，又增至（+++），由于患者月经量多，一般相隔半个月即月经来潮，同时面色无华，有气血不足之象，乃改用气血双补法，用香砂六君子汤加当归、八珍汤、四君合当归补血汤等治疗 20 天后，尿蛋白减为（++），又以六君子汤调补 10 天，尿蛋白减至微量，但因腰酸齿痛，曾予改用归脾汤合金匮肾气丸治疗 10 天，尿蛋白又增至（+++），经过会诊又改用气血两补法，用保元合当归补血汤加减，服药 1 周，尿蛋白无明显变化，因腹泻又用实脾饮加减半个月，腹泻消失后仍改用香砂六君子汤加何首乌、丹参、四物汤及归芍六君子汤加减治疗 40 余天，最后尿蛋白稳定在（+）出院。白蛋白为 30g/L，球蛋白为 18g/L，酚磺酞排泄试验为 21%（2 小时）。出院后半年复查，尿蛋白少量，镜检查白细胞 0~1 个外，余均（-）。

按： 本例患者水肿消退后，因月经量多，临床表现为气血两亏，用温补脾肾法则尿蛋白增加，用气血双补法则尿蛋白减少，因此最后仍以气血双补收功。

病例 6　慢性肾炎阴阳两虚案

张某，女，45 岁，因腰痛，晨起面部浮肿，查尿不正常已 2 年来诊。一般尿蛋白（++）~（+++），红细胞 0~2 个/HP，白细胞 0~3 个/HP，颗粒管型 0~1 个/HP，诊断为慢性肾炎普通型。肾图：双肾功能正常。唯自觉畏寒肢冷，但手足心热，口干喜热饮，大便干结，夜尿多色清，舌体胖大，舌质略红，脉象沉细，予地黄饮子去石菖蒲、远志、生姜、大枣、薄荷，加丹参。治疗 3 个月余，尿蛋白微量，镜检（-），上述症状消失，乃予金匮肾气丸与六味地黄丸交替服，以巩固疗效。

按： 本例患者属阴阳两虚，故治疗用阴阳双补而收效。阴阳两虚多为气阴两虚进一步发展而来，一般气阴两虚亦可见畏寒而手足心热，但气阴两虚不能耐受热药，如用桂、附后则"上火"，而阴阳两虚则能耐受热药。地黄饮子为刘河间方，用于瘖痱，因阴阳两虚而有顽痰阻络者，本例用此方加减，使阴阳两虚得以纠正，而尿蛋白也减至微量。

病例 7　慢性肾炎脾虚夹瘀案

梁某，女，36 岁，反复面部及下肢浮肿及尿检不正常已 5 年。每因感冒、咽痛，尿蛋白则增加至（++++），一般在（++）~（+++），月经期间有腹痛，全身不适反应，经服当归芍药散加味 3 个月，尿蛋白微量，维持 3 个月左右，又因扁桃腺经常化脓，尿蛋白增至（++）~（+++），于当归芍药散加忍冬藤、金莲花、生地、玄参治疗，未用抗生素，2 个月后尿蛋白又减至微量。以后虽有感冒，而尿蛋白增至（+），数天即恢复，效果比较巩固。

按： 本例患者因月经期间腹痛，故用当归芍药散治疗。当归芍药散为调肝脾，理气血，利水湿之方，本例反复浮肿，脾虚而水湿潴留，加之经期腹痛，又有肝郁气滞，瘀血内阻，故用该方可以获效，因常有咽痛、扁桃腺化脓，故增入清热凉血之品，而使尿蛋白减至微量。

病例 8　慢性肾炎合并荨麻疹案

王某，男，48 岁。患者患荨麻疹 13 年，并曾一度出现血尿，经治疗后血尿止。6 年前发现尿中有蛋白及红细胞，且随荨麻疹之休作而波动，近来荨麻疹复发，周身瘙痒，有突起之风团，皮肤划痕征阳性。全身乏力，口干喜饮，手足心热，纳食尚可，尿黄，大便调，腰部作胀，右侧为甚，舌红有裂纹，唇暗。尿常规：蛋白（++），红细胞8~9个/HP。证属血燥生风，治以活血祛风，用当归饮子加减（当归、川芎、赤芍、生地、桃仁、红花、生何首乌、生黄芪、牛蒡子、蝉蜕、丹皮、浮萍、白蒺藜、白鲜皮、防风），服药1个月后症状消失，2个月后尿蛋白降至微量，继以本方加减以巩固疗效。

按：慢性肾炎合并荨麻疹者，每因荨麻疹之休作，尿检改变明显。本例即是如此，从活血祛风论治，不但能使皮疹消失，而且对尿检也有改善作用。

病例9　慢性肾炎合并丹毒案

李某，男，18岁。因浮肿、蛋白尿1年余住院，诊断为慢性肾炎肾病型，因水肿较著，有胸水、腹水，在院外用激素治疗未效，乃转我院，查尿蛋白（++++），白细胞0~1个/HP，红细胞2~4个/HP，颗粒管型0~1个/HP，白蛋白/球蛋白=1.8/3.4，总胆固醇16.91mmol/L，入院后辨证初为脾肾阳虚，乃以实脾饮、济生肾气汤加减治疗，浮肿减轻。3个月后出现寒战高热，体温39.5℃，右下腹疼痛，右腹股沟连及右大腿内侧红肿热痛呈片状，诊断为合并丹毒，予大剂五味消毒饮加玄参、丹皮、生地等内服，外敷如意金黄膏，治疗7天，丹毒痊愈。以后用清热养阴之剂，以六味地黄汤加忍冬藤、野菊花、益母草、白茅根等，病情好转，出院时尿蛋白（++），继续门诊调治1年余，以益气养阴、活血清利之剂治疗，尿蛋白减至微量，白蛋白/球蛋白亦恢复至3.0/2.4，总胆固醇6.57mmol/L。

按：本例患者由阳虚转变为热毒壅盛，与院外用大量激素有关，亦与入院后用温阳利水药治疗有关，促使病情化热，合并丹毒，经大剂清热解毒凉血之剂治疗后，丹毒痊愈。热毒伤阴，病情由原来阳虚转变为阴虚，乃以六味地黄汤加清热凉血之品，病情好转，尿蛋白减至微量。

病例10　慢性肾炎合并支气管扩张案

翟某，男，54岁，工人。因下肢浮肿，尿检不正常17个月，于1981年7月7日以慢性肾炎肾病型入院。入院时见下肢浮肿，按之凹陷，腰酸胀痛，神疲无力，溲黄而少，大便溏薄，纳食尚可，口渴而不欲饮，睡眠不好。入院后经用健脾益肾之剂治疗4个多月，浮肿明显消退，腰酸亦减，大便成形，睡眠转佳。然于11月中旬和翌年元月下旬，两度外感发热，致病情反复。热退后仍咳嗽气喘，尤以晨起为甚，咯痰量多，色黄而黏，且浮肿加重。查舌质偏红，脉弦略滑，遂以清解肺热、健脾利水之剂，调理2个月余，然症状未见明显改善。

1982年4月22日诊：胸闷气喘，咳嗽痰多，色黄而黏，偶夹血丝，大便溏稀，手足欠温，下肢微肿，舌淡苔白腻，脉沉弦。脉症合参，证属上热下寒，当以清上温下为治。麻黄升麻汤主之。麻黄6g，升麻10g，当归6g，知母6g，黄芩10g，玉竹10g，炒白术10g，干姜6g，白芍10g，天冬6g，桂枝10g，茯苓15g，生石膏10g，甘草6g。4月30日诊：上方连进8剂，咳喘明显减轻，痰中已无血丝，大便转软，手足渐温，但下肢仍有轻度浮肿。原方加桑白皮10g，冬瓜皮15g，再进5剂。于5月5日病情好转出院。

按：麻黄升麻汤载于《伤寒论》356条："伤寒六七日，大下后，寸脉沉而迟，手足厥逆，下部脉不至，喉咽不利，唾脓血，泄利不止者，为难治，麻黄升麻汤主之。"我认为，本汤证是指"肺痈"一类疾患。肺胃热盛，因误施下法，病由太阳阳明合病转入厥阴，以致出现上热下寒之证。本例患者既往有支气管扩张宿疾，因感受外邪（合并感染），而反复高热，并有咳喘，痰多色黄，夹有血丝，其证属肺热咳喘无疑，然素本脾肾阳虚，故大便溏稀，手足欠温。分析其病机恰与麻黄升麻汤证相符，故用麻黄升麻汤清上温下，使病情好转。

三、慢性肾炎水肿案

病例 1 慢性肾炎脾虚水肿案

陈某，男，53 岁。因全身水肿反复发作 4 年，此次浮肿 10 天住院。入院时，腹水征明显，腹围 86cm，下肢水肿较著，化验室检查：白蛋白 10g/L，球蛋白 18g/L，总胆固醇定量 10.18mmol/L，血沉 113mm/h，非蛋白氮 64.5 毫克 %，二氧化碳结合力 24.15μmol/L。诊断为慢性肾炎肾病型。入院后中医辨证属脾虚水肿，予五苓散加黄芪、车前子、陈皮后，尿量增至每日 1500ml 左右，10 天后腹水消失，以后方中加入党参、阿胶，尿量在 1000ml 以上，终于下肢水肿消失，出院时尿蛋白仍为（++），非蛋白氮正常，白蛋白 / 球蛋白 =2.0/1.8。

按： 脾虚水肿治宜健脾利水，本例患者以五苓散加味，尿量增多，水肿逐渐消退。慢性肾炎肾病型由于高度水肿，可以有一过性的氮质潴留，随着水肿消退，则氮质潴留现象自然恢复，不可误认为慢性肾功能不全。

病例 2 慢性肾炎脾虚水肿转为阴虚水肿案

谢某，男，47 岁，因水肿 9 个月住院。入院后两下肢凹陷性水肿，腰背部也有凹陷性水肿。化验室检查：白蛋白 16g/L，球蛋白 20g/L，总胆固醇 8.28mmol/L，尿素氮 0.96mmol/L，酚红排泄试验 73%（2 小时），尿常规：尿蛋白（++++），红细胞 1~3 个 /HP，白细胞 0~2 个 /HP，24 小时尿蛋白定量 7.15g。诊断为慢性肾炎肾病型。入院后中医辨证为脾虚水肿。以防己黄芪汤合五苓散加减治疗，水肿逐渐消失。因用药偏燥，治疗过程中舌质由淡转红，由润转干，脉象变为沉细有阴伤现象，此时尿量反而减至每日 600ml 左右，尿黄有热感，水肿反复，两下肢及腰背水肿又较明显，方改用知柏地黄汤加车前子、牛膝治疗。2 天后尿量又增至 1300~1600ml，1 周后水肿又基本消失。尿蛋白仍为（++++），镜检（－），24 小时尿蛋白定量 4.8g。

按： 慢性肾炎虽然病程缠绵，但中医证型并非固定不变，常可因用药、感染等因素，使证型转变，本例原为脾虚水肿，以健脾利水治疗，水肿逐渐消退，但因健脾药多温燥，利水药又可伤阴，以致证型由脾虚转变为阴虚，此时如仍用健脾利水，尿量不但不能增加，反而减少，改用养阴利水之剂后，尿量又见增多，水肿逐渐消退。

病例 3 慢性肾炎脾肾阳虚水肿案

王某，26 岁，因浮肿反复发作 1 年余而住院。入院时尚有畏寒肢冷、腰酸腰痛、腹胀尿少、倦怠无力、食欲不振、恶心欲呕等症状，查体：血压 110/70mmHg，面色㿠白，心肺无明显异常，腹部膨隆，腹水征明显，腹围 85cm，肝脾未触及，下肢亦有水肿。化验：尿蛋白（++），白细胞 0~4 个 /HP，颗粒管型 0~1 个 /HP，酚磺酞排泄试验 26%（2 小时），胆固醇定量 14.48mmol/L，白蛋白 12g/L，球蛋白 18g/L，诊断为慢性肾炎肾病型。

入院后中医辨证属脾肾阳虚，最初以五苓散加减，尿量略增，以后又入金匮肾气丸包煎，尿量增至 1000ml 左右，以后方中加入附片，尿量保持在 1400ml 左右，终于腹水及水肿完全消失。出院时尿蛋白未见改善。

按： 阳虚水肿治当温阳利水，最初以五苓散治疗，温阳之力不足，加入金匮肾气丸包煎，则尿量增多，以后又加入附片则尿量继续增多，可见温阳药结合渗利之剂，可使尿量增加，水肿逐渐消退。本例患者水肿消退即出院，尿蛋白尚未见改善，一般水肿消退后，根据辨证继续治疗，可使尿蛋白逐渐减轻。

病例 4 慢性肾炎肾阳虚损水肿案

张某，女，28 岁。患慢性肾炎 10 余年，经常腰痛，尿蛋白时多时少，多则 24 小时定量达 12g，少则也有 3~4g，反复出现浮肿，每因感冒、劳累则加重，近日因搬家劳累又见加重。入院时查尿蛋白（++++），24 小时尿蛋白定量 5.7g，白蛋白 / 球蛋白为 2.4/2.8，肾功能正常，舌淡胖，苔白润，脉沉细，眼睑及下肢浮肿，腰酸冷痛，乏力，畏寒肢冷，小便量少，每日约 600ml，大便偏稀，每日 2~3 次，中医辨证属肾阳虚损兼有水湿，治以温肾利尿，用济生肾气汤加大腹皮，5 剂后尿量增至每日 1000ml，又服 10 剂，眼睑及下肢浮肿基本消失，守方 1 个月，浮肿全消，畏寒肢冷消失，脉沉弱，舌稍胖，苔薄白，尿蛋白（++），24 小时尿蛋白定量 3.1g，又以温肾健脾之剂治疗近 2 个月，尿蛋白转阴，白蛋白 / 球蛋白为 3.7/2.3。

按： 本例患者为肾阳不足兼有水湿，治以温肾利水，水肿逐渐消退，最后以温肾健脾收功。用济生肾气汤是取其阴中求阳之意，张景岳说："善补阳者，必于阴中求阳，阳得阴助，则生化无穷。"

病例 5 慢性肾炎气阴两虚水肿案

刘某，男，19 岁。患慢性肾炎 1 年余，近半个月因感冒后症状加重，下肢水肿，腰酸腰痛，乏力胫软，纳差腹胀，手足心热，大便偏稀日一次，小便少而黄，舌质暗红，少苔，脉沉细，化验检查尿蛋白（++++），颗粒管型 0~1 个 /HP，24 小时尿蛋白定量 6.4g，白蛋白 / 球蛋白为 3.05/2.85，肾功能正常，中医辨证属气阴两虚，予参芪地黄汤加桑寄生、牛膝、车前子等，服药 5 剂后，尿量增加，下肢浮肿逐渐消退，纳食增加，腹胀好转，服药 1 个月后腰酸胫软明显减轻，体力增加，手足心热消失，大便正常，尿蛋白（++），24 小时尿蛋白定量降至 2.1g，继续以参芪地黄汤加减治疗 3 个月余，症状全部消失，尿蛋白转阴。

按： 本例患者轻度水肿，中医辨证为气阴两虚，以益气滋肾之参芪地黄汤加牛膝、车前子等治疗，小便增多，使下肢浮肿逐渐消失，守方 4 个月余，尿蛋白转阴。

病例 6 慢性肾炎气滞水肿案

冯某，女，33 岁。诊断为慢性肾炎肾病型，入院时水肿明显。化验检查：白蛋白 19g/L，球蛋白 28g/L，总胆固醇 0.19mmol/L，尿检查蛋白（+++），酚磺酞排泄试验 14%（2 小时）。入院后因有气滞腹胀用大橘皮汤治疗，使水肿逐渐消失，但仍纳差、腹胀，尿蛋白未减，改用香砂六君子汤调补近 2 个月，终于尿蛋白微量。酚磺酞排泄试验增至 57%（2 小时）而出院。

按： 气滞水停，治当行气利水，本例用大橘皮汤疏利气机，气行则水行，使尿量增多，水肿逐渐消退，水肿消退后仍有脾虚症状，故用香砂六君子汤调补，终于使尿蛋白减至微量而出院。

病例7 慢性肾炎湿热水肿案

蔡某，男，因慢性肾炎6年住院。入院后检查：白蛋白16g/L，球蛋白18g/L，总胆固醇12.3mmol/L，尿素氮7.9mmol/L，酚红排泄试验60%（2小时），尿蛋白（++++），白细胞0~1个/HP，红细胞0~1个/HP，颗粒管型0~1个/HP，24小时尿蛋白定量4.5g，诊断为慢性肾炎肾病型。住院期间曾用健脾利湿之剂，尿量不多，下肢呈可凹性浮肿，因面部痤疮较多，改用清热利湿之剂，用萆薢分清饮（《医学心悟》方）：萆薢、丹参、车前子、茯苓、白术、黄柏、石菖蒲、莲子心等治疗，尿量增多，下肢浮肿基本消失而出院，出院时尿蛋白（++），红细胞0~2个/HP。

按： 本例患者最初属脾虚水肿，因湿郁化热，致使病情转变为湿热水肿，用程氏萆薢分清饮清热利湿，则尿量增多，水肿消失，尿蛋白亦见减轻。

病例8 慢性肾炎脾虚及气滞水肿案

钟某，男，23岁。因眼睑及下肢浮肿1个月余而住院。同时尚有腹胀尿少。查体：血压130/100mmHg，眼睑浮肿，心肺无异常，两胸下部叩浊，腹部膨隆，腹水征明显，腹围76cm，下肢亦有明显水肿。化验：尿蛋白（++++），红细胞0~2个/HP，白细胞0~1个/HP，颗粒管型0~1个/HP，透明管型0~1个/HP，胆固醇定量为19.34mmol/L，白蛋白12g/L，球蛋白20g/L，胸透示两侧胸腔积液，诊断为慢性肾炎肾病型。入院后初以健脾行气利尿为治。尿量由400ml增至1000ml以上，以后合并用禹功散攻水，每日1次，每次10g，共3次，20天后腹胀减轻，因泻水后小便减少，每日仅350~500ml，以后单纯以行气利水为治，用五皮饮加木香、槟榔、厚朴、茯苓、泽泻、滑石等缓图。结果尿量又增至1000~1500ml，浮肿逐渐消退，20天后腹水征（-），腹围66cm，唯尿蛋白仍为（+++），红细胞及白细胞各0~2个。

按： 本例患者脾虚及气滞水肿，经健脾行气利水后，尿量增加，其间配合小量攻泻逐水法，以禹功散（黑白丑、小茴香、木香）泻水3次，攻补兼施，以后又以行气利水为治，终于使水肿消退。攻泻逐水法现在不作为常法应用，因为攻泻可以伤正，大剂量攻泻逐水，可使正气更虚，反而不利于病情，小剂量虽然可用，但必攻补兼施，且应间断应用，庶可不致伤正，有利于病情的恢复。

四、隐匿性肾小球疾病案

病例1 脾气虚损蛋白尿案

熊某，女，11岁，于1982年7月16日体检时发现尿蛋白（++），无浮肿，活动及感冒后尿蛋白可增至（+++），曾在外院诊断为"隐匿性肾炎"，经治年余未效，于1983年10月18日来诊。一般尿蛋白（+）~（++），已除外直立性蛋白尿，平时易疲乏，常感冒，咽痛，纳差，大便偏稀，日1~2次，小便调，舌胖大、质稍红、苔薄白。中医辨证为脾气虚损，拟益气健脾，方用参苓白术散加减，又加金樱子10g、芡实15g，服药12剂，查尿蛋白痕迹，以后仍以该方继续服用约4个月，尿蛋白多次检查均为（-），后因感冒或换方尿蛋白出现（+），续予参苓白术散加减后，尿蛋白即转阴，至1985年5月复诊时，尿蛋白仍为（－）。

按：本例患者因脾气虚损，故治以参苓白术散加减健脾益气，使脾气摄精，则尿蛋白消失，虽然治疗效果较佳，但仍需巩固疗效，以免反复。本例患者尿蛋白转阴后又继续治疗 1 年余。

病例 2 脾肾气虚蛋白尿案

李某，男，32 岁，1989 年 3 月 3 日初诊。因体检发现尿蛋白（＋＋）已 2 年，服肾炎四味片治疗未效来诊。自觉除偶有腰酸外，无明显不适感，查尿蛋白（＋＋），镜检（－），血压 130/70mmHg，脉沉缓，舌淡胖大苔薄，因无症状，按脾肾气虚论治，用芡实合剂加桑寄生 15g，服药 1 个月，尿蛋白（＋），镜检（－），仍按原方继服 3 个月，尿蛋白在转阴 ~（＋），其间感冒一次，尿蛋白增至（＋＋），1 周后又降为（＋），因仍无症状，照常工作，又予芡实合剂加味治疗 3 个月，尿蛋白痕迹或微量，至 1990 年 6 月复诊，尿蛋白仍为微量，镜检（－）。

按：本例患者因无症状，按蛋白尿的中医病机分析，当属脾不摄精、肾不封藏所致，故以健脾固肾治之，用芡实合剂后，尿蛋白逐渐下降，曾感冒一次，虽然对恢复有些影响，尿蛋白又见上升，但迅速又恢复至原来水平，总共治疗 7 个多月，尿蛋白减至痕迹或微量，而且效果比较巩固。

病例 3 肾阴不足蛋白尿案

吴某，女，16 岁。体检时发现尿蛋白已 1 年余，曾服黄芪、玉米须达半年之久未效，现服肾炎四味片已半年亦未效。查尿蛋白（＋），镜检（－），于 1988 年 11 月 25 日来诊，患者为高中学生，平素无不适感，参加体育活动后，尿蛋白可增至（＋＋），休息后次日查尿仍为（＋），手足心较热，口干喜凉饮，大便干燥，2 天一次，小便黄，舌红无苔，脉弦而细，诊为肾阴亏损，予六味地黄汤治疗，服药 2 个月，尿检无变化，尿蛋白仍为（＋），镜检（－），因有阴虚内热表现，故继续服用六味地黄汤，并加白花蛇舌草 30g、石韦 30g、益母草 30g、白茅根 30g、焦山楂 15g，1 个月后尿蛋白微量 ~（＋），仍按上方再服 3 个月，尿蛋白维持在微量，嘱间断服药，至 1990 年 9 月已高中毕业，尿蛋白（－）或微量。

按：本例患者属肾阴不足，因有内热，故单纯以六味地黄汤治疗效果欠佳，加入白花蛇舌草、石韦、焦山楂后，尿蛋白减少。以后我因出国 3 个多月，嘱患者仍按原方继服。效果亦较巩固。阴虚内热者，因肾为水脏，阴虚内热常与水湿相合成湿热，故宜用白花蛇舌草、石韦以清热利湿，可能有较好疗效。

病例 4 气阴两虚蛋白尿案

周某，男，33 岁，1985 年 11 月 5 日就诊。去年患者发现尿检不正常，无明显不适感，在外院做肾穿刺活检诊为"轻度系膜增殖性肾炎"，临床诊断为"隐匿性肾炎"。目前略有腰酸乏力、纳食正常、口干饮水不多、大便调、尿黄少、舌苔微有黄腻质红、脉弦细。化验检查：内生肌酐清除率 77ml/min，血压 140/90mmHg，尿蛋白（＋＋），红细胞 0~1 个 /HP，白细胞 0~1 个。中医辨证属气阴两虚，因小便短黄、舌苔微腻白黄，为兼夹湿热，用参芪地黄汤加味，处方：党参 15g，生黄芪 15g，生地 15g，山萸肉 10g，山药 10g，丹皮 10g，茯苓 15g，泽泻 15g，知母 10g，黄柏 10g，砂仁 6g，服药 1 个多月，尿蛋白痕迹，继服该方加减，舌苔黄腻消退去知、柏，腰酸明显加桑寄生，睡眠不好加炒枣仁、五味子，乏力减轻去黄芪，党参改为太子参，或加入益母草、白茅根等，调治半年，除偶见一次尿蛋白（+）外，余均微量或（-），又调治半年巩固疗效，血压正常，肌酐清除率106ml/min，尿蛋白（-）。

按：本例患者临床诊断为隐匿性肾炎，因尿蛋白量不多，肾功能正常，中医辨证为气阴两虚，故用参芪地黄汤获效。气阴两虚有偏气虚、偏阴虚的不同，前者我喜用参芪地黄汤，后者多用大补元煎。

病例5　外感风热血尿案

孙某，女，17岁，1988年4月22日就诊。因急性扁桃体炎而发热咽痛，次日出现肉眼血尿，如洗肉水样红色，无尿频、尿痛，经注射青霉素后，肉眼血尿消失，已1周，仍有镜下血尿，尿常规蛋白微量，镜检红细胞满视野，白细胞2~3个/HP，自觉除仍有咽痛外，无腰痛，但口干喜凉饮，大便偏干，2天一次，小便黄赤，脉象细数，舌红苔薄黄，风热之邪尚未全解，仍以疏风散热，佐以养阴凉血治之，予加味银翘汤加大蓟、小蓟各15g。1周后咽痛消失，尿检蛋白（-），红细胞减为3~5个/HP，白细胞（-），仍按原方继服2周，尿蛋白（-），红细胞（-）。为巩固疗效，又按原方再服2周，尿检蛋白（-），红细胞（-）。

按：本例患者因外感风热后出现血尿，治之疏风散热，养阴凉血，清上而治下，使镜下血尿消失，盖亦"伏其所主，先其所因"也。

病例6　肾阴不足血尿案

杨某，女，28岁。患者于感冒发热后出现肉眼血尿，经某医院肾穿刺活检诊为"IgA肾病"，曾用激素、雷公藤治疗无效，平素尿检镜下血尿一直存在，红细胞10~30个，尿蛋白（±）或（-），每因劳累或感冒后即出现肉眼血尿，病程已有1年余，近日又因感冒出现肉眼血尿，症见腰酸腰痛，咽干咽痛、口干喜饮，纳食尚可，大便偏干，小便如洗肉水样红色，舌质暗红、舌苔薄黄微腻，脉象弦细。证属肾阴不足，阴虚内热，血热妄行，近因外感风热，两热相合，症情加重，拟滋肾化瘀合疏散风热，予滋肾化瘀清利汤合银蒲玄麦甘桔汤4剂，肉眼血尿消失，咽干咽痛减轻，尿检蛋白（±），红细胞5~8个，继用滋肾化瘀清利汤调治2个月余，尿检蛋白（-），红细胞（-），为巩固疗效，以本方加减又调治2个月，尿检仍正常。

按：本例患者初诊因同时兼夹外感风热，故以滋肾清利合疏散风热治之。当风热外邪已去，则以滋肾清利合活血凉血之剂治疗，效果明显。凡血尿患者不宜见血止血，用大量炭类固涩，即使用之亦无效，反而留瘀为患，导致病程迁延，凡出血则必有瘀滞，故于滋肾中佐以凉血活血，其效必著。

五、慢性肾衰竭案

病例1　慢性肾衰竭脾虚肝郁案

王某，女，42岁，因头晕8个月住院，入院前查血红蛋白56g/L，尿素氮15.0mmol/L，二氧化碳结合力20.12mmol/L，酚红排泄试验0%（2小时），尿常规：尿蛋白（+），白细胞0~2个/HP，颗粒管型0~1个/HP，肾图示双肾功能重度受损。既往有慢性肾盂肾炎10余年，诊断为慢性肾盂肾炎，肾功能不全，继发性贫血。入院后主要表现为头晕恶心，时有呕吐，胸闷胁痛，全身乏力，纳食不香，尿量少，大便时干时稀，下肢轻度浮肿，面色苍白无华，舌质淡嫩体胖，边有齿痕，舌苔薄腻，脉象沉细稍弦。中医辨证为脾虚肝郁，以疏肝健脾治之，方用香砂六君子汤合逍遥散加味，以东北人参10g，另煎兑入，每日1剂。治疗后头晕消失，纳食增加，未再恶心呕吐，尿量由原来450ml增至1500~2000ml，下肢浮肿全消，胸闷胁痛亦除，继守原方治疗，共服药55剂，尿素氮降为10.0mmol/L，血红蛋白上升为79g/L，住院2个月，好转出院。继续门诊随诊5年，病情稳定，面色红润，尿素氮7.85mmol/L，血红蛋白上升为128g/L，酚红排泄试验增至25%（2小时）。

按：慢性肾衰竭以正虚为主者应扶正为主，本例患者脾虚肝郁，以香砂六君子汤合逍遥散治之，症状减轻，尿量增加，尿素氮下降，血红蛋白上升，病情稳定。

病例2　慢性肾衰竭阴虚阳亢案

程某，女，41岁。因发现高血压及尿检查不正常8年，最近腰痛，面部及下肢水肿1年住院，入院后检查：血压168/106mmHg，尿素氮29.13mmol/L，二氧化碳结合力20.12mmol/L，酚红排泄试验4%（2小时）。诊断为慢性肾炎高血压型，慢性肾功能不全。自觉头痛头晕，口干口苦，胸中有热，喜冷饮，有时鼻衄，脉象沉稍弦，舌质红有瘀点，中医辨证为肝肾阴虚，肝阳上亢，夹有瘀血，以养阴平肝之建瓴汤加味治疗半个月，尿素氮降为19.28mmol/L，血压为160/90mmHg，因见舌有瘀点，改用血府逐瘀汤加味，尿素氮反上升至28.56mmol/L，于是又改用建瓴汤加味，服药26剂后，复查尿素氮13.92mmol/L，二氧化碳结合力26.16mmol/L。

按：本例患者肝肾阴虚，肝阳上亢，故以建瓴汤养阴平肝，扶正为主亦可使尿素氮下降，病情稳定。慢性肾衰竭患者如果血压偏高，应很好地控制血压，能否控制血压对病情稳定有很大关系，如果血压不能控制，则病情将加速恶化。舌有瘀点，虽有瘀血但不重，故仍以扶正治疗为妥。

病例3　慢性肾衰竭气阴两虚案

程某，女，51岁。经常反复尿频、尿热、尿痛，病已10余年，因恶心呕吐、头晕乏力3天住院。入院后检查：尿素氮32.56mmol/L，二氧化碳结合力20.12mmol/L，血红蛋白75g/L，酚红排泄试验0%（2小时），肾图示双肾功能严重受损。诊断为慢性肾盂肾炎、慢性肾功能衰竭、继发性贫血。症见面色萎黄无华，面部及下肢轻度水肿，恶心呕吐频作，口中有尿味，口干苦欲饮水，腰酸腰痛，全身乏力，少气懒言，脉弦而细，舌淡胖润有瘀斑。属脾肾气阴两虚夹有瘀血，予参芪地黄汤加味，服药8剂后，恶心呕吐渐止，能进饮食，复查尿素氮10.42mmol/L，二氧化碳结合力23.13mmol/L，继续服用上方加减，有时以益气养阴少佐活血之品为治，病情稳定出院。

按：慢性肾衰竭气阴两虚较为常见，以扶正益气滋肾法治疗，用参芪地黄汤确可改善气阴两虚的临床表现，亦可使尿素氮下降，有助于病情稳定。

病例4　慢性肾衰竭脾虚胃弱案

程某，女，58岁。因"慢性肾功能衰竭，继发性贫血"第二次住院。入院时血红蛋白49g/L，尿素氮26.42mmol/L，肾图示双肾功能严重受损。其面色萎黄，神疲乏力，纳呆略恶心，舌淡胖润，苔薄白，脉沉弱。予益气健脾醒胃为法，用香砂六君子汤，守方10余剂，患者精神转振，纳食增进，血红蛋白升至62g/L，尿素氮降为20.71mmol/L，病情明显好转。

按：本例患者第一次住院时，中医辨证为脾肾气阴两虚，经用参芪地黄汤加味后，症状消失，尿素氮下降，病情稳定出院。第二次住院中医辨证则属脾虚胃弱，证型有所转变，故以益气健脾之香砂六君子汤治疗，扶正为主，亦使症状消失，血红蛋白上升，尿素氮下降，病情再次稳定。

病例 5　慢性肾衰竭阴阳两虚案

王某，女，41 岁。既往有慢性肾盂肾炎史，最近 4 个月腰痛乏力，恶心呕吐，化验检查：血尿素氮 31.77mmol/L，二氧化碳结合力 9.88mmol/L。诊断为慢性肾盂肾炎合并慢性肾功能衰竭。入院后症状：腰痛腰酸，气短乏力，纳差恶心，口苦咽干，渴喜饮水，但身有畏寒，小便清长，大便尚可，脉象沉细，舌质略暗。中医辨证为阴阳两虚，予桂附参芪地黄汤加味治疗。治疗 32 天，尿素氮由 22.13mmol/L 降为 12.5mmol/L。

按：慢性肾衰竭阴阳两虚，多由气阴两虚进一步发展而来，故治疗可在益气滋肾的参芪地黄汤中，再加温阳的桂、附，仍以扶正为主，也可使尿素氮下降，病情稳定。

病例 6　慢性肾衰竭脾肾阳虚夹有水湿案

孔某，男，56 岁。患者 30 多年前因居处潮湿，出现两膝关节疼痛及下肢轻度水肿，遇冷和劳累加重，20 多年前赴西藏高原，发现有高血压，10 多年前因洗冷水浴后，关节肿痛复发，逐渐手指关节变形，2 年前因外感出现气急心悸，呼吸困难，下肢踝关节浮肿，尿蛋白（+++），红细胞 0~1 个 /HP，白细胞 0~1 个 /HP，在某医院诊断为：类风湿关节炎，类风湿性心脏病（二尖瓣狭窄闭锁不全、主动脉瓣狭窄），类风湿性肾病，继发氮质血症，继发性贫血。治疗后症状缓解，1 年前又因外感复发，经治疗未见缓解，转来我院。

入院前检查尿素氮 28.56mmol/L，血红蛋白 50g/L，白蛋白 / 球蛋白 =2.4/3.0，总胆固醇定量 7.63mmol/L，尿蛋白（++），红细胞 0~2 个 /HP，白细胞 0~2 个 /HP，偶见颗粒管型，肾图示双肾功能严重受损。主要症状为面部及全身水肿，按之凹陷，腹大如鼓，畏寒肢冷，身软乏力，心慌气短，阵发性呼吸困难，时有恶心呕吐，头晕耳鸣，纳食不香，尿黄而少，舌淡胖润，脉弦缓，时见涩象。中医辨证为心肾阳衰，水气泛滥，脾阳不足，气血俱损。水为阴邪，非温不化，拟补命门、温脾阳、壮君火以消阴霾，用真武汤、五苓散、五皮饮加减，服药后尿量逐渐增多，1 个月后每日尿量达 1500~1700ml，腹围由住院时 92cm 减至 80cm，体重由 78kg 减为 60kg，在治疗过程中又加大附子量，每日 45g，尿量继续增多，直至腹围减至 78cm，体重减为 58kg，水肿完全消失，尿素氮由入院后最高40.91mmol/L 降为 15.53mmol/L，患者感神疲乏力，腰酸腿软，脉变细软无力，苔薄白润，乃水邪虽去，元气未复，于真武汤减附子量，加入党参、生芪，以温补脾肾继续调理，病情缓解。尿素氮稳定在 14.28~17.85mmol/L 之间，血红蛋白 62g/L。

按：本例患者入院时脾肾阳虚明显，并有高度水肿，正虚邪实，故宜扶正祛邪，温阳利水，用真武汤、五苓散、五皮饮加减，水肿消退，尿素氮亦见下降，本例患者因肾功能受损，尿素氮下降至一定程度便不再下降，病情稳定。

病例 7　慢性肾衰竭脾虚气弱夹瘀案

刘某，女，56 岁。因眼睑、四肢浮肿反复发作 3 年余住院，入院后实验室检查：尿素氮 27.85mmol/L，二氧化碳结合力 19.12mmol/L，尿常规：尿蛋白（+），白细胞 1~3 个 /

HP，红细胞 0~2 个 /HP，颗粒管型 0~1 个 /HP，酚红排泄试验：15 分钟 1%，30 分钟 1%，60 分钟 3%，120 分钟 5%。诊断为慢性肾炎，慢性肾功能衰竭。目前乏力少气，纳差腹胀，大便偏稀，舌体胖大有齿痕，舌有瘀斑，脉象沉缓。证属脾虚气弱夹有瘀血。拟健脾益气合活血化瘀之剂，以补中益气汤合桂枝茯苓丸加味：党参 15g，黄芪 15g，白术 10g，当归 10g，陈皮 10g，升麻 10g，柴胡 10g，炙甘草 6g，桂枝 10g，茯苓 15g，丹皮 10g，赤芍 12g，桃仁 10g，砂仁 6g。按上方加减服后疲乏少气、纳差腹胀消失，又稍有腰酸腰痛，病情稳定，尿素氮降至 7.14mmol/L，二氧化碳结合力 3.11mmol/L 而出院，共住院 14 个多月。

按：本例患者为脾虚气弱夹有瘀血，正虚邪实，故以健脾益气之补中益气汤合活血化瘀的桂枝茯苓丸加味治之，疲乏少气等脾虚症状消失，尿素氮亦见下降，而使病情稳定。

病例 8　慢性肾衰竭脾肾阳虚夹瘀案

周某，男，61 岁。因腰痛尿痛 8 个月住院，入院前因慢性前列腺炎在外院用庆大霉素治疗后，出现尿少、恶心呕吐，检查：非蛋白氮 92.8mmol/L，酚红排泄试验 0%，血红蛋白 51g/L，虽经治疗效果并不明显，转来我院。入院时查尿素氮 41.77mmol/L。诊断慢性肾功能衰竭，继发性贫血。入院后症状：自觉腰酸胀痛，恶心腹胀，不思饮食，畏寒肢凉，神疲力乏，小便清长，夜尿较多，舌淡而润，脉象沉细。证属脾肾阳虚。予参芪济生肾气汤治之，尿素氮下降为 21.06~25.34mmol/L，达 3 个多月之久，未再继续下降。因病久入络，唇色发暗，乃改用温阳益气、活血化瘀之剂，方用补中益气汤合桂枝茯苓丸加菟丝子、覆盆子等。治疗 22 天，尿素氮由 25.34mmol/L 下降至 11.42mmol/L，症状亦见好转。

按：本例患者正虚邪实，故治疗应扶正祛邪，单纯扶正则效果较差，用参芪济生肾气汤治疗 3 个月，尿素氮虽略下降，但稳定在一定水平上不再下降，改用扶正祛邪后，则尿素氮又见下降，且症状亦见好转。

病例 9　慢性肾衰竭气阴两虚夹瘀案

李某，女，17 岁。因紫癜性肾炎、肾性高血压、慢性肾功能不全、继发性贫血住院。入院后查尿素氮 22.13mmol/L，血红蛋白 87g/L，自觉疲乏无力，腰酸头晕，纳食不香，舌质淡红，脉象弦细。予益气健脾、滋肾养肝之剂，治疗月余，效果不显，尿素氮上升至 35.63mmol/L，月经量多，每次月经后血红蛋白下降至 60~70g/L，后改用凉血止血方，以犀角地黄汤加味，经量未见减少，尿素氮反上升至 42.84mmol/L，以后分析病情，患者气阴两虚无误，但月经量多夹有血块，口虽干渴而不欲饮，经来则腰痛、腹痛减轻，属有瘀血征象，乃于益气养阴兼活血化瘀，用血府逐瘀汤合生脉散治之，服药 1 个月，月经量明显减少，尿素氮亦有所下降，为 29.92mmol/L。

按：本例患者亦属正虚邪实，瘀血突出，正虚为气阴两虚，邪实为夹有瘀血，单纯益气养阴效果不明显，以益气养阴兼活血化瘀后，症状减轻，尿素氮亦有下降。

病例 10　慢性肾衰竭阴虚热结案

邢某，男，30 岁。因"慢性肾炎高血压型、合并慢性肾功能衰竭"住院。入院时尿素氮 26.95mmol/L；酚红排泄试验 15 分钟 7%；双侧肾图示肾功能重度受损，血压 160/120mmHg。患者形体消瘦，腰酸乏力，头晕耳鸣，屡发咽痛及口舌生疮，大便干结，3 日一行，呕恶纳果，皮肤瘙痒，舌红苔黄腻，脉细数而弦。中医辨证属肝肾阴虚，浊热内结。拟滋阴泄浊为法，选归芍麦味地黄汤、二至丸加减，并且口服大黄粉，每日 3g。药后便通苔退，诸症减轻，尿素氮降至 18.56mmol/L。以后一直服用左归饮加味，培补肾阴，以顾其本，患者神振纳香，二便调，头不晕，咽痛及口舌生疮少发，尿素氮降为 6.78mmol/L，血压正常，血红蛋白稳定在 100g/L 左右，好转出院。

按： 本例患者慢性肾衰属肝肾阴虚，浊热内结，治以扶正祛邪，用归芍麦味地黄汤、二至丸，并口服大黄粉，药后便通，尿素氮下降，病情稳定出院。慢性肾衰竭用大黄治疗有一定效果，但宜在扶正的基础上应用较好，单纯用大黄通腑泻浊，或大黄灌肠，有时尿素氮虽然下降，但正气更虚，反而对病情不利。另外尿毒症晚期亦不宜用大黄治疗，否则亦使病情加重。

病例 11 慢性肾衰竭用大黄后虚体难支案

李某，女，48 岁。因慢性肾炎普通型、慢性肾功能衰竭、继发性贫血，由某医院转来，当时查尿素氮 25.70mmol/L，二氧化碳结合力 13.79mmol/L，血红蛋白 67g/L。辨证属气阴两虚，予参芪地黄汤加味治疗，效果尚属稳定。1 年后查尿素氮 19.64mmol/L，二氧化碳结合力 16.08mmol/L，血红蛋白 86g/L，血肌酐 640.92μmol/L，肌酐清除率 7ml/min，中医辨证仍属气阴两虚，继续以参芪地黄汤加味调治，遇有外感发热，以小柴胡汤加减一二剂，体温即降，又经过 1 年病情平稳，尿素氮 20.0mmol/L，血红蛋白 80g/L。患者欲求尿素氮进一步下降，于是在某医院内服麦淀粉并加服大黄粉胶囊，每日 3g，1 个月后复查，尿素氮由 20.0mmol/L 下降为 9.64mmol/L，血红蛋白由 80g/L 下降至 62g/L，自觉头晕心慌，气短无力，胸闷憋气，并发生一次抽搐，乃又来我院治疗，仍以参芪地黄汤加味治之，2 个月后尿素氮有所回升，为 20.71mmol/L，血红蛋白上升至 90g/L，乃于该方酌加大黄，病情稳定，近日查尿素氮 21.06mmol/L，血红蛋白 82g/L，1 年后病情仍稳定。

按： 本例为气阴两虚，用参芪地黄汤加味调治，病情稳定，尿素氮维持在 17.85~21.42mmol/L 之间，患者要求尿素氮进一步下降，用大黄治疗后，尿素氮由 20.0mmol/L 下降至 9.64mmol/L，但虚体难支，血红蛋白也下降至 62g/L，重新以扶正治疗，虽然尿素氮有所上升，但血红蛋白也上升，尿素氮维持在一定范围内，症状减轻，有助于病情稳定，带病延年。

病例 12 慢性肾衰竭合并心包炎案

孙某，女，35 岁，1982 年 5 月 10 日入院。发现慢性肾衰竭已 1 年。入院前 4 天因外感发热，导致尿量减少（每日 300ml），大便干结（3~4 日一行），伴胸闷憋气，难以平卧，心慌气短，呕恶频频，纳食不香。入院时查：患者精神萎靡，面色萎黄，语音低微，口中溺臭，舌淡润、边有齿痕、苔薄白，右脉弦细，左脉细弱。体温正常，尿素氮 51.41mmol/L，二氧化碳结合力 17.11mmol/L，血红蛋白 38g/L，肾图报告双肾无功能，胸片提示尿毒症性心包炎，心脏各部位均可听到广泛、明显、粗糙的心包摩擦音。诊为慢性肾炎合并尿毒症、尿毒症性心包炎、继发性贫血。中医辨证：肾气衰败，气化无权，湿浊上泛导致关格重证。住院期间，仅予中药，未曾配合血液透析。初予气血注射液（生黄芪、当归）和生脉散注射液静脉滴注以益气养阴，仅心慌略减，尔后又投用和胃通腑之剂，便虽暂通，但整个病情仍无起色，患者危在旦夕。经深入剖析病机，认为水凌心肺是本病的重点，当务之急宜温阳蠲饮行水，遂改拟苓桂术甘汤合葶苈大枣泻肺汤加味治之。处方：茯苓 15g，桂枝 15g，白术 15g，甘草 6g，东北人参（另煎兑入）10g，葶苈子 12g，大枣 5 枚，泽泻 20g，苏梗 10g。药进 6 剂，尿量渐增至每日 1000ml 以上，随之心悸气憋、呕恶诸症亦顿然见轻，患者能够平卧。复查胸片，心影较前明显较小，同时心包摩擦音也消失，尿素氮降至 23.21mmol/L，血红蛋白升至 59g/L，二氧化碳结合力升至 25.16mmol/L。又予生脉散合苓桂术甘汤，以益气养阴与化饮兼顾，诸症续有好转，患者神振，纳佳、眠安、便调，尿量在每日 1500ml 左右，调治 3 个月余，病情明显好转，于 1982 年 8 月 20 日出院。

按：水凌心肺是关格病晚期一个突出的症状，由于湿浊上泛，阴邪搏阳而致。本案经服温阳化饮降浊之剂后，饮邪得蠲，心阳重振，患者得以转危为安。苓桂术甘汤作为"病痰饮者，当以温药和之"，以及治疗水气上冲证的代表方剂。药仅四味，力专功宏。方中桂枝、茯苓为主药，桂枝温通心阳，降逆平冲，化气利水，茯苓健脾渗湿；白术、甘草共为辅药，培土以制水。在临床应用时常酌加车前子、泽泻等，以增利水之力。葶苈大枣泻肺汤具开泄肺气之功，一般认为葶苈力猛伤正，故主张用于肺气壅塞实证。通过临床实践，认为不能囿于此说，对于虚中夹实之肺气逆满，我曾多次中等剂量地投用本品，收效颇佳，并未发现不良反应。

病例 13　慢性肾衰竭合并心包积液案

刘某，女，43 岁。因经常反复出现水肿 8 年，近 1 周来面部及下肢水肿伴恶心呕吐住院。检查血中尿素氮 53.09mmol/L，二氧化碳结合力 17.11mmol/L，酚红排泄试验 5%（2 小时），血红蛋白 35g/L，尿常规：尿蛋白（++），红细胞 0~2 个 /HP，胸片示：心包积液，右侧胸腔积液。诊断为慢性肾炎普通型合并慢性肾功衰竭，继发性贫血。入院后病情仍继续加重，1 个月后血中尿素氮增至 89.25mmol/L，呕吐不止，不能进食，中药亦不能进，予做血液透析后，呕吐停止，病情稍见缓解，乃用中药结合透析治疗。

中医辨证：神衰力乏，面色苍白，胸背俯曲，呼吸微急，两手欠温，呕吐已止，稍能进食，咳嗽痰黏，口黏不渴，大便偏稀，每日 2 次，尿量不多，自觉身热，舌体胖大，舌苔黏腻，脉象沉细，证属脾肾阳虚，自觉身热，乃格阳于外，故宜温补脾肾，但近日复感风寒，咳嗽有痰，乃以理阴煎合金水六君煎治之：全当归 15g，生地 15g，茯苓 30g，陈皮 10g，法半夏 10g，炙甘草 10g，干姜 3g，肉桂 3g。水煎服，每日 1 剂。上方服 4 剂后，因仍有胸满息促，故加入葶苈子 10g、大枣 10g、杏仁 10g。服后，病情好转，咳嗽胸满消失，痰量减少，1 个月后胸片示：胸腔积液基本吸收，心影仍见增大，仍以中药结合透析治疗。

按：本例患者病程已达 8 年，入院时脾肾已将衰败，脾肾阳虚，格阳于外，故急宜温补脾肾，仍是补阳必于阴中求阳，故用理阴煎加肉桂治之，因兼外感风寒而咳嗽，故合入金水六君煎，因胸满息促，故合入葶苈大枣泻肺汤，结合透析，而使病情缓解。此亦是阴中求阳，从阳引阴之治。

病例 14　慢性肾衰竭合并肺部感染

石某，男，46 岁。患者因腰痛 13 年，头晕头痛 2 年，恶心呕吐 3 天，拟诊为：慢性肾炎高血压型慢性肾功能衰竭（尿毒症）合并心力衰竭，肺部感染，继发性贫血。于 1983 年 2 月 28 日住院。

查：血压 230/130mmHg，面色萎黄，疲乏无力，心率 90 次 / 分，节律整，心音低钝，心尖部可闻及Ⅲ级吹风样收缩期杂音，心界扩大，$A_2 > P_2$，两肺可闻中等量湿性啰音，肝下界于右肋缘下 2.5cm 处触及，边钝、质中、压痛，肝颈倒流征阳性，双下肢凹陷性水肿。实验室检查结果：尿素氮 47.12mmol/L，肌酐 1025.46μmol/L，二氧化碳结合力17.97mmol/L，血红蛋白 35g/L，白细胞总数 14.7×10^9/L，中性粒细胞 0.8，淋巴细胞 0.2，X 线胸片示：两肺野透亮度减低，两肺门影增大且模糊，两上肺可见不典型"蝴蝶"状片阴影，其密度均匀，边界模糊不清，心影较大，以左心为主。

症见头晕头痛，腰酸腿软，气短乏力，胸闷憋气，不能平卧，恶心呕吐，口甜而干，鼻衄，下肢浮肿，小便短少，大便溏烂，日解 2~3 次，纳差，夜不能寐，舌质淡胖稍暗、苔腻、中有裂纹，口气秽臭，可闻尿味，脉弦滑略数。证属关格，中医辨证为脾肾气阴两虚，夹有湿热。曾投益气养阴、清热利湿之参芪麦味地黄汤、春泽汤等方加减，并配合血液透析，少量多次输血，大量抗生素抗感染，以及强心、利尿、降压、消肿等对症治疗，病情无明显改善，胸闷憋气，喘咳逐渐加重，咳痰黄稠，左胸疼痛，恶心呕吐，小便短少，大便溏烂，舌苔厚腻，脉弦滑，考虑为痰热壅肺所致，投清热利湿、化痰止咳之千金苇茎汤合三仁汤加减。服药 3 剂，咳嗽减轻，胃纳稍增，腻苔渐化，原方加人参 10g，以求增强补益元气之力，药后反见病情加重，神志恍惚，呼吸气粗，喉中痰鸣，躁扰不安，打人谵妄，喘不能卧，浮肿甚，尿量仅 50ml/d，已告病危。急请余会诊，诊见患者表情淡漠，焦虑不安，面色惨白，喘咳痰鸣，张口呼吸，舌质暗红、苔黄腻稍黑，脉弦滑数。认为神志改变，为痰热扰心所致，急服化痰开窍、清热利湿之菖蒲郁金汤加减。处方：石菖蒲、山栀子、鲜竹叶、牡丹皮、广郁金、连翘、灯心草、杭菊花、牛蒡子、滑石各 10g，通草 3g，生姜 3 片，玉枢丹 3 支分 3 次冲服。服药 2 剂，烦躁减轻，但仍胸闷憋气，心悸咳喘，痰黄稠难咯，便溺不畅，呕逆。痰热壅肺扰心虽减，但湿热仍弥漫三焦，以清化三焦湿热，兼宣肺化痰为治，予杏仁滑石汤加减调治。处方：杏仁、黄芩、川厚朴、法半夏各 10g，象贝母、全瓜蒌各 15g，茯苓、车前子、滑石各 30g。水煎 400ml，日服 3 次。服药 4 剂，胸闷憋气、咳喘、心烦均减轻，尿量增加，夜能平卧，精神好转，胃纳增进，黄腻黑苔渐轻，仍有恶心喘憋，在原方基础上加苏叶 10g，以增加辛开苦降之力，服药 8剂，病情进一步好转。复查：血压 160/90mmHg，中性粒细胞 0.6，淋巴细胞 0.4，尿素氮20.0mmol/L，肌酐 689.54μmol/L，二氧化碳结合力已正常，X 线胸片复查肺部阴影已消失，病情基本稳定，继以养阴益气、清利湿热，佐以活血化瘀之法调治，并继续配合血液透析，使病情好转。

附注：以上病例多为 20 世纪 70 年代后期病例，由于当时不能检测血肌酐，故缺此指标。

按：菖蒲郁金汤为时逸人先生创制方，原载《中国时令病学》，以后《温病全书》转载，治疗湿温病痰热蒙蔽心包，适用于乙型脑炎、伤寒、重症肝炎、肺心病、严重肺部感染，有身热不退、神识昏蒙、舌苔黄腻、脉象滑数等症。以山栀、连翘、竹叶清泄湿中之蕴热，石菖蒲、郁金化湿豁痰、开窍醒神，丹皮凉血护阴，玉枢丹辟秽化浊开窍，通草（或用木通）、灯心草导湿热下行，凡痰热蒙蔽清窍，用后均可见神清症减。本例神志恍惚，呼吸气粗，喉中痰鸣，躁扰不安，显属痰热扰心，故用之神志转清，烦躁减轻。唯仍有湿热弥漫三焦，故改用杏仁滑石汤治之。杏仁滑石汤虽然出自《温病条辨》，但原本载于《临证指南医案》张案，伏暑内发、三焦均受，清理上中为要。该方有清热利湿、化痰理气之功，主要用于治疗暑温伏暑，症见胸部痞满、潮热呕恶、烦渴自利、汗出尿少、舌苔灰白等。余在临证中灵活加减运用本方治疗肺心病合并肺部感染，因湿热之邪壅阻上焦，以致咳逆倚息不得卧、口中发黏、咳痰黄稠难咯、咳而不爽，并胸闷胀痛者，或因其他疾病日久失治，出现痰热壅肺扰心，而致胸憋、喘息、咳逆、痰黄稠难咯、小便不利者，均收到较好的效果。本案患者，症情复杂，五脏俱损，病情危重，根据《黄帝内经》"急则治其标，缓则治其本"的治疗原则，掌握辨证要领，急以清化三焦湿热、宣肺化痰开窍之法，恰中病机，使邪有出路，邪去而正安，再以益气养阴、清热利湿，佐以活血化瘀之法调治，使危重之病者得以缓解。

六、急性肾盂肾炎案

黄某，女，38岁。因低热伴尿频、尿痛1个月来诊。患者于1个月前突发寒战发热，体温至39.4℃，腰痛并肉眼血尿，排尿痛涩，尿频尿急，诊为急性肾盂肾炎，服西药治疗后肉眼血尿消失，体温降为37.3~37.4℃，尿频、尿急、尿痛、尿热症状不减，已有1个月。目前全身乏力、口苦口黏、口干喜饮、脉沉取弦滑、舌红唇红、苔黄稍腻有裂纹。实验室检查：尿常规蛋白（＋），白细胞大量，红细胞30~50个，中段尿培养（－），中医辨证属肾阴不足，湿热余邪未尽，故治宜滋肾凉血，佐以清热利湿，方以导赤散加味：生地12g，竹叶10g，滑石15g，生草梢6g，瞿麦30g，萹蓄30g，银花30g，蒲公英15g，牛膝12g，王不留行15g，桑寄生15g，通草3g。服药4剂，仍有低热，但尿频、尿急、尿痛、尿热症状大减。仍舌红苔薄黄，原方加知母10g、黄柏10g、地骨皮30g。服药7剂，体温正常，除稍有尿热外，余症均消失，查尿蛋白（－），镜检（－）。仍按原方去瞿麦、萹蓄、银花、蒲公英，加丹皮10g、茯苓15g、泽泻15g，以巩固疗效。

按： 本例急性肾盂肾炎因在院外已用西药，以致尿培养（－），虽然高热已控制，但低热及尿路刺激症状不减，中医辨证属肾阴不足兼湿热余邪未尽，但湿热之中热象偏著，故滋肾凉血、清热利湿治疗后症状大减，唯仍有低热，故加强滋阴退热之地骨皮后，体温正常，最后以知柏地黄汤收功。

七、慢性肾盂肾炎案

吴某，女，43岁。患者尿频、尿痛反复发作8年余，曾做肾盂造影，诊为慢性肾盂肾炎。目前腰酸腰痛，畏寒而手足心热，气短乏力，口干饮水不多，大便偏稀日1次，尿频、尿热、尿急，已不疼痛，脉象沉细，舌质暗红，舌体胖大有齿痕，中医诊为劳淋。辨证属脾肾气阴两虚兼夹湿热、瘀血，处方：党参15g，生芪15g，知母10g，黄柏10g，生地10g，山萸肉10g，山药10g，茯苓15g，泽泻15g，桑寄生15g，牛膝10g，车前子（包煎）30g，滑石15g，通草3g，丹参30g。服药7剂后，已无尿频、尿热、尿急，腰酸腰痛减轻，气短也减，大便转为正常。仍按上方去知、柏、滑石、通草，继服2周后又来诊，自觉一般情况甚好，仍以参芪地黄汤加减巩固疗效，复查尿培养2次均为（－）。

按： 本例患者患慢性肾盂肾炎已有8年之久，目前虽有尿路刺激症状发作，但气阴两虚症状明显，故以参芪知柏地黄汤加味，以益气滋肾佐以清利为主，药后尿路刺激症状消失，故仍以益气滋肾之参芪地黄汤收功，尿培养也转阴。慢性肾盂肾炎大部分病例虚实夹杂，故宜在扶正的基础上佐以祛邪，邪去正复，再以扶正固本，自可逐渐恢复，不致于反复发作。

八、紫癜性肾炎案

病例1 李某，男，24岁，未婚。患者于1986年11月突然发现双下肢有斑点状出血性皮疹，踝关节肿痛，但无腹痛，被北京某医院诊为"紫癜性肾炎"而住院，经治疗，皮肤紫癜消退，踝关节肿痛消失，唯尿蛋白始终波动在+++~++++。出院后经常感冒、咽痛，尿蛋白不消，因中西医治疗1年效果不显，遂来我院就诊。

初诊（1987年11月10日）：患者主诉腰酸，咽喉干痛，喜饮凉水，尿黄，大便干结。察其舌质暗红，苔薄黄，切其肌肤无水肿，亦无紫癜，脉象弦细。辨证为肺肾阴虚夹有瘀热，拟方养肺滋肾，兼以凉血化瘀，以麦味地黄汤加减。处方：麦冬15g，五味子10g，生地15g，茯苓15g，泽泻15g，丹皮10g，山药10g，益母草15g，白茅根30g，桑寄生15g，金樱子30g，沙苑子10g，枸杞子10g。30剂。

二诊（1987年12月4日）：腰酸有减，但感倦怠乏力，纳少，且咽喉干痛，口干喜凉饮，尿黄，大便干依然，舌质转红，苔薄白脉弦细。复查尿常规：尿蛋白（+）。瘀热虽有减退，但病久肺肾波及脾土，主证转为脾肾气阴两虚，故改用参芪地黄汤加减以益气滋肾为治：党参15g，生黄芪15g，生地15g，山萸肉10g，丹皮10g，茯苓15g，益母草15g，泽泻5g，砂仁（后下）6g，白茅根30g，桑寄生15g。25剂。

三诊（1987年12月29日）：乏力、纳差等脾气虚之症已失，腰亦不痛，唯咽痛、口干、大便干结，舌红苔薄依然如故，脉细数。查尿蛋白（++）。此乃肺肾余热未清使然，拟方清肺滋肾兼以益气养阴：淡竹叶10g，生石膏（先煎）30g，太子参30g，麦冬15g，生地15g，女贞子10g，旱莲草10g，桑寄生15g，益母草15g，白茅根30g。半个月后，口干、咽痛等症明显减轻，后加石斛10g、天花粉15g以养胃生津，如此治疗3个月，连续5次化验尿常规均为阴性。

按： 紫癜性肾炎的病机很复杂，尤其病程较长者，常呈正虚邪实的局面。本例患者的正虚为肺肾阴虚，及脾肾气阴两虚，标实主要是血瘀和热（毒）。纵览整个病程，肾阴虚与血瘀、热（毒）是本病的基本病理变化，前两诊以正虚为主，故以六味地黄丸滋补肾阴，由于初诊前患者经常咽痛、感冒，累及肺脏，肺阴一亏，必加重咽痛，故加麦冬、五味子以敛肺养阴；病久肺肾及脾，且滋阴之剂有碍脾气运化，出现纳少、乏力，而原来阴虚仍未纠正，便出现脾肾气阴两虚，因而在继续补肾阴的同时，加党参、黄芪补益中气，考虑到炙黄芪有壅中之嫌，所以常用生黄芪。若气虚明显，生芪可加大量至30g。随着脾气虚证的改善，尿蛋白仍未消失，诚与咽痛之宿羔攸关，三诊时主要从清解肺肾余热入手，但毕竟气阴已虚，故不用苦寒之品，而用甘寒之淡竹叶、生石膏，并辅以太子参、麦冬、生地益气养阴，更合以二至丸，俾有增养肾阴之功，却无碍胃之弊。原发病紫癜为离经之血，属于瘀血的范畴，且患者有舌质暗红等血瘀证的表现，而况病程较长者，每有"久病入络"的病理改变，故三次处方时均用益母草、白茅根以活血凉血。

病例2 石某，女，51岁，教师。患者于1981年初发现双下肢出现紫癜，1个月后尿检发现尿蛋白、红细胞。经某医院诊为紫癜肾，用吲哚美辛等药物治疗，无明显效果。1981 年 10 月 19 日来诊时，自感腰痛、乏力、咽稍痛，有时心慌、急躁、睡眠欠佳，常有头痛，以两颞部为甚，下午头晕、腹胀，有时下肢稍肿，夜间口干、口苦、饮水不多，小便稍黄、无尿痛，舌质紫暗、有瘀斑，脉弦细涩。化验室检查：尿蛋白（++），红细胞满视野，白细胞 0~2 个 /HP，颗粒管型 0~1 个 /HP。中医辨证为血瘀内阻，血不循经，瘀阻气滞，久而化热。拟活血化瘀、理气清热之法，方用血府逐瘀汤加味：柴胡 10g，枳壳 10g，赤芍 15g，生甘草 6g，桔梗 10g，桃仁 10g，红花 10g，当归 10g，川芎 10g，生地 12g，忍冬藤 30g，金莲花 30g，牛膝 12g。

服上方，随症加减，如头痛重加蔓荆子、菊花、僵蚕末，失眠加夜交藤，腰痛重加桑寄生、杜仲，下肢肿加车前子、茯苓。间断服用共百余剂，诸症消失，偶有头晕，尿检查尿蛋白微量，红细胞消失，有时白细胞 0~1 个 /HP。舌质紫暗亦见减轻。到 1982 年 6 月下旬，尿检查蛋白痕迹，镜检（-），至 1982 年 10 月复查尿蛋白（-），红细胞（-），白细胞 0~1 个 /HP。自觉仅睡眠不好，时稍感头痛，舌质仍稍暗红。

按：血府逐瘀汤方由四逆散枳实易枳壳，合桃红四物汤加桔梗、牛膝组成。四逆散有调气解郁之功，桃红四物汤有养血活血之用，桔梗开提肺气，牛膝引血下行而活血，乃调气活血并用之方。气为血帅，气行则血行，气滞则血瘀，化瘀当行理气，气行则瘀血易化。气滞血瘀，久而阳气闭而化热，故于活血化瘀的同时，酌加清热之品。本方不仅可治疗胸中瘀血，且有牛膝引药下行，故亦可用于祛下部之瘀血。全方未用止血之味，却收止血之功。通消其瘀，血行其道，自无旁溢之害，不止血而血自止。所以，不可见血即强行固涩，而应详辨其证，必伏其所主，而先其所因，方为善矣。

九、糖尿病肾病案

肖某，女，58 岁。因发现糖尿病 20 多年，近日查尿有尿蛋白来诊。目前多饮、多食、多尿症状不明显，但有疲乏感，腰痛，下肢微有水肿，畏寒而手足心热，口干饮水不多，大便尚调。尿黄有泡沫，脉象弦细，舌质暗红，有齿痕，化验室检查：血糖 7.6mmol/L，肌酐 88.40μmol/L，尿素氮 6.43mmol/L，尿检：尿蛋白（++），尿糖（++），白细胞 3~5 个 /HP，红细胞 0~1 个 /HP，颗粒管型 0~1/HP。证属气阴两虚兼夹瘀血、水湿，拟益气滋肾佐以活血利水。处方：党参 15g，生黄芪 15g，生地 15g，山萸肉 10g，山药 10g，云茯苓 15g，丹皮 10g，建泽泻 15g，杜仲 10g，桑寄生 15g，牛膝 10g，车前子（包煎）15g，防己 15g，益母草 30g，白茅根 30g，石韦 30g。

上方服 2 周后，腰痛及下肢水肿均消失，全身乏力感大减，唯尿检尿蛋白仍为（++），尿糖（+）。仍有气阴两虚表现，原方加减。去防己、杜仲，加萆薢 30g。

上方又服 2 周，无明显症状，腰不痛，下肢亦无水肿，查 24 小时尿蛋白定量 1.8g，尿常规蛋白（+），尿糖（+），镜检（-），仍按原方继服 1 个月。

服药 20 余天，突然感冒，恶寒发热，体温 38.6℃，口苦口干，咽稍痛，无咳嗽，脉浮细数，舌质暗红、苔薄腻，本属气阴两虚，今外感风寒，拟扶正祛邪，小柴胡汤加减：柴胡 30g，黄芩 15g，太子参 30g，生甘草 6g，桔梗 6g，法半夏 6g，薄荷（后下）6g，麦冬 15g，苏叶 10g。

上方日服 2 剂，次日体温正常，感冒平复，为巩固疗效，此方又服 4 剂，日 1 剂。尿检蛋白（＋），尿糖（－），镜检（－）。经感冒后尿蛋白又略增，自觉疲乏无力，腰痛腰酸，口干喜饮，大便偏干，尿黄而少，脉象弦细，舌质暗红，仍属气阴两虚，继服益气滋肾之剂。处方：党参 15g，生黄芪 15g，生地 15g，山药 10g，丹皮 10g，山萸肉 10g，茯苓 15g，泽泻 15g，石韦 30g，桑寄生 15g，丹参 30g，麦冬 15g，萆薢 30g，五味子 10g，金樱子 15g，芡实 10g。

上方连服 2 个月，症状基本消失，尿蛋白（±）。仍以此方加减调治，尿蛋白转阴。

按：糖尿病肾病是糖尿病的严重并发症，主要是糖尿病性肾小球硬化，开始可以是间歇性蛋白尿，以后逐渐加重变为持续性蛋白尿，由于长期的蛋白质丢失，以及糖尿病本身的蛋白质代谢失调，可以出现低蛋白血症，以致产生肾病综合征，逐渐肾功能受损，可以向慢性肾功能衰竭转化。本例发现较早，仅出现蛋白尿，肾功能尚正常，通过益气滋肾，尿蛋白有所减轻，由于病程中感冒发热，尿蛋白又较增多，感冒平复后，仍以益气滋肾治疗使尿蛋白转阴，病情向好的方向演变，下一步应继续益气滋肾治本，避免病情反复，以巩固疗效。本例患者在最后治疗中除用参芪地黄汤益气滋肾外，加丹参活血，麦、味养阴，石韦、萆薢清利，金樱、芡实固肾，均有助于蛋白尿的消失或减轻。

（时振声）

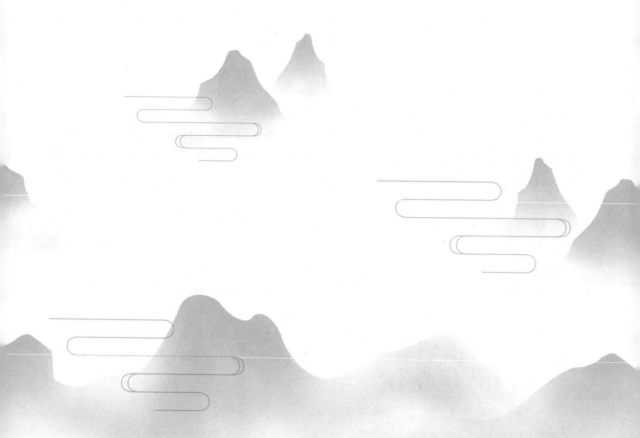

附录

时氏弟子主要学术简介

王国柱教授

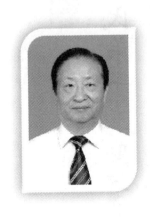

【医家简介】

王国柱，中国中医科学院教授、医学博士、主任医师、研究员。从事临床、科研及研究生教学工作50余年。致力于慢性肾脏病中西医结合诊治研究40载，为近代著名中医世家时门（时逸人、时振声）医术的第三代传人。担任国家自然科学基金和科技部尿毒症课题组组长。

与日本著名教授大浦彦吉合作，经实验研究最先发现麻黄治疗慢性肾衰竭的功效。以《黄帝内经》"有故无殒论"的思路，中医"证药毒性"理论，注重临床研究，首创"益肾祛毒法"成功研制治疗慢性肾衰竭的纯中药制剂"益肾祛毒胶囊"，获得北京市药品监督管理局批准文号。

【学术经验】

1. 有故无殒，发现麻黄

《素问·六元正纪大论》曰："黄帝问曰：妇人重身，毒之何如？岐伯曰：有故无殒，亦无殒。帝曰：愿闻其故何谓也？岐伯曰：大积大聚，其可犯也，衰其大半而止，过者死。"明代张景岳在《类经》中注："重身，孕妇也，毒之，谓峻利药也，故如下文大积大聚之故，有是故而用是药，所谓有病则病受之，故孕妇可以无殒，而胎气亦无殒也，殒，伤也。"核心内涵"药以治病，因毒为能""有病则病当之"等中医"证药毒性"理论，突出了在中药质量的毒性研究中"药"和"证"密切联系的特点，创新中药新药研发的思路和格局。有利于纠正我国目前中药毒性研究有离开证去孤立研究中药毒性的错误，由此导致的新药研发中有效新药被不当淘汰，临床上合理用药受到限制，中药安全性在国际上受到质疑的现况。

慢性肾功能衰竭（关格）的病机十分复杂，病位在肺、脾、肾，肾为先天之本，肺为气之本，脾为后天之本。主要是脾肾衰败，肺气失宣，气机瘀闭，升降失调，湿浊上逆，肾毒久羁。

麻黄性温、味辛、微苦，入肺、膀胱经。功效发汗散寒，宣肺平喘，利水消肿。肺主一身之气，通调水道。中医文献和临床表明，麻黄从来不用于慢性肾功能衰竭的治疗。王国柱教授经过实验研究发现麻黄干浸膏能使肾衰竭大鼠血液中肌酐、尿素氮下降，血钙上升，缘于抑制了肌酐和氧自由基的产生，从而明显地抑制甲基胍的形成，改善了肾功能。含有麻黄的益肾祛毒胶囊实验研究和临床应用表明其可改善氮质血症，纠正高磷低钙，提高血红蛋白，改善脂质代谢紊乱，修复肾脏病理，增强抗氧化能力，明显改善慢性肾衰竭患者的临床症状和肾功能。

《素问·脏气法时论》曰："肾苦燥，急食辛以润之，开腠理，致津液，通气也。"麻黄振奋肺肾之阳气，开腠理，通血脉，调利水道，开窍闭，使溺毒从汗和小便排出。麻黄辛润肾燥是通过辛散宣通、布化气液来完成的，与地黄类中药直补肾水截然不同。又，肺与肾金水相生，宣肺气，助肾气，改善气机升降出入与水液代谢酸碱失衡，化解肾毒。麻黄是一味难得的"益肾"中药。尽管麻黄的主要成分麻黄碱毒性较强能抑制单胺氧化酶的活性，使肾上腺素和肾上腺素能神经的化学传导物质的破坏减慢，从而引起交感神经系统和中枢神经系统兴奋，甚至最后因呼吸衰竭、心室纤颤而死亡。但只要麻黄用量和配伍合理，就"有故无殒"。按此思路可研发其他新药。

2. 辨识邪正，补虚清浊

蛋白尿是多种慢性肾脏病实验诊断的主要标志，也是一种持久独立的致病因子。蛋白尿不单纯是肾小球损伤的后果，还是慢性肾衰竭病情进展的独立危险因素。临床试验证实尿蛋白量的多少和持续时间长短与肾脏疾病的进展速度相关。蛋白尿符合中医学"湿浊""水肿""风水"的范畴，应充分发挥中医药的特点和优势，探讨直接运用中医的传统诊治方法。

慢性肾脏病的基本病机，以脾肾脏精虚损贯穿始终，故似可认为慢性肾脏病蛋白尿的直接病机属于正虚邪实。《素问·六节藏象论》曰："肾者，主蛰，封藏之本，精之处也。"《素问·逆调论》曰："肾者，水脏，主津液。"《素问·阴阳应象大论》曰："精不足者，补之以味。"《灵枢·口问》曰："中气不足，溲便为之变。"《难经·十四难》云："损其肾者，益其精。"正虚：脾肾脏精亏损为本，若肾不藏精，或脾不摄精，或脾不升清，可致精气下泄出现大量"精微物质"——白蛋白随尿排泄体外即蛋白尿。西医学认为蛋白质是构成人体和维持生命活动的基本物质，蛋白尿符合中医学"失精"证。邪实：肺脾肾湿热、痰瘀为标，尿中泡沫长期甚至大量存在，为浊邪、风邪、溺毒。王国柱教授认为蛋白尿的本质是既反映"失精"的正虚，同时也是"浊邪"的邪实，邪正融于一炉。这就不难理解慢性肾脏病蛋白尿的治疗难度。

慢性肾脏病以脾肾气阴两虚为主。王国柱教授诊治的关键是补肾填精，健脾生精，利湿通淋，活血化瘀，兼以祛风固敛等，核心是填精益精。补肾以六味地黄丸为主，"三补三泻"补肾精以化肾气，推动气机，调畅脏腑经络的气、血、精、津、液运行。柯韵伯曰："肾虚不能藏精，坎宫之火无所附而妄行，下无以奉春生之令，上绝肺金之化源。地黄禀甘寒之性，制熟味更厚，以护封蛰之本，是精不足者补之以味也；用以大滋肾阴，填精补髓，壮水之主。"实验表明六味地黄汤对大鼠肾小球系膜细胞增殖有抑制作用，提高了细胞的解毒速度，并改善了肾功能，从分子水平上揭示了保护肾脏作用的机制。王国柱教授在临床上常以六味地黄汤加味为基础方治疗，重用熟地、山萸肉，气虚加丹参、党参、黄芪、桂枝，填精固敛加女贞子、旱莲草、金樱子、芡实，祛风加防风、羌活，活血加炒蒲黄、五灵脂、水蛭、王不留行，利水加车前子、水红花子等。若脾肾两虚，以脾虚为主者，以参苓白术散加减为基础方治疗，参苓白术散补气健脾，渗湿和胃，用于脾虚夹湿证。药用党参、茯苓、苍术、莲子肉、莲须、扁豆、薏苡仁、陈皮、山药、砂仁、金樱子、芡实、水红花子、藿香、升麻、炒蒲黄等。

3. 升降出入，气化为本

"气"，就是指风、寒、暑、湿、燥、火六气，亦即自然界中的各种气候变化。《素问·天元纪大论》谓："物生谓之化，物极为之变""在天为气，在地成形，形气相感而化生万物矣"。《素问·六微旨大论》曰："出入废则神机化灭，升降息则气立孤危。故非出入，则无以生长壮老已；非升降，则无以生长化收藏。是以升降出入，无器不有。""化"，就是指自然界中的各种物化现象，物质结构与能量功能的代谢转化。《黄帝内经》完全从"气化"的角度来研究人体的生理病理现象和疾病的诊断、治疗、预防原则，是中医学最基本、最重要的理论，升降出入是气化的基本形式。

慢性肾脏病本质是气、血、水气化失常，"湿浊""溺毒"阻碍气机升降出入久之致肾脏萎缩、功能完全丧失。基于脾胃是气机升降之枢之本，王国柱教授常用李东垣的升阳益胃汤，方中黄芪、甘草、人参补益脾气固表，白术、防风、羌活、独活、柴胡祛风除湿，陈皮、半夏、茯苓、泽泻、黄连除湿清热，白芍、生姜、大枣养血和营。重用黄芪30~50g，以诸风药，升发阳气，可随证加炙麻黄3~6g。辨证论治，灵活化裁。阳虚者加桂枝、制附子，湿重者加五苓散，腰酸楚者加女贞子、旱莲草、金樱子、芡实，血糖高者加葛根、黄连，久病入络瘀血者加五灵脂、蒲黄、水蛭，高血压眩晕者加钩藤、杭菊、灵磁石等。

王国柱教授坚持学习研究《黄帝内经》和古今各家学说，理论与临床相结合，中西医相结合，传承与创新相结合。以上便是他诊治慢性肾脏病的学术思想、诊疗思路和方法、临证用药经验和体会。

冯建春教授

【医家简介】

冯建春，女，医学博士，研究员，主任医师，首都国医名师，"月犁传统中医奖"获得者。师从时振声教授和魏民教授，刘渡舟教授入室弟子。担任第六批全国老中医药专家学术经验继承工作指导老师，北京中医药传承"双百工程"指导老师。参与国家973计划项目等重大科研课题，发表学术论文30余篇。从医50余年，对中医内科杂病具有独到的诊疗经验，形成了"以人为本，注重整体""谨守病机，善抓主证""动态辨证，圆机活法""遣方用药，左右逢源""升降出入，尤重肝脾""中西结合，防治并重"为代表的学术思想。

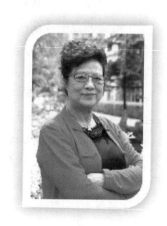

【学术经验】

1. 以人为本，注重整体

临床主张不仅是治人的病，更要注意是治病了的人，在治疗过程中要始终顾及人的整体，考虑机体邪正消长关系；祛邪不忘扶正，要激发人体自身的正气祛邪外出；注意因人制宜，不同体质的人发病不同，治疗也有差别，经云"勇者气行而已，怯者着而为病"，对身体壮实者，加大药力，使药到病除，对体质略差者，常略配以补药，以防药力伤人。

在诊疗过程中注意人与自然和社会的和谐统一。辨治时需考虑多种因素，处方用药的同时也强调整体治疗法，即结合病患的心理、饮食、锻炼等方面，注意身心结合调理，因此在诊病之余常会嘱咐患者学习、工作、生活等方面的注意事项。

2. 谨守病机，善抓主证

冯教授临证强调要透过现象看本质，治病要谨守病机，善抓主证，如临床上只要见以"汗出、恶风、脉缓"为主者，无论外感或内伤，皆可用桂枝汤加减来调和营卫、调和气血、调和脾胃。

临证标本虚实夹杂，冯教授强调治病求本，要针对疾病的主要病机进行治疗，如柴胡桂枝干姜汤的核心病机是胆热脾寒，因此临床见"口苦、大便稀、肩背痛、手麻"，可用柴胡桂枝干姜汤加减治疗。对于标本治疗的先后，遵循《素问·标本病传论》"小大不利，治其标；小大利，治其本"的原则，尤其重视通腑，常用桃仁承气汤、宣白承气汤、增液承气汤等；对于水泻患者则用五苓散，利小便而实大便。

虚实的辨证，注重切按，如心下痞，如果按之胀满发硬，则为食积或痰积，病证属实，治疗应采用消导之法；如按之柔软，则病证属虚为多，治疗则采用香砂养胃、补中益气等药物。

辨证极重脉诊，根据"三部九候"可以判断疾病的进退，预后转归，如《伤寒论·平脉法》所云："脉病人不病，名曰行尸，以无王气，卒眩仆不识人者，短命则死。人病脉不病，名曰内虚，以无谷神，虽困无苦。"

3. 动态辨证，圆机活法

疾病经过治疗病情会有变化，病机也会有变化，需要动态辨证，圆机活法。冯教授十分重视理法方药的一致性，强调有是证，用是方。病情不断变化，证候也会改变，临证时要"明辨证，抓主证"，根据证的变化随时调整治法和用方。

主张"古方活用""古时结合"，并且参考现代人们生活、饮食、体质等方面的变化来遣方用药。随着中药品质的下降与病情的复杂化，也常将经方与时方结合使用，加大用量或者创制新的方剂，形成自己的经验方。在《伤寒论》中，麻杏石甘汤方原用于误汗、误下之后出现的咳嗽，冯教授认为本方在临床中可用于肺气郁闭的各种咳喘，无论病程时间长短，有汗无汗，外感或内科杂病皆可应用。对于肺气郁闭，肝气不疏的病证，自拟麻杏石甘汤合小柴胡汤加减治疗，取得很好的疗效。

4. 遣方用药，左右逢源

善以成方灵活变通，如有兼症，则以原方为主稍行加减，便可达到预期疗效，方中君臣佐使、轻重缓急、剂量大小皆随病证而定，常在加减化裁之中使药尽其用。比如治疗"发汗后，腹胀满者"的厚朴生姜半夏甘草人参汤，在临床上发现，术后、产后、吐后、泻后出现腹胀满的病证均可应用此方，产后此方宜去人参，加王不留行、通草。冯教授在处方中也善于运用药对，如桔梗与枳壳、黄连与生地、紫苏叶与焦山楂、地龙与水蛭、红参与蛇床子等，药物配伍做到刚柔并济，升降出入，化裁出巧。

冯教授喜用经方，善用经方，主张《伤寒论》中的方子只要药证相合，使用原方即可，并且注意按照原方煎服法使用，不必妄行加减，以免减弱药效。

对很多经方也深求法外之法，如竹皮大丸原为治疗"妇人乳中虚，烦乱呕逆"之证，冯教授常运用此方加减治疗绝经前后诸证、不寐、脏躁等病证，疗效确切，在临床上不局限于治疗妇人病证，也可用于男性诸证。她还遵循异病同治之理，把握病机，灵活变通，一方多用，将苓桂术甘汤加减应用于胸痹、心悸、眩晕、哮喘、呕吐等多种疾病的治疗当中，疗效显著。

5. 升降出入，尤重肝脾

诊察病证重视中焦气机作用，尤其是肝脾的作用。中焦脾胃为五脏气机之枢纽，冯教授在治疗时注重升举清阳，调理脾胃，遇到复杂病证时，处方中常佐以健脾和胃之品。在用药时详辨虚实寒热，重视其升降之性，常灵活运用升阳益胃汤加红花、丹参，补中益气汤合生脉饮等加减化裁，以调理脾胃气机。

少阳乃阴阳开阖之枢机，为气机升降出入的枢纽，气机表里出入条达则升降通畅，升降通畅则表里出入条达，二者相辅相成。冯教授在治疗肝病时也十分重视调理脾胃，使脾胃升降之气机恢复如常，即叶天士所云"泄厥阴以舒其用，和阳明以利其腑"，一方面有助于恢复肝的疏泄功能，另一方面防止肝木盛而克伐脾土，加重病情。在治疗脾胃病时亦注重调肝，常采用小柴胡汤与平胃散加减治疗各类脾胃病证。同时善用具有疏肝作用之小柴胡汤、越鞠丸等加减治疗各类病机为气机郁滞的病证。即使病患体虚也要调畅气机，气机通畅才能填补气血亏虚，达到"五脏元真通畅，人即安和"。

6. 中西结合，防治并重

冯教授从医多年，虽然扎根中医，但也会参考西医的疾病诊断与各类检测指标。

季节、气候不同，病患的年龄、疾病不同，饮食和锻炼等养生调理的方法也应不同。夏天阳气旺盛，人们汗出过多，冯教授不主张夏天刮痧、吹空调、晚上泡脚。城市里生活的人很少在烈日下工作，通常都是在空调房间，对于脾胃虚寒的患者，唯恐寒气侵入，伤阳败胃。人体的脾胃就像一口深井，即使是炎热的夏天也多是寒凉的，如果再有寒邪的侵袭或者食用寒凉属性的药物及食物，会对人体造成更大的损伤。针对不同的疾病与病情，生活方式的调理方法也不相同。比如对脾虚证的年轻糖尿病患者，嘱其食饮有节，起居有常，不要熬夜工作，不吃烧烤、油腻、生冷食物，每天走路45分钟至1个小时，不可大汗淋漓，伤阳气损津液；对患糖尿病肾病、高血压病的老年患者，嘱其不吃带壳坚果、蘑菇、海鲜、豆制品等，摄食优质蛋白，低盐、低脂饮食，如清水煮菜，不要总是卧床休息，应适当锻炼，可以做舒展运动如瑜伽、八段锦等，鼓励患者心情愉快，热爱生活。

冯教授不仅注重生活方式的调养，做到未病先防，既病防变，临床用药也要调动机体自身的抗病能力，治疗时不宜用大量苦寒攻伐之药，反损人体正气，遵循《素问·至真要大论》"大毒治病，十去其六；常毒治病，十去其七；小毒治病，十去其八；无毒治病，十去其九。谷肉果菜，食养尽之"的原则，病去七八就停药以调养，所谓"必养必和，待其正气来复"，如此才能收获好的治疗效果。

刘宏伟教授

【医家简介】

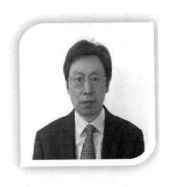

刘宏伟，医学博士，美国执照针灸师、中医师。现任纽约中医针灸博士治疗中心主任。1991年毕业于中国中医科学院，获医学博士学位，师从时振声教授。毕业后留校从事临床、科研及教学工作。2000年初赴美，先后执教于国际中医学院、太平洋中医学院等。曾任北京中西医结合肾病专业副主任委员，主持国家自然科学基金等多项科研课题。现任美国中医药针灸学会常务理事，世界中医药学会联合会肾病专业委员会理事等。在国内外发表学术论文百余篇，参与编写著作十余部。擅长中医、中西医结合，针药并治急、慢性肾病，培养了大批海外中医针灸硕士、博士生。

【学术经验】

1. 力倡中西医结合，辨病与辨证相结合，宏观与微观相结合

西医有西医的优势，中医有中医的特长，近数十年来随着肾透析和肾移植的广泛深入开展，使慢性肾病患者的生活质量和寿命取得了长足的进步，而中医药对治疗肾炎血尿、蛋白尿、水肿、慢性肾衰竭以及改善肾透析和肾移植的并发症也取得了良好的效果。因此，刘教授认为只有中西医优势互补，中西医结合，才能最大限度地服务于患者。

关于病证结合：刘教授认为只有辨证与辨病紧密结合，临床才能精准用药。早在20世纪80年代末，90年代初，刘教授就系统开展了中医药对IgA肾病、系膜增生性肾炎、微小病变、膜性肾病、局灶性节段性肾小球硬化、膜增殖性肾病等系列研究，发表了数十篇学术论文。在具体治疗过程中，师承时振声教授的学术经验，十分重视"证"的动态变化，如IgA肾病多呈现阴虚→气阴两虚→阴阳两虚的转化过程；而膜性肾病多呈现气（阳）虚→气阴两虚→阴阳两虚的转化过程。

关于宏观与微观相结合：随着时代的发展和科学技术的进步，人们对疾病的认识也在不断深入。刘教授认为中医"四诊"也要与时俱进，努力探讨宏观辨证与微观辨证相结合。如同为水肿的肾病综合征患者，微小病变、膜性肾病、膜增殖性肾病、局灶性节段性肾小球硬化等治疗和预后也是有明显的不同。特别是对一些临床早期无症状患者，如镜下血尿、微量蛋白尿等，结合微观指标，如肾穿刺病理的免疫指标、炎症因子等与中医的"湿热""瘀血"密切相关，因此，在辨证治疗的同时，及时加用清利湿热、活血化瘀等方药，从而大大地提高了中医药对肾病的临床治疗效果。

2. IgA 肾病的治疗经验

IgA 肾病是全球最常见的慢性肾小球疾病，迄今为止西医仍缺乏特效的治疗药物。刘教授通过长期的临床与实验研究认为：IgA 肾病以肾为病变中心，肾元亏虚（遗传易感基因变异），肾体受伤是内因，并可波及肺、脾、肝等脏。感受外邪，尤其是风湿热毒（病毒、细菌等感染）是本病发病的主因；而内伤七情，劳倦过度，饮食不节，汗出当风等是主要诱因。其病性属于本虚标实，虚实夹杂之证。本虚主要是肾阴虚或气阴两虚；标实主要是外感、湿热、瘀血。其病机特点多呈现由阴虚→气阴两虚→阴阳两虚的转化过程。早在 20 世纪 90 年代初期，刘教授率先在国内提出临床治疗 IgA 肾病应辨病辨证结合，分期论治，并在中国中医药学会肾病专业委员会和中国中西医结学会肾病专业委员会等全国会议上发表讨论，得到全国许多专家同道的认可。其中急性发作期分为①热毒扰肾型——方用银蒲玄麦甘桔汤加减；②下焦湿热型——方用小蓟饮子加减。慢性进展期分为：①阴虚内热型——方用六味地黄丸、二至丸、小蓟饮子加减；②气阴两虚型——方用参芪地黄汤或大补元煎加减；③气虚不摄型——方用补中益气汤、参苓白术散、五子衍宗丸加减；④气滞水停型——方用导水茯苓汤加减；⑤瘀血内阻型——方用血府逐瘀汤加减；⑥湿热内蕴型——方用八正散加减。

3. 肾性疾病，注重"湿热"，分消走泄

肾小球疾病，特别是慢性肾病具有病程长、难治愈、易复发的特点。刘教授在继承时振声教授治肾学术思想的基础上，经过长期临床观察和实验研究认为"湿热"在慢性肾病的形成和发展过程中占有非常重要的地位。感受湿热之邪或湿热之邪缠绵不去，常常是病情反复发作和迁延不愈的重要原因。刘教授早在 20 世纪 90 年代初，就在国内率先开展了一系列的肾小球疾病肾穿刺病理以及血液检查指标与湿热的相关性研究，并在《中医杂志》等发表了数篇学术论文。刘教授认为清利湿热常贯穿于慢性肾病治疗的全过程，并得到国内同行的认可和关注。如急性肾炎恢复期，常兼有湿热未尽，应慎用温补药；慢性肾病，特别是慢性肾衰竭期，多"湿热""瘀血"，与正虚夹杂，治当扶正祛邪，标本兼顾。刘教授临床上清利湿热多遵从叶天士"分消走泄"之旨，"开上、宣中、导下"，以通利三焦，俾热邪得清，湿邪得除，从而使病情得以缓解或治愈。临床常在辨证论治的基础上，选用清热利湿药，如白茅根、石韦、萆薢、白花蛇舌草、益母草、车前草、紫苏叶、石菖蒲等。

4. 针药并用，内外兼治，疗效倍增

针灸和中药是中医治疗的两大法宝，唐代名医孙思邈就特别强调针灸并用，针药同施。他说："若针而不灸，灸而不针，皆非良医也；针灸而不药，药而不针灸，尤非良医也，知针知药，固是良医。"针灸在海外迄今仍是中医的主要治疗方法。所以刘教授自从赴美后，深入探讨了针灸在肾病等疾病中的应用，临床讲究方精穴简、理明证清，针药并用，内外兼治。他通过长期的临床实践，总结出许多行之有效的针灸治疗方法：如肾俞、中脘、中极、关元、气海配三阴交、足三里、复溜、太溪穴等以益气养阴用于慢性肾病气阴两虚证；百会、三阴交配血海、膈俞、风门穴等以滋补肝肾，养血祛风，治疗慢性肾衰

竭引起的皮肤瘙痒症等。他在治疗急、慢性前列腺炎，前列腺肥大，不孕不育，哮喘，肠激惹综合征（IBS），溃疡性结肠炎，痛症等疑难杂症时，将针、灸、药结合，相辅相成，相得益彰，很多顽疾都能手到病除。此外，刘教授除注重运用传统针灸疗法外，他还十分重视现代微针系统的运用，如耳针、腹针、颊针、脐针、手针等。

5. 针灸临床，注重"调神"，效专力宏

中医历来注重"天人合一"和人身三宝"精、气、神"，从而为中医调神理论奠定基础。随着社会心理问题日趋严重，在生物－心理－社会医学思维模式的影响下，中医调神的优势也逐渐受到医学界的重视。神是人体生命活动的总体外在体现，是脏腑功能活动与外界环境相适应的总体外在反映，也是生命活动之主宰，能够调节脏腑的生理功能和气血津液的代谢，涵盖了人的情感、思维和意识等精神活动，对人体生命活动具有重要的调节作用，因此针灸之要在于调神。诚如《素问·宝命全形论》所云："凡刺之真，必先治神。"《灵枢·本神》所云："凡刺之法，必先本于神"。因此，刘教授认为"调神"是针灸治病防病之关键，针刺调神应贯穿针灸治病的整个过程。针灸调神常用穴如百会、神庭、本神、印堂、四神聪等穴，以醒脑开窍，通督调神；太冲配合谷，开四关，以疏肝理气调神；照海配申脉，以交通心肾调神；神门、印堂等宁心安神，理气止痛等。临床选针多以细针为主，具体操作时应注重针刺手法的灵活性、敏感性；同时还要注重现代人对针感要求的舒适性，从而更好地提高临床疗效。总之，刘教授认为针刺调神临床应用前景十分广阔。

杨卫彬教授

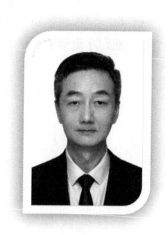

【医家简介】

杨卫彬，主任医师，博士研究生导师。现任中国中医科学院研究生院副院长、金匮要略教研室主任，兼任中国老年保健医学研究会中医保健技术分会副主任委员，中国中药学会中医适宜技术专委会副主任委员，中华中医药学会风湿病专业委员会常务委员等，入选首届国家健康科普专家库。主要研究方向是风湿免疫类疾病的临床研究；善用中医经方治疗风湿类疾病和肾病。主持国家级项目10余项，获得省部级奖项3项、国家发明专利3项，发表学术论文50余篇；主编、参编专著10余部。

【学术经验】

1.师承名家，博采众长

杨教授在学习继承导师时振声教授学术思想的基础上，不断更新自己的知识结构；遇到难治病，勤于思考；结合临床，总结出一套运用中药内服和外用相结合治疗慢性肾功能衰竭的用药经验，获得了较为满意的疗效。慢性肾脏疾病的病程较长，不论气虚或阴虚，往往由于阴损及阳、阳损及阴，而向气阴两虚转变；阴阳两虚则是气阴两虚证的进一步发展，且脾肾气（阳）虚或肝肾阴虚随着病程的推移，可向气阴两虚转化；气阴两虚进一步发展为阴阳两虚，基本上代表了慢性肾功能衰竭的正虚病机，而气阴两虚则更是其病机的关键，益气养阴、活血化浊为法，内服方用参芪地黄汤加减，药用太子参、生黄芪、生地、山茱萸、茯苓、丹皮、丹参、熟大黄等，外用益肾膏，药用大黄、黑顺片、丹参等，制成膏剂，外敷神阙穴等，外用不经过肝脏的首过效应，提高药物的利用度，避免对胃肠道的影响，脐下腹膜布有丰富的静脉网，有利于药物的弥散穿透而被吸收。

2.元真通畅，人即安和

《金匮要略》云："五脏元真通畅，人即安和。"人体在正常生理情况下，气、血、津液流畅，如环无端，发挥濡养之功，气、血、津液的流通畅达是维持人体阴平阳秘的关键；反之，气机郁滞，津液留聚，血液瘀阻，气血、阴阳不足等系疾病的主要病理变化。因此促使"元真通畅""脾旺"在内科杂病治疗中至关重要，将其作为临证的指导思想。

《黄帝内经》云："风寒湿三气杂至，合而为痹也。"痹证病机性质为本虚标实，五脏六腑气、血、津液不足或气、血、津液运行失畅为内因，邪气侵袭为外因，内外相合，乃客其形。《临证指南医案》云："痹者，闭而不通之谓，正气为邪所阻，脏腑经络不能畅达，皆由气血亏损，腠理疏豁，风寒湿三气得以乘虚外袭，留滞于内，致湿痰浊血，留注凝涩而得之。"杨教授从"五脏元真通畅，人即安和"获得启迪，常以开通玄府、益气、化浊通络为法，方用麻桂合方、黄芪桂枝五物汤，药用桂枝、生白芍、麻黄、生姜、炒白术、杏仁、生薏苡仁、甘草、生黄芪等。疼痛明显者，常用制川乌或炮附子等植物类药物，或用全蝎、蜈蚣、僵蚕等动物类药物，或用制乳香、制没药等树脂类药物，治疗痹证，使其气、血、津液通畅；师其法而不泥，基于足厥阴肝经的循行路线，常用四逆散加味疏肝解郁、通利水道药物治疗泌尿系统疾病，每获良效。

余仁欢教授

【医家简介】

余仁欢，主任医师，医学博士，博士研究生导师，2005年以来任中国中医科学院西苑医院肾病科主任，现任北京中医药学会肾病分会及北京中西医结合学会肾病分会副主任委员，中华中医药学会肾病分会常委，世界中医药学会联合会临床用药安全委员会副会长。第七批全国老中医药专家学术经验继承工作指导老师。重点研究方向为 IgA 肾病、膜性肾病和慢性肾衰竭的中医药防治。主持国家重点研发计划、国家自然科学基金等各级课题 10 余项，获北京市科学技术进步二等奖等奖项，发表学术论文 100 余篇。

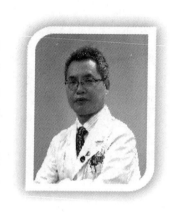

【学术经验】

1. 传承精华，建立 IgA 肾病的中医综合诊疗方案

在传承时振声、聂莉芳教授名老中医经验的基础上，余教授建立了 IgA 肾病的中医综合诊疗方案。他作为主要研究人员，协助聂莉芳教授开展 IgA 肾病中医证候规律及益气滋肾治法的研究，获北京市科技进步二等奖。其后，针对 IgA 肾病的咽部炎症和肠道黏膜免疫功能异常，创立了以益气养阴利咽结合咽部啄治法治疗 IgA 肾病伴咽部炎症和黄芪双叶汤治疗 IgA 肾病伴肠道黏膜免疫异常的中医新方案，形成了益气养阴、健脾和络、解毒利咽治法，与内外兼治、治养结合三位一体的中医药治疗新方案。

2. 基于水气病理论和阴火学说，创立膜性肾病从脾论治新治法

针对膜性肾病脾虚湿瘀互结的病机特点，结合张仲景水气病理论和李东垣阴火学说，余教授提出了健脾益气、祛风除湿、活血和络治疗特发性膜性肾病的治疗膜性肾病的新治法，创立了健脾祛湿和络方。通过队列研究和长期临床随访，发现以中医药为主治疗特发性膜性肾病的新方案，其治疗 12 个月的临床缓解率可达到 80% 左右。

3. 注重益气养阴、和胃降浊，完善慢性肾衰竭治疗体系

余教授传承方药中教授慢性肾衰竭脾系与肾系论治体系，结合时振声教授的益气养阴治法和聂莉芳关格病分期理论，运用加味参芪地黄汤和黄连温胆汤为主治疗慢性肾功能不全。在此基础上，开展了中医药治疗慢性肾功能不全疾病进展的真实世界研究，研究证实加味参芪地黄汤和黄连温胆汤能明显延缓慢性肾功能不全患者的肾功能进展。

李平教授

【医家简介】

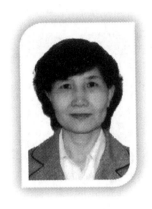

李平，女，二级研究员，主任医师，博士研究生导师，岐黄学者，首都名中医。从事中西医结合肾脏病临床与基础研究40年，先后主持承担了国家973、科技部国际合作项目、国家攻关项目、国家自然科学基金重点项目等国家及省部级科研课题31项。以第一完成人获国家科技进步二等奖及省部级以上奖励13项；获国家发明专利5项。在国内外期刊杂志上发表论文311篇，其中SCI收录杂志论文106篇；撰写学术著作12部，主编学术著作6部。获国家留学归国成就奖、十一五执行计划突出贡献奖；并获国家卫生健康突出贡献中青年专家、中央机关优秀女科技工作者、国务院政府特贴专家、全国三八红旗手等称号。

【学术经验】

1. 治病求本，健脾补肾

慢性肾脏病病机复杂，病程迁延难愈，且容易反复发作，其特点为本虚标实，以脾肾两虚为主，临床多见脾气虚、肾阴虚，而致脾肾气阴两虚证。肾为先天之本，主藏精，如《素问·六节藏象论》曰："肾者主蛰，封藏之本，精之处也。"肾虚不能藏精，导致精微物质大量漏出，出现蛋白尿。脾为后天之本，主升清，脾虚则不能升清而肺气不行，不能降浊则肾气独沉，如《医经精义》曰："脾土能制肾水，所以封藏肾气也。"脾胃居于中土，为气机升降之枢纽、水液运化之所主。因此脾虚可导致肾封藏失职，谷气下流，精微下注于膀胱出现蛋白尿。脾肾不足为蛋白尿形成之根本。针对脾肾两虚，以肾虚为主者，李教授在临床上常常以参芪地黄汤加减为基础方治疗，药用太子参、黄芪、熟地、山萸肉、山药、牡丹皮、茯苓或茯苓皮、丹参、当归、地龙、车前子等。针对脾肾两虚，以脾虚为主者，李教授在临床上常以参苓白术散加减为基础方治疗，药用党参、茯苓、白术、莲子肉、莲须、扁豆、薏苡仁、陈皮、山药、砂仁、金樱子、芡实等。

2. 疏肝理气，通达三焦

肝喜条达而恶抑郁，肝脏气机通畅，则三焦水道通利。又肝主藏血，肾藏精，精血互生，肝肾同源。慢性肾脏病患者常见肝气郁滞、三焦水道不利，李教授在临床上常用小柴胡汤为基础方加减治疗，药用北柴胡、黄芩、太子参、法半夏、甘草、茯苓或茯苓皮等。她结合时振声教授治疗慢性肾脏病经验及现代研究成果，研发了具有益气疏肝、活血利水功效的中药复方制剂——柴黄益肾颗粒（药物组成：柴胡、黄芪、穿山龙、水蛭、当归、猪苓、石韦），并针对糖尿病肾脏疾病临床显性蛋白尿缺乏有效治疗药物这一现状，临证以益气柔肝、活血通络立法，组方"糖肾方"（药物组成：黄芪、生地黄、山萸肉、枳壳、鬼箭羽、三七、熟大黄），经过开展多中心 RCT 临床试验，证实糖肾方可以减少糖尿病肾脏疾病临床蛋白尿并改善肾功能，提高估算的肾小球滤过率。

3. 分期论治，标本兼顾

慢性肾脏病中西医结合具有明显的特色优势，西医常使用激素治疗，患者常见热毒炽盛的表现又合并痤疮感染，此时应用中药清热解毒，可减轻激素的副作用，李教授常用五味消毒饮加减为基础方治疗，药用金银花、蒲公英、紫花地丁、天葵子、野菊花、蚤休、玄参、生地黄等。对于激素抵抗或激素依赖的患者多表现为脾肾阳虚，李教授常用真武汤或实脾饮合五皮饮加减治疗。对于肾病综合征水肿消退阶段，李教授常以益气养阴法为主，因水肿消退后，阴液受伤，且久病耗气，故常用参芪地黄汤加减与其病机比较切合。对于脾肾两虚偏于脾气虚患者，可选用参苓白术散加减健脾益气；脾虚湿盛患者，可选用香砂六君子汤加减以益气健脾化湿，亦常选用三仁汤宣畅三焦气机。血脂高的患者加焦山楂活血降脂；血糖高的患者，加用黄连配生地黄治疗；偏阳虚者，加入水陆二仙丹（金樱子、芡实）；偏阴虚者，加入二至丸（女贞子、旱莲草）。

4. 病证结合，辨证用药

对于慢性肾炎蛋白尿的患者，李教授在辨证论治的基础上，常常加用祛风药及活血化瘀药。临床上根据不同作用，将风药分为：①疏风宣肺药：盖风邪外袭，肺的治节、宣发、肃降功能失司，风遏水聚可见脸面及下肢水肿。此时选用麻黄、荆芥、紫苏、僵蚕、蝉蜕等药，一则宣肺泄热，祛风胜湿；一则开肺解郁，升降气机。②祛风除湿药：慢性肾炎患者，若见外风未除，而失治误治，风邪蕴郁深伏肾络，易与瘀、毒、痰、湿等胶着为害，致肾络不通，血脉失和，风性开泄，导致精微失固，出现蛋白尿。此时李教授在方中常加用土茯苓、绵萆薢等药。而伴有瘾疹时则加用徐长卿，以其活血解毒，散风祛湿，待皮疹改善，蛋白尿也随之减少。③祛风通络药：《本草便读》云："凡藤蔓之属，皆可通经入络，盖藤者缠绕蔓延，犹如网络，纵横交错，无所不至。"现代药理研究表明藤类药物具有抗炎、免疫抑制、抗过敏、抑制体液免疫的作用。李教授临床上治疗慢性肾脏病常用的藤类药物有雷公藤、鸡血藤、青风藤、海风藤、忍冬藤、络石藤等。

另外，慢性肾脏病迁延不愈，久病入络。李教授认为活血化瘀药物对慢性肾病患者的使用非常重要，但一定要认证准确，避免与抗凝西药和血小板解聚药同时使用。李教授将活血化瘀药根据不同特点分类使用：①滋阴活血药：服用糖皮质激素后出现阴虚内热者，易耗伤津液，血液浓聚，聚而成瘀，此时可选用当归、芍药、川芎、丹参、桃仁、红花等活血而不伤阴的药物。②破血逐瘀药：常见慢性肾脏病迁延不愈，肾络阻塞形成"微型癥瘕"，进而造成肾用失司，水湿、浊毒内停，累及五脏六腑所致。应在辨证基础上常合用三棱、莪术等破血逐瘀药改善肾络阻塞之症。③搜剔通络药：肾络隐曲处之郁滞邪气，非一般草木类活血化瘀药所能到达，而只有虫蛇辛咸之品走窜力强，擅入络脉，搜邪剔络，使络中结者开，瘀者行，且虫类药物为血肉有情之品，祛邪而不伤正，选用虫类药物搜风通络，药用地龙、水蛭、蜈蚣、全蝎等，但要注意患者有无皮肤瘙痒等过敏现象。

临床上，李教授常用黄芪配水蛭治疗慢性肾炎蛋白尿。其中水蛭可"破瘀而不伤新血，专入血分而不伤气分"，现代药理研究表明，地龙、水蛭中的主要有效成分能改善肾脏灌注、增加肾血流量、抗凝、抗血栓形成，并有免疫调节的作用。黄芪，味甘，性微温，归脾、肺经，能补脾肺之气，升阳举陷，兼有利尿消肿、排毒之功。《医学衷中参西录》云："黄芪之性，又善利小便，黄芪不但能补气，用之得当，又能滋阴。"黄芪配水蛭，补气活血、利尿消肿，一气一血相得益彰，能很好地减少尿蛋白丢失。

张国强教授

【医家简介】

张国强，新加坡人。从事临床医疗工作 39 年余。中国中医科学院时振声与房定亚教授博士研究生。历任新加坡大众医院、同济医院、中华医院全科医师，新加坡中医学研究院高级讲师，南洋理工大学中医双学位临床导师，同济医药研究院讲师和临床导师及新加坡同济医院主任医师。临床主要从事肿瘤、肾病的诊治工作，对泌尿系统肿瘤、慢性肾脏病及代谢系统等多种疾病进行过深入研究，取得了较好的临床疗效。现任同济医药研究院副秘书长及同济医院医务组委员，新加坡中华医学会荣誉会长。医学作品与专论散见于国内外医学学术期刊。

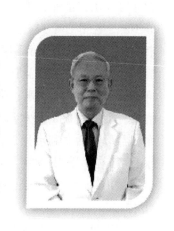

【学术经验】

血尿是肾脏疾病常见的临床表现之一，随着原发病的不同，血尿同时伴见的症状也不相同：如伴有肾绞痛，并沿输尿管向下放散者为肾和输尿管结石的特征；如伴有寒战高热、尿频、尿痛者，肾盂肾炎较为多见；如伴尿频、尿痛、尿急者则膀胱炎、前列腺炎较为常见；如伴有全身其他部位出血，则有血液病、感染性疾病及其他全身性疾病的可能；如伴有肾肿块，应考虑肾肿瘤、肾积水、多囊肾等；如伴有浮肿、高血压，则应考虑可能由肾炎或高血压肾病引起。

血尿的病因有两种，一种是肾小球引起的；另一种则是因泌尿系统发炎或肿瘤或因结石损伤了黏膜而造成的泌尿科疾病。从受损的肾小球中漏出来的血尿也经常伴随着蛋白尿，即尿液中也包含了蛋白质，这些都是导致慢性肾炎等内科疾病的原因。早前，慢性肾功能低下一直被称为慢性肾功能不全。2002 年，本着较肾功能障碍更易理解、和便于及早发现的目的，提出了慢性肾脏病（CKD）的概念。CKD 血尿是最常见的临床表现之一，治疗颇为棘手。

时振声教授对 CKD 血尿的论述为血尿的病理机制错综复杂但细究其病位则多在于肾，其病性属阴虚者为多或因素体阴虚复感外邪，或久病伤肾耗伤肾阴劳而诱发，故滋养肾阴为治本之大法，由于出血必瘀滞，阴虚而有血尿者宜凉血活血，不宜止血。瘀化血行，血气调和，不止血则其血自止，又因阴虚生热，肾又主水，湿热极易相合，湿热内蕴又可伤阴，可加重原有的阴虚，且湿、热、瘀互结，更使病情复杂。因此清热利湿结合活血化瘀，虽属治标但也是治疗阴虚血尿的重要方法。加此标本结合滋肾与化瘀清利同用，多途径、多环节地进行调节，有助于提高临床疗效。

时振声教授治疗尿血的重要原则是化瘀，谓"既已尿血则必有瘀滞"。不论是血热妄行或气不摄血引起的尿血，既然出血则必有瘀滞。临床可见眼眶周围青黑，唇舌紫暗，舌下脉络痕紫，面色黧黑或晦暗，肌肤甲错或肢体麻木，脉细涩等典型瘀血征象。加之肾病多缠绵难愈，中医学认为"久病入络"，治疗上在清热凉血或益气摄血的同时必佐化瘀之品，方能使血尿逐渐控制。时振声教授拟"滋肾化瘀清利汤"加减应用。滋肾化瘀清利汤能滋肾养阴，活血化瘀，清热凉血，利湿止血。药用女贞子10g，墨旱莲10g，白花蛇舌草10g，生侧柏叶15g，马鞭草15g，大蓟30g，小蓟30g，益母草30g，白茅根30g，石韦30g。方中女贞子养阴益精，墨旱莲功同女贞子且能凉血，二者合用，源于《医方集解》的二至丸，为补益肝肾之药，药味虽少，但养阴而不腻滞以肾养阴治其本。白花蛇舌草清热解毒，活血利水；生侧柏叶苦涩寒凉，专入肝肾凉血散瘀，祛风利湿；马鞭草清热解毒，活血化瘀，利水消肿；大蓟、小蓟凉血散瘀，利尿止血；石韦利水通淋，清热止血；益母草活血利水且"行血而不伤新血，养血而不滞瘀血"；白茅根凉血清热，生津利尿。诸药合用肾阴得复，湿热得清，瘀化水行，血气调和，共奏其功。若阴虚较重者，加生地黄10~15g，牡丹皮10g；阴虚日久出现气虚者，加太子参15~30g，地蚕15~30g，虎乳15~20g；瘀血较重者，加丹参30g，赤芍15g。下焦热盛型在原有症状基础上伴心烦口渴、尿血鲜红或洗肉水样，舌苔少脉细数者，合小蓟饮子加减（生地黄、滑石、炒蒲黄、淡竹叶、藕节、栀子）。湿热蕴结型在原有症状基础上伴全身或下肢水肿，尿少色黄，口苦口黏，痞满不饥，或便秘，或黏滞不爽，舌质红，苔黄腻，脉细滑数者，可合黄芩滑石汤（黄芩、滑石、茯苓、大腹皮、猪苓）。气阴两虚型在原有症状基础上伴面色淡黄，全身乏力，腰膝酸软，手足心热，口干喜饮，舌质红苔白，脉沉细者，可据气虚与阴虚偏重加入益气养阴药物太子参、黄芪、生地黄、牡丹皮等。余随症加减。因外感风热后，咽红咽痛、血尿加重者，合银蒲玄麦甘桔汤（金银花15g，蒲公英15g，玄参10g，麦冬15g，桔梗6g，生甘草6g。加薄荷6g，亦可加连翘壳10g）。

时振声教授认为不宜用炭类收涩止血，即使用炭类之品，也不能止血，用之亦必无效。常用活血化瘀药物，如血热者可用生地榆、生侧柏叶、马鞭草、赤芍、丹皮、大蓟、小蓟、茜草等，气虚者用太子参、三七、刘寄奴等。

若兼有水肿，主要临床表现为水肿、腰痛、血尿、蛋白尿、高血压、肾功能损害。其中腰痛、血尿乃瘀血之明征。腰为肾之府，瘀阻肾络，血流不畅，不通则痛，发为腰痛。肾主水，司小便。肾络瘀阻，血瘀络破，血失常道，离经成瘀，而为血尿，说明肾病水肿与瘀血阻络致血不化气而化水有关。此为张仲景之"血不利则为水"，利湿祛瘀行水，湿祛血利则水行，宜加五苓散、牛膝、车前子、通草、王不留行、木瓜等。

滋肾化瘀清利汤除了治疗CKD尿血外，亦可用于泌尿生殖系统尿血，如肾癌、膀胱癌、前列腺癌等，只需辨证有肾虚阴虚，毒瘀迫血。一般在运用本方为基础加常规依不同类型肿瘤加入针对性药。且用止血药不用炭化。肾癌：本处方中加仙鹤草、苎麻根、龙葵、石莲子、地胆头、地蚕。肾血管肌脂瘤：本处方中加仙鹤草、漏芦、浙贝母、地胆头。膀胱癌：处方中加仙鹤草、龙葵、蛇莓、白英、苎麻根、藕节。前列腺癌：以桂枝茯苓丸合本处方，加仙鹤草、龙葵、蛇莓、白英、漏芦。

肖相如教授

【医家简介】

肖相如，男，出生于中医世家，曾在湖北省沔阳县毛嘴公社卫生院、沔阳县中医院、原湖北中医学院附属医院、中国中医科学院、北京中医药大学等单位工作。

1984年考入湖北中医学院攻读伤寒专业硕士学位，师从著名中医学家李培生、梅国强教授。1987年考入中国中医科学院攻读肾病专业博士学位，师从时振声教授。

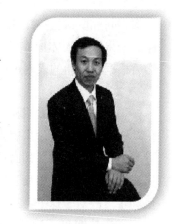

1989年在导师的指导下正式提出"慢性肾功能衰竭整体功能代偿疗法"，治疗患者数万人，取得良好疗效。

出版《特异性方证》《肖相如论治肾病》《肖相如伤寒论讲义》《外感病初期辨治体系重构》《阳痿治法集锦》《发现肾虚》等著作。

【学术经验】

1989年提出"慢性肾功能衰竭的整体功能代偿疗法"，1994年在《中医杂志》发表"慢性肾功能衰竭的治疗思路研究"，2002年在《中国医药学报》（现改名为〈中华中医药杂志〉）发表"中医治疗慢性肾衰的思考"。肖相如教授对慢性肾衰竭的诊治经验主要介绍如下。

1. 关于病机认识

此前，学术界认为慢性肾衰竭的病机是"本虚标实"，肖相如教授认为本虚标实是证候性质的特征，而不是病机，病机是疾病发生的机制，与疾病的发生有必然性。但本虚标实并不必然导致慢性肾衰竭。故肖相如教授提出，慢性肾衰竭的中医发病机制为气化功能逐渐减退乃至丧失，湿邪停留，湿邪化浊，湿浊化毒，毒入血分。气化功能减退乃至丧失，是慢性肾衰竭本虚的一面，慢性肾衰竭的治本应以恢复人体的气化功能为目的；因为气化功能减退乃至丧失导致的湿、浊、毒，这是慢性肾衰竭标实的一面，慢性肾衰竭的治标应有针对性。

2. 关于治疗方法

慢性肾衰竭的病机和临床表现都很复杂，如果不能全盘把握，往往不得要领，无从下手。慢性肾衰竭的治疗从原则上看，必须区别本虚标实，但是本虚标实在每个具体的患者身上并不是截然分开的，而是同时并见的，这就要求医生区别本虚标实的主次轻重，在制定治疗方案的时候区别对待。本虚为主，标实不急不重的，应以治本为主，兼以祛邪；标实急重者，应以祛邪为主，兼以扶正，或者先祛邪，后扶正。

（1）关于扶正：根据"气化功能逐渐减退乃至丧失"的这一病机概括，慢性肾衰竭的治疗目的就是恢复气化功能。人体的气化功能是以肾脏为核心的，全身各脏腑都参与的、复杂的生理功能。因为人体是一个以五脏为核心的有机整体，任何生理功能的实现都是在全身各脏腑的共同参与下完成的，人体的整体性具体表现为以下两个方面：一是各种生理功能虽然有一个主导的脏腑，但并不是由一个脏腑完成的，而以一个脏腑为主，全身各脏腑都不同程度参与；二是每一个脏腑都有一个主要的生理功能，但同时还有许多功能，这样的结果就使人体形成了一个整体的网状结构。慢性肾衰竭时的扶正是以补肾为基础的，然后根据各脏腑的表现进行整体调节。

（2）关于祛邪

①凡是症状不太明显，或者有轻度水肿的患者，可以用当归芍药散为主进行治疗。气化功能减退的直接后果就是水湿停留，慢性肾衰竭的患者水湿停留是肯定的；因为慢性肾衰竭病程长，多有久病必瘀的机制存在，西医的机制认为是肾小球的纤维化，也符合中医瘀血的机制，所以湿瘀互结可能是这一时期的主要问题。而当归芍药散的主要功能就是活血利水。故对于这一类患者，主用当归芍药散，都能取得较好疗效。

②湿热明显，舌苔黄腻者，可以用半夏泻心汤为主进行治疗。若湿邪化热，湿热中阻，患者可出现恶心呕吐、口苦口干口黏、舌苔黄腻等湿热征象，也可以出现寒热错杂的证候，此时以舌苔黄厚腻为辨证标准，用半夏泻心汤辛开苦降，寒温并用，补泻同施，多能获效。

③秽浊之邪明显，舌苔厚如积粉，舌质紫绛者，可以用达原饮合犀角地黄汤进行治疗。达原饮出自吴又可的《温疫论》，吴又可认为，温疫的病因是感受了天地间的一种"疠气"，其部位是在"膜原"，汗下无功，治之必须直达其巢穴，使邪气溃散，速离膜原，因而创制达原饮，以槟榔、厚朴、草果并用，直达膜原，破结逐邪。显然，吴氏所谓的"疠气"其性质应该属于秽浊之气，达原饮的主要作用应该是芳香逐秽，达原饮证的舌苔应该是浊腻或厚如积粉。慢性肾衰竭的后期，舌苔也多是浊腻或厚如积粉的，虽然吴又可所指的温疫感受的是外界的"疠气"，即秽浊之气，慢性肾衰竭的秽浊之气是内生的，但二者的秽浊之性则同，而常规的汗下之法确实难以取效，非芳香逐秽不可。慢性肾衰竭时如果舌苔厚腻与舌质紫绛并见，说明秽浊郁积的同时有血分瘀热，其本质为湿郁化浊，浊郁化毒，毒入血分，在用达原饮逐秽浊的同时，用犀角地黄汤凉血散血，可以提高疗效。

都占陶教授

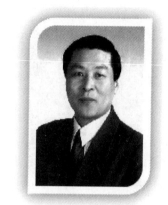

【医家简介】

都占陶，医学博士，研究员，主任医师，硕士研究生导师，原中国中医科学院研究生院副院长。1983年毕业于北京中医药大学，1985年就读于中国中医科学院攻读中医内科研究生，师从于全国著名中医学家时振声教授，先后获得医学硕士、博士学位。

都教授从事中医临床及研究生教学工作30多年，对多种疑难病症有深入研究，尤其在肾病综合征、紫癜肾炎、狼疮肾炎、高血压肾病、糖尿病肾病、肾功能不全、肾结石、泌尿系统感染、前列腺疾病治疗方面积累了丰富的临床经验。曾赴英国、澳大利亚等地参加临床教学交流活动并负责组织新加坡等地中医研究生班教学工作。在教学中注重理论联系实际，并不断探索突出中医特色，突出中医药前沿研究和多学科交叉的教学模式，努力培养研究生的创新思维和创新能力，受到海内外学生的好评。主持或参与国家级和省部级课题10余项，主编《家庭中医养生一本通》《肾炎》等著作，参编《中西医结合诊断治疗学》《现代疑难病中西医治疗学》《时氏中医肾脏病学》《时振声中医世家经验辑要》等著作，发表学术论文30余篇。

徐丽梅教授

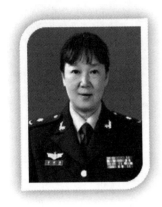

【医家简介】

徐丽梅，女，空军特色医学中心主任医师，教授，医学博士，硕士研究生导师，空军高层次科技人才。曾任中国中西医结合学会内分泌专业委员会委员，世界中医药学会联合会糖尿病分会理事，北京市中医药学会糖尿病分会委员，全军中医药学会皮肤分会委员，中国中医药信息学会皮肤分会理事。北京市科学技术委员会科技专家库专家，北京市自然科学基金评审专家。师从著名中医肾脏病专家时振声教授、国医大师吕仁和教授、首都国医大师蔡瑞康教授。承担国家、北京市、全军科研课题多项，获得军队科研临床成果奖 5 项，主编和参编著作 6 部，共发表论文 50 余篇，多次立功嘉奖。

【学术经验】

1. 主张中医学和西医学有机结合是最佳临床诊疗方案

徐教授认为西医学能用明确的指标、影像展现患者的病变情况及身体状态，利于医者准确诊断疾病，为精准治疗提供条件；传统中医在辨病、辨证论治上则能体现中医精准个性的特色治疗优势。中西医结合能够优势互补提高临床诊断治疗水平。中西医结合人才应该是同时完全具备中医、西医两套医学理论及临床知识，需要系统掌握中医、西医理论体系，才能根据临床需要灵活转换运用，取长补短、彰显两套医学结合的真正优势，而非简单的西医诊断、中药治疗。因此，中医学者要系统学习西医知识；西医学者也要认真从理论到临床实践认真学习中医知识。徐教授常比喻说：中西医结合医师就像一台电脑，必须同时完全兼容中医、西医两块模板。

2. 滋肾活血解毒法治疗慢性肾功能衰竭

在继承时振声教授治疗慢性肾功能衰竭经验的基础上，结合临床实践，徐教授提出"肾虚血瘀、浊毒内聚"是慢性肾功能衰竭的病机基础，"滋肾活血、泄浊解毒"为治疗法则，将培补先天肾元、活血化瘀、解毒泄浊标本兼顾，攻补兼施，攻不伤正，滋而不腻，提出的"滋肾活血解毒方"治疗早期慢性肾功能衰竭临床效果显著；同时采用现代技术和方法从肾脏病理、分子、细胞水平等进行系统的机制研究，揭示了"滋肾活血解毒方"的作用机制，该项研究成果获军队临床成果二等奖。

3. 滋肾通络为主，辨病、分期辨证治疗糖尿病肾病

在继承吕仁和教授临床经验的基础上，结合长期临床实践，徐教授认为糖尿病肾病从初期到终末期，病程漫长，病情复杂，临床遵循辨病、分期、辨证论治的原则，方可精准治疗取得事半功倍的疗效。糖尿病早期肾损害的病机基础是"脾肾两虚、血瘀阻络"，以"健脾滋肾通络法"为治疗法则，并通过实验研究证实"滋肾通络方"对早期糖尿病肾病、临床期糖尿病肾病具有较好的临床疗效。动物实验证实该方具有减缓肾小球硬化、改善肾脏病理变化、改善糖尿病肾病大鼠的尿蛋白、改善肾功能、降低糖尿病大鼠非酶糖基化、降低肾脏皮质胶原含量等作用，显现了"滋肾通络方"防治糖尿病肾病的作用机制及应用；在糖尿病肾病失代偿期以肾气虚为主，并逐渐向阳虚转化，进一步发展为阴阳两虚证候，运化无力，水湿内停，聚湿成热、成毒，毒泛滥将变证丛生，故这一时期本虚为肾气阴两虚向脾肾阳虚和阴阳两虚转化；浊毒、瘀血、湿浊内聚，浊瘀互结壅遏气机为标。临床治疗以"滋肾通络祛浊"为法则，具有滋肾健脾益气、平调气血阴阳、活血化瘀通络、祛浊解毒利湿之功效。相关研究"滋肾通络法延缓糖尿病肾病肾功能进程的临床研究"获军队临床医疗成果二等奖。

4. 中西医协同、病证结合防治糖尿病及其并发症

徐教授在传承吕仁和教授学术思想及长期临床工作中，遵循糖尿病分期、辨证论治的思维方式，即根据西医学指标如空腹血糖、餐后 2 小时血糖、糖化血红蛋白、血脂、尿常规等指标明确诊断和观察病情变化，同时给予分期、辨证分型论治，以达到精准预防和治疗。糖尿病的分期依据《黄帝内经》中的相关论述，分为"脾瘅""消渴""消瘅"三期。脾瘅期相当于糖尿病前期，同时还包括代谢综合征；消渴期相当于糖尿病发病期；消瘅期类似糖尿病并发症和伴发病期。

徐教授遵循"辨病分期辨证论治"法则治疗糖尿病及其并发症，开展了多项糖尿病及其并发症的临床及基础科研。如"糖尿病前期患者中医体质与证型研究"，结果显示糖尿病前期患者多为偏颇体质，以气虚体质为主；中医证型以脾气虚型最为多见。提出糖尿病前期临床应辨病、辨证与辨体质相结合，"补益脾气，清热健胃"为其治疗原则。

糖尿病足是临床患者求治心切而难以治疗的疾病。徐教授 2012 年承担北京市科学技术委员会首都临床特色课题《以中药为主的中西医结合综合疗法对提高早中期糖尿病足疗效的临床研究》。通过糖尿病足患者中医证型研究，提出其治疗原则为益气养阴、活血复脉，佐以清热解毒、托毒生肌，为早、中期糖尿病足治疗提供了临床有效的治疗措施；研究发现糖尿病足患者微循环障碍，提示活血化瘀是临床治疗糖尿病足的基本法则之一，临床除控制血糖、抗感染、营养神经及局部换药等治疗外，活血化瘀、改善循环是必不可少的治疗。

《中药对糖尿病足常见细菌敏感性研究》结果提示：黄连、黄柏、黄芩、金银花、夏枯草、当归、川芎、苦参对糖尿病足常见的感染细菌均有不同程度的抑菌作用，以黄连、黄芩、夏枯草效果最佳，药物浓度越高，抑菌效果越好。提示中药对细菌的抑制作用可能为临床治疗糖尿病足的作用机制之一。

《益气活血润筋颗粒剂治疗早中期糖尿病足临床研究》提示：该方（黄芪、红景天、

当归、鸡血藤、川牛膝、水蛭等）可以改善患者中医证候积分，改善血液生化学指标，调节人体的整体功能状态；中西医结合的综合治疗方法疗效优于单纯的常规治疗方法；中西医结合综合治疗通过改善血流动力学、微循环、神经传导等多途径达到治疗效果；能够明显促进早、中期糖尿病足溃疡创面的愈合，显著缩短溃疡面的愈合时间；通过加速创面的脱腐，促进肉芽组织的新生，减轻炎症的渗出等增加创面修复的能力。

糖尿病皮肤瘙痒也是糖尿病常见并发症之一，徐教授认为糖尿病皮肤瘙痒的病机是本虚标实，虚实夹杂，多以血瘀风动为标，以肝、脾、肾亏虚为本，临床常以清热养阴、活血祛风为治疗法则，往往收到满意疗效。

《糖尿病合并冠心病臂踝脉搏波传导速度（baPWV）临床研究》结果提示：baPWV 在 1800cm/s 以上的糖尿病患者更易患冠心病。baPWV 增加与血瘀证、痰湿证、心虚证具有相关性，糖尿病发展为冠心病以气阴亏虚、阴虚燥热而致气郁痰阻、痰结血瘀、湿热蕴结于心包，痹阻心脉为主要病机转归。

《2 型糖尿病患者感觉神经定量检测的临床研究》结果提示通过感觉神经定量检测可以发现糖尿病患者在出现明显自主感觉之前已经开始出现神经受损，一部分患者早期还可出现单足神经受损情况。感觉神经定量检测可以早期诊断 2 型糖尿病患者细的无髓神经纤维受损情况及量化严重程度，以便早期防治糖尿病周围神经病变。

5. 治疗皮肤病必须整体辨证与皮疹局部辨证相结合

徐教授认为"有诸内必行于诸外"，皮肤病的发生、发展都是内在脏腑功能紊乱的外在表现，因此，"治病求本"应注重整体辨证和局部皮疹辨证相结合，调理脏腑功能，驱除外邪侵扰是皮肤病的治疗原则。临床常见难治性、慢性皮肤病的治疗，中西医结合是临床最佳治疗方案。

在传承蔡瑞康教授中西药结合治疗皮肤病的学术思想及临床经验基础上，徐教授提出独到的"健脾补肾调血增色方"治疗白癜风，临床疗效显著；针对银屑病容易反复发作的临床治疗难点，提出中西医结合辨病分期辨治银屑病，急性发作期以清热解毒、祛湿凉血为治疗法则；恢复期以清热养阴、调理气血为治疗法则，能降低复发率；"健脾利湿，清热祛毒，凉血活血"法治疗顽固性湿疹、皮炎、结节性痒疹等，明显减少临床激素应用并提高临床疗效；对皮肤重症如剥脱性皮炎、红皮病、天疱疮、严重药疹等急危重症，采用中医中药辨证论治配合治疗，能有效稳定病情、减少激素用量，避免激素副作用的发生。

为了研究银屑病与代谢综合征（MS）的相关性，开展了《代谢综合征合并银屑病患者血清脂肪因子 Chemerin 的水平变化及相关分析》，结果显示：脂肪因子 chemerin 主要通过参与炎症反应来参与寻常型银屑病合并 MS 的发病及进展，寻常型银屑病患者血清中 chemerin 的升高提示了代谢综合征发病风险的增加。

倪青教授

【医家简介】

倪青，主任医师，教授，博士研究生导师。中国中医科学院广安门医院内分泌科主任。享受国务院政府特殊津贴专家、国家卫生健康突出贡献中青年专家。先后承担国家级课题 49 项；发表学术论文 800 余篇，SCI 收录 38 篇；主编学术著作 46 部。获国家科技进步奖二等奖 2 项、学会或省级奖 18 项。获国家卫健委和国家中医药管理局党委"优秀共产党员"、北京市"科技新星"、北京市"学习之星"、首都首届"中医行业榜样"、中华

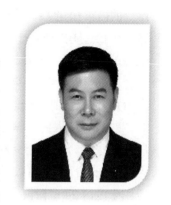

中医药学会"科技之星"、中国中医科学院首届"中青年名中医"、北京市中医管理局"首都中青年名中医"等荣誉称号。被北京市中医管理局、河南省中医管理局、南阳市中医药事业发展工作委员会联合授予"仲景国医门人"称号。

【学术经验】

1. 创新诊疗模式

秉承"继承不离古，发扬不离宗"的传承理念，以继承老师和前人的学术经验为基础，注重与临床实践相结合，创新中医内分泌病诊疗模式。在临床工作中倪教授提出采用调理阴阳法逆转糖耐量异常来预防糖尿病、截断扭转法防治糖尿病早期微血管病变、益气滋肾活血法分步、分阶段治疗糖尿病肾病、滋阴潜阳理气活血法治疗糖尿病心脏病、内外合治分期分步骤根据经络循行部位治疗糖尿病周围神经病变、理气化痰活血散结法治疗甲状腺功能亢进症、滋肾健脾清利法治疗高尿酸血症等治则，以提高临床疗效。在全国率先建立了中医内分泌科"临床医疗—实验室诊断检查—临床诊断检查—非药物疗法一体化"综合服务体系和基于"网络—APP"的糖尿病等慢性病患者"出院随访—社区医疗—双向转诊—远程会诊"模式，以及糖尿病个体化分层、分阶段管理模式。

2. 牵头制定了国家中医药管理局"消渴病（2 型糖尿病）临床路径及诊疗方案"，实践基于电子病历的中医临床路径管理

作为国家卫生健康委员会和国家中医药管理局内分泌重点专科负责人，认真贯彻落实专科建设计划，采用循证医学理念和方法，牵头制定并在全国实施验证了消渴病（糖尿病）临床路径及诊疗方案。在医院率先建立基于 HIS 系统的电子病历引导的实时临床路径管理。定期总结优化管理流程，形成动态管理模式。

3. 建立了糖尿病中医结构化住院病历及诊疗平台

在北京市科学技术委员会重大项目课题、北京市科技计划课题和中国博士后基金委员会特别资助项目支持下，国内外首次建立融合中医"四诊"、方剂、中药等，符合临床实用的高度结构化糖尿病中医结构化住院病历住院病例书写系统。国内首次采用结构化糖尿病中医住院病例书写系统，多中心、前瞻性采集中医住院病历数据，并根据主题分析及评价的需求构建了结构型数据仓库。首次用海量数据证实，乏力是2型糖尿病出现频率最高的症状。阴虚证是2型糖尿病最多见的证候，气虚证次之。从糖尿病并发症入手，应用OLAP、ETL及Business Objects与关联规则、无尺度网络、隐结构模型等数据挖掘方法相结合，进行多层次、多角度的分析、整理和挖掘，总结、提炼可供临床推广应用的中医综合治疗方案。如通过辨证方法和"药－证关系"分析，发现证的新类型和治疗的主方、药对。对老年糖尿病、糖尿病合并代谢综合征、糖尿病合并超重和肥胖、糖尿病合并高血压、糖尿病合并血脂紊乱、糖尿病周围神经病变、糖尿病合并冠心病、糖尿病合并脑梗死、糖尿病肾病、糖尿病下肢血管病等的中医诊疗规律进行了深入挖掘。本研究成果推广应用于全国24家医院，并建立了一支中医糖尿病研究队伍。

4. 建立糖尿病临床指南和标准的制定方法，承担了指南制定部分共性技术科研，参与制定了多项中医临床指南

基于临床实际数据的整理、诊疗方案评价和专家共识，建立了糖尿病临床指南、标准、规范的制定方法，开发了多项临床实践指南。承担中华中医药学会标准化建设工作的部分共性技术研究课题。参与组织制定的指南和标准已发布7种。2003年参与编写《WHO西太区SARS中医治疗指南》；2007年参与制定中华中医药学会《糖尿病中医防治指南》和2008年参与制定《中医内科常见病诊疗指南》工作，并主持编写其中的"糖尿病"和"糖尿病合并骨质疏松""高尿酸血症与痛风""甲状腺功能减退症"等章节。2008年参与制定《WHO西太区基于证据的2型糖尿病中医临床实践指南》已发布。2010年参与制定发布了《糖尿病中西医结合诊疗规范》。2014年参与研究制定了《糖尿病中医防治标准（草案）》。2015年参与制定发布了《糖尿病中医临床循证指南》等。2020年以来，牵头制定病证结合疾病指南16种。

5. 坚持在临床工作中，发掘科研问题，提炼课题；在多学科交叉碰撞中，产生科学灵感，建立科研方法

倪教授先后承担国家"九五""十五"攻关和国家"十一五"科技支撑计划项目课题、国家自然科学基金课题、北京市科学技术委员会和首都医学发展基金等38项课题的研究工作，建立了基于临床真实世界数据的临床疗效评价方法，在行业具有示范作用。多中心临床研究，建立了中医药防治糖尿病早期肾病、糖尿病视网膜病变、糖尿病合并冠心病的临床疗效评价指标体系。如以尿微量白蛋白排泄率、尿糖蛋白下降比例结合治疗前后肾穿刺病理，评价中医药对早期糖尿病肾病的疗效；糖尿病国内首次证实中医药能降低早期微血管并发症的发生率；以整体危险度改善，结合冠脉CT值，评价中医药对糖尿病合并冠心病预后的影响。建立了糖尿病及心、脑、肾并发症的实验动物模型和中药评价指标体

系，和相应的细胞培养和基因表达研究方法，取得多项创新成果，对糖尿病中药新药药效学的研究具有重要意义。如国内首次以 DNA 甲机化酶、RNA 聚合酶为切入点，探讨中药复方糖微康对糖尿病大鼠和糖尿病肾病大鼠肝、脾、胰、肾等不同组织酶的活性、DnaseI 敏感性、胶原及胶原降解酶活力的影响。在研究中注重以临床问题为导向，"从临床中来到临床中去"。如临床发现气虚、血瘀、气虚血瘀是糖尿病合并冠心病的主要病证类型，生脉散、丹参饮、生脉散丹参饮合用临床效果满意，进而对上述 3 方进行分子机制研究，通过心肌细胞内层粘连蛋白（LN）、纤维连接蛋白（FN）、抑凋亡蛋白（Bcl-2）的表达或活性、心肌细胞凋亡、细胞内信号转导，研究了中药抗糖尿病心肌病心肌间质纤维化的分子机制及中医方证对应关系，为以病证结合为基础的疾病研究提供了客观依据。

6. 病证结合，经方新用，促进中医药现代化

病证结合辨证方法是中医临床基本方法。《伤寒论》中"辨××病脉证并治"，《金匮要略》中"××病脉证治"的辨证体系，就是融阴阳、八纲、经络、脏腑、邪正、虚实、气血、气化、疾病发展阶段、脉象、证候、治法、方药、调护在内的综合性临床病证结合辨证论治体系。后世主张"六经玲百病"，各种疾病，尤其疑难杂病，均可按张仲景辨证论治体系认识和治疗。病证结合，经方新用，体现了本方法操作简便、治疗目标明确、选方用药灵活、疗效可靠等特点。例如在糖尿病降糖方面，白虎加人参汤、竹叶石膏汤、大柴胡汤、半夏泻心汤、柴胡桂枝干姜汤等应用广泛，疗效显著。在糖尿病并发症的诊疗方面，经方应用更为广泛，如黄芪桂枝五物汤用于治疗糖尿病周围神经病变、葛根芩连汤用于治疗糖尿病胃肠神经病变、金匮肾气丸用于治疗糖尿病肾病等等，既有理论，又有适应证和疗效机制证据。糖尿患者出现面红，胸中烦热，肢麻凉疼痛等症，临床可归属于中医学"厥阴"病证范畴。糖尿病神经病变合并抑郁症或焦虑症，病位主要在肝、脾、心。属上热下寒见脘腹阵痛，烦闷呕吐，时发时止，得食则吐，甚至吐蛔，手足厥冷，或久痢不止，反胃呕吐者，可选乌梅丸加减治疗。

童安荣教授

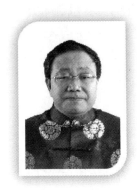

【医家简介】

童安荣，二级中医主任医师，硕士研究生导师，全国优秀中医临床人才；国家卫生健康突出贡献中青年专家；享受国务院和宁夏政府特殊津贴专家。宁夏"塞上英才""塞上名医""名中医"。全国名中医，国家临床重点专科、国家中医药管理局重点研究室创建人及主任。第五批、第六批、第七批全国老中医药学术经验继承工作指导老师。荣获"中国好医生"荣誉称号。中国中西医结合学会肾脏病专业委员会委员，中华中医药学会中医肾病分会委员、常委。宁夏中西医结合学会肾脏病专业委员会主任委员。荣获宁夏科学技术进步二等奖1项、三等奖2项。发表专业学术论文70余篇。主编学术专著5部，参与编写学术专著6部。

【学术经验】

1. 顺应脏腑，升清降浊

慢性肾衰竭是由各种原因引起的肾小球滤过率下降、肾脏结构和功能不可逆的损伤，造成机体内水、代谢产物潴留，电解质及酸碱平衡代谢紊乱等为主要临床表现的综合征。慢性肾衰竭根据其临床表现，在中医学中属于"水肿""肾劳""癃闭""虚劳""溺毒""关格"等病证的范畴。升降理论为中医经典理论的重要组成部分。《黄帝内经》中最早记载气机升降理论。《素问·六微旨大论》记载："气之升降，天地之更用也。……升已而降，降者谓天；降已而升，升者谓地。天气下降，气流于地，地气上升，气腾于天。故高下相召，升降相因，而变作矣。"可见气机升降交互运动推动着天地万物的发展；一切生物体的生命活动都离不开气机的升降出入，都有赖于气机的升降出入，反之气机升降失常就会引起疾病的发生；"出入废则神机化灭，升降息则气立孤危。故非出入，则无以生长壮老已，非升降，则无以生长化收藏。是以升降出入，无器不有。故器者生化之宇，气散则分之，生化息矣。"在人体气机升降调节的功能配合中，心居上，主火，肾居下，主水，水火既济。脾气宜升，胃气主降，脾胃二者共居中焦，为气机升降转枢的枢纽；肝居下焦，肝气主升，肺居上焦，肺气肃降。肾、肝、脾从左从阳而升；心、肺、胃从右从阴而降，说明脏腑之间处于升降统一体中。在正常情况下，五脏六腑气机的升降出入，相互促进，相互制约；病理情况下，相互影响。慢性肾衰竭病程较长、病情复杂，是在脾肾两虚基础上逐渐出现气化失常、水液代谢障碍、水湿内生、久蕴生痰、久病入络为瘀；水湿、瘀血、痰浊等病理因素停于体内日久蕴结成毒；主要病机是脾肾亏虚、气机升降失常，造成清阳不升，浊阴不能出下窍；其病位广泛，病性本虚标实，本虚以脾肾两虚为多见，浊阴不能出下窍的原因是因为虚，虚是造成慢性肾衰竭升降失常原因。清阳不升、浊阴不降是在虚的基础上造成的必然结果。清代医家李中梓在《证治汇补》中记载："既关且格，必小便不通，旦夕之间，陡增呕恶，此因浊邪壅塞三焦，正气不得升降，所以关应下而小便闭，格应上而生呕吐。"童教授经过长期临床研究，结合古代医家著作以及现代科学研究方法，认为慢性肾衰竭的发病病机错综复杂，多由各种原因导致脾肾功能失调，升降开阖失常，清阳不升，浊阴不出下窍。升清降浊是治疗慢性肾衰竭的基本治则，具体是顺应脏腑之间的升降生理功能，运用药物升降浮沉之特性来纠正慢性肾衰竭脏腑升降失常之病理，将肝升肺降（肝肺为中医升降之外廓）、脾升胃降（脾胃为中医升降之枢纽）、心肾相交理论（心肾为中医升降之根本）有机结合，妥善处理补虚升清、泻实降浊间的关系，调节气机升降，恢复机体清升浊降，有效地延缓和阻止慢性肾衰竭的进程，改善患者的生活质量。

2. 健脾补肾，活血泻浊

慢性肾衰竭本虚标实，本虚以脾肾亏虚为主，标实为水湿、湿热、痰浊、瘀血等。脾肾亏虚与瘀血、湿浊、痰浊等邪互结贯穿于慢性肾衰竭的整个病变过程，是其发生、发展的重要因素。童教授根据临床观察认为，脾肾亏虚者，益气健脾补肾、调理脾胃尤为关键，健脾补肾，以先天资后天、后天补先天，方选小柴胡汤、四君子汤、参芪地黄汤加减，通腑泄浊，活血化瘀给邪以出路，脾肾亏虚导致水湿、痰浊、瘀血等病理产物蓄积于体内，这些病理产物又会阻滞气血运行导致病情发展，加重脏腑功能衰败。因此要益气健脾补肾，佐以活血化瘀泄浊，因势利导，令邪有出路，补虚泻实，兼顾五脏。根据肝肺为中医升降之外廓，全身之气的升依赖于肝气的升，全身之气的降依赖于肺气的降，因此，在运用益气健脾补肾时，需要考虑肝升肺降，方药增加疏肝降肺之药。肝气以疏为畅，理气即可疏肝，疏肝即可升发肝气，但肝气不可升发过度。肺气既升也降，宣肺用发散药物，降肺用苦寒药即可。心肾为中医升降理论之根本，特别是针对慢性肾衰竭肾心综合征患者的治疗具有重要意义。但交通心肾绝非仅仅是黄连、肉桂之交泰丸，而是大黄、黑附子、葶苈子、桑白皮、椒目等药配伍的交通心肾方。益气健脾时，常要合用四逆散或逍遥散等疏肝解郁；补肾时要酌情加竹叶、生石膏或竹茹、黄连等清胃、清心药物，佐以扶助正气。常用药有柴胡、蝉蜕、陈皮、枳壳、熟地、山茱萸、党参、黄芪、桑寄生、怀牛膝、白术、山药、茯苓、姜半夏、川芎、砂仁、甘草、薏苡仁、丹参、大黄等。

3. 固护脾肾，生克制化

童教授认为慢性肾衰竭是在脾肾两虚的基础上发生的，脾虚者必然是肝来乘之，肾来侮之，而在临床上除表现为脾虚以外，还常同时出现肝和肾的症状，因而在补脾的同时，还要考虑到疏肝和渗湿的问题。肾虚者必然是脾来乘之，心来侮之，而在临床除表现为肾虚以外，还常同时出现脾和心的症状，因而在补肾的同时，还要考虑到清胃和清心的问题。在健脾补肾时常选四君子汤、六味地黄汤、二至丸、五子衍宗丸等化裁；若脾肾亏虚，精微物质下注而形成蛋白尿时应配伍清热利湿、活血化瘀药，如苍术、黄柏、石韦、萆薢、车前子、丹参、红花、泽兰、川芎等，且水为阴邪，在利水渗湿时，应佐以少量温阳药以助水液运化；在清心时，用交泰丸加竹叶、百合以交通心肾；大便干者用生地，且量要大或加入少量大黄以通腑泄浊；腰酸腿痛明显者加怀牛膝、桑寄生、炒杜仲、木瓜以补肝肾、强筋骨；失眠多梦者加酸枣仁、远志；恶心、呃逆者加姜半夏、竹茹、紫苏叶降逆止呕；病程较长导致肝气不舒，气机郁滞，肝木克伐脾土，强调疏肝健脾加用柴胡、枳壳、党参、黄芩等；水肿者，气行则水行，以党参、黄芪、山茱萸、山药、熟地等益气健脾补肾，同时注重温补肾阳，肾阳充足则蒸腾气化水液，使水湿得以行散。

4. 辨病辨证，因人制宜

童教授坚持中西医结合治疗慢性肾脏病多年，注重知识更新，加强学术间交流吸取同行之长，勤于精读中医古籍，勇于探索和创新；强调中医辨病辨证，即使同证同方，也要兼顾每一位患者的体质，原发病病因、因人制宜，动态观察患者病情变化情况，同时注意根据不同兼证，进行灵活施治，才能取得更好地疗效。